Kohlhammer

Die Autoren

Herr Dr. med. Felix Segmiller wurde 2009 promoviert und ist Facharzt für Psychiatrie und Psychotherapie. Er verfügt über die verkehrsmedizinische Qualifikation und begann ab Juli 2013 seine Ausbildung zum Forensischen Psychiater unter Prof. Dr. med. Norbert Nedopil an der LMU München. Im Juli 2016 wechselte er zum Abschluss der Ausbildung zum Forensischen Psychiater an den Lehrstuhl für Forensische Psychiatrie und Psychotherapie an der Universität Ulm. Er verfügt seit Mitte 2018 über das Zertifikat »Forensische Psychiatrie« der DGPPN. Zudem ist er zertifizierter Gutachter der DGNB. Nach seiner Niederlassung als behandelnder Facharzt und forensischer Psychiater Mitte 2018 erwarb er die Schwerpunktbezeichnung »Forensische Psychiatrie« der Bayerischen Landesärztekammer. Neben dem Forschungsschwerpunkt »Fahreignung bei psychischen Erkrankungen« gilt seit 2013 sein besonderes Interesse der Erstellung von psychiatrischen Gutachten verschiedener Rechtsbereiche, worüber er auch Workshops im Rahmen des DGPPN-Kongresses abhielt und -hält.

Frau Prof. Dr. med. Manuela Dudeck ist Fachärztin für Nervenheilkunde, verfügt über eine tiefenpsychologisch fundierte Psychotherapieausbildung und besitzt die Schwerpunktbezeichnungen »Forensische Psychiatrie« und »Verkehrsmedizinische Qualifikation«. Sie wurde 2002 promoviert und habilitierte sich 2012 an der Universität Greifswald. Hauptforschungsschwerpunkte sind Psychotraumatologie im forensisch-psychiatrischen Kontext, Therapieevaluation und Versorgungsforschung im Maßregelvollzug und Gefängnis. Seit 2012 ist sie Lehrstuhlinhaberin für Forensische Psychiatrie und Psychotherapie an der Universität Ulm und Ärztliche Direktorin des Maßregelvollzuges in Günzburg. Frau Prof. Dr. Dudeck war Mitglied der Interdisziplinären Task-Force der DGPPN, die 2017 die Standards für die Behandlung im Maßregelvollzug nach §§ 63 und 64 StGB entwickelt hat.

Felix Segmiller
Manuela Dudeck

Psychiatrische Beispielgutachten

Ein Praxisbuch für Einsteiger und Fortgeschrittene

2., erweiterte und überarbeitete Auflage

Unter Mitarbeit von
Maximilian Wertz, Christina Segmiller-Kohler und Susanne Tippelt

Verlag W. Kohlhammer

Dieses Werk einschließlich aller seiner Teile ist urheberrechtlich geschützt. Jede Verwendung außerhalb der engen Grenzen des Urheberrechts ist ohne Zustimmung des Verlags unzulässig und strafbar. Das gilt insbesondere für Vervielfältigungen, Übersetzungen, Mikroverfilmungen und für die Einspeicherung und Verarbeitung in elektronischen Systemen.

Pharmakologische Daten, d. h. u. a. Angaben von Medikamenten, ihren Dosierungen und Applikationen, verändern sich fortlaufend durch klinische Erfahrung, pharmakologische Forschung und Änderung von Produktionsverfahren. Verlag und Autoren haben große Sorgfalt darauf gelegt, dass alle in diesem Buch gemachten Angaben dem derzeitigen Wissensstand entsprechen. Da jedoch die Medizin als Wissenschaft ständig im Fluss ist, da menschliche Irrtümer und Druckfehler nie völlig auszuschließen sind, können Verlag und Autoren hierfür jedoch keine Gewähr und Haftung übernehmen. Jeder Benutzer ist daher dringend angehalten, die gemachten Angaben, insbesondere in Hinsicht auf Arzneimittelnamen, enthaltene Wirkstoffe, spezifische Anwendungsbereiche und Dosierungen anhand des Medikamentenbeipackzettels und der entsprechenden Fachinformationen zu überprüfen und in eigener Verantwortung im Bereich der Patientenversorgung zu handeln. Aufgrund der Auswahl häufig angewendeter Arzneimittel besteht kein Anspruch auf Vollständigkeit.

Die Wiedergabe von Warenbezeichnungen, Handelsnamen und sonstigen Kennzeichen in diesem Buch berechtigt nicht zu der Annahme, dass diese von jedermann frei benutzt werden dürfen. Vielmehr kann es sich auch dann um eingetragene Warenzeichen oder sonstige geschützte Kennzeichen handeln, wenn sie nicht eigens als solche gekennzeichnet sind.

Es konnten nicht alle Rechtsinhaber von Abbildungen ermittelt werden. Sollte dem Verlag gegenüber der Nachweis der Rechtsinhaberschaft geführt werden, wird das branchenübliche Honorar nachträglich gezahlt.

Dieses Werk enthält Hinweise/Links zu externen Websites Dritter, auf deren Inhalt der Verlag keinen Einfluss hat und die der Haftung der jeweiligen Seitenanbieter oder -betreiber unterliegen. Zum Zeitpunkt der Verlinkung wurden die externen Websites auf mögliche Rechtsverstöße überprüft und dabei keine Rechtsverletzung festgestellt. Ohne konkrete Hinweise auf eine solche Rechtsverletzung ist eine permanente inhaltliche Kontrolle der verlinkten Seiten nicht zumutbar. Sollten jedoch Rechtsverletzungen bekannt werden, werden die betroffenen externen Links soweit möglich unverzüglich entfernt.

Die Fallbeispiele in diesem Buch sind anonymisiert. Rückschlüsse auf reale Personen sind daher nicht möglich.

2., erweiterte und überarbeitete Auflage 2023

Alle Rechte vorbehalten
© W. Kohlhammer GmbH, Stuttgart
Gesamtherstellung: W. Kohlhammer GmbH, Stuttgart

Print:
ISBN 978-3-17-041404-4

E-Book-Formate:
pdf: ISBN 978-3-17-041405-1
epub: ISBN 978-3-17-041406-8

Inhaltsverzeichnis

Online-Zusatzmaterial 7
Überblick über die verschiedenen Beispielgutachten nach Themen 8
Autorenverzeichnis 10
Vorwort der Autoren 11
Danksagung 14

1 Die psychiatrische Begutachtung und das daraus resultierende psychiatrische Gutachten 15
   1.1 Allgemeine Informationen zum psychiatrischen Gutachten 15
   1.2 Informationen zur psychiatrischen Begutachtung 19
   1.3 Aufbau und Struktur eines psychiatrischen Gutachtens 22

2 Psychiatrische Gutachten im Sozialrecht 36
   2.1 Allgemeine kurze Vorabinformationen – das Wichtigste auf einen Blick 36
   2.2 Beispielgutachten aus dem Sozialrecht 38

3 Psychiatrische Gutachten im Zivilrecht 101
   3.1 Allgemeine kurze Vorabinformationen – das Wichtigste auf einen Blick 101
   3.2 Beispielgutachten aus dem Zivilrecht 103

4 Psychiatrische Gutachten im Strafrecht 184
   4.1 Allgemeine kurze Vorabinformationen – das Wichtigste auf einen Blick 184
   4.2 Beispielgutachten aus dem Strafrecht 186

5 Psychiatrische Gutachten zu speziellen Gutachtensfragen 337
   5.1 Beispielgutachten zu speziellen Gutachtensfragen ... 337

6	Kultursensible Aspekte der Begutachtung und Begutachtung nicht Deutsch sprechender bzw. ausländischer Probanden	409
7	**Einsatz und Anwendung testpsychologischer Untersuchungen im Rahmen psychiatrischer Begutachtungen**	**413**
	Maximilian Wertz und Susanne Tippelt	
	7.1 Allgemeine Informationen zu testpsychologischen Untersuchungen	413
	7.2 Anwendungsgebiete testpsychologischer Verfahren im Rahmen psychiatrischer Begutachtungen	418
	7.3 Auswahl und Einsatz ausgewählter testpsychologischer Verfahren	420
	7.4 Aufbau und Struktur des testpsychologischen Gutachtens	428
	7.5 Testpsychologische Beispielgutachten	434
8	**Häufige Fehler bei Begutachtungen und Gutachten**	**478**
	8.1 Fehler bei Annahme des Gutachtens und der Untersuchung/Exploration	478
	8.2 Fehler im Gutachten	480
9	**Abrechnung psychiatrischer Gutachten**	**488**
10	**Vertreten eines Gutachtens vor Gericht – eine Kurzeinweisung**	**492**
	10.1 Allgemeine Informationen	492
	10.2 Beispielhafte Darstellung der mündlichen Vertretung eines Gutachtens vor Gericht anhand des Gutachtens 4.2.1	496
11	**Ein kurzer Ausblick auf ICD-11 im Rahmen von Begutachtungen**	**502**
Literatur		**504**
Sachregister		**513**

Online-Zusatzmaterial

Als Online-Zusatzmaterial stehen Ihnen folgende Dateien zum Download bereit:

- Musterschreiben »Einladung Gutachten«
- Musterschreiben »Erste Seite Gutachten«
- Musterschreiben »Rechnung Gutachten«

> Wichtige Informationen sowie den Link, unter dem die Zusatzmaterialien verfügbar sind, finden Sie in am Ende von ▶ Kap. 11.

Überblick über die verschiedenen Beispielgutachten nach Themen

Um im Folgenden die Anwendung zu vereinfachen, sollen an dieser Stelle kurze Überblicke geschaffen werden, welches Gutachten zu welchem Themenkomplex auf welcher Seite zu finden ist.

Sozialrecht:

Gutachten zur Frage des Grades der Behinderung (GdB) bei rezidivierend depressiver Störung, generalisierter Angststörung, Angst und Depression gemischt. Seite 38
Gutachten zur Frage der Erwerbsminderung, Rentenverfahren, Frage nach positivem Leistungsbild bei Persönlichkeitsstörung, rezidivierend depressiver Störung, fraglicher PTBS, fraglicher Angsterkrankung, fraglicher Schmerzstörung. Seite 65
Gutachten zur Frage der Rente wegen teilweise bzw. voller Erwerbsminderung bei rezidivierend depressiver Störung, chronischem Erschöpfungssyndrom sowie Anpassungsstörung. Seite 88

Zivilrecht:

Gutachten zur Frage der Betreuung bei rezidivierend depressiver Störung. Seite 103
Gutachten zur Frage der Geschäftsfähigkeit bzw. deren Unfähigkeit bei dementieller Erkrankung. Seite 112
Gutachten zur Frage der Prozessfähigkeit bzw. deren Unfähigkeit bei wahnhafter Störung sowie paranoider Persönlichkeitsstörung. Seite 133
Gutachten zur Frage der Geschäftsfähigkeit bzw. deren Unfähigkeit bei bipolar affektiver Störung bzw. manisch-depressiver Erkrankung. Seite 151
Gutachten zur Frage freiheitsentziehender Maßnahmen sowie Zwangsmaßnahmen bei paranoider Schizophrenie. Seite 165

Strafrecht:

Gutachten zur Frage der Schuldfähigkeit nach §§ 20/21 StGB sowie zur Frage nach einer Unterbringung in einer Entziehungsanstalt nach § 64 StGB bei Polytoxikomanie und Störung des Sozialverhaltens. Seite 186

Gutachten zur Frage der Schuldfähigkeit nach §§ 20/21 StGB sowie zur Frage nach §§ 63 und 64 StGB bei paranoider Schizophrenie, Cannabisabhängigkeit, Alkoholintoxikation und multiplem Substanzgebrauch. Seite 212
Gutachten zur Frage der Prognose mit Vorentscheidung zur Sicherungsverwahrung bei Pädophilie und kombinierter Persönlichkeitsstörung.
Seite 235
Gutachten zur Frage der Schuldfähigkeit nach §§ 20 und 21 StGB bei kombinierter Persönlichkeitsstörung und Kleptomanie. Seite 270
Gutachten zur Frage der Prognose- und Entlassfähigkeit bzw. Behandlungsbedürftigkeit bei einem Morddelikt ohne psychiatrische Diagnose.
Seite 295

Psychiatrische Gutachten zu speziellen Gutachtensfragen:

Gutachten zur Frage der Dienstfähigkeit und Diensteignung bei depressiver Störung, Posttraumatischer Belastungsstörung und Anpassungsstörung.
Seite 337
Gutachten zur Frage des freien Willens bei Suizid bei schwerer depressiver Episode und Zustand nach Schädel-Hirn-Trauma. Seite 351
Gutachten zur Frage der Verletzung der ärztlichen Kunst/des Behandlungsfehlers mit Schadensersatz. Seite 366
Gutachten zur Frage der Berufsunfähigkeit bei depressiver Störung, geltend gemachtem »Burnout«, Alkoholmissbrauch, narzisstischer Persönlichkeitsstörung. Seite 386

Testpsychologische Gutachten:

Aus dem Sozialrecht	S. 434
Aus dem Strafrecht	S. 453
Aus dem Strafrecht (Kriminalprognose)	S. 463

Autorenverzeichnis

Dr. med. Felix Segmiller
Psychiatrie Augsburg Süd
Haunstetter Str. 234
86179 Augsburg

Prof. Dr. med. Manuela Dudeck
Klinik für Forensische Psychiatrie und Psychotherapie der Universität Ulm
am BKH Günzburg
Lindenallee 2
89312 Günzburg

Unter Mitarbeit von

Dr. phil. Maximilian Wertz
Wissenschaftlicher Mitarbeiter der Abteilung für Forensische Psychiatrie
und Psychotherapie der Universität Regensburg
Universitätsstraße 84
93053 Regensburg

Dr. med. Christina Segmiller-Kohler
Psychiatrie Augsburg Süd
Haunstetter Str. 234
86179 Augsburg

Dr. rer. biol. hum. Susanne Tippelt
Klinik für Forensische Psychiatrie und Psychotherapie der Universität Ulm
am BKH Günzburg
Lindenallee 2
89312 Günzburg

Vorwort der Autoren

»Lang ist der Weg durch Lehren, kurz und wirksam durch Beispiele.« (Seneca)

Den erfreulichen raschen Abverkauf der ersten Auflage haben wir als Indiz gesehen, dass das Grundkonzept des Buches gelungen ist und daher nicht wesentlich verändert werden soll. Im Vordergrund dieser Überarbeitung stehen daher die Anpassung der Inhalte an die neueste Literatur und Rechtssprechung, die Behebung einiger trotz gründlicher Arbeit entstandener Fehler, die Ergänzung neuer, aktueller Aspekte und die Einarbeitung der lieben Rückmeldungen und Ratschläge, die wir erhalten haben. Insoweit wollen wir wie bei der ersten Auflage mit folgendem Geleitwort beginnen:

Gleichsam im Gegensatz zu dem vorangestellten Wort des römischen Philosophen Seneca ist zu Beginn darauf zu verweisen, dass das vorliegende Praxishandbuch kein Lehrbuch über forensische Psychiatrie bzw. psychiatrische Begutachtung ersetzen kann oder soll. Dennoch stellt aus Sicht der Autoren das Lernen an Beispielen einen ebenso einprägsamen und unabdingbaren wie auch kurzweiligen Prozess bei der fachlichen Weiterentwicklung dar. Dies ist Idee und Intention unseres Projektes von Beginn an gewesen.[1]

Aufgrund der Thematik dieses Buchs ergeben sich zwangsläufig unvermeidbare Schwierigkeiten, auf die anfangs explizit hingewiesen werden soll:

- Aufgrund des – verglichen zu anderen medizinischen Disziplinen – sehr spezifischen Fachgebiets der forensischen Psychiatrie erscheint es notwendig, dieses Buch so zu gestalten, dass sowohl ein Anfänger in der psychiatrischen Begutachtung wie auch ein Fortgeschrittener von diesem profitieren und es gewinnbringend einsetzen kann. Das bedeutet, dass Manches dem Einen überflüssig erscheinen wird, für den Anderen aber Einiges als zu komplex und überfordernd wahrgenommen wird. Das ist im Rahmen eines solchen Projektes unvermeidbar.
- Das Buch ist so aufgebaut, dass es zunächst für den Einsteiger allgemeingültige Informationen über Ablauf und Inhalt einer psychiatrischen Begutachtung wiedergibt. Zudem werden Aufbau und Struktur eines Gutachtens dargestellt. Vor den Kasuistiken der einzelnen Rechtsbereiche

---

1 Zur flüssigeren Lesbarkeit wird bei den Ausführungen außerhalb der Kasuistiken und in den Marginalien auf die gleichzeitige Nennung männlicher und weiblicher Sprachformen verzichtet.

wird für den Einsteiger minimalistisch der jeweilige Rechtsbereich skizziert.
- Zu Beginn der Kapitel zu den verschiedenen Rechtsgebieten lassen sich einführend vollständige Gutachten finden, im weiteren Verlauf wird hierbei auf das Wesentliche gekürzt. Hintergrund dieses Vorgehens ist, dass auf diese Weise weitaus mehr Themenkomplexe in die Sammlung aufgenommen werden konnten als bei vollständiger Darstellung, was gerade für Fortgeschrittene sinnvoll erscheint.
- Insbesondere in den Marginalien wird wiederholt auf Gleiches oder Ähnliches hingewiesen. Dieses repetitive Vorgehen wurde einerseits zur Verinnerlichung der Hinweise gewählt, andererseits ist den Autoren wohl bewusst, dass es die Zeit im klinischen Alltag oftmals nicht zulässt, sich »Stück für Stück« und chronologisch in eine Thematik einzuarbeiten. Somit soll es einem Einsteiger erleichtert werden, nach Lesen des ersten Kapitels gleich direkt zum gewünschten Beispielgutachten zu wechseln.
- Psychiatrische Gutachten sind in vielen Fällen in ihrem Ausgang streitbar und nicht selten kommt es vor, dass in ein und demselben Fall zwei Gutachter zu unterschiedlichen Ergebnissen kommen. Insofern ist es denkbar, dass bei den aufgeführten Fallbeispielen andere Gutachter zu anderen Resultaten kommen würden als die Autoren. Möglicherweise ist einem Leser ein ganz ähnlicher Gutachtenfall bekannt, der anders entschieden worden ist. Keinesfalls stellt dies aus Sicht der Autoren ein Argument gegen eine solche Sammlung von Kasuistiken dar. Man sollte sich aber dieser Problematik bei Gebrauch des Buches bewusst sein.
- Gerade unter Berücksichtigung des Gesagten sowie aufgrund der großen Individualität der zu begutachtenden Fälle und der Gutachter erheben die folgenden Gutachten nicht den Anspruch von »Mustergutachten«. Ein eigener Stil des jeweiligen Gutachters kann und soll in einem psychiatrischen Gutachten in entsprechendem Rahmen vorhanden und erkennbar sein.
- Wie alle medizinischen Disziplinen ist auch die forensische Psychiatrie einem steten Wandel unterworfen. Gesetze werden reformiert und z. B. Mindestanforderungen für die verschiedenen Gutachtenarten immer wieder aktualisiert. Gerade daher haben wir uns sehr gefreut, bereits nach rund zwei Jahren die Möglichkeit einer zweiten, überarbeiteten und aktualisierten Auflage eingeräumt zu bekommen. Auch wenn das Buch insoweit den aktuellen wissenschaftlichen Standards entspricht, können solche Veränderungen im Verlauf eine Veraltung in einigen Bereichen bedingen. Insofern sollte sich der Leser über solche Veränderungen informieren.
- Allen Kasuistiken liegen zwar ähnliche Sachverhalte und Beurteilungen wie in bearbeiteten realen Gutachtenaufträgen zu Grunde, kein Gutachten ist aber deckungsgleich mit einem realen Fall. Neben vollständiger Anonymisierung im Hinblick auf Datum und Verfasser wurden Eckpunkte zum Beispiel der Biografie und der jeweiligen Taten bzw. der Sachverhalte stark verfremdet – natürlich ohne dabei die erfolgte psychiatrische Beurteilung in ihrer Plausibilität und Gesamtwertung zu

gefährden.[2] Bewusst wurden zusätzlich bei allen Gutachtenfällen sich wiederholende, nicht identifizierbarer Namen, Ortschaften und Gerichte verwendet oder aber Pseudonyme wie XX oder XY, A.A. etc. eingesetzt. Zudem wurden die Datumsangaben der jeweiligen Verfahren verändert oder ebenfalls durch XX ersetzt. Insofern sind eventuelle, vermeintliche Ähnlichkeiten zu realen Fällen zufälliger Natur. Gleiches gilt für die Beispiele im Kapitel zu »Häufige Fehler bei Begutachtungen und Gutachten«. Hier ist darauf zu verweisen, dass diese Fehler zwar real in Gutachten auftraten, aber thematisch und verbal so umformuliert wurden, dass auf die ursprünglichen Verfasser nicht geschlossen werden kann.

Felix Segmiller und Manuela Dudeck, Januar 2018 bzw. März 2023

---

2   Die Fallbeispiele in diesem Buch sind anonymisiert. Rückschlüsse auf reale Personen sind daher nicht möglich.

Danksagung

Das Buch entstand aufgrund der Expertise, die ich bei Herrn Prof. Dr. med. Norbert Nedopil mehrere Jahre lang erwerben durfte. Da bei psychiatrischen Gutachten vielfach ähnliche Fragestellungen im Zusammenhang mit den »klassischen« psychiatrischen Diagnosen gestellt werden, konnte ich auf seine Hinweise, Anregungen und Korrekturen für ähnlich gelagerte Gutachten zurückgreifen.

Weiter möchte ich sehr herzlich Herrn Maximilian Wertz danken, der einer der Mitautoren dieses Buches ist. Er hat nicht nur bei der Überarbeitung der Gutachten wesentlich mitgewirkt, sondern auch das Kapitel zu testpsychologischen Zusatzuntersuchungen verfasst. Seine wissenschaftliche und klinische Expertise auf dem Bereich der psychiatrischen Begutachtung hat mir viele Anregungen und Verbesserungsvorschläge eingebracht, die ich dankend aufgenommen habe.

Besonderer Dank gilt meiner Frau, Frau Dr. med. Christina Segmiller-Kohler, die in außerordentlicher Gründlichkeit und mit sehr viel Sorgfalt alle Gutachten Korrektur las und bei langjähriger allgemein-psychiatrischer Erfahrung die Fälle auf Plausibilität und Nachvollziehbarkeit überprüft hat

Dank gilt des Weiteren Frau Dr. rer. hum. biol. Susanne Tippelt und Herrn Dr. med. Dieter Segmiller, welche das Manuskript Korrektur lasen und mir zahlreiche Anregungen mit auf den Weg gaben.

Felix Segmiller, Januar 2018 bzw. März 2023

1 Die psychiatrische Begutachtung und das daraus resultierende psychiatrische Gutachten

1.1 Allgemeine Informationen zum psychiatrischen Gutachten

Als junger psychiatrischer Assistenzarzt steht man bei seinen ersten Gutachten vor dem Problem, dass man aus der Patientenbehandlung kommt und bisher nur therapeutisch gearbeitet hat. In der Rolle des Therapeuten ist man angehalten, mit dem Patienten zielorientiert zu arbeiten und den durch psychopathologische Symptome hervorgerufenen Leidensdruck zu lindern. Als Therapeut ist man in der Pflicht, dem Patienten zu helfen. Der Rollenwechsel vom Therapeuten zum Gutachter im Sinne einer nun notwendigen Neutralität, der im Rahmen eines psychiatrischen Gutachtens erfolgen muss, fällt deshalb vielen Einsteigern schwer. Das beginnt damit, dass der zu Begutachtende kein Patient mehr, sondern ein Proband ist. Gerade am Anfang läuft man Gefahr, in einem Gutachten die falsche Nomenklatur zu verwenden und vom Patienten statt vom Probanden oder vom zu Begutachtenden (oder ggf. auch vom Kläger) zu sprechen.

Probleme beim Einstieg in die psychiatrische Begutachtung

Proband statt Patient

Ein Phänomen wie Begehrenshaltung, das mit Aggravation und Simulation einhergehen kann, kennt man mehr vom Hörensagen denn aus klinischer Erfahrung. Als Therapeut glaubt man dem Patienten und unterliegt der ärztlichen Schweigepflicht. Insofern sollte man als Einsteiger die Aufklärung des Probanden zu Beginn der Untersuchung (siehe unten) auch als eine Chance sehen, sich selbst die geänderte Rolle nochmals zu vergegenwärtigen.

Neben der bereits erwähnten Neutralität (oder auch Unparteilichkeit) gegenüber allen am Verfahren Beteiligten haben Foerster und Dreßing 2014 weitere Anforderungen an gerichtliche Gutachtertätigkeit gefordert: gründliche Beherrschung des eigenen Faches mit offener Darlegung der Grenzen des eigenen Wissens; Wahrung der Kompetenzgrenzen des eigenen Faches mit Zurückhaltung bei der Beantwortung allgemein menschlicher/gesellschaftlicher Fragen; Grundkenntnisse des Rechtsgebietes, auf dem das jeweilige Gutachten erstattet wird; Fähigkeit zur integrativen Gesamtschau mit Fokussierung auf die für die Fragestellung relevanten Tatsachen und Schlussfolgerungen; allgemein verständliche Darstellung medizinischer/ psychologischer Sachverhalte; keine Grenzüberschreitung der Beratungsaufgabe im Sinne einer Bescheidenheit; Vertrauenswürdigkeit bezüglich fachlicher Kompetenz und persönlicher Integrität. All diese Aspekte sind nach

Anforderungen an den Gutachter: »unparteiisch und nach bestem Wissen und Gewissen«

Ansicht von Foerster und Dreßing bei der Aufforderung inkludiert, das Gutachten »unparteiisch und nach bestem Wissen und Gewissen« zu erstatten.

Checkliste bei Erhalt des Gutachtenauftrages

Aus den Darstellungen ergibt sich, dass sich ein Gutachter bei Eingang eines Gutachtenauftrages kritisch fragen muss, ob er die entsprechende fachliche Kompetenz besitzt, den Auftrag zu bearbeiten. Manchmal hat man zwar die Kompetenz für einige oder viele Gutachtenaspekte, aber nicht für alle. So kommt es im Sozialrecht oft vor, dass parallel zu den psychischen auch somatische Beschwerden bestehen, so zum Beispiel orthopädische. Es kann daher sinnvoll erscheinen, neben dem psychiatrischen auch ein eigenes orthopädisches Gutachten einzuholen und dies dem Auftraggeber so vorzuschlagen, im Sinne eines zweiten eigenständigen Gutachtens einer anderen Fachdisziplin.

Zusatzgutachten

Demgegenüber liefern Zusatzgutachten ergänzende Informationen für eine überwiegend psychiatrische Fragestellung. Ein Beispiel hierfür wäre, dass man zur suffizienten Beantwortung einer Fragestellung radiologische oder testpsychologische Befunde benötigen würde. Auch solche Zusatzgutachten sollte man beim Auftraggeber beantragen, wenn sich nicht der inzwischen oftmals aufgeführte Hinweis findet, dass Einverständnis für entsprechende notwendige Zusatzuntersuchungen besteht.

Zeitaspekt

Ein wichtiger Aspekt ist, rechtzeitig zu überprüfen, ob man in der Lage ist, den Gutachtenauftrag in entsprechender Zeit zu bearbeiten. In vielen Fällen finden sich bereits im Auftrag Angaben über die zeitlichen Rahmenvorstellungen des Auftraggebers. Grundsätzlich darf ein Gutachten nicht abgelehnt werden (siehe unten), aber es erlaubt sich eine Mitteilung über eine Verlängerung der Bearbeitungszeit.

Kosten

Manchmal liegt der Hinweis vor, dass das Gutachten einen entsprechenden Preis nicht übersteigen sollte bzw. wenn es ist das tut, eine rasche Rückmeldung an den Auftraggeber erfolgen sollte. Zur Abschätzung der etwaigen Kosten ist auf das Kapitel »Abrechnung psychiatrischer Gutachten« (▶ Kap. 9) zu verweisen. Als Faustregel gilt, dass ein Übersteigen des Kostenvorschusses um 20 % als »erheblich« anzusehen und dann mit dem Auftraggeber Rücksprache zu halten ist.

Sprache des Probanden

Da sich aufgrund der politischen Situation der vergangenen Jahre Begutachtungen nicht Deutsch sprechender Probanden häufen, sollte bei Eingang des Gutachtens geprüft werden, ob und inwieweit der zu Begutachtende der deutschen Sprache mächtig ist. Ist dies nicht oder nur eingeschränkt der Fall, sind die entsprechenden Aspekte zu berücksichtigen, die im Kapitel »Kultursensible Aspekte der Begutachtung und Begutachtung nicht Deutsch sprechender bzw. ausländischer Probanden« dargelegt sind (▶ Kap. 6).

Privatgutachten

Individuell unterschiedlich wird die Frage der Annahme eines Gutachtenauftrags abhängig vom jeweiligen Auftraggeber gehandhabt: So nehmen einige Sachverständige Privatgutachten an, also zum Beispiel Gutachten im Auftrag eines Rechtsanwaltes oder einer Privatperson. Der Stellenwert von Privatgutachten kann nicht diskutiert werden und es ist auf die entsprechenden Lehrbücher zu verweisen. Als Tipp für einen Einsteiger kann jedoch die Einschätzung der Autoren fungieren, dass Privatgutachten nur in bestimmten Ausnahmefällen erfolgen sollten. Ein Beispiel ist die Bitte oder Anfrage eines älteren Menschen, der sein Testament machen möchte und hierbei überprüfen lassen will, inwieweit er noch testierfähig ist. Ein anderes Beispiel sind Gutachten zu verkehrsmedizinischen Fragestellungen, bei denen Probanden die Auflage von Behörden bekommen, privat ein Gutachten über ihre Fahreignung vorzulegen. Argumente für die Annahme von Privatgutachten anderer Rechtsbereiche sind (entgegen den obigen Ausführungen), dass auch ein für einen Auftraggeber primär negativ ausgehendes Privatgutachten für diesen wertvolle Informationen liefern kann, z. B. ob es überhaupt sinnvoll erscheint, weiter zu klagen oder nicht besser den Vergleich zu suchen. Insofern muss sich jeder Gutachter selbst seine Meinung bilden, ob überhaupt bzw. in welchen Fällen er Privatgutachten annimmt. Prinzipiell gelten für Privatgutachten die gleichen Anforderungen an den Gutachter wie bei behördlich in Auftrag gegebenen, so insbesondere Neutralität und Objektivität.

> Zusammenfassend ist vor der Bestätigung des Gutachtenauftrages ein orientierendes Überblicken des Falles notwendig. Es lohnt, dies auch frühzeitig und mit einer gewissen Sorgfalt zu machen, da die potentiellen Schwierigkeiten bei Nichtbeachtung dieser Aspekte den Zeitaufwand einer groben Sichtung um ein Vielfaches übersteigen.

Prinzipiell hat ein Gutachter z. B. gemäß Zivilprozessordnung (ZPO) der Ernennung Folge zu leisten und das Gutachten zu erstatten. Eine Rückgabe eines Gutachtens kann in der Regel nur in begründeten Ausnahmefällen erfolgen. Diese sind mangelnde Kompetenz für die Beantwortung der Fragestellung, Zeitmangel/Arbeitsüberlastung sowie Befangenheit. Diese kann sich z. B. dadurch ergeben, dass ein Proband früher als Patient in der Klinik oder der Praxis des Sachverständigen in Behandlung war oder es sich um bestimmte Fragestellungen handelt, bei denen man aus eigener ethisch-moralischer Haltung nicht neutral und objektiv zu entscheiden in der Lage ist (z. B. Gutachten zu Schwangerschaftsabbrüchen oder zur Frage einer potentiellen Abschiebung bei Asylverfahren).

Rückgabe eines Gutachtens

Nach Zusage des Gutachtenauftrages sollte der Proband zur Untersuchung eingeladen werden bzw. über die Begutachtung informiert werden (vgl. z. B. inhaftierter Proband). Das Einladungsschreiben zu einer Begutachtung kann z. B. wie folgt aussehen (▶ Abb. 1).

Prinzipiell hat es sich in der Praxis bewährt, Einladungen frühzeitig zu verschicken und eine gewisse Frist zur Zusage zu setzen. Verstreicht diese, sollte noch ein weiterer Versuch einer Einladung erfolgen, ggf. als Einschreiben. Erscheint ein Proband nicht zur Untersuchung, ist Rücksprache mit dem Auftraggeber zu nehmen. Das Vorgehen kann sehr unterschiedlich sein und reicht von der Rücksendung des Auftrags über eine Beurteilung nach Aktenlage bis hin zu einer Unterbringung zur Vorbereitung eines Gutachtens im Sinne des § 81 StPO.

1 Die psychiatrische Begutachtung

Cave: Ein Gutachter beantwortet keine Rechtsfragen!

> Ein in der Begutachtung unerfahrener Assistenzarzt ist zur Ansicht geneigt, Rechtsfragen bei einem Gutachten beantworten zu müssen. Dies ist ein fundamentaler Fehler: Die eigentliche Rechtsfrage wird nicht vom Sachverständigen entschieden (und kann es auch gar nicht), sondern der Sachverständige liefert vielmehr basierend auf seiner fachlichen Kompetenz Informationen und Hinweise, die dem Gericht (bzw. allgemein gesprochen: dem Auftraggeber) als Hilfe bei der Entscheidungsfindung dienen.

Abb. 1: Einladungsschreiben zu einer Begutachtung

Klinik für Psychiatrie und Psychotherapie –Musterstraße 111 – 11111 Musterhausen

Herrn

Maximilian Mustermann
Musterstraße 222
11111 Musterhausen
Aktenzeichen: 111 XXXX 111 / 18

Klinik für Psychiatrie und Psychotherapie
Akademisches Krankenhaus für die Universität Musterhausen

Musterhausen, den 01.01.2022

BEARBEITER
Dr. med. Felix Segmiller

Aktenzeichen: XXXXXX

Betreff: Einladung zu psychiatrischem Gutachten

Sehr geehrter Herr Mustermann,

ich habe mit Schreiben der Staatsanwaltschaft Musterhausen vom 01.12.2021 den Auftrag erhalten, ein psychiatrisches Gutachten in oben stehendem Aktenzeichen zu erstellen.

Ich wollte Sie daher bitten, sich **am Dienstag, den 18. Januar 2022 um 09.00 Uhr** an der Pforte der psychiatrischen Klinik (Adresse siehe oben) vorzustellen.
Die Begutachtung durch mich wird bis etwa 15.00 Uhr andauern. Ggf. ist auch noch ein weiterer Termin nötig.
Bitte bringen Sie zur Begutachtung <u>dieses Schreiben und einen gültigen Ausweis</u> sowie ggf. vorhandene medizinische Vorunterlagen mit.

Bitte bestätigen Sie diesen Termin mündlich oder schriftlich (z. B. per Fax oder E-Mail: Felix.Segmiller@xxxxxx.de) bis zum 10.01.2022.
Falls Sie an diesem Termin verhindert sind, bitte ich ebenfalls um Rückmeldung, damit wir gemeinsam einen Termin abstimmen können.

Mit freundlichen Grüßen

Dr. Felix Segmiller
Facharzt für Psychiatrie u. Psychotherapie
Forensischer Psychiater (DGPPN und BLAEK)

Telefon XXXX
XXXX
Telefax XXXX

www.XXXX.de

ANSCHRIFT
Musterstraße
11111111 Musterhausen

Aufklärung bei der Begutachtung beachten und schriftlich in das Gutachten aufnehmen

Dies ist auch ein wichtiger Aspekt für die obligate Aufklärung im Rahmen einer psychiatrischen Gutachtenuntersuchung. Bei dieser muss der Proband zu Beginn über den gutachterlichen Auftrag und die Fragestellung informiert werden. Der wichtigste Punkt ist, dass die vom Probanden gemachten

Angaben – anders als bei Untersuchungen durch Ärzte – nicht der ärztlichen Schweigepflicht unterliegen und der Proband nicht verpflichtet ist, bei der Untersuchung mitzuarbeiten. Das bedeutet, dass der Proband über sein Schweigerecht informiert werden muss (Lesting 1992, Foerster und Dreßing 2014).»Eine vorausgehende Belehrung über sein Aussageverweigerungsrecht ist geeignet, das zwischen Gutachter und Begutachteten bestehende Verhältnis klarer zu gestalten und entspricht den Prinzipien einer fairen Prozessführung.« (Konrad und Rasch 2014, S. 201) Nach Nedopil sollte die Aufklärung folgende Punkte umfassen: »Rolle des Gutachters, Verfahrensgang der Begutachtung, abstrakte Konsequenzen der Begutachtung, Fehlen von Schweigepflicht und Schweigerecht, Mitwirkungspflicht und Verweigerungsrecht bei der Begutachtung, Grenzen gutachterlicher Kompetenz« (Nedopil und Müller 2017, S. 412). Diese Aufklärung sollte im schriftlichen Gutachten auch Niederschlag finden, idealerweise zu Beginn (vergleiche dazu die folgenden Kasuistiken). Relevant ist auch, dass das Gutachten nur mit Zustimmung des Begutachteten und des Auftraggebers weitergegeben werden darf und der Gutachter gegenüber Dritten (z. B. Angehörige) zur Geheimhaltung verpflichtet ist (Nedopil und Müller 2017). Dem Auftraggeber »gehört« das Gutachten – er hat es schließlich auch bezahlt.

> Wenn man noch nie in einen Begutachtungsprozess involviert war, empfiehlt es sich vor einer ersten Begutachtung einen Blick in die AWMF-Leitlinien (AWMF-Leitlinien 2013) zur Begutachtung zu werfen.

1.2 Informationen zur psychiatrischen Begutachtung

Zentraler Inhalt eines psychiatrischen Gutachtens ist und bleibt die psychiatrische Untersuchung und die Erstellung des psychopathologischen Befundes. Wiewohl durchaus umstritten vertreten die Autoren die Ansicht, dass nur dann von einem psychiatrischen Gutachten zu sprechen ist, wenn auch eine psychiatrische Exploration erfolgt ist. Normativ-juristisch ist jedoch sowohl ein ärztliches Gutachten, eine ärztliche Stellungnahme, ein ärztliches Zeugnis und eine ärztliche Beurteilung (mit oder ohne Untersuchung) nur ein Beweismittel. Fehlt eine Untersuchung z. B. bei Ablehnung der Exploration durch den Probanden mit folgender Bitte des Auftraggebers, nur anhand der Aktenlage Aussagen zu tätigen, sollte von einer Stellungnahme oder einer Beurteilung nach Aktenlage gesprochen werden. Damit betont man, dass – zumindest aus psychiatrischer Sicht – kein Gutachten im eigentlichen Sinn vorliegt.

Gutachten vs. Stellungnahme bzw. Beurteilung

> Zu Beginn der Untersuchung sollte der Gutachter den Probanden um seinen Ausweis bitten, um sich über dessen Identität Sicherheit zu verschaffen.

Die ausführlichen Informationen zur Exploration sind den einschlägigen Lehrbüchern zu entnehmen. Nur auf einige wenige Dinge soll hingewiesen werden: »Bei der Untersuchung des Probanden sind im Grunde die Regeln der psychiatrischen Explorationstechnik zu beherzigen. Das bedeutet unter anderem, dass man offene Fragen stellt, dem Probanden mit empathischem Interesse, ohne ihm zu nahe zu treten, zuhört…« (Nedopil und Müller 2017, S. 411) Auf Vollständigkeit der Exploration ist zu achten (vgl. dazu Ausführungen in »Aufbau und Struktur eines psychiatrischen Gutachtens«, ▶ Kap. 1.3) – sowohl für die psychiatrische Gesamtbeurteilung wie auch zur Vermeidung von Formfehlern. Anfangs kann es hilfreich sein, eine Liste mit allen wichtigen Aspekten der Exploration mit sich zu führen (▶ Tab. 3: »Zu erhebende anamnestische Informationen im Rahmen eines psychiatrischen Gutachtens«), ohne dabei in eine standardisierte Erfragung zu münden.

Untersuchungsdauer

Wichtig ist der Zeitaspekt einer Begutachtung. Eine solche ist nicht vergleichbar mit einem Aufnahmegespräch eines neuen Patienten, wie dies der junge Assistenzarzt aus dem klinischen Alltag kennt. Auch wenn mit solchen Aussagen höchst vorsichtig zu verfahren ist, soll für den Einsteiger skizziert werden, dass scheinbar einfach gelagerte sozialmedizinische Fragestellungen kaum unter einer Untersuchungszeit von 2,5 bis 3 Stunden suffizient beantwortet werden können. Schwierige Prognosefragestellungen machen oftmals Untersuchungen an mehreren Tagen über mehrere Stunden hinweg nötig. Klare Vorgaben hierzu gibt es nicht.

Mehrstufigkeit der psychiatrischen Begutachtung

Unabhängig von dem jeweiligen Rechtsbereich, in dem die Untersuchung stattfindet, erfolgt eine psychiatrische Begutachtung nach ganz ähnlichen Grundprinzipien in einem mindestens zweistufigen Vorgehen. Manche Autoren propagieren auch eine von Anfang an dreistufige Vorgehensweise (z. B. Venzlaff et al. 2021).

Cave: Diagnose zum Beurteilungszeitpunkt versus Diagnose zum Untersuchungszeitpunkt

- Der erste Schritt ist die Benennung von Symptomen, die ein Syndrom und ggf. eine Diagnose ergeben. Diese Diagnosestellung ist nach ICD-10 bzw. in Kürze ICD-11 bzw. DSM-5 vorzunehmen. Das Vorliegen einer psychiatrischen Diagnose ist zu verneinen, wenn sich eine solche nicht stellen lässt. Bei diesem Prozess ist zu berücksichtigen, dass oftmals nach dem psychischen Zustand des Probanden zu einem anderen Zeitpunkt als dem der Begutachtung gefragt wird. »Bei allen Begutachtungen, bei denen es um eine retrospektive Analyse geht, hat der Sachverständige zu bedenken, dass nicht die Diagnose zum Untersuchungszeitpunkt ausschlaggebend ist. Vielmehr besteht seine Aufgabe darin, neben der Diagnose zum Untersuchungszeitpunkt aufgrund aller erreichbaren Informationen retrospektiv eine Diagnose für den zu beurteilenden Zeitraum zu stellen.« (Venzlaff et al. 2021, S. 6) Wird eine Diagnose

gefunden, ist diese unter Bezug auf die erwähnten diagnostischen Manuale sorgfältig zu begründen und im Verlauf des Gutachtens so zu erklären, dass ein psychiatrischer Laie das verfahrensgegenständliche Krankheitsbild und dessen Auswirkungen verstehen kann.
- Im zweiten Schritt sollte die gestellte Diagnose dem jeweiligen Rechtsbegriff zugeordnet werden, so also z. B. dem Begriff der »psychischen Krankheit, körperlichen, geistigen oder seelischen Behinderung« beim Betreuungsrecht oder der »krankhaften Störung der Geistestätigkeit« in einigen zivilrechtlichen Fragestellungen oder ggf. einem der Eingangsmerkmale bei Fragen zur Schuldfähigkeit (vgl. dazu die jeweiligen Kapitel).
- Danach sollten die jeweiligen Funktionsbeeinträchtigungen und deren Auswirkungen fragebezogen dargestellt werden.

Allgemein ist darauf hinzuweisen, dass es für Gutachten in immer mehr Rechtsbereichen sogenannte »Mindestanforderungen« gibt, die man sich als Gutachter vor Abfassung des Gutachtens ansehen sollte. Hierunter sind formale und qualitative Vorgaben zu verstehen, die obligat in einem Gutachten vorhanden sein sollten. Diese Mindestanforderungen unterliegen einem steten Wandel und ändern sich in gewissen Zeitabständen. Es ist die Aufgabe jedes Sachverständigen, sich mit dem aktuellen Forschungsstand auseinanderzusetzen und stets mit den aktuell gültigen Mindestanforderungen vertraut zu sein.

Mindestanforderungen für Gutachten verschiedener Rechtsbereiche beachten

Die folgenden beiden Tabellen (▶ Tab. 1 und Tab. 2) gibt einen Überblick, in welchen Rechtsbereichen man mit welchen gutachterlichen Fragestellungen zu rechnen hat.

Typische Fragestellungen Strafrecht	Typische Fragestellungen Zivilrecht	Spezielle Fragestellungen (Zuordnung zum jeweiligen Rechtsbereich teils unterschiedlich, teils eigenständiger Rechtsbereich)
- Frage der Schuldfähigkeit, oftmals mit konsekutiver Frage nach Unterbringung in einer Maßregelvollzugseinrichtung und/oder einer Entziehungsanstalt - Glaubhaftigkeit - Prognosegutachten, z. B. über die Fortdauer einer Maßregel oder einer Inhaftierung - Fragen zur Sicherungsverwahrung - Reifebeurteilung von Jugendlichen/Heranwachsenden	- Notwendigkeit und Aufgabenkreise einer Betreuung - Einwilligungsvorbehalt - Unterbringung - Zwangsbehandlung - (Einwilligungsfähigkeit in medizinische Maßnahmen, oft bei psych. Konsilen) - Begutachtung der Geschäfts-, Testier-, Prozessfähigkeit	- Beamtenrechtliche Fragestellungen - Eignung nach dem Waffengesetz - Fahreignung - Freie Willensbildung bei Suizid(handlungen) - Approbationsrechtliche Fragen (Ärzte/Apotheker) - Asylrechtliche Fragestellungen - Schwangerschaftsabbruch - Familienrechtliche Fragestellungen

Tab. 1: Typische Fragestellungen für psychiatrische Gutachten im Strafrecht, Zivilrecht und spezielle Fragestellungen (Auswahl)

Tab. 2:
Typische Fragestellungen für psychiatrische Gutachten im Sozialrecht (Auswahl)

Typische Fragestellungen Sozialrecht			
Gesetzliche Krankenversicherung	Gesetzliche Rentenversicherung	Gesetzliche Unfallversicherung	Soziales Entschädigungs- und Schwerbehindertenrecht
• Beurteilung einer Arbeits(un)fähigkeit	• Volle/teilweise Erwerbsminderung (Berufsunfähigkeit)	• Fragestellungen zu Arbeitsunfällen und Berufskrankheiten • Rente und Minderung der Erwerbsfähigkeit (MdE)	• Fragestellungen zum Opferentschädigungsgesetz, Infektionsschutzgesetz, Soldatenversorgungsgesetz, Zivildienstgesetz mit Grad der Schädigungsfolge (GdS) • Beurteilung des Grades der Behinderung (GdB)

1.3 Aufbau und Struktur eines psychiatrischen Gutachtens

Die erste Seite des Gutachtens kann wie folgt gestaltet werden (▶ Abb. 2):

Es ist dem Gutachter freigestellt, nachfolgend ein Inhaltsverzeichnis zu erstellen. Aus Sicht der Autoren kann darauf verzichtet werden, wenn das Gutachten in sich gut gegliedert und übersichtlich gestaltet wird. Eine solche »klare und übersichtliche Gliederung« wird auch in einigen Mindestanforderungen gefordert, z. B. bei denen für Prognosegutachten. Da das einen wenig beachteten Aspekt darstellt, der unbedingt berücksichtigt werden sollte, wird im folgenden Kasten eine beispielhafte Gliederung eines Gutachtens dargestellt:

Auf gute Gliederung des Gutachtens achten

> **Beispielhafte Gliederung eines Gutachtens**
>
> I. **Aktenlage**
>   a. Allgemeine Informationen zum jetzigen Verfahren (ggf. mit Anklageschrift und zu Grunde liegendem Sachverhalt)
>   b. Medizinische Unterlagen inklusive früherer Gutachten
>   c. Informationen zu früheren Verfahren, soweit noch relevant
> II. **Eigene Angaben**
>   a. Biografische Anamnese mit biologischer Entwicklung, Primär- und Sekundärfamilie, Lebenslauf, Sexualanamnese
>   b. Psychiatrische Anamnese

c. Suchtmittelanamnese
   d. Familienanamnese
   e. Psychosoziales Funktionsniveau und aktuelle Befindlichkeit
   f. Ggf. Deliktanamnese mit Vorstrafen, Haftaufenthalten etc.
   g. Somatische Anamnese mit aktueller Medikation
   h. Angaben zum verfahrensgegenständlichen Sachverhalt
III. **Untersuchungsbefunde**
   a. Psychischer Befund
   b. Verhalten bei der Untersuchung
   c. Allgemein körperliche Untersuchung
   d. Neurologische Untersuchung
IV. **Zusätzliche Untersuchungsbefunde**
   a. Technisch-apparative Untersuchungen
   b. Testpsychologische Zusatzuntersuchung
V. **Zusammenfassung und Beurteilung**
   Je nach Rechtsgebiet ist diese unterschiedlich aufgebaut. Auch wenn es Sinn macht, die Zusammenfassung in sich zu gliedern, erscheint es hierbei praktikabler, keine numerische oder alphabetische Untergliederung mehr vorzunehmen, um den Lesefluss nicht zu stören. Stattdessen kann der jeweilige Darstellungsaspekt hervorgehoben werden, vgl. dazu die meisten der Kasuistiken. Eine Zusammenfassung und Beurteilung kann z. B. wie folgt gegliedert sein:
   - Wiederholung der Fragestellung
   - Kurze Zusammenfassung der wesentlichen, für die Frage relevanten Akteninformationen sowie der eigenen Angaben
   - Diagnosestellung sowie Diskussion von Differenzialdiagnosen (wenn vorhanden)
   - Subsumierung unter einen juristischen Krankheitsbegriff (falls gegeben)
   - Diskussion potentieller Funktionsbeeinträchtigungen
   - Abschließende Beantwortung der Fragestellungen
VI. **Literaturverzeichnis**

1.3.1 Aktenlage

Oftmals formuliert der Auftraggeber in seinem Auftragsschreiben Sätze wie diesen: »Von einer Aufnahme des Akteninhalts in das Gutachten bitten wir abzusehen.« Für eine umfassende Begutachtung ist die Kenntnis der gesamten Vorgeschichte zwingend nötig.

> Aus Sicht der Verfasser und vieler anderer Autoren sind daher die wesentlichen Informationen, die für die Beantwortung der Fragestellung(en) relevant sind, in die Aktenlage des Gutachtens aufzunehmen.

Abb. 2:
Muster einer ersten Seite eines Gutachtens

Klinik für Psychiatrie und Psychotherapie – Musterstraße 111 – 11111 Musterhausen

An die

Staatsanwaltschaft Musterhausen
Musterstraße 333
11111 Musterhausen

Aktenzeichen: 111 XXXX 111 / 18

Auf Ersuchen der Staatsanwaltschaft Musterhausen vom 01.12.2021 erstatte ich das folgende

wissenschaftlich begründete psychiatrische Gutachten

über Herrn Maximilian Mustermann, geb. am 01.01.1980, deutscher Staatsangehöriger, aktueller Wohnort in der JVA Musterhausen, Gefängnisstraße 222 in 11111 Musterhausen.

Das Gutachten stützt sich in seiner Beurteilung auf die Kenntnis der vom Auftraggeber übersandten Aktenunterlagen sowie auf eine ambulante Begutachtungsuntersuchung des Probanden in der Justizvollzugsanstalt Musterhausen am 15. und 16. Dezember 2021 jeweils von 08.30 bis 11.30 Uhr. Zudem wurden mit Einverständnis des Probanden Unterlagen über medizinisch-psychiatrische Vorbehandlungen angefordert.

Fragestellung:
Gemäß dem Schreiben der Staatsanwaltschaft Musterhausen vom 01.12.2021 sollte ein psychiatrisches Gutachten erstellt werden zu den Fragen, ob aus medizinischer Sicht bei dem Beschuldigten zur Zeit der Begehung der Taten Eingangsmerkmale der §§ 20 und 21 StGB vorgelegen hätten und ob diese die Annahme begründen würden, dass die Fähigkeit, das Unrecht der Tat einzusehen oder nach dieser Einsicht zu handeln, ausgeschlossen oder erheblich vermindert gewesen sei. Weiter würde gefragt werden, ob bei dem Beschuldigten ein Hang, alkoholische Getränke oder berauschende Mittel im Übermaß zu sich zu nehmen, vorliege und ob die medizinischen Voraussetzungen des § 64 StGB greifen würden.

Herr Mustermann war zu Beginn der Untersuchung über Sinn und Zweck sowie Ablauf und Inhalt der Begutachtung aufgeklärt worden. Er wurde auch darauf hingewiesen, dass seine Angaben und die Untersuchungsergebnisse nicht der ärztlichen Schweigepflicht unterliegen und er nicht verpflichtet ist, Angaben zu machen.

Klinik für Psychiatrie und Psychotherapie
Akademisches Krankenhaus für die Universität Musterhausen

Musterhausen, den 01.01.2022

BEARBEITER
Dr. med. Felix Segmiller

Telefon XXXX XXXX
Telefax XXXX

www.XXXX.de

ANSCHRIFT
Musterstraße
11111111 Musterhausen

BANKVERBINDUNG
Bank:
BLZ:
Konto:
IBAN:
BIC:

Als weitere Gründe für dieses Vorgehen ist beispielhaft zu nennen, dass in einigen Fällen einem Gutachter nicht die gesamte Aktenlage überstellt wird und es immer nachvollziehbar bleiben muss, welche Akteninformationen vorlagen und welche nicht; weiter finden Verhandlungen zumeist erst Monate später nach der Begutachtung statt, sodass ein Rekapitulieren der Inhalte ohne Aktenlage erschwert wird; je nach Fragestellung enthält die Aktenlage relevante Funktionsbeschreibungen eines Probanden. Insofern ist die Aktenlage in das Gutachten aufzunehmen und zwar präzise, auf das Wesentliche fokussiert und idealerweise auch gegliedert (vgl. dazu die folgenden Beispielgutachten). Dennoch stellt dieser Aspekt zuweilen einen Streitpunkt dar, da teilweise argumentiert wird, dass das Gutachten eine Dienstleistung für den Auftraggeber ist und insofern dem Folge zu leisten ist. Genau genommen widerspricht eine solche Aufforderung den vorher erwähnten Mindestanforderungen.

1.3 Aufbau und Struktur eines psychiatrischen Gutachtens

> Die Aktenlage sollte so formuliert sein, dass das zitierte Dokument von anderen Lesern zweifelsfrei identifiziert werden kann. Insofern ist es notwendig, stets Verfasser der Schriftstücke und das Datum zu nennen (z. B. »Aus dem Schreiben der Anwaltskanzlei Mustermann vom 08.01.2018 geht hervor, dass…«). Bei Zeugenaussagen sollten deren Namen und das Datum der Aussage erwähnt werden, damit klar nachvollzogen werden kann, wer was wann gesagt hat. Bei umfangreichen Aktenlagen können Ergänzungen wie: »Vgl. Band 4 der Akte, Seite 44« hilfreich sein.

Aktenlage: zitierte Schriftstücke müssen zweifelsfrei identifizierbar sein

Es erscheint sinnvoll, eine in der Akte niedergelegte Biografie eines Probanden in die Aktenlage des Gutachtens mitaufzunehmen, obwohl man diese im Rahmen der Begutachtung später ja selbst erhebt. So können z. B. eventuelle Widersprüche in den Angaben entdeckt werden (z. B. Beispielgutachten 4 aus dem Strafrecht) und dementsprechend weitere Informationen für das Gesamtbild des Probanden liefern. Auch so werden Täuschungsabsichten und/oder eine Pseudologie manifest.

Biografie Proband

Die Wiedergabe vollkommen überflüssiger oder redundanter Angaben oder die Wiedergabe jedes einzelnen Aktenblatts (▶ Kap. 8 »Häufige Fehler bei Begutachtungen und Gutachten«) sollten vermieden werden. Als Faustregel lässt sich sagen, dass die Aktenlage eines Gutachtens nicht mehr als 10 bis maximal 20 Prozent des Gutachtens ausmachen sollte. Ausnahmen hiervon stellen Stellungnahmen bzw. Beurteilungen nach Aktenlage, bei denen keine anderen Informationen als diese vorliegen, oder Prognosegutachten im Strafrecht dar.

Faustregel: Aktenlage 10–20 %

Die Aktenlage stellt den ersten Teil eines Gutachtens dar. Deshalb dürfen an dieser Stelle noch keine Wertungen vorgenommen werden. Dies fällt in den Aufgabenbereich der Zusammenfassung und Beurteilung, nachdem man auch die eigenen Befunde erhoben hat. Dementsprechend ist in der Aktenlage bei den meisten Dokumenten die indirekte Rede anzuwenden. Gerade im Zivilrecht finden sich oft mehrseitige Schreiben zweier gegnerischer Parteien. Hier kann eine ausführliche Darstellung der Argumente der einen Seite und eine sehr knappe Darstellung der Argumente der anderen Seite als Wertung ausgelegt werden. Vor diesem Hintergrund können wertungsfreie Hinweise des Gutachters, warum er auf eine weitere Niederschrift der Aktenlage verzichtet, hilfreich sein.

Cave: Wertungen in der Aktenlage unbedingt vermeiden!

Da man sich als Anfänger schwer tut, das Wichtige vom Unwichtigen zu unterscheiden, kann es sinnvoll sein, in der ersten Grobfassung des Gutachtens die Aktenlage zunächst überdimensional aufzunehmen und diese nach Untersuchung des Probanden zu kürzen. Die Erfahrung zeigt, dass es am einfachsten ist, eine Akte »von vorne nach hinten« zu diktieren und sich im Anschluss die Arbeit zu machen, die Schreiben der Akte zu ordnen, z. B. chronologisch oder nach Unterüberschriften wie dies z. B. in der »Beispielhafte Gliederung eines Gutachtens« (▶ Kap. 1.3) dargestellt ist. Zusammenfassend kann man sagen, dass es sich bei sog. Zustandsgutachten (z. B. Begutachtungen zur Schuldfähigkeit, zur Geschäftsfähigkeit, zur gesetzlichen Rentenversicherung) bei mehrbändiger Aktenlage lohnt, mit der

25

letzten und somit neuesten Akte anzufangen, bei sog. Zusammenhangsgutachten (z. B. Gutachten zur gesetzlichen und privaten Unfallversicherung, zum sozialen Entschädigungsrecht, zur Arzthaftung) mit der ältesten Akte, die z. B. das erste Jahr nach einem Unfall oder einem Ereignis erhält. Hier muss jeder seine individuelle Herangehensweise finden.

1.3.2 Eigene Angaben

Aufklärung des Probanden zu Beginn

> **Zur Erinnerung vorab**
>
> Die Aufklärung des Probanden vor Beginn der Untersuchung nicht vergessen und schriftlich nach der Fragestellung im Gutachten dokumentieren!

Mit welchen Fragen der Gutachter die Exploration beginnt, ist diesem selbst überlassen. Hier muss jeder seinen eigenen Stil finden. Manchmal hängt es auch von den psychopathologischen Auffälligkeiten des Probanden ab, womit man überhaupt beginnen kann. Bei den meisten Fällen ist es am einfachsten, zu fragen, was aus Sicht des Probanden Hintergrund der Untersuchung ist bzw. wie es zu dieser aus dessen Sicht kam (da der Proband ja zu Beginn über den gutachterlichen Auftrag und die Fragestellung informiert wurde) oder aber mit den biografischen Angaben anzufangen.

Offene Fragen stellen

> Wichtig sind offene Fragen. Befragungen mit Suggestivcharakter sollten unbedingt vermieden werden, weil sie die Aussagekraft des Gutachtens gefährden.

Egal um welches Verfahren bzw. um welche Straftat es sich handelt: Ein Gutachter sollte jedem Probanden mit der gleichen Neutralität, der gleichen Freundlichkeit, dem gleichen Respekt gegenübertreten. Gerade anfangs kann das schwerfallen. Wichtig ist, keine voreiligen Schlüsse zu ziehen.

Im Verlauf der Begutachtung sollten die Aspekte aus der folgenden Tabelle umfassend erfragt worden sein (▶ Tab. 3):

Tab. 3: Zu erhebende anamnestische Informationen im Rahmen eines psychiatrischen Gutachtens

Zu erhebende anamnestische Informationen	
Biografische Anamnese	• Frage nach Geburtsort, Art der Geburt (Spontangeburt, Kaiserschnitt, Geburtskomplikationen), Frage nach der Erwünschtheit als Kind (gewollt – ungewollt), Verzögerungen hinsichtlich des Laufenlernens und des Sauberwerdens, Frage nach möglichen Primordialsymptomen (z. B. Nägelkauen, Bettnässen, Daumenlutschen etc.), Schul- und Erziehungsschwierigkeiten, Stehlen als Kind, Fortlaufen von zuhause, Heimaufenthalte

1.3 Aufbau und Struktur eines psychiatrischen Gutachtens

	Zu erhebende anamnestische Informationen
	• Erziehung durch wen und in welchem Stil (streng – »locker«), Gewalterfahrungen (sexuell/körperlich) • Geburtsdatum und Beruf der Eltern, Eigenschaften der Eltern, Ehe/Partnerschaft der Eltern, Beziehung zu diesen • Geburtsdatum und Beruf der Geschwister, Eigenschaften dieser, Ehe/Partnerschaft dieser, Beziehung zu diesen • Eigene Kinder mit entsprechenden biografischen Eckdaten, Beziehung zu den eigenen Kindern • Eigener Lebenslauf mit Kindergartenbesuch, sämtlichen Schulen, Lehre, Studium, Beruf, Phasen der Arbeitslosigkeit etc., Sexualanamnese, Partnerschaften, wichtige Bezugspersonen, Hobbies und Interessen • Derzeitige Wohnsituation, finanzielle Gesamtlage • Zukunftsvorstellungen
Psychiatrische Anamnese	• Exakte Schilderung des verfahrensgegenständlichen Krankheitsverlaufs • Stationäre und ambulante Behandlungen (wenn erfolgt, nach schriftlicher Entbindung der Schweigepflicht fragen zur Anforderung der Unterlagen) • Psychopharmaka-Einnahme (früher und jetzt) mit aktueller Medikation (mit Dosierung) • Suizidversuche oder selbstschädigende Verhaltensweisen • Aktuelle psychopathologische Auffälligkeiten erfragen, die nicht der Fremdbeobachtung zugänglich sind
Suchtmittelanamnese	• Allgemein: immer fragen nach Nikotin-, Alkohol-, und Drogenkonsum (sowie ggf. auch nach nichtstoffgebundenen Süchten wie Spielsucht) • Wann Konsum erstmals? Verlauf des Konsums? Konsummuster? Epileptische Anfälle? Delir? • Wenn vorhanden: Toleranzentwicklung? Gesundheitliche Schäden durch Konsum? Vernachlässigung anderer Vergnügen wegen des Konsums? Unwiderstehliches Verlangen nach Substanz(en)? Körperliche Entzugssymptome? Kontrollverlust?
Familienanamnese	• Psychiatrische Krankheiten innerhalb der Familie • Somatische Krankheiten innerhalb der Familie
Psychosoziales Funktionsniveau	• Schilderung des aktuellen Tagesablaufs sowie ggf. auch des Tagesablaufs am Tattag/zum verfahrensrelevanten Zeitpunkt • Welche Tätigkeiten können verrichtet werden/welche nicht? • Freizeitbeschäftigungen? Ressourcen? Autofahren? • Selbsteinschätzung, Selbstbeschreibung, aktuelle Befindlichkeit
Somatische Anamnese	• Frühere und aktuelle somatische Erkrankungen, Operationen, Kinderkrankheiten etc., Krankenhausaufenthalte • Aktuelle somatische Medikation
Angaben zum aktuellen Sachverhalt	• Vgl. hierzu die Kasuistiken aus den jeweiligen Rechtsgebieten • Ggf. Deliktanamnese mit Vorstrafen, Haftaufenthalten etc.

Tab. 3: Zu erhebende anamnestische Informationen im Rahmen eines psychiatrischen Gutachtens – Fortsetzung

Tab. 3:
Zu erhebende anamnestische Informationen im Rahmen eines psychiatrischen Gutachtens – Fortsetzung

	Zu erhebende anamnestische Informationen
Sonstiges	• Ausgang des Gutachtens aus Sicht des Probanden/Welchen Ausgang wünscht er/erwartet er für sich selbst? • Abschließende Frage nach Ergänzungen/fehlenden Aspekten aus Sicht des Probanden

Sexualanamnese

Je nach Fragestellungen sind die einzelnen dargestellten Inhalte unterschiedlich intensiv zu erfragen. So ist es z. B. bei einem Betreuungsgutachten nur von untergeordneter Relevanz, eine umfassende Sexualanamnese zu erheben, wohingegen sie z. B. bei einem Schuldfähigkeits- oder Prognosegutachten eines Sexualstraftäters ausführlich zu erfragen ist. Eine solche Sexualanamnese setzt eine kritische und selbstkritische Beschäftigung mit dem Thema Sexualität und insbesondere mit eigenen Vorbehalten und Moralvorstellungen voraus (Dudeck 2009). Gerade für einen Anfänger ist dies nicht leicht und auch der Proband empfindet dies in aller Regel als keinen angenehmen Gesprächsinhalt. Hier gilt es, Scheu und Scham abzulegen. Man sollte während der Exploration daran denken, dass jeder Proband einen persönlichen Sprachstil hat, der nicht dem eigenen entsprechen muss. Insbesondere Fachwörter wie Ejakulation etc. müssen erklärt werden. Die Sexualanamnese sollte offen und klar mit eindeutigem Vokabular erhoben werden. Dabei sind ausschließlich sachliche Fragen hilfreich. Es bewährt sich, nicht »mit der Tür ins Haus« zu fallen, sondern empathisch zu erklären, dass man über ein sehr privates Thema spricht, dieses aber wichtiger Bestandteil der Befragung ist.

Zeitpunkt Sexualanamnese

Eine Sexualanamnese sollte unter keinen Umständen zu Beginn einer Begutachtung erhoben werden. Vielmehr benötigt man für diese Thematik eine gewisse »Vorlaufzeit« im Gespräch.

Eine Sexualanamnese

- muss erlernt werden;
- ist ein unabdingbarer Teil eines Gutachtens;
- ist bei entsprechender Fragestellung so exakt wie möglich und umfangreich zu erheben;
- darf für den Probanden nicht verletzend sein.

Informationen, die im Rahmen einer Sexualanamnese erhoben werden sollten

(nach Beier et al. 2005, Seite 513):

- Entwicklung der geschlechtlichen Identität und sexuellen Orientierung

- Zeitpunkte, Verlauf (incl. etwaiger Störungen/Erkrankungen) sowie Erleben der körperlichen sexuellen Entwicklung, insbesondere der Pubertät (Beginn Schambehaarung, erster Samenerguss, erste Selbstbefriedigung etc.)
- Entwicklung und Inhalte erotisch-sexueller Imaginationen/Phantasien (Aufnahme, Ausgestaltung der Masturbation [u.U. mit Hilfsmittel] in Kindheit, Jugend, Erwachsenenalter und gegenwärtig)
- Daten, Ausgestaltung, Initiative und Erleben der soziosexuellen Entwicklung (»Doktorspiele«, erster Schwarm, erstes Date, erster Kuss, Petting, Geschlechtsverkehr, jeweils mit Geschlecht und Alter des Partners)
- Erleben sexueller und anderer gewalttätiger Übergriffe in Kindheit, Jungend und Erwachsenenalter (als Zeuge, Opfer oder Täter)
- Ausführliche (Sexual-)Delinquenzanamnese: alle verurteilten und auch alle nicht bekannt gewordenen Taten
- Bisherige Behandlungen psychischer und/oder sexueller Störungen oder Erkrankungen
- Pornographiekonsum, Prostituiertenkontakte
- Beziehungsanamnese« incl. sexueller Funktionen (Beginn, Initiative, Dauer, Ausgestaltung und Erleben von Partnerschaften, objektivierbare Daten zur Partnerschaftsanamnese wie Verlöbnisse, Eheschließungen, Elternschaft etc., sexuelle Praktiken, sexuelle Funktionsstörungen, ggf. Außenbeziehungen, Gewalt in Partnerschaften)

Bagatellisierungstendenzen, »Abblocken« und »Ich weiß nicht –Antworten« des Probanden sollten nicht zum Abbruch, sondern eher zum Nachfragen ermutigen.

Alle Angaben des Probanden sind stets in indirekter Rede niederzuschreiben. — *Cave: Indirekte Rede!*

Die Erfahrung zeigt, dass auch jede psychopathologische Auffälligkeit oder jede Verhaltensauffälligkeit unmittelbar an der Stelle der Exploration, an der sie ersichtlich ist, aufgeschrieben werden sollte, damit sie später für die Aspekte des psychischen Befundes und des Verhaltens bei der Untersuchung niedergelegt werden können. Eine Rekapitulation aus dem Gedächtnis ist gerade bei Vorliegen vieler Auffälligkeiten schwierig. — *Notizen machen*

Ein wichtiger Aspekt ist die Frage nach der Legitimität einer Fremdanamnese für ein Gutachten. Gerade bei Gutachten im Zivilrecht ist diese nur nach vorheriger Genehmigung des Gerichts einzuholen. Bei den Gutachten in den anderen Rechtsbereichen ist dies individuell unterschiedlich zu werten – generell sollte man bei dem Eindruck, dass eine Fremdanamnese wichtig ist, niederschwellig die entsprechenden Genehmigungen bei Gericht einholen. — *Fremdanamnese*

1.3.3 Untersuchungsbefunde

Auf Art und Weise sowie Durchführung der allgemein-internistischen sowie der speziell-neurologischen Untersuchung ist nicht näher einzugehen und auf die entsprechenden Fachbücher zu verweisen. Beide sind obligater Bestandteil von Gutachten. Wenn sie fehlen, sollte der Grund hierfür aufgeführt werden.

Psychischer Befund

Hauptgegenstand eines psychiatrischen Gutachtens sind die Punkte »Psychischer Befund« und »Verhalten bei der Untersuchung«. »Ein Gutachten, in dem ein eigenständiger Abschnitt »Psychischer Befund« fehlt, ist unbrauchbar.« (Venzlaff et al. 2021, S. 20) Generell gilt es hierbei zu berücksichtigen, dass es sich um den Befund zum Untersuchungszeitpunkt handelt, die Fragestellung aber oftmals einen früheren Zeitpunkt tangiert.

Aus Sicht der Autoren macht es Sinn, in jedem Gutachten neben dem Punkt »Psychischer Befund« das »Verhalten bei der Untersuchung« mitaufzunehmen. Hintergrund für diese Ansicht ist, dass sich der psychische Befund einerseits an gewisse Rahmenbedingungen halten muss, wie sie z. B. in den AMDP-Vorgaben (Arbeitsgemeinschaft für Methodik und Dokumentation in der Psychiatrie, 9. Auflage) beschrieben werden, andererseits eine individuelle, unverwechselbare Charakterisierung des Probanden nach Beschreibungen verlangt, die in einem solchen operationalisierten System nicht mehr verfügbar sind. (Unabhängig hiervon fehlen im AMDP-System aus Sicht der Autoren viele psychopathologische Beschreibungen, die große Psychopathologen geprägt haben und kaum mehr Anwendung finden. Insofern lohnt es, ältere Bücher berühmter Psychopathologen zu lesen, die teilweise auch in Neuauflagen gedruckt werden, so z. B. Jaspers »Allgemeine Psychopathologie«, Bleuler »Lehrbuch der Psychiatrie«, Kurt Schneider »Die psychopathischen Persönlichkeiten« sowie Werner Janzarik » Dynamische Grundkonstellationen in endogenen Psychosen«.)

Bezüglich des psychischen Befundes ist auf die einschlägigen Lehrbücher zu verweisen, da dies einerseits ein sehr umfassendes Gebiet darstellt und es andererseits das »wichtigste Handwerkszeug« des Psychiaters ist, dessen Beherrschung selbstverständlich und Grundvoraussetzung einer Begutachtung ist.

Verhaltensbeobachtung bei der Untersuchung

Wichtige Inhalte bzw. Fragen für die Verhaltensbeobachtung bei der Begutachtung sind z. B. die Frage nach Kleidung und Aussehen (Zahnstatus betrachten als Langzeitparameter der Körperpflege), Verhalten im Erstkontakt mit ggf. Änderung während der Untersuchung, Verhalten bei Schilderungen der Sachverhalte/Beschwerden, Erröten oder Aufsteigen von Tränen bei bestimmten Fragestellungen, ausweichendes Beantworten bei bestimmten Themen etc. Hierzu ist auch auf das Kapitel »Einsatz und Anwendung testpsychologischer Untersuchungen« zu verweisen (▶ Kap. 7). Wichtig ist, nicht »prima vista« Wertungen vorzunehmen, sondern zunächst zu beschreiben. Beispiele hierfür sind, dass man nicht wie folgt rückschließen sollte: »Dem Probanden war diese Frage peinlich«, wenn er bei einer Frage errötet, oder »Der Proband weinte vor Trauer auf diese Frage«, wenn ihm Tränen in die Augen steigen. So kann beides verschiedene Ursachen haben, z. B.

können Tränen aufgrund von Rührung oder einer Bindehautentzündung auftreten oder eine Rötung durch einen Anstieg des Blutdrucks.

1.3.4 Zusätzliche Untersuchungsbefunde

Unter diesen Punkt fallen ergänzende Befunde wie testpsychologische Zusatzuntersuchungen und/oder technisch-apparative Untersuchungen. Unter letzteren sind z. B. radiologische Diagnostik (Bildgebung, z. B. Kernspintomographie des Schädels), Elektroenzephalogramm oder Bestimmungen von Psychopharmakaspiegeln im Blut oder toxikologische Untersuchungen aus Blut/Haar/Urin zu verstehen.

cMRT, Blutspiegelbestimmungen, Toxikologie, EEG, Testpsychologie

Eine klare Festlegung, für welche Zusatzuntersuchungen im Vorfeld eine Genehmigung eingeholt werden sollte, gibt es nicht. Prinzipiell ist es plausibel, dass man teurere Untersuchungen wie radiologische oder testpsychologische (mittels eines eigens hierfür beauftragten Psychologen) genehmigen lassen sollte, wohingegen eine Blutentnahme mit Bestimmung von Psychopharmakaspiegel ohne entsprechende Beantragung möglich ist.

Generell gilt, dass technische Untersuchungen zur Sicherung einer Diagnose auf das Notwendigste zu beschränken sind (vgl. AWMF-Leitlinien zur Begutachtung) und es somit zu unterlassen ist, bei jedem Gutachten einen diagnostischen »Rundumschlag« zu machen. Gleichzeitig gibt es zahlreiche Gutachtenfälle, wo zusätzliche Untersuchungen unumgänglich sind. Es gilt, die Indikation für die Zusatzuntersuchung klar zu stellen. Zum Einsatz von testpsychologischen Verfahren ist auf das entsprechende Kapitel dieses Buches zu verweisen (▶ Kap. 7).

Indikation für Zusatzuntersuchungen frühzeitig überprüfen und klar begrenzt stellen

Die Untersuchungsbefunde sind wichtiger Bestandteil eines Gutachtens, aber dem psychischen Befund klar nachgeordnet. So kann sich z. B. eine Kernspintomographie des Schädels hoch pathologisch zeigen, aber dennoch ein unauffälliger psychischer Befund vorliegen. Dieser ist und bleibt Beurteilungsgrundlage für die verschiedenen Fragestellungen. Es ist ein häufiger Fehler, dass von apparativen Befunden auf Funktionsstörungen rückgeschlossen wird.

> Ein pathologischer technisch-apparativer Befund ist nicht per se gleichzusetzen mit einer gestörten Funktion!

Umgang mit apparativen Befunden

Laborchemische Untersuchungen können für zahlreiche Fragestellungen hilfreich sein, wie beispielsweise die Überprüfung einer medikamentösen Compliance bzw. Adhärenz durch Blutspiegelbestimmungen von Psychopharmaka bei geltend gemachten Ansprüchen von Versorgungsleistungen, Überprüfung der Plausibilität von Angaben zu Substanzkonsum (z. B. Leberwerte, CDT, ETG oder auch Drogenurin oder Screening von Drogen im Blut), etc.

1.3.5 Zusammenfassung und Beurteilung

Wichtigster Teil des Gutachtens

> Die Zusammenfassung und Beurteilung »ist das eigentliche Kernstück des Gutachtens und kondensierter Ausdruck der gedanklichen Arbeit des Sachverständigen, der hier den konkreten Einzelfall mit seinen wissenschaftlichen Kenntnissen und seinem Erfahrungswissen vergleichen muss.« (Nedopil und Müller 2017, S. 420) Insofern ist dieser Teil des Gutachtens bei sorgfältiger Arbeit des Gutachters der aufwändigste. Als Beispiel, wie diese prinzipiell aufgebaut sein kann, ist auf die obige Abbildung zur Gliederung eines Gutachtens zu verweisen.

Cave: Die Zusammenfassung ist keine simple Wiederholung!

Die Zusammenfassung und Beurteilung sollte so abgefasst sein, dass nochmals die Fragestellung des Gutachtenauftrages und die wesentlichen aus Aktensicht und Untersuchung gewonnenen Erkenntnisse dargestellt werden (vgl. daher auch Titel »*Zusammenfassung* und Beurteilung«). Dieser zusammenfassende Part sollte keine simple Wiederholung der Informationen aus den anderen Teilen des Gutachtens darstellen, sondern im Zusammenspiel mit den eigenen Befunden, insbesondere dem psychischen Befund, auf die Beantwortung der Frage gerichtet sein. Hier sollte unbedingt auf eine zielgerichtete Informationswiedergabe und Logik geachtet werden. Es gilt, sich auf das für die folgende Beurteilung Wesentliche zu fokussieren und den »berichtend-referierenden Charakter« der anderen Teile des Gutachtens (vgl.

Einsatz direkter Rede

Venzlaff et al. 2015, S. 64) abzulegen. Idealerweise sollte nun auf die indirekte Rede verzichtet werden, da es in den meisten Fällen möglich sein sollte, die Angaben aus den Akten mit denen des Probanden abzugleichen. Ist dies nicht möglich oder tun sich Widersprüche auf, kann dadurch auf die indirekte Rede verzichtet werden, indem explizite Hinweise auf die Quelle des Geschriebenen erfolgen, wie z. B.: »Nach den Aussagen des Probanden, die von den Informationen aus der Akte abweichen, war es dann zu einem körperlichen Übergriff des Nachbarn gegen ihn gekommen.« Es ist aber auch legitim, bei ungesicherten Informationen und eigenen Angaben weiterhin die indirekte Rede einzusetzen.

Da in nahezu allen Fällen für den Psychiater die biografische Entwicklung von erheblicher Relevanz für die Gesamtbeurteilung ist, muss diese in den wesentlichen Kernzügen zusammenfassend und auf die folgenden Beurteilungen bzw. diagnostischen Wertungen fokussiert dargestellt werden. Gleiches gilt – je nach Fragestellung – für Suchtmittelanamnese, psychiatrische und (oftmals im Sozialrecht) auch somatische Anamnese. Wesentliche psychopathologische Auffälligkeiten sind darzustellen und zu erklären.

Verständliche Sprache für medizinische Laien

Denn von besonderer Bedeutung ist, dass ab diesem Teil des Gutachtens eine für medizinische Laien verständliche Sprache angewandt werden muss. Der Sachverständige soll beratend für die Entscheidung des Gerichts oder der Institution zur Seite stehen und somit für »Nichtmediziner« medizinische Sachverhalte erläutern. (Er ist laut Strafprozessordnung [StPO]» Gehilfe des Gerichts« und hat sich leiten zu lassen.) Medizinische Fachtermini sind für

1.3 Aufbau und Struktur eines psychiatrischen Gutachtens

Laien verständlich zu erklären. Dies gilt ebenso für eventuell festgestellte psychopathologische Auffälligkeiten des Probanden, was oftmals vergessen wird.

Nach diesen Schritten folgt die Stellung der Diagnose, insofern sich eine finden lässt. Dies hat nach gängigen Klassifikationssystemen zu erfolgen, so ICD-10 bzw. ICD-11 oder DSM-5.

Diagnose nach DSM-5 und/oder ICD-10 bzw. -11

Bei diagnostischen Unklarheiten oder anderen Diagnosen als sie z. B. in Vorgutachten oder Arztbriefen gestellt wurden, sollten Differenzialdiagnostische Überlegungen erfolgen bzw. Darlegungen, warum die vorher gestellte(n) Diagnose(n) aus gutachterlicher Sicht nicht zutreffend ist bzw. sind. Zu beachten ist, dass es in zahlreichen Fällen nicht nur um die Diagnose zum Untersuchungszeitpunkt, sondern vielfach um die Diagnose zu einem anderen Zeitpunkt geht (zum Beispiel Tatzeitpunkt oder Phase einer Krankschreibung, Phase einer Depression oder Manie etc.).

> Diagnose(n) sowohl zum Untersuchungszeitpunkt wie auch zum für die Fragestellung relevanten Zeitpunkt benennen!

Cave: Beurteilungszeitraum!

»Im Gutachten sollte zunächst die Diagnose zum Zeitpunkt der Untersuchung dargestellt werden, um dann aufgrund von Gesetzmäßigkeiten einer Erkrankung, von Auffälligkeiten der Primärpersönlichkeit und von relevanten zusätzlichen Einflüssen... auf die »Tatzeitdiagnose« zu schließen.« (Nedopil und Müller 2017, S. 420) Wichtig ist, die jeweils gestellte Diagnose umfassend zu erläutern, damit sie für den Auftraggeber des Gutachtens verständlich wird und er eventuell vorliegende Funktionsbeeinträchtigungen im Folgenden besser nachvollziehen kann.

Bei vielen Fragestellungen folgt als nächster Schritt die Subsumption der gestellten Diagnose unter einen juristischen Begriff, so also z. B. unter den Begriff der »psychischen Krankheit, körperlichen, geistigen oder seelischen Behinderung« beim Betreuungsrecht oder der »krankhaften Störung der Geistestätigkeit« in einigen zivilrechtlichen Fragestellungen oder ggf. unter eines der Eingangsmerkmale bei Fragen zur Schuldfähigkeit (vgl. dazu die jeweiligen Kapitel). Im Sozialrecht ist besondere Vorsicht bei der Verwendung der zahlreichen verschiedenen Begriffe (vergleiche zum Beispiel Arbeitsunfähigkeit, Erwerbsfähigkeit, Minderung der Erwerbsfähigkeit, Grad der Behinderung, Berufsunfähigkeit etc.) geboten. Diese haben exakte Definitionen und sind teilweise auf einen bestimmten Rechtsbereich des Sozialrechts beschränkt. Eine falsche Verwendung der jeweiligen Begriffe lässt an der sachverständigen Kompetenz zweifeln.

Subsumption

Achtung bei Begriffsverwendung

Wichtig ist, das Vorliegen einer Diagnose nicht automatisch als Eingangsmerkmal für den jeweiligen Rechtsbereich einzuordnen, da die entsprechende Erkrankung auch einen bestimmen Ausprägungsgrad erreicht haben muss, um als Eingangsmerkmal zu fungieren. Näheres hierzu ist den Kasuistiken zu entnehmen.

Danach sollten die jeweiligen Funktionsbeeinträchtigungen und deren Auswirkungen fragebezogen dargestellt werden. Diesbezüglich ist ebenfalls auf die Kasuistiken zu verweisen.

Die Zusammenfassung und Beurteilung endet mit der konkreten Beantwortung der Gutachtenfragen – nicht mehr und nicht weniger. Man sollte sich aber dessen bewusst sein, dass durch die Zusammenfassung des Gutachtens und die Stellung der Diagnose noch keine Beurteilung erfolgt ist. Diese kann auch nicht nur durch die Beantwortung der Fragen des Gerichts vorgenommen werden. Insofern sind zuvor entsprechende Ausführungen fragebezogen zu tätigen. Bei Gutachten im Betreuungs- und Sozialrecht ist zuweilen ein ganzer Fragenkatalog vorhanden, der »abgearbeitet« werden muss. Es verbietet sich das Beantworten von nicht gestellten Fragen, da sich daraus normativ-juristisch eine Befangenheit ergeben kann. Eine Ausnahme hiervon kann die Notwendigkeit oder Sinnhaftigkeit einer Therapie oder sozialer Hilfestellungen aus gutachterlicher Sicht darstellen, wobei hierbei explizit darauf hingewiesen werden sollte, dass das nicht mehr Teil der Beantwortung der Fragestellungen ist, aber in dem vorliegenden Fall dennoch Bedeutung hat.

Sonderstellung des strafrechtlichen Gutachtens

Abschließend ist noch auf die Sonderstellung des strafrechtlichen Gutachtens hinzuweisen: »Während in Zivil-, Sozial- und Verwaltungsgerichtsverfahren ein schriftliches Gutachten als Beweismittel verwendet wird, herrscht im Strafverfahren das Unmittelbarkeitsprinzip, das heißt es dürfen nur Informationen verwertet werden, die in der Hauptverhandlung mündlich vorgetragen werden. Der Sachverständige muss hier also sein Gutachten mündlich vor Gericht erstatten. In den anderen Verfahren wird der Gutachter nur in Ausnahmefällen vor Gericht geladen, um ergänzende Fragen zu beantworten.« (Nedopil und Müller 2017, S. 422) Somit hat das schriftliche Gutachten in diesem Rechtsbereich nur den Charakter des Vorläufigen, weshalb sich am Ende z. B. von Gutachten zur Frage der Schuldfähigkeit Sätze wie diese finden lassen sollten: »Wie gewohnt, ist abschließend auf die übliche Einschränkung der schriftlichen Gutachten zur Frage der Schuldfähigkeit im Rahmen eines Verfahrens hinzuweisen, nämlich dass diese Aussagen allesamt vorbehaltlich weiterer Erkenntnisse aus der Hauptverhandlung sind.«

1.3.6 Literaturverzeichnis

Allgemeines Wissen vs. hochspezielles Wissen

Nicht jedes Gutachten muss zwangsläufig ein Literaturverzeichnis enthalten. So ist allgemein psychiatrisches Wissen nicht mit Literaturangaben zu belegen (z. B. welche Symptome eine Schizophrenie hat, welche Unterformen es gibt, welchem Eingangsmerkmal im Rahmen der Schuldfähigkeitsbegutachtung diese zuzuordnen ist, etc.). Demgegenüber ist hochspezielles psychiatrisches Wissen mit Literatur zu belegen. In ein wissenschaftliches Gutachten sollte großzügig fragebezogen Literatur mitaufgenommen werden. Hierbei gilt es, die entsprechenden Artikel zu kennen und korrekt zu zitieren. Selbstverständlich kann auch aus einschlägigen forensischen Lehrbüchern zitiert werden. Hierbei sollten möglichst die aktuellen Auflagen verwendet werden. Lohnend sind bei vielen Fragestellungen Blicke in die Datenbanken (z. B. pubmed oder google scholar) oder auch in aktuelle Beschlüsse des Bundesgerichtshofs, Bundesverfassungsgerichts, von Ministerien etc.

Zu achten ist auf eine einheitliche Art und Weise des Zitierens, die der gängigen, anerkannten Zitierpraxis entspricht.

2 Psychiatrische Gutachten im Sozialrecht

2.1 Allgemeine kurze Vorabinformationen – das Wichtigste auf einen Blick

Das Sozialrecht beinhaltet Fragestellungen (siehe auch Übersicht im Kapitel »Typische Fragestellungen für psychiatrische Gutachten« (▶ Kap. 1)) aus den Bereichen Kranken-, Pflege-, Renten- und Unfallversicherung, des Arbeitsförderungsrechts sowie zu zahlreichen Gesetzen zum Erhalt von Geld-, Sach- und/oder Dienstleistungen, wie z. B. Sozialhilfe, Kindergeld, Leistungen nach dem Opferentschädigungsgesetz etc. (Derzeit gliedert sich das Sozialgesetzbuch [SGB] in 12 Bücher, in Kürze sind jedoch weitere zu erwarten.)

Simulation und Aggravation

In diesem Gutachtenbereich ist der Untersucher mit Simulation und Aggravation besonders konfrontiert. So gibt es z. B. schon seit längerer Zeit Internetseiten, die Schulungen dazu anbieten, wie man eine Rente aufgrund psychischer Krankheit am wahrscheinlichsten bekommen kann und wie man sich bei Untersuchungen im Rahmen einer Begutachtung verhalten sollte. Wie man als Gutachter Simulation, Aggravation sowie Dissimulation erkennen und belegen kann, ist den einschlägigen Lehrbüchern zu entnehmen und wird im Kapitel »Einsatz und Anwendung testpsychologischer Untersuchungen im Rahmen psychiatrischer Gutachten« erwähnt (▶ Kap. 7).

Cave: Begrifflichkeiten!

> Das SGB beinhaltet viele sehr ähnlich lautende Fachbegriffe, die unterschiedliche Bedeutungen haben und verschiedenen Rechtsbereichen des Sozialgesetzes angehören. Diese sollte man vor Begutachtung in Lehrbüchern nachlesen und sorgfältig und korrekt verwenden!

Als Beispiel für die Notwendigkeit der Kenntnis der Fachbegriffe des Sozialrechts ist aufzuführen, dass die volle oder teilweise Erwerbsminderung eine Begrifflichkeit der gesetzlichen Rentenversicherung darstellt, wohingegen die Minderung der Erwerbsfähigkeit ein Rechtsbegriff aus der gesetzlichen Unfallversicherung ist. Auch unterscheiden sich die Begrifflichkeiten im SGB in ihrem jeweiligen Bezug, wie z. B. die Leistungsfähigkeit »unter den üblichen Bedingungen des allgemeinen Arbeitsmarktes« (SGB VI, § 43, Rente wegen Erwerbsminderung) versus die im zuletzt ausgeübten Beruf oder aber die Teilhabe am Leben in der Gesellschaft. Insofern sollte man sich vor Aufnahme der gutachterlichen Tätigkeit genau belesen, wonach überhaupt gefragt ist und was zu beurteilen ist. Ähnliches gilt für die Frage, wann etwas im sogenannten »Vollbeweis« belegt werden muss und wann eine »überwiegende Wahrscheinlichkeit« ausreicht. »Darüber hinaus ist im gutachterlichen Kontext entsprechend den rechtlichen Vorgaben eine Unterscheidung zwischen Erst- und Folgeschaden (auch als Primär- und Sekundärschaden bezeichnet) erforderlich, nachdem der Erstschaden in allen Rechtsbereichen im sog. Vollbeweis, d. h. ohne vernünftigen Zweifel, nachzuweisen ist. Demzufolge ist zwischen einer psychischen Störung infolge des Unfallereignisses selbst – mit psychischem Erstschaden – und einer (mittelbaren) psychischen Störung infolge einer körperlichen Unfallschädigung, die dann den Erstschaden darstellt, zu unterscheiden.« (Widder 2017, S. 217)

Zusammenfassend erscheint es bei Gutachten im Sozialrecht für einen (noch) nicht erfahrenen Untersucher am sinnvollsten, sich als allererstes zu vergegenwärtigen, auf welchem Rechtsbereich des Sozialrechts man sich bewegt und somit ob es sich um ein kausales oder finales Gutachten handelt, was im »Vollbeweis« belegt werden muss und wann hingegen eine »überwiegende Wahrscheinlichkeit« ausreicht. (Diese Aspekte an dieser Stelle zu erklären, würde den Rahmen dieses Buches sprengen. Es kann nur eine Arbeitsanleitung gegeben werden, wie man in diese komplexe Thematik am besten hineinkommt.)

Tipp zum Vorgehen für »Einsteiger« in die sozialrechtliche Begutachtung

Der psychiatrische Sachverständige ist oft damit beauftragt, den Grad der Behinderung (GdB) oder die Minderung der Erwerbsfähigkeit (MdE) zu beurteilen. Hier muss man in den entsprechenden Tabellen nachlesen, z. B. welche Spannweite des GdB der Gesetzgeber für bestimmte Erkrankungen vorsieht. So ist z. B. in der aktuellen Versorgungsmedizinverordnung (VersMedV) des Bundesministeriums für Arbeit und Soziales zu lesen ((Versorgungsmedizinverordnung [*VersMedV*], Versorgungsmedizinische Grundsätze 2020, S. 38): ▶ Tab. 4)

Schizophrene und affektive Psychosen:	GdB
Langdauernde (über ein halbes Jahr anhaltende) Psychose im floriden Stadium je nach Einbuße beruflicher und sozialer Anpassungsmöglichkeiten	50-100
Schizophrener Residualzustand (z. B. Konzentrationsstörung, Kontaktschwäche, Vitalitätseinbuße, affektive Nivellierung) mit geringen und einzelnen Restsymptomen ohne soziale Anpassungsschwierigkeiten	10-20
mit leichten sozialen Anpassungsschwierigkeiten	30-40
mit mittelgradigen sozialen Anpassungsschwierigkeiten	50-70
mit schweren sozialen Anpassungsschwierigkeiten	80-100

Tab. 4: GdB-Werte am Beispiel der Schizophrenie und affektiven Psychosen

Der GdB wird nach Zehnergraden abgestuft. Stellt man mehrere GdB-Werte z. B. bei Vorliegen verschiedener Diagnosen fest, so werden diese GdB-Werte nicht einfach addiert. 50 GdB + 30 GdB ist somit nicht gleich 80 GdB, sondern die Gesamtbildung ist komplex: »Bei Vorliegen mehrerer Beeinträchtigungen ist ausgehend von der stärksten Beeinträchtigung der GdB nach den Auswirkungen der Beeinträchtigungen in ihrer Gesamtheit unter Berücksichtigung ihrer wechselseitigen Beziehungen festzustellen.« (vgl. Venzlaff et al. 2021, S. 586)

ICF

Bei vielen sozialmedizinischen Fragestellungen, wie z. B. bei der Frage nach der Erwerbsfähigkeit sollte ein sogenanntes positives und negatives Leistungsbild im Rahmen der Untersuchung erstellt werden. Vereinfacht gesagt beschreibt dieses, was ein Proband noch kann und was er nicht mehr kann. Für viele sozialmedizinische Fragestellungen ist die Anwendung des sogenannten ICFs (International Classification of Functioning) zu empfehlen (z. B. auch als sog. »Mini-ICF-APP«), ein Rating für Aktivitäts- und Partizipationsbeeinträchtigungen bei psychischen Erkrankungen.

2.2 Beispielgutachten aus dem Sozialrecht

2.2.1 Beispielgutachten 1 aus dem Sozialrecht (vollständig wiedergegeben)

- Fragestellung(en): Fragenkatalog zum Grad der Behinderung (GdB)
  - Diagnose(n) sowie Differenzialdiagnose(n) nach ICD-10: Rezidivierende depressive Störung (ICD-10: F33), generalisierte Angststörung (ICD-10: F41.1), Angst und Depression gemischt (ICD-10: F41.2)
- Delikt: entfällt

Überblick in Kürze

Zur besseren Verständlichkeit in aller Kürze: Herr Muster hatte aufgrund verschiedener Krankheitsbilder ab dem 01.01.2006 einen Gesamt-GdB von 100 erhalten, welcher ab Januar 2011 auf 60 reduziert worden war. Wegen dieser GdB-Reduktion hatte der Proband zunächst mehrfach Widerspruch eingelegt, der aber stets abgelehnt worden war. Daher hatte er Klage gegen diese Reduktion eingelegt. Das Gutachten sollte den Gesundheitszustand des Probanden und die entsprechenden GdB-Werte beurteilen. In diesem Gutachtenfall fanden sich zahlreiche somatische, vor allem orthopädische, Befunde und Diagnosen und es zeigte sich ein komplexer und verfahrener Krankheitsweg, wie er oftmals bei ähnlichen Fragestellungen auftaucht.

Auf Ersuchen des Sozialgerichtes Musterhausen vom 04.04.2014 erstatten wir das folgende wissenschaftlich begründete
Psychiatrische Gutachten
über

Auf Vollständigkeit der persönlichen Angaben achten

Herrn Maximilian Muster, geboren am 01.01.1950,
wohnhaft in: Musterstraße 111 in 11111 Musterhausen, deutscher Staatsangehöriger.

Nach alledem würde sich ergeben, dass bei der Bewertung des GdB mit 60 die Auswirkungen der Funktionsbeeinträchtigungen nicht zutreffend bewertet worden seien, es sei ein GdB von mindestens 80 festzustellen.

Gemäß dem *Schreiben des Landesamtes für Familie und Soziales Musterhausen vom 25.04.2013* würde die Klage bzw. der Widerspruch zurückgewiesen werden. Bei Gesundheitsstörungen, welche zu Rückfällen neigen würden oder bei denen die Belastbarkeit abgewartet werden müsse, komme für die Zeit der Heilungsbewährung ein höherer Grad der Behinderung in Betracht, als er sich allein aus den funktionellen Beeinträchtigungen ergeben würde. Sobald der Zeitraum der Heilungsbewährung aber abgelaufen sei, würde sich die Beurteilung des GdB allein nach der tatsächlich bestehenden funktionellen Beeinträchtigung richten. Nach ärztlicher Behandlung sei es nicht zu einem Wiederauftreten der Erkrankung gekommen, weshalb die Heilungsbewährung damit positiv verlaufen sei.

Schreiben des Landratsamtes für Familie und Soziales

b) Medizinische Unterlagen (nach Jahren geordnet)

> Gerade bei einer großen Anzahl verschiedener Befunde sollte man sich die Arbeit einer Sortierung innerhalb der Aktenlage, z. B. nach Jahren, machen. Manchmal kann auch eine Gliederung in somatische sowie psychiatrische Befunde Sinn machen.

Sortierung der Aktenlage

2011:

Aus dem *Arztbericht der Klinik A.A. für Psychiatrie und Psychotherapie vom 14.07.2011* ist zu ersehen, dass der Proband vom 23.05. bis zum 14.07.2011 in stationär-psychiatrischer Behandlung gewesen sei.
Bezüglich der Vorgeschichte ist zu lesen, dass Herr Muster aufgrund einer rezidivierenden depressiven Störung sowie einer Angststörung mehrfach in stationärer Behandlung gewesen sei, zuletzt vom 16.6. bis zum 2.8.2010.
Die aktuellen Diagnosen seien eine rezidivierende depressive Störung, gegenwärtig mittel- bis schwergradige Episode, eine generalisierte Angststörung, eine Ventrolisthese LWK 4/5 Meyerding-Grad II mit nachgewiesener Instabilität, eine Foraminotomie LWK 4/5, eine Spondylodese LWK 4/5 mit Implantation von zwei everest-cages, eine sekundäre arthrogene Spinalkanalstenose, der Zustand nach Bandscheiben-OP LWK 4/5 2005 sowie der Zustand nach Hodenkarzinom und eine rheumatoide Arthritis.
Die Aufnahme sei bei depressiver Dekompensation in Form von gedrückter Stimmung, Affektlabilität, Überforderung, Zukunftsängsten, Antriebsminderung sowie vegetativen Stresssymptomen mit Somatisierungsneigung (Magenkrämpfe, Erbrechen, Schlaflosigkeit) und Freudlosigkeit erfolgt. Als zusätzlich zu nennender, belastender Faktor sei die Mutter im März dieses Jahres verstorben. Herr Muster würde gemeinsam mit seiner Ehefrau leben

Arztberichte

und habe zwei Kinder. Er sei bis 2005 Versicherungskaufmann gewesen. Ein Sohn würde an ADHS leiden und die Ehefrau an einer chronischen körperlichen Erkrankung, einer Form der Myopathie.

Im Verlauf der Behandlung sei es zu einer zunehmenden Stabilisierung des Zustandes gekommen, sowohl die depressive Symptomatik als auch die Ängste seien rückläufig gewesen.

Es wurde eine komplexe Entlassmedikation bestehend aus den Antidepressiva Mirtazapin und Duloxetin sowie den weiteren Präparaten Pregabalin, Tramadol, Prednisolon und Tetrazepam aufgeführt.

2012:

Aus einem *Schreiben der Neurochirurgie des Klinikums Musterberg vom 28.11.2012* ist zu ersehen, dass der Proband 2005 an einem Bandscheibenvorfall LWK 4/5 operiert worden sei, woraufhin sich eine Instabilität entwickelt habe. Im Jahr 2009 sei eine Spondylolisthesis LWK4/5 operiert worden, auf welche jedoch eine Revisions-OP habe folgen müssen. Seitdem habe der Proband lokale Beschwerden, weshalb er überwiegend leicht gebückt laufe. Bei der Untersuchung würde sich »links im unteren Bereich eine deutliche Druckschmerzhaftigkeit« finden. Zahlreiche Behandlungen bis Ende November 2012 hätten nur eine Verbesserung der Symptomatik, keine Remission bedingen können.

Gemäß dem *ärztlichen Entlassbericht der Rehaklinik B.B., der über den Aufenthalt vom 22.10.2012 bis zum 24.11.2012* berichtet, seien anamnestisch erwähnenswert eine rezidivierende depressive Störung, eine generalisierte Angststörung, eine rheumatoide Arthritis seit 2002 sowie ein Hodenkarzinom im Jahr 2006. Darüber hinaus findet sich in den Diagnosen auch eine Fibromyalgie aufgeführt.

In der Anamnese ist zu lesen, dass der Proband weiterhin über Beschwerden im Rückenbereich klage, die teilweise auch dorsolateral in den linken Oberschenkel ausstrahlen würden. Er würde Sensibilitätsstörungen vor allen Dingen in den Zehen wie auch in den Händen angeben. Die Gehstrecke sei auf ca. eine halbe Stunde eingeschränkt. Zudem würden seit gut sechs Wochen Beschwerden in der rechten Schulter und im rechten Knie bestehen. Der Allgemeinzustand des Probanden wurde bei Aufnahme als reduziert beschrieben. Weiter wurde davon gesprochen, dass der Proband die Anwendungen als sehr anstrengend empfunden habe. Gleichwohl habe er viel gelernt. Zum Ende der Therapie wurde von einem »insgesamt relativ guten Allgemeinzustand« gesprochen.

Eine aktive Teilnahme des Probanden an der Therapie sei erfolgt. In der Abschlussmedikation fanden sich Mirtazapin, Pregabalin, Duloxetin sowie Tramadol und Tetrazepam aufgeführt.

In einer *Aktennotiz der Klinik A.A. für Psychiatrie und Psychotherapie wurde über eine telefonische Visite am 20.09.2012* berichtet. Bei den Diagnosen sind eine rezidivierende depressive Störung, gegenwärtig mittel- bis schwergradig, sowie eine generalisierte Angststörung aufgeführt. Die anderen (insbesondere orthopädischen) Diagnosen wurden bereits in vorausgehenden Briefen beschrieben.

Im psychopathologischen Befund war zu lesen, dass der Affekt deutlich gedrückt und der Patient durch die komplexe Schmerzsymptomatik belastet sei, eine Antriebsstörung sowie ausgeprägte Tagesschwankungen, Hoffnungslosigkeit und Zukunftsängste bestehen würden. Es finde sich weder ein Hinweis für psychotisches Erleben noch für Substanzmittelabusus.

> Da sich diese psychiatrischen Untersuchungen sehr nahe an den relevanten Zeitpunkt Januar 2013 annähern, erscheint es sinnvoll, nun auch Informationen wie den zu diesem Zeitpunkt dokumentierten psychischen Befund mit in die Akte aufzunehmen.

Cave: Beurteilungszeiträume!

Aus einem weiteren *Bericht der Klinik A.A. für Psychiatrie und Psychotherapie wurde über eine telefonische Visite am 18.10.2012* berichtet. »Die komplexe Krankengeschichte aus Schmerzsymptomatik mit Zustand nach diversen Voroperationen und ausgeprägtem Schmerzsyndrom ist das momentan alles beherrschende Thema«. Herr Muster würde sich intensiv bemühen, verschiedene Lösungsstrategien zu entwickeln und habe sich diesbezüglich in den letzten Tagen und Wochen bei verschiedenen Ärzten vorgestellt. Er habe in Kürze erneut einen Termin, wo evaluiert werden solle, inwieweit eine erneute Operation im Rückenbereich Sinn machen würde und auch besprochen werden solle, wie eine adäquate Schmerztherapie aussehen könne, weshalb Herr Muster ein avisiertes Bett in der Psychiatrie nicht wahrnehmen würde.

Aus einer *ärztlichen Stellungnahme vom 13.08.2012 des Landesamts für Familie und Soziales des ärztlichen Dienstes Musterhausen* ist zu ersehen, dass die seronegative rheumatoide Arthritis mit einem GdB von 40, die seelische Behinderung mit 40 und die entsprechenden Wirbelschäden mit einem GdB von 30 und somit mit einem Gesamt-GdB von 60 ab Januar 2011 bemessen würden.

Es würden folgende weitere Funktionsbeeinträchtigungen ohne Auswirkungen auf den Gesamt-GdB bestehen: Vorfußleiden beidseits, Kniegelenksleiden rechts GdB 10, Ohrgeräusche GdB 10 und Nervenmissempfindungen nach Chemotherapie GdB 10. Nach dem nervenärztlichen Bericht würde eine generalisierte Angststörung mit wechselnd ausgeprägten, meist mittelgradigen depressiven Episoden bestehen. Eine Änderung sei nicht eingetreten, eine höhere Einstufung der psychischen Behinderung würde sich daher nicht ergeben.

In einem *Bericht von Dr. Müller, Arzt für Neurologie und Psychiatrie, vom 21.06.2012* ist zu lesen, dass der Patient seit vielen Jahren in seiner regelmäßigen psychiatrischen Behandlung sei. Diagnostisch würde es sich unverändert um eine generalisierte Angststörung handeln mit wechselnd ausgeprägten depressiven Episoden, die seiner Einschätzung meist bis mittelschwer gewesen seien, nach Klinikberichten aber auch als schwer eingestuft worden seien. Das Bild habe sich aus seiner Sicht nicht wesentlich geändert, auch wenn Klinikbehandlungen erforderlich gewesen seien.

2013:

Gemäß dem *Bericht der onkologischen Ambulanz C.C. vom 25.03.2013* befinde sich das Hodenkarzinom aktuell im kompletten Remissionsstatus. Der körperliche Zustand des Patienten sei weiterhin sehr gut.

Laut *Schreiben von Dr. Huber, Facharzt für Orthopädie und Allgemeinmedizin, vom 10.12.2013* hätten vom Dezember 2006 bis Januar 2013 alle vier Wochen Behandlungen stattgefunden (welche und bezogen auf was, ist nicht ersichtlich). Aktuell würden noch Schmerzen im Bereich der Halswirbelsäule und der Lendenwirbelsäule mit Ausstrahlung in beide Beine bestehen und der Patient sei leicht erschöpfbar. Die Stimmungslage sei gedrückt. Die Gehstrecke sei auf etwa eine ½ Stunde eingeschränkt. Die lumbale Muskulatur sei deutlich verspannt und verkürzt.

> **Tipp!** Auch von solchen scheinbar endlosen Vorbefunden sollte man sich nicht entmutigen lassen und bemüht sein, die für die Fragestellung(en) relevanten Informationen aufzunehmen. Eine Vielzahl orthopädischer Befunde konnte hier außen vorgelassen werden.

Diagnostisch würde eine chronische Polyarthritis bestehen, eine Eisenmangelanämie, ein chronisches Schmerzsyndrom sowie verschieden lokalisierte LWS- und HWS-Syndrome.

Der Proband sei seit Januar 2006 berentet. Seit der Wirbelsäulenoperation 2009 hätten sich die Befunde erheblich verschlechtert. Seit der Hodenoperation rechts 2006 mit Tumorresektion und Lymphknotendissektion mit Chemotherapie und Bestrahlung habe sich der Gesundheitszustand des Probanden langsam, aber zunehmend verschlechtert.

In einer *Kernspintomographie der LWS vom 22.10.2013* seien multisegmentale zirkuläre Bandscheibenprotrusionen feststellbar gewesen sowie eine multisegmentale Spondylarthrose mit Betonung LWK 3/4 sowie LWK 4/5. Darüber hinaus würde eine mäßige, leicht aktivierte ISG-Arthrose beidseits bestehen.

> **Aufnahme apparativer Befunde** Aufnahme dieser Information (auch wenn nicht primär psychiatrisch) sinnvoll, da so geltend gemachte Beschwerden organisch objektiviert werden, vgl. z. B. Differenzialdiagnose Somatisierungsstörung.

Aus einem *Bericht von Herrn Dr. Müller, Arzt für Neurologie und Psychiatrie, vom 18.12.2013* ist zu ersehen, dass der Proband seit Dezember 2006 zumeist in mehrwöchigen Abständen bei ihm gewesen sei. Die letzte Behandlung sei am 13.11.2013 erfolgt. Im Vordergrund hätten vor allem Klagen über depressive Beschwerden wechselnder Ausprägung mit Erschöpfung und Überforderung sowie Schlafstörung und Anspannung gestanden. Diagnostisch sei von einer rezidivierenden depressiven Störung, zuletzt mittelschweren Episode, zeitweilig auch schweren, auszugehen.

In einer *gutachterlichen Stellungnahme von Herrn Dr. D.D., Facharzt für Orthopädie, vom 04.12.2013*, ist zu lesen, dass mit Klage des Probanden die Minderung des GdB von 100 auf 60 angefochten worden sei. Das Vorbringen der Rechtsvertretung dahingehend, dass der Kläger aufgrund auftretender Übelkeit kein Fleisch essen könne und zudem ein Lymphödem zu berücksichtigen sei und deshalb der Gesamt-GdB von mindestens 80 zutreffe, sei nicht überzeugend. Von manchen Ernährungswissenschaftlern würde eine fleischarme oder fleischlose Ernährung sogar dringend empfohlen werden, insbesondere auch bei Vorliegen einer rheumatoiden Arthritis. Somit sei davon auszugehen, dass die Bewertung mit einem Gesamt-GdB von 60 zum Zeitpunkt der Erteilung des Widerspruchsbescheids zutreffend gewesen sei.

> Auch die entsprechenden Gegenargumente sind darzustellen

2014:

Aus einer weiteren *gutachterlichen Stellungnahme von Herrn Dr. D.D. vom 12.02.2014* ist zu ersehen, dass Herr Muster im Dezember 2013 über ein mäßiges Lymphödem des rechten Armes und eine depressive Stimmungslage sowie über eine schmerzhafte Funktionseinschränkung der Wirbelsäule berichtet habe. Insgesamt sei es zu einer Stabilisierung bei geringer sozialer Belastung gekommen. Seine Befunde würden allerdings vonseiten der HWS einen annähernd normalen Befund ergeben, vonseiten der Rumpfwirbelsäule eine höchstens mittelgradige Funktionseinschränkung. Insgesamt befinde sich Herr Muster in sehr gutem körperlichen Zustand, mit deutlicher Gewichtszunahme.

Zusammenfassend würde sich aus den vorliegenden Befundunterlagen keine neue Bewertungsgrundlage ergeben, die bisherige Bewertung sei zutreffend und auch nicht knapp bemessen.

Gemäß dem *Arztbericht der Universitätsklinik E.E. für Psychiatrie und Psychotherapie vom 05.05.2014* sei der Proband vom 04.04. bis zum 05.05.2014 in stationär-psychiatrischer Behandlung gewesen. Die Diagnosen würden lauten: chronische Schmerzstörung mit somatischen und psychischen Faktoren (F45.41), schwere depressive Episode bei rezidivierend depressiver Störung (F33.2). An Nebendiagnosen fanden sich unter anderem eine Innenohrschwerhörigkeit und ein Tinnitus sowie multiple Bandscheibenvorfälle und eine Rotatorenmanschettenruptur aufgeführt.

Es würde sich um die erste Aufnahme im Hause und die mehrfache insgesamt handeln. Bei Aufnahme habe Herr Muster angegeben, sich in den vergangenen Wochen geschwächt und energielos gefühlt zu haben. Es sei ihm zunehmend schwerer gefallen, sich über Dinge zu freuen, er sei häufig niedergestimmt und müsse weinen.

Zur psychiatrischen Vorgeschichte ist zu lesen, dass es 1996 zur ersten stationär-psychiatrischen Aufnahme gekommen sei. Damals sei der Proband aufgrund einer Depression und einer Schmerzsymptomatik sowie des Tinnitus behandelt worden. Im Jahre 1998 sei es erneut zu einer stationären Aufnahme gekommen. 2011 sei es zu einem affektiven Einbruch nach dem Tod der Mutter gekommen. Darüber hinaus habe sich bei seiner Ehefrau etwa um das Jahr 2007 eine Myopathie unklarer Genese eingestellt.

Der Proband sei berentet und würde mit seiner ebenfalls berenteten Ehefrau in einem Eigenheim wohnen. Sie hätten zwei Kinder, so eine 1981 geborene Tochter und einen 1989 geborenen Sohn, bei dem ADHS sowie eine Innenohrschwerhörigkeit über viele Jahre nicht diagnostiziert worden seien. Der Sohn sei verhaltensauffällig gewesen und habe sich gegenüber den Eltern äußerst aggressiv verhalten und teilweise auch Probleme mit Alkohol gehabt. Zur Familienanamnese sei zu sagen, dass die Mutter des Probanden an einer Depression gelitten habe und der Sohn an ADHS leide.

> **Biografie aus Akte kurz skizzieren**
>
> Auch wenn man die Biografie selbst erhebt, sollte man sie auch aus den Akteninformationen kurz skizzieren. Immer wieder finden sich divergierende Angaben bei Begutachtungen, die zu einer Gesamtwertung wichtige Beiträge leisten können.

In Therapie und Verlauf ist zu lesen, dass eine Optimierung der antidepressiven Medikation im Vordergrund gestanden habe. In den Laborkontrollen seien stark schwankende Medikamentenspiegel von Duloxetin und Mirtazapin aufgefallen, die nach Laborauskunft auf Probleme mit der Medikamentencompliance zurückzuführen seien. Nach klärenden Gesprächen seien sodann reguläre Medikamentenspiegel festgestellt worden.

> **Achtung!**
>
> Zur Information bzw. besseren Vorstellbarkeit: Diese Aktenlage gibt etwa 150-200 Seiten rein medizinischer Befunde wieder.

> **Hinweis sollte nicht fehlen**
>
> *Zahlreiche andere Arztberichte*, die sich mit der Krebserkrankung sowie vielen anderen körperlichen Erkrankungen beschäftigen, dürfen außen vorgelassen werden, da sie keine neuen für die Begutachtungsfragestellung relevanten Informationen ergeben.

> Ein solcher Hinweis sollte in einem Fall wie diesem mit zahlreichen Arztberichten nicht fehlen. Gerade bei einem ablehnenden Bescheid kann dies sonst als mangelnde Berücksichtigung aller Befunde dargestellt werden.

B Eigene Angaben

Biografische Anamnese

Herr Muster gab an, am 01.01.1950 in Musterhausen als erstes von vier Kindern geboren worden zu sein. Auf die Frage, ob er ein erwünschtes Kind gewesen sei, äußerte der Proband, dass die Mutter ihn eigentlich nicht hätte bekommen wollen, sie sich aber dennoch gegen eine Abtreibung entschieden habe, da dies damals in ihrer Ortschaft verpönt gewesen sei. Ob er gestillt worden sei oder es irgendwelche Entwicklungsverzögerungen gegeben habe, wisse er nicht mehr.

> Eigene Angaben stets in indirekter Rede referieren (und somit im Konjunktiv) sowie ohne Wertungen und möglichst auch ohne Kommentierungen!

Eigene Angaben in indirekter Rede

Der *Vater* sei 1929 geboren und 2003 verstorben. Er habe Zimmermann gelernt und sei oftmals aufgrund seiner beruflichen Tätigkeit von zuhause weggewesen, da er weit entfernt vom gemeinsamen Wohnort gearbeitet habe. Daher sei er »im Endeffekt bis 1962 ohne Vater aufgewachsen«, da er diesen nur samstags gesehen habe. Herr Muster beschrieb seinen Vater als hilfsbereit, er habe jedoch keine Widerrede gelten lassen und ihm »kein bisschen Liebe« entgegengebracht.

Die *Mutter* sei 1927 geboren und 2011 verstorben. Sie habe 1965 eine Fehlgeburt gehabt und hieraufhin Magengeschwüre erlitten, sodass der Proband sich um Haushalt und die Geschwister habe kümmern müssen, was sodann zum Schulwechsel des Probanden geführt habe. Seine Mutter habe »eigentlich schon versucht, eine gute Mutter zu sein«, sie habe aber keine Liebe geben können. So habe die Mutter ihn beispielsweise nie in den Arm genommen. Erst später sei der Mutter dies bewusst geworden (Näheres siehe unten). Die Mutter sei zusammen mit ihm in seinen Kindheitsjahren praktisch jeden Tag zu den Großeltern gefahren, da die Mutter in einer Schneiderei, welche die Großeltern betrieben hätten, mitgeholfen habe.

Herr Muster habe mehrere *Geschwister*, nämlich zwei Schwestern, von denen die eine 1957, die andere 1960 geboren sei sowie einen 1962 geborenen Bruder. Er habe nur zu der 1960 geborenen Schwester Kontakt, die anderen Beziehungen seien wegen Erbschaftsangelegenheiten zerbrochen.

Herr Muster selbst habe zwei *Kinder*, so eine Tochter, die 1981 geboren worden sei, sowie einen 1989 geborenen Sohn. Die Tochter würde als Verwaltungsfachangestellte arbeiten. Der 1989 geborene Sohn mache eine Ausbildung zum Einzelhandelskaufmann, er sei zu 50 % behindert, habe eine Legasthenie sowie ADHS. Darüber hinaus sei er »sehr schwerhörig«, was jedoch erst im 14. Lebensjahr aufgefallen sei. 2006 habe sein Sohn den Hauptschulabschluss gemacht. Generell habe dieser Sohn ihm erhebliche Schwierigkeiten bereitet: Er habe massive Verhaltensauffälligkeiten gezeigt

Familienbiografie

und sei mehrfach der Schule verwiesen worden. Immer wieder, auch heute noch, würde der Sohn ihn massiv beschimpfen (siehe unter anderem auch unten). Eigentlich sei der Sohn »gar nicht mehr geplant und gar nicht mehr gewollt« gewesen.

Direkte Rede möglich

> Man kann durchaus bestimmte eigene Angaben in direkter Rede wiedergeben, wenn man dies entsprechend kennzeichnet. Generell sollte man damit eher sparsam verfahren, auch wenn manche Gutachter die eigenen Angaben nahezu vollständig in direkter Rede wiedergeben. Durch die zitierten eigenen Formulierungen sollten Rückschlüsse auf Wortwahl und letztlich die Person des Probanden gezogen werden können.

1994 habe Herrn Musters Frau eine Abtreibung gehabt, was sie und ihn auch heute noch sehr belaste (Anmerkung des Unterzeichners: an dieser Stelle brach der Proband in Tränen aus).

Gefühlsregung/ Reaktion vermerken

> Eine solche Kommentierung über eine Gefühlsregung/Reaktion an einer bestimmten Stelle sollte vermerkt werden.

Lebenslauf

Zu seinem *Lebenslauf* befragt, gab Herr Muster an, dass er nach Besuch des Kindergartens die Grundschule und sodann die Realschule besucht habe. Nach einem ¾ Jahr auf der Realschule habe er jedoch auf die Volksschule wechseln müssen (vgl. Haushaltsführung) und den Volksschulabschluss im Verlauf abgelegt. Im Anschluss sei er für drei Jahre auf eine Wirtschaftsschule gegangen und habe dort den Realschulabschluss nachholen können. Er habe danach eine Ausbildung für 1¾ Jahre bei der Musterversicherung begonnen, sei übernommen worden und dort verblieben. Bis Ende 2005/Anfang 2006 habe er in diesem Beruf gearbeitet. Er sei sodann berentet worden und erhalte seither »eine EU-Rente wegen Depressionen und Schmerzen und Fibromyalgie«.

Beziehungen/ Sexualität/ Partnerschaften

Zu *Beziehungen* befragt, gab Herr Muster an, dass er seine 1952 geborene Frau 1972 kennengelernt und 1978 geheiratet habe. Seine Frau sei abgesehen von einer kurzen »Jugendliebe« mit einer Beziehung für drei Monate die erste und bisher einzige ernste Partnerschaft in seinem Leben. Auch Sexualität habe er erst mit seiner jetzigen Frau kennengelernt, in der »Jugendliebe« sei es nicht zu sexuellen Handlungen gekommen. Die Ehe sei durch Höhen und Tiefen gegangen. Anfangs sei vor allem die Schwiegermutter sehr aufsässig gewesen, teilweise jeden Tag zu ihnen in die Wohnung gekommen und »zwei bis drei Stunden rumgesessen«. Aktuell würde man »eben zusammenleben und versuchen, das Beste daraus zu machen«. Seine Frau sei kein eigentlicher Rückhalt für ihn, im Gegenteil, sie würde aufgrund ihrer Myopathie viel Hilfe benötigen. Die Hilfe (so auf Nachfrage) sei jedoch nicht im Sinne von Hilfe bei Pflege zu sehen, sondern eher dergestalt, dass seine Frau ärztlichen Terminen und ärztlichen Untersuchungen gegenüber ausnehmend kritisch sei und eigentlich keine weitere Behandlung und Abklärung der Myopathie vorzunehmen wünsche, er sie aber zu diesen immer antreiben müsse. Seine Frau sei gelernte Friseurin und inzwischen berentet, habe aber immer nur sporadisch in diesem Beruf gearbeitet, jedoch lange genug, um eine Rente zu erhalten.

Herr Muster ergänzte später bzgl. seiner Ehe und dem Großziehen der Kinder: »Es war ein Saustall. Dass unsere Ehe so gehalten hat, ist irgendwie ein Wunder. Zwischendurch wurde auch über Trennung diskutiert.«

Zur aktuellen *Wohnsituation* befragt, gab Herr Muster an, in einem 140 qm großen Haus mit insgesamt 600 qm Grundstücksfläche zu wohnen.   Wohnsituation

Hobbies und Interessen seien Gärtnern, Lesen, so vor allem Fantasy-Romane und Fußball schauen. Allerdings könne er aufgrund seiner Krankheiten im Garten bei Weitem nicht mehr so viel machen wie früher und auch das Lesen falle ihm schwer. Er sei Fan des FC Barcelona.   Lebensumstände, Hobbies und Ressourcen erfragen

Bezüglich *Bezugspersonen* sei zu sagen, dass er seine Tochter regelmäßig sehen würde, zu den Geschwistern aber (außer, wie erwähnt, zu einer der Schwestern) keinen Kontakt mehr habe.   Aktuelle Bezugspersonen

Zu seinem *aktuellen Tagesablauf* befragt, äußerte Herr Muster, dass er etwa gegen 6 Uhr morgens aufstehen würde, dann eiskalt dusche, was ihm gut tue. Oftmals mache er vor dem Duschen noch Gymnastik, ehe er mit seiner Frau zusammen frühstücken und Zeitung lesen würde. Gegen 7:30 Uhr würde er am Dienstag zur Krankengymnastik aufbrechen und komme gegen 10 - 10:30 Uhr wieder zurück. Hierauf würde er sich um Wäsche und Haushalt kümmern. Ab Mittag würde »gar nichts mehr« bei ihm gehen, der Akku sei leer. Er würde dann regelmäßig mit seiner Frau in die nahegelegene Kleinstadt fahren und einkaufen. Oftmals hätten sie viele Arzttermine oder Lymphdrainage, nach der er sich hinlegen müsse. Einmal die Woche sei auch Wassergymnastik. Manchmal würden sie dann noch etwas im Garten machen oder lesen. Gegen 18.00 Uhr würden sie Abendessen und fernsehen und etwa gegen 21 bzw. 21:30 Uhr ins Bett gehen. Nachts wache er oftmals auf und habe »panische Angst«, dass etwas passieren würde. (In der Regel wache er nachts zwei- bis dreimal auf und habe eine unbestimmte Angst.)   Tagesablauf und aktuelles Leistungsniveau

Zur *finanziellen Situation* befragt, gab der Proband an, dass er und seine Frau sehr sparsam gelebt hätten. Sie hätten einige Ersparnisse und als Hauptwert das Haus. Wenn sie dieses verkaufen würden, sei es problemlos möglich, dass sie zu zweit in eine Seniorenresidenz übersiedeln würden. Seine Frau erhalte 1.500 Euro pro Monat und er 1.700 Euro pro Monat. Dazu kämen Mieteinnahmen, unter anderem aus dem früheren Haus der Mutter, welches er zusammen mit der Schwester besitze. Finanziell am stärksten auf ihren Schultern lasten würde aktuell die finanzielle Versorgung des behinderten Sohnes.   Finanzielle Situation

Konflikte mit dem Gesetz habe es nicht gegeben.

Angaben des Probanden zum verfahrensgegenständlichen Sachverhalt sowie psychiatrische Anamnese

Vermeidung von Redundanz

(da beides eng miteinander verbunden ist, erfolgt anstatt einer separaten Aufführung dies im Folgenden gemeinsam)

> Eine solche Zusammenlegung kann manchmal zur Vermeidung von Redundanz sinnvoll sein. Dies ist entsprechend zu vermerken und sollte nicht die Regel sein.

Herr Muster gab an, Anfang der 2000er Jahre einen Antrag auf Schwerbehinderung gestellt zu haben. Im Verlauf habe er einen Antrag auf Verschlechterung gestellt, woraufhin ihm jedoch »wieder nur 40« gegeben worden sei (gemeint ist der GdB). 2005 habe er einen Neuantrag gestellt, woraufhin 2006 60 GdB anerkannt worden seien. 2006 habe er Hodenkrebs bekommen, woraufhin der GdB auf 100 gestiegen sei. Einige Jahre später, wann genau, wisse er nicht mehr, sei jedoch wieder die Rückstufung erfolgt, obwohl er zusätzlich noch einen Knieschaden gehabt habe und es ihm sehr schlecht ergangen sei. Dennoch habe er nur 60 GdB erhalten.

2007 habe seine Frau »Muskelschwund« diagnostiziert bekommen, was ihn sehr belastet habe, zudem habe sein Sohn ADHS. Bereits 2005 sei bei seiner Frau Osteoporose diagnostiziert worden, zeitgleich sei sein Hodensack schmerzhaft geschwollen und verfärbt gewesen. 2006 sei er zunächst operiert worden, dann hätte die Chemotherapie begonnen. Rasch seien ihm die Haare ausgefallen, danach habe er auch noch Bestrahlungen erhalten, da es sich um eine besondere und schwere Krebsform gehandelt habe mit »örtlichen Metastasen«. Es sei ihm »beschissen ergangen«.

Er sei 10 Tage zur Schmerztherapie in Musterberg gewesen, habe dort ein Morphiumpflaster erhalten, woraufhin er gedacht habe, dass »nun die Welt zu Ende« sei. Er habe sich erbrochen und unter Verstopfung gelitten, dann sei er in einer Anschlussheilbehandlung gewesen (wo wisse er nicht mehr genau). 2007 sei bei seiner Frau bei einer Blutentnahme eine CK von 1.500 festgestellt worden. Auf sein dringendes Drängen habe sie dann die Muskelsprechstunde besucht und dort sei die erwähnte Diagnose gestellt worden.

In der Zeit der Krebstherapie habe die Mutter ihn »auch nicht einen Tag besucht«. Er selbst habe immer das Ziel gehabt, mit der Mutter so weit ins Reine zu kommen, dass er »ruhig an ihrem Grab stehen kann«.

Er habe von den Eltern nie die Liebe bekommen, die er gebraucht hätte. Später sei die Mutter dann erkrankt, sie habe einen Tumor im Darm gehabt. Die anderen Geschwister seien nicht zu Besuch gekommen, obwohl sie von der Mutter wesentlich besser umsorgt worden wären, nur er sei zu Besuch gekommen – »ich, der Verstoßene bin gekommen, aber die anderen Kinder, für die die Mutter viel getan hatte, sind nicht gekommen«.

2.2 Beispielgutachten aus dem Sozialrecht

> Auch bei sehr langen und komplexen Krankheitsgeschichten sollte der wesentliche Verlauf Darstellung finden!

Cave!

2006 sei er dann das erste Mal in die ambulante Sprechstunde von Dr. Müller gegangen. Soweit er sich erinnere, seien erste stationär-psychiatrische Aufnahmen 1996 und 1998 erfolgt. Weitere Behandlungen seien, so glaube er, 2010, 2011 und 2014 gewesen, teilweise mehrmals im Jahr. Es habe aber so viele Krankenhausaufenthalte gegeben, dass er sich mit Daten und Zahlen nicht sicher sei.

2008 und 2009 sei ihm eine Rückenoperation empfohlen worden, vor der er große Angst gehabt habe. (Was genau operiert wurde, wusste Herr Muster nicht zu benennen.) Im Sommer 2009 habe er die Operation erhalten und danach solche Schmerzen gehabt, dass es »gar nicht mehr gegangen« sei. Leichtere Re-Eingriffe (minimalinvasiv) hätten nichts gebracht, sodass eine erneute Operation notwendig gewesen sei, welche etwa eine Woche nach der ursprünglichen Operation stattgefunden habe. Hierauf sei es ihm besser ergangen und er habe die Reha besucht, sei aber nie schmerzfrei gewesen.

2010 sei bei ihm ein Meniskusriss festgestellt worden, welcher 2011 habe operiert werden müssen. Die Schmerzen seien im Verlauf immer schlimmer geworden.

Im Januar 2011 habe er einen Termin bei einem Orthopäden in Hamburg gehabt, bereits 2001 sei bei ihm Fibromyalgie diagnostiziert worden.

Die Mutter habe 2011 einen Herzinfarkt erlitten und sei im März 2011 verstorben. Er selbst habe sich von 2008 bis 2011 immer gequält. Kurz vor dem Ableben der Mutter sei es ihm jedoch einigermaßen gut ergangen, in dieser Zeit sei es endlich einmal ein bisschen ruhiger gewesen, endlich habe er die Mutter auch einmal von ihrer anderen, positiven Seite kennen gelernt. Nach dem Tod der Mutter sei wieder eine stationär-psychiatrische Aufnahme erfolgt, wie auch rezidivierende neurochirurgische Vorstellungen. 2011 und Anfang 2012 habe er Schmerzen im rechten Arm entwickelt, er sei »wie der schiefe Turm von Pisa gegangen«, um eine Schonhaltung einzunehmen. Es sei ihm dann geraten worden, dass »das ganze implantierte Gestänge an der Wirbelsäule raus« müsse, was dann im Mai 2013 erfolgt sei.

Der Zustand Ende 2012/Anfang 2013 sei immer wieder durch Schmerzen geprägt gewesen, so vor allem in den Beinen, insbesondere rechts, er habe nicht mehr laufen können. Die Schmerzen hätten auch in den Rücken ausgestrahlt. Es seien chronische, brennende Schmerzen, vor allem bei Wetterwechsel spürbar, der ganze Körper sei verkrampft und versteift. Dies sei auch heute noch so.

Für die Fragestellung relevantester Teil

In dem Zeitraum Ende 2012 habe er auch einen neuerlichen Kontakt zur Klinik A.A. für Psychiatrie und Psychotherapie aufgenommen, eine stationär-psychiatrische Aufnahme sei geplant gewesen, gleichzeitig sei jedoch auch die Abklärung der orthopädischen Beschwerden vorgesehen gewesen, sodass sich die stationär-psychiatrische Aufnahme verschoben habe.

Ende 2012/Anfang 2013 habe er Pregabalin, Duloxetin, Tramadol und Prednisolon als Medikation erhalten. Die Dosierungen wisse er nicht mehr.

Medikation zum Beurteilungszeitraum

Es sei ihm schlechter gegangen, er habe starke Schmerzen gehabt, der Schlaf sei schlecht gewesen und er sei nachts häufiger aufgewacht. Zudem habe er starke Ängste gehabt.

2012 sei zudem bei seiner Frau ein Leistenbruch festgestellt worden. Im Oktober 2012 habe er eine Schmerztherapie wahrgenommen. Trotz dieser habe er insbesondere im Dezember 2012 starke Schmerzen gehabt, die Schmerztherapie habe nicht nachhaltig geholfen. Zu dieser Zeit sei man auch darauf gekommen, dass »möglicherweise auch in der Halswirbelsäule Probleme bestehen« würden.

2013 sei er bei einem Orthopäden, er glaube Dr. Huber, gewesen wegen einer Schleimbeutelentzündung. Dieser habe sich auch seine Aufnahmen vom Rücken angesehen und die im Juni 2013 erfolgte Operation empfohlen. Ein MRT der Halswirbelsäule habe »verschiedene Halswirbelsäulenbandscheibenvorfälle« sowie ein »Wirbelsäulengleiten« gezeigt.

Weiter berichtete der Proband, dass ihm seit 2006 übel werden würde bei Fleischverzehr. Es sei ein Unterschied, ob man Vegetarier aus Überzeugung sei oder Fleisch vermeide, weil man es müsse. Insofern könne er die Argumentation des Amtes in Musterhausen in keiner Weise nachvollziehen (ein Sachverständiger habe argumentiert, dass eine fleischlose Ernährung bei seiner rheumatologischen Grunderkrankung durchaus gut sei). Er esse gar kein Fleisch mehr, ohne Fleisch würde es ihm prinzipiell besser gehen.

Aktuell koche er nicht, er lese deutlich weniger, er fahre seit einem ¾ Jahr nicht mehr mit dem Auto. Er müsse zweimal pro Woche zur Lymphdrainage, mache einmal pro Woche Krankengymnastik und einmal pro Woche Wassergymnastik. Er habe praktisch nichts, was ihm Spaß mache und er sei auch mit dem Haushalt überfordert. Er sollte im Prinzip eine Haushaltshilfe nehmen. Auf Nachfrage äußerte Herr Muster, dass dies von finanzieller Seite kein Problem darstellen würde. Aber alles würde Stress für ihn bedeuten, selbst für das Schwimmen die Sachen zu packen würde ihn stressen. Spazierengehen könne er auch kaum, da er nicht laufen könne. Aktuell belaste ihn auch, dass es immer wieder zu erheblichen Auseinandersetzungen mit seinem Sohn kommen würde. So habe dieser ihn gestern als »alte Drecksau« beschimpft und zu ihm gesagt, er solle »die Schnauze halten«. (An dieser Stelle brach der Proband in Tränen aus.)

Er habe keinen Spaß mehr am Leben.

Konfrontiert mit der Anmerkung im letzten Arztbrief der psychiatrischen Klinik E.E. aus dem Jahr 2014, dass es zwischendurch Schwierigkeiten mit der Compliance gegeben habe, hatte der Proband keine Erklärung hierfür bereit, erst nach erneuter Konfrontation räumte er ein, dass er die Medikamente möglicherweise einzunehmen vergessen habe.

Befragt danach, warum er den Rechtstreit überhaupt angestrengt habe, wenn er insgesamt bereits so belastet und die finanzielle Situation so wie geschildert prinzipiell gut sei, äußerte der Proband, dass er sehr gekränkt und belastet gewesen sei durch die Äußerungen, die im Zusammenhang mit seiner Antragstellung gemacht worden seien. So habe man ihm einmal gesagt, dass er doch froh sein solle, dass er überhaupt noch am Leben sei und zum anderen habe man ihm (wie bereits erwähnt) gesagt, dass vegetarisch zu leben insbesondere aufgrund seines Rheumas auch nicht das Schlechteste sei. Dies habe ihn sehr belastet, traurig und wütend gemacht. (An dieser Stelle brach der Proband erneut in Tränen aus.)

> Motive/Vorstellungen/Wünsche/Vorteile im Zusammenhang mit dem Rechtsstreit erfragen!

Motive etc. erfragen

Befragt, was der Vorteil der GdB-Erhöhung von 60 auf 80 aus seiner Sicht sei, äußerte er, dass er mögliche steuerliche Vorteile habe und »schneller das Kennzeichen G oder H erhalten« würde und günstiger Busfahren könne. Er habe eigentlich nicht mit einem Gutachten gerechnet, sondern sei davon ausgegangen, dass im Rahmen einer stationär-psychiatrischen Aufnahme in der psychiatrischen Klinik die Begutachtung erfolgen könne. Wenn er gewusst hätte, dass er sich »nun einer solchen Prozedur unterziehen muss«, hätte er die Begutachtung abgelehnt.

Danach befragt, ob ihm überhaupt je eine somatische oder psychiatrische Therapie geholfen habe, äußerte Herr Muster, dass ihm der Aufenthalte in der Klinik E.E. sowie in der Klinik A.A. gutgetan hätten. Sobald er aber wieder zuhause sei, würde alles einbrechen. Er habe Angst vor jedem Tag, er habe Angst vor der Post und vor dem Telefon.

Befragt, welche Psychopharmaka außer den genannten er bisher genommen habe, stellte sich heraus, dass dies nur Promethazin gewesen sei. Befragt, ob die Medikamente helfen würden, äußerte der Proband, dass er dies nicht sagen könne. Derzeit nehme er Mirtazapin und Duloxetin ein. Die Dosen seien ihm unbekannt.

> Medikamentenanamnese nicht vergessen, idealerweise auch in Dosierungen, was den Probanden zuweilen nicht bekannt ist (wie hier)!

Medikamentenanamnese nicht vergessen

Seine Stimmung skalierte er auf einer Skala von 0–10 (wobei 0 eine sehr gedrückte, 10 eine sehr gute Stimmung bedeutet) auf 2, gestern Abend sei die Stimmung jedoch bei 0 gewesen, als sein Sohn ihn beleidigt habe. Er habe das Kind nicht gewollt, er könne es aber nun nicht rückgängig machen. Gefragt, wie er seine Stimmung im Dezember 2012 und im Januar 2013 skalieren würde, äußerte Herr Muster, dass diese etwa 3 von 10 gewesen sei.

> Immer den für die Fragestellung relevanten Zeitraum bedenken!

Wichtig: Fragestellung für relevanten Zeitraum

Befragt, was ihn am Leben halten würde, äußerte Herr Muster, dass dies die Angst vor dem Tod sei. Es habe bisher noch keinen Suizidversuch gegeben, er habe aber oftmals daran gedacht. Er wisse nicht, ob er auch aktuell solche Gedanken habe. Er habe eine diffuse Angst, so mache er auch mit PCs und

Handys nichts, da diese sowohl psychische Störungen wie auch Krebs auslösen könnten. Er müsse viel grübeln, die Konzentration sei schlecht.

Familienanamnese

Die Mutter des Probanden habe an einer Depression gelitten. Von somatischer Seite habe es einen Herzinfarkt sowie einem Darmtumor bei seiner Mutter gegeben. Der Sohn habe ADHS.

Suchtanamnese

Er habe von seinem 19. Lebensjahr an bis 1975 etwa 20 Zigaretten pro Tag geraucht. Alkohol trinke er allenfalls gelegentlich, so ab und an Rotwein, in etwa alle zwei Wochen ein Glas. Drogen nehme er keine und habe er auch nie genommen.

Somatische Anamnese

Vergleiche ausführliche Angaben zum Sachverhalt.

C   Untersuchungsergebnisse

Körperlicher Untersuchungsbefund

Orientierender Allgemeinbefund

> *Ganze Sätze, Zeitform Vergangenheit*
>
> Im Rahmen eines Gutachtens sollte man die somatischen Untersuchungsbefunde in ganzen Sätzen ausformulieren und nicht nur stichpunktartig niederschreiben. Bei der Zeitform sollte man hier die Vergangenheit wählen, da sich diese Befunde jederzeit ändern können.

Körperliche Untersuchung

Die körperliche Untersuchung des Probanden erbrachte folgende Ergebnisse: Bei einer Körpergröße von 1,76 m und einem Körpergewicht von 72 kg war der Proband mit einem BMI von etwa 23,24 kg/m^2 in einem guten athletischen Allgemein- und Ernährungszustand. Es imponierte eine leicht gebeugte Haltung beim Gehen und Stehen. Haut und sichtbare Schleimhäute waren ausreichend gut durchblutet. Bei der Inspektion der Haut fielen mehrere Narben am Rücken im Bereich der Wirbelsäule auf. Im Bereich der Bauchdecke waren vermehrte Pigmentierungen ersichtlich, welche laut Herrn Muster durch die Strahlentherapie entstanden seien. (Herr Muster befinde sich diesbezüglich sowie bezüglich einiger Nävi in regelmäßiger dermatologischer Behandlung). Leichte Beinödeme waren beidseits vorhanden. Geschwollene Lymphknoten waren nicht feststellbar. Die Mundhöhle war unauffällig; die Schilddrüse war nicht vergrößert tastbar, sie war gut schluckverschieblich. Der Herzschlag war mit 120 Schlägen/Min. tachykard und arrhythmisch, die Herztöne rein (eine EKG-Kontrolle wurde angeraten). Es ließen sich keine pathologischen Herztöne vernehmen. Über den Lungen war ein vesikuläres Atemgeräusch zu auskultieren; der Klopfschall zeigte sich sonor, die Lungenverschieblichkeit war in etwa zwei bis drei Zentimeter. Die Bauchdecke war weich, es waren keine Resistenzen tastbar und die Darmgeräusche waren in allen vier Quadranten regelrecht vorhanden. Die Milz war nicht tastbar, ebenso war kein Klopfschmerz über den Nierenlagern feststellbar. Die Wirbelsäule war insbesondere im Bereich der LWS klopfschmerzhaft.

Neurologischer Befund

Eine orientierende Untersuchung der Hirnnerven I-XII ergab keine Auffälligkeiten. Ein Tinnitus wurde beklagt. Bei der Untersuchung der Reflexe imponierte ein schwaches Reflexniveau: An der oberen Extremität konnten die Reflexe seitengleich schwach ausgelöst werden, an der unteren waren diese trotz Bahnungsversuch nicht auslösbar. Pathologische Reflexe zeigten sich nicht. Auch waren keine Faszikulationen feststellbar. Bei Romberg- und Unterberger-Versuch zeigte sich keine Pathologie. Der Einbeinstand war beidseits ebenso wie der Seiltänzergang unsicher. Der Fingerfolgeversuch war hypermetrisch, die Bewegungsabläufe bei Feinmotoriküberprüfung und Fingerfolgeversuch verlangsamt. Eine leichtgradige posturale Instabilität lag vor. Die Überprüfung der Motorik war unauffällig, die Untersuchung der Sensibilität ebenso. Störungen des autonomen Nervensystems sowie dysplastische Zeichen waren nicht festzustellen.

Psychischer Befund

> Dies ist eines der Kernstücke einer psychiatrischen Untersuchung. Hier gilt äußerste Sorgfalt! — **Achtung!**

Der gepflegt wirkende, aber auch erschöpft, müde und etwas vorgealtert erscheinende Proband war bei der ambulant in unserer Klinik durchgeführten Untersuchung zu jeder Zeit zu allen vier Qualitäten voll orientiert, bewusstseinsklar und wach. Er zeigte sich im Kontakt von Anfang an freundlich zugewandt und auskunftsbereit.

Die gestellten Fragen wurden überwiegend erschöpfend und oftmals auch sehr detailreich beantwortet. An einigen Stellen fiel ihm ein chronologisches Berichten der Ereignisse schwer, was bei der Ausprägung der Krankengeschichte aber gut verständlich ist. Herr Muster wusste sich in seinen Betrachtungen und Erwägungen durchaus differenziert darzustellen.

Das Konzentrationsvermögen war ebenso wie die Merkfähigkeit in orientierender Überprüfung leicht herabgesetzt (vgl. Nennen und Wiederholen von fünf Begriffen nach zwischenzeitlicher Rechenaufgabe). Hinsichtlich der Auffassungsgabe und des Abstraktionsvermögens ließen sich keine Auffälligkeiten feststellen.

Formalgedanklich imponierte eine Weitschweifigkeit. Zudem wurde von intermittierender Grübelneigung berichtet.

Inhaltlich ließen sich ebenso wenig Pathologien feststellen wie hinsichtlich Sinnestäuschungen oder Ichstörungen. Zwänge wurden verneint.

Der Affekt war zumeist niedergestimmt, phasenweise sogar verzweifelt und oftmals weinerlich. Von dem Probanden selbst wurde dieser als 2 von 10 skaliert (wobei 0 eine sehr gedrückte, 10 eine sehr gute Stimmung bedeutet). Es bestanden diffuse und ungerichtete Ängste. Die Psychomotorik und der Antrieb wirkten vielfach gehemmt und verlangsamt.

Es wurde wiederholt von Schlafstörungen in Gestalt von Ein- und Durchschlafstörungen berichtet sowie auch von Appetitlosigkeit.

Von akuter Suizidalität war der Proband klar und glaubhaft distanziert, es bestanden aber passive Todeswünsche.

Verhalten bei der Untersuchung

Herr Muster erschien mit etwa dreißigminütiger Verspätung zur Begutachtung, was er jedoch zuvor telefonisch mitgeteilt hatte, denn sein Zug habe Verspätung gehabt.

Bei der Aufklärung zur Begutachtung wurde zunächst augenscheinlich, dass der Proband die eigentliche Fragestellung und den Ablauf der Begutachtung nicht kannte: Herr Muster war einerseits überrascht, dass von Seiten der Gutachter nur zu den psychiatrischen Problemen, nicht aber zu den somatischen, Stellung bezogen werden sollte bzw. konnte, andererseits hatte er die Begutachtung nach seiner Schilderung in ihrer Ausführlichkeit und Dauer so nicht erwartet.

Bei der Untersuchung war der Proband stets freundlich zugewandt und auskunftsbereit. Immer wieder war der Informationsfluss durch Weinen unterbrochen. Rasch war es dem Probanden jedoch nach einem Tränenausbruch möglich, zu dem entsprechenden Themenkomplex zurückzukehren.

> **Umfassendes Bild des Probanden zeichnen**
>
> Ein solch eigener Absatz zum Verhalten bei der Untersuchung ist unbedingt anzuraten. Hier hat man die Möglichkeit, über die Items des psychopathologischen Befundes hinaus ein umfassendes Bild des Probanden zu zeichnen. Idealerweise sollte man auch hier (noch) nicht werten - manchmal lässt sich dies aber (wie hier) zur besseren Verständlichkeit nicht vermeiden

Die Schilderungen insbesondere der zahlreichen orthopädischen Beschwerden und deren Behandlungen erfolgten oftmals weitschweifig und detailreich und erweckten dadurch den Eindruck eines hoch chronifizierten und komplizierten Krankheitsverlaufs.

Augenscheinlich wurde insgesamt eine ausgeprägte Verquältheit mit großer Besorgnis um verschiedene Gegebenheiten des Alltags, die bei neutraler Sichtweise bei Weitem nicht den Stellenwert der Besorgnis rechtfertigen, den der Proband diesen zukommen ließ. Dennoch gelang Herrn Muster auch nach entsprechendem Hinweis keine Distanzierung von den übermäßigen Befürchtungen. Gleichzeitig wirkten die Schilderungen der Beschwerden des Probanden oftmals histrionisch eingefärbt, ohne dass dabei der Eindruck einer bewussten Beschwerdenaggravation entstand (näheres siehe Zusammenfassung und Beurteilung).

D   Zusätzliche Untersuchungsergebnisse

Im Rahmen der Begutachtung waren keine technisch-apparativen Untersuchungen vonnöten. Auch auf eine Blutentnahme zur Bestimmung der Medikamentenspiegel im Blut wurde verzichtet, da der aktuelle Befund für die Gutachtensfragestellung eine untergeordnete Rolle spielt (vgl. Auftragsschreiben).

Sinnvolle Anmerkung

Es erfolgte eine Anwendung des Fragebogens »Strukturierter Fragebogen Simulierter Symptome« (SFSS).

> Eingesetzte Tests sollten zumindest kurz in ihrem Inhalt und ihrer Durchführung für einen Laien nachvollziehbar erklärt werden.

Eingesetzte Tests erklären

Der SFSS ist ein Selbstbeurteilungsfragebogen mit 75 Items, die klinisch häufig vorgetäuschte Störungen erfassen sollen, wie etwa niedrige Intelligenz, affektive Störungen, neurologische Beeinträchtigungen, Psychosen oder mnestische Störungen. Der SFSS wird als kurzes Screening-Verfahren zur Aufdeckung von Simulation empfohlen (Cima et al. 2003a). Ab einem Cut-off-Wert von 16 wird von einer Aggravation bzw. Simulation ausgegangen. In diesem Verfahren erzielte Herr Muster 35 Punkte.

Allerdings ist zu berücksichtigen, dass psychiatrische Patienten teilweise höhere Werte aufweisen als sozialmedizinische Begutachtungsprobanden und eine Differenzierung zwischen aggravierenden bzw. simulierenden und psychisch kranken Personen nicht immer zuverlässig gelingt (Mader 2012).

E   Zusammenfassung und Beurteilung

Gemäß dem Beschluss des Sozialgerichts Musterhausen vom 04.04.2014 sind verschiedene Fragen zu dem Gesundheitszustand des 1950 geborenen Herrn Muster insbesondere zu Beginn des Jahres 2013 zu beantworten (exakte Fragestellungen vergleiche Ende der Zusammenfassung und Beurteilung).

Ab hier möglichst keine indirekte Rede

2 Psychiatrische Gutachten im Sozialrecht

Wiederholung der Fragestellung

> Wiederholung der Fragestellung. Wenn diese jedoch, wie hier, einen ganzen Katalog umfasst, ist es nicht sinnvoll, diesen vollumfänglich an dieser Stelle niederzuschreiben.

Hintergrund ist, dass Herr Muster gemäß eigener Angaben sowie Aktenlage ab dem 01.01.2006 einen Gesamt-GdB von 100 erhalten hatte, welcher ab Januar 2011 auf 60 reduziert worden war.

Knappe Niederschrift der Hintergründe der Begutachtung

> Kurze und knappe Niederschrift der Hintergründe der Begutachtung. All dies sollte so dargestellt sein, dass ein Leser, der nur die Zusammenfassung und Beurteilung liest, transparent nachvollziehen kann, worum es geht. Tunlichst zu unterlassen ist aber ein »copy-paste-Vorgehen« mit unreflektierter Aneinanderreihung der Vorinformationen!

Bei der GdB-Einschätzung von 100 ab Januar 2006 waren »70 GdB auf eine Hodenkrebserkrankung sowie Nervenmissempfindungen, 40 auf eine seronegative rheumatoide Arthritis, weitere 40 auf seelische Behinderung und 30 auf verschiedene Wirbelbeschwerden« zurückzuführen (vgl. Schreiben des Landesamtes für Familie und Soziales Musterhausen, ärztlicher Dienst, vom 24.09.2007). Im Verlauf war die Reduktion auf 60 GdB durch »die seronegative rheumatoide Arthritis mit einem GdB von 40, die seelische Behinderung mit 40 und die entsprechenden Wirbelschäden mit einem GdB von 30« (ärztliche Stellungnahme vom 13.08.2012 des Landesamtes für Familie und Soziales Musterhausen) bemessen worden. Weitere Funktionsbeeinträchtigungen wurden in dem Schreiben beschrieben (Vorfußleiden beidseits, Kniegelenksleiden rechts GdB 10, Ohrgeräusche GdB 10 und Nervenmissempfindungen nach Chemotherapie GdB 10), ohne dass sich dabei Auswirkungen auf den Gesamt-GdB ergeben hatten. Ebenso wurde davon gesprochen, dass keine Änderung bezüglich der psychischen Behinderung feststellbar gewesen war (»generalisierte Angststörung mit wechselnd ausgeprägten, meist mittelgradigen depressiven Episoden«).

Wegen dieser dargestellten GdB-Reduktion hatte der Proband Klage gegen das Land Bayern eingelegt. Hierzu wurde unter anderem in einem Schreiben der den Probanden vertretenden Rechtsanwältin Mayer vom 02.05.2013 geschrieben, dass »dem Kläger ein Grad der Behinderung von mindestens 80 zuzusprechen ist.« Herr Muster leidet laut dem Schreiben bis heute unter den Folgen der Krebserkrankung und hatte sich mehreren Chemotherapien unterziehen müssen, was zur Konsequenz hatte, dass er kein Fleisch mehr essen kann, und er aufgrund eines Lymphödems zweimal pro Woche eine Lymphdrainage erhalten muss – so das Schreiben. Auch hatten durchgeführte Bestrahlungen zu einer Schädigung des Sehnen- und Bänderapparates geführt, weshalb der Kläger unter erheblichen Bewegungseinschränkungen sowie Schmerzen leidet (so hieß es weiter in dem Schreiben). Weitere orthopädische Funktionsbeeinträchtigungen insbesondere im Bereich des Rückens wie auch eine Schallempfindungsschwerhörigkeit beidseits im Tief- und Mitteltonbereich wurden aufgeführt.

Es fand sich in zahlreichen Arztberichten aus verschiedenen Jahren eine Vielzahl weiterer somatischer Diagnosen, die im Folgenden zusammenfassend aufgeführt werden sollen und auf deren laienverständliche Erklärung insofern verzichtet werden kann, als sie für die folgenden Ausführungen keine Relevanz haben: eine Ventrolisthese LWK 4/5 Meyerding-Grad II mit nachgewiesener Instabilität, eine Foraminotomie LWK 4/5, eine Spondylodese LWK 4/5 mit Implantation von 2 everest-cages, eine sekundäre arthrogene Spinalkanalstenose, Bandscheibenvorfall LWK 4/5 im Jahre 2005 mit Operation, ein Impingement-Syndrom der rechten Schulter, eine Fibromyalgie, multisegmentale zirkuläre Bandscheibenprotrusionen in Kombination mit einer multisegmentalen Spondylarthrose sowie der Verdacht auf eine claudicatio spinalis mit möglicher Einengung des Halswirbelsäulenspinalkanals. Auch wurden eine chronische Polyarthritis und eine Eisenmangelanämie neben der Hodenkrebserkrankung und der rheumatoiden Arthritis erwähnt.

Medizinische Fachbegriffe laienverständlich erklären

> Diagnostische Einordnung nach den jeweils gültigen Manualen, also derzeit ICD-10/DSM-5, und Diskussion von Differenzialdiagnosen als erster Schritt

Diagnostische Einordnung

Von psychiatrischer Seite ist gemäß eigenen Angaben des Probanden sowie nach Aktenstudium davon auszugehen, dass seit dem Jahr 1996 eine rezidivierende depressive Störung besteht. Darüber hinaus wurde auch immer wieder von einer generalisierten Angststörung gesprochen.

> Erklären des bestehenden Krankheitsbildes so, dass Laien dieses verstehen und daraus resultierende Funktionseinschränkungen nachvollziehen können!

Krankheitsbild laienverständlich erklären

Bei einer Depression handelt es sich um eine psychische Störung, die vor allem durch die Hauptsymptome der gedrückten Stimmung, des gehemmten Antriebs, der Interessen- und der Freudlosigkeit gekennzeichnet ist. Neben den genannten Hauptsymptomen können weitere Symptome auftreten. Hierzu zählen das Gefühl der Minderwertigkeit, Hilfs- und Hoffnungslosigkeit, Schuldgefühle, Müdigkeit, verringerte Konzentrations- und Entscheidungsfähigkeit, sinnloses Gedankenkreisen, Reizbarkeit, Ängstlichkeit, vermindertes Gefühlsleben bis hin zur Unfähigkeit des Zeigens einer Gefühlsreaktion und verringertes sexuelles Interesse. Negative Gedanken und Eindrücke werden häufig überbewertet und positive Aspekte nicht wahrgenommen. Des Weiteren können sich depressive Störungen durch Vitalstörungen äußern. Hierzu zählen Appetitlosigkeit, Schlafstörungen, Gewichtsabnahme, -zunahme, Verspannungen, Schmerzempfindungen,

Kopfschmerzen. Die Schlafstörungen äußern sich dabei meist in großer Tagesmüdigkeit, Ein- und Durchschlafstörungen sowie frühmorgendlichem Erwachen und Wachbleiben mit Kreisdenken. Aber auch ein vermehrtes Schlafbedürfnis lässt sich oftmals bei depressiven Patienten finden. In besonders ausgeprägten Fällen lassen sich häufig auch passive oder gar aktive Todeswünsche feststellen.

Bei der generalisierten Angststörung (ICD-10: F41.1) muss der Patient »primäre Symptome von Angst an den meisten Tagen, mindestens mehrere Wochen lang, meist mehrere Monate, aufweisen« (vgl. ICD-10). In der Regel sind an Einzelsymptomen Befürchtungen (Sorge über zukünftiges Unglück, Nervosität, Konzentrationsschwierigkeiten), motorische Spannung und vegetative Übererregbarkeit (Herzrasen, beschleunigte Atmung, Schwindelgefühl, Mundtrockenheit) feststellbar.

Im Falle von Herrn Muster waren zumindest einige der depressiven Episoden so ausgeprägt, dass sie stationär-psychiatrische Behandlungen nötig machten, so 1996 und 1998 sowie ab 2010 wiederholt. In jüngerer Zeit (da diese für die Gutachtensfragestellung von besonderer Relevanz ist) waren dies Aufenthalte vom 16.06. – 02.08.2010, vom 23.05. – 14.07.2011 sowie an der Universitätsklinik E.E. für Psychiatrie und Psychotherapie vom 04.04. – 05.05.2014. Sowohl laut jeweiligen Arztberichten wie auch gemäß den eigenen Aussagen des Probanden hatte er in der überwiegenden Anzahl der Fälle von den stationär-psychiatrischen Behandlungen gut profitiert.

Darüber hinaus war der Proband seit Dezember 2006 zumeist in mehrwöchigen Abständen auch in regelmäßiger ambulanter psychiatrischer Behandlung: So schrieb Dr. Müller in seinen Berichten vom 21.06.2012 und vom 18.12.2013, dass Herr Muster »seit vielen Jahren« in seiner regelmäßigen psychiatrischen Behandlung ist. Diagnostisch spricht er von einer generalisierten Angststörung mit wechselnd ausgeprägten depressiven Episoden, die seiner Einschätzung meist bis mittelschwer und nach Klinikberichten auch als schwer eingestuft worden waren.

Aufgrund der Fragestellung (»Gesundheitszustand des Klägers zum Zeitpunkt des Erlasses des Widerspruchsbescheids im Januar 2013«) muss im Folgenden der psychische und physische Gesundheitszustand des Probanden zu diesem Zeitpunkt näher betrachtet werden – soweit sich dieser retrospektiv zwei Jahre später noch valide erheben lässt.

Cave: Beurteilungszeitpunkt!

Nicht (nur) aktuellen Zustand beschreiben, sondern den fragerelevanten!

Grenzen der eigenen Begutachtung kennen und offenlegen

Aus den zahlreichen somatischen, insbesondere orthopädischen Befunden, wird ersichtlich, dass der Proband zu diesem Zeitpunkt mit verschieden gearteten orthopädischen Problemen belastet war. Eine nähere Beurteilung der vorliegenden Funktionseinschränkungen und deren Auswirkungen auf das Alltagsleben vorzunehmen, kann und soll von einem psychiatrischen Sachverständigen nicht vorgenommen werden. Dass die wie auch immer gearteten Beschwerden zahlreiche Arztbesuche notwendig machten und die orthopädischen Beschwerden – ganz allgemein gesprochen – einen psychischen Belastungsfaktor darstellen, ist gut nachvollziehbar und bedarf keiner weiteren Erklärung. Zu betonen ist jedoch, dass trotz Behandlungen bis Ende November 2012, also bis kurz vor dem relevanten Zeitraum im Januar 2013, nur eine Verbesserung der Symptomatik, keine Remission erzielt werden konnte. (Schreiben der Neurochirurgie des Klinikums Musterberg vom 28.11.2012)

Auch wenn es keine psychiatrischen Befunde gibt, die exakt den Zeitraum Januar 2013 widerspiegeln, so gibt es doch zumindest zwei Einträge über telefonische Visiten im Herbst des Jahres 2012, die von der Klinik A.A. für Psychiatrie und Psychotherapie mit dem Probanden geführt wurden.

Am 20.09.2012 wurde ein deutlich gedrückter Affekt in Kombination mit Hoffnungslosigkeit und Zukunftsängsten sowie eine Antriebsstörung geschildert und davon gesprochen, dass der Proband durch die komplexe Schmerzsymptomatik belastet ist. In einer weiteren telefonischen Visite vom 18.10.2012 wurde davon gesprochen, dass »die komplexe Krankengeschichte aus Schmerzsymptomatik mit Zustand nach diversen Voroperationen und ausgeprägtem Schmerzsyndrom momentan das alles beherrschende Thema« ist. Eine stationär-psychiatrische Behandlung war offensichtlich geplant, konnte jedoch aufgrund neuerlicher somatischer Kliniktermine nicht wahrgenommen werden.

Herr Muster selbst schilderte bei der Begutachtung seinen Zustand Ende des Jahres 2012 bzw. Anfang des Jahres 2013 vor allem von verschiedenen orthopädischen Schmerzen, aber auch von mehreren depressiven Symptomen geprägt. Er berichtete, dass es ihm psychisch zu diesem Zeitpunkt schlecht ergangen war, er starke Schmerzen zu erleiden hatte, der Schlaf schlecht gewesen war und auch verschiedentlich geartete starke Ängste bestanden hatten. Auch er sprach davon, dass eine stationär-psychiatrische Aufnahme geplant gewesen war.

Zusammenfassend ist daher festzustellen, dass der Proband seit vielen Jahren unter einer rezidivierenden depressiven Störung unterschiedlicher Schwere (ICD-10: F33) sowie einer generalisierten Angsterkrankung (ICD-10: F41.1) leidet. Aufgrund der Ausprägung beider Krankheitsbilder ist nicht die Diagnose »Angst und Depression gemischt« (vgl. ICD-10) zu stellen, sondern beide Störungen sind als eigenständige Krankheitsbilder zu diagnostizieren.

Insgesamt ist von einer erheblichen Chronifizierung der Symptomatik auszugehen, die durch zwischengeschaltete stationär-psychiatrische Aufnahmen immer nur eine temporäre Besserung erfahren hatte. Nicht unberücksichtigt bleiben dürfen in diesem Zusammenhang erhebliche familiäre Belastungsfaktoren, so durch den an ADHS erkrankten Sohn sowie die erkrankte Ehefrau. Hinzu kommt eine Persönlichkeitsakzentuierung mit ängstlich-vermeidenden, aber auch einigen histrionischen Zügen. Hierunter ist eine Art »Theatralik« im Auftreten mit übertriebenen Gefühlsausbrüchen und leichter Beeinflussung z. B. durch externe Ereignisse zu verstehen.

Anzumerken ist sicherlich, dass der Proband unter Berücksichtigung seiner langjährigen psychiatrischen und damit eng verbundenen Schmerz-

Schilderung der Funktionsbeeinträchtigungen

Auch hier gilt: Fachbegriffe erklären

symptomatik vergleichsweise wenige verschiedene Psychopharmaka erhalten hatte. So begrenzt sich der medikamentöse Horizont im Wesentlichen auf die Präparate Mirtazapin, Pregabalin und Duloxetin (sowie Promethazin).

Es ist zu betonen, dass die psychiatrische Symptomatik nicht reaktiv bzw. nicht nur reaktiv auf die orthopädische folgte, dergestalt, dass zum Beispiel die Schmerzen eine psychische Verstimmung bedingen, sondern dass die psychiatrischen Krankheitsbilder eigenständig bestehen. Daher ist nach Begutachtung nur der Grad der Behinderung aus psychiatrischer Sicht festzustellen, die orthopädische Symptomatik hingegen zeigt sich zu komplex und zu verfahren, als dass aus psychiatrischer Sicht hierzu Stellung bezogen werden kann. Verkomplizierend kommt hinzu, dass zusätzlich noch eine rheumatoide Erkrankung besteht, die in aller Regel durch die Fachdisziplin der Rheumatologie, welche der Inneren Medizin zuzuordnen ist, behandelt wird.

Nachlesen in den entsprechenden GdB-Tabellen

Rein bezüglich der psychiatrischen Aspekte »können affektive Psychosen mit relativ kurz andauernden, aber häufig wiederkehrenden Phasen bei ein bis zwei Phasen im Jahr von mehrwöchiger Dauer je nach Art und Ausprägung« eine Grad der Behinderung von 30-50 bedingen, »bei häufigeren Phasen von mehrwöchiger Dauer« auch von 60-100 (vergleiche entsprechende Anlage zu § 2 der Versorgungsmedizinverordnung). Aufgrund der oben ausführlich dargestellten Krankheitscharakteristika ist aus psychiatrischer Sicht ein Einzel-GdB von 50 anzunehmen. Dieser Wert ist im Januar 2013 verglichen zu 2006 größer angesetzt, da Umfang und Intensität der psychiatrischen Behandlung zunahmen (vgl. 1996 und 1998 stationär-psychiatrische Behandlungen, seit 2010 zahlreiche stationär-psychiatrische Aufnahmen und ambulante Behandlungen).

Wichtig: Erfragung von Tagesablauf, Interessen, Ressourcen

> Hieraus wird ersichtlich, wie wichtig die Erfragung von Tagesablauf, Interessen und Ressourcen bei solchen Fragestellungen ist!

Dieser Wert ist dennoch aus gutachterlicher Sicht nicht höher anzusetzen, da Herr Muster einerseits einem – wenngleich eingeschränkten – alltäglichen Leben im Rahmen seiner Möglichkeit nachkommen kann, andererseits die Einschränkungen in diesem nicht allein aufgrund psychischer Erkrankung, sondern zusätzlich durch orthopädische Beschwerden bedingt sind (ein Beispiel hierfür wäre, dass einem schwer depressiven Patienten der Antrieb fehlt, beispielsweise Spaziergänge oder Sport zu machen, bei Herrn Muster aber orthopädische Beschwerden einen Hinderungsgrund hierfür darstellen).

An dieser Stelle ist zu ergänzen, dass eine testpsychologische Untersuchung Hinweise auf eine Aggravation von Beschwerden ergab. Dennoch sollte dieser Befund aus gutachterlicher Sicht nicht überbewertet oder gar im Sinne einer Simulation interpretiert werden, weil der Proband aufgrund seiner Persönlichkeitsstruktur (siehe oben) und auch seiner Angsterkrankung dazu neigt, sensibler Beschwerden wahrzunehmen und diese klagsamer darzustellen.

Wenn vonseiten des Gerichts bzw. des Probanden auch weiterhin Zweifel bestehen, dass die orthopädischen Beschwerden einen größeren Grad der Behinderung ausmachen als den derzeit festgesetzten, so müsste dies von einem orthopädischen Gutachter begutachtet werden.

Es ist an dieser Stelle abseits der Fragestellungen darauf hinzuweisen, dass der Proband durch die Begutachtung belastet war und eine neuerliche orthopädische Begutachtung sicherlich ebenso wie eine möglicherweise notwendige internistisch-rheumatologische Begutachtung eine Verschleppung des Prozesses wie auch eine fortdauernde Belastung bedingen würde. Hiervon ist aus psychiatrischer Sicht abzuraten – insbesondere zur Vermeidung einer Chronifizierung der depressiven Symptomatik.

Legitimer Hinweis

> Ein solcher Hinweis – wiewohl nicht nach diesem gefragt – erscheint sinnvoll und darf auch so geschrieben werden.

Die gestellten Fragen beantworten wir daher wie folgt:

»1. Ist in den gesundheitlichen Verhältnissen, die den Feststellungen im Bescheid vom 30.07.2008 zugrunde lagen, eine wesentliche Veränderung im Sinne einer Verbesserung eingetreten?«

Abschließend klare und aussagekräftige Beantwortung der gestellten Fragen

Wie ausführlich dargestellt und durch die Aktenlage belegt, sind aus allgemeinmedizinischer Sicht die somatischen (insbesondere orthopädischen) Beschwerden durchaus als hoch chronifiziert, verfahren und kompliziert zu bezeichnen. Es würde daher die Kompetenz eines psychiatrischen Gutachters bei Weitem übersteigen, zu diesen Problemen umfassend Stellung zu nehmen. Es kann daher aus gutachterlicher Sicht nur zu den psychischen Krankheitsaspekten des Probanden eine Aussage erfolgen. (Rein nach Sichtung der Aktenlage und nach Schilderungen des Probanden ist zumindest den Gutachtern keine Abnahme der orthopädischen Beschwerden ersichtlich.) Bezüglich der psychischen Problematik ist zu sagen, dass sich diese über die Jahre verschlechtert hat, was sich auch in einer Zunahme stationär-psychiatrischer Behandlungen seit dem Jahre 2011 äußert. Eine Verbesserung der Beschwerden muss somit zumindest bezüglich der psychiatrischen Symptomatik verneint werden.

»2. Falls die Frage zu 1 bejaht wird:

a) Worin besteht diese wesentliche Veränderung im Einzelnen (es wird um Vergleich der damaligen mit den heutigen Befunden gebeten)?
b) Wie hoch ist der Grad der Behinderung für den Anteil, um den sich die Behinderungen verbessert haben?
c) Seit wann sind die Verbesserungen festzustellen?«

Entfällt.

»3. Sind außer den bisher festgestellten Behinderungen/Funktionsbeeinträchtigungen weitere Gesundheitsstörungen feststellbar?

a) Wie sind sie zu bezeichnen?
b) Lag bei dem Kläger im Januar 2013 eine schwere seelische Störung mit mittelgradigen sozialen Anpassungsschwierigkeiten oder mit schweren sozialen Anpassungsstörungen vor?
c) Wie hoch ist der Einzel-GdB für jede dieser zusätzlichen Behinderungen/Funktionsbeeinträchtigungen?«

Wie bereits erwähnt, kann nicht beurteilt werden, ob die orthopädische Symptomatik in der bisherigen Bemessung des Grades der Behinderung umfassend und vollständig erfasst ist. Bezüglich der psychiatrischen Diagnosen ist zu sagen, dass eine rezidivierende depressive Störung (ICD-10: F33) sowie eine generalisierte Angsterkrankung (ICD-10: F41.1) als jeweils eigenständige Krankheitsbilder vorliegen. Aus den Aktenunterlagen und der Exploration ist zu schließen, dass im Zeitraum Ende 2012/Anfang 2013 anzunehmender Weise eine mittelgradige depressive Episode (ICD-10: F33.1) bei dem Probanden vorgelegen hatte. Bei einer Angsterkrankung werden keine Phasen im eigentlichen Sinne wie bei der depressiven Störung abgegrenzt. Es ist an dieser Stelle zu betonen, dass *unmittelbar* zu diesem Zeitpunkt keine psychiatrischen Aktendokumentationen vorliegen. Dennoch gibt es Befunde vom Herbst des Jahres 2012, in denen auch eine stationär-psychiatrische Behandlung angeraten wird. Es gibt aus gutachterlicher Sicht keinen Grund anzunehmen, dass die depressive Symptomatik ohne erfolgte Therapie eine plötzliche Änderung im Sinne einer Teilremission (hierunter ist eine deutliche Verbesserung der Erkrankung ohne vollständiges Abheilen zu verstehen) oder gar im Sinne einer vollständigen Remission (vollständiges Abheilen einer Erkrankung) erfahren haben könnte. Es ist daher davon auszugehen, dass »bei dem Kläger im Januar 2013 eine schwere seelische Störung mit mittelgradigen sozialen Anpassungsschwierigkeiten« vorgelegen hat. Einen jeweiligen Einzel-GdB für beide psychiatrische Erkrankungen vorzunehmen erscheint aus gutachterlicher Sicht höchst problematisch, da Angsterkrankungen und depressive Erkrankungen viele gemeinsame Symptome haben können.

Fachbegriffe laienverständlich erklären

»4. Ist die Verbesserung/sind die neuen Beeinträchtigungen durch Bescheid vom 24.09.2012 und Widerspruchsbescheid vom 25.04.2013 hinreichend erfasst?«

Wie bereits erwähnt, kann nicht beurteilt werden, ob die orthopädische Symptomatik in der Bemessung des Grades der Behinderung umfassend und vollständig erfasst ist. Bezüglich der psychiatrischen Symptomatik ist darauf zu verweisen, dass aus gutachterlicher Sicht bereits zum Zeitpunkt des Bescheids vom 24.09.2012 bzw. des Widerspruchsbescheids vom 25.04.2013 ein Grad der Behinderung von 50 anzunehmen ist.

»5. Wie müssen die im Januar 2013 vorliegenden Beeinträchtigungen richtig bezeichnet werden und welchen GdB bedingen sie

a) einzeln
b) insgesamt?«

Siehe Frage 4.

»6. Ist weitere medizinische Sachaufklärung erforderlich, ggf. welche?«

Wenn vonseiten des Gerichts bzw. des Probanden auch weiterhin Zweifel bestehen, dass die orthopädischen Beschwerden einen größeren Grad der Behinderung bedingen als den derzeit festgesetzten, so müsste dies von einem orthopädischen Gutachter bzw. ggf. auch zusätzlich von einem Rheumatologen begutachtet werden.

Rein aus psychiatrischer Sicht würde ein solches Vorgehen (selbst im Falle eines für den Probanden positiven Ausgangs eines solchen Gutachtens) anzunehmenderweise nicht zu einer psychischen Stabilisierung des Probanden beitragen. Herr Muster erlebte die aktuelle Begutachtungssituation als sehr belastend. Zudem sind auch zeitliche Aspekte zu berücksichtigen, dergestalt, dass eine erneute Begutachtung den Rechtsstreit wiederum verlängern würde. Dies würde einen zusätzlichen Risikofaktor für weitere depressive Episoden darstellen. Die wissenschaftliche Literatur belegt klar, dass mit jeder erneuten depressiven Episode die Gefahr einer Chronifizierung der depressiven Störung zunimmt.

Dies ist allgemeinpsychiatrisches Wissen und muss daher nicht mit Literaturangaben belegt werden

Unterschrift des Gutachters

2.2.2 Beispielgutachten 2 aus dem Sozialrecht (weitgehend vollständig wiedergegeben)

- Fragestellung(en): Minderung der Erwerbsfähigkeit, Rentenverfahren, Frage zu positivem Leistungsvermögen
  - Diagnose(n) sowie Differenzialdiagnose(n): Posttraumatische Belastungsstörung (ICD-10: F43.1), kombinierte Persönlichkeitsstörung (ICD-10: F61.0), rezidivierende Depression (ICD-10: F33.X), Schmerzstörung (ICD-10: F45.41)
- Delikt: entfällt

Zur besseren Verständlichkeit in aller Kürze: In diesem Gutachten sollte beurteilt werden, ob der 59-jährige Herr Mustermann Rentenansprüche berechtigt geltend macht. Wiederholt waren diese als unberechtigt zurückgewiesen werden. Sehr augenscheinlich wird im Verlauf dieses Gutachten die große Diskrepanz zwischen subjektiver und objektiver Leistungsfähigkeit. Weiter spielen Simulation und Aggravation eine große Rolle.

— An wenigen Stellen verkürzte Wiedergabe des Gutachtens. An den Kürzungsstellen erscheinen zur besseren Nachvollziehbarkeit drei Punkte […] —

[…]

Überblick in Kürze

Fragestellung

Typischer Fragenkatalog bei solchen Fragestellungen

Gemäß Beauftragung des Sozialgerichts Musterhausen vom 01.01.2022 sollte ein psychiatrisches Sachverständigengutachten zu folgenden Beweisfragen erstattet werden:

1. Welche wesentlichen Gesundheitsstörungen liegen vor?
2. Waren die im Rentenverfahren gestellten Diagnosen zutreffend?
3. Haben sich die Befunde seither geändert? Gegebenenfalls inwiefern und seit wann?
4. Inwieweit beeinträchtigen die festgestellten wesentlichen Gesundheitsstörungen die Einsatzfähigkeit im Erwerbsleben in qualitativer Hinsicht (Leistungseinschränkung bezüglich der Arbeitsbedingungen)?
5. Kann der Kläger zumindest leichte Tätigkeiten des allgemeinen Arbeitsmarktes täglich sechs Stunden und mehr, drei bis unter sechs Stunden oder nur weniger als drei Stunden verrichten? Seit wann besteht dieses Leistungsbild? Begründen Sie bitte den von Ihnen angenommenen Beginn der Leistungsminderung näher.
6. Über welches positive Leistungsvermögen verfügt der Kläger noch?
7. Können die noch zumutbaren Arbeiten unter Einhaltung der üblichen Arbeitspausen (1 × 30 Minuten bzw. 2 × 15 Minuten) erbracht werden? Wenn nein: Bitte Dauer und Verteilung der Pausen angeben.
8. Kann der Kläger viermal täglich zu Fuß einen Weg von mehr als 500 Meter in ca. 20 Minuten zurücklegen, gegebenenfalls mit Hilfsmitteln oder unter Einlegung von Pausen (fiktiver Weg von der Wohnung zu einem öffentlichen Verkehrsmittel und von der Endhaltestelle zum Arbeitsplatz und wieder zurück)? Wie viele Meter einfache Wegstrecke kann der Kläger zu Fuß zurücklegen? Falls der Kläger nur noch 500 Meter oder weniger laufen kann: Ist der Kläger gesundheitlich in der Lage, einen Pkw zu führen, gegebenenfalls mit Automatikgetriebe?
9. Besteht begründete Aussicht, d.h. ist es überwiegend wahrscheinlich, dass eine Besserung des Gesundheitszustandes mit Auswirkung auf die Erwerbsfähigkeit in absehbarer Zeit eintritt (wann)?
10. Ist es unwahrscheinlich, dass die Minderung der Erwerbsfähigkeit behoben werden kann, d.h. sprechen selbst bei Durchführung möglicher Heilmaßnahmen schwerwiegende medizinische Gründe gegen die Möglichkeit einer Besserung der Erwerbsfähigkeit?
11. Sofern eine psychische Störung mit Krankheitswert vorliegt: Kann der Kläger seine psychischen Hemmungen gegen eine Arbeitsleistung nach zuverlässiger Prognose in überschaubarer Zeit aus eigener Kraft oder unter Mitwirkung ärztlicher Hilfe überwinden?

Erkenntnisquellen benennen

Das Gutachten stützt sich auf die Akten des Sozialgerichts Musterhausen, von Herrn Max Mustermann übersandte Unterlagen sowie die ambulanten, forensisch-psychiatrischen Untersuchungen vom 02.02. und 04.02.2022 in meiner Praxis von jeweils 08.00–11.30 Uhr.

[…]

A Aktenlage

a) Allgemeine Unterlagen

Im *Widerspruchsbescheid der XX vom XX.XX.XXXX* ist zu lesen, dass der Widerspruch gegen den Bescheid vom XX.XX.XXXX zurückgewiesen werde. Gegen den Widerspruchsbescheid vom XX.XX.XXXX sei vor dem Sozialgericht Musterhausen Klage erhoben worden. Die durchgeführten Begutachtungen hätten jeweils ein mindestens sechsstündiges Leistungsvermögen für leichte Tätigkeiten des allgemeinen Arbeitsmarktes ergeben. Die Klage sei daraufhin von dem damals bevollmächtigten Rechtsanwalt Herrn Müller mit Schreiben vom XX.XX.XXXX zurückgenommen worden. Es bestehe ein Grad der Behinderung von 50 % seit dem XX.XX.XXXX.

Am XX.XX.XXXX habe Herr Mustermann erneut die Gewährung einer Rente wegen Erwerbsminderung beantragt. Nach dem Ergebnis der Begutachtungen bestünde für eine noch leichte bis zeitweilig mittelschwere Tätigkeit auf dem allgemeinen Arbeitsmarkt ein mindestens sechsstündiges Leistungsvermögen. Der Antrag sei damit also abgelehnt worden. Hiergegen habe die Rechtsanwaltskanzlei Müller am 22.10.21 Widerspruch erhoben.

Nach Erhalt aller Unterlagen und Durchsicht dieser sei erneut eine Auswertung durch den Sozialmedizinischen Dienst der Deutschen Rentenversicherung Musterhausen vorgenommen worden. Die Mitteilung des Prüfarztes habe jedoch keine Änderung in der sozialmedizinischen Beurteilung ergeben. Er sei bei der Annahme eines mindestens sechsstündigen Leistungsvermögens für leichte bis mittelschwere Tätigkeiten des allgemeinen Arbeitsmarktes verblieben.
[…]

b) Medizinische Unterlagen

Befundbericht der Frau Dr. Mayer, Fachärztin für Psychiatrie und Psychotherapie, vom 16.01.2020

In der Sozialanamnese ergibt sich, dass der Proband seit 2013 nicht mehr arbeitstätig sei.

Er habe keinen Beruf erlernt. Von 1978 bis 1982 sei er Hilfsarbeiter gewesen, von 1982 bis 1987 Schweißer und von 1994 bis 2013 Lagerist. Von 1987 bis 1994 sei er in der Montage tätig gewesen. *(Indirekte Rede)*

In diagnostischer Hinsicht bestehe bei Herrn Mustermann eine rezidivierende depressive Störung, gegenwärtig schwere Episode (ICD-10: F33.2), eine chronische Schmerzstörung mit somatischen und psychischen Faktoren (ICD-10: F45.41) eine generalisierte Angststörung (ICD-10: F41.1) sowie ein Asthma bronchiale und eine anteriore ischämische Optikusneuropathie.

Seine Medikation bestehe aus Pregabalin 50-0-100-0 mg, Duloxetin 120 mg morgens, Agomelatin 25 mg zur Nacht, Zopiclon 7,5 mg bei Bedarf und aus internistischer Begleitmedikation.

(In diesem Teil des Gutachtens ist eine laienverständliche Erklärung von Fachbegriffen und Medikamenten noch nicht nötig. Erst ab Teil E ist dies obligat.)

Herr Mustermann befinde sich in regelmäßiger fachärztlicher Behandlung. Er leide unter anderem an einer chronifizierten depressiven Störung unterschiedlichen Ausmaßes mit starken Schwankungen auf dem Boden einer gemischten Persönlichkeitsstörung mit emotional-instabilen und narzisstisch-selbstunsicheren Anteilen. Mehrfach jährlich komme es zu schwer depressiven Episoden mit Suizidgedanken. Im Jahr 2019 habe einmalig ein Suizidversuch mit Tabletten stattgefunden. Die Belastbarkeit des Herrn Mustermann sei vor allem bei Stress, Frustration und Konflikten, ferner seine Ausdauer und Konzentrationsfähigkeit erheblich eingeschränkt. Eine konstante Leistungsfähigkeit sei schon seit Jahren nicht mehr vorhanden. Bereits in komplexeren Situationen beim Autofahren sei er rasch überfordert. Der Antrieb sei in unterschiedlicher Ausprägung reduziert, das Denken weitgehend geordnet, leicht sprunghaft, immer wieder paranoid gefärbt (»die anderen haben etwas gegen mich«). Sein Selbstwert sei sehr fragil. Es finde sich eine hohe Kränkbarkeit. Der Nachtschlaf sei deutlich gestört.

Eine Arbeitsfähigkeit sei schon seit Jahren nicht gegeben, die Arbeitsfähigkeit liege unter drei Stunden täglich.

> Von solchen Aussagen der behandelnden Ärzte in der Bewertung nicht beeinflussen lassen

Eine Besserung sei bei langem und schwankendem, meist schwerem Verlauf nicht absehbar. Bei einem erneuten Eingliederungsversuch im Arbeitsalltag sei eine rasche Befundverschlechterung mit akuter Suizidalität zu erwarten. Eine Erwerbsunfähigkeitsberentung sei angemessen und dringend notwendig, um wenigstens eine gewisse psychische Stabilisierung zu erreichen.

Bescheinigung der AOK vom 14.01.2020

Vom 20.11.2014 bis 25.11.2014 hätten Krankenhaus- und Rehabilitationszeiten unter anderem aufgrund einer depressiven Episode nicht näher bezeichnet (ICD-10: F32.9) bestanden, ferner vom 08.01.2015 bis 05.02.2015 unter anderem wegen einer rezidivierenden depressiven Störung, zur Zeit mittelgradige Episode (ICD-10: F33.1), vom 07.09.2015 bis 16.09.2015 unter anderem wegen einer depressiven Episode nicht näher bezeichnet (ICD-10: F32.9), vom 05.12.2017 bis 16.01.2018 wegen einer rezidivierenden depressiven Störung, schwere Episode ohne psychotische Symptomatik, generalisierte Angststörung, chronische Schmerzstörung mit somatischen und psychischen Faktoren (F33.2, F41.1, F45.41).

Bericht der Rehaklinik Musterhausen vom 16.02.2018

Herr Mustermann habe sich vom 05.12.2017 bis 16.01.2018 dort aufgrund der Diagnosen einer rezidivierenden depressiven Störung, gegenwärtig schwere Episode ohne psychotische Symptome (ICD-10: F33.2), einer Persönlichkeitsstörung (ICD-10: F60.8), einer chronischen Schmerzstörung mit somatischen und psychischen Faktoren (ICD-10: F45.41) und weiteren internistischen/orthopädischen Diagnosen in Behandlung befunden.

2.2 Beispielgutachten aus dem Sozialrecht

Zur Anamnese habe er über Niedergeschlagenheit, Antriebs- und Freudlosigkeit, Schuldgefühle, Verlust des Selbstvertrauens, Schlafstörungen, Konzentrationsstörungen und Suizidgedanken, Gereiztheit, sozialen Rückzug, Gedankenkreisen und Grübeln berichtet. Nachts überfielen ihn Ängste aus dem Nichts, dabei fange er extrem zu schwitzen an. Er mache sich viele Sorgen und Gedanken über die Familie, die Zukunft und seine finanzielle Situation. Er leide außerdem unter Schmerzen und körperlichen Beschwerden. Als belastenden Lebensumstand habe er seine berufliche/finanzielle Situation beschrieben. Seit seiner Kündigung 2013 sei er arbeitslos und beziehe ALG 2. Seit fast zwei Jahren sei er arbeitsunfähig.

In psychopathologischer Hinsicht sei das Bewusstsein klar, die Orientierung gegeben, die Auffassung intakt gewesen, die Merkfähigkeit erhalten. Formalgedanklich sei er verlangsamt und unkonzentriert gewesen.

Hinweise auf eine Ich-Störung, Wahnvorstellungen oder Zwangsvorstellungen hätten nicht bestanden. In der Stimmung sei er schwer gedrückt gewesen bei aufgehobener affektiver Modulation. Im Antrieb sei er vermindert gewesen, im Verhalten gehemmt, im Kontakt misstrauisch, im Rapport zögernd. Er sei ausreichend von Suizidalität distanziert gewesen, habe jedoch in der Vorgeschichte suizidale Gedanken aufgewiesen.

Vgl. Frage 3 zu Befundänderungen. Insofern gilt es, den psychischen Befund von damals zu zitieren, um ihn mit dem aktuellen abzugleichen. Zitieren der Aktenlage also fragenfokussiert vornehmen!

Er sei mit zweimal 150 mg Pregabalin, 60 mg Duloxetin und internistischer Medikation behandelt worden.

Zur Suchtanamnese habe er über seltenen Alkoholkonsum berichtet, Nikotin- und Drogenkonsum seien »verneint« worden.

Zur Biografie ergibt sich, dass er mit neun Jahren aus xxxx nach xxxxxx gekommen sei. Zwischenzeitlich habe er acht Jahre in xxxx gelebt. Seit 20 Jahren lebe er wieder in xxxxx. Nach dem Abschluss der Hauptschule habe er eine Ausbildung zum Schlosser absolviert. Von 1978 bis 1982 sei er Hilfsarbeiter gewesen, von 1982 bis 1987 Schweißer und von 1994 bis 2013 Lagerist. Von 1987 bis 1994 sei er in der Montage tätig gewesen. Seit dem Jahr 2013 sei er arbeitslos. Er leide noch sehr unter einem Erdbeben, das er im Jahre 1999 in seiner Heimatstadt erlebt habe. 30 Bekannte seien damals verstorben. Seine Mutter sei zudem an Schizophrenie und Alzheimer erkrankt, was ihn ebenfalls sehr belaste.

Zum Therapieverlauf wird ausgeführt, dass die Integration des Herrn Mustermann in den Behandlungsrahmen aufgrund der latenten Suizidalität erschwert gewesen sei. Er habe immer wieder eine erhöhte Betreuung gebraucht. In den Gesprächen sei es um den Aufbau einer Therapiebeziehung gegangen. Man habe die Bedingungen der Depression herausgearbeitet. Eine Psychoedukation und Förderung von Krankheitsverständnis und Therapiemotivation seien im Vordergrund gestanden. Herr Mustermann habe durchgängig eine passive Therapieerwartung gezeigt. Durch seine narzisstische Abwehr hätten sich Schwierigkeiten ergeben. Auch sei seine Reflexionsfähigkeit ungenügend. Ein ausreichendes Therapiebündnis sei nicht erzielt worden. Herr Mustermann habe sich oft gekränkt und unverstanden gefühlt. Man empfehle eine ambulante Psychotherapie und habe ihn in einem stabilisierten Zustand entlassen.

Befundbericht des Herrn Dr. XX, Allgemeinarzt, (undatiert)

Herr Mustermann beklage Stimmungsschwankungen, Schlafstörungen, depressive und negative Gedanken sowie ein vermindertes Selbstwertgefühl. Darüber hinaus finden sich in dem Schreiben Ausführungen zu orthopädischen/internistischen Problemen. Schwerpunkt seiner Leiden seien Depressionen mit Anpassungsstörung, weswegen eine Arbeitsunfähigkeitsbescheinigung ausgestellt worden sei. Die psychischen Beschwerden seien schwankend, aber in der Tendenz schlechter werdend.

Schreiben der Frau Dipl.-Psych. Müller-Huber vom 08.04.2020

Herr Mustermann habe sich am 07.01.2018 erstmals bei ihr vorgestellt. Es hätten drei Sprechstundentermine, drei probatorische Sitzungen, 15 Sitzungen Kurzzeittherapie stattgefunden in der Fachrichtung Verhaltenstherapie. Herr Mustermann klage darüber, keinen Antrieb zu haben. Er sei lust- und freudlos. Er leide an Schmerzen. Er trete offen, freundlich und gepflegt auf. Grobe kognitiv-mnestische Störungen bestünden nicht, formalgedanklich eine Grübelneigung.

> Auch dieser psychische Befund ist aufgrund der Fragestellung dezidiert niederzulegen

Der Antrieb sei deutlich reduziert, die Stimmung zum depressiven Pol verschoben mit Insuffizienzerleben, innerer Unruhe und Ängsten. Hinweise auf psychotisches Geschehen hätten sich nicht ergeben.

Es bestünden die Diagnosen einer rezidivierenden depressiven Störung gegenwärtig mittelgradige Episode (ICD-10: F33.1), einer chronischen Schmerzstörung mit somatischen und psychischen Faktoren (ICD-10: F45.41), sowie einer sonstigen spezifischen Persönlichkeitsstörung (ICD-10: F60.8).

Es seien keine deutlichen und stabilen Verbesserungen eingetreten. Im März 2019 sei es zu einer suizidalen Krise gekommen. Im Verlauf seien die schnelle Kränkbarkeit Herrn Mustermann, seine merklich reduzierte Belastbarkeit und Stresstoleranz und seine mangelnde Umstellungsfähigkeit deutlich geworden. Es sei nicht zu erwarten, dass sich das Befinden deutlich verbessern werde.

Früheres Schreiben der Frau Dipl.-Psych. Müller-Huber vom 20.09.2019

Ergänzend ergibt sich, dass Herr Mustermann nach langjähriger Firmenzugehörigkeit entlassen worden sei, weil er sechs Wochen krank gewesen sei. Sein Rentenantrag sei abgelehnt worden. Er habe keine Lust, wolle am liebsten allein sein, ziehe sich zurück. Er habe keine Freude mehr. Nach einem stationären Aufenthalt in der Reha-Klinik sei es ihm zunächst besser gegangen, dann sei es wieder bergab gegangen. Er glaube, dass er nerven könne, eine Last sei und als Ausländer abgelehnt werde. Offenheit im Gespräch falle ihm schwer. Im März 2019 habe er zu Hause Tabletten geschluckt, um sich zu suizidieren. Er habe jedoch »nur geschlafen« und es sei »schon wieder gut«. Frustrierend sei für ihn die erneute Ablehnung seines Rentenantrags gewesen. Er sei massiv eingeschränkt bei der Lebensgestaltung, in Bezug auf Frustrationstoleranz, Stresstoleranz und bei Belastungen und Konflikten dekompensiere er sehr schnell.

Nervenärztliches Fachgutachten des Herrn Professor Dr. Schneider vom 23.06.2020

Auf ein Referat der Aktenlage soll verzichtet werden, weil diese im Rahmen des eigenen Studiums der Aktenlage bereits oben erfolgte.

Wichtiger Hinweis und relevant für das Vorgehen: Vermeidung von Redundanz!

Herr Mustermann habe zur Anamnese angegeben, dass er extrem depressiv sei. Er sei seit fast sieben Jahren zu Hause, nachdem man ihm nach langen Jahren Betriebszugehörigkeit gekündigt habe. In den letzten zwei Jahren sei er pro Jahr sechs Wochen krank gewesen aufgrund von Bandscheibenvorfällen und einem Knorpelschaden am Knie. Er sei fertig mit den Nerven, habe keine Lebenslust und müsse zwölf Tabletten pro Tag nehmen. Seit der Einladung zur Begutachtung habe er keinen ruhigen Schlaf mehr. Es sei der fünfte oder sechste Rentenantrag, den er stelle. Immer wieder seien diese abgelehnt worden. Nichts mache ihm mehr Freude. Er könne gar nicht lachen. Er habe Suizidgedanken und Schlaflosigkeit. Er grüble, er habe Schweißausbrüche und hasse sich selbst, weil er so schwach sei. Er schäme sich, da er von Hartz IV lebe. Er sei unkonzentriert und habe sich in den linken Finger geschnitten. Auch könne er nicht mehr über längere Zeit Autofahren. Er fahre nur 4 km, um bei Fressnapf etwas für sein Aquarium zu besorgen. Er müsse Dinge immer mehrmals lesen, da er so unkonzentriert sei. Deswegen spreche er auch schlechtes Deutsch. Innerlich sei er unruhig und zudem ärgerlich. Immer häufiger kämen Suizidgedanken. Er habe einen Tablettenstreifen Agomelatin genommen, um sich umzubringen, was jedoch »gar keinem aufgefallen« sei. Er habe nur geschlafen und sei mit Kopfschmerzen erwacht. Das ganze Leben sei eine Qual. Seine Lebensqualität sei weg, seine Nachbarn würden denken, dass er ein Faulpelz sei. Er könne nur noch 30 % von dem, was er sich vornehme, umsetzen. Zusätzlich zu den psychischen Beschwerden habe er einen Bandscheibenvorfall mit Rückenschmerzen, Kniebeschwerden links und trotz Operation Probleme mit der Schulter.

Zur Sozialanamnese habe er berichtet, dass...

[...]

Nach der Kündigung habe er sich nicht mehr beworben, da seine ganze Motivation hinüber gewesen sei und er auch keine Lust mehr gehabt habe.

Er benötige drei- bis viermal pro Woche eine halbe Tablette Zopiclon aufgrund von Schlafstörungen. Nachts habe er Albträume, aus denen er erwache.

Zu einem typischen Tagesablauf habe er berichtet, sich nach dem Aufstehen um seine Garnelen gekümmert zu haben. Er repariere auch Computer und Laptops, sowohl Hard- als auch Software.

Frühere Gutachten zum psychosozialen Funktionsniveau umfassend zitieren (Veränderungen nachvollziehen, Widersprüche ersehen)

Er werde jedoch bereits nach 15 Minuten ungeduldig und wolle dann am liebsten das Gerät an die Wand werfen. Nach dem Mittagessen habe er ferngesehen. Er schaue sich hierbei bevorzugt Schlimmes und grauenvolle Sachen an.

Exakte Medikamentenanamnese, vgl. Frage nach suffizienter Behandlung

Die Medikation habe aus 120 mg Duloxetin, 150 mg Pregabalin und 50 mg Agomelatin bestanden sowie internistischer Begleitmedikation, ferner bei Bedarf Zolpidem.

Alle zwei Wochen gehe er zur Psychotherapeutin. Alle fünf Wochen sei er bei seiner Psychiaterin, die die Praxis des Arztes übernommen habe, bei dem er zuvor gewesen sei. Dort habe er sich erstmals neun Jahre zuvor vorgestellt, als es mit den Suizidgedanken begonnen habe.

In psychopathologischer Hinsicht sei er wach und voll orientiert gewesen. Im Kontakt sei er beinahe etwas unterwürfig aufgetreten und habe sich immer wieder für Dinge entschuldigt. Auffassung und Merkfähigkeit seien ungestört gewesen, Konzentration und Merkfähigkeit schwankend. Immer wieder sei Herr Mustermann vom eigentlichen Thema abgeschweift und habe an die ursprüngliche Frage erinnert werden müssen. Formalgedanklich sei er teils sprunghaft gewesen. Anamnestisch habe er über Grübelneigungen berichtet. Ansonsten sei das formale Denken geordnet gewesen. Inhaltliche Denkstörungen seien nicht aufgetreten. Herr Mustermann habe nur leicht gedrückt gewirkt, keinesfalls tiefergehend depressiv verstimmt. Immer wieder habe er gelacht, wobei dies teils parathym und sarkastisch gewesen sei. Die Psychomotorik sei lebhaft, der Antrieb wechselhaft. Von seinen Aquarien habe er mit Enthusiasmus berichtet, bei den durchgeführten Testungen immer wieder geäußert, dass ihm dies Mühe bereite. Er habe berichtet, an Computertechnik und Malen Interesse zu haben. Er habe einen sozialen Rückzug geschildert. Dennoch bestünden Kontakte zur Familie, Freunden und Bekannten, von denen er längeren Besuch erhalte.

Im Beck-Depressions-Inventar habe er eine schwergradige Symptomatik (48 Punkte) in der Selbstbeurteilung aufgewiesen.

Im Persönlichkeitsinventar FPI-R habe er eine unzufriedene und negative Lebenseinstellung angegeben.

Unbedingt auch bisherige testpsychologische Untersuchungen niederlegen!

Er sei wenig energisch und wenig ehrgeizig, unsicher im sozialen Umgang und konfliktscheu. Er erlebe sich als überfordert und gestresst, weise ein gestörtes körperliches Allgemeinbefinden auf. Um seine Gesundheit mache er sich tendenziell wenig Sorgen. Er erlebe sich als ruhig, ernst, wenig unterhaltsam und wenig unternehmenslustig. Er habe viele Probleme und innere Konflikte erkennen lassen. Hinsichtlich seiner Offenheit habe er sich authentisch gezeigt.

Im DemTect habe er sieben Punkte erreicht, was für eine kognitive Beeinträchtigung spreche.

Im Zahlenverbindungstest habe er eine unterdurchschnittliche Leistung erzielt. Es sei eine stark schwankende Konzentration mit stockender Bearbeitung aufgefallen.

Im Zeichentest habe er einen unauffälligen Befund erzielt.

Als Diagnosen bestünden eine kombinierte Persönlichkeitsstörung (ICD-10: F61), eine rezidivierende depressive Störung, gegenwärtig leichte Episode (ICD-10: F33.0), sowie neurologische/internistische Nebendiagnosen.

Zur Beurteilung führt der Sachverständige aus, dass bei Herrn Mustermann auf dem Boden einer kombinierten Persönlichkeitsstörung eine rezidivierende depressive Störung mit leichtgradiger Ausprägung bestehe. Tätigkeiten unter Zeitdruck, Akkordarbeit, kontaktgebundene Arbeit sowie Schichtarbeit seien unzumutbar. Aufgrund erheblicher Einschränkungen des Konzentrations- und Reaktionsvermögens sollten Tätigkeiten, die hierfür besondere Anforderungen bedingen würden, ebenfalls vermieden werden. Umstellungs- und Anpassungsfähigkeit seien ebenfalls nicht ausreichend gegeben. Aufgrund der Persönlichkeitsstörung liege die Leistungsfähigkeit bei unter drei Stunden Arbeit täglich. In schlechten Phasen sei er aufgrund von Konzentrationsstörungen nicht dazu in der Lage, einen Pkw zu führen. Trotz zweijähriger ambulanter Psychotherapie, stationärer psychotherapeutischer Behandlung und umfangreicher Bemühungen mit Änderungen der antidepressiven Medikation sei lediglich eine Verbesserung des Ausmaßes der depressiven Symptomatik zustande gekommen. Eine Auswirkung auf die Persönlichkeitsstörung sei nicht erzielt worden und könne auch nicht erzielt werden. Eine dauerhafte Stabilisierung sei somit nicht zu erwarten. Auch eine weitere Rehabilitationsmaßnahme werde keine wesentliche Veränderung ergeben. Seine Beschwerdesymptomatik könne er aus eigener Kraft sicher nicht überwinden. Die Persönlichkeitsstörung führe aber auch dazu, dass ärztliche und psychotherapeutische Hilfe nicht zu durchgreifender Verbesserung mit Auswirkung auf die Erwerbsfähigkeit führen würden. Ärztliche Hilfe sei jedoch erforderlich, insbesondere um Herrn Mustermann soweit zu stabilisieren, dass keine erneute Suizidalität auftrete.

Schreiben der Deutschen Rentenversicherung vom 16.09.2020

Im Gutachten des Professor Schneider lasse sich erkennen, dass die Ursache der zuletzt als gravierend dargestellten psychiatrischen Einschränkungen des Herrn Mustermann die Situation am Arbeitsplatz gewesen sei. Es sei nicht die Aufgabe eines medizinischen Sachverständigen, sich zum Vorhandensein etwaiger Arbeitsplätze zu äußern. Es sei nicht gänzlich ausgeschlossen, dass auch Arbeitsplätze, wie von Professor Schneider beschrieben, auf dem Arbeitsmarkt vorhanden seien. Sofern Herr Mustermann aufgrund der dargestellten Umstände keinen Arbeitsplatz mehr erhalten solle, sei dies ein Risiko der Arbeitslosenversicherung und nicht der Rentenversicherung.

Fachärztliches Attest der Frau Dr. Mayer vom 28.09.2020

Die Arbeitsunfähigkeit Herrn Mustermann schätze sie als unabhängig vom Arbeitsplatz ein.
Auch für leichte Tätigkeiten bestehe eine Arbeitsfähigkeit unter drei Stunden.

Fachärztlicher Befundbericht der Frau Dr. Mayer vom 21.09.2020

Cave: Vgl. neu diagnostizierte Krankheitsbilder durch dieselbe Ärztin, vgl. obiger Bericht vom 16.01.2020

Als Diagnosen werden angegeben: rezidivierende depressive Störung, gegenwärtig mittelgradige Episode, generalisierte Angststörung, Zwangsgedanken und Zwangshandlungen gemischt, kombinierte Persönlichkeitsstörung mit selbstunsicherkränkbaren, abhängigen und zwanghaften Anteilen, chronische Schmerzstörung mit somatischen und psychischen Faktoren (ICD-10: F33.1, F41.1, F42.2, F61, F45.41).

Herr Mustermann zeige ein vielschichtiges psychiatrisches Krankheitsbild auf dem Boden einer gemischten Persönlichkeitsstörung mit selbstunsicherkränkbaren, abhängigen und zwanghaften Anteilen. Im Vordergrund stünden schwere und anhaltende depressive Phasen mit Verlust von Lebensfreude, Antrieb und Lebenswillen, begleitet von ernstzunehmender Suizidalität. Ferner bestünden starkes Grübeln, Schlafstörungen, Denkstörungen, Konzentrationsstörungen sowie eine erhebliche anhaltende Verminderung von Konflikt- und Stresstoleranz. Auch im Intervall blieben depressive Restsymptome erhalten. Ärger und Enttäuschung könnten schwer verarbeitet werden und würden rasch gegen sich selbst gerichtet. Belastungen im Alltag könnten von ihm kaum bewältigt werden. Er benötige im Praktischen und zur Affektregulation viel Unterstützung seiner Familie, der Ärzte und der Psychotherapeuten. Es erfolge eine medikamentöse und eine psychotherapeutische Behandlung. Dennoch seien Behandlungsfortschritte schwer zu erzielen. Eine Arbeitsfähigkeit sei »in keinster Weise absehbar«, sodass »zumindest eine befristete EU-Rente indiziert« sei.

Arztbericht des Vorgängers von Frau Dr. Mayer, Facharzt für Psychiatrie und Psychotherapie, vom 14.04.2016

Es bestehe eine rezidivierende depressive Störung, gegenwärtig mittelgradige bis schwergradige Episode (ohne ICD-10-Kodierung). Er habe Herrn Mustermann im Jahr 2008 Escitalopram verordnet. Damals habe Herr Mustermann berichtet, dass seine Mutter verstorben sei und auch sein Vater. Er sei ständig depressiv. Er habe von einer konfliktreichen Situation an seinem Arbeitsplatz berichtet. Escitalopram sei auf 20 mg erhöht worden. Hierunter habe er mehr Gelassenheit bei der Arbeit verspürt. Bei einem Erdbeben im Jahr 1999 seien 30 Bekannte verstorben. Seit 2013 habe er aufgrund von Schlafstörungen 7,5 mg Mirtazapin zur Nacht bekommen. Am 23.01.2013 habe er über seine Kündigung berichtet.

Er habe immer wieder über suizidale Gedanken gesprochen. Eine Medikamentenumstellung habe keinen positiven Effekt gehabt. Auch im ersten Quartal 2016 sei er unter der oben genannten Diagnose behandelt worden. Er habe 60 mg Duloxetin, 25 mg Agomelatin sowie 150 mg Pregabalin erhalten. Duloxetin sei im April 2016 auf 90 mg erhöht worden aufgrund mangelnder Besserung der Symptomatik. Durchgehend habe sich eine depressive rezidivierende Symptomatik mit lediglich Teilremissionen gezeigt.

In psychopathologischer Hinsicht sei Herr Mustermann massiv depressiv gewesen mit vermindertem Antrieb, deutlich eingeschränkter Schwingungsfähigkeit, reduzierter Konzentrationsfähigkeit und Wortfindungsstörungen. Formalgedanklich seien Grübelneigung und Einengung auf Schmerzsymptomatik sowie Insuffizienzerleben und belastende psychosoziale Situationen geschildert worden.

Psychiatrisches Gutachten der Frau Dr. Muster, Ärztin für Neurologie, Psychiatrie und Psychotherapie, vom 15.01.2016:

Auf ein Referat der Aktenlage soll aus Redundanzgründen verzichtet werden.

	Wichtiger Hinweis und relevant für das Vorgehen: Vermeidung von Redundanz!

Herr Mustermann habe zur Anamnese angegeben, seelische Probleme zu haben. Er sei immer wieder depressiv. Er leide unter seiner Arbeitslosigkeit. Die Entlassung sei wegen längerer Krankschreibung ohne Vorwarnung erfolgt. In ärztlicher Behandlung sei er seit zehn Jahren. Die Behandlung habe ihm geholfen. Er habe immer wieder Suizidgedanken, aber nie einen Suizidversuch unternommen. Auch habe ihm die Rehabehandlung geholfen. Sein Hobby sei sein Aquarium. Dieses werde nun, da er Zeit habe, intensiver gepflegt. Er versuche weiterhin den starken Mann zu spielen, fühle sich jedoch wie ein 80-Jähriger. Alkohol trinke er wenig und nur bei Feierlichkeiten, er sei Nichtraucher. Der Tagesablauf sei geprägt vom Fischfüttern, Mittagessen, Einkaufen, Kaffeetrinken, Abendessen, Fernsehen. Er habe auch Konzentrationsschwierigkeiten.

Tagesablauf stets bei solchen Fragestellungen relevant

Im Deutschen Schmerzfragebogen habe er über Schmerzen in der linken Schulter, im LWS-Bereich, beiden Knien und im Bereich des linken Sprunggelenks geklagt. Es handle sich um Schmerzattacken, auch dazwischen seien Schmerzen vorhanden.

Diese würden mehrfach täglich auftreten. Er nehme abends Schmerzmittel.

Die Medikation habe in psychiatrischer Hinsicht bestanden aus Duloxetin 60 mg, Pregabalin 150 mg, Agomelatin ohne Mengenangabe.

Er fahre nicht Auto und sei mit einer Begleitperson zur Untersuchung gekommen.

In psychopathologischer Hinsicht sei das Denken nicht eingeengt gewesen. Er habe über Selbstwertprobleme berichtet. Hierbei seien zeitweilig lebensmüde Gedanken aufgetreten. Hinweise auf konkrete Suizidalität hätten nicht vorgelegen. Die affektive Schwingung und der Antrieb seien ausreichend, Anpassungs- und Umstellungsvermögen seien normal gewesen und das Konzentrationsvermögen ebenfalls normal gewesen. Er habe anamnestisch über Konzentrationsdefizite berichtet. Er pflege Hobbys und gehe in den Urlaub. Psychotisches Erleben habe nicht vorgelegen.

Im Strukturierten Fragebogen Simulierter Symptome habe er mit 36 Punkten einen sehr auffälligen Wert erreicht.

Der Fragebogen SFSS ist gerade bei solchen Fragestellungen hochrelevant, ▶ Kap. 7

In der Depressionstestung mittels ZUMG-Skala habe er einen Wert erreicht, der einer mäßigen Depression entspreche.

Im DemTect habe er fünf Punkte erzielt, im MMST 26 Punkte, der Uhrentest sei normal gewesen.

Im Zahlenverbindungstest sei eine massive Verlangsamung dargelegt worden, die nicht dem sonstigen Verhalten und den Kompetenzen entspreche.

Insgesamt sei das Ergebnis als Tendenzverhalten zu werten.

In diagnostischer Hinsicht bestehe ein depressives Syndrom (ICD-10: F32.9).

> Ebenfalls wichtiger Test zur Erfassung von Aggravation

> ICD-10 Ziffer -9 oftmals von Hausärzten kodiert, möglichst keine Verwendung in Gutachten weil unzureichend definiert

Zur Beurteilung wird ausgeführt, dass als funktionelle Einschränkungen festzustellen seien: Stimmungsschwankungen mit Neigung zum depressiven Pol, als leicht einzustufen, keine schwere Depressivität feststellbar. Es habe ein Selbstwertproblem bei Arbeitslosigkeit bestanden. Glaubhaft habe er zeitweilig Grübelneigung, Gedankenkreisen, funktionell nicht einschränkend, beschrieben. Kognitive Defizite seien nicht verifizierbar. Eine manifeste kognitive Störung sei nicht anzunehmen. Psychometrisch hätten sich Hinweise auf Inkonsistenz/Tendenzverhalten gefunden. Die Kriterien einer anhaltenden depressiven Episode seien nicht erfüllt. Es bestehe ein fluktuierendes depressives Syndrom bei psychosozialen Belastungsfaktoren. Mittelschwere Tätigkeiten auf dem ersten Arbeitsmarkt ohne Stress und Druck und Nachtarbeit seien zumutbar. Leistungen zur Teilhabe seien nicht indiziert. Die niedrigfrequente psychiatrische Behandlung, überwiegend medikamentös, sei ausreichend.

Fachfremde Befunde

> Wichtiger Hinweis gerade im Hinblick auf Angreifbarkeit eines Gutachtens (z. B. Vorwurf der fehlenden Berücksichtigung bestimmter Befunde)

Auf eine zusammenfassende Darstellung fachfremder Befunde hinsichtlich sonstiger Aktenbestandteile wurde verzichtet, da diese durch mich als Facharzt für Psychiatrie ohnehin nicht suffizient interpretiert werden können.

B   Eigene Angaben

Zu Beginn der Untersuchung wurde Herr Mustermann über den Gutachtenauftrag (Auftraggeber und Fragestellung) sowie über die Stellung und Aufgabe eines psychiatrischen Sachverständigen informiert.

> Obligate Aufklärung zu Beginn der Untersuchung

Er wurde besonders davon in Kenntnis gesetzt, dass der Gutachter dem Auftraggeber gegenüber nicht der ärztlichen Schweigepflicht, sondern der Auskunftspflicht unterliegt, und ihm daher gegenüber dem Gutachter ein Aussageverweigerungsrecht zusteht und dass seine Angaben auf freiwilliger Basis erfolgen.

Herr Mustermann erklärte, dass er die Informationen verstanden habe und dass er mit der Begutachtung in dieser Form einverstanden sei. Die Beiziehung eines Dolmetschers war nicht nötig, da Herr Mustermann gut Deutsch spricht.

2.2 Beispielgutachten aus dem Sozialrecht

Beschwerdevortrag

Herrn Mustermann wurde Gelegenheit gegeben, die bei ihm bestehenden Beschwerden zu schildern. Diesbezüglich gab er an, dass er sich überhaupt nicht mehr konzentrieren könne. Beispielsweise könne er auch Laptops, was früher sein Hobby gewesen sei, nicht mehr reparieren. Dies klappe nur noch ganz selten, beispielsweise wenn er dringend etwas am PC seiner Tochter reparieren müsse. Ferner habe er beim längeren Stehen Rückenschmerzen, als ob er Steine geschleppt hätte. Zudem nehme er ein Pochen beim Laufen in den Beinen wahr, ebenso habe er dieses Pochen in den Händen bei sich festgestellt.

> Gerade zu Beginn bieten sich sehr offene Fragen an.

Mit den Nerven sei er fertig, so Herr Mustermann. Er sei lustlos und verspüre einen Antriebsmangel. Seine Stimmung sei schlecht. Alles hänge ihm zum Kragen heraus. Er leide an Schlafstörungen und habe am linken Ohr ein Pfeifen und Sausen bemerkt. Zudem beschrieb er Pseudohalluzinationen. Er vernehme diesbezüglich die Stimme seiner Mutter am rechten Ohr, die ihm positive Dinge sage. Zudem bestünden Pseudohalluzinationen in Bezug auf Nachbarn. Er gehe davon aus, dass diese negative Dinge über ihn flüstern würden, wisse jedoch, dass dies nicht real sei. Zudem habe er ständig Suizidgedanken. Wenn er sich aufrege, sehe er rot. Er habe »die Schnauze voll von der ganzen Scheiße«, er wolle endlich eine Entscheidung.

Weitere Symptome schilderte er nicht.

Auf Nachfrage bezüglich der immer wieder in der Aktenlage benannten Grübelneigung: Ja, er komme gar nicht mehr raus aus dem Grübeln.

> Durch diese simplifizierte Art der Befragung vermeidet man Suggestivfragen und Suggestivantworten

Auf die Frage, warum er sich, nachdem ihm bei der Firma gekündigt worden sei, nicht mehr neu beworben habe: Er sei dazu aufgrund seiner Konzentrationsstörungen nicht in der Lage gewesen.

Psychiatrische Vorgeschichte

Herr Mustermann gab an, sich in »psychosomatischer Behandlung befunden« zu haben, die genauen Zeiten wisse er nicht mehr. Bereits vor dieser Maßnahme sei er wegen eines Bänderrisses in einer Rehabilitationsbehandlung gewesen. In ambulanter Behandlung habe er sich zunächst bei dem Vorgänger von Frau Dr. Mayer befunden, nach der Praxisübernahme durch Frau Dr. Mayer sei er bei dieser in Behandlung.

Auf die Frage, ob er noch zur Psychotherapeutin Frau Müller-Huber gehe: Ja, er habe dort alle drei Wochen einen Termin. Mit ihr habe er sich auch gestritten. Es gehe trotz der Behandlung durch Frau Müller-Huber mit ihm nicht voran.

Vor ca. einem Jahr habe er einen Suizidversuch unternommen. Er habe Lorazepam und zwölf Antidepressiva-Tabletten eingenommen, da es ihm ganz schlecht gegangen sei. Er sei auf jemanden wütend gewesen, dies habe ihn zu dem Suizidversuch gebracht. Er habe von den Tabletten jedoch nur geschlafen, weitere Folgen seien nicht erwachsen.

Vegetative und somatische Anamnese

Zur vegetativen Anamnese war zu erfahren, dass Herr Mustermann an Ein- und Durchschlafstörungen leide. Offenbar ist sein Appetit gesteigert, da Herr Mustermann adipös nach dem äußeren Eindruck war. Probleme beim Wasserlassen wurden nicht beschrieben, allerdings bestehe eine Verstopfungsneigung. Der Blutdruck sei normal.

Zur Familienanamnese berichtete er, dass seine Mutter an Schizophrenie und Alzheimer gelitten habe. In somatischer Hinsicht sei die Familienanamnese unauffällig.

Zur Eigenanamnese war zu erfahren, dass bei ihm Herzrhythmusstörungen, Asthma und ein arterieller Hypertonus vorliegen würden.

Die Medikation bestehe aus einer Tablette Zopiclon, 120 mg Duloxetin, 300 mg Pregabalin sowie aus internistischer Begleitmedikation.

Biografische Anamnese

[...]

Alltägliches Funktionsniveau und soziale Anamnese

> Hochrelevante Befragungen im Fragenkontext!

Hinsichtlich seiner finanziellen Situation war zu erfahren, dass er Hartz IV in Höhe von 480 Euro monatlich beziehe. Schulden habe er nicht. Er verfüge jedoch über Vermögen in Form von Immobilien im Ausland. Die Miete, die aus diesen Immobilien erzielt werde, gebe er an seine Schwester ab, da dieser durch die Pflege der Mutter in der Vergangenheit eine finanzielle Belastung erwachsen sei.

> Tagesablauf dezidiert erfragen mit auch allen (scheinbaren) Bagatellen

Zu einem typischen Tagesablauf berichtete Herr Mustermann, gegen 8:00 Uhr aufzustehen. Anschließend führe er Körperpflege und Frühstück durch und verbringe den Vormittag damit, fernzusehen oder Radio zu hören. Seine Frau bereite dann das Mittagessen zu. Anschließend widme er sich seiner Ziergarnelenzucht. Er verfüge über zwei Osmosebecken, in denen er Ziergarnelen in schönen Farben züchte. Auch gebe es dort Wasserpflanzen, um die er sich kümmern müsse. Ansonsten sehe er fern oder gehe spazieren. Aufgrund des schönen Wetters sei er beispielsweise am Vortag mit seiner Ehefrau drei bis vier Stunden lang spaziert, in dessen Verlauf man gemeinsam am Marktplatz Cappuccino getrunken habe. Er interessiere sich zudem für Software und schaue diesbezüglich viel im Internet nach. Laptops reparieren könne er aufgrund von Konzentrationsproblemen nicht. Zum Malen, was er früher getan habe, fehle ihm die Lust. Drei bis vier Stunden pro Tag verbringe er jedoch mit seiner Garnelenzucht. Zu Bett gehe er gegen 3:00 oder 4:00 Uhr morgens, Schlaftabletten würden ihm in Bezug auf seine Schlafproblematik nicht helfen.

> Hochrelevant zur Zeichnung des psychosozialen Funktionsniveaus

Zu seiner psychosozialen Einbettung war zu erfahren, dass er tägliche Kontakte zu seiner Ehefrau habe. Man habe auch noch sexuelle Kontakte.

Zudem habe er zu seinem Sohn täglichen Kontakt, die Tochter komme alle zwei Tage zu Besuch. Er verfüge ferner über drei bis vier Freunde, darunter sei ein sehr enger Freund. Er habe zwei Mal pro Woche telefonischen Kontakt zu seinen Freunden. Weitere Kontakte seien aufgrund der Corona-Pandemie derzeit kaum möglich. Jeden Abend führe er jedoch mindestens eine halbe Stunde Telefongespräche mit Verwandten.

Vom Arbeitsamt würden ihm drei Wochen Urlaub pro Jahr zugestanden, die er vor der Corona-Pandemie stets in Griechenland verbracht habe.

Bei der Haushaltsführung gebe es keine Probleme. Er helfe seiner Ehefrau hierbei beim Staubsaugen und dem Einräumen der Spülmaschine. Der Haushalt gehe ihm jedoch nur schwer von der Hand. Den Rest übernehme daher seine Ehefrau.

Auf Frage: Er habe zwar einen Garten, gehe jedoch nicht gerne hinaus, da er glaube, seine Nachbarn könnten schlecht über ihn denken, z. B. dass er vom Geld seiner Ehefrau lebe.

Autofahren könne er »kürzere Strecken«.

Auf Nachfrage: Den Weg zur Psychiaterin Frau Dr. Mayer lege er mit dem Pkw zurück.

Substanzanamnese

Als Jugendlicher habe er Zigaretten geraucht.

Alkohol habe er »nie viel« getrunken, sondern nur bei Familienfesten. Zuletzt habe er Alkohol vor einem Jahr konsumiert.

Drogen habe er nie genommen.

[...]

C   Befunde

Körperlicher Untersuchungsbefund   Körperliche
                                                                      Untersuchung

Die körperliche Untersuchung ergab einen guten und gepflegten Allgemeinzustand und einen leicht übergewichtigen Ernährungszustand (BMI = 27,74 kg/m^2). 84,5 kg; 174 cm; Herzfrequenz 72/min; Blutdruck 125/90 mmHg.

Cor: keine pathologischen Herzgeräusche; Pulmo: beidseits vesikuläres Atemgeräusch.

In der neurologischen Untersuchung zeigte sich ein unauffälliger Hirnnervenstatus. Die Kraftprüfungen ergaben allseits Kraftgrade von 5/5.

Die Reflexe waren an den Armen (BSR, TSR, RPR) lebhaft seitengleich, der Patellarsehnenreflex seitengleich mittellebhaft und der Achillessehnenreflex beidseits nicht auslösbar.

Die Gangproben waren unauffällig. Der Romberg-Test war negativ. Schwindel wurde verneint. Es traten deutliche Unsicherheiten beim Einbeinstand li > re auf.

Die Sensibilitätsprüfungen ergaben ansonsten einen unauffälligen Befund, das Vibrationsempfinden war an oberer und unterer Extremität beidseits mit 5/8 abgeschwächt.

Die Prüfung der Koordination und Feinmotorik ergab eine Dysdiadochokinese li > re und eine Hypermetrie im Finger-Nase-Versuch.

Psychischer Befund

> Psychischer Befund

Herr Mustermann war bei der Untersuchung wach, bewusstseinsklar und zu allen Qualitäten orientiert. Die Auffassung war ungestört, ebenso Merkfähigkeit und Gedächtnis. Er berichtete über subjektive Konzentrationsstörungen, die sich jedoch im klinischen Untersuchungsgespräch nicht verifizieren ließen. Bei der Testbearbeitung am 04.02.2022 schilderte er Konzentrationsstörungen und benötigte zur Bearbeitung vergleichsweise lange. Formalgedanklich war er geordnet. Anhalt für Befürchtungen und Zwänge, Wahn, Ich-Störungen lagen nicht vor. Herr Mustermann berichtete akustische Pseudohalluzinationen. Er gab diesbezüglich an, die Stimme seiner Mutter, die ihm gut zurede, ausschließlich an seinem rechten Ohr zu vernehmen. Zudem habe er die Nachbarn tuscheln hören, wenn er im Garten gewesen sei. Herrn Mustermann war der Fehlwahrnehmungscharakter der beschriebenen Halluzinationen jeweils bekannt, sodass es sich nicht um echte, sondern lediglich um sogenannte Pseudohalluzinationen handelt, die in der Allgemeinbevölkerung regelmäßig ohne Krankheitswert auftreten. Im Affekt wirkte er euthym. Auf Nachfrage gab er demgegenüber an, dass es ihm schlecht gehe, da er erneut zur Begutachtung müsse.

Der Antrieb war anamnestisch reduziert, die Psychomotorik im Untersuchungsgespräch ruhig. Zirkadiane Besonderheiten wurden von Herrn Mustermann im Sinne einer abendlichen (!) Verschlechterung beschrieben. Ferner leide er »ständig« an Suizidgedanken. Von Suizidhandlungen distanzierte er sich jedoch glaubhaft.

Hieraus wird ersichtlich, wie wichtig eine gute Kenntnis der Akte bereits vor der Exploration ist. Ein Studium der Akte erst nach der persönlichen Untersuchung verbietet sich.

Aufgrund des Berichts in der Aktenlage wurde Herr Mustermann zu dem Erdbeben, das er erlebt haben will, mit Blick auf eine etwaige Posttraumatische Belastungsstörung exploriert.

Hierbei stellte Herr Mustermann in Abweichung von dem vorliegenden Bericht klar, dass er das Erdbeben nicht persönlich miterlebt habe. Vielmehr sei er bereits am Vortag des Erdbebens nach Deutschland abgereist. Insoweit kann eine Posttraumatische Belastungsstörung nach den nosologischen Kriterien der ICD-10 diesbezüglich nicht vorliegen, sodass sich weitere Nachfragen erübrigten.

D Zusätzliche Untersuchungsbefunde

Laborchemische Untersuchung

Blutspiegelbestimmungen können sehr wertvolle Informationen über z. B. tatsächlichen Leidensdruck vs. Begehrenshaltung liefern.

Bei Herrn Mustermann wurde eine Blutprobe entnommen, um die Wirkstoffspiegelkonzentration von Duloxetin und Pregabalin zu bestimmen. Diese lagen bezüglich Duloxetin bei 90,5 µg/l (Referenzbereich: 30,0–120,0) und bezüglich Pregabalin bei 2,91 mg/l (Referenzbereich: 2,00–5,00).

2.2 Beispielgutachten aus dem Sozialrecht

Strukturierter Fragebogen Simulierter Symptome (SFSS)

Zur Beurteilung einer etwaigen Antwortverzerrung in die Richtung von Simulation/Aggravation kam der *Strukturierte Fragebogen Simulierter Symptome* zum Einsatz. Bei dem SFSS handelt es sich um einen Selbstbeurteilungsfragebogen mit 75 Items, die klinisch häufig vorgetäuschte Störungen erfassen, wie etwa niedrige Intelligenz, affektive Störungen, neurologische Beeinträchtigungen, Psychosen oder mnestische Störungen. Der SFSS wird als Screeningverfahren zur Aufdeckung von Simulation empfohlen (CIMA et al. 2003). Ab einem Cut-Off-Wert von 16 wird von einer Aggravation oder Simulation ausgegangen.

Insgesamt erzielte Herr Mustermann hierbei 33 Punkte und lag somit weit oberhalb des Cut-Offs, sodass bei ihm von einer erheblichen Neigung zur Aggravation respektive Simulation ausgegangen werden muss. Die höchsten Werte erzielte er diesbezüglich im Bereich neurologischer Defizite, gefolgt von affektiven Störungen, mnestischen Defiziten und psychotischen Symptomen.

> Wie bereits oben erwähnt: Hochrelevanter Fragebogen bei solchen Fragestellungen; ▶ Kap. 7

Minnesota Multiphasic Personality Inventory-2 (MMPI-2)

Bei Herrn Mustermann wurde das MMPI-2 zur Persönlichkeitsdiagnostik durchgeführt.

Der Minnesota Multiphasic Personality Inventory (Engel 2000 bzw. Kupfer und Brähler 2002), der zur Erfassung der Persönlichkeitsstruktur dient, besteht aus 567 kurzen Feststellungen, die mit »Trifft zu« oder »Trifft nicht zu« beantwortet werden. Bei der computergestützten Auswertung werden die Antworten für einzelne Bereiche oder »Skalen« zusammengezählt und die Antwortsummen sodann mit den Werten einer Bezugspopulation verglichen.

Insgesamt werden in dem Test neben verschiedenen klinischen Skalen auch Validitätsskalen gebildet, die einer Einschätzung der Gültigkeit des jeweiligen Testprofils dienen. Hierbei werden inhaltsunabhängiges Antworten und Darstellungstendenzen bei der Beantwortung des Fragebogens detektiert.

> Relevant, vgl. dazu immer wieder erwähnte Persönlichkeitsproblematik

Die Gültigkeitskennwerte im Testprofil wiesen darauf hin, dass das erzielte Ergebnis bei Herrn Mustermann sehr vorsichtig bewertet werden muss. Eine Standardinterpretation der Daten würde eine Beschreibung liefern, die die gegenwärtige Verfassung Herrn Mustermann nicht widerspiegelt. Möglicherweise ist Herr Mustermann durch die Testvorgabe überfordert gewesen. Denkbar ist, dass er bewusst übertrieb oder simulierte, um irgendein Ziel zu erreichen.

E Zusammenfassung und Beurteilung

Zur Beurteilung steht die Frage nach Gesundheitsstörungen auf psychiatrischem Fachgebiet und möglichen Auswirkungen auf die Einsatzfähigkeit im

> Kurzes Wiederholen der Fragestellung mit kurzer Zeichnung der Sozialsituation

Erwerbsleben bei dem 59-jährigen, verheirateten, gelernten Schweißer Herrn Mustermann, wobei sich die Einschätzung auf die vorliegende Aktenlage und die Untersuchungen vom 02.02. und 04.02.2022 stützt.

Mit Blick auf Antwortverzerrungen habe ich bei Herrn Mustermann zur Erfassung einer etwaigen tendenziösen Antworthaltung den *Strukturierten Fragebogen Simulierter Symptome* durchgeführt. Hierbei ergab sich ein sehr auffälliges Testergebnis, welches für eine Aggravationsneigung respektive Simulationstendenz spricht, so insbesondere in den Bereichen neurologischer Auffälligkeiten, affektiver Störungen (also Störungen, die das Stimmungsniveau betreffen wie z. B. Depressionen), mnestischer (die Merkfähigkeit betreffend) Beeinträchtigungen und psychotischer Symptome. Diese Aggravationstendenz/Simulationsneigung bestätigte sich in der Konfiguration der Validitätsskalen im ebenfalls durchgeführten Persönlichkeitstest *MMPI-2* (siehe unten). Letztlich ergab sich in diesem Verfahren aufgrund der tendenziösen Bearbeitungstendenz sogar eine fehlende Interpretierbarkeit der Ergebnisse. Sehr wahrscheinlich hatte Herr Mustermann bei der Bearbeitung bewusst übertrieben oder simuliert, um ein Ziel zu erreichen.

> Fachbegriffe laienverständlich erklären

Auch im Explorationsgespräch fanden sich gewisse Inkonsistenzen respektive unplausible Symptombeschreibungen. So fiel beispielsweise auf, dass Herr Mustermann sich durch die von ihm geltend gemachten Beschwerden insbesondere bei der Erwerbsfähigkeit beeinträchtigt sieht, demgegenüber umfangreiche Freizeittätigkeiten und Hobbys betreibt. Andernorts beschrieb er beispielsweise eine abendliche Verschlechterung seiner Stimmungslage, wohingegen bei depressiven Störungen typischerweise ein sogenanntes Morgentief auftritt. Die von ihm beklagten Pseudohalluzinationen (Wahrnehmungsstörungen, bei denen der Betreffende weiß, dass diese nicht real sein können), die nur auf einem Ohr auftreten sollen, müssen aus forensisch-psychiatrischer Sicht ebenfalls als höchst untypisch bezeichnet werden. In der Zusammenschau der Befunde ergibt sich bei Herrn Mustermann somit eine erhebliche Aggravationstendenz respektive Simulationsneigung, die bei der Beantwortung der Gutachtenfragestellung entsprechend zu berücksichtigen ist.

> Sehr plastischer Kontrast im vorliegenden Fall, der unbedingt herausgearbeitet werden muss und hochrelevant ist.

Hinsichtlich seiner Intelligenz wurde angesichts der von Herrn Mustermann geschilderten biografischen Eckdaten mit Besuch der Regelschule trotz anfangs fehlender Deutschkenntnisse und der jahrzehntelangen Erwerbstätigkeit auf dem ersten Arbeitsmarkt auf die Durchführung einer standardisierten Intelligenztestung verzichtet.

Herrn Mustermanns biografische Entwicklung blieb ohne Hinweise auf ein Syndrom der gestörten Intelligenz. Defizite der adaptiven Fähigkeit zeichneten sich ebenso wenig ab. Auch klinisch-psychopathologisch bestanden keine typischen Auffälligkeiten im Bereich der Auffassung, der Konzentration oder der Abstraktionsfähigkeit. Zusammenfassend können aus forensisch-psychiatrischer Perspektive keine Anhaltspunkte gefunden werden, die an einer normalen intellektuellen Begabung bei Herrn Mustermann zweifeln ließen.

> Zusammenfassung und Beurteilung nicht bloße Wiederholung, sondern zentrierte Wertung

Hinsichtlich seiner Primärpersönlichkeit hatte ich zur standardisierten Erfassung von Persönlichkeitsmerkmalen eine Testung mittels *Minnesota*

Multiphasic Personality Inventory-2 durchgeführt. Aufgrund der überaus langsamen Testbearbeitung durch Herrn Mustermann war ein zweiter Termin nötig, bei dem er den Antwortbogen schließlich vollständig bearbeitete. Allerdings war, wie bereits weiter oben erwähnt, eine Interpretation der Daten bei ihm unmöglich, da einerseits die Validitätskennzahlen (Seltenheits-/Lügenskala) höchst auffällig konfiguriert waren, andererseits die Ergebnisse in der Zusammenschau von einer tendenziösen Antworthaltung beeinflusst waren.

Klinisch-psychopathologisch ergab sich bei Herrn Mustermann eine erhöhte Kränkbarkeit. Diesbezüglich zeigte er sich, als er über die aus seiner Sicht offenbar ungerechtfertigte Kündigung nach längerer Krankschreibung trotz langjähriger Betriebszugehörigkeit bei der Firma sprach, emotional angegriffen. In diese Richtung weist auch der Umstand, dass nach der Kündigung seine ganze Motivation hinüber gewesen sei und er keine Lust mehr gehabt habe, sich erneut zu bewerben.

Die Verantwortung für seine Situation attribuiert Herr Mustermann im Wesentlichen nach Außen, wobei er eine weitgehend passive Haltung gepaart mit erhöhtem Anspruchsdenken einnimmt. So suchte er offenbar die Verantwortung für die fehlende Befundbesserung in erster Linie bei seiner ambulanten Psychotherapeutin, mit der es wohl zu einem Streitgespräch deswegen kam. Auch findet Herr Mustermann anscheinend nichts dabei, trotz Mieteinnahmen im Ausland hierzulande von Sozialleistungen (Hartz IV) zu leben, was sein Anspruchsdenken unterstreicht.

In der Begutachtung durch Professor Schneider ist die Rede von Persönlichkeitszügen, die zu unangepassten Verhaltensmustern in unterschiedlichen Situationen führen würden. Diese Einschätzung trifft auch aus meiner Perspektive die Problematik im Hinblick auf die Persönlichkeitszüge Herrn Mustermanns, sodass aus forensisch-psychiatrischer Perspektive in erster Linie von paranoiden Merkmalen auszugehen ist. Diesbezüglich besteht bei Herrn Mustermann eine Empfindlichkeit gegenüber Zurücksetzung und bei Rückschlägen, ferner eine Neigung zum ständigen Groll und eine Tendenz, Erlebtes zu verdrehen und neutrale Handlungen als feindlich und verächtlich misszudeuten. Diese Aspekte werden häufig als persönliche Verletzungen erlebt, worauf die Betroffenen dann expansiv oder mit langanhaltenden Feindseligkeiten reagieren. Menschen mit einer paranoiden Persönlichkeit sind oftmals besonders kränkbar, emotional rigide, beharrlich und streitbar, wofür auch die längerfristige juristische Auseinandersetzung Herrn Mustermanns mit Blick auf die Erwerbsfähigkeit bzw. Abfindung in der Vergangenheit spricht. Typische Denkschema können sein: »andere versuchen, mich zu manipulieren und ausnutzen« oder »andere Menschen wollen mich erniedrigen und verärgern«.

Aus forensisch-psychiatrischer Perspektive ist jedoch die Schwelle zur manifesten Persönlichkeitsstörung im Sinne der ICD-10 bei Herrn Mustermann in Abweichung von der Einschätzung zahlreicher Vorgutachter respektive Behandler nicht überschritten.

In den nosologischen Kriterien der ICD-10 (Dilling et al. 2008) wird für die Vergabe der Diagnose einer Persönlichkeitsstörung klargestellt, dass

Diagnosen unter Berücksichtigung der Vorunterlagen darstellen und diskutieren. Darstellung gemäß der gängigen Diagnosemanuale ICD-10/-11 oder DSM-5 neben den genannten spezifischen Merkmalen (im vorliegenden Fall vorwiegend paranoid) auch Allgemeinkriterien im Sinne tiefverwurzelter und anhaltender Verhaltensmuster vorliegen müssen, welche sich in starren Reaktionen in unterschiedlichen persönlichen und sozialen Lebenslagen zeigen. Zudem müssen deutliche Abweichungen im Denken, Fühlen und in den Beziehungen zu anderen bestehen. Diese Verhaltensmuster müssen stabil sein, sich auf vielfältige Bereiche von Verhalten und psychischen Funktionen beziehen. In der Regel resultieren auch ein persönliches Leiden und eine gestörte soziale Funktions- und Leistungsfähigkeit.

Diesbezüglich zeigen sich bei Herrn Mustermann aus meiner Sicht jedoch zahlreiche Umstände, die gegen eine manifeste Persönlichkeitsstörung sprechen. Insbesondere leidet Herr Mustermann offenbar nicht unter seiner akzentuierten Persönlichkeit, sondern erlebt diese als ich-synton und somit als zu sich gehörig.

> Simples Negieren bei Abweichungen von früheren Diagnosen nicht ausreichend, stattdessen argumentative Nachvollziehbarkeit

Auch ist sein Funktionsniveau offenbar weitestgehend ungestört. Mit Blick auf die berufliche Funktion konnte er zum Teil jahrzehntelang Arbeitstätigkeiten bei ein und demselben Arbeitgeber ausführen, was ganz erheblich gegen eine Starrheit und fehlende Modulierbarkeit der Verhaltensweisen spricht. Auch führt er nach seinen Angaben seit langen Jahren eine konfliktarme Ehe, konnte auch eine Familie gründen und sich sozial sehr gut einbinden. In diesem Zusammenhang berichtete er über drei bis vier enge Freundschaften, die er pflege und mit denen er zweimal pro Woche telefonisch den Kontakt halte, tägliche Telefonate mit Verwandten, Besuche von Kindern im zweitägigen Rhythmus und täglichen Kontakt zur Ehefrau mit auch noch gelebter Sexualität. Belege für eine Störung der Alltagsfunktion sind angesichts seiner Fähigkeit, teilweise vierstündige Spaziergänge zu unternehmen, pro Tag drei bis vier Stunden mit der Pflege der Osmosebecken seiner Garnelenzucht zuzubringen etc. bei Anlage objektiver Maßkategorien nicht ersichtlich. In der Zusammenschau ist aus meiner Sicht somit von einer gewissen paranoiden Persönlichkeitsakzentuierung bei Herrn Mustermann auszugehen, die jedoch den Schweregrad einer Persönlichkeitsstörung nach den nosologischen Kriterien der ICD-10 nicht erreicht. Bei einer solchen Persönlichkeitsstörung wären die von Herrn Mustermann erreichten Errungenschaften im Hinblick auf psychosoziale Funktion und Arbeitstätigkeit (zumindest in der Vergangenheit) nicht vorstellbar.

Immer wieder ist mit Blick auf weitere Diagnosen und Differenzialdiagnosen bei Herrn Mustermann in der Aktenlage von einer rezidivierenden Stimmungserkrankung die Rede, wobei die Einschätzung diesbezüglich aus der Retrospektive schwierig ist. Bei der Begutachtung durch Frau Dr. Muster ist von einem depressiven Syndrom die Rede. Hinweise auf eine anhaltende depressive Episode habe es demgegenüber nicht gegeben, wohl aber, genauso wie in der aktuellen Untersuchung, Hinweise auf Inkonsistenz/Tendenzverhalten. Bei der Begutachtung durch Herrn Prof. Schneider wurde die Diagnose einer rezidivierenden depressiven Störung, gegenwärtig leichte Episode, gestellt.

> Eingehen auf alle Vorbefunde!

Die ambulante Behandlerin Frau Dr. Mayer geht in diagnostischer Hinsicht von einer mittelgradigen Episode im Rahmen einer rezidivierenden depressiven Störung aus, ferner von einer generalisierten Angststörung, Zwangsgedanken und Zwangshandlungen, zudem von einer chronischen Schmerzstörung mit somatischen und psychischen Faktoren.

Im Untersuchungsgespräch wurde Herrn Mustermann deshalb Gelegenheit gegeben, seine Beschwerden vorzutragen, um die gegenwärtige Symptomatik zu erfassen und sodann nosologisch einzuordnen. Diesbezüglich berichtete er über Konzentrationsstörungen, Rückenschmerzen, Lustlosigkeit, Antriebsmangel, gedrückte Stimmung, Schlafstörungen, Ohrgeräusche und Pseudohalluzinationen auf dem rechten Ohr (hierunter werden akustische Halluzination verstanden, bei denen den Betroffenen klar ist, dass es sich nicht um reale Sinneswahrnehmungen handelt). Zudem habe er immer Suizidgedanken und leide an einer Grübelneigung.

Klinisch-psychopathologisch wirkte Herr Mustermann demgegenüber euthym (ausgeglichenes Stimmungsniveau) bei erhaltener Schwingungsfähigkeit. Formalgedanklich war er geordnet. Die Konzentration war über den Gang des mehrstündigen Untersuchungsgesprächs stets vollumfänglich gegeben. Hinweise auf Störungen von Merkfähigkeit und Gedächtnis zeigten sich nicht. Der Antrieb war zur Alltagsbewältigung und Pflege umfangreicher (!) Freizeitaktivitäten (bis zu vier Stunden täglich) ausreichend.

Insoweit können die von Herrn Mustermann beklagten Beschwerden gegenwärtig nicht verifiziert werden. In diese Richtung weist auch die bereits weiter oben erwähnte erhebliche Aggravationsneigung/Simulationstendenz u. a. für affektive Symptome. Gerade der Umstand, dass die von Herrn Mustermann beklagten Beschwerden ihn in erster Linie an einer Erwerbstätigkeit hindern, sich jedoch nicht relevant auf seine Freizeitaktivitäten auswirken, spricht gegen das Vorhandensein eines objektivierbaren depressiven Syndroms. Gegenwärtig ist insoweit eine psychopathologisch fassbare depressive Symptomatik bei Herrn Mustermann nicht nachvollziehbar, sodass unter laufender antidepressiver Medikation, die offenbar zuverlässig eingenommen wird (vergleiche Blutspiegelbestimmung der Medikamente), bei ihm gegenwärtig von einer vollständig remittierten rezidivierenden depressiven Störung (ICD-10: F33.4) auszugehen ist.

In differenzialdiagnostischer Hinsicht ist ferner festzuhalten, dass sich im gegenwärtigen psychopathologischen Befund Hinweise auf eine Zwangserkrankung nicht fanden, ebenso wenig wurden von Herrn Mustermann Ängste geschildert. Die durch die ambulante Behandlerin aufgeworfenen Differenzialdiagnosen einer Zwangsstörung respektive einer generalisierten Angststörung sind zudem bei den bisherigen Begutachtungen des Herrn Mustermann nicht festgestellt worden. Sie bleiben mangels gegenwärtig fassbarer psychopathologischer Beeinträchtigungen für die Beantwortung der Gutachtenfragestellung ohne Relevanz.

Eingehen auf die Diagnosen, die andere gestellt haben, und erklären, warum sie eben nicht vorliegen.

Denkbar wären in Bezug auf die Diagnose einer generalisierten Angststörung abrechnungstaktische Überlegungen, um die Medikation des Herrn Mustermann (Pregabalin) zu Lasten der Krankenkasse verordnen zu können, da diese Substanz, für deren Verordnung es aus gutachterlicher Perspektive keine überzeugende Indikation gibt, über eine Zulassung bei der generali-

Dies ist ein sehr relevanter Hinweis, der vielen, gerade in Kliniken arbeitenden Ärzten so nicht bekannt ist.

sierten Angststörung verfügt. Objektivierbare Hinweise auf eine chronische Schmerzstörung ergaben sich aus forensisch-psychiatrischer Sicht bei Herrn Mustermann nicht. Dieser beklagte zwar unspezifische Kreuzschmerzen, als ob er Steine geschleppt habe, war andererseits dazu in der Lage, am Vortag der Untersuchung nach eigenem Bekunden eine vierstündige Wanderung von seinem Wohnort aus zu unternehmen (laut Google Maps mindestens 6,6 km Gehstrecke). Auch scheinen ihn die geklagten Rückenschmerzen bei der Pflege seiner Garnelenaquarien nicht wesentlich zu behindern, sodass auch diese Differenzialdiagnose letztlich zu verwerfen ist.

Nachdem Herr Mustermann gegenüber seinen Behandlern immer wieder von einem Erdbeben, das er in seinem Heimatort miterlebt haben will, berichtet hatte, wurde diesbezüglich dezidiert nachgefragt. Hierbei räumte Herr Mustermann ein, dass er ein Erdbeben nicht miterlebt habe. Vielmehr sei er bereits am Vortag nach Deutschland abgereist. Insoweit erübrigt sich die Differenzialdiagnose einer Posttraumatischen Belastungsstörung mangels geeigneten Traumas (Dilling et al. 2008).

Sorgfältige Auseinandersetzung mit allen psychopathologischen und biografischen Aspekten

Bezüglich der von Herrn Mustermann beschriebenen Pseudohalluzinationen, die zumal nur auf dem rechten Ohr auftreten sollen, ist zu sagen, dass sich bei ihm keinerlei Hinweise für das Vorliegen einer psychotischen Störung ergaben. Halluzinationen treten bei Gesunden durchaus häufig auf (Häufigkeiten von bis zu 10,8 % für den Beobachtungszeitraum eines Jahres). Das Vorhandensein gelegentlicher Halluzinationen bzw. Pseudohalluzinationen ist somit nicht per se als krankhaft zu begreifen.

Anhaltspunkte für das Vorliegen einer organischen psychischen Störung ergaben sich nicht, ebenso wenig für eine Suchterkrankung oder sonstige psychiatrische Störungsbilder.

Hinsichtlich der subjektiven Beschwerdeschilderung/-wahrnehmung bei Herrn Mustermann ist nochmals abschließend zu sagen, dass er in der Untersuchungssituation eine erhebliche Beeinträchtigung präsentierte, die nicht in Einklang mit der Aktenlage und objektiv fassbaren Anknüpfungspunkten gebracht werden kann. So erreichte Herr Mustermann im Freizeitbereich ein Funktionsniveau, das täglich eine Beschäftigung von drei bis vier Stunden mit der Pflege seiner Garnelenzucht ermöglicht. Ferner schilderte er selbst ausgedehnte Spaziergänge mit einer Dauer von bis zu vier Stunden und zurückgelegten Wegstrecken von bis zu 6,5 km. Das von ihm berichtete psychosoziale Funktionsniveau (gute Einbindung in einen Freundeskreis, ausgezeichnete familiäre Funktion einschließlich täglicher Telefonate mit Verwandten, mehrwöchige Urlaube vor Ausbruch der Coronapandemie, Autofahrten zur Behandlerin (mindestens 32 km Strecke laut Google Maps)) ist nicht mit den Beschwerdeschilderungen des Herrn Mustermann in Einklang zu bringen. Hier fallen die beklagten Defizite und das alltägliche Funktionsniveau signifikant auseinander.

Zahlreiche Hinweise auf Simulation/ Aggravation

Als weiteres auffälliges Merkmal gilt zudem die Schilderung unmodulierbarer Beeinträchtigungen, was sich auch gegenwärtig fand (Widder et al. 2007). So gab Herr Mustermann beispielsweise an, »ständig« Suizidgedanken zu haben bzw. an nichts Freude zu empfinden etc. Ferner zeigt sich bei Herrn Mustermann ein nicht unerheblicher subjektiver Krankheitsgewinn. So erfährt er durch die Etikettierung als »krank« im familiären Umfeld Entlastung von unliebsamen Tätigkeiten wie z. B. Haushaltsführung respektive die Legitimation nicht unternommener Bewerbungsgespräche, für die offenbar motivationale Gründe tatsächlich im Vordergrund standen (vergleiche Angabe »keine Lust«).

In der Zusammenschau der Befunde muss unter Berücksichtigung der bei Herrn Mustermann bestehenden Tendenz zur Aggravation/Simulation bei insgesamt fehlenden objektivierbaren Krankheitszeichen davon ausgegangen werden, dass bei ihm aus forensisch-psychiatrischer Perspektive keine Gründe ersichtlich sind, die einer Einsatzfähigkeit im Erwerbsleben entgegenstehen.

Die eingangs formulierten Beweisfragen beantworte ich daher wie folgt:

> Abschließend dezidierte Beantwortung der Fragen

1. In diagnostischer Hinsicht besteht bei Herrn Mustermann eine remittierte rezidivierende Depression (ICD-10: F33.4). Hieraus resultieren jedoch, nachdem die Erkrankung als remittiert zu betrachten ist, keine wesentlichen Gesundheitsstörungen.
2. Die im Rentenverfahren gestellten Diagnosen waren aus forensisch-psychiatrischer Perspektive nur teilweise zutreffend. Insbesondere ergeben sich keine Hinweise auf das Vorliegen einer Persönlichkeitsstörung. Zu neurologischen/internistischen Nebendiagnosen kann durch mich als psychiatrischen Sachverständigen nicht Stellung genommen werden.
3. Aus gutachterlicher Sicht hat eine Persönlichkeitsstörung bei Herrn Mustermann bisher nicht vorgelegen. Insoweit halte ich diese Diagnose für unzutreffend. Aus forensisch-psychiatrischer Perspektive ist lediglich von einer Persönlichkeitsakzentuierung ohne Krankheitswert auszugehen. Die vordiagnostizierte rezidivierende depressive Erkrankung ist gegenwärtig als remittiert zu betrachten. Hier dürfte, nachdem anlässlich der Begutachtung durch Herrn Professor Schneider noch von einer leichten Ausprägung der Depression ausgegangen wurde, in dem dazwischen liegenden Zeitraum bis zum Zeitpunkt der Exploration eine weitere Besserung eingetreten sein, wobei sich diese nicht genauer zeitlich eingrenzen lässt.
4. Leistungseinschränkungen hinsichtlich der Einsatzfähigkeit im Erwerbsleben sind aus psychiatrischer Perspektive bei Herrn Mustermann nicht begründbar.
5. Aus psychiatrischer Sicht ist Herr Mustermann vollschichtig arbeitsfähig.
6. Es bestehen keine Beeinträchtigungen des Leistungsvermögens aus psychiatrischer Sicht.
7. Die Einhaltung der üblichen Arbeitspausen ist ausreichend.
8. Offenbar ist Herr Mustermann nach eigenem Bekunden dazu in der Lage, Wegstrecken bis zu 6,5 km zu Fuß zurückzulegen. Auch zu den beiden Untersuchungsgesprächen kam er ohne Hilfsmittel unter Überwindung einer Treppe ins zweite Obergeschoss und bewegte sich in der Praxis frei fort. Vor diesem Hintergrund dürften bei ihm keine Beeinträchtigungen dabei auftreten, viermal täglich zu Fuß einen Weg von mehr als 500 m in 20 Minuten zurückzulegen. Eine exakte Angabe der

> Grenzen der Begutachtung benennen

von ihm zu Fuß zurücklegbaren Wegstrecke ist aus psychiatrischer Perspektive nicht möglich. Entsprechende Versuche wurden hierzu nicht durchgeführt. Allerdings legen Herrn Mustermann eigene Angaben den Schluss nahe, dass er bis zu 3.250 m einfache Wegstrecke zurücklegen kann.
9. Entfällt.
10. Entfällt.
11. Keine psychische Störung mit Krankheitswert.

Unterschrift des Gutachters

2.2.3 Beispielgutachten 3 aus dem Sozialrecht (gekürzt wiedergegeben)

- Fragestellung(en): Rente wegen teilweiser beziehungsweise voller Erwerbsminderung
  - Diagnose(n) sowie Differenzialdiagnose(n): Rezidivierende depressive Störung (ICD-10: F33), chronisches Erschöpfungssyndroms (chronic fatigue syndrome [CFS]), Anpassungsstörung (ICD-10: F43.2)
- Delikt: entfällt

Überblick in Kürze

Zur besseren Verständlichkeit in aller Kürze: Herr Müller hatte am 22.01.2015 Rente wegen teilweiser beziehungsweise voller Erwerbsminderung gestellt. Diese wurde mit Bescheid vom 20.07.2015 abgelehnt, da eine Arbeitsfähigkeit von mindestens sechs Stunden unter den Bedingungen des allgemeinen Arbeitsmarktes gegeben sei. Gegen diese Ablehnung hatte Herr Müller über seine Rechtsanwältin zunächst wiederholt Widerspruch eingelegt, der aber mehrfach abgewiesen worden war. Hieraufhin reichte Herr Müller über seine Rechtsanwältin Klage am Sozialgericht ein. Im Rahmen des aktuellen Gutachtens waren Fragen zum psychischen und physischen Gesundheitszustand des Probanden gestellt worden mit konkreten Fragen zu Dauer und Intensität seiner verbleibenden Arbeitsmöglichkeiten.

— *Verkürzte Wiedergabe des Gutachtens. An allen Kürzungsstellen erscheinen zur besseren Nachvollziehbarkeit drei Punkte […]* —
[…]

Fragestellung

Herr Müller hatte am 22.01.2015 Rente wegen teilweiser beziehungsweise voller Erwerbsminderung gestellt.

Kurze Darstellung des Sachverhalts im Auftragsschreiben

Bei diesem Gutachten fand sich bereits im Auftragsschreiben eine kurze Darstellung des Sachverhalts. Eine Aufnahme desselben an dieser Stelle erspart somit viel Aktenarbeit.

Diese wurde mit Bescheid vom 20.07.2015 abgelehnt, da die Einschränkungen durch die vorliegenden Erkrankungen nicht zu einem Anspruch auf Erwerbsminderung führen würden, da eine Arbeitsfähigkeit von mindestens sechs Stunden unter den Bedingungen des allgemeinen Arbeitsmarktes gegeben sei.

> Zur Erinnerung: Voll erwerbsgemindert ist ein Versicherter, der wegen Krankheit/Behinderung auf nicht absehbare Zeit nicht in der Lage ist, unter den üblichen Bedingungen des allgemeinen Arbeitsmarktes mindestens drei Stunden täglich erwerbstätig zu sein. Eine teilweise Erwerbsminderung hat als Zeitfenster hingegen drei bis unter sechs Stunden.

Cave: Kenntnis der Fachbegriffe des Sozialrechts!

Gegen die Ablehnung hatte Herr Müller über die Rechtsanwältin Muster mit Schreiben vom 10.09.2015 Antrag auf Überprüfung und Rücknahme gestellt. Dieser Antrag wurde mit Schreiben vom 14.10.2015 zurückgewiesen. Dagegen legte der Proband am 15.10.2015 Widerspruch ein, welcher erneut am 07.01.2016 abgelehnt worden war. Hieraufhin reichte Herr Müller über seine Rechtsanwältin Muster am 01.02.2016 Klage am Sozialgericht Musterberg ein.

Im Rahmen des aktuellen Gutachtens sind zahlreiche Fragen zum psychischen und physischen Gesundheitszustand des Probanden gestellt worden, die am Ende des Gutachtens aufgeführt und beantwortet werden.

> Zur Vermeidung von Redundanzen sollte bei ausgedehnten Fragekatalogen dieser nur einmal und idealerweise im Rahmen der Zusammenfassung und Beurteilung dargestellt werden.

Lange Fragenkataloge nur einmal niederschreiben

[…]

A Aktenlage

[…]

> Auf eine eigene Gliederung der Aktenlage wurde hier bewusst verzichtet, da sich diese kurz und übersichtlich zeigte.

Hier bewusst keine Gliederung

Aus mehreren *Arztberichten von Dr. med. Mayer (niedergelassener Facharzt für Psychiatrie und Psychotherapie) aus dem Jahr 2010* geht hervor, dass Herr Müller seit etwa dem Jahr 2000 unter rezidivierenden depressiven Episoden leide; bei immer wieder stattgefundenen Versuchen, die antidepressive Medikation zu pausieren, sei es zu depressiven Einbrüchen in der Folge gekommen. Auf eine Medikation mit Citalopram (in verschiedenen Dosierungen) habe der Proband stets gut respondiert. 2008 sei es jedoch unter

Arztberichte

diesem zu einer akuten Belastungsreaktion durch Erkrankung der Ehefrau an einer Brustkrebserkrankung gekommen, sodass zusätzlich anxiolytische und sedierende Medikation notwendig geworden sei. Eine ambulante Psychotherapie war Herrn Müller angeraten worden.
[...]

Aus den *Arztberichten von Dr. med. Musterer (niedergelassener Facharzt für Psychiatrie und Psychotherapie)* ist zu ersehen, dass es im Jahre 2015 bei Herrn Müller erneut zu einer akuten Belastungsreaktion aufgrund eines Suizides des Cousins gekommen sei. Eine Behandlung im BKH sei für etwa 3,5 Wochen erfolgt. Die Behandlung mit 40 mg Citalopram und 2x0,5 mg Lorazepam sei um 2x25 mg Nortriptylin ergänzt worden. Das Gutachten desselben vom 04.10.2015 kommt zu dem Schluss, dass aus psychiatrischer Seite eine »Erwerbsunfähigkeit« vorläge, die »sowohl für die letzte Tätigkeit des Probanden als auch für andere Tätigkeiten des allgemeinen Arbeitsarbeitsmarktes« gelte. Die zumutbare Arbeitsleistung betrage nicht mehr als zwei Stunden täglich. Aus Sicht des Gutachters könne auch durch eine Reha-Maßnahme die Arbeitsfähigkeit nicht wiederhergestellt werden.

> Begriff Erwerbsunfähigkeit nicht mehr gebräuchlich, daher in Anführungszeichen

Die *Arztberichte von Herrn Dr. Huber (niedergelassener Facharzt für Neurologie)* spiegeln durchgeführte, regelmäßige Kontrolluntersuchungen bezüglich der beim Probanden bestehenden HMSN I wieder.

> Aktenlage sinnvoll strukturieren

Da es in diesem Fall von allen Ärzten mehrere Arztberichte gab, konnten diese in ihren wesentlichen Aussagen zusammengefasst werden ohne dabei jeden einzelnen Bericht mit Datum darzustellen. Bei Konsistenz der Befunde ist dies sinnvoll und vereinfachend.

Als Therapieansatz bliebe nur die regelmäßige Übungsbehandlung/Krankengymnastik, die der Proband regelmäßig durchführe. Zudem bestehe eine Migräne ohne Aura. Den Arztbriefen ist im zeitlichen Verlauf eine Progredienz der Symptomatik mit Verschlechterung des neurologischen Zustandsbildes zu entnehmen. Einer der aktuellsten Befunde kam Ende 2015 zu dem Ergebnis, dass aus neurologischer Sicht Herr Müller nicht mehr in der Lage sei, »mit einigermaßener Regelmäßigkeit einer Erwerbstätigkeit nachzugehen. Die von ihm berichteten Schmerzen nach bereits geringer körperlicher Belastung im Bereich der Muskulatur sind aufgrund der Erkrankung bzw. ihrer Progression nachvollziehbar und glaubhaft.«

> Vorhandenes Vorgutachten

In dem *Gutachten für die gesetzliche Rentenversicherung von Herrn Dr. A.A. (Nervenarzt, Facharzt für psychotherapeutische Medizin) vom 10.06.2015* lautete die Endbeurteilung, dass Herr Müller »durchaus noch in der Lage [sei], sechsstündig und mehr in seinem letzten Tätigkeitsfeld als Malermeister eingesetzt werden zu können.« Auch auf dem allgemeinen Arbeitsmarkt würde der Proband sechsstündig und mehr leichte bis mittelschwere Arbeiten zu ebener Erde und ohne hohe Stressbelastung, ohne Zwangshaltung und ohne Über-Kopfarbeit sowie ohne Tätigkeiten mit erhöhter Unfallgefahr und ohne hohe Anforderungen an das Hörvermögen durchzuführen in der Lage sein. Der Gutachter äußerte abschließend, dass »auf Sicht von zwei Jahren an wesentliche Besserung gedacht werden« könne (bei Fortführung der psychiatrischen/psychotherapeutischen/internistischen Therapien). Eine medizinische Reha-Maßnahme sei derzeit nicht erforderlich.

B Eigene Angaben

[…]
Psychosoziales Funktionsniveau und aktuelle Befindlichkeit (▶ Kap. 1)
[…]

Die *finanzielle Situation* sei aktuell gut – wiewohl er derzeit keinen Lohn erhalte. Seine Frau finanziere durch ihre Rente den Haushalt. Sie seien sparsame Leute und würden zu dritt in einer 70 Quadratmeter großen Wohnung wohnen, die etwa 800 Euro monatlich kosten würde. Es gäbe einige finanzielle Rücklagen; so seien unter anderem die 180 000 Euro einer Abfindung aus einem früheren Beruf fest angelegt. — *Finanzielle Situation*

Zum *Tagesablauf* befragt wusste der Proband nur sehr spärliche Informationen zu geben – es stellte sich heraus, dass nahezu überhaupt keine Interessen und Hobbys existieren. Auf die Frage, was Freude bringende Tätigkeiten für ihn seien, benannte Herr Müller nach längerem Zögern lediglich das »Schauen aufs Meer von Sylt aus«, wobei er hier schon fünf Jahre nicht mehr gewesen sei. — *Tagesablauf und aktuelles Leistungsniveau*
[…]

Psychiatrische Anamnese

In den 2000er Jahren habe Herr Müller erstmals an einer depressiven Phase gelitten. Er sei damals bei einem niedergelassenen Psychiater vorstellig geworden auf Anraten seines Hausarztes. Die dort gestellte Depressionsdiagnose habe er »nicht glauben können oder nicht glauben wollen«. Eine medikamentöse Behandlung sei erfolgt, wie lange und mit welcher Substanz, sei ihm nicht mehr erinnerlich. Unter Medikation sei die depressive Phase jedoch vollständig abgeklungen, ehe er um das Jahr 2002 erneut schwer depressiv erkrankt sei. Eine Behandlung mit Citalopram sei erfolgt, worunter sich eine deutliche Befundverbesserung ergeben habe. 2004 dann sei erneut eine Depression ausgebrochen – zum ersten Mal seien auch Suizidgedanken aufgekommen. Citalopram sei infolgedessen gesteigert worden. Bei erneuter Erkrankung 2008 habe der niedergelassene Psychiater neben Citalopram auch Lorazepam mit hinzugegeben. Im Lauf des Jahres 2015 sei noch Nortriptylin im Rahmen einer stationären Behandlung angesetzt worden, was er seither regelmäßig weiter einnehme. Er gehe regelmäßig alle drei Monate zum Psychiater und nehme seine Medikamente regelmäßig ein (Citalopram 40 – 0 – 0 – 0 mg, Nortriptylin 25 – 0 – 25 – 0 mg, Simvastatin 20 – 0 – 0 – 0 mg, Amlodipin 10 – 0 – 0 – 0 mg). Bis vor vier Wochen habe er noch regelmäßig Lorazepam eingenommen. Eine vom — *Psychiatrische (Vor-)Medikation* niedergelassenen Psychiater mehrfach angeratene Psychotherapie habe er bis jetzt immer abgelehnt. Klare Gründe konnte der Proband hierfür nicht benennen. Eine stationär-psychiatrische Aufnahme sei abgesehen vom Aufenthalt in der Bezirksklinik Musterhausen noch nie erfolgt. (Der Brief über die Behandlung wurde mit Einverständnis des Probanden angefordert, trotz mehrfachen Anforderns aber nicht übermittelt.)

Zustand aktuell und zum relevanten Zeitpunkt

> Einschub für anders gelagerte Gutachtenfälle: Auch bei Fragestellungen, bei denen es um einen anderen als den aktuellen Zeitpunkt geht, muss man den derzeitigen psychischen Gesamtzustand mit der entsprechenden Diagnose erheben. So kann man u. a. Verbesserungen/Verschlechterungen ersehen sowie eine diagnostische Gesamteinordnung besser vornehmen.

Aktuell schilderte Herr Müller, dass es ihm seit August 2016 wieder zusehends schlechter erginge: Er könne sich nur für sehr kurze Zeit konzentrieren, immer wieder müsse er grübeln über seine gegenwärtige Situation sowie die Zukunft; die Gedanken würden oftmals um dieselben Inhalte kreisen; die Stimmung sei sehr gedrückt, er finde an kaum mehr etwas Freude und habe frühere Interessen wie z. B. Radiohören, Spazieren, Radfahren verloren (die beiden letztgenannten auch aufgrund der neurologischen Symptomatik). Einzig und allein an seinen Enkelkindern und Kindern könne er sich freuen. Oftmals empfinde er starke innere Unruhe, die ihn auch zwinge, seine Sitz- und Liegepositionen immer wieder zu ändern. Es bestünde ein stark gesteigertes Schlafbedürfnis sowie eine ausgeprägte Appetitsteigerung. Zuletzt habe es auch immer wieder den Wunsch gegeben, abends einzuschlafen und am nächsten Morgen nicht mehr aufzuwachen. […]

Angaben des Probanden zum verfahrensgegenständlichen Sachverhalt

[…]
Herr Müller gab an, dass ihm sein Beruf von Anfang an viel Freude bereitet habe und er mit Leib und Seele diesem nachgegangen sei. Dass er um einen Auflösungsvertrag aus gesundheitlichen Gründen habe bitten müssen, habe ihn psychisch sehr getroffen und ihm eine »große innere Leere« eingebracht.

Dennoch erhoffe er sich durch das Gutachten die Anerkennung einer bestehenden Berufsunfähigkeit sowie die damit verbundenen Rentenzahlungen. Zudem sei es ihm jedoch auch wichtig, dass sein bestehender Krankheitskomplex erneut nun durch Experten beurteilt und eingeordnet würde und sich eventuell gerade in Bezug auf die Depression neue therapeutische Gesichtspunkte und Ratschläge ergäben.

C   Untersuchungsbefunde

[…]

> Einige Gutachter argumentieren, dass man nicht »psychopathologischer«, sondern nur »psychischer« Befund schreiben sollte, da sich dieser ja im Rahmen des Gutachtens auch unauffällig zeigen kann und die Bezeichnung »pathologisch« ja bereits das Kranke beinhaltet. Aus Sicht der Autoren sollte hier jeder Verfasser sein eigenes Vorgehen finden.

Psych(opatholog)ischer Befund

Psychopathologischer Befund

Der bereits mimisch deutlich depressiv wirkende Proband war bei der ambulant in der Klinik durchgeführten Untersuchung jederzeit voll orientiert, bewusstseinsklar und wach. Er war im Kontakt freundlich, offen und auskunftsbereit, das Verhalten im Gespräch war kooperativ und adäquat. Die gestellten Fragen wurden von ihm gezielt und prompt beantwortet. Aufmerksamkeit, Auffassung und Abstraktionsvermögen waren gut. Hervorzuheben waren Konzentrationsstörungen bei reduzierter Merkfähigkeit und leicht beeinträchtigtem Gedächtnis. Formale Denkstörungen zeigten sich in Form von Verlangsamung sowie berichteter zeitweiliger Grübelneigung. Inhaltliche Denkstörungen, Sinnestäuschungen, Ich-Störungen oder Zwänge waren nicht zu eruieren.

Der Affekt zeigte sich deutlich gedrückt, der Proband war nur sehr eingeschränkt schwingungsfähig. Der Antrieb war deutlich reduziert. Der Proband berichtete von Zukunftsängsten in Sonderheit in Hinsicht auf die familiäre Situation. An psychovegetativen Beschwerden gab er an, unter vermehrtem Schlafbedürfnis (etwa elf Stunden), verminderter Libido, gesteigertem Appetit und vermehrtem Schwitzen zu leiden. Von Suizidalität war der Proband klar distanziert, es bestanden keinerlei aktive, zeitweise jedoch passive Todeswünsche.

Verhalten bei der Untersuchung

Herr Müller erschien pünktlich zum vereinbarten Termin, war offen und freundlich im interpersonellen Kontakt und zeigte durchgehend keine in Frage stellenden oder auf Zweifel lenkende Verhaltensweisen den Fragen und den Untersuchungen gegenüber. Er folgte offen und aufmerksam dem Ablauf und konnte in nachvollziehbaren Sätzen antworten (wiewohl phasenweise verlangsamt) und versuchte den Sachverhalt klar darzustellen. Bei der Schilderung der Beschwerden wirkte der Proband nicht klagsam, sondern war bemüht, eine sachliche Darstellung zu liefern.

Wenn es nicht mehr an beobachtetem Verhalten gibt, sollte man dies kurz halten

D Zusätzliche Untersuchungsbefunde

Außer einer Blutentnahme mit Medikamentenspiegelbestimmung wurden keine zusätzlichen Informationen benötigt und folglich auch nicht erhoben.

> **Compliance/Adhärenz überprüfen**
>
> Gerade bei solchen Fragestellungen ist die Überprüfung der Compliance/Adhärenz ein wichtiges Beurteilungskriterium.

Blutspiegel von Psychopharmaka

Die Spiegelbestimmungen der psychiatrischen Medikamente erbrachten folgende Befunde: Citalopram + DM-Citalopram 120 ng/ml bei Referenzbereich 30-130 ng/ml, Nortriptylin 44 ng/ml bei Referenzbereich 70-170 ng/ml.

E Zusammenfassung und Beurteilung

Fragestellung und Hintergrund der Begutachtung darstellen

Bei dem 55 Jahre alten Herrn Müller aus Musterberg soll in einem psychiatrischen Gutachten für das Sozialgericht Musterberg überprüft werden, wie der derzeitige psychische/neurologische Gesundheitszustand des Probanden ist, wie die daraus resultierenden Gesundheitsschäden einzuschätzen sind und wie sich dies auf Tätigkeiten des allgemeinen Arbeitsmarktes auswirkt.

> Wie üblich: Fragestellung und kurz den Hintergrund der Begutachtung darstellen! Bei ausführlichen Fragekatalogen wie bei diesem Gutachten sollten diese nicht zu Beginn der Zusammenfassung niedergelegt werden, da sie den Lesefluss stören und den Eindruck des »Seitenschindens« erwecken. Der Fragenkatalog ist dann am Ende der Zusammenfassung und Beurteilung darzustellen und zu beantworten.

Nicht vergessen: Fachbegriffe erklären

Aus Arztberichten und eigenen Angaben ist ersichtlich, dass Herr Müller bereits als Kind an den Folgen einer hereditären motorisch-sensiblen Neuropathie Typ I (HMSN I = Charcot-Marie-Tooth-Erkrankung) gelitten hatte (Erklärung siehe unten), sodass er frühzeitig eine rasche muskuläre Ermüdbarkeit verspürt hatte und es ihm daher oftmals nicht möglich gewesen war, Sport- und Freizeitaktivitäten im altersüblichem Maß wahrzunehmen. Die exakte Diagnosestellung war jedoch erst 1992 erfolgt. Seither trat (nicht nur laut Proband, sondern auch in den neurologischen Arztberichten ersichtlich) im zeitlichen Verlauf eine deutliche Progredienz (Voranschreiten) der Symptomatik auf mit Verschlechterung des neurologischen Zustandsbildes; bereits nach geringer körperlicher Belastung kommt es laut Proband und Arztberichten zu starken Ermüdungserscheinungen im Bereich der Muskulatur; Störungen der Sensibilität und Koordination bestehen nahezu ununterbrochen und ließen sich im neurologischen Untersuchungsbefund objektivieren.

Wiewohl die hereditäre motorisch-sensible Neuropathie Typ I nicht die Lebenserwartung per se reduziert, zeigt sich die Erkrankung doch als stetig progredient; vor allem in den distalen Bereichen der Extremitäten (also in den weiter vom Körperstamm entfernten Gliedmaßen) kommt es zu einem zunehmenden Verlust der Sensorik mit gestörtem Temperatur- und Vibrationsempfinden, was unter anderem auch zu wiederholt auftretenden Fußulzerationen und Osteonekrosen (unter beiden sind eine Art »Geschwür« zu verstehen) und damit im schlimmsten Fall zu nötigen Amputationen führen kann; auch verschiedene Fußdeformitäten sind möglich; das Ausmaß der motorischen Beeinträchtigungen wird in der Literatur als sehr variabel beschrieben – in besonders stark ausgeprägten Fällen ist Fortbewegung nur noch im Rollstuhl möglich (Informationen aus M. Auer-Grumbach: Hereditary sensory neuropathy type I, Orphanet Journal of Rare Diseases 2008, 3:7)

> Bei einem so speziellen Krankheitsbild sollte man entsprechende Literatur zitieren, auch wenn man z. B. für die Facharztprüfung prinzipiell mit diesem Krankheitsbild vertraut sein muss. Natürlich ist es auch legitim, die Literaturangabe direkt im Text vorzunehmen, wie hier, wenn man nur eine oder zwei Literaturstellen verwendet hat.

Bei speziellen Krankheitsbildern Literatur zitieren

In den 2000er Jahren war bei Herrn Müller erstmals eine Depressionsdiagnose gestellt worden, die laut Proband auch medikamentös behandelt worden war. Unter der eingesetzten Medikation klang die depressive Phase vollständig ab, ehe um das Jahr 2002 erneut eine schwere depressive Episode auftrat. Eine Behandlung mit Citalopram war erfolgt, worunter sich eine deutliche Befundverbesserung ergab. 2004 brach dann nach Angaben des Probanden zum wiederholten Male eine Depression aus – zum ersten Mal waren nach seinen Schilderungen auch Suizidgedanken aufgekommen. Citalopram wurde infolgedessen gesteigert. Bei erneuter Erkrankung 2008 gab der niedergelassene Psychiater neben Citalopram auch Lorazepam mit hinzu; 2015 wurde bei erneuter depressiver Dekompensation noch Nortriptylin angesetzt, was der Proband seither weiterhin verordnet bekommt. Er berichtete bei der Begutachtung, alle drei Monate zum Psychiater zu gehen und seine Medikamente regelmäßig einzunehmen, was die Ergebnisse der Medikamentenspiegelbestimmung aus dem Blut bestätigen. (Dass Nortriptylin hierbei unterhalb des Referenzbereichs lag, verwundert bei der vergleichsweise niedrigen Dosierung nicht.) Die aktuelle Medikation besteht derzeit psychiatrischerseits aus 40 mg Citalopram und 50 mg Nortriptylin. Beides sind Antidepressiva. Er gab an, bis vor vier Wochen noch regelmäßig Lorazepam eingenommen zu haben. Dies ist ein Beruhigungsmittel aus der Gruppe der sog. Benzodiazepine. Eine mehrfach angeratene Psychotherapie hatte er bis jetzt immer abgelehnt, klare Gründe hierfür konnte Herr Müller nicht benennen. Eine stationär-psychiatrische Aufnahme ist abgesehen vom Aufenthalt in der Bezirksklinik Musterhausen noch nicht erfolgt.

Medikation zumindest grob erklären

Aktuell berichtete Herr Müller, dass es ihm seit August 2016 wieder zusehends schlechter ergeht: So kann er sich nach seinen Schilderungen nur für sehr kurze Zeit konzentrieren, muss immer wieder grübeln über die aktuelle Situation und hat Angst vor der Zukunft; die Stimmung ist nach seinen Angaben sehr gedrückt, er findet an kaum etwas mehr Freude und hat frühere Interessen wie z. B. Radiohören, Spazieren und Radfahren verloren (die beiden letztgenannten auch aufgrund der neurologischen Symptomatik). Einzig und allein an seinen Kindern sowie Enkelkindern kann er sich freuen. Immer wieder leidet er unter starker innerer Unruhe, die ihn auch zwingt, seine Sitz- und Liegepositionen immer wieder zu ändern. Er beschrieb ein stark gesteigertes Schlafbedürfnis und zudem eine ausgeprägte Appetitsteigerung, in deren Folge er sukzessive seit 2008 stetig zugenommen hatte (25 kg). Zuletzt hatte es auch immer wieder den Wunsch gegeben, abends einzuschlafen und am nächsten Morgen nicht mehr aufzuwachen.

Bei der aktuell geschilderten Symptomatik muss aus psychiatrischer Sicht in erster Linie an eine depressive Störung gedacht werden.

Krankheitsbild für Laien erklären

Gemäß ICD-10 ist eine Depression ein Krankheitsbild, das durch die drei Hauptsymptome Antriebsminderung, Freud- und Interessensverlust sowie depressive Stimmung gekennzeichnet ist. Weiter gibt es zahlreiche anderweitige Symptome wie Konzentrations- und Gedächtnisstörungen, verlangsamtes und eingeengtes Denken, Grübeln und Gedankenkreisen, innere Unruhe, das Gefühl, negative Zukunftsperspektiven sowie einen negativ verzerrten Blick auf sich selbst zu haben. Weitere Symptome können vermehrter Schlaf mit rascher Ermüdbarkeit oder aber auch verringerter und gestörter Schlaf mit Ein- und Durchschlafstörungen und gegebenenfalls morgendlichem Früherwachen, Appetitstörungen mit Gewichtszunahme oder Gewichtsabnahme sowie Libidostörungen sein.

Erster Schritt: Stellung einer Diagnose mit Erörterung möglicher Differenzialdiagnosen

Betrachtet man die aktuellen Angaben des Probanden unter Berücksichtigung der medizinischen Vorinformationen, so besteht kein Zweifel, dass bei Herrn Müller eine mindestens mittelgradige depressive Episode bei rezidivierender depressiver Störung (ICD-10: F33.1) besteht.

Andere mögliche Differenzialdiagnosen wie z. B. ein chronisches Erschöpfungssyndrom (auch chronic fatigue syndrome [CFS]) oder eine Anpassungsstörung bei Arbeitsplatzaufgabe und Krankheit der Frau erscheinen bei Gesamtschau der Befunde und Verlauf der Symptomatik unwahrscheinlich.

Auswirkungen auf Funktionen

Zusammenfassend ist festzustellen, dass Herr Müller aufgrund seiner neurologischen Grunderkrankung, der HMSN Typ I, sowie den damit verbundenen physischen und psychischen Einschränkungen bei Weitem nicht mehr so leistungsfähig wie früher ist. Die zudem bestehenden Erkrankungen Adipositas mit diabetischer Stoffwechsellage sowie arterielle Hypertonie und Hypercholesterinämie tragen zu einer weiteren Leistungsminderung bei. Darüber hinaus liegt eine eigenständige psychiatrische Erkrankung in Gestalt einer rezidivierenden depressiven Störung, gegenwärtig mittelschwere Episode (ICD10: F33.1), vor, die dringend stationär behandelt werden sollte (womit Herr Müller auch einverstanden wäre, sobald eine Versorgung seiner Ehefrau durch Verwandte sichergestellt ist, was laut Proband Anfang November der Fall ist durch die aus Portugal anreisende Mutter). Selbst wenn die Behandlung dieser erfolgt und eine Vollremission (hierunter ist ein vollständiges Abheilen des Krankheitsbildes zu verstehen) der depressiven Symptomatik erreicht sein sollte, scheint eine nicht unerhebliche Rezidivgefahr aufgrund der starken psychosozialen Belastung (Ehefrau mit Zustand nach Brustkrebs mit bleibenden Schäden) und des niedrigen Strukturniveaus des Probanden (vergleiche Interessenslage/Tagesabläufe) vorhanden. Zudem ist eine nicht unerhebliche Reduktion der Leistungsfähigkeit aufgrund der progredienten neurologischen Symptomatik zu attestieren, die auch durch Rehamaßnahmen nicht wesentlich gebessert werden könnte. Bereits allein durch die HMSN bedingten gesundheitlichen Einschränkungen kann Herr Müller auch in leichten Aufgabenbereichen mit sozialer Absicherung und Arbeit im Team nicht regelmäßig eingesetzt werden – eine genauere Einschätzung diesbezüglich sollte jedoch von einem Neurologen vorgenommen werden.

Die von Ihnen gestellten Fragen beantworte ich daher wie folgt:
Welche Gesundheitsstörungen bestehen bei d. Kl. seit Januar 2015 (Rentenantragstellung)?
Welche sind inzwischen hinzugekommen oder weggefallen? Gegebenenfalls wann?

Fragekatalog niederschreiben und fragebezogen beantworten

Bei Herrn Müller bestanden zum Zeitpunkt der Antragstellung die folgenden Diagnosen:

- Hereditäre motorisch-sensible Neuropathie Typ I (HMSN I = Charcot-Marie-Tooth-Erkrankung)
- Diätetisch behandelter Diabetes mellitus Typ 2 b mit
- Adipositas und
- Leberparenchymverfettung
- HWS-/LWS-Syndrom
- Arterielle Hypertonie
- Hypercholesterinämie
- Akute Belastungsreaktion (Grunderkrankung rezidivierende depressive Störung von dieser zum damaligen Zeitpunkt überlagert)

Als inzwischen weggefallen darf die akute Belastungsreaktion bezeichnet werden, die zum Zeitpunkt der Antragstellung aufgrund des Suizides des Cousins auftrat. Als neu aufgetreten bzw. erneut ausgebrochen muss die rezidivierende depressive Episode bezeichnet werden, die zum Zeitpunkt der Untersuchung als mittelschwer zu klassifizieren ist.

Welche Arbeiten kann d. Kl. seit Rentenantragstellung und dem Zeitpunkt einer evtl. Befundänderung mit Rücksicht auf die bestehenden Gesundheitsstörungen unter den üblichen Bedingungen eines Arbeitsverhältnisses auf dem allgemeinen Arbeitsmarkt verrichten?

Art der verrichtbaren Arbeiten

a) Schwere, mittelschwere, leichte Arbeiten?
Für schwere Arbeiten mit hoher Stressbelastung und/oder Zwangshaltungen sowie Tätigkeiten mit erhöhter Unfallgefahr halte ich Herrn Müller für gänzlich arbeitsunfähig. Auch für mittelschwere Arbeit bestehen deutliche Beschränkungen. Leichte Arbeiten vermag Herr Müller zu verrichten – jedoch nicht über sechs Stunden.

b) Arbeiten im Gehen, Stehen, Sitzen?

Aufgrund der zunehmenden Sensorik- und Sensibilitätsstörungen ist bereits das einfache Gangbild deutlich verlangsamt und erschwert. Auch längeres Stehen ist mit dem gesundheitlichen Zustand des Probanden nicht vereinbar. Das Sitzen ist aufgrund der psychiatrischen Depressionssymptomatik mit ausgeprägter innerer Unruhe und zeitweiligem Bewegungsdrang derzeit nur stundenweise möglich.

c) Arbeiten im Freien, in geschlossenen Räumen?

Bezüglich der Örtlichkeiten einer potentiellen Arbeit gäbe es – bei Arbeitsfähigkeit – keine Limitationen.

d) Wie viele Stunden täglich?

aa) Vollschichtig
    Keine.
bb) 6 Stunden und mehr?
    Keine.
cc) 3 Stunden bis unter 6 Stunden?
    Leichte körperliche Arbeit mit ausreichender Möglichkeit für Erholung und Pause.
dd) unter 3 Stunden?
    Leichte körperliche Arbeit sowie kurzzeitig mittelschwere Arbeit mit ausreichender Möglichkeit zur Regeneration.

e) Mit welchen Unterbrechungen (Anzahl und Dauer)?

Eine exakte Quantifizierung dieser erscheint nur schwer vornehmbar; Grobeinschätzungen vgl. Frage 2 d mit Unterpunkten.

Falls d. Kl. noch eine Tätigkeit ausübt: Kann d. Kl. insbesondere die derzeit ausgeübte Tätigkeit weiterhin ohne Gefahr für die Restgesundheit verrichten?

Die Fragestellung erübrigt sich, da der Proband keine Tätigkeit mehr ausübt.

Welchen Fußweg kann d. Kl. von seiner Wohnung zum öffentlichen Verkehrsmittel sowie vom öffentlichen Verkehrsmittel zum Arbeitsplatz vor Beginn und am Ende der Arbeitszeit zurücklegen (jeweils bis zu höchstens 500 m, über 500 m)? Kann d. Kl. ein öffentliches Verkehrsmittel benutzen? Kann d. Kl. mit seinen Gesundheitsstörungen ein Kfz fahren, evtl. mit Zusatzeinrichtungen?

Aufgrund der schnellen Ermüdbarkeit und der deutlichen Einschränkungen der Sensibilität und somit auch des Gleichgewichtes halte ich einen Weg von 250 Meter für das Maximum der Wegstrecke, wenn diese in akzeptabler Zeit zurückgelegt werden soll. Für das Fahren mit öffentlichen Verkehrsmitteln gibt es derzeit keinerlei Einschränkungen. Das Führen eines Kraftfahrzeuges ist depressiven Patienten gemäß Begutachtungsleitlinien zur Kraftfahreignung nicht gestattet. Nach Abklingen der depressiven Symptomatik ist das Führen eines PKWs vermutlich wieder (im jetzigen Gesundheitszustand) möglich – sehr lange Fahrten sollten jedoch vermieden werden. Zuvor sollte jedoch eine leistungsdiagnostische Beurteilung erfolgen, wie sie in den Begutachachtungsleitlinien zur Kraftfahreignung beschrieben ist.

Bis wann werden die Einschränkungen des Leistungsvermögens voraussichtlich fortbestehen?

Die Einschränkungen durch die psychiatrische Erkrankung werden nach erfolgreicher Therapie höchstwahrscheinlich abklingen; dennoch sehe ich aufgrund der psychosozialen Belastungsfaktoren eine nicht unerhebliche Rezidivgefahr. Die Einschränkungen durch die neurologische Erkrankung werden bis ans Lebensende fortbestehen und sich im Verlauf vermutlich zusehends verschlechtern.

Ist es unwahrscheinlich, dass die Erwerbsminderung d. Kl. behoben werden kann?

Ja. Auch Rehamaßnahmen trügen nicht wesentlich zu einer Steigerung der Erwerbsfähigkeit bei.

Ist zur Erhaltung oder Wiederherstellung der Erwerbsfähigkeit d. Kl. die Durchführung von Heilmaßnahmen (welche) erforderlich?

Vgl. Antwort oben.

Gibt es bei folgenden Anlagen und Eigenschaften d. Kl. Abweichungen von der Norm?

a) Leistungsmotivation, Merk- und Konzentrationsvermögen

Psychiatrischerseits ließ sich beim Probanden eine deutliche depressionsbedingte Antriebslosigkeit feststellen. Auch Merk- und Konzentrationsvermögen waren eingeschränkt. Eine Besserung der drei gefragten Punkte ist durch die Behandlung der Depression zu erwarten.

b) technisches Verständnis

Das technische Verständnis per se ist durch die Erkrankungen längerfristig nicht beeinträchtigt. Derzeit jedoch ist wegen der unter 7 a genannten Funktionseinschränkungen auch dieses beeinträchtigt.

c) und d) Reaktions- und Übersichtsfähigkeit, Ausdauer und psychische Belastbarkeit

Auch bei Herrn Müller geht die Depression wie in den meisten Fällen mit verminderter Reaktionsfähigkeit sowie reduzierter Stresstoleranz/Belastbarkeit einher. Bei dem Probanden imponierten zudem eine Denkverlangsamung sowie eine durch Depression und neurologische Erkrankung bedingte psychomotorische Verlangsamung.

e) Zuverlässigkeit und Gewissenhaftigkeit

Diesbezüglich liegen keine Abweichungen von der Norm vor.

f) und g) Anpassungsfähigkeit und geistige Beweglichkeit sowie praktische Auffassungsgabe

Alle drei Eigenschaften sind als deutlich eingeschränkt zu bezeichnen. Ursache hierfür ist die depressive Episode. Eine Verbesserung dieser ist durch die Behandlung der Depression zu erwarten.

Grenzen der eigenen gutachterlichen Kompetenz offenlegen und klarstellen	**Sind weitere fachärztliche Begutachtungen erforderlich, ggf. auf welchem Fachgebiet?** Eine genaue gutachterliche Beurteilung der im Vordergrund des Gesamtbefundes stehenden hereditären motorisch-sensiblen Neuropathie Typ I (HMSN I = Charcot-Marie-Tooth-Erkrankung) sollte durch einen Facharzt für Neurologie erfolgen. Wiewohl durch diese Erkrankung deutliche Einschränkungen der Arbeitsfähigkeit bestehen, kann eine exakte Beurteilung und Quantifizierung mit allen Auswirkungen dieser auf die Erwerbsfähigkeit des Probanden abschließend nur von einem Neurologen vorgenommen werden. *Unterschrift des Gutachters*

3 Psychiatrische Gutachten im Zivilrecht

3.1 Allgemeine kurze Vorabinformationen – das Wichtigste auf einen Blick

Die Fragestellungen für psychiatrische Gutachten im Zivilrecht betreffen »überwiegend den Schutz psychisch Kranker, Gestörter oder Behinderter.« (Nedopil und Müller 2017, S. 64) Insofern geht es in diesem Rechtsbereich z. B. um die Frage nach der Notwendigkeit einer Betreuung, was oftmals der klassische Gutachtenauftrag ist, mit dem ein junger Assistenzarzt im Rahmen seines ersten Gutachtens unter Supervision betraut wird. Tatsächlich zeigt sich diese Thematik für den Einstieg in die psychiatrische Begutachtung besonders gut geeignet, wiewohl es sich um eine Fragestellung handelt, die einerseits häufig gestellt, andererseits vielfach auch von erfahrenen Fachärzten tagtäglich bearbeitet wird. Es ist nachvollziehbar, dass ein solcher Gutachtenauftrag einer eiligeren Beantwortung bedarf als viele andere. Gleiches gilt für ein Gutachten zur Frage einer Unterbringung nach § 1906 BGB. Auch die Frage, ob eine Zwangsbehandlung notwendig ist, kann Gegenstand einer gutachterlichen Fragestellung sein (▶ Kap. 3.2.5 Beispielgutachten 5 aus dem Zivilrecht).

Grundinhalte des Zivilrechts

Der »Schutz psychisch Kranker, Gestörter oder Behinderter« (siehe oben) kann aber auch die Geschäfts-, Prozess- und Testierfähigkeit betreffen, da es nicht nur um gesundheitliche Belange geht, sondern auch um finanzielle bzw. das alltägliche Leben betreffende Aspekte.

Geschäfts-, Prozess-, Testierfähigkeit

Generell gilt, dass die jeweilige Fähigkeit (also z. B. die Geschäftsfähigkeit) als Norm angenommen wird und daher nicht zu beweisen ist. Die jeweilige Unfähigkeit muss hingegen bewiesen werden. Bis zum Beweis des Gegenteils ist also der Betreffende im Vollbesitz dieser Fähigkeiten. Daher findet sich im deutschen Gesetz auch keine Definition der jeweiligen Fähigkeit, sondern nur die Definition der jeweiligen Unfähigkeit.

Die Einwilligungsfähigkeit gilt es oftmals außerhalb von psychiatrischen Gutachten im Rahmen von Konsilen zu beurteilen. Wichtig ist, dass dies ein relativer Begriff ist und kein absoluter. Es gilt also immer zu spezifizieren, auf was sich die gefragte Einwilligungsfähigkeit bezieht. So kann z. B. auch ein schwer Dementer noch einwilligungsfähig für eine Blutentnahme sein, für eine Operation in Vollnarkose aber nicht mehr. Bei der Geschäftsfähigkeit hingegen gibt es keine relative, sondern nur eine partielle Geschäftsunfähigkeit. Das klassische Beispiel hierfür ist der Ehemann im Eifersuchtswahn, der nur in Bezug auf sein Scheidungsverfahren nicht geschäftsfähig/nicht prozessfähig ist.

Einwilligungsfähigkeit

3 Psychiatrische Gutachten im Zivilrecht

Beurteilung Einwilligungs- vs. Geschäftsfähigkeit

> Die Beurteilung der Einwilligungsfähigkeit ist eine häufige Fragestellung für psychiatrische Konsile im klinischen Alltag. Demgegenüber ist die Beurteilung der Geschäftsfähigkeit eine gutachterliche Fragestellung.

Zivilrecht: Gleichrangige Personen stehen sich gegenüber

Anders als z. B. im Strafrecht, »wo der einzelne Bürger dem Staat gegenübersteht, begegnen sich im Zivilrecht gleichrangige Personen, um ihre wechselseitigen Rechtsbeziehungen zu gestalten.« (Cording und Nedopil 2014, S. 17) Dies bedeutet aber auch, dass die jeweiligen Parteien die Tatsachen dem Gericht beizubringen haben. Aus diesem Sachverhalt erklärt sich, warum es im Zivilrecht zu unterlassen ist, als Sachverständiger andere Beweise als die ihm vorliegenden einzuholen (z. B. Einholung einer Fremdanamnese ohne entsprechende Genehmigung). »Eine mangelnde Kenntnis dieser Vorschriften kann dazu führen, dass der Gutachter wegen des Anscheins der Befangenheit aus dem Verfahren ausgeschlossen wird und u.U. sogar seines Honorars verlustig geht, wenn er etwa bei einem Beteiligten auf eigene Faust eine Fremdanamnese einholt oder seine gutachterliche Beurteilung auf einen nicht von der Beweisfrage erfassten Sachverhalt ausdehnt.« (Cording und Saß 2017, S. 229) Der Hinweis auf die Sinnhaftigkeit der Einholung weiterer Unterlagen/der Anregung weiterer Befragungen von Zeugen ist allerdings nicht nur gestattet, sondern soll sogar erfolgen, wenn der Gutachter dies für sinnvoll erachtet.

Cave: Stolpersteine!

Häufig übersehen wird, dass einige Fragestellungen oftmals subjektiv als dem Sozialrecht angehörig wahrgenommen werden, aber zivilrechtlich verhandelt werden. Beispiele hier sind die private Unfallversicherung oder Berufsunfähigkeitsversicherungen.

Anders als in anderen Rechtsbereichen gibt es für einige zivilrechtliche Gutachtensfragestellungen noch keine Mindeststandards. »Eine Erarbeitung von Mindeststandards wurde deshalb auch für den Bereich der zivilrechtlichen Begutachtungen angeregt… Dieses Ziel [liegt] aber noch in der Ferne.« (Cording und Saß 2017, S. 229) Gleichwohl gibt es zu nahezu allen Fragestellungen aktuelle wissenschaftliche Literatur, die über Standards bei der Begutachtung referiert (z. B. Cording und Saß 2017).

Andere Nomenklatur im Zivilrecht als z. B. im Strafrecht

Als Unerfahrener wird man leicht aufs Glatteis geführt, wenn man z. B. das erste Mal bei Gericht im Rahmen eines Zivilrechtsverfahrens ist: Hier spricht man von Kläger und Beklagtem bzw. dem Klägervertreter und dem Beklagtenvertreter (also nicht vom »Verteidiger« oder vom »Angeklagten« etc.).

3.2 Beispielgutachten aus dem Zivilrecht

3.2.1 Beispielgutachten 1 aus dem Zivilrecht (vollständig wiedergegeben)

- Fragestellung(en): Betreuung
  - Diagnose(n) sowie Differenzialdiagnose(n) nach ICD-10: Rezidivierende depressive Störung (ICD-10: F33.2)
- Delikt: entfällt

Zur besseren Verständlichkeit in aller Kürze: Auf Ersuchen des Betreuungsgerichts war ein Gutachten zu den medizinischen Voraussetzungen der Anordnung einer Betreuung zu erstellen. Herr Mustermann, ein 58-jähriger, geschiedener, derzeit arbeitsloser Proband leidet an einer rezidivierenden depressiven Störung, ggw. schwere Episode. Wegen dieser entwickelten sich bei Herrn M. zahlreiche psychosoziale Probleme: Er hatte Termine nicht mehr wahrgenommen, Rechnungen nicht bezahlt und Arbeitsunfähigkeitsbescheinigungen nicht fristgerecht eingereicht, weshalb ihm die Arbeitsstelle gekündigt worden war. Zudem war er nicht in der Lage gewesen, wichtige medizinische Untersuchungen, u. a. Nachsorgeuntersuchungen bezüglich seines Schilddrüsencarcinoms, durchführen zu lassen.

Überblick in Kürze

Auf Ersuchen des Amtsgerichtes Musterberg, Betreuungsgericht, vom 25.10.2017 erstatte ich das folgende
wissenschaftlich begründete psychiatrische Gutachten
über
Herrn Maximilian Mustermann, geboren am 01.01.1960, aktuell wohnhaft in der Musterstraße 22 in 22222 Musterberg, deutscher Staatsangehöriger.

Exakte Angabe aller persönlichen Daten zur genauen Erkennbarkeit des Probanden

Herr Mustermann wird seit dem 20.09.2017 in der allgemein-psychiatrischen Institutsambulanz des Bezirkskrankenhauses Musterberg (22222 Musterberg) behandelt. Wiewohl der Unterzeichner selbst in dieser Klinik tätig ist, hat er bisher den Probanden noch nicht als Patienten behandelt und ihn erstmals im Rahmen dieses Gutachtens kennengelernt.

Das Gutachten stützt sich in der Beurteilung auf die Kenntnis der vom Auftraggeber übersandten Aktenunterlagen sowie auf eine ambulante Untersuchung im Bezirkskrankenhaus Musterberg am 10.01.2018 von 09.30-11.30 Uhr. Zudem wurde mit Einverständnis des Probanden die Krankenakte über die Behandlung in der allgemein-psychiatrischen Institutsambulanz des Bezirkskrankenhauses eingesehen.

Exakte Darlegung der Erkenntnisquellen

Fragestellung

Aufklärung zu Beginn der Untersuchung, im Gutachten dokumentieren

Auf Ersuchen des Amtsgerichtes Musterberg, Betreuungsgericht, vom 25.10.2017 ist ein Gutachten zu den medizinischen Voraussetzungen der Anordnung einer Betreuung zu erstellen.

Herr Mustermann wurde zu Beginn über Ablauf und Inhalt sowie Sinn und Zweck der Begutachtung hingewiesen sowie darauf, dass die Untersuchung im Auftrag des Amtsgerichts Musterberg stattfindet. Er wurde aufgeklärt, dass die bei der Begutachtung gemachten Angaben nicht der ärztlichen Schweigepflicht unterliegen und dass es ihm freisteht, bei der Begutachtung mitzuwirken oder zu schweigen, ohne dass aus diesem Schweigen ein rechtlicher Nachteil erwachsen darf. Herr Mustermann verstand die Aufklärung und erklärte sich mit der Begutachtung einverstanden. Vorläufiger Betreuer der Betroffenen ist Herr Müller, Betreuungsbüro, Hauptstr. 111 in 22222 Musterberg.

A Aktenlage

Aufgrund der Kürze der Aktenlage wurde auf eine Gliederung derselben verzichtet

Es liegt ein *Entlassbericht des Bezirkskrankenhauses Musterberg über den stationärpsychiatrischen Aufenthalt vom 15.01. bis 06.05.2017* vor. Die Aufnahme sei mit einer depressiven Symptomatik erfolgt mit im Vordergrund stehender Antriebsminderung, gedrücktem Affekt, Freud- und Interesselosigkeit sowie Schlafstörungen, mit Insuffizienzgefühlen und Konzentrationsstörungen. Weiterhin seien eine kaum modulierte Mimik aufgefallen. Der Proband sei affektstarr erschienen, formalgedanklich sei er verlangsamt gewesen und thematisch auf seine Unfähigkeit, wichtige Angelegenheiten zu besorgen, eingeengt gewesen. Er habe viel gegrübelt. Weiterhin habe er eine circadiane Rhythmik mit Morgentief und Besserung im Tagesverlauf beschrieben.

Während des stationären Aufenthaltes habe der Proband eine intensive sozialpädagogische Unterstützung hinsichtlich seiner psychosozialen und finanziellen Probleme erhalten. Die psychotherapeutischen Einzelgespräche seien auf der Grundlage kognitiv-behavioraler Konzepte erfolgt. Die Auseinandersetzung und Aufarbeitung der über 18 Monate vernachlässigten Angelegenheiten seien zentrales Thema gewesen.

Zitieren des Arztberichtes: Indirekte Rede

> Hier wurde bei Zitieren des Arztberichtes die indirekte Rede gewählt. Aus Sicht der Autoren ist diese auch bei solchen vergleichsweise »sicheren« Angaben der direkten Rede vorzuziehen. Dennoch ist es vertretbar, solche Informationen im Indikativ abzufassen.

Psychopharmakologisch habe der Proband eine antidepressive Medikation mit Duloxetin 120 mg erhalten. Hierunter habe eine Teilremission der depressiven Symptomatik erreicht werden können. Der Proband sei in das teilstationäre Setting der Tagklinik des Bezirkskrankenhauses Musterberg entlassen worden.

Die Entlassdiagnose habe rezidivierend depressive Störung, ggw. schwere Episode ohne psychotische Symptome (ICD-10: F33.2) gelautet.

Im Anschluss sei vom 09.05.2017 bis zum 26.08.2017 ein teilstationär-psychiatrischer Aufenthalt aufgrund der weiterhin bestehenden depressiven Symptomatik erfolgt. Psychopharmakologisch sei dabei eine Fortführung der antidepressiven Medikation mit Duloxetin 120 mg erfolgt. Während dieses Aufenthaltes sei eine vorläufige gesetzliche Betreuung mit Einverständnis des Probanden errichtet worden. Auch im Rahmen der teilstationären Behandlung sei nur eine Teilremission erreicht worden.

Herr Mustermann stellte sich am 20.09.2017 erstmalig mit einer depressiven Symptomatik in der allgemein-psychiatrischen Institutsambulanz des Bezirkskrankenhauses Musterberg vor. Er berichtete, an einer Antriebslosigkeit, einer erhöhten Ermüdbarkeit, einer gedrückten Stimmung und einer Anhedonie zu leiden. Weiterhin bestünden negative und pessimistische Zukunftsperspektiven, ein vermindertes Selbstwertgefühl und Selbstvertrauen, Konzentrationsstörungen, Ein- und Durchschlafstörungen, ein Insuffizienzerleben, Gedankenkreisen sowie eine Grübelneigung. Er berichtete über eine reduzierte psychosoziale Alltagskompetenz, ein vermindertes Durchhaltevermögen sowie eine reduzierte Stresstoleranz. An psychosozialen Belastungsfaktoren gab der Proband an, in den letzten 1,5 Jahren wichtige persönliche Angelegenheiten vernachlässigt bzw. zum Teil auch nicht mehr erledigt zu haben. Er habe seine Post nicht mehr geöffnet, sei Zahlungsverpflichtungen oft nicht mehr nachgekommen. Auch habe er es versäumt, Arbeitsunfähigkeitsbescheinigungen an den Arbeitgeber zu schicken, woraufhin ihm gekündigt worden sei.

Den Eintragungen zu mehreren (monatlichen) Folgeterminen ist zu entnehmen, dass neben dem Arbeitsgerichtverfahren einige Rechnungen nicht bezahlt worden seien mit der Konsequenz gerichtlicher Maßnahmen. Weiterhin habe bezüglich der Krankenversicherung ein ungeklärtes Versicherungsverhältnis aufgrund nicht bezahlter Rechnungen bestanden. Auch wichtige medizinische Angelegenheiten wie z. B. Nachsorgeuntersuchungen bezüglich des Schilddrüsencarcinoms habe der Proband aufgrund eines Überforderungserlebens nicht wahrnehmen können.

Auswirkungen auf den Alltag

> Das sind für die Fragestellung wichtige Informationen, da der Betroffene z. B. aufgrund psychischer Krankheit nicht in der Lage sein kann, Angelegenheiten eigenständig zu erledigen.

Zur Tagesstrukturierung sowie dem Aufbau von Aktivitäten sei der Proband in die ambulante Kunsttherapie, Ergotherapie und Keramik angemeldet worden. Herr Mustermann selbst habe in die Bestellung einer Betreuung eingewilligt. Er benötige weiterhin intensive Unterstützung, um sich um seine Angelegenheiten zu kümmern.

B   Eigene Angaben

Biografische Anamnese

Der Proband berichtete, am 01.01.1960 als zweites von zwei Kindern der Eltern bei Berlin geboren zu sein. Die Mutter sei von Beruf Schneiderin gewesen. Sie sei im Jahr 2008 nach einer Sepsis in Folge einer Hüftoperation verstorben. Der Vater sei ebenfalls im Jahr 2008 verstorben. Der Proband habe noch eine ältere Schwester, die 1954 geboren sei. Herr Mustermann sei gemeinsam mit der Schwester bei den Eltern aufgewachsen. Im Jahr 1970 sei die Familie nach München umgezogen. Die Beziehung zu seinen Eltern sei gut gewesen.

Info: Mindeststandards für Betreuungsgutachten

> Zur Information anbei: Die Mindeststandards für Betreuungsgutachten zeigen sich (derzeit) außerordentlich einfach. Diese sind nicht konsensfähig.
> »So hat sich das Gutachten auf folgende Bereiche zu erstrecken: das Krankheitsbild einschließlich der Krankheitsentwicklung; die durchgeführten Untersuchungen und die diesen zugrunde gelegten Forschungserkenntnissen; den körperlichen und psychischen Zustand des Betroffenen; den Umfang des Aufgabenkreises; die voraussichtliche Dauer der Maßnahme.« (Cording und Nedopil 2014, S. 23)

Lebenslauf

Nach seinem *Lebenslauf* befragt, gab Herr Mustermann an, zunächst die Grundschule und im Anschluss die Realschule besucht zu haben. Diese habe er mit der Mittleren Reife abgeschlossen. Von 1975 bis 1976 habe er eine Ausbildung zum Pflegehelfer im Altenheim gemacht. Danach habe er eine Ausbildung zum Maler und Lackierer begonnen, diese jedoch aufgrund eines fehlenden Ausbildungsplatzes abgebrochen. Schließlich habe er von 1976 bis 1979 eine Ausbildung als Krankenpfleger erfolgreich absolviert. In den Jahren 1980 bis 1985 habe er in diesem Beruf an einer Universitätsklinik gearbeitet. Von 1985 bis 1987 habe er als Lehrer für Krankenpflege- und Pflegedienstleitung gearbeitet. Danach habe er eine 6-monatige Auslandsreise absolviert. Von 1989 bis 1991 habe er in der Pflegedienstleitung gearbeitet. Ab 1991 habe er Tätigkeiten in verschiedenen Verantwortungsbereichen, zuletzt als Pflegedienstleitung, wahrgenommen.

Im Jahr 1985 habe er geheiratet. Aus der Ehe seien keine Kinder hervorgegangen. Im Jahr 1996 hätten er und seine Ehefrau sich getrennt und die Ehe sei geschieden worden.

> Hier zeigt sich, verglichen zu anderen Gutachten, die biografische und soziale Anamnese u. a. mit Frage nach Partnerschaften, Sexualkontakten, Hobbys, Kindheit, Entwicklung etc. deutlich kürzer. Dies ist im Rahmen von Betreuungsgutachten ausreichend.

Herr Mustermann lebe alleine in einer Wohnung. Zuletzt habe er als Pflegedienstleitung im Klinikum Musterhausen gearbeitet. Dort sei ihm während seiner Krankheit aufgrund von nicht eingereichten Arbeitsunfähigkeitsbescheinigungen gekündigt worden. Aktuell laufe deshalb ein Verfahren beim Arbeitsgericht. Der Proband sei derzeit arbeitslos. Während des teilstationär-psychiatrischen Aufenthaltes sei eine vorläufige gesetzliche Betreuung eingerichtet worden (siehe oben).

Somatische Anamnese

Arterielle Hypertonie, Z. n. Schilddrüsencarcinom ED 2014, Migräne, Hypothyreose.

> Möglichst keine Stichpunkte bei Gutachten zu anderen Fragestellungen, im Rahmen von Betreuungsgutachten an dieser Stelle aber in Ordnung

Stichpunkte hier bei Betreuungsgutachten in Ordnung

Psychiatrische Anamnese

Der Proband berichtete, im Anschluss an eine Schilddrüsencarcinom-OP im Jahr 2014 eine depressive Symptomatik mit ausgeprägter Antriebsminderung, Müdigkeit, Abgeschlagenheit, Schlafstörungen, Gedankenkreisen, Grübelneigung, Freud- und Interesselosigkeit sowie Insuffizienzerleben entwickelt zu haben. Seitdem habe er sich in ambulanter nervenärztlicher Behandlung bei Herrn Dr. Müller befunden. Aufgrund einer »therapieresistenten Depression« sei er von ihm schließlich zum stationär-psychiatrischen Aufenthalt im Bezirkskrankenhaus Musterberg eingewiesen worden. Es sei ein vollstationär-psychiatrischer Aufenthalt vom 15.01.2017 bis zum 06.05.2017 sowie ein teilstationär-psychiatrischer Aufenthalt vom 09.05. bis 26.08.2017 aufgrund einer rezidivierend depressiven Störung, ggw. schweren Episode ohne psychotische Symptome (ICD-10: F33.2) erfolgt.

In der Vorgeschichte verneint wurden Delirien, epileptische Anfälle oder Suizidversuche.

Suchtanamnese

Der Proband verneinte den Konsum von Alkohol, Nikotin oder illegaler Drogen.

Familienanamnese

In der Familie von Herrn Mustermann seien keine psychischen oder somatischen Erkrankungen bekannt.

C Befunde

Psychischer Befund

Der im äußeren Erscheinungsbild gepflegt wirkende Herr Mustermann war wach, bewusstseinsklar und zu allen vier Qualitäten voll orientiert. Psychomotorisch war er ruhig, der Antrieb war deutlich reduziert. Im interpersonellen Kontakt war er freundlich, kooperativ und hilfesuchend. Affektiv war er depressiv herabgestimmt, hatte Zukunftsängste, berichtete über ein Insuffizienzerleben und war vermindert schwingungsfähig. Weiterhin lag ein deutlich vermindertes Selbstwertgefühl und Selbstvertrauen vor. Befürchtungen, Zwänge oder Sinnestäuschungen ließen sich nicht eruieren. Die Auffassungsgabe und das Abstraktionsvermögen waren regelrecht, die Konzentrationsfähigkeit (geprüft im Rechentest 100-7, fortlaufend) war leichtgradig reduziert, die Merkfähigkeit war mit drei von drei erinnerten Begriffen ebenso wie das Altgedächtnis regelrecht. Formalgedanklich bestand eine Grübelneigung, der Proband hatte Sorge um die zu erledigenden Aufgaben, ansonsten war er geordnet. Inhaltliche Denkstörungen oder Ich-Störungen ließen sich nicht eruieren. Es bestanden Ein- und Durchschlafstörungen. Der Appetit war regelrecht. Der Betroffene ist krankheitseinsichtig und zeigt eine Behandlungsbereitschaft. Von akuter Suizidalität war er klar distanziert. Es bestand kein Anhalt für akute Selbst- oder Fremdgefährdung.

Verzicht auf Verhaltensbeobachtung

> Wiewohl immer wünschenswert, wird im Rahmen von einfachen Betreuungsgutachten vielfach auf eine Verhaltensbeobachtung verzichtet. So auch hier.

Körperlicher Untersuchungsbefund

Eine körperliche Untersuchung wurde von Herrn Mustermann nicht gewünscht, da er erst kürzlich beim Hausarzt vorstellig geworden sei.

D Zusatzuntersuchungen

Laboruntersuchungen

Labor: (Routineprogramm: Blutbild, CRP, Elektrolyte, Leberwerte, Bilirubin, AP, Kreatinin, Harnstoff, GFR, Lipase, Creatinkinase, Cholesterin, HDL-Cholesterin, LDL-Cholesterin, Triglyceride, Glukose, TSH).
Pathologische Werte vom 10.01.2018: Blutsedimentationskinetik 62 mm, Phosphat 1,99 mmol/l, Cholesterin 210 mg/dl, HDL-Cholesterin 44 mg/dl, Glucose 121 mg/dl, Hämoglobin 116 g/l, MCV 80,9 fl, MCH 25,2 pg. MCHC 312 g/l.
Die übrigen routinemäßig erhobenen Laborparameter lagen im Normbereich.

E Zusammenfassung und Beurteilung

> Wie üblich: Zunächst Wiederholung der Fragestellung und kurze Skizzierung der Hintergründe der Begutachtung. Bei Betreuungsgutachten kann dies kürzer als üblich gemacht und z. B., wie hier, biografisch-soziale Aspekte in einem Satz zusammengefasst werden.

Wiederholung der Fragestellung und kurze Skizzierung der Hintergründe

Auf Ersuchen des Amtsgerichtes Musterberg, Betreuungsgericht, vom 25.10.2017 war ein Gutachten zu den medizinischen Voraussetzungen der Anordnung einer Betreuung zu erstellen.

Herr Mustermann, ein 58-jähriger, geschiedener, zuletzt in der Pflegedienstleitung tätiger, derzeit arbeitsloser Proband, wird seit 20.09.2017 aufgrund einer depressiven Symptomatik in der allgemeinpsychiatrischen Institutsambulanz des BKH Musterberg behandelt.

Die erste depressive Symptomatik hatte sich im Anschluss an eine Operation eines Schilddrüsencarcinoms im Jahr 2014 entwickelt. Aufgrund dieser Symptomatik befand sich der Proband zunächst vom 15.01.2017 bis zum 06.05.2017 in stationär-psychiatrischer Behandlung sowie vom 09.05.2017 bis zum 26.08.2017 in teilstationär-psychiatrischer Behandlung. Im Vordergrund der Symptomatik standen stets eine gedrückte Stimmung, eine Freud- und Interesselosigkeit, eine Antriebsminderung und eine erhöhte Ermüdbarkeit. Weiterhin bestanden negative und pessimistische Zukunftsperspektiven, ein vermindertes Selbstwertgefühl und Selbstvertrauen, Konzentrationsstörungen sowie Ein- und Durchschlafstörungen. Unter einer medikamentösen Therapie mit Duloxetin 120 mg (dies ist ein aktivierendes Antidepressivum) konnte lediglich eine Teilremission (nur partielle Besserung der Symptomatik, kein Ausheilen) der depressiven Symptomatik erreicht werden. Während der beiden Aufenthalte zeigte sich, dass der Proband deutliche Defizite hinsichtlich der Erledigung seiner medizinischen, finanziellen und psychosozialen Angelegenheiten an den Tag legt.

Medikation/ medizinische Fachbegriffe für Laien erklären

Im psychischen Befund dominierten eine Antriebsminderung, ein gedrückter Affekt, eine Freud- und Interesselosigkeit, Zukunftsängste, eine verminderte Schwingungsfähigkeit, ein reduziertes Selbstwertgefühl und Selbstvertrauen, Konzentrationsstörungen sowie Ein- und Durchschlafstörungen.

Hiermit sind die Kriterien einer rezidivierend depressiven Störung, ggw. schweren Episode gemäß ICD-10: F33.2 erfüllt.

> Schritt 1: Stellen der Diagnose. Wenn es sich um eine weniger bekannte Erkrankung als eine depressive Störung handelt, sollte diese auch im Rahmen eines Betreuungsgutachtens laienverständlich erklärt werden. Sodann ggf. Schritt 2 (falls Diagnose vorhanden und entsprechend ausgeprägt): Subsumption des medizinischen Krankheitsbegriffes unter die juritische Klassifikation.

Mehrstufiges Vorgehen

3 Psychiatrische Gutachten im Zivilrecht

Beschreibung der Funktionsbeeinträchtigungen

Bei dem genannten Krankheitsbild handelt es sich um eine psychische Krankheit im Sinne des § 1896 BGB.

Aufgrund der Erkrankung besteht beim Probanden eine verminderte psychosoziale Alltagskompetenz und Stresstoleranz sowie ein vermindertes Durchhaltevermögen und ein rasches Überforderungserleben. Hierdurch entwickelten sich bei Herrn M. zahlreiche psychosoziale Probleme. Er hatte Termine nicht mehr wahrgenommen und einige Rechnungen nicht bezahlt mit der Konsequenz gerichtlicher Maßnahmen. Da er Arbeitsunfähigkeitsbescheinigungen nicht fristgerecht eingereicht hatte, war ihm die Arbeitsstelle gekündigt worden. Zudem war er nicht dazu in der Lage gewesen, wichtige medizinische Untersuchungen, u. a. Nachsorgeuntersuchungen bezüglich des Schilddrüsencarcinoms, durchführen zu lassen.

§ 1896 BGB

> Nach § 1896 BGB müssen drei (ggf. auch vier) Voraussetzungen zur Rechtfertigung einer Betreuung vorhanden sein:
>
> - psychische Krankheit/geistige, seelische, körperliche Behinderung, wegen der
> - der Betreffende nicht in der Lage ist, einzelne/mehrere/alle persönlichen Angelegenheiten zu besorgen
> - Volljährigkeit
> - sowie bei Betreuung gegen den Willen des Betroffenen Unfähigkeit zur eigenen freien Willensbestimmung

Der Proband hat einen enormen Anspruch, die liegengebliebenen Angelegenheiten selbst zu regeln. Andererseits besteht eine Unfähigkeit, dies aus eigener Kraft zu schaffen, wodurch sich die depressive Symptomatik verstärkt.

Der Proband ist auch weiterhin auf intensive Unterstützung angewiesen. Zur Sicherung der dringend notwendigen Angelegenheiten wird aus gutachterlicher Sicht, in Absprache mit dem Probanden, die Einrichtung einer gesetzlichen Betreuung befürwortet für die Aufgabenkreise Gesundheitsfürsorge, Vermögenssorge, Vertretung gegenüber Behörden, Versicherungen, Renten- und Sozialleistungsträgern, Wohnungsangelegenheiten, Entgegennahme, Öffnen und Anhalten der Post.

Typische Fragestellungen für Betreuungsgutachten

Zu den im Gutachtensauftrag gestellten Fragen nehme ich wie folgt Stellung:

Liegt bei dem Betroffenen eine psychische Krankheit, eine geistige, seelische oder körperliche Behinderung vor?
Bei dem Betroffenen liegt eine psychische Krankheit vor, nämlich eine rezidivierend depressive Störung, ggw. schwere Episode (ICD-10: F33.2).

Falls nur eine körperliche Behinderung vorliegt: ...
Entfällt.

Handelt es sich um eine nicht nur vorübergehende krankhafte Störung der Geistestätigkeit?
Bei der genannten psychischen Krankheit handelt es sich um eine vorübergehende krankhafte Störung der Geistestätigkeit

Kann der Betroffene aufgrund seiner Krankheit seinen Willen nicht mehr frei bestimmen bzw. entsprechend seiner Einsicht handeln?
Der Betroffene kann aufgrund seiner psychischen Erkrankung nicht entsprechend seiner Einsicht handeln.

Für welche Willenserklärungen bedarf der Betroffene der Einwilligung eines Betreuers? Bedarf es eines Einwilligungsvorbehaltes?
Er ist aufgrund dieser Erkrankung nicht in der Lage, folgende Angelegenheiten selbst zu besorgen:
Gesundheitsfürsorge, Vermögenssorge, Vertretung gegenüber Behörden, Versicherungen, Renten- und Sozialleistungsträgern, Wohnungsangelegenheiten, Entgegennahme, Öffnen und Anhalten der Post.
Eines Einwilligungsvorbehaltes bedarf es nicht.

Wie lange werden die Krankheit und das daraus folgende Unvermögen zur Besorgung der bezeichneten Angelegenheiten voraussichtlich fortbestehen?
Bei der rezidivierend depressiven Störung handelt es sich um eine episodisch verlaufende Erkrankung. In Anbetracht des bisherigen Krankheitsverlaufs wird die Betreuung für die absehbare Zukunft erforderlich sein. Eine Überprüfung der Notwendigkeit einer Betreuung sollte deshalb aus ärztlicher Sicht frühestens in ca. einem Jahr erfolgen.

Gibt es andere Hilfsmöglichkeiten, die eine Betreuung ganz oder teilweise entbehrlich machen könnten?
Andere Hilfsmöglichkeiten, die eine Betreuung ganz oder teilweise entbehrlich machen können, gibt es im Falle des Probanden nicht.

Ist es möglich, sich mit dem Betroffenen zu verständigen?
Es ist möglich sich mit dem Betroffenen zu verständigen.

Für den Fall, dass freiheitsentziehende Maßnahmen erforderlich sind, wird gebeten, hierzu Stellung zu nehmen.
Aus medizinischer Sicht liegen die Voraussetzungen für freiheitsentziehende Maßnahmen im Sinne des § 1906 Abs. 1 Nr. 1 und 2, Abs. 4 BGB nicht vor.

Sind von einer persönlichen Anhörung des Betroffenen durch das Gericht erhebliche Nachteile für die Gesundheit des Betroffenen zu befürchten? Kann er einer Vorladung Folge leisten?
Von einer persönlichen Anhörung des Betroffenen durch das Gericht sind keine erheblichen Nachteile für die Gesundheit zu befürchten und keine wesentlichen Schwierigkeiten zu erwarten. Bei der Bekanntmachung des Gutachtens und der Entscheidungsgründe an den Betroffenen sind keine besonderen Umstände zu beachten. Einer Vorladung des Gerichts kann er Folge leisten.

Unterschrift des Gutachters

3.2.2 Beispielgutachten 2 aus dem Zivilrecht (vollständig wiedergegeben)

- Fragestellung(en): Geschäfts(un)fähigkeit
  - Diagnose(n) sowie Differenzialdiagnose(n) nach ICD-10: Demenz vom Alzheimer-Typ (ICD-10: F00.1).
- Delikt: entfällt

Überblick in Kürze

Zur besseren Verständlichkeit in aller Kürze: In dieser gutachterlichen Stellungnahme sollte beurteilt werden, ob der am 26.12.2016 verstorbene Herr Hans Huber am 10. März 2015 und am 17. Oktober 2015 geschäftsunfähig gewesen war. An diesen Tagen hatte der Verstorbene eine Vorsorgevollmacht mit Patientenverfügung ausgestellt, worin er seine deutlich jüngere Partnerin als Bevollmächtigte ernannte, so insbesondere in vermögensrechtlichen Angelegenheiten. Die Klagepartei (in Gestalt des Sohnes des Verstorbenen bzw. seines rechtlichen Vertreters) machte geltend, dass die 35 Jahre jüngere Lebensgefährtin die beginnende Alzheimer-Demenz des Verstorbenen ausgenutzt habe, um dessen Geld zur Finanzierung ihres hohen Lebensstandards aufzuwenden.

Auf Ersuchen des Landgerichts Musterhausen vom 24.12.2017 erstatte ich die folgende
wissenschaftlich begründete psychiatrische Beurteilung nach Aktenlage über Herrn Hans Huber, geboren am 01.01.1936, verstorben am 26.12.2016.

Fragestellung

Beurteilung ohne Untersuchung

Trotz kontroverser Diskussion ist es aus Sicht der Autoren sinnvoll, eine psychiatrische Beurteilung ohne Untersuchung eines Probanden nicht als Gutachten zu bezeichnen. Vielmehr sollte man von einer Stellungnahme oder Beurteilung nach Aktenlage sprechen.

Gemäß dem Beschluss vom 24.12.2017 des Landgerichts Musterhausen sei Beweis zu erheben über die Behauptung der Klagepartei, »der Erblasser Hans Huber sei zum Zeitpunkt März 2015 und Oktober 2015 geschäftsunfähig gewesen, zumindest aber in seiner Geschäftsfähigkeit soweit eingeschränkt gewesen, dass er nicht mehr erkannt habe, worauf sich seine Erklärung vom 10.03.2015 und vom 17.10.2015 bezogen habe«.

Cave: Beurteilungszeitpunkt(e)!

Geschäfts- und Testierfähigkeit sind zumeist für einen exakt definierten Tag und nicht einen längeren Zeitraum zu überprüfen. Gerade bei der Untersuchung der Geschäftsfähigkeit von bipolar Erkrankten (z. B. im Rahmen einer Manie) oder aber von Probanden mit Alkoholabhängigkeit mit immer wieder abstinenten Phasen spielt dies eine wichtige Rolle.

Das Gericht habe zum Gesundheitszustand, vor allem zum geistigen Zustand, Zeugen vernommen. Es würden teilweise Arztberichte vorliegen, die unter anderem für das Jahr 2015 ab Juni von einem dementiellen Syndrom/Alzheimer sprechen würden.

Der Sachverständige möge darüber hinaus dazu Stellung nehmen, ob der Erblasser aufgrund des Gesundheitszustandes besonders beeinflussbar gewesen sei.

A   Aktenlage

a)   Allgemeine Unterlagen (chronologisch geordnet)

Einer *General- und Vorsorgevollmacht mit Patientenverfügung, datiert auf den 17. Oktober 2015*, ist zu entnehmen, dass der Verstorbene Frau Maximiliane Mustermann in Anwesenheit des Notars Schneider zu seiner Bevollmächtigten ernannt habe.

Vorliegende Vollmacht

> Die Aktenlage stellt bei solchen Fragestellungen die zunächst einzige Informationsquelle dar. Daher ist sie mit besonderer Sorgfalt in die Stellungnahme aufzunehmen und deutlich ausführlicher als bei anderen Gutachten. Eine gute Gliederung der Aktenlage mit großer Übersichtlichkeit ist in solchen Fällen unumgänglich.

Gliederung der Aktenlage hier unumgänglich

Die Vollmacht beinhalte, dass der Verstorbene »in allen vermögensrechtlichen Angelegenheiten in jeder rechtlich zulässigen Weise außergerichtlich und auch gerichtlich« vertreten werde. Die Vollmacht solle unbeschränkt sein (Generalvollmacht). Explizit aufgeführt wird, dass Vermögensverwaltung, Abschluss von Rechtsgeschäften, Verfügung über Bankkonten sowie Vertretung gegenüber Behörden und auch die Veräußerung und der Erwerb von Grundbesitz mit beinhaltet sei.

Darüber hinaus bezieht sich die Vollmacht auch auf die Gesundheitsfürsorge, die Aufenthaltsbestimmung und die Bestattung.

Unter Punkt V ist zu lesen, dass dem Notar »aus der mit dem Vollmachtgeber geführten längeren Unterredung keine Umstände bekannt geworden sind, aufgrund derer die Geschäftsfähigkeit des Vollmachtgebers in Zweifel gezogen werden könnte.«

Bereits am 10.03.2015 habe der Verstorbene ohne anwesenden Notar ein Schreiben im Sinne einer Vollmacht aufgesetzt mit gleichem Inhalt wie oben.

Laut einem *Schreiben der Rechtsanwaltskanzlei Müller (die den Sohn des Verstorbenen vertrete) vom 30.12.2016* habe der Verstorbene selbst die Hochzeit seiner Tochter im Juli 2015, also nur wenige Wochen nach der Erklärung vom 10.03.2015 und kurz vor der Erklärung vom 17.10.2015, vergessen. Er sei am Nachmittag des Hochzeitstages in T-Shirt und Jeans zu

Schreiben Rechtsanwaltskanzlei

seiner Tochter gekommen, um sie zu besuchen und habe sich über die vielen Leute gewundert.

In einem *Schreiben der Rechtsanwaltskanzlei Müller vom 31.12.2016* wird darauf hingewiesen, dass die Beklagte Maximiliane Mustermann immer wieder betonen würde, dass der Verstorbene im Jahr 2015 und 2016 geistig uneingeschränkt gesund gewesen sei. Im Widerspruch dazu würde stehen, dass sie zusammen mit Herrn Huber zu dieser Zeit mehrmals bei Ärzten gewesen sei, in deren Gegenwart eine Verschlechterung der Gedächtnisleistung besprochen und abgeklärt worden sei.

In einem Arztbrief vom 27.05.2015, so ist weiter im Schreiben der Rechtsanwaltskanzlei zu lesen, würde Herr Prof. A.A. (Abteilung für Neurologie und klinische Neuropsychologie des Klinikums Musterhausen) schreiben, dass die Lebensgefährtin geäußert habe, dass auch ihr vor gut zwei Jahren aufgefallen sei (also Mitte 2013), dass Herr Huber sich nicht mehr konzentrieren und sich Dinge nicht mehr habe merken können. Dies sei so weit gegangen, wie der Arztbrief die Beklagte selbst zitieren würde, dass er sich zum Zeitpunkt dieses ärztlichen Gesprächs in seinem eigenen Haus, wo er die Verwaltung der Großmetzgerei betreiben und privat wohnen würde, teilweise nicht mehr habe orientieren können.

Herr Huber sei in der internistischen Klinik Dr. B.B. vom 10.10.2015 bis zum 25.10.2015 stationär behandelt worden. Dies würde außerordentlich irritieren, weil die Beglaubigung der Erklärung vom 17.10.2015 im Notariat stattgefunden habe. Somit müsse der Verstorbene am 17.10.2015 in einem miserablen gesundheitlichen Zustand aus der Klinik Dr. B.B. geholt worden sein.

In einem *Schreiben der Rechtsanwaltskanzlei Müller vom 02.01.2017* wird aufgeführt, dass die laufenden monatlichen Zahlungen (8.000 Euro) an Frau Mustermann als »Haushaltsgeld« bezeichnet worden seien. Statt davon aber den Haushalt zu finanzieren, habe die 35 Jahre jüngere Lebensgefährtin des Verstorbenen dieses Geld aufgewendet, um sich damit einen hohen Lebensstandard zu finanzieren. Aus den Kontoauszügen des Verstorbenen gehe »eindeutig und unzweifelhaft« hervor, dass Frau Mustermann mit der Kreditkarte von Herrn Huber zusätzlich mindestens einmal wöchentlich bei verschiedensten Feinkost- und Lebensmittelgeschäften eingekauft habe. Insgesamt beliefen sich die zusätzlichen Kosten auf rund 2.500 Euro pro Monat. Insofern betrügen die geltend gemachten Forderungen 0,6 Millionen Euro.

Laut einem *Schreiben der Rechtsanwaltskanzlei Mayer (die Frau Mustermann vertritt) vom 02.02.2017* würden »sämtliche Angaben der Briefe der Kanzlei Müller« der Unwahrheit entsprechen. Herr Huber sei immer »im Vollbesitz seiner geistigen Kräfte gewesen«. Auch handle es sich um eine »intime Liebesbeziehung« und die »zweifelhaften Andeutungen der gegnerischen Seite« würden verleumderisch die Unwahrheit beschreiben.

Zahlreiche andere Schriftwechsel zwischen den Rechtsanwälten bzw. von den Rechtsanwälten der beiden Parteien an das Gericht dürfen außen

Hinweisen bei Nichtaufnahme bestimmter Aktenteile

vorgelassen werden, da sie aus psychiatrischer Sicht keine für die Gutachtensfragestellung relevanten Informationen liefern.

> Mit einem solchen Hinweis belegt man, dass man die gesamte Aktenlage gesichtet und die für die Beurteilung wesentlichen Informationen aufgenommen hat.

b)   Medizinische Unterlagen (chronologisch geordnet)

2015:

> Die chronologische Ordnung der Befunde ist insofern relevant, als dass es – wie so oft – nicht um die Frage einer Geschäftsunfähigkeit über einen längeren Zeitraum geht, sondern zu einem bzw. in diesem Fall zu zwei Zeitpunkten.

Chronologische Ordnung der Befunde

Aus einem *Bericht der Abteilung für Neurologie und klinische Neuropsychologie des Klinikums Musterhausen vom 27.05.2015* wird über eine tagesklinische Behandlung am 04.05.2015 und am 06.05.2015 des Verstorbenen berichtet.

An Diagnosen ist der Verdacht auf eine senile Demenz vom Alzheimer-Typ aufgeführt. »Herr Huber stellte sich zur neurologischen Beurteilung von seit zwei Jahren schleichend progredienten kognitiven Defiziten mit im Vordergrund stehenden Merkfähigkeitsstörungen vor. Er beklagte, dass er sich zunehmend schlechter konzentrieren könne, er Termine, Namen von ihm eigentlich gut bekannten Leuten etc. vergessen würde und er deshalb immer wieder nachfragen müsse. Dies würde dazu führen, dass er gar nicht mehr effektiv in der von ihm weiterhin geführten Verwaltung der Großmetzgerei arbeiten könne. Eine depressive Stimmung, ein Interessenverlust oder eine Antriebsminderung sei ihm nicht aufgefallen. [...] Bei einem Nikotinkonsum von ca. 30 Zigarillos pro Tag würde er Alkohol in einer Menge von etwa drei Flaschen Wein pro Woche oder äquivalente Dosen von härteren Alkoholika trinken. Abstinenzphasen habe er nie gehabt. Die deutlich jüngere Lebenspartnerin des Patienten bestätigt seine Angaben. Auch ihr sei erstmals vor gut zwei Jahren aufgefallen, dass er sich weniger gut konzentrieren und Dinge habe merken können. Seitdem sie letztes Jahr in ein anderes Haus umgezogen seien, sei ihr auch aufgefallen, dass er Schwierigkeiten habe, sich dort zu orientieren.«

In der ausführlichen neuropsychologischen Testung hätten sich Gedächtnisstörungen gezeigt, wobei vor allem eine anterograde Störung für verbale und nonverbale Informationen wie auch Beeinträchtigungen des Arbeitsgedächtnisses sowie Hinweise auf relevante Leistungseinbußen beim Abruf alter Informationen aufgefallen seien.

3 Psychiatrische Gutachten im Zivilrecht

Neuropsychologische Testbefunde aufnehmen

> Falls sich in solchen Fällen Unterlagen über neuropsychologische Testungen finden lassen, müssen diese umfassend dargestellt werden, da sie wichtige Hinweise auf den kognitiven Gesamtzustand liefern!

Zusätzlich hätte sich eine reduzierte Aufmerksamkeitsleistung sowie eine unterdurchschnittliche räumlich-konstruktive Leistung sowie auch Hinweise auf Einbußen im Bereich exekutiver Funktionen gezeigt. In der bereits auswärts durchgeführten kernspintomographischen Untersuchung des Schädels habe sich eine biparietal betonte corticale Atrophie gezeigt. Eine neurosonologische Diagnostik habe bis auf eine leichte Makroangiopathie im Bereich der hirnversorgenden Gefäße (extracraniell) keine Auffälligkeit gezeigt. Auch ein EEG habe einen unauffälligen Befund ergeben (das EEG vom 04.05.2015 habe eine Alphagrundaktivität von 9 pro Sekunde gezeigt).

Cave: Einordnung apparativer Befunde!

> Es ist ein häufiger Fehler, dass morphologische Befunde (wie z. B. eine Atrophie im Gehirn) mit psychischen Funktionseinbußen gleichgesetzt werden. Die apparativen Untersuchungen können wertvolle Zusatzinformationen liefern, der psychopathologische Zustand ist und bleibt ausschlaggebend für die Beurteilung.

Laborchemisch seien bis auf erhöhte Rheumafaktoren keine Auffälligkeiten feststellbar gewesen, insbesondere kein Vitaminmangel, kein Hinweis auf Diabetes oder eine Schilddrüsenunterfunktion. Die Degenerationsmarker hätten ein deutlich erhöhtes Tau-Protein sowie ein erniedrigtes Beta-Amyloid gezeigt.

Zusammenfassend würde sich aufgrund der Befundkonstellation der dringende Verdacht auf eine bisher leichtgradig ausgeprägte senile Demenz vom Alzheimer-Typ ergeben. Eine Einleitung einer antidementiven Medikation sei zu empfehlen und der Alkoholkonsum zumindest deutlich einzuschränken.

In dem Arztbericht findet sich auch ein Mini-Mental-Status aufgeführt. Hier sind 25 von 30 möglichen Punkten erreicht worden. »Defizite liegen im Bereich Aufmerksamkeit und Richtigkeit sowie Erinnerungsfähigkeit.«

Wichtigste Informationsquellen: Untersuchungsbefunde

> Die u. a. laut Nedopil wichtigsten Informationsquellen sind die »Untersuchungsbefunde behandelnder oder begutachtender Ärzte. Die Diagnosen und Schlussfolgerungen der Ärzte allein reichen aber nicht aus.« (Nedopil und Krupinski 2001, S. 120)

Aus dem *Bericht der Nuklearmedizinischen Klinik Musterhausen vom 14.06.2015* ist abschließend zu ersehen, dass sich in dem durchgeführten PET ein angedeuteter Hypometabolismus beidseits temporal sowie beidseits hochparietal bzw. im Bereich des posterioren Cingulums gezeigt hätte. Der

Befund sei insgesamt geringgradig ausgeprägt und noch nicht ausreichend für die Diagnose einer neurodegenerativen Systemerkrankung, eine Verlaufskontrolle sei in einem Jahr zu empfehlen.

Im *Bericht der Abteilung für Neurologie und klinische Neurophysiologie des Klinikums Musterhausen vom 30.06.2015* wird der Verdacht auf eine dementielle Entwicklung geäußert. Es würde seit ca. zwei Jahren eine langsam zunehmende Einschränkung kognitiver Fähigkeiten, insbesondere der Merkfähigkeit, bestehen. Die in der Tagesklinik durchgeführte Diagnostik habe die subjektiv beklagten Beeinträchtigungen in einer psychologischen Testuntersuchung bestätigt. Die Ätiologie der Erkrankung bleibe zunächst unklar. Eine dementielle Entwicklung im Sinne einer Alzheimererkrankung sei aber nicht ausgeschlossen, nachdem sich im Liquor ein deutlich erhöhtes Tau-Protein und ein vermindertes Beta-Amyloid gezeigt hätten. Die Kernspintomographie habe lediglich eine biparietale Atrophie, aber sonst keine weiteren Auffälligkeiten gezeigt. Vermutlich begünstigt würden die aktuellen Beeinträchtigungen durch den in der Vergangenheit vermehrten Alkoholkonsum.

Mit Herrn Huber und dessen Lebensgefährtin seien die Befunde ausführlich besprochen worden. Eine einschleichende Therapie mit Donepezil sei rezeptiert worden, zusätzlich sei vorgeschlagen worden, eine Therapie mit 800 mg Folsäure täglich durchzuführen. »Dies soll bei dementiellen Entwicklungen auch bei normalen Folsäurespiegeln eine Verbesserung begünstigen.« Aufgrund einer depressiven Verstimmung sei zusätzlich mit Cipralex 5 mg morgens begonnen worden. Eine Verlaufsuntersuchung in etwa einem halben Jahr sei sinnvoll.

In einem *Schreiben der Abteilung für Neurologie und klinische Neurophysiologie des Klinikums Musterhausen vom 01.12.2015* wird über eine ambulante Untersuchung des Verstorbenen am 07.11.2015 berichtet. In den Diagnosen ist der Verdacht auf eine beginnende Demenz vom Alzheimer-Typ aufgeführt. »Insbesondere das kurz- und mittelfristige Gedächtnis habe erheblich nachgelassen. Dies habe mittlerweile auch zu Beeinträchtigungen bei der beruflichen Tätigkeit geführt. [...] Neben den kognitiven Beeinträchtigungen scheint zunehmend eine depressive Symptomatik zu bestehen. Der Alkoholkonsum sei komplett eingestellt worden.«

Auf eine testpsychologische Verlaufsuntersuchung sei verzichtet worden, jedoch habe der Unterzeichner bei der klinischen Untersuchung den Eindruck gewonnen, dass die Depressivität zugenommen und die Gedächtnisleistungen »eher abgenommen« hätten. Nachdem das verordnete Donepezil nicht vertragen worden sei, sei vorgeschlagen worden, auf Exelon umzusteigen.

2016:

Aus einem *Bericht der Abteilung für Neurologie und klinische Neurophysiologie des Klinikums Musterhausen vom 25.01.2016* ist zu ersehen, dass vom

13.01.2016 bis zum 25.01.2016 eine elektive Aufnahme des Verstorbenen zur erneuten Abklärung einer zuletzt deutlich verschlechterten Merkfähigkeit und verschlechterter Orientierung bei bereits bekanntem dementiellen Syndrom erfolgt sei.

Im Mai 2015 sei im Rahmen ausführlicher Diagnostik am ehesten eine Demenz vom Alzheimer-Typ vermutet worden.

Aus einem neuropsychologischen Bericht, der im Arztbrief aufgeführt wird, welcher sich auf eine Untersuchung vom 19. Januar 2016 bezieht, ist zu ersehen, dass sich im Vergleich zum Vorbefund vom Mai 2015 im Aufmerksamkeits- und Gedächtnisbereich sowie in den visuell-räumlichen Leistungen testpsychologisch keine wesentlichen Veränderungen gezeigt hätten. Ein Leistungsabfall sei dagegen bei Aufgaben zur semantischen Wortflüssigkeit beobachtbar. Die reduzierten Leistungen in diesen Tests dürften vor allem durch eine Beeinträchtigung exekutiver Funktionen bedingt sein. In einem durchgeführten Neuro-Doppler hätte sich eine mäßiggradige Makroangiopathie der Karotiden belegen lassen.

Aus einem *Bericht der Abteilung für Neurologie und klinische Neurophysiologie des Klinikums Musterhausen vom 30.08.2016* ist die Diagnose »progrediente kognitive Defizite« aufgeführt. So habe die Vergesslichkeit erheblich zugenommen, auch der Antrieb sei weiter deutlich reduziert. Herr Huber habe mittlerweile kaum noch Interesse an Dingen des täglichen Lebens. Von ihm und seiner Lebensgefährtin sei außerdem eine Verhaltensänderung mit vermehrter Ungeduld und Reizbarkeit beschrieben worden. Auch habe sich der Tag-Nacht-Rhythmus verschoben, er gehe erst spät zu Bett, schlafe in der Nacht wenig und sei tagsüber häufig müde. Es sei in der jetzigen Situation nicht einfach, einen überzeugenden Therapievorschlag zu machen. Es sei vorgeschlagen worden, Cipralex auf 20 mg zu erhöhen und neben Exelon auch Memantine zu rezeptieren.

c) Protokolle von Gerichtssitzungen mit Befragung verschiedener Zeugen

Laut *Protokoll der öffentlichen Sitzung des Landgerichts Musterhausen vom 01.12.2017* wurden verschiedene Zeugen vernommen.

Zeugenbefragung

> Im vorliegenden Fall waren die Zeugen durch das Gericht ohne anwesenden Psychiater befragt worden. Oftmals ist es anders: Der Psychiater erstellt aufgrund der vorliegenden Akten eine erste Beurteilung, ehe Zeugen vor Gericht in Anwesenheit des Psychiaters als Sachverständiger befragt werden.

Der *Notar Schneider* äußerte, dass er nicht mehr genau sagen könne, ob die Beurkundung damals eine Stunde gedauert habe, es könne auch etwas weniger gewesen sein. Nicht nur Herr Huber habe die Urkunden errichtet, sondern auch Frau Mustermann, die mitanwesend gewesen sei. Grundsätzlich würde man als Notar in einen solchen Beurkundungstermin mit dem Gefühl reingehen, »dass derjenige, dessen Urkunden man beurkundet, geschäftsfähig ist«. Man würde das natürlich im Termin überprüfen. Hierbei sei es allerdings so gewesen, dass der Zeuge Herrn Huber schon von früher aus dem Golfclub flüchtig gekannt habe. Vor diesem Hintergrund sei der Notar davon ausgegangen, dass Herr Huber geschäftsfähig sei. Gesonderte Untersuchungen zur Feststellung der Geschäftsfähigkeit habe der Notar nicht mehr angefertigt, allerdings habe er in dem Gespräch auch keine Anhaltspunkte dafür gehabt, dass sich irgendetwas geändert habe. Wenn dies der Fall gewesen wäre, dann hätte er entsprechende Zweifel in der Urkunde zum Ausdruck bringen müssen. Nachdem dies nicht der Fall gewesen sei, würde er davon ausgehen, dass keine Anhaltspunkte für ihn vorhanden gewesen seien. Dennoch wolle er betonen, dass er wisse, dass Herr Huber zum Ende seines Lebens unter Altersdemenz gelitten habe und »wohl auch unter Alzheimer«. Er könne nicht ausschließen, dass zu dem Zeitpunkt der Beurkundung schon erste Anhaltspunkte dafür dagewesen seien, er selbst habe aber nichts wahrgenommen. So lange, dass er solches habe feststellen können, habe der Beurkundungstermin nicht gedauert und so intensiv sei die Auseinandersetzung mit Herrn Huber auch nicht gewesen.

Frau Mustermann sei bei der Beurkundung der Urkunden anwesend gewesen, habe allerdings keinen Einfluss genommen und nur zugehört.

> »Zweitwichtigste Informationsquelle: Gerichtsbeschlüsse und Aussagen neutraler Zeugen vor Gericht, die den Gegenstand des Verfahrens beleuchten.« (Nedopil und Krupinski 2001, S. 121)

Unterschiedliche Gewichtung vorhandener Informationsquellen

Sodann wurde die *Zeugin C. C.* im Sitzungssaal verhört. Frau C. C. sei bei Herrn Huber als Sekretärin für »den Papierkram« der Großmetzgerei beschäftigt gewesen und habe für ihn »im Rahmen ihres Angestelltenverhältnisses Sachen erledigt«. Die Buchhaltung des Herrn Huber sei von Frau G. G. gemacht worden. Sie vermute, dass er aus gesundheitlichen Gründen die Abschlüsse selbst zu erledigen nicht mehr geschafft habe. Früher habe er die Jahresabschlüsse nämlich immer selbst gemacht. Sie hätten im Büro schon gemerkt, »dass es Herrn Huber gesundheitlich nicht mehr so gut geht. Es war nicht so, dass man von einem Tag auf den nächsten gemerkt hat, er ist jetzt krank, sondern es war mehr so ein schleichender Prozess, wahrscheinlich haben wir das am Anfang auch gar nicht gemerkt. Es ist dann einfach im Lauf der Zeit aufgefallen, dass es Sachen gab, die Herr Huber früher im Kopf hatte und die man ihm jetzt zwei- oder dreimal sagen musste. Das ist eigentlich allen im Büro aufgefallen und es ist irgendwann auch den Kunden aufgefallen. Ganz genau eingrenzen, wann uns das aufgefallen ist oder wann es begonnen hat, kann ich das jetzt nicht. Ich würde sagen, das war so um den Zeitraum, als er umgezogen ist, das war 2014, also ich würde sagen so Ende 2014, Anfang 2015. Es waren am Anfang Kleinigkeiten, es wurde dann immer stärker. Es war ja dann schließlich auch so, dass im Jahr 2015 wohl ein

Stellvertreter für ihn eingesetzt worden ist.« So schlimm, dass es auch die Kunden gemerkt hätten, sei es, würde sie sagen, im Frühjahr 2015 gewesen.

Anhaltspunkte für Verwirrtheit oder dass Herr Huber zeitlich oder örtlich nicht orientiert gewesen sei, habe sie nicht gehabt, daran könne sie sich jetzt nicht erinnern. Wenn sie ehrlich sei, könne sie allerdings auch nichts dazu sagen, ob er wirklich zeitlich orientiert gewesen sei, es gebe keine Anhaltspunkte diesbezüglich für sie.

Auf die Frage des Gerichts, ob der Verstorbene noch komplexere Sachverhalte habe beurteilen können, habe die Zeugin erklärt, dass sie dies nicht so pauschal sagen könne. Wenn sie Herrn Huber einen konkreten Sachverhalt geschildert und ihn um seine fachliche Meinung gebeten habe, habe die Chance bestanden, dass er ihr fachlich fundiert Auskunft gegeben habe. Wenn sie aber zu ihm gekommen sei und gesagt habe, ob er sich noch an einen Termin bzw. ein Gespräch mit einem Großkunden vor sechs Wochen erinnere, so gehe sie davon aus, dass er sich daran nicht mehr habe erinnern können, jedenfalls sei es deutlich schwieriger gewesen. Insgesamt habe es auch davon abgehangen, wie die Tagesform von Herrn Huber gewesen sei.

Die *Tochter des Verstorbenen, Frau Cornelia Huber*, gab an, dass ihr Vater bereits 2014 ihr gegenüber geäußert habe, dass er das Gefühl habe, »dass sein Hirn nicht mehr so richtig mitspiele«. Es sei wohl so gewesen, dass er Sachen und manchmal auch Abläufe einfach vergessen habe oder auch Termine. Sie selbst habe aber nie irgendetwas Gravierendes mitbekommen, das sie daran hätte zweifeln lassen, dass er nicht mehr Herr seiner Sinne sei.

Das mit der Hochzeit (siehe oben) sei damals so gewesen, dass sie bereits standesamtlich verheiratet gewesen sei und dann zehn Jahre nach der standesamtlichen Trauung noch eine kirchliche Segensfeier gehabt hätte. Zu der Feier sei auch ihr Vater eingeladen gewesen. Er habe sie an dem Tag angerufen und ihr mitgeteilt, dass er später kommen würde, weil er noch arbeiten müsse. Als er später gekommen sei, sei er in Jeans und Poloshirt gekommen und habe sich gewundert, dass so viele Leute da seien und habe später gefragt, warum denn überhaupt gefeiert würde. »Das war aber auch so richtig mein Vater. Etwas verplant. Tiefergehende Gedanken deswegen habe ich mir nicht gemacht.«

Es sei so gewesen, dass ihr Vater immer in Anzug und Krawatte unterwegs gewesen sei, ab einem gewissen Zeitpunkt habe sich dies dann aber geändert, ab diesem Zeitpunkt sei er zumindest in der Freizeit auch im »Freizeitlook« herumgelaufen. So könne sie sich an einen Termin erinnern, wo sie ihn samstags in seinem Büro getroffen habe und er dort im T-Shirt und mit Jogginghose angekommen sei, was sie schon gewundert habe.

Allerdings wolle sie auch angeben, dass sie mit ihrem Vater nie so eng gewesen sei, wie sie es beispielsweise mit ihren Schwiegereltern sei. Es sei so gewesen, dass ihr Vater zum Jahreswechsel 2015/2016 schon ein kranker Mann gewesen sei. Ab Anfang 2015 habe sie bei persönlichen Treffen feststellen können, dass er unzuverlässiger geworden sei und öfters nicht zu Terminen erschienen sei.

Als der Vater einmal zu Besuch bei ihr gewesen sei (Datum nicht erinnerlich) habe er geäußert, dass er für die Finanzierung aller Lebensbereiche der Partnerschaft mit Frau Mustermann allein verantwortlich sei, und dass er »»alles allein zahlen« müsse und sich dies nicht mehr leisten könne. Er habe wörtlich gesagt, dass »das Flittchen« ihn in den Ruin treibe, und er habe sie gefragt, was er machen solle.

Aus der *Zeugenvernehmung der Beklagten* ist zu ersehen, dass Geld für die gemeinsame Lebensführung verwendet worden sei und kein Unterschied zwischen »mein und dein« gemacht worden sei. Aus ihrer Erinnerung und Einschätzung sei Herr Huber im Jahr 2015 noch fit gewesen, zumindest geistig. Körperlich habe er Einschränkungen gehabt, weil er sehr schwer geatmet habe. Dass er Termine vergessen habe, sei eigentlich schon immer so gewesen.

<aside>Zeugenaussagen der jeweiligen Prozessparteien mit Zurückhaltung bewerten</aside>

Sodann wurde die *Zeugin E. E.* verhört, der Verstorbene sei ihr Cousin gewesen. Herr Huber habe das ganze Jahr 2014 mit gesundheitlichen Problemen zu kämpfen gehabt. In Bezug auf seine Gedächtnisleistung habe sie nicht bemerkt, dass diese irgendwie nachgelassen habe. Wenn man ihn einen Monat später auf irgendetwas Bestimmtes angesprochen habe, habe er dies alles noch gewusst. Sie müsse allerdings auch sagen, dass sie von seinen beruflichen Tätigkeiten keine Ahnung und auch darüber mit ihm nicht gesprochen habe.

Auch bei einem Termin im Juli 2014, wo es um eine Abnahme einer seiner zahlreichen Mietwohnungen gegangen sei, bei der sie mit anwesend gewesen sei, sei ihr an Herrn Huber nichts aufgefallen, er sei ganz normal gewesen.

Ende 2015 habe Herr Huber geäußert, dass er das Gefühl habe, beruflich überfordert zu sein. Herr Huber habe ihr gegenüber nie darüber geklagt, dass er sich Sachen nicht mehr so gut merken könne wie früher.

Auch habe sie sich über verschiedene Punkte mit Herrn Huber unterhalten. Bei diesen Gesprächen habe sie nie den Eindruck gehabt, dass er damit überfordert sei, oder dass er es nicht mehr verstehen würde, dem nicht mehr folgen könne oder sonst irgendwie nicht orientiert sei. Sie habe mit Frau Mustermann eine Unterhaltung geführt, in der sie gesagt habe, dass er dieses oder jenes vergessen habe. Es sei aber nicht davon auszugehen gewesen, dass dies »irgendwelche bedenklichen Sachen« seien.

Sie könne sich daran erinnern, dass bei Herrn Huber vor Jahren schon einmal ein extremer Eisenmangel vorgelegen habe. Da habe er auch immer Müdigkeit und Gedächtnisschwierigkeiten zu beklagen gehabt, sei dann aber durchgecheckt worden und man habe eben den Eisenmangel festgestellt. Nach der Behandlung sei er wieder völlig in Ordnung gewesen.

Als nächstes wurde die *Zeugin F. F.* vernommen, welche von 1991 bis zum 14.02.2015 im Büro von Herrn Huber beschäftigt gewesen sei. Im Zusammenhang mit einem Umzug des Büros (*Anmerkung zur Verständlichkeit: Es gab sowohl privat wie beruflich einen Umzug.*) habe überwiegend Frau Mustermann die Gestaltung der neuen Büroräume in die Hand genommen. Im Zuge dessen hätten die Mitarbeiter »hervorragende, hunderteure Möbel« bekommen, welche eine Unsumme an Geld gekostet hätten. Dies sei »so überhaupt nicht die Art von Herrn Huber« gewesen, sodass sie davon ausgehen würde, dass das der Einfluss von Frau Mustermann gewesen sei. Sie habe Herrn Huber als einen wirtschaftlich und vernünftig rechnenden Menschen, vielleicht sogar etwas sparsamen Menschen gekannt, sogar auch noch, als er neu mit Frau Mustermann liiert gewesen sei, was seit 2010 der Fall sei.

Sie habe den Eindruck gehabt, dass Frau Mustermann gewisse Aufgaben übernommen habe, nämlich alles, was irgendwie mit Repräsentation nach außen zusammengehangen habe. Es sei ihr schon aufgefallen, dass es auch schon vor dem Umzug geraume Zeit so gewesen sei, dass sich Herr Huber teilweise an Sachen nicht mehr habe erinnern können, die man auch gerade mit ihm besprochen habe. Dies sei schon eine ganze Weile so gegangen. So könne sie sich zum Beispiel daran erinnern, dass man gemeinsam besprochen habe, wie in einem bestimmten Fall vorzugehen sei, welchen Weg man einschlagen würde. Nach der Besprechung sei jeder in sein Büro zurückgegangen und kurz darauf habe Herr Huber sie angerufen und nachgefragt, was da jetzt genau gewesen sei und er habe es offensichtlich völlig vergessen, was gerade besprochen worden sei. Vor dem Umzug sei es gelegentlich vorgekommen, dass er solche Dinge vergessen, und dass er es einfach nicht mehr gewusst habe.

Problem durch mangelnde Nachfrage	Als Gutachter steht man in diesem Fall vor dem Problem, dass keine Nachfrage von Seiten des Gerichtes erfolgte, von welchem Zeitraum die Zeugen gerade berichtet.

Nach dem Umzug dann, so sei ihr Empfinden, sei es allerdings ganz schlimm geworden. Dies sei so weit gegangen, dass sie es vermieden habe, mit ihm persönlich irgendwelche Dinge abzusprechen, insbesondere im Hinblick auf Kundenangelegenheiten. Sie habe ihm nur noch E-Mails geschrieben. Sie habe den Eindruck gehabt, dass er überhaupt nicht mehr Dinge richtig habe aufnehmen und sich merken können.

Aufgefallen sei ihr auch, dass es eine Änderung in seiner Kleidung gegeben habe.

Scheinbar banale Informationen können relevant werden	Auch solche scheinbar banalen Informationen aus dem Alltag des Betroffenen sind relevant, da sie Hinweise auf eine krankheitsbedingte Veränderung des Persönlichkeitsgefüges liefern.

Normalerweise sei er immer ordentlich gekleidet gewesen, habe immer gute Sachen angehabt. In den letzten Jahren, sie würde sagen vielleicht 2013 oder 2014, habe sie das Gefühl gehabt, dass er nicht mehr so auf seine Kleidung geachtet habe. Sie habe mehr als einmal bemerkt, dass er abgetragene und abgestoßene Hemden getragen habe. Sie habe ihn darauf angesprochen, da dies schon fast peinlich gewesen sei, insbesondere gegenüber den Großkunden. Sie habe sich jedoch auch gewundert, dass Frau Mustermann, die ja sonst so auf das Äußere bedacht gewesen sei, ihn so aus dem Haus habe gehen lassen. Allerdings vermute sie, dass diese mehrere Verhältnisse gehabt habe und ihr Herr Huber immer egaler geworden sei. Weiter habe sie den Eindruck gehabt, dass Herr Huber vermehrt Alkohol zu sich nehmen würde.

Schließlich habe sie den Eindruck bekommen, dass bei Herrn Huber finanzielle Schwierigkeiten bestehen könnten, was sie nicht überrascht habe, da Frau Mustermann das Geld »zum Fenster rausgeworfen« habe.

Ansonsten sei ihr auch noch aufgefallen, dass Herr Huber nicht mehr so daran interessiert zu sein schien, dass seine Kunden zufrieden seien, und dass wirklich im Interesse der Kunden gehandelt würde. Dies sei jedoch etwas gewesen, worauf er früher immer hohen Wert gelegt habe. Sie sei sich nicht ganz sicher, vermutlich aber ab 2013 sei diese Veränderung eingetreten.

Als *nächste Zeugin* wurde G. G., eine weitere Mitarbeiterin im Büro, vernommen. Es sei ihr schon aufgefallen, dass Herr Huber sich teilweise Sachen nicht mehr habe merken können. Einmal habe sie mit Herrn Huber 10-15 Minuten etwas besprochen und sodann das Zimmer verlassen und sich an ihren Schreibtisch gesetzt, worauf das Telefon geklingelt habe. Herr Huber sei dran gewesen und habe sie gefragt, was denn in dieser Angelegenheit, die gerade Gegenstand des Gesprächs gewesen sei, besprochen worden sei. Die Zeugin habe zunächst gedacht, sie habe ihn falsch verstanden und daher nochmals nachgefragt. Als sie dann geäußert habe, dass hierüber doch gerade gesprochen worden sei, habe Herr Huber kurz geschwiegen und dann »Ah ja, ja!« gesagt. Es sei auch so gewesen, dass man manchmal, wenn man zu Herrn Huber ins Büro gekommen sei, den Eindruck gehabt habe, dass er gerade sozusagen aus dem Schlaf hochgeschreckt sei.

Vielleicht ab 2013 habe sie den Eindruck gehabt, dass es mit dem Gedächtnis von Herrn Huber schlechter geworden sei und er nicht mehr so viel Zeit für seine Mitarbeiter wie früher gehabt habe. Dies sei dann immer schlimmer geworden. Es sei auch so gewesen, dass es ihrer Empfindung nach im Büro oft nach Alkohol gerochen habe.

Hinsichtlich seiner Kleidung sei ihr nichts aufgefallen, aber es sei bemerkbar gewesen, dass er sich irgendwie nachlässiger gekleidet habe. Insgesamt sei ihr Eindruck gewesen, dass er mit dem Ganzen überfordert gewesen sei.

Aus ihrer Sicht sei es die allgemeine Meinung im Büro gewesen, dass es mit Herrn Huber nicht mehr so laufen würde wie früher. Herr Huber habe sich insgesamt komplett geändert. Das habe schon vor dem Umzug begonnen, sei aber nach diesem immer schlimmer geworden. Sie habe den Eindruck gehabt, dass Herr Huber einer Art Gehirnwäsche unterzogen gewesen sei. Möglicherweise habe jemand von außen auf die Entscheidungsfindung von Herrn Huber eingewirkt, und zwar nicht zu seinem besten, dies sei ihr Eindruck gewesen.

B   Zusammenfassung und Beurteilung

Gemäß dem Beschluss vom 24.12.2017 des Landgerichts Musterhausen war in der gutachterlichen Stellungnahme Beweis zu erheben über die Behauptung der Klagepartei, dass der 1936 geborene und am 26.12.2016 verstorbene Herr Hans Huber am 10. März 2015 und am 17. Oktober 2015 geschäftsunfähig bzw. zumindest in seiner Geschäftsfähigkeit soweit eingeschränkt gewesen war, dass er nicht mehr erkannt hatte, worauf sich seine Erklärung vom 10.03.2015 bzw. 17.10.2015 bezogen hatte.

Fragestellung und Zusammenfassung

> Auch hier gilt: Wiederholung der Fragestellung und kurze Zusammenfassung der wesentlichsten Hintergrundinformationen. Die Zusammenfassung sollte so abgefasst sein, dass der Leser, der nur diesen Teil des Gutachtens/der Beurteilung liest, weiß, worum es geht.

So hatte der Verstorbene am 17. Oktober 2015 eine General- und Vorsorgevollmacht mit Patientenverfügung in Gegenwart eines Notars ausgestellt, worin Frau Maximiliane Mustermann zu seiner Bevollmächtigten ernannt worden war. Die Vollmacht hatte beinhaltet, dass der Verstorbene »in allen vermögensrechtlichen Angelegenheiten in jeder rechtlich zulässigen Weise außergerichtlich und auch gerichtlich« vertreten wird. Bereits am 10. März 2015 hatte der Verstorbene eine Verfügung gleichen Inhalts abgefasst, jedoch ohne anwesenden Notar. Es ist zu lesen, dass dem Notar »aus der mit dem Vollmachtgeber geführten längeren Unterredung keine Umstände bekannt geworden sind, aufgrund derer die Geschäftsfähigkeit des Vollmachtgebers in Zweifel gezogen werden könnte.«

Forderungen der Klagepartei

Die Forderungen der Klagepartei (in Gestalt des Sohnes des Verstorbenen bzw. seinem rechtlichen Vertreter) belaufen sich auf einen Betrag von gerundet 0,6 Millionen Euro. Zur Begründung der Forderung führt Rechtsanwalt Müller in seinen Schreiben des Jahres 2016/2017 aus, dass die deutlich jüngere Beklagte seit 2010 bis zum Tod des Herrn Huber seine Lebensgefährtin gewesen war und dieser der Beklagten während der Zeit der Partnerschaft umfassende Zahlungen und finanzielle Freiheiten gewährt hatte. So sind laut den Schreiben die laufenden monatlichen Zahlungen (8.000 Euro) an Frau Mustermann als »Haushaltsgeld« bezeichnet worden. Statt davon aber den Haushalt zu finanzieren, hat die 35 Jahre jüngere Lebensgefährtin des Verstorbenen dieses Geld aufgewendet, um sich damit einen hohen Lebensstandard zu finanzieren. Neben diesem Betrag sind nämlich, so die Rechtsanwaltskanzlei, zahlreiche weitere monatliche Zahlungen bei verschiedensten Feinkost- und Lebensmittelgeschäften mit der Kreditkarte des Verstorbenen vorgenommen worden. Insgesamt belaufen sich die zusätzlichen Kosten auf rund 2.500 Euro pro Monat.

Demgegenüber ist im Schreiben der Rechtsanwaltskanzlei Mayer, die Frau Mustermann vertritt, vom 02.02.2017 zu lesen, dass »sämtliche Angaben der Briefe der Kanzlei Müller« der Unwahrheit entsprechen. Herr Huber ist, so das Schreiben, immer »im Vollbesitz seiner geistigen Kräfte gewesen«.

Cave: Einseitige Darstellungen vermeiden!

> Auch wenn in diesem Schreiben der Beklagtenseite wenig Substantielles vorgetragen wird, sollten die Argumente kurz dargestellt werden, da sonst der Eindruck der Befangenheit bzw. einseitigen Bewertung entsteht.

Hintergrund der Diskussion einer möglichen Geschäftsunfähigkeit des Verstorbenen ist eine offensichtlich seit 2013 beginnende Demenz vom Alzheimer-Typ: So wurde in dem Bericht der Abteilung für Neurologie und klinische Neuropsychologie des Klinikums Musterhausen vom 27.05.2015 davon berichtet, dass der Verstorbene seit zwei Jahren »schleichend progrediente kognitive Defizite mit im Vordergrund stehenden Merkfähigkeitsstörungen« beklagte, die dazu beitrugen, dass er »nicht mehr effektiv« in der von ihm weiterhin geführten Verwaltung der Großmetzgerei arbeiten konnte. Die Lebenspartnerin berichtete den untersuchenden Ärzten gegenüber, dass seit dem Umzug in ein anderes Haus (2014) ihr Partner Schwierigkeiten hatte, sich dort zu orientieren. Umfassende Diagnostik im Zusammenhang mit der ärztlichen Vorstellung ergaben von testpsychologischer Seite Gedächtnisstörungen, bei denen vor allem eine Störung für verbale und nonverbale Informationen, Beeinträchtigungen des Arbeitsgedächtnisses wie auch Hinweise auf relevante Leistungseinbußen beim Abruf alter Informationen sowie auch Hinweise auf Einbußen im Bereich exekutiver Funktionen aufgefallen waren.

Exekutivfunktionen sind vereinfacht gesagt die Fähigkeiten zur Überwachung und Steuerung des menschlichen Verhaltens. Eine durchgeführte Bildgebung des Schädels in Gestalt einer kernspintomographischen Untersuchung hatte eine biparietal betonte corticale Atrophie gezeigt. Hierunter ist ein beidseitiger Hirnvolumenschwund insbesondere in den Seitenbereichen der Gehirnhälften zu verstehen. Gleichzeitig waren Degenerationsmarker in Gestalt eines deutlich erhöhten Tau-Proteins sowie eines erniedrigten Beta-Amyloids festgestellt worden, wie sie typisch für eine Demenz vom Alzheimer-Typ sind. Daher war diagnostisch abschließend der »dringende Verdacht auf eine Alzheimer Demenz« geäußert worden, die als leicht ausgeprägt beschrieben wurde. Eine antidementive Medikation war empfohlen worden. Mittels einer speziellen Untersuchung, die den Zuckerstoffwechsel des Gehirns (Glukosemetabolismus durch sog. PET gemessen) darstellt, war im Verlauf des Jahres 2015 zwar an bestimmten Gehirnstellen des Verstorbenen ein verminderter Zuckerstoffwechsel festgestellt, die Einschränkung jedoch als gering beschrieben und abschließend als »noch nicht ausreichend für die Diagnose einer neurodegenerativen Systemerkrankung« (worunter beispielsweise eine Demenz vom Alzheimer-Typ zu verstehen wäre) eingeordnet worden. Daher war eine Verlaufskontrolle in einem Jahr angeraten worden.

Fachbegriffe in Zusammenfassung und Beurteilung laienverständlich erklären

> Einem Laien in der Regel nicht bekannte Untersuchungen sollten kurz beschrieben werden (anders als CT und MRT, die mittlerweile gut bekannt sind)!

Ausgefallenere Untersuchungen laienverständlich erklären

Ende Juni 2015 (vgl. Bericht der Abteilung für Neurologie und klinische Neurophysiologie des Krankenhauses Musterhausen vom 30.06.2015) wurde zudem von einer depressiven Verstimmung berichtet, weshalb ein Antidepressivum (Cipralex, Wirkstoff Escitalopram) verschrieben worden war.

Etwa ein halbes Jahr später wurde im Zusammenhang mit einer Verlaufsuntersuchung des Probanden von einer Zunahme der Depressivität und einer Abnahme der Gedächtnisleistung berichtet. Das verordnete Antidementivum war nicht vertragen worden und der Abstand zur nächsten Verlaufsuntersuchung auf drei Monate reduziert worden.

Im Januar 2016 war eine elektive Aufnahme von Herrn Huber im Klinikum Musterhausen erfolgt aufgrund einer »zuletzt deutlich verschlechterten Merkfähigkeit und verschlechterten Orientierung bei bereits bekanntem dementiellen Syndrom«.

Biografie bei Geschäfts- und Testierfähigkeit

> Sofern Informationen darüber vorhanden, sollte auch bei solchen Fragestellungen (wie üblich) ein kurzer Abriss der Biografie des Verstorbenen erfolgen. Hier war das aufgrund fehlender Informationen nicht möglich.

Über einen weiteren Progress des dementiellen Syndroms wurde nochmals im August 2016 berichtet (Vergesslichkeit erheblich zugenommen, kaum noch Interesse an Dingen des täglichen Lebens, Verhaltensänderung mit vermehrter Ungeduld und Reizbarkeit, Verschiebung des Tag-Nacht-Rhythmus [Bericht der Abteilung für Neurologie und klinische Neurophysiologie vom 30.08.2016]).

Die Begutachtung der Geschäfts- und Testierunfähigkeit erfolgt wie bei allen vergleichbaren Fragestellungen in einem zweistufigen Beurteilungsverfahren (Cording 2009), in dem zunächst festzustellen ist, ob eine Störung vorliegt, die einer krankhaften Störung der Geistestätigkeit, einer Geistesschwäche oder einer Bewusstseinsstörung entspricht. Der Psychiater hat zunächst die psychische Störung beweisend festzustellen und im Anschluss daran die Frage zu diskutieren, ob die Willensbildung maßgeblich von der Störung beeinflusst war (Nedopil und Müller 2017).

Diskussion: Geschäfts-/ Testierunfähigkeit

> Bevor man überhaupt zu diskutieren beginnt, ob eine Geschäfts- oder Testierunfähigkeit vorlag, muss zunächst ein »psychopathologisch charakterisiertes Syndrom« (Cording und Nedopil 2014, S. 41) bzw. eine psychiatrische Diagnose gestellt werden. Allerdings gilt diesbezüglich, dass »Diagnosen nach... ICD-10 oder DSM-5... dem Gutachter im Einzelfall weiterhelfen [können], [diese] aber weder notwendig noch hinreichend zur Beantwortung derartiger Gutachtensfragen [sind].« (Cording und Nedopil 2014, S. 41) Liegt weder Syndrom noch Diagnose vor, erübrigen sich weitere Überlegungen. Weiter gilt, dass nicht die jeweilige Fähigkeit (also Geschäftsfähigkeit, Testierfähigkeit, Prozessfähigkeit) bewiesen werden muss, sondern die geltend gemachte Unfähigkeit. Bis zum Beweis des Gegenteils geht der Gesetzgeber primär von der Ungestörtheit dieser Fähigkeiten aus.

Im vorliegenden Fall bestand als für die Fragestellung wesentlichste Erkrankung eine Demenz vom Alzheimer-Typ (ICD-10: F00.1), welche auch wiederholt sorgfältigen diagnostischen Abklärungen unterzogen wurde. So wurden praktisch alle für die Diagnostizierung dieser Erkrankung möglichen Methoden eingesetzt: Neben wiederholten testpsychologischen Untersuchungen wurden eine Kernspintomographie des Gehirns angefertigt, eine Lumbalpunktion (Nervenwasserentnahme) und sogar eine Positronenemissionstomographie (diese misst vereinfacht gesagt den Zuckerstoffwechsel des Gehirns) durchgeführt. Alle Untersuchungen hatten für eine Demenz vom Alzheimer-Typus typische Befunde erbracht, auch wenn die in der Positronenemissionstomographie feststellbaren Pathologien zumindest 2015 noch als gering und abschließend als »noch nicht ausreichend für die Diagnose einer neurodegenerativen Systemerkrankung« beschrieben worden waren.

> **Kriterien zur Beurteilung der Testierunfähigkeit (nach Nedopil und Krupinski 2001, S. 127)**
>
> »1. Ärztlich festgehaltene Befunde, die in Zusammenhang mit einer entsprechenden Diagnose Testierunfähigkeit belegen.
> 2. Gesetzmäßigkeit eines Krankheitsverlaufs [...]
> 3. Aussagen neutraler Zeugen, die eindeutig eine Symptomatik belegen, die mit Testierunfähigkeit verbunden ist.
> 4. Dokumente des Verstorbenen, die eine vergleichbare Psychopathologie belegen.«

Exkurs: Kriterien zur Beurteilung der Testierunfähigkeit

Insgesamt kann dennoch insbesondere unter Berücksichtigung des Verlaufs von der psychiatrisch gesicherten Diagnose einer Demenz vom Alzheimer-Typ ausgegangen werden. Diese wird formal untergliedert in eine Erkrankung mit frühem Beginn und mit spätem Beginn, wobei die Grenze vor bzw. ab dem 65. Lebensjahr gezogen wird. Somit ist beim Verstorbenen die Demenz vom Alzheimer-Typ mit spätem Beginn zu stellen (ICD-10: F00.1).

Dies ist eine Erkrankung, die »gewöhnlich chronisch oder fortschreitend unter Beeinträchtigung vieler höherer kortikaler Funktionen, einschließlich Gedächtnis, Denken, Orientierung, Auffassung, Rechnen, Lernfähigkeit, Sprache und Urteilsvermögen« (vgl. ICD-10) verläuft. Die Erkrankung »entwickelt sich langsam, aber stetig über Jahre. Dieser Zeitraum kann 2-3 Jahre betragen, gelegentlich aber auch erheblich mehr« (ICD-10). Der Vollständigkeit halber ist zu erwähnen, dass in letzter Zeit vermehrt diskutiert wird, dass der Großteil der Demenzen Mischformen sind und sowohl Aspekte der Alzheimer- wie auch der vaskulären Demenz (eine Demenz durch »Gefäßverkalkung« des Gehirns) enthält.

Die Erkrankung der Alzheimer-Demenz ist unter eine »krankhafte Störung der Geistestätigkeit, die ihrer Natur nach nicht nur vorübergehend ist« zu subsumieren und lag mit an Sicherheit grenzender Wahrscheinlichkeit 2015 bereits vor.

Exakte Diagnosestellung sowie laienverständliches Erklären

3 Psychiatrische Gutachten im Zivilrecht

Subsumption der gestellten Diagnose

> Subsumption der gestellten Diagnose/des »psychopathologisch charakterisierten Syndroms« (Cording und Nedopil 2014, S. 41) unter den juristischen Krankheitsbegriff; erst danach können eventuell gegebene Funktionsbeeinträchtigungen im Sinne einer aufgehobenen Geschäftsfähigkeit diskutiert werden.
>
> **Cave!**
> Anders als die Einwilligungsfähigkeit ist die Geschäftsfähigkeit kein relativer Begriff. Es gibt nur die partielle Geschäftsunfähigkeit (klassisches Beispiel ist der Ehemann mit Eifersuchtswahn, der nur in Bezug auf das Scheidungsverfahren nicht geschäfts-/nicht prozessfähig ist), nicht aber eine relative Geschäftsunfähigkeit.

Auf alle Diagnosen eingehen und ggf. darlegen, warum diese für die Fragestellung keine Bedeutung erlangen

Zu erwähnen ist zusätzlich, dass auch Störungen der Affektivität, wie beispielsweise eine Depression, prinzipiell die Freiheit der Entscheidungsfindung und Willensbildung beeinträchtigen können. Auch ein solches, depressives Störungsbild war vorhanden – diesbezüglich sind die den Gutachtern vorliegenden Informationen vergleichsweise rar, sodass eine mögliche gestörte Urteilsbildung oder ein gestörtes eigenständiges Handeln durch eine Depression mit der für solche Verfahren notwendigen Sicherheit nicht angenommen werden kann.

Gleiches gilt auch für den Alkoholkonsum, der sich anzunehmender Weise in einem übersteigerten Maß bewegte. Manifeste Hinweise auf eine Alkoholabhängigkeit lassen sich jedoch nicht finden.

Nächster Schritt: Diskussion von Funktionsbeeinträchtigungen

Es bleibt daher die Frage zu diskutieren, ob die Willensbildung maßgeblich von der Störung der Alzheimer-Demenz (ICD-10: F00.1) beeinflusst war. »Die Voraussetzungen für die Aufhebung der Willensbildung können aus psychiatrischer Sicht nur angenommen werden, wenn aufgrund einer sicher diagnostizierten Erkrankung das Ausmaß der Symptomatik nachweisbar so ausgeprägt ist, dass die Rechtsgeschäfte wegen der Erkrankung und nicht aufgrund des persönlichen Willens zu Stande gekommen sind.« (Nedopil und Müller 2017, S. 65)

Es müssen daher im Folgenden die Intensität und Ausprägung der Erkrankung im März 2015 und Oktober 2015 (vergleiche Fragestellung) untersucht werden und hierbei nun neben den rein medizinischen Befunden auch die Zeugenaussagen berücksichtigt werden, die den Zustand des Verstorbenen zu diesem Zeitpunkt schildern.

Cave: Beurteilungszeitpunkt!

> Es geht bei dieser Fragestellung fast immer um klar definierte Zeitpunkte und nicht um Zeiträume!

Zunächst ist noch einmal das Ausmaß der Erkrankung von medizinischer Seite – soweit möglich – exakt zum Zeitpunkt März 2015 zu betrachten:

Im Mai 2015 wurde im Zusammenhang mit dem Besuch der Neurologie des Klinikums Musterhausen von seit zwei Jahren schleichend progredienten kognitiven Defiziten und schlechterer Konzentrationsleistung berichtet, die so ausgeprägt waren, dass Herr Huber den Namen von »eigentlich ihm gut bekannten Leuten vergessen« hatte und er auch nicht mehr effektiv in der Verwaltung der Großmetzgerei arbeiten konnte. Von der Partnerin wurde zu diesem Zeitpunkt berichtet, dass ihr Partner nach Umzug in ein anderes Haus dort Schwierigkeiten hatte, sich zu orientieren. Bezüglich der Ausprägung der Demenz wurde in Gesamtschau unter Berücksichtigung aller Befunde von einer »bisher leichtgradig ausgeprägten senilen Demenz vom Alzheimer-Typ« gesprochen. In einem durchgeführten Mini-Mental-Status waren zu diesem Zeitpunkt 25 von 30 möglichen Punkten erreicht worden. (Dies ist ein grob orientierendes Testverfahren zum Screening kognitiver Defizite. Dieses Ergebnis liegt an der Grenze zu leichten kognitiven Defiziten.) Ein weiterer, noch näher am Zeitpunkt März 2015 bzw. sogar in diesem Zeitfenster liegender Arztbericht, nämlich jener der internen Klinik Dr. B.B., der über eine Behandlung vom 10.10.2015 bis zum 25.10.2015 berichtet, liegt dem Gutachter nicht vor – weder die Ursache dieser Behandlung dort noch die näheren Inhalte dieser sind bekannt.

Fachbegriffe/Tests/ Untersuchungen laienverständlich erklären

Von Seiten der Zeugen ist zu sagen, dass die Aussage des Notars Schneider praktisch nicht für die Fragestellung verwertet werden kann. Der Notar legte in seiner Aussage klar dar, dass er aufgrund der langjährigen Bekanntschaft mit dem Verstorbenen auf nähere Untersuchungen und Prüfungen der Geschäftsfähigkeit verzichtet hatte.

Durch die Aussage der Zeugin C. C., die angestellte Sekretärin bei Herrn Huber war, wurde zunächst nochmals unterstrichen, dass der Proband sich prinzipiell dessen bewusst war, dass er Hilfe in verschiedenen Lebensbereichen benötigte. Von der Zeugin wurde – wie zumindest initial auch von der Partnerin geäußert – das Ersichtlichwerden der kognitiven Defizite in der Zeit nach dem privaten Umzug (2014) beschrieben. Die Auffälligkeiten wurden eher allgemeiner Natur dargelegt und gleichzeitig eine Fluktuation erwähnt (vergleiche »Abhängigkeit von Tagesform«). Gemäß der Zeugin waren dann im Frühjahr 2015 offensichtlich auch den ersten Kunden Veränderungen aufgefallen. Konkrete Anhaltspunkte für eine zeitliche oder örtliche Orientierung konnten weder bejaht noch verneint werden.

Eine andere Mitarbeiterin des Büros, Frau F. F., die bis Februar 2015 bei Herrn Huber beschäftigt war, berichtete davon, dass nach ihrer Einschätzung die Partnerin des Verstorbenen vermehrt Einfluss auf ihn genommen hatte und es so zu unerwarteten, der bisherigen Art von Herrn Huber zu wider laufenden Veränderungen kam. Darüber hinaus wurden in etwa ab dem Jahr 2013 bis 2014 verschiedene Verhaltensauffälligkeiten beschrieben: So hatte sich Herr Huber teilweise nicht mehr an Sachen erinnern können, die man gerade mit ihm besprochen hatte, was gemäß den Aussagen der Zeugin so ausgeprägt war, dass sie die schriftliche Kommunikation der mündlichen Kommunikation vorzog bzw. nur noch diese wählte. Zudem wurde von einer Veränderung der Kleidung berichtet, die so weit ging, dass die Zeugin den Verstorbenen auf diese hatte ansprechen müssen, da bereits eine negative Außendarstellung zu befürchten war. Auch wurde davon berichtet, dass ab 2013 der Verdacht bestanden hatte, dass Herr Huber vermehrt Alkohol trinkt und sein Interesse an dem Großbetrieb stark abgenommen hatte.

In ähnlicher Art und Weise wie Frau F. F. äußerte sich auch Frau G. G.: Kurz zuvor besprochene Inhalte waren von dem Verstorbenen vergessen worden (wobei bezüglich dieser Information bedauerlicherweise keine exakte Bezifferung des Jahres vorliegt, es wird nur davon gesprochen, dass etwa ab 2013 das Gedächtnis schlechter wurde) und auch sie hatte den Verdacht auf einen starken Alkoholkonsum des Verstorbenen geäußert. Im Zusammenhang mit der Arbeit wurde von nachlässiger Arbeitsweise auch von dieser Zeugin berichtet. Auch die vermehrte Einflussnahme auf Herrn Huber wurde beschrieben und als »eine Art Gehirnwäsche« bezeichnet, ohne dass jedoch die beeinflussende Person konkret benannt wird.

Die Zeugenaussagen unmittelbarer Verwandter des Verstorbenen bzw. von Frau Mustermann sind sicherlich kritischer zu überprüfen als die der (zumindest anzunehmender Weise) neutralen Zeugen. Dennoch soll abschließend kurz auch auf diese eingegangen werden.

So hatte die Tochter des Verstorbenen davon berichtet, dass ihr Vater um das Jahr 2014 ihr gegenüber äußerte, »dass sein Hirn nicht mehr so richtig mitspiele«. Dennoch hatte sie »nie irgendetwas Gravierendes mitbekommen«, das sie daran hätte zweifeln lassen, dass er »nicht mehr Herr seiner Sinne« war. Dass der Vater eine kirchliche Segensfeier bezüglich ihrer Hochzeit vergessen hatte, wurde von der Tochter als durchaus charaktertypisch für ihren Vater beschrieben und nicht in Zusammenhang mit einem möglichen kognitiven Abbau gebracht. Allerdings berichtete auch die Tochter von Veränderungen bzw. sogar Auffälligkeiten in der Kleidung und bezeichnet ihren Vater zum Jahreswechsel 2015/2016 als »kranken Mann«. Ihr gegenüber hatte der Vater auch einmal geäußert, dass ihn seine Lebensgefährtin Frau Mustermann »in den Ruin treibt«.

Die Zeugenvernehmung von Frau Mustermann ist im Folgenden nicht näher aufzuführen, da sie wenig Deskriptives enthält und pauschalisiert wirkt. Irritierend ist jedoch, dass Frau Mustermann berichtete, dass Herr Huber im Jahr 2015 »noch fit gewesen war, zumindest geistig«, wiewohl in Arztberichten (z. B. Bericht der Abteilung für Neurologie und klinische Neuropsychologie des Klinikums Musterhausen vom 27.05.2015) aus dem Jahr 2015 in Zusammenhang mit der Fremdanamnese geschildert wird, dass auch sie als Lebenspartnerin bereits vor gut zwei Jahren bemerkt hatte, dass die Konzentrationsfähigkeit nachgelassen und der Verstorbene sich Dinge weniger gut hatte merken können und nach einem Umzug in ein anderes Haus sogar Schwierigkeiten bestanden, sich dort zu orientieren.

Wichtigste Aspekte

»Für die Frage der Geschäftsfähigkeit und ihrer Unterformen entscheidungserhebliche psychopathologische Beurteilungsdimensionen sind vor allem die Einbußen an Selbstvergegenwärtigung und Selbstreflexivität, an Einsichtsfähigkeit und Realitätsbezug, an der Fähigkeit zur kritischen Distanzierung von bestimmten Vorstellungen und Emotionen sowie an Abwägenkönnen.« (Cording und Nedopil 2014, S. 46) Ergänzend dazu ist zu untersuchen, ob psychopathologische Auffälligkeiten vorgelegen hatten, die prinzipiell eine krankhaft bedingte Willensbeeinträchtigung hervorrufen können (Habermeyer und Saß 2002, Cording 2015).

> Diese Kriterien sind die wichtigsten Aspekte, die für die Fragestellung der Geschäfts-, Testier- und Prozessfähigkeit zu untersuchen sind.

Hierzu gehören qualitative und quantitative Bewusstseinsstörungen, Orientierungsstörungen zur Person und zur Situation, Aufmerksamkeits- und Gedächtnisstörungen, wenn sie verhindern, dass sich der für die Entscheidungsfindung erforderliche Sachverhalt vergegenwärtigen lässt, Intelligenzeinbußen mit einem IQ unterhalb von 60, formale Denkstörungen wie Gedankenabreißen, Ideenflucht, Denkzerfahrenheit oder ausgeprägte Denkhemmung, Halluzinationen oder wahnhafte Realitätsverkennung, Fremdbeeinflussungserleben, Affektstörungen mit pathologischer Affektdominanz, schwere Persönlichkeitsveränderungen zum Beispiel bei chronischem Substanzmissbrauch oder nach hirnorganischen Schädigungen sowie abnorme Fremdbeeinflussbarkeit.

Ein wesentlicher Problempunkt bei der Beantwortung der Fragestellungen liegt darin, dass die Feststellungen der ärztlichen Kollegen mit den Beschreibungen von anzunehmender Weise neutralen Zeugen nicht unerheblich divergieren. So wurde das dementielle Syndrom im Mai 2015, also rund zwei Monate nach dem ersten für die Beantwortung der Fragestellung relevanten Zeitpunkt, als leicht ausgeprägt beschrieben, wohingegen zumindest von einigen Zeugen doch erhebliche Auffälligkeiten, die rein klinisch sicherlich das Ausmaß eines leichten dementiellen Syndroms übersteigen, vor dem Zeitpunkt des März 2015 beschrieben wurden. Hierbei ist besonders zu beachten, dass »insgesamt die Selektivität der Gedächtnisstörungen gutachterlich von besonderer Bedeutung [ist]. So werden subjektiv stark emotional gefärbte Inhalte intensiver und länger erinnert, können dann aber nicht mehr durch andere Gedächtnisinhalte relativiert, kritisch abgewogen, korrigiert oder desaktualisiert werden.« (Cording und Nedopil 2014, S. 50) Hierbei ist von besonderer Bedeutung, dass der Verstorbene, wie sowohl Angehörige als auch außenstehende Zeugen berichteten, ausnehmend eng mit seiner Arbeit verbunden war und diese somit sicherlich unter die »subjektiv stark emotional gefärbten Inhalte« zu subsumieren ist. Somit tragen die im Zusammenhang mit der ausgeübten Arbeit des Verstorbenen aufgetretenen und umfassend beschriebenen Verhaltensänderungen wesentlich zu einer Infragestellung der freien Willensbildung bei. Auf der anderen Seite lässt sich »mangelnde Kritik- und Urteilsfähigkeit häufig besonders klar am Fehlen von Krankheitseinsicht und daraus resultierender Uneinsichtigkeit in die erforderlichen Konsequenzen erkennen. Ein typischer Fall ist, dass ein Testator sich im Verlauf einer beginnenden Demenz erheblich gefährdet, dies aber rückblickend nicht einsieht bzw. realitätswidrig bagatellisiert und Hilfe ablehnt.« (Cording und Nedopil 2014, S. 46) Eine solche Konstellation ist beim Verstorbenen jedoch nicht feststellbar.

Zusammenfassend lässt sich daher feststellen, dass sich durchaus ernstzunehmende Hinweise darauf finden, dass »Aufmerksamkeits- und Gedächtnisstörungen, die verhindern, dass sich der für die Entscheidungsfindung erforderliche Sachverhalt vergegenwärtigen lässt«, bei dem Verstorbenen

Abschließende Zusammenfassung

zum Zeitpunkt März 2015 und Oktober 2015 vorgelegen haben könnten. Das Ausmaß dieser ist jedoch in den medizinischen Befunden, die umfassend und regelmäßig erhoben wurden, weitaus weniger ausgeprägt dargestellt, als es aus den Aussagen einiger Zeugen (nicht aller), die allerdings medizinische Laien sind, zu entnehmen ist.

Darüber hinaus kann bei einem dementiellen Syndrom tatsächlich innerhalb weniger Wochen eine erhebliche Zustandsänderung beispielsweise im Sinne eines rasch progredienten kognitiven Abbaus auftreten. Von ganz besonderer Bedeutung wäre daher prinzipiell der Arztbericht der internen Klinik Dr. B.B., in welcher Herr Huber vom 10.10.2015 bis zum 25.10.2015 stationär behandelt worden war. Zudem ist dies der einzige Arztbericht, der unmittelbar in einem der beiden relevanten Zeitfenster liegt. Neben dem Arztbericht wären sicherlich auch die Dokumentationen der Pflegekräfte von Interesse, welche in aller Regel das Alltagsverhalten der Patienten beschreiben. Eine Befragung der damals behandelnden Ärzte und der damals behandelnden Pflegekräfte ist anzunehmender Weise nach der zurückliegenden Zeit nicht mehr zielführend, weil wohl kaum mehr verwertbare Erinnerungen an den Verstorbenen vorliegen dürften. Inwieweit die Einsichtnahme dieses Arztberichts mit der über den Tod hinaus bestehenbleibenden ärztlichen Schweigepflicht zu vereinbaren ist bzw. ob eine solche Einsichtnahme im Interesse des Verstorbenen wäre, kann aus gutachterlicher Sicht nicht beurteilt werden.

Achtung bei Informationsquellen im Zivilrecht	Gerade im Zivilrecht ist sorgsam darauf zu achten, dass nur diejenigen Informationsquellen, die vom Gericht beigebracht werden, verwertet werden. Ein selbstständiges »Nachforschen« nach weiteren Befunden ist (unabhängig von der Thematik der ärztlichen Schweigepflicht) ebenso unangebracht wie die Einholung einer nicht vorher genehmigten Fremdanamnese.

Sicherlich bestehen nach Sichtung aller Befunde Zweifel an der Geschäftsfähigkeit des Verstorbenen zum Zeitpunkt des März und Oktober 2015. Diese reichen jedoch bekanntermaßen nicht aus, um eine Geschäftsunfähigkeit anzunehmen. Auch kann nicht mit der für solche Verfahren notwendigen Wahrscheinlichkeit angenommen werden, dass der Verstorbene »in seiner Geschäftsfähigkeit soweit eingeschränkt gewesen [ist], dass er nicht mehr erkannt habe, worauf sich seine Erklärung vom 10.03.2015 und vom 17.10.2015 bezogen habe« (vgl. Fragestellung).

»Erstresultat« vor Einbringung weiterer Befunde	Dies ist ein nicht seltenes »Erstresultat« z. B. vor der Einbringung weiterer Befunde in das Verfahren oder der Befragung von Zeugen durch den Sachverständigen. Zur Erinnerung: Die Norm (Geschäftsfähigkeit) ist die Regel und muss nicht bewiesen werden, die Ausnahme (Geschäftsunfähigkeit) hingegen

> schon! In diesem Fall wurde einige Monate später im Rahmen einer mündlichen Anhörung des Gutachters der fehlende Arztbericht in das Verfahren eingebracht. In diesem war auch ein psychiatrisches Konsil von einem Psychiater niedergelegt, der den Verstorbenen schon seit mehreren Monaten vor dem Zeitpunkt der Klinikbehandlung immer wieder betreut hatte und in seinem Konsil bezugnahm auf vorausgehende Untersuchungsbefunde. Insgesamt wurde klar ersichtlich, dass die medizinischen Voraussetzungen einer Geschäftsunfähigkeit an beiden geltend gemachten Zeitpunkten bestanden. Dieser Fall belegt somit eindrucksvoll die große Problematik, vor der man als Gutachter bei retrospektiven, rein auf Akten gestützten Beurteilungen steht. Dennoch bedarf es für eine Geschäfts-/Testierunfähigkeit »auch nicht etwa eines naturwissenschaftlich lückenlosen Beweises; ausreichend ist vielmehr ein Grad an Gewissheit, der vernünftigen Zweifeln Schweigen gebietet.« (Cording und Nedopil 2014, S. 35)

Informationen über eine potentielle pathologische Fremdbeeinflussbarkeit (vgl. letzter Teil der Fragestellung) sind in den Unterlagen zu dürftig, um nähere Ausführungen hierzu zu ermöglichen. Gerade bezüglich dieses Themenkomplexes könnten aus psychiatrischer Sicht noch weitere Fragen an die explorierten Zeugen gestellt werden, welche sich beispielsweise auch mit der Art und Weise der Entscheidungsfindung des Verstorbenen zum damaligen Zeitpunkt beschäftigen würden.

Unterschrift des Gutachters

3.2.3 Beispielgutachten 3 aus dem Zivilrecht (gekürzt wiedergegeben)

> - Fragestellung(en): Prozessfähigkeit
>   - Diagnose(n) sowie Differenzialdiagnose(n) nach ICD-10: Wahnhafte Störung (ICD-10: F22.8 bzw. F22.0), paranoide Persönlichkeitsstörung (ICD-10: F60.0)
> - Delikt: entfällt

Zur besseren Verständlichkeit in aller Kürze: Herr Schneider stellt fest, dass in ärztlichen Abrechnungen, die er begleichen soll, Fehler vorliegen und Leistungen abgerechnet wurden, die nicht erbracht worden waren. Dagegen legt er Klage ein. Die ihn vertretende Rechtsanwaltskanzlei legt das Mandat nieder, als ein Gutachten dem Probanden Prozessunfähigkeit attestiert. Im Verlauf verklagt der Proband deswegen zusätzlich die Kanzlei. Aufgrund des Gesamtbildes des Klägers äußert der diesem Verfahren vorsitzende Richter erhebliche Zweifel an der Prozessfähigkeit des Probanden. Dieser verfasst zahlreiche Schreiben, um das ihm aus seiner Sicht angetane Unrecht offenlegen zu können.

Überblick in Kürze

— Verkürzte Wiedergabe des Gutachtens. An allen Kürzungsstellen erscheinen zur besseren Nachvollziehbarkeit drei Punkte [...] —
[...]

Fragestellung

Mit Beschluss des Oberlandesgerichts Musterberg vom 11.09.2017 sollte ein psychiatrisches Gutachten erfolgen zur Frage der Prozessfähigkeit des Klägers bei Klageerhebung und deren Fortdauer.
[...]

A   Aktenlage

Auch wenn im Schreiben vom 12.09.2017 des Oberlandesgerichts Musterberg darum gebeten wurde, von einer zusammenfassenden Darstellung des Akteninhalts abzusehen, ist diese neben der damit erreichten Vergegenwärtigung der vorausgegangenen Sachverhalte für den Gutachter insofern unumgänglich, als dass gerade bei der Fragestellung der Prozessfähigkeit bzw. deren Unfähigkeit Schreiben des Probanden auf Sinn und Inhalt und psychopathologische Auffälligkeiten untersucht werden müssen.

Kontrovers diskutierter Punkt

> Dies ist ein kontrovers diskutierter Punkt. Aus Sicht der Autoren ist die Aufnahme der Aktenlage in das Gutachten notwendig. Gleichwohl ist der Auftraggeber derjenige, der festsetzt, was er wissen will und der bezahlt. Folgt man dieser Anweisung nicht, sollte man begründen, warum und ggf. damit rechnen, eine Rechnungskürzung bei Diktat und Schreibgebühren hinnehmen zu müssen!

Die zahlreichen Schreiben, die zwischen den Vertretern einzelner Parteien hin- und hergeschrieben wurden, werden jedoch gemäß dem Gutachtenauftrag in der Aktenlage keine Darstellung finden.

a)   Allgemeine Unterlagen (chronologisch geordnet)

Forderungen Schadensersatz und Schmerzensgeld

Im *Protokoll der öffentlichen Sitzung des Landgerichts (LG) Musterberg vom 30.03.2016* ist zu lesen, dass die Klage des Probanden, Herrn Schneider, abgewiesen worden sei. Zum Tatbestand ist zu entnehmen, dass der Kläger gegen eine beklagte Rechtsanwalts-AG Ansprüche auf Zahlung von Schadensersatz und Schmerzensgeld wegen »schuldhafter Verletzung des Anwaltsvertrages und unberechtigter Mandatsniederlegung« geltend gemacht habe.
Der Kläger habe zuvor die beklagte Rechtsanwalts-AG mit der Verteidigung einer Honorarklage gegenüber dem Zahnarzt Dr. Mayer samt

Erhebung einer Klage zur Zahlung von Schadensersatz und Schmerzensgeld beauftragt. So habe der Zahnarzt eine überhöhte Rechnung gestellt und falsch behandelt.

Der in diesem Verfahren vorsitzende Richter habe erhebliche Zweifel an der Prozessfähigkeit des Klägers geäußert und angekündigt, ein in einem anderen Rechtsstreit eingeholtes Gutachten des Sachverständigen Dr. Musterer, in dem die Prozessfähigkeit des Klägers verneint worden war, in den Prozess einzuführen.

> **Zur Vergegenwärtigung**
>
> Diese Akte bestand aus 12 Bänden mit etwa 200 bis 300 Seiten pro Band. Auch hier gilt es, systematisch vorzugehen und die Aktenlage auf das Wesentliche zu fokussieren, selbst wenn sich nicht (wie in diesem Fall) ein entsprechender diesbezüglicher Hinweis finden lässt. So haben zahlreiche Schreiben zwischen den verschiedenen Parteien oftmals keinen wesentlichen Informationswert.

Aktenlage auf das Wesentliche fokussieren

Zu den Entscheidungsgründen des Gerichts sei zu sagen, dass die Klage unzulässig sei, da der Kläger bereits zum Zeitpunkt der Klageerhebung im Februar 2013 prozessunfähig gewesen sei und dieser Zustand fortbestehen würde. Zu dieser Einschätzung würde das Gericht insbesondere nach Auswertung des Gutachtens des Sachverständigen Dr. A.A. vom 09.11.2013 kommen (*Anmerkung zur besseren Verständlichkeit für den Leser: Neben dem Gutachten von Herrn Dr. Musterer hatte auch Dr. A.A. ein Gutachten über den Probanden erstellt*). Hier sei der Gutachter zu dem Ergebnis gekommen, dass der Kläger von der »unerschütterbaren Überzeugung« geleitet werde, im Recht zu sein, wobei er versuche, sein immer wieder umgedeutetes Recht mit allen verfügbaren Mitteln durchzusetzen. Zugleich sei er der festen und unkorrigierbaren Überzeugung, angegriffen zu werden und sich wehren zu müssen. Aufgrund der persönlichen Untersuchung ergebe sich daher die Diagnose einer anhaltenden wahnhaften Störung im Sinne eines Querulantenwahns. Die bei dem Kläger diagnostizierte wahnhafte Störung würde nach Angaben des Gutachters »zu einer Aufhebung der freien Willensbestimmung bezüglich der Entscheidung, ob ein Gerichtsprozess geführt wird und welche Entscheidungen innerhalb eines Gerichtsprozesses getroffen werden« führen.

b) Schreiben des Probanden

Schreiben des Probanden, auszugsweise und speziell mit Fokus auf psychopathologisch auffällige Inhalte und Strukturen (chronologisch geordnet, eventuelle grammatikalische Fehler wurden bewusst so übernommen wie in den Schreiben vorhanden).

> **Exemplarisch die Schreiben darstellen**

Die Akte bestand zum größten Teil aus den Schreiben des Probanden. Es hat wenig Sinn, jeden einzelnen Brief aufzunehmen, sondern in solchen Fällen gilt es, exemplarisch die Schreiben darzustellen ohne dabei jedoch einer Auswahlverzerrung zu unterliegen. So kann man leicht geneigt sein, nur die pathologischen Aspekte darzustellen und die unauffälligen nicht zu erwähnen.

Am 23.06.2013 findet sich ein 24-seitiges Schreiben des Probanden. Der Proband sucht hierin Beweise für seine Prozessfähigkeit herbeizuschaffen. Es werden verschiedenste vorausgegangene juristische Urteile ausführlich dargestellt, die erfolgten Gutachtensuntersuchungen kritisch hinterfragt und Fachliteratur forensisch-psychiatrischer Art dargestellt. Auffallend ist allgemein eine perseverative Darstellung, bei der die logisch argumentative Gedankenkette oftmals – wenngleich nicht wesentlich – verlassen wird.

> **Eigentlich zu unterlassen: Wertung im Rahmen der Aktenlage**

Eigentlich ist das zu unterlassen: Eine Wertung im Rahmen der Aktenlage. In Fällen wie diesem ist eine Interpretation an Ort und Stelle durchaus angebracht, wenn dadurch die Aufnahme seitenweiser Schreiben vermieden werden kann.

Es folgt ein 14 Seiten langes Schreiben des Probanden am 25.11.2014. In diesem wird Antrag zur Ablehnung eines Richters wegen »Besorgnis der Befangenheit« gestellt. Es folgen einige Passagen aus dem Schreiben:

> **Rechtschreib- und Grammatikfehler wurden hier bewusst belassen.**

»Die Kammer mag alle Schriftsätze zwar zur Kenntnis genommen haben, hat er gerade durch den bereits angesetzten Haupttermin und ohne meiner persönlichen Ladung aber nicht in Erwägung gezogen, sonst hätte die Kammer auch schon zur Festsetzung des Haupttermins anders handeln und entscheiden müssen. … Hinzu kommt, dass bei Kammer und Senatsgerichten Richter für ihre selbständige spätere Tätigkeit ausgeübt werden, dass sich das gesamte prozessverlaufende Vorgehen schnell wiederholt und nachgeahmt wird … Offensichtlich wissen die Mitglieder der Kammer aus meiner Sicht nicht einmal die notwendigen Voraussetzungen, zumindest haben er sich durch das Verhalten zum gesamten Sachvortrag so dargestellt, die juristische Grundlage ihrer täglichen Arbeit ist/sein sollte und er dazu eigens geschult werden. … Wenn es im Gutachten heißt, dass Dr. A.A. mit eine Brücke bauen wollte, so hätte er mit eine Untat/Unrecht angeben müssen, die ich beim AG getan hätte. Er hätte mir klar und deutlich erst einmal eine gezielte Frage stellen müssen zu dem was ich warum getan hätte und mit mir darüber sprechen, gerade da ich ja schon vor der Begutachtung angebliche prozessunfähig und damit keine freie Willensentscheidung und einem Verfahren nicht folgen könnte. Gedanken kann ich zumindest nicht lesen …«

Es liegt ein weiteres, 13 Seiten langes Schreiben des Probanden vom 04.12.2014 vor: »Gerade der gesamte Sachvortrag und die Gründe im Ablehnungsgesuch zeigen, dass auch der Richter rechtsfehlerhaft gehandelt hat, ja durch die einseitige und sachfremde Gewährung der Verfahrensführung pro Beklagte und deren stillschweigenden Zustimmung zum gesamten klägerischen Sachvortrag und speziell auch nach dem Schriftsatz vom

27.10.2014 nicht gehandelt hat...« Weiter finden sich einige Urteile und Paragraphen aufgeführt und sehr weit ausholende Schilderungen vermeintlicher Sachverhalte.

Interpretation im Rahmen der Aktenlage als absolute, aber in diesem Fall sinnvolle, Ausnahme

Es findet sich am 12.01.2015 ein weiteres 26 Seiten langes Schreiben des Probanden. Es geht dort um eine »Ergänzung zur sofortigen Beschwerde vom 04.12.2014 mit den Ergänzungen vom 06.12.2014 und 10.12.2014.« Es heißt dort u. a.: »Die Entscheidung zur Untersuchung der Prozessfähigkeit beruht auf einer Unwahrheit des Beklagten im gesamten Verfahrensverlauf, dem das Gericht gefolgt ist ... Der Kampf um die Wahrheit und das Recht mag zwar für ein Gericht unbequem sein. ... Dabei ist wieder zu erkennen, dass zumindest für die Richterin erhebliche Schwierigkeiten zum Verfahren bestehen, denn die Verfügung enthält ebenfalls Verfahrensfehler, dass offensichtlich auch das Recht im Einzelnen nicht bekannt ist, so leid es mir tut und Mut notwendig ist, darauf hinzuweisen ...«

Des Weiteren finden sich verschiedene Definitionen von Begriffen aus dem Duden wie auch aus dem Pschyrembel sowie erneut einige vorausgegangene Urteile und Entscheidungen verschiedener Gerichte. Es werden teilweise Urteile wortwörtlich aufgeführt, so beispielsweise ein Urteil des OLG Musterberg.

Es folgen weitere Schreiben des Probanden vom 06.02.2015 (10 Seiten lang), vom 12.02.2014 (gemeint ist vermutlich 2015), vom 13.02.2015, vom 14.02.2015, welches 12 Seiten misst, vom 12.04.2015, vom 15.05.2015 (9 Seiten lang). Erneut wird hier das Gutachten von Dr. A.A. kritisiert und vorausgegangene Gerichtsbeschlüsse zitiert, verschiedene Recherchen über Querulantenwahn dargestellt, teilweise aus dem Internet, teilweise aus forensisch-psychiatrischer Fachliteratur.

In solchen Fällen: Schreiben zusammenfassen

Weitere Schreiben sind datiert auf den 10.06.2015, 10.07.2015 (6 Seiten), 14.08.2015 (28 Seiten lang). Aus diesen Schreiben folgen erneut auszugsweise Darstellungen:

> »Beim LG Musterberg wurde in den früheren Verfahren nach neuer Zuständigkeit sofort das Gutachten wegen Prozessunfähigkeit ohne überhaupt ein Anhaltspunkt zur Besserstellung für die Kläger angeordnet, offensichtlich deshalb, da ich beim AG schon die gesamte Sach- und Rechtslage vorgetragen hatte. ... Das Verfahren ist eindeutig aus dem Ruder gelaufen, die Hoffnung stirbt zuletzt, dass nun prozessordnungsgemäß vorgegangen wird.«

Im Schreiben vom 17.11.2015 finden sich unter anderem verschiedene Beschlüsse verschiedener Gerichte mit exakter Aufführung von Daten und Aktenzeichen, die insgesamt damit schließen, dass es genügend Entscheidungen geben würde, »sogar bis zur Nichtkenntnisnahme vom Parteivortrag, dass mein Ablehnungsgesuch begründet ist«. Auch am 07.12.2015 hat der Proband eine weitere Ergänzung zur sofortigen Beschwerde zum Ablehnungsgesuch verfasst. Diese besteht aus drei Seiten.

c) Ärztliche Unterlagen aus der Akte

Im Rahmen des *psychiatrischen Gutachtens aus dem BKH Musterberg vom 22.02.2011*, unterzeichnet von Herrn Dr. Musterer, war der Proband nicht bereit gewesen, sich einer persönlichen Exploration zu unterziehen, sodass sich das schriftliche Gutachten einzig auf die Kenntnis der zur Einsichtnahme überlassenen Akten stützte.

> »Gutachten« ohne Untersuchung: Stellungnahme nach Aktenlage

Wiewohl durchaus umstritten, sollte aus Sicht der Autoren bei einem »Gutachten« ohne Untersuchung von einer Beurteilung/Stellungnahme nach Aktenlage gesprochen werden!

Zusammenfassend ist zu lesen, dass das gesamte Verhalten von Herrn Schneider im Laufe dieses Verfahrens bzw. seine schriftlichen Äußerungen hierzu aus gutachterlicher Sicht nicht Ergebnis einer vernunftorientierten, von rationalen Argumenten geprägten Abwägung, sondern vielmehr als unter dem Diktat seiner wahnhaften Störung motiviert und somit als Symptom dieser Erkrankung zu sehen seien. Die ihn offenbar beherrschenden Themen seien vermeintliche körperliche Beeinträchtigungen, die Benachteiligung durch die Justiz, sodass er sich vernachlässigt sehen würde. Auch müsse er um seine subjektiv als verletzt empfundenen Rechte kämpfen, weil er dabei dazu neigen würde, immer mehr Institutionen, Behörden und speziell auch wieder die Justiz einzubinden. Herr Schneider würde aus gutachterlicher Sicht derart in seinem Denken determiniert erscheinen, dass ein selbstkritisches, rationales Abwägen nicht mehr möglich sei. Aufgrund des durch die wahnhafte Störung verursachten tiefen Misstrauens, u. a. gegenüber der Justiz, bzw. des tief verwurzelten und unkorrigierbaren Gefühls der Übervorteilung sei Herr Schneider aus psychiatrischer Sicht in seinem Denken in demselben Maß wie in den sich daraus ableitenden Verhaltensweisen bis auf Weiteres, wenn nicht sogar sein ganzes weiteres Leben lang de facto festgelegt, womit aus psychiatrischer Sicht von Prozessunfähigkeit auszugehen sei.

> Biografie aus der Aktenlage aufnehmen

Auch wenn man die Biografie bei der Untersuchung selbst erhebt, sollte man diese aus der Aktenlage aufnehmen, wenn verfügbar. Nur so können eventuelle Widersprüche in den Angaben verifiziert werden (siehe Beispielgutachten 4 aus dem Strafrecht). Aus Gründen der Kürzung wird diese im Folgenden jedoch nicht geschildert

Es folgt das *psychiatrische Gutachten von Herrn Dr. A.A., Facharzt für Psychiatrie und Psychotherapie, vom 09.11.2013.* Um die biografische Anamnese für die jetzige Begutachtung zu vergegenwärtigen, wird diese kurz dargestellt:
[…]
In der abschließenden diagnostischen Wertung des Gutachtens ist zu lesen, dass neben vielfältigen körperlichen Symptomen, die offensichtlich zu

wiederholten Abklärungen geführt hätten, bei dem Betroffenen eine unerschütterbare Überzeugung, im Recht zu sein, im Vordergrund des psychopathologischen Befundes stehen würde, wobei der Proband versuchen würde, sein immer wieder umgedeutetes Recht mit allen verfügbaren Mitteln durchzusetzen. Die einzige Möglichkeit, »ihn auszuschalten, ist die Prozessunfähigkeit«.

> Sehr fragwürdig formulierte Vorinformationen in Anführungszeichen

Aufgrund der durchgeführten Untersuchung würde sich die Diagnose einer anhaltenden wahnhaften Störung im Sinne eines Querulantenwahns (ICD-10: F22.8) ergeben.

Parallel sei eine übersteigerte Sprachproduktion erkennbar. Letztendlich würde der Realitätsbezug verloren gehen. Die querulatorisch-wahnhafte Entwicklung würde sich auch darin zeigen, dass letztendlich auch professionelle Helfer wie Ärzte und Rechtsanwälte mit demselben Misstrauen und kämpferischer Feindseligkeit bedacht würden wie die ursprünglichen Gegner. Ein realitätskonformes Abwägen sei nicht möglich, und zur Beseitigung der vermeintlichen Ungerechtigkeit würde Herr Schneider durch Prozesskosten fast sein gesamtes Erbe eingebüßt haben. Des Weiteren würde eine Somatisierungsstörung (nach ICD-10: F45.0) bestehen. Die wahnhafte Störung mit Querulantenwahn würde zu einer Aufhebung der freien Willensbestimmung bezüglich der Entscheidung, ob ein Gerichtsprozess und welche Entscheidungen innerhalb eines solchen getroffen werden, führen.

d) Von dem Probanden mitgebrachte bzw. mit seinem Einverständnis angeforderte medizinische Unterlagen

> Es lohnt, auch die Aktenlage gut zu gliedern. Immer häufiger wird dies als zusätzliche Qualitätsanforderung an ein Gutachten gestellt.

> Gliederung als Qualitätsanforderung

Aus dem *Arztbrief der medizinisch-psychosomatischen Klinik Musterberg vom 22.02.2012* (Aufenthalt vom 20.01.-22.02.2012) ist zu ersehen, dass der Proband an einer Somatisierungsstörung, an einer depressiven Episode und einem Fibromyalgiesyndrom leiden würde.

Der Proband sei zunächst zurückhaltend und skeptisch gegenüber der stationären Therapie gewesen. Er habe während des Klinikaufenthaltes nur spezielle Speisen zu sich genommen und es sei auch zu verschiedenen Konflikten gekommen, die jedoch teilweise therapeutisch bearbeitet hätten werden können.

Der Proband sei in leicht gebessertem Zustand entlassen worden. Eine Medikation sei nicht verabreicht worden.

In einem *weiteren Brief dieser Klinik vom 26.11.2012* ist zu lesen, dass der Proband zwei Wochen tagesklinisch behandelt worden sei. Er würde sich durch außerordentliches Engagement bei den von ihm gesteckten Zielen körperlich überfordern und hieraus würde ein Energieverlust resultieren. Beispiele hierfür seien die gestartete Initiative zur Anerkennung eines bei sich selbst diagnostizierten Impfschadens vor dem Bundesverfassungsgericht und die schriftliche Auseinandersetzung mit der Klinik Musterberg über einen Arztbrief des vorhergehenden Aufenthaltes, sodass dieser schließlich in der geforderten Art und Weise habe abgeändert werden müssen.

Aus einem Brief vom 03.09.2017 der Klinik und Poliklinik für physikalische Medizin und Rehabilitation der Klinik Musterberg ist zu entnehmen, dass der Proband unter einer chronischen Schmerzstörung mit somatischen und psychischen Faktoren leiden würde.

B   Eigene Angaben

[...]

Lebenslauf

Hinsichtlich des *Lebenslaufs* befragt, gab Herr Schneider an, nach dem Kindergartenbesuch zunächst in die Grundschule gegangen zu sein. Zunächst habe er das humanistische, dann das deutsche Gymnasium besucht. Ab 1960 sei er in einem Internat gewesen. Nach der 10. Klasse habe er das Gymnasium verlassen, da er nicht mehr habe weitermachen wollen. Denn er sei von all seinen Mitschülern gehänselt worden. Um einen zusätzlichen Grund zum Verlassen der Schule zu haben, habe er auch nicht mehr gelernt, worauf sich die Noten verschlechtert hätten. Ursprünglich habe er ins Kloster gehen wollen, seine Eltern hätten aber scharf protestiert. So habe er zunächst eine Ausbildung zum Pfleger im Jahre 1962 gemacht und in diesem Beruf bis 2008 gearbeitet. Aus physischen Gründen sei es ihm dann nicht mehr möglich gewesen, dieser Tätigkeit nachzugehen. Er hätte sich gerne eine Halbtagsstelle gewünscht, welche von Seiten der Leistungsfähigkeit und Belastbarkeit noch möglich gewesen, zum damaligen Zeitpunkt aber aufgrund mangelnder Angebote solcher Stellen nicht verfügbar gewesen wäre. Er beziehe eine Rente.

Beziehungen/ Partnerschaften/ Sexualität

Hinsichtlich *Beziehungen* befragt, gab Herr Schneider an, bisher zwei Partnerschaften gehabt zu haben. So habe er mit 18 über die Zeitung eine 14 Jahre ältere Frau kennengelernt, mit der er fünf Jahre liiert gewesen sei. Dann sei diese jedoch verstorben. Nach 5 Jahren habe er ein Verhältnis mit einer Nachbarin begonnen, die jedoch von ihrem Mann beim Fremdgehen mit einem weiteren Mann (also nicht mit ihm) beobachtet worden sei. Dieser habe hierauf sie und die beiden Kinder getötet und anschließend sich selbst erschossen.

Cave: Verifizierung solcher Angaben!

Bei solchen Berichten (noch dazu unter Berücksichtigung der Vordiagnose einer wahnhaften Störung) sollte man eine Verifizierung der Angaben vornehmen. Ein solches Ereignis findet sich oftmals in einer regionalen Zeitung zu lesen.

Darauf angesprochen, berichtete der Proband, den Zeitungsartikel noch zuhause zu haben. Auf Bitte brachte er ihn zum zweiten Untersuchungstag mit. Die Angaben wurden bestätigt.

[…]
   Zum aktuellen *Tagesablauf* befragt, gab Herr Schneider an, gegen 6.00 Uhr morgens vom Wecker geweckt zu werden. Er würde zwischen 6.30 und 7.00 Uhr aufstehen und seine Morgengymnastik machen. Dann würde er frühstücken und danach entweder Termine wahrnehmen oder einkaufen, kochen, die Wohnung sauber halten, die Wäsche machen oder Emails beantworten. Danach würde er zu Mittag essen. Am Nachmittag würde er einige Zeit mit Zeitungslesen und Ausruhen verbringen, manchmal auch zum Kaffeetrinken ausgehen. Am Abend würde er fernsehen, etwa 2½ bis 3 Stunden. Früher habe er auch immer einige Zeit mit »Juristerei« verbracht, dem Recherchieren von alten Urteilen, dem Belesen in dieser Materie. Nun jedoch habe er durch seinen neuen Anwalt eine große Entlastung erfahren, er würde keine Zeit mehr hierfür verbringen, wiewohl ihm die »Juristerei durchaus Spaß« gemacht habe. Wieviel Zeit Herr Schneider früher für juristische Belange verwendet habe, konnte Herr Schneider erst nach längerem Überlegen und Rechnen berichten: So habe er in den vergangenen 4-5 Jahren bis zur Übernahme seiner Angelegenheiten durch den neuen, »sehr guten« Anwalt etwa 4-5 Stunden täglich mit diesen Dingen zugebracht. Nun jedoch würde er, wie erwähnt, alles den Anwalt erledigen lassen.

Tagesablauf und aktuelles Leistungsniveau

> Ähnlich wie bei Gutachten zur Frage der beruflichen Leistungsfähigkeit ist es hier von großer Bedeutung, ein Gefühl dafür zu erhalten, wie sehr der Proband von der Thematik eingenommen wird. Hier zeigte sich eine klare Verhaltensänderung im Verlauf (siehe Zusammenfassung).

Wie sehr ist der Proband von der Thematik eingenommen?

Viele der früheren Interessen, die in vielfachen sportlichen Aktivitäten bestanden hätten, seien nicht mehr möglich. Hierfür seien die körperlichen Erkrankungen verantwortlich.
   Aktuell würde er ab und an einige wenige Freunde treffen, überwiegend würde zu diesen aber ein telefonischer Kontakt bestehen. Die frühere, intensive Beschäftigung mit juristischen Belangen habe zu einem gewissen sozialen Rückzug und einer verminderten Kontaktaufnahme zu Freunden geführt. Auch habe der Proband früher dadurch auch andere Hobbys zunehmend vernachlässigt.
   […]

Angaben des Probanden zur aktuellen Begutachtung und deren Hintergründe

Herr Schneider gab an, im Dezember 2010 einen »kleinen Schlaganfall« erlitten zu haben und in der Folge in der Neurologie Musterberg verschiedentlich abgeklärt worden zu sein. Als er einige Zeit später die Rechnung von der Klinik bekommen habe, habe er diese überprüft und festgestellt, dass falsch abgerechnet worden sei. Auch bereits einige Monate bzw. Jahre zuvor habe er verschiedene Arztrechnungen kontrolliert und festgestellt, dass darin

Abrechnungsfehler vorhanden gewesen seien. Dies habe er in allen Fällen moniert, vielfach seien die Rechnungen korrigiert worden. Herr Schneider gab an, dass bisher 13 Rechnungen nach seinen Anmerkungen korrigiert worden seien. Irgendwann zwischen 2010 und 2012, soweit er das jetzt noch in Erinnerung habe, habe er bei seinem damaligen Zahnarzt Dr. Mayer mehrfach eine Rechnung angefochten, der jedoch auf seinen Honorarforderungen bestanden habe. Daher habe er eine Rechtsanwalts-AG mit der Verteidigung einer Honorarklage gegenüber dem Zahnarzt Dr. Mayer beauftragt. Befragt, warum der Proband die Rechnungen überprüft habe, gab Herr Schneider an, dass er sich in diesen Dingen gut auskenne. Darüber hinaus sei er »verpflichtet, dem nachzugehen, ob die Rechnungen korrekt sind. Ich habe gegenüber meiner Versicherung die Notwendigkeit, Arztrechnungen zu überprüfen. Das steht genaugenommen im Kleingedruckten der AGBs.«

Im Jahre 2011 sei dann ein erstes Gutachten mit der Frage der Prozessfähigkeit erstellt worden, als der Proband erneut eine Arztrechnung angefochten habe. Allerdings sei er nicht zur Begutachtung erschienen, sodass eine Beurteilung nur nach Aktenlage erfolgt sei. Befragt, wie es dazu gekommen sei, äußerte Herr Schneider: »Ärzte müssen geschützt werden, ich bin Pfleger, damit ist man mir automatisch schlechter gesonnen. Wenn's um Ärzte geht, ist dies bei Richtern von Vorteil.« Näher danach befragt, ob dies ein generelles Phänomen sei, äußerte Herr Schneider: »Nein, das ist nicht generell so, aber ich finde schon, dass Tendenzen feststellbar sind. Es gibt wirklich viele Richter, die ihre Sache sehr gut machen und sich auch durch solche Dinge nicht beeinflussen lassen. Aber einige eben schon, daher spreche ich von Tendenzen. Und ich für meine Person bin es als Person vom Fach eben gewohnt, genauer auf ärztliche Abrechnungen zu schauen. Oft genug habe ich das in der Klinik mitbekommen, was abgerechnet wurde und was tatsächlich auch gemacht wurde. Da gab es schon oft Diskrepanzen.«

> Bei diesen Fragestellungen gilt es, sehr sorgfältig zu explorieren, inwieweit ein Proband zu wahnhaften/überwertigen Verallgemeinerungen neigt bzw. inwieweit er in der Lage ist, noch Differenzierungen vorzunehmen (wie hier).

Nachdem er im Jahre 2011 für prozessunfähig erklärt worden sei, habe die Rechtsanwaltskanzlei, die ihn damals gegenüber dem Zahnarzt vertreten habe, das Mandat niedergelegt. Er habe sich sodann einen anderen Anwalt gesucht, der »nichts gemacht hat außer Rechnungen verfasst«. Dies habe ihn beinahe in den finanziellen Ruin getrieben, sodass er das Mandat gekündigt habe. Im Jahre 2012 sei er von einem anderen Rechtsanwalt vertreten worden, der gegen den vorherigen Rechtsanwalt Klage eingereicht habe. Allerdings sei er persönlich mit dem neuen Rechtsanwalt nicht zurechtgekommen, dieser sei »endlos versnobt« gewesen.

Insgesamt habe er mit vier verschiedenen Anwälten, die ursprünglich eigentlich seine Interessen vertreten hätten, Schwierigkeiten gehabt. Ge-

Sorgfältig prüfen, ob ein Proband zu wahnhaften Verallgemeinerungen neigt

schätzt habe er rund 125.000 Euro für die fünf Gerichtsverfahren, die aktuell laufen würden (siehe unten) bzw. aktuell ausgesetzt seien, bezahlt. Befragt, ob er dies bereuen und gerne die Zeit zurückspulen würde, äußerte Herr Schneider: »Nein, ich bereue das nicht. Ich bereue nur, dass ich nicht gleich an einen vernünftigen Anwalt gekommen bin wie meinen jetzigen. Dieser kümmert sich um alles.«

Derzeit habe er vier offene Prozesse wegen verschiedener Anwalts- und Arztforderungen. Zudem habe er ein weiteres Verfahren beim Sozialgericht, bei dem es um Rentennachzahlungen wegen seiner GdB-Erhöhung gehen würde.

Befragt, was ihn zu seinen zahlreichen Schriftsätzen gedrängt habe und wie er diese nun sehe, äußerte Herr Schneider, dass ihm aus seiner Sicht Unrecht getan worden sei und er sich bemüht habe, diese Ungerechtigkeiten darzustellen. Aber er könne nachvollziehen, dass diese Anzahl und Quantität der Schriftsätze für andere irritierend wirken könnten. Insgesamt sei es wohl so gewesen, dass »andere Dinge noch liefen«, aber Freundschaften vernachlässigt worden seien, um dem juristischen Schriftverkehr und dem Belesen nachkommen zu können. *Wichtiger Aspekt: Proband kann Reaktionen auf seine Schreiben nachvollziehen*

Er sei nun mal von seiner Wesensart und seinem Tierkreiszeichen ein sehr exakter, wahrheitsliebender Mensch. Auch wenn er immer wieder Befangenheitsanträge an Richter gestellt habe, da diese verschiedene Prozessfehler begangen hätten, würde er diese insgesamt als neutral und objektiv einschätzen. Diese würden sich nicht untereinander absprechen, um ihn von vornherein negativ zu beurteilen. *Fähigkeit der Differenzierung gegeben*

Aktuell würde er noch einen juristischen Newsletter per E-Mail empfangen, welcher alle 6 bis 8 Wochen einmal versendet würde – dies sei alles. »Andere bzw. eine darüber hinausgehende Beschäftigung mit Juristerei betreibe ich nicht mehr«.

Nach seinen bisherigen Rechtsstreitigkeiten befragt, gab Herr Schneider an, dass diese überwiegend wegen Arztrechnungen erfolgt seien.

Befragt, wie er den Gutachtern gegenüberstehen würde, welche ihn für prozessunfähig erklärt hätten, äußerte Herr Schneider: »Ich glaube, sie haben sich zu wenig Zeit für eine umfassende Begutachtung genommen. Hier bei Ihnen erlebe ich dies ganz anders. Das eine Gutachten war ja ohnehin nur nach Akten und das andere: Huschhusch! Sie aber nehmen sich Zeit und fragen nach den Hintergründen und versuchen mich zu verstehen.«

Seinen jetzigen Anwalt habe er seit März 2017. Mit diesem würde er sehr gut zurechtkommen, was dazu geführt habe, dass er keine weiteren Schreiben an das Gericht mehr geschickt habe und insgesamt hinsichtlich der juristischen Belange deutlich entlastet sei. Aktuell würde er sich praktisch gar nicht mit Jurisprudenz und juristischen Schreiben beschäftigen, außer dem erwähnten Newsletter. Seit dem Jahre 2017 habe er keine Briefe mehr an das Gericht geschrieben.

Befragt, ob er mit seinen jetzigen Verfahren im Recht sei, gab Herr Schneider an, dass dies der Fall sei.

C Befunde

[...]

Psychischer Befund

Der sehr gepflegte und überkorrekt wirkende Proband war bei der ambulant durchgeführten Untersuchung zu jeder Zeit zu allen vier Qualitäten voll orientiert, bewusstseinsklar und wach. Er war im Kontakt freundlich zugewandt und kooperativ, einige wenige Male jedoch auch misstrauisch (Beispiel siehe *Verhalten bei der Untersuchung*). Die gestellten Fragen wurden gezielt und prompt, dabei überwiegend aber weitschweifig und oftmals mit starker affektiver Beteiligung beantwortet. Es fanden sich in der orientierenden Untersuchung keine Hinweise auf ein herabgesetztes Konzentrationsvermögen oder mnestische Einbußen, die Auffassung war rasch und sicher. Das formale Denken war überwiegend, aber nicht immer, geordnet und klar, phasenweise jedoch fehlte die Spannweite des intentionalen Bogens, und die kausalen Zusammenhänge des Geschilderten erschlossen sich erst nach gezieltem Nachfragen. Das Erklären von Sprichwörtern und von Unterschieden bei Wörtern mit ähnlicher, aber nicht gleicher Bedeutung verlief problemlos. Inhaltlich zeigte das Denken keine Auffälligkeiten außer einer einmalig festzustellenden überwertigen Idee (vgl. Aktenanforderung unter *Verhalten bei der Untersuchung*); Zwänge und Ängste waren nicht feststellbar. Es ergaben sich keine Hinweise auf Sinnestäuschungen oder Ich-Störungen. Der Affekt war euthym. Die Psychomotorik und der Antrieb waren unauffällig. Phasenweise wurden Schlafstörungen in Gestalt von Ein- und Durchschlafstörungen beklagt. Von Suizidalität oder Fremdgefährdung war Herr Schneider klar und glaubhaft distanziert. Es bestanden weder aktive noch passive Todeswünsche.

Verhalten bei der Untersuchung

Der Proband war überpünktlich zu beiden Begutachtungsterminen erschienen und hatte eine Vielzahl verschiedener ärztlicher und juristischer Unterlagen in Kopie mitgebracht.

Darüber hinaus hatte der Proband für die Begutachtung verschiedene Eckdaten seiner Krankheitsgeschichte und seiner juristischen Angelegenheiten zusammengestellt im Sinne einer eigenen Vorbereitung für die jetzige Begutachtung: Auf einem zwölf Seiten langen Schreiben, das betitelt war mit »psychiatrische Begutachtungsuntersuchung«, exaktem Aktenzeichen und Auflistung der Gutachtentermine mit Datum, Uhrzeit und Ort stellte Herr Schneider gegliedert die Chronologie der Sachverhalte aus seiner Sicht dar. Hierbei fanden sich detailliert eine Vielzahl von Datumsangaben mit zum Beispiel penibler Schilderung, wann welches Urteil und welcher Beschluss gefällt wurde, wann Vorgutachten erstellt wurden, wann Klageeinreichungen erfolgten, wann mündliche Verhandlungen stattfanden, usw.

Weiter war es dem Probanden ein Anliegen, mehrfach Nachträge zu seinen Äußerungen und zu den bei der Begutachtung gestellten Fragen zu machen, dergestalt, dass der Proband nicht nur am zweiten Untersuchungstag viel Zeit für diese verwendete, sondern auch mehrfach telefonisch Nachträge vornehmen zu müssen glaubte. Der wesentliche Kern des Inhalts und der Informationen war jedoch bereits klar und deutlich geschildert worden, sodass hierbei im Wesentlichen irrelevante Details zur Darstellung kamen.

Gleichwohl war der Proband bei der Beantwortung der Fragen und all seinen Nachträgen immer sehr höflich zugewandt und kooperativ.

Eine Ausnahme hatte sich zunächst dahingehend gezeigt, dass der Gutachter Arztberichte aus der psychosomatischen Klinik Musterberg mit Einverständnis des Probanden anzufordern wünschte. Dies lehnte Herr Schneider zunächst vehement ab und bestand anfangs darauf, diese Briefe von zuhause mitzubringen. Nach längerem Gespräch hierüber stellte sich heraus, dass der Proband einen ursprünglichen Entlassbrief hatte abändern lassen und Angst an den Tag legte, dass die ursprüngliche Version des Briefes den Gutachtern zugeleitet werden könne. In dieser Situation imponierte ein deutliches Misstrauen mit leichtgradig paranoid gefärbtem Inhalt, das jedoch nach längerem Gespräch hatte behoben werden können und somit eine überwertige Idee mit nahezu lehrbuchhaftem Charakter darstellte.

Bei den teilweise sehr weitschweifigen Schilderungen des Probanden war der rote Faden des Rapports nicht immer nachvollziehbar, konnte jedoch nach ein-, manchmal auch mehrmaliger Nachfrage in der überwiegenden Anzahl der Fälle hergestellt werden.

Immer wieder versuchte Herr Schneider, sein Gegenüber in pseudomedizinische Gespräche zu verwickeln. Viele andere Gesprächsinhalte waren deutlich alternativ bzw. anthroposophisch gefärbt.

D Zusätzliche Befunde

Im Rahmen der vorliegenden Begutachtung waren keine technisch-apparativen Untersuchungen notwendig.

Eine Testung der Persönlichkeitsstruktur wurde vom Probanden abgelehnt.

E Zusammenfassung und Beurteilung

Gemäß dem Beschluss des Oberlandesgerichts Musterberg vom 11.09.2017 solle ein psychiatrisches Gutachten erfolgen über die Frage der Prozessfähigkeit des Klägers bei Klageerhebung und deren Fortdauer.

Zu Beginn Wiederholung der Fragestellung

> Kurze, auf das Wesentlichste fokussierte Zusammenfassung der Hintergründe, damit jemand, der nur diesen Teil des Gutachtens liest, weiß, worum es geht!

Zusammenfassung der Hintergründe

Hintergrund ist, dass der Proband laut Aktenlage und gemäß eigenen Angaben gegen eine Rechtsanwalts-AG Ansprüche auf Zahlung von Schadensersatz und Schmerzensgeld geltend gemacht hatte. Zuvor hatte Herr Schneider diese Rechtsanwalts-AG mit der »Verteidigung einer Honorarklage eines Zahnarztes samt Erhebung einer Klage zur Zahlung von Schadenersatz und Schmerzensgeld« beauftragt.

Wie dem Protokoll der öffentlichen Sitzung des LG Musterberg vom 30.03.2016 zu entnehmen ist, hatte der diesem Verfahren vorsitzende Richter erhebliche Zweifel an der Prozessfähigkeit des Probanden geäußert und angenommen, dass die Klage unzulässig sei, da Herr Schneider bereits zum Zeitpunkt der Klageerhebung im Februar 2013 prozessunfähig gewesen sei und dieser Zustand fortbestehen würde.

Diese Einschätzung gründete sich auf zwei psychiatrische Gutachten, in denen die Prozessunfähigkeit des Probanden festgestellt worden war: Im Gutachten vom 22.02.2011 von Herrn Dr. Musterer wurde dargelegt, dass das Verhalten von Herr Schneider im Laufe dieses Verfahrens bzw. seine schriftlichen Äußerungen aus gutachterlicher Sicht »nicht Ergebnis einer vernunftorientierten, von rationalen Argumenten geprägten Abwägung, sondern vielmehr als unter dem Diktat der wahnhaften Störung motiviert und somit als Symptom dieser Erkrankung« zu sehen ist. Herr Schneider würde aus gutachterlicher Sicht derart in seinem Denken determiniert erscheinen, dass ihm ein selbstkritisches, rationales Abwägen nicht mehr möglich sei. Die gestellte Diagnose sei eine wahnhafte Störung. Zu dieser Begutachtung war der Proband selbst nicht erschienen, sodass es sich um eine Stellungnahme nach Aktenlage handelt.

Im Gutachten von Dr. A.A. vom 09.11.2013 war dieser zu dem Ergebnis gekommen, dass Herr Schneider von der »unerschütterbaren Überzeugung« geleitet werde, im Recht zu sein, wobei er versuche, sein immer wieder umgedeutetes Recht mit allen verfügbaren Mitteln durchzusetzen. Zugleich sei er der festen und unkorrigierbaren Überzeugung, angegriffen zu werden und sich wehren zu müssen. Es würde die Diagnose einer anhaltenden wahnhaften Störung im Sinne eines Querulantenwahns bestehen, die »zu einer Aufhebung der freien Willensbestimmung bezüglich der Entscheidung, ob ein Gerichtsprozess geführt wird und welche Entscheidungen innerhalb eines Gerichtsprozesses getroffen werden« führen würde.

Betrachtet man im Rahmen der aktuellen Untersuchung die Schriftsätze des Probanden, so fällt zunächst einmal auf, dass diese in einem zeitlich begrenzten Rahmen (2013-2016, ggf. auch noch vor 2013, nicht jedoch seit dem Jahre 2017) rein quantitativ ein außerordentliches Ausmaß erreichen.

| Schreiben des Probanden psychiatrisch beurteilen | Die Schriftsätze im Rahmen der Zusammenfassung und Beurteilung im »copy-paste-Verfahren« zu wiederholen, ist unzulässig und »Seitenschinderei«. Nun gilt es, die in der Aktenlage dargestellten Schreiben des Probanden psychiatrisch zu beurteilen. |

Nicht nur die Frequenz der Schreiben ist sehr hoch, sondern auch die einzelnen Schreiben selbst sind in der Regel mit vielen Seiten ausnehmend lang. Teilweise finden sich an einem einzigen Tag bzw. innerhalb weniger aufeinanderfolgender Tage mehrere Nachträge zu ein und demselben bereits dargestellten Sachverhalt.

Die Schriftsätze sind in der Regel mit Computer in einer kleinen Schrift verfasst, die Seiten eng beschrieben, zwischendurch finden sich Fettdruck und Unterstreichungen, jedoch in einem Ausmaß, wie man es für förmliche Schreiben durchaus noch als angemessen bezeichnen darf. Die äußerliche Struktur dieser Schreiben ist somit, abgesehen von ihrer umfassenden Quantität, im Wesentlichen unauffällig.

Inhaltlich ist in den Schreiben auffallend, dass viele Redundanzen vorliegen, die teilweise den Charakter von Perseverationen aufweisen, worunter der Psychiater ein krankhaftes Beharren auf bzw. ein Haftenbleiben an Vorstellungen oder Gedankeninhalten, auch in teilweise unpassendem Zusammenhang, versteht. *Fachbegriffe erklären*

Auch wird die logisch argumentative Gedankenkette einige Male – wenngleich nicht oftmals – verlassen. So finden sich Sätze, die mit zahlreichen Nebensätzen nicht sinnhaft beendet werden können. Darüber hinaus liegen Satzabbrüche vor, der rote Faden verliert sich in Details, und der eigentliche Grundgedanke ist nicht mehr ersichtlich. Dies wird in der psychiatrischen Fachsprache als reduzierte Spannweite des intentionalen Bogens bezeichnet.

Die an mehreren Stellen bemerkbaren (aber nicht übermäßig häufig auftretenden) Rechtschreib- und Grammatikfehler sind insofern nachzusehen bzw. sollten nicht überbewertet werden, als dass bei Schreiben solchen quantitativen Ausmaßes Flüchtigkeitsfehler durchaus passieren können, da ein sorgfältiges Korrekturlesen vermutlich selbst den zeitlichen Rahmen eines Rentners sprengen würde.

Die Schreiben erwecken insgesamt mit ihrer nahezu übertriebenen Exaktheit den Eindruck eines deutlich ausgeprägten anankastischen (zwanghaften) Strukturniveaus, welches bis hin zur Pedanterie reicht – sie belegen zweifellos, dass der Verfasser ein gewaltiges Maß an Zeit für diese benötigt hat.

Phasenweise entsteht beim Lesen der Schreiben der Eindruck, dass der Proband eine gegen ihn gerichtete paranoide Voreingenommenheit verspürt: Mehrere Richterinnen und Richter wurden wegen Befangenheit abgelehnt und es finden sich wiederholt Hinweise darauf, dass die für sein Verfahren zuständigen Vorsitzenden von vornherein nicht bemüht gewesen seien, seinem Verfahren neutral gegenüber zu treten.

Gleichwohl finden sich auch zahlreiche Sätze ohne psychopathologische Auffälligkeiten, die in die Auszüge der Schriftsätze im Rahmen dieses Gutachtens nicht aufgenommen wurden.

Feststellbar ist darüber hinaus, dass sich der Proband ausführlich mit verschiedenem forensischen und juristischen Fachwissen beschäftigt hat und vielfach psychiatrische Fachliteratur und verschiedene Urteile zitiert.

Es finden sich somit – zumindest an einigen Stellen der Schreiben – bei alleiniger Betrachtung der Aktenlage psychopathologische Auffälligkeiten, die prinzipiell für Querulanten typisch sind (vgl. Dietrich 1973): eine Graphomanie (vereinfacht gesagt das krankhafte Verlangen nach Schreiben), Äußerungen mit beleidigendem Inhalt und das Gefühl einer Benachteiligung bzw. Voreingenommenheit gegen den Probanden.

Die anderen dargestellten psychopathologischen Auffälligkeiten (Perseveration, reduzierte Spannweite des intentionalen Bogens, Satzabbrüche, Anankasmus) sind insofern unspezifisch, als dass diese bei verschiedenen psychischen Erkrankungen vorkommen können bzw. in geringer Ausprägung sogar bei Menschen vorhanden sein können, die kein Vollbild einer psychischen Störung, sondern nur eine Akzentuierung, zum Beispiel im Sinne einer Persönlichkeitsakzentuierung, zeigen.

Aufgrund der dargestellten psychopathologischen Auffälligkeiten in den Schriftsätzen, der Vorgutachten und der zu beantwortenden Fragestellung müssen bei Herr Schneider vorab prinzipiell (zunächst ohne Berücksichtigung der Explorationsergebnisse) die Diagnosen einer wahnhaften Störung (ICD-10: F22.0 bzw. F22.8) und einer paranoiden Persönlichkeitsstörung (ICD-10: F60.0) in Erwägung gezogen werden – die beiden Krankheitsbilder, unter welche die meisten Querulanten subsumiert werden.

Befundunterschiede zwischen Aktenlage und Untersuchung

In diesem Fall erfolgte aufgrund der deutlichen Befundunterschiede zwischen Aktenlage und Untersuchung eine vorgezogene Diskussion der Diagnosen. In der Regel sollten vor dieser noch die eigenen Angaben zusammengefasst werden. Die vordiagnostizierte Somatisierungsstörung wurde hier aufgrund ihrer fehlenden Relevanz für die Fragestellung keiner Diskussion unterzogen.

Für die paranoide Persönlichkeitsstörung (ICD-10: F60.0) sind folgende Charakteristika typisch: übertriebene Empfindlichkeit bei Rückschlägen und Zurücksetzungen, Neigung zu ständigem Groll gegenüber anderen, eine starke Neigung, Erlebtes zu verdrehen, indem neutrale oder freundliche Handlungen anderer als feindlich oder verächtlich missgedeutet werden, streitsüchtiges und beharrliches, situationsunangemessenes Bestehen auf eigenen Rechten sowie die Tendenz zu stark überhöhtem Selbstwertgefühl.

Wie bei anderen Persönlichkeitsstörungen auch müssen diese Verhaltensmuster tief verwurzelt und anhaltend sein. Häufig gehen sie mit persönlichem Leiden und gestörter sozialer Funktions- und Leistungsfähigkeit einher. Sie beginnen in der Kindheit oder Adoleszenz und dauern bis ins Erwachsenenalter an.

Die wahnhafte Störung (ICD-10: F22.0 bzw. F 22.8) ist charakterisiert durch die Entwicklung einer einzelnen Wahnidee oder mehrerer aufeinander bezogener Wahninhalte, die im Allgemeinen lange andauern. Diese Wahninhalte sind sehr variabel. Weitere psychopathologische Symptome finden sich meistens nicht. Die Störung beginnt in der Regel im mittleren Alter. Die dargestellten Wahnvorstellungen müssen mindestens seit drei Monaten bestehen.

Bei der ausführlichen Exploration und Untersuchung des Probanden stellt sich ein deutlich anderes Bild dar als das durch die Aktenlage bzw. Passagen dieser gewonnene: Es zeigte sich, dass Herr Schneider Distanz zu seinen laufenden Verfahren und deren Umgebungsfaktoren halten kann und auch nicht von plumpen Verallgemeinerungen hinsichtlich Ärzten und Richtern bzw. Rechtsanwälten (gegen die ja der Großteil seiner bisherigen prozessualen Aktivitäten gerichtet war) geprägt ist. Er kann den ihn behandelnden Ärzten Vertrauen schenken und ist nicht geneigt, den Richtern und Rechtsanwälten, die sich zukünftig seiner Verfahren annehmen werden, von vornherein eine Voreingenommenheit gegenüber seinen Belange zu unterstellen.

Auch stellen sich Äußerungen, die in den Schreiben niedergelegt wurden, in der persönlichen Exploration und Hinterfragung dieser anders dar: Herr Schneider enthält sich verbalen Injurien und versteht es, sich in die Position des Gegenübers, auch wenn dieses nicht zu seinen Gunsten entscheidet, hinein zu versetzen und diese zu respektieren.

Wichtige Beurteilungsgrundlagen bei solchen Fragestellungen

Auch kann er von seinen Schreiben ablassen, wenn er sich durch einen entsprechenden Anwalt richtig verstanden und vertreten fühlt, wie die Tatsache belegt, dass sich mit Beginn des Jahres 2017 (seit dieser Zeit hat der Proband einen neuen Rechtsanwalt) keine neuen Schreiben von Herrn Schneider in der Akte finden lassen und er auch in der Exploration äußerte, seit dieser Zeit keine Schreiben mehr verfasst zu haben und auch kein Verlangen nach der Erstellung dieser verspürt zu haben.

Ausführliche Befragungen bezüglich aktuellen Verfolgungserlebens, hinsichtlich Beobachtetwerdens, Wahnstimmung und unkorrigierbarer Überzeugungen im Sinne eines Wahns ergaben keine Pathologien. Lediglich in einer Situation der Begutachtung war eine sogenannte überwertige Idee feststellbar: Der Gutachter wünschte Arztberichte aus der psychosomatischen Klinik Musterberg mit Einverständnis des Probanden anzufordern. Dies lehnte Herr Schneider zunächst vehement ab. Nach längerem Gespräch hierüber hatte das vorliegende Misstrauen mit leichtgradig paranoid gefärbtem Inhalt behoben werden können und der Proband zeigte sich mit der Anforderung der Berichte einverstanden.

Auch die im Schriftsatz festzustellenden Perseverationen und die reduzierte Spannweite des intentionalen Bogens (Erklärung siehe oben) waren bei der Exploration weniger bzw. nur phasenweise detektierbar. Untersuchungen zur Überprüfung der Abstraktionsfähigkeit, der Denkprozesse und möglicher anderer Denkstörungen ergaben ebenso keine Auffälligkeiten.

Gleichwohl ist feststellbar, dass Herr Schneider erhebliche zwanghafte Züge in seiner Persönlichkeitsstruktur aufweist, wie nicht nur der Blick auf seine Schreiben, sondern auch sein Verhalten bei der Untersuchung belegt: Die exakte Darstellung von für sein Gegenüber völlig irrelevanten Details, eine penible Darlegung auch nebensächlicher Sachverhalte und die Einhaltung vermeintlicher Formalien erhalten für den Probanden eine in der normalen zwischenmenschlichen Interaktion deutlich befremdlich wirkende Wichtigkeit. Diese ihrerseits bedingt, dass Herr Schneider ausnehmend weitschweifig erscheint. Auch hat die übermäßige Beschäftigung mit

Jurisprudenz zu einer fortschreitenden sozialen Isolation beigetragen, die sich nun (da wieder Zeit für soziale Kontakte vorhanden wäre) verständlicherweise insbesondere auch aufgrund des Alters des Probanden nur schwer wieder aufheben lässt.

Unterschied psychische Erkrankung ↔ Akzentuierung

> Es ist wichtig, Laien den Unterschied zwischen psychischer Erkrankung und nur Akzentuierung (wie in diesem Fall vorhanden) plastisch darzustellen. Es muss den Richtern nachvollziehbar gemacht werden, warum dieser Proband von Außenstehenden oder einem Gutachter, der nur die Aktenlage überblickt, als psychisch krank eingeschätzt wurde.

Darüber hinaus sind viele andere Gesprächs- und Gedankeninhalte des Probanden deutlich alternativ bzw. anthroposophisch gefärbt, was psychiatrische Laien bei flüchtigem Zuhören und ohne näheres Hinterfragen des Geäußerten als versponnen und kauzig, vielleicht sogar realitätsfern und somit als Hinweis auf eine nicht vollständige psychische Gesundheit auslegen könnten.

Herr Schneider ist jedoch in seinem Denken und Handeln nicht determiniert, er kann selbstkritisch und rational abwägen und auf seinen Vorteil gerichtete Entscheidungen treffen. Mittels freier Erwägungen kann er zu rationalen Schlussfolgerungen gelangen. Auch vermag er durchaus festzustellen, dass sein Gerichtsverfahren »aus dem Ruder gelaufen« ist.

Er war in der Vergangenheit bereit, laufende Verfahren einzustellen und bewies somit die Fähigkeit, nicht situationsunangemessen und streitsüchtig auf sein Recht beharren zu müssen. Ein Vorliegen von Wahnerleben oder einer thematisch konsistenten, überdauernden überwertigen Idee kann nicht festgestellt werden.

Beurteilung nach Aktenlage kann von der Realität differieren

> Dieses Gutachten ist eines der besten Beispiele dafür, wie sehr eine reine Beurteilung nach Aktenlage von der Realität differieren kann: Nach Diktat der Aktenlage bestand für den Gutachter zunächst kaum ein Zweifel an den medizinischen Voraussetzungen einer aufgehobenen Prozessfähigkeit. Die psychiatrische Exploration ergab ein gegenteiliges Ergebnis.

Unter medizinischen Gesichtspunkten lassen sich daher bei Herrn Schneider keine psychiatrischen Diagnosen, die eine Prozessunfähigkeit bedingen könnten, feststellen – weder zum aktuellen Zeitpunkt, noch zum Zeitpunkt der Klageerhebung.

Die dargestellten psychopathologischen Auffälligkeiten sind Symptome von Persönlichkeitsakzentuierungen im anankastischen und paranoiden Bereich, wie sie sich bei vielen Menschen finden lassen und die keinen Krankheitswert erreichen, da die konstituierenden Merkmale, die für die Diagnose einer Persönlichkeitsstörung gefordert werden, nicht vorliegen.

Unterschrift des Gutachters

3.2.4 Beispielgutachten 4 aus dem Zivilrecht (gekürzt wiedergegeben)

- Fragestellung(en): Geschäftsfähigkeit
  - Diagnose(n) sowie Differenzialdiagnose(n) nach ICD-10: Bipolar-affektive Störung (ICD-10: F31), »manisch-depressive« Erkrankung
- Delikt: entfällt

Zur besseren Verständlichkeit in aller Kürze: Die Probandin leidet seit vielen Jahren an einer bipolar-affektiven Störung und kauft zu zwei Zeitpunkten zwei Häuser mit benachbarten Grundstücken. Sie muss feststellen, dass ihre ursprünglichen Pläne, die beiden Grundstücke zusammen zu legen, nicht praktikabel sind. Gleichzeitig gibt sie an, zu beiden Kaufzeitpunkten in einer manischen Phase und daher nicht geschäftsfähig gewesen zu sein.

— Verkürzte Wiedergabe des Gutachtens. An allen Kürzungsstellen erscheinen zur besseren Nachvollziehbarkeit drei Punkte […] —

[…]

Überblick in Kürze

Fragestellung

Gemäß dem Beschluss des Landgerichts Musterhausen vom 01.12.2017 sei ein Sachverständigengutachten über die Behauptung der Klägerin einzuholen, dass sie »mit an Sicherheit grenzender Wahrscheinlichkeit aufgrund ihrer bipolaren Störung am 10.02.2016 und am 05.05.2017 geschäftsunfähig gewesen« sei.

Weiter ist im Beweisbeschluss zu lesen, dass die Klägerin angegeben habe, manisch-depressiv zu sein und unter Bezugnahme auf das psychiatrische Fachgutachten vom 08.08.2017 von Herrn Dr. Mustermann geäußert habe, zu den genannten Zeitpunkten geschäftsunfähig gewesen zu sein.

[…]

A Aktenlage

a)   Allgemeine Unterlagen (chronologisch geordnet)

Darstellung des Schreibens des Rechtsanwaltes, um einen Überblick über Vorgeschichte und Streitinhalt zu bekommen

Schreibens des Rechtsanwaltes

Aus dem *Schreiben der die Probandin vertretenden Rechtsanwaltskanzlei Schneider vom 01.07.2017* ist zu ersehen, dass der vorläufige Streitwert 565.000 Euro betragen würde. In geschlossenen Darlehensverträgen, so das Schreiben, sei zu lesen, dass die Probandin die dort bezeichneten Grundstücke des Eigentümers Herrn A. A. für einen Kaufpreis von 265.000 Euro und 300.000 Euro gekauft habe.

Über die Immobilien seien am 10.02.2016 bzw. am 05.05.2017 Kaufverträge geschlossen worden. Der Beklagte (A.A.) habe gegenüber der Probandin im Rahmen der Kaufvertragsverhandlungen verschiedene falsche Angaben gemacht und so diese über wesentliche Umstände in Bezug auf den Kaufgegenstand getäuscht. So habe der Beklagte gegenüber der Klägerin erklärt, dass die beiden Grundstücke hätten zusammengelegt werden können und nach einem Um- bzw. Neubau ohne Beschränkungen in ihrer Nutzbarkeit Wohnungen an Dritte verkauft werden könnten, was sich später jedoch als falsch erwiesen habe.

Im *Schreiben der Kanzlei Schneider vom 08.10.2017* ist zu lesen, dass sich die Probandin während der in den letzten Wochen zwischen Klägerin und Prozessbevollmächtigten geführten intensiven Gespräche »nach und nach geöffnet« habe. Sie habe dabei eingeräumt, dass sie sich selbst nicht erklären könne, warum sie die Verträge mit dem Beklagten so abgeschlossen habe. Auf weitere Nachfrage habe die Probandin mitgeteilt, dass sie seit Jahren an einer bipolar affektiven Störung leide, bei der sie regelmäßig über mehrere Monate unter manischen und dann wieder depressiven Episoden leide.

Aufgrund dieser Erkenntnisse hätten die Prozessbevollmächtigten der Klägerin einen niedergelassenen Sachverständigen gebeten, zur Frage der Geschäftsfähigkeit der Probandin im Zeitraum vom 10.02.2016 bis zum 05.05.2017 gutachterlich Stellung zu nehmen. In diesem psychiatrischen Fachgutachten vom 08.08.2017 sei der Sachverständige Dr. Mustermann zu dem Ergebnis gekommen, dass die Klägerin im entsprechenden Zeitraum »mit an Sicherheit grenzender Wahrscheinlichkeit nicht geschäftsfähig« gewesen sei. Die abgeschlossenen Verträge seien entsprechend nicht wirksam.

Darüber hinaus sei zu berücksichtigen, dass die Probandin im Rahmen ihrer Erkrankung bereits aufgrund gerichtlichen Beschlusses zeitweise in einer geschlossenen Abteilung eines psychiatrischen Krankenhauses untergebracht gewesen sei.

b) Vorliegende Gutachten sowie Kurzbericht der Polizeiinspektion vom 15.03.2016

Aus dem *psychiatrischen Gutachten von Dr. Mustermann vom 08.08.2017*, welches als Privatgutachten zur Frage der Geschäftsfähigkeit zu den verfahrensgegenständlichen Zeitpunkten erstellt wurde, ist zunächst zu lesen, dass aus der Akte des Amtsgerichts Musterhausen mit Beschluss vom 20.06.2005 zu ersehen gewesen sei, dass die Probandin in der geschlossenen Abteilung des BKH Musterberg bis 10.07.2005 untergebracht und Zwangsmaßnahmen bis zum 28.06.2005 genehmigt worden seien. Nach dem diesbezüglichen Arztbericht leide die Betroffene unter einer paranoiden Psychose. Mit dem Beschluss vom 10.07.2005 seien das Unterbringungsverfahren und das Betreuungsverfahren gegen die Probandin eingestellt worden.

Die Probandin habe angegeben, schon seit vielen Jahren unter manisch-depressiven Episoden zu leiden, ein genauer Beginn der Erkrankung sei ihr nicht erinnerlich. Ihre manischen Phasen therapiere sie selbst mit massivem Alkoholkonsum, mittlerweile habe sie diese Phasen aber besser in den Griff bekommen können. »Sie gibt die Dauer der affektiven Episoden mit zwei bis sechs Monaten an. Sie empfindet sich selbst meist als eher depressiv gestimmt.« Über längere Strecken sei sie auch euthym. Früher habe die Probandin Lithium eingenommen. In den manischen Phasen fühle sie sich gesünder als gesund. In dieser Zeit verspüre sie weder Schmerzen noch Schlafbedürfnis, habe wenig Appetit und sei sexuell enthemmt, überproduktiv und kreativ und gebe erhebliche Mengen an Geld aus.

Aufgrund ihrer bipolaren Störung sei ihre Ehe in die Brüche gegangen und geschieden worden.

> Auch wenn man selbst die biografische Anamnese erhebt, sollte man sie kurz zusammengefasst in die Aktenlage aufnehmen, wenn man sie vorfindet. So können eventuelle Widersprüche zu den Angaben bei der eigenen Untersuchung (vgl. Beispielgutachten 4 aus dem Strafrecht) aufgedeckt werden.

Biografische Anamnese

Vonseiten der biografischen Anamnese ist zu lesen, dass…
[…]
Aus den vorliegenden Unterlagen würden sich Hinweise auf eine bipolare Erkrankung und einen missbräuchlichen Alkoholkonsum ergeben.

> In diesem Gutachten fand sich keine Begründung außer der dargestellten, warum die Probandin geschäftsunfähig gewesen sei.

Zusammenfassend seien die medizinischen Voraussetzungen für die Annahme einer Geschäftsunfähigkeit auf dem Boden der bipolaren Störung vorhanden. Aus psychiatrischer Sicht würden hinsichtlich der fraglichen Zeit von Februar 2016 bis Mai 2017 in Zusammenschau der dokumentierten Briefe, E-Mails und Telefonate sowie der psychiatrischen Untersuchung keine Zweifel bestehen, dass die Probandin im Rahmen ihrer bipolaren Erkrankung unter einer langdauernden manischen Episode gelitten habe.

Aus dem *Kurzbericht der Polizeiinspektion (PI) vom 15.03.2016* ist zu ersehen, dass eine Streife zu einem Supermarkt gerufen worden sei. Dort habe man die Probandin angetroffen in stark geschminktem Zustand, kurzem Rock und Schuhen mit hohen Absätzen. Sie habe gegenüber jungen Mitarbeitern des Supermarktes mehrfach sexuelle Anzüglichkeiten losgelassen und ihnen in den Schritt gefasst. Die Polizei habe die Personalien aufgenommen und der Probandin dann einen Platzverweis ausgestellt.

Kurzbericht der Polizeiinspektion

> **Weitere relevante Informationen oft nicht dokumentiert**
>
> Leider ist das ein durchaus häufiger Fall: Man würde sich weitere Informationen über den Zustand eines Probanden wünschen, sie sind aber nicht dokumentiert.

c) Medizinische Unterlagen

Im *Arztbericht von Dr. Z. Z. (Hausarzt der Probandin) vom 10. November* 2017 ist die Diagnose einer bipolaren Erkrankung (»manisch-depressiv«) zu lesen.

Bericht des Arztes über mehrere Besuche: Daten kursiv zur besseren Übersichtlichkeit

Der Unterzeichner betreue die Probandin hausärztlich seit dem 31.08.2012 in unregelmäßigen Abständen.

Am *08.02.2016* habe sie sich vorgestellt, nachdem sie am *06.02.2016* bei einer privaten Feier unter Alkoholeinfluss mit einem der Gäste in Streit und es zu einer körperlichen Auseinandersetzung gekommen sei. Die milden körperlichen Blessuren seien dokumentiert worden. Die Probandin habe weiterhin manische Symptome (erhöhte Reizbarkeit, unterschwellig aggressives Verhalten, psychomotorische Unruhe) gezeigt und es hätten aus Sicht des Unterzeichners »ernstzunehmende Zweifel an der Geschäftsfähigkeit« der Probandin bestanden. Jedoch habe sie medizinische Maßnahmen verweigert.

Es habe sich beim nächsten Kontakt über ein Jahr später am *11.09.2017* die Diagnose einer depressiven Episode stellen lassen, weshalb eine Psychopharmakotherapie eingeleitet worden sei.

In den folgenden Wochen des *Spätherbstes 2017* sei es unter der antidepressiven Therapie zu einem sich langsam verbessernden Zustand gekommen.

d) Schreiben der Probandin (chronologisch geordnet)

Schreiben der Probandin

Im *Schreiben der Probandin vom 12.02.2016* an einen ihrer Mieter ist Folgendes zu lesen: »Sie haben ab heute genau 10 Tage Zeit, um Ihren Saustall im Hof zusammen zu räumen und sich dann bei mir, Ihrer Hauseigentümerin, einer studierten und promovierten Juristin, auf Knien zu entschuldigen… Zukünftige Mietabzüge werden umgehend mit intensiven Klagen beantwortet werden. Die Zeit der Schonung ist vorbei. Jetzt wird zurückgeschossen… Die Mieten, die Sie gezahlt haben, und in unverschämter und gesetzloser Weise vermindert haben, werden eindeutig der Vergangenheit angehören!« Weiter ist zu lesen: »Wenn ich mit Ihnen fertig werde, werden Sie kaum noch Ihre zukünftigen Mieten zahlen können, da Sie derart mitgenommen sein werden, weil sie innerlich gebrochen sein werden!«

Psychopathologische Auffälligkeiten

> Für den psychiatrischen Sachverständigen sind Schreiben eines Probanden gerade bei einer solchen Fragestellung von erheblicher Wichtigkeit. Hieraus können viele psychopathologische Auffälligkeiten ersehen werden. Daher sind diese Schreiben umfassend aufzunehmen und sorgfältig durchzusehen!

In einer *E-Mail der Probandin vom 21.02.2016* ist unter anderem zu lesen, dass sie seit Wochen nicht mehr so schlafe, wie es eigentlich für ihre Gesundheit gut sei. Weiter ist der E-Mail ein insgesamt sehr forscher und aggressiver Tonfall zu entnehmen »Ich bin nicht bereit, auch nur einen mm mehr nachzugeben…«

In der *E-Mail der Probandin vom 05.03.2016* steht geschrieben: »Auch in Anbetracht der Tatsache, dass fast alle Richter in unserem Landkreis politisch tief schwarz sind, gehe ich davon aus, dass die Hauseigentümer nicht restlos durch die durchtriebenen Aktionen der Mieter enteignet werden…«

Aus einem weiteren *Schreiben der Probandin vom 08.03.2016* geht hervor, dass es auch Streitigkeiten mit anderen Mietern gegeben habe. Abschließend ist zu lesen: »Es ist unfassbar, was diese kriminelle Ausländerbande im Erdgeschoss aus meiner schönen Jugendstilwohnung gemacht hat. Diese sechsköpfige Familie vermehrt sich wie die Karnickel und beschädigt mein Eigentum, dieses Pack! Ab heute werde ich schärfste Maßnahmen ergreifen, härter wie hart. Sie werden schon sehen. Dieses ganze Vorgehen werde ich in gar keinem Fall mehr dulden und die entsprechenden Maßnahmen zum Erhalt meines Eigentums ergreifen.«

B   Eigene Angaben

Biografische Anamnese

[…]

Psychiatrische Anamnese

Mit 23 oder 24 Jahren habe die Probandin ihre erste Manie gehabt, welche sie »durch Alkohol selbst therapiert« habe. Es habe jedoch damals weder eine stationär-psychiatrische noch eine ambulante psychiatrische Behandlung gegeben. Im Anschluss hätte sich eine depressive Phase entwickelt. (Sie sei in ihrem Leben nie von einer Depression direkt in die Manie geswitcht, umgekehrt allerdings sei das vielfach vorgekommen.) Ca. 3 bis 4 Jahre später habe es die nächste Phase gegeben, da die Abstände am Anfang länger gewesen seien. Es habe jedoch zunächst keine psychiatrische Intervention gegeben bis um das Jahr 1998. Zu dieser Zeit sei sie oft sehr spät nachhause gekommen und habe auch eine Alkoholfahrt zu verzeichnen gehabt, sodass sie sich bei Dr. Huber, einem Psychiater, vorgestellt habe, welcher ihr Lithium verschrieben habe. In den depressiven Phasen seien zusätzlich verschiedene Antidepressiva mit hinzugegeben worden. Lithium habe sie letztendlich ca. 7 Jahre lang eingenommen, dieses danach abgesetzt und auf ihren Alkoholkonsum geachtet, was geklappt habe. Unter Lithium seien »die Schwankungen sowohl nach oben wie nach unten nicht so ausgeprägt« gewesen.

Auswirkungen der Erkrankung

Um das Jahr 2005 habe es die erste und einzige stationär-psychiatrische Aufnahme in Musterberg gegeben, welche etwa zwei Monate angedauert habe. Nach dort eingesetzten Medikamenten befragt, äußerte die Probandin, dass sie »zwar welche erhalten, diese aber nach der Entlassung wieder abgesetzt« habe, da die Manie sich ja gegeben habe. Auch wisse sie nicht mehr, wie die Präparate geheißen hätten. Damals habe die Polizei sie nach Musterberg verbracht, was sie als sehr unangenehm erlebt habe. Nach Entlassung habe sie für mehrere Jahre »Ruhe mit der Manie« gehabt, eben bis zum Jahre 2016. Anfang des Jahres sei es losgegangen (siehe unten). Diese manische Phase habe sich »wie ein Auf und Ab« gezeigt – »mal mehr manisch, mal weniger, aber fast eineinhalb Jahre«. Auf Nachfrage stellte die Probandin dar, dass die manischen Phasen in der Regel eigentlich kürzer gedauert hätten als die zur verfahrensgegenständlichen Zeit (siehe unten), so in der Regel drei bis sechs Monate, die depressiven Phasen aber teilweise ein bis eineinhalb Jahre.

Andere Medikamente außer Lithium und verschiedene Antidepressiva, die sie nicht mehr wisse, seien ihr nicht in Erinnerung.

Zusammenfassend habe sie etwa 6-8 manische Phasen und 8-10 depressive Phasen gehabt. Danach befragt, wie denn die Stimmung in den manischen Phasen gewesen sei, äußerte sie: »Sie ist teilweise gehoben, teilweise auch unglaublich aggressiv. Und immer wieder diese sexuelle Enthemmung, die mir später so peinlich ist.« In den schwer depressiven Phasen sei sie vollkommen antriebslos gewesen, habe keine Lust gehabt, aus dem Bett zu gehen, die täglichen Dinge des Lebens seien belastend gewesen, aber es sei »irgendwie immer gegangen«. Auch Freunde zu treffen sei möglich gewesen, aber deutlich weniger als in den gesunden Phasen. Die Stimmung sei schlecht, vor allem aber sei die Antriebslosigkeit stark ausgeprägt gewesen.

> Auf genaue Beschreibung Krankheitsverlauf achten

Einen Suizidversuch habe es bisher nicht gegeben.

Auch aktuell sei sie leicht depressiv: So fühle sie sich antriebslos und es falle ihr schwer, Dinge zu erledigen. Sie müsse sich zwingen, etwas zu machen, dennoch würden diese Dinge dann aber prinzipiell klappen. Sie gehe beispielsweise nicht mehr so häufig in Kneipen, aber in ein Kino und in ein Musical schon. Auch mache ihr Hund ihr weiterhin Freude. Sie lese gerne, spiele Tennis und sei seit letztem Jahr im Kleintierzüchterverein (zweimal pro Woche).

Die Stimmung sei aktuell »leicht depressiv«. Gebeten, auf einer Skala von 0-10 ihre Stimmung zu skalieren (wobei 0 eine sehr gedrückte und 10 eine sehr gute Stimmung bedeutete), skalierte sie diese bei 6-7. Der Schlaf sei nun gut, sie müsse jedoch ab und zu grübeln und habe Gedankenkreisen zu beklagen, wobei sie vor allen Dingen über negative Dinge nachsinne.

[…]

Angaben der Probandin zum verfahrensgegenständlichen Sachverhalt

Die Probandin berichtete, dass es bei dem jetzigen Gutachten letztlich um rund eine halbe Million Euro gehen würde. Sie sei von dem Verkäufer nämlich in einer manischen Phase »übers Ohr gehauen« worden. Schon seit ihrem 25. Lebensjahr nämlich, wie sie ja auch im Rahmen der biografischen Anamnese beschrieben habe, arbeite sie als Immobilienmaklerin, obwohl sie eigentlich Jura studiert und später darin sogar promoviert habe. Sie habe sich zuletzt auf den Einkauf und Verkauf von Mehrfamilienhäusern spezialisiert. Daher sei ihr das Angebot des Verkäufers A.A. sehr gelegen gekommen. Bereits um die Jahreswende 2015/2016 sei man ins Gespräch gekommen. Zu diesem Zeitpunkt sei sie noch nicht in einer manischen Phase gewesen und vernünftigen Überlegungen noch zugänglich. So habe es an dem Verkauf mehrere Problempunkte gegeben, die sie eigentlich auch habe klären wollen. Dann habe jedoch Ende Januar 2016 ihre Manie begonnen und sie habe gedacht, alles später klären zu können und sich unbesiegbar gefühlt. Die Idee sei von Anfang an gewesen, zwei benachbarte Grundstücke mit jeweils mehreren Wohnungen in zwei Abschnitten zu kaufen. Man könne, wie der erste Gutachter festgestellt habe, fraglos in E-Mails und anderen Dokumenten zu dieser Zeit von ihr ersehen, dass sie nicht »Herr ihrer Sinne« gewesen sei. Ab Ende Januar 2016 habe sie kaum mehr geschlafen, sei völlig überaktiv gewesen, habe viel Alkohol getrunken, ein erheblich gesteigertes Sexualbedürfnis gehabt und auch massiv Geld ausgegeben. Diese Phase habe ca. bis Ende März bzw. Anfang April angedauert. Ohne Frage sei dies die »schlimmste manische Episode dieser eineinhalb Jahre währenden Phase« gewesen. Dennoch sei es auch danach »nie wirklich gut und ein ständiges Auf und Ab« gewesen. Letztlich sei sie bis in den Sommer 2017 hinein manisch gewesen.

Befragt, ob sie denn auch nach der Zeit ab Ende März 2016 ähnliche E-Mails und Schreiben wie ab Anfang Februar abgefasst habe, äußerte die Probandin, dass dies so nicht der Fall gewesen sei. Wiewohl sie weiter manisch gewesen sei, habe ihre Tochter sie ab diesem Zeitpunkt viel besser kontrolliert und regelmäßig nach ihr geschaut. Die Tochter wohne nämlich nur etwa 30 Minuten Autofahrt von ihr entfernt. Befragt, ob die Tochter denn täglich zu ihr gekommen sei, verneinte die Probanden dies und berichtete, dass sie aber »schon drei bis viermal pro Woche« vorbeigekommen sei.

Zu ihrem damaligen Tagesablauf (zunächst Anfang des Jahres 2016) gab die Probandin an, dass sie »ständig auf der Balz«, nächtelang in Kneipen unterwegs und immer in Aktion gewesen sei. Von Geschäft zu Geschäft sei sie gegangen und habe teilweise pro Woche bis zu 2.500 Euro ausgegeben. Ende März habe aber ihre Tochter mit ihr gemeinsam ihre Kreditkarte sperren lassen und »alles wurde besser«. Daher sei ihr Tagesablauf später, also im Mai 2017 »relativ geordnet gewesen trotz Manie«. So habe sie Reparaturen in ihrem Münchner Haus überwachen müssen, habe den Gärtner bestellen müssen, sie sei viel in der Schweiz gewesen, zu anderen Maklern gegangen, habe Vergleichswohnungen angesehen und sei Wandern gewesen. […]

Tagesablauf zu relevanten Zeitpunkten

> Da es hier um zwei relativ weit auseinanderliegende Zeitpunkte geht, muss man für beide Zeitpunkte die jeweiligen Umstände und Psychopathologien erfragen. Auch sollte man sich Tagesabläufe und Funktionsniveau zu beiden Zeiträumen schildern lassen.

Beide Zeitpunkte beachten

Im Mai 2017 habe sich der zweite Verkauf zugetragen und danach habe sie gesehen, dass ihr eigentlicher Plan behördlich nicht genehmigt worden sei und ihre Vorstellungen von Umbau und Verkauf der Grundstücke überhaupt nicht realisierbar gewesen seien. So habe sie geplant gehabt, die beiden Grundstücke zusammenzulegen und die baufälligen Wohnungen abzureißen und durch noble neue Eigentumswohnungen zu ersetzen. Da beide Grundstücke jedoch sehr klein gewesen seien, habe nur eine Zusammenlegung der Grundstücke Sinn gemacht. Dies habe ihr der Verkäufer so auch in Aussicht gestellt und sie damit »verarscht und über das Ohr gehauen«.
[…]

C Untersuchungsergebnisse

[…] (*Auf die Darstellung des psychischen Befundes bei der Begutachtung wurde aus Kürzungsgründen verzichtet, denn er zeigte sich weitgehend unauffällig und hatte keine Relevanz für die Schlussfolgerungen.*)

D Zusätzliche Untersuchungsergebnisse

Im Rahmen der durchgeführten Begutachtung waren keine technisch-apparativen Zusatzuntersuchungen vonnöten - insbesondere da es um eine retrospektive Erfassung des Zustandes der Jahre 2016 - 2017 ging.

Testpsychologische Fragebögen

Es erfolgte jedoch die Ausgabe einiger testpsychologischer Fragebögen.

Fragebogen MMPI

Text laienverständlich erklären

Der Minnesota Multiphasic Personality Inventory (Engel 2000 bzw. Kupfer und Brähler 2002), der zur Erfassung der Persönlichkeitsstruktur dient, besteht aus 567 kurzen Feststellungen, die mit »Trifft zu« oder »Trifft nicht zu« beantwortet werden. Bei der computergestützten Auswertung werden die Antworten für einzelne Bereiche oder »Skalen« zusammengezählt und die Antwortsummen sodann mit den Werten einer Bezugspopulation verglichen.

»Der durchgeführte MMPI ergab ein gültiges Profil. Die Konfiguration der Validitätsskalen weist auf ein starkes Bedürfnis hin, sich selbst als besonders tugendhaft zu erleben und auch von der Umwelt so gesehen zu werden. Solche Patienten präsentieren sich oft sehr tugendhaft, als ob sie sich immer in der Hand hätten und frei von menschlichen Schwächen seien. Im Wesentlichen liegt dieses Profil innerhalb des Normbereichs. Es gibt jedoch einige Skalenerhöhungen, die auf Persönlichkeitszüge von möglichem klinischem Interesse hinweisen. Solche Personen sind oft etwas niedergeschlagen, pessimistisch und besorgt, sie fühlen sich oft entmutigt und können Schwierigkeiten haben, wenn sie neue Tätigkeiten planen oder ausführen sollen. Diese Patienten werden oft als ordentlich, selbstkritisch und starr bezeichnet. Sie neigen dazu, sich unnötige Sorgen zu machen und zeigen oft Angst, Spannung und Unentschlossenheit.«

»Strukturierter Fragebogen Simulierter Symptome« (SFSS)

Der SFSS ist ein Selbstbeurteilungsfragebogen mit 75 Items, die klinisch häufig vorgetäuschte Störungen erfassen sollen, wie etwa niedrige Intelligenz, affektive Störungen, neurologische Beeinträchtigungen, Psychosen oder mnestische Störungen. Der SFSS wird als kurzes Screening-Verfahren zur Aufdeckung von Simulation empfohlen (Cima et al. 2003a).

Ab einem Cut-off-Wert von 16 wird von einer Aggravation bzw. Simulation ausgegangen. In diesem Verfahren erzielte die Probandin 6 Punkte.

Beck-Depressions-Inventar (BDI – Beck)

Das Beck-Depressions-Inventar (BDI – Beck, Ward, Mendelson, Mock & Erbaugh, 1961) ist ein psychologisches Testverfahren, das die Schwere depressiver Symptomatik im klinischen Bereich erfasst. Dabei soll nicht die Depression an sich, sondern lediglich der Schweregrad der Depression erfasst werden. Zum Einsatz kam der BDI II. Hierin hatte die Probandin 8 Punkte. Dieses entspricht gerade noch den Punktewerten »keine Depression« (9-13: »minimale Depression«, 14-19 »leichte Depression«).

Fragebogen AUDIT

Dieser Test (Alcohol Use Disorders Identification Test) (Babor et al. 2001) ist ein Selbstfragebogen, welcher der Einschätzung der eigenen Trinkgewohnheiten dient. Der Test wurde im Auftrag der WHO entwickelt und wird auch von ihr empfohlen. Die Punkte der einzelnen Unterfragen werden addiert zu einer Gesamtpunktzahl. Der minimale Wert ist null, der maximale 40. Eine Punktzahl von acht Punkten oder mehr weist auf einen gefährlichen bzw. schädlichen Alkoholkonsum hin. Die Probandin erreichte einen Wert von 5 Punkten.

Fragebogen MALT

Der sogenannte Münchner Alkoholismus Test (Feuerlein et al. 1999) ist gegliedert in einen Selbstbeurteilungsfragebogen sowie einen Fremdbeurteilungsfragebogen. Der erste besteht aus 24 Fragen, die mit »ja« oder »nein« beantwortet werden können, der zweite enthält sieben Fragen, die nach Anamneseerhebung sowie klinischer Untersuchung vom Arzt zu beantworten sind. Die Ergebnisse des Fremdbeurteilungsteiles erhalten eine vierfache Wertung, die Aussagen der eigenen Beurteilung eine einfache Gewichtung. Bei Testwerten von 6-10 Punkten ergibt sich der Verdacht auf eine Alkoholabhängigkeit, bei Testwerten von 11 oder mehr Punkten wird von einer Alkoholabhängigkeit ausgegangen. Im MALT-Test erreichte die Probandin einen Wert von einem Punkt.

E Zusammenfassung und Beurteilung

Wiederholung der Fragstellung und kurze Zusammenfassung des Hintergrundes der Begutachtung

Gemäß dem Beschluss des Landgerichts Musterhausen vom 01.12.2017 sollte ein Sachverständigengutachten über die Behauptung der Probandin eingeholt werden, dass sie »mit an Sicherheit grenzender Wahrscheinlichkeit aufgrund ihrer bipolaren Störung am 10.02.2016 und am 05.05.2017 geschäftsunfähig gewesen« war.

Hintergrund ist, dass die Probandin zwei Kaufverträge am 10.02.2016 und am 05.05.2017 über zwei Immobilien im Wert von zusammen 565 000 Euro geschlossen hatte. Die von der Probandin geltend gemachte ursprüngliche Intention des Kaufs, nämlich die beiden Grundstücke zusammenzulegen und Wohnungen auf diesem Grundstück neu zu bauen und sodann gewinnbringend zu verkaufen, hatte so nicht verwirklicht werden können.

In den Schreiben der die Probandin vertretenden Anwaltskanzlei Schneider vom 01.07.2017 und 08.10.2017 wurde argumentiert, dass die Probandin seit vielen Jahren an einer bipolar-affektiven Störung leidet und ein Gutachten von Dr. Mustermann vom 08.08.2017 zu dem Schluss gekommen war, dass die Probandin am 10.02.2016 sowie am 05.05.2017 »mit an Sicherheit grenzender Wahrscheinlichkeit nicht geschäftsfähig« gewesen war und die von ihr abgeschlossenen Verträge entsprechend nicht wirksam sind. Betrachtet man das Gutachten von Herrn Dr. Mustermann weiter, so wurde aufgeführt, dass die Probandin seit vielen Jahren an einer bipolar affektiven Störung mit manischen und depressiven Phasen leidet. Es wurde unter anderem auf eine Akte des Amtsgerichts Musterhausen mit Beschluss vom 20.06.2005 verwiesen, womit die Probandin in der geschlossenen Abteilung des BKH Musterberg bis 10.07.2005 untergebracht worden und Zwangsmaßnahmen bis zum 28.06.2005 genehmigt worden waren (Verdachtsdiagnose paranoide Psychose). Gleichzeitig wurden an sozialen Folgen insbesondere der manischen Episoden vermehrte Geldausgaben sowie das Scheitern einer Ehe benannt. Neben der bipolaren Störung beschrieb Herr Dr. Mustermann einen missbräuchlichen Alkoholkonsum. Insgesamt kam das Gutachten vom 08.08.2017 zu dem Schluss, dass aus psychiatrischer Sicht »hinsichtlich der fraglichen Zeit von Februar 2016 bis Mai 2017 in Zusammenschau der dokumentierten Briefe, E-Mails und Telefonate sowie der psychiatrischen Untersuchung keine Zweifel bestehen, dass die Probandin innerhalb ihrer bipolaren Erkrankung unter einer manischen Episode gelitten« hatte.

Bei der aktuellen Untersuchung zeigte sich zunächst einmal eine rüstige und gepflegte Probandin, die außer einer leichten Grübelneigung und gelegentlichem Gedankenkreisen sowie einer leichten subjektiven Antriebsreduktion praktisch keine psychopathologischen Auffälligkeiten an den Tag legte, aber dennoch eine leichte depressive Verstimmung beklagte. Im Verlauf der Exploration war es der Probandin immer wieder ein besonderes Anliegen, zu betonen, dass ihre Geschäftsunfähigkeit bereits von »einem sehr guten ärztlichen bzw. psychologischen Kollegen« – so ihre Angaben – festgestellt worden war. Bei der Beantwortung der Fragen zu den Krankheitssymptomen ihrer psychischen Erkrankung imponierte teilweise ein sehr allgemein gehaltener Antwortstil.

Von biografischer Seite gab die Probandin an, dass sie als Einzelkind geboren worden und zunächst wohlbehütet ausgewachsen war, sich dann aber zunehmend interaktionelle Schwierigkeiten mit ihrer Mutter ergeben hatten, welche so ausgeprägt waren, dass es ab dem 25. Lebensjahr zu keinen nennenswerten Kontakten mehr gekommen war. Nach dem Abitur hatte die Probandin zunächst eineinhalb Jahre im Ausland als Au-pair-Mädchen verbracht, ehe sie ein Jurastudium begonnen und abgeschlossen hatte. Während ihrer Promotion hatte sie parallel eine Ausbildung zur Immobilienmaklerin begonnen und abgeschlossen. Seither hatte sie bis zum Zeitpunkt der Begutachtung in diesem Metier gearbeitet und sich vor rund 10 Jahren selbstständig gemacht. Eine 1988 eingegangene Ehe mit einem deutlich älteren Mann, mit dem sie seit 1980 liiert war, war krankheitsbedingt geschieden worden; aus dieser Beziehung war eine 1982 geborene Tochter hervorgegangen. Ein weiteres Kind, nämlich ein 1990 geborener Sohn war aus einer anderen Beziehung, die inzwischen nicht mehr besteht, hervorgegangen.

Familienbiografie

Die Begutachtung der Geschäfts- und Testier(un)fähigkeit erfolgt wie bei allen vergleichbaren Fragestellungen in einem zweistufigen Beurteilungsverfahren, in dem zunächst festzustellen ist, ob eine Störung vorliegt, die einer krankhaften Störung der Geistestätigkeit, einer Geistesschwäche oder einer Bewusstseinsstörung entspricht (Cording 2009).

Mehrstufiges Beurteilungsverfahren

Sowohl bei Berücksichtigung der eigenen Angaben wie auch der Akteninformationen und insbesondere der medizinischen Unterlagen wird ohne jeglichen Zweifel ersichtlich, dass bei der Probandin eine bipolar affektive Störung besteht: Neben den eigenanamnestischen Angaben findet sich das oben erwähnte psychiatrische Gutachten vom 08.08.2017, das diese Diagnose bestätigt. Dass im Zusammenhang mit der ersten und einzigen stationär psychiatrischen Aufnahme diese Diagnose nicht auftaucht, sondern die einer paranoiden Psychose, sollte diesbezüglich nicht überbewertet werden: Es kommt im klinischen Alltag durchaus gelegentlich vor, dass insbesondere eine Manie mit psychotischen Symptomen bei möglicherweise fehlenden Vorinformationen oder zu diesem Zeitpunkt noch unbekannter Krankheitsentwicklung unter dieses Krankheitsbild subsumiert wird. Erst der weitere Verlauf mit z. B. einer depressiven Phase bzw. (hypo)manischen Zustandsbildern belegt dann die endgültige Diagnose einer bipolar affektiven Störung. (All dies sei der Vollständigkeit halber ergänzt, da der Arztbericht über die Behandlung nicht vorliegt.)

Diskussion der Diagnose bzw. auch der Differenzialdiagnose

An dieser Stelle ist einzuschieben, dass sich weder in der eigenen Untersuchung noch in den durchgeführten Tests (MMPI, SFSS) Hinweise auf eine Aggravation bzw. Simulation fanden.

> Laienverständliche Erklärung des Krankheitsbildes, damit im Folgenden nachvollzogen werden kann, welche Funktionsstörungen sich daraus ergeben können.

Bei der bipolar affektiven Störung (früher »manisch-depressive Erkrankung« genannt) handelt es sich gemäß ICD-10 um eine Störung, die durch

Krankheitsbild für Laien erklären

wiederholte Episoden charakterisiert ist, in denen Stimmung und Aktivitätsniveau deutlich gestört sind. Bei dieser Erkrankung treten einmal eine gehobene Stimmung mit vermehrtem Antrieb und Aktivität (Manie oder Hypomanie) auf, dann wieder eine Stimmungssenkung mit vermindertem Antrieb und verminderter Aktivität (Depression). Je nach Ausprägung der jeweiligen Episoden kann von einer hypomanischen oder manischen Phase bzw. einer leicht-, mittel- oder schwergradigen Depression gesprochen werden. Immer wieder können bei dieser Erkrankung die Phasen so schwer sein (im Sinne einer schweren Manie bzw. einer schweren Depression), dass auch Wahnsymptome mit hinzutreten können.

Kriterien einer Manie   Zur besseren Nachvollziehbarkeit der unten folgenden Ausführungen ist darzustellen, dass eine Manie vorliegt, wenn mindestens eine Woche »die Stimmung vorwiegend gehoben, expansiv oder gereizt und für den Betroffenen deutlich abnorm« ist und mindestens drei der folgenden Merkmale vorliegen, die eine »schwere Störung der alltäglichen Lebensführung« verursachen: »Gesteigerte Aktivität oder motorische Ruhelosigkeit, gesteigerte Gesprächigkeit, Ideenflucht oder subjektives Gefühl von Gedankenrasen, Verlust normaler sozialer Hemmungen, vermindertes Schlafbedürfnis, überhöhte Selbsteinschätzung oder Größenwahn, Ablenkbarkeit oder andauernder Wechsel von Aktivitäten und Plänen, tollkühnes oder rücksichtsloses Verhalten, gesteigerte Libido oder sexuelle Taktlosigkeit« (vgl. S3-LL, Bipolare Störung, S. 48). Demgegenüber ist die Hypomanie »eine leichte Ausprägung der Manie. Es finden sich eine anhaltende leicht gehobene Stimmung, gesteigerter Antrieb und Aktivität und gewöhnlich ein auffallendes Gefühl von Wohlbefinden und körperlicher und seelischer Leistungsfähigkeit. Gesteigerte Geselligkeit, Gesprächigkeit, übermäßige Vertraulichkeit, gesteigerte Libido und vermindertes Schlafbedürfnis sind häufig vorhanden, aber nicht in dem Ausmaß, dass sie zu einem Abbruch der Berufstätigkeit oder zu sozialer Ablehnung führen« (vgl. S3-LL, Bipolare Störung, S. 48).

Nachvollziehbare Schlussfolgerungen   »Die Schlussfolgerungen hinsichtlich der Gutachtensfrage sollen in logisch nachvollziehbaren Schritten… vorgenommen werden:

1. Entspricht die ggf. festgestellte psychische Störung den Kriterien für den zivilrechtlich vorgegebenen Krankheitsbegriff?
2. Wenn ja: Entsprechen die durch diese Störung bedingten, konkret festgestellten psychischen Funktionsdefizite den Kriterien, die nach Rechtsprechung und forensisch-psychiatrischem Expertenkonsens eine freie Willensbildung… ausschließen?
3. Trifft dies auch für den gutachtensrelevanten Zeitpunkt zu?« (Cording und Saß 2017, S. 232, 233)

Neben der Diagnose einer bipolar affektiven Störung ist – insbesondere aufgrund des vorliegenden Vorgutachtens – der Vollständigkeit halber zu ergänzen, dass zumindest gemäß den Angaben, die die Probandin bei der jetzigen Untersuchung machte wie auch aus den Akteninformationen kein belegender Nachweis eines früheren schädlichen Gebrauchs von Alkohol gewonnen werden konnte: Einerseits zeigt sich die anamnestisch angegebene Trinkmenge selbst in den Phasen des subjektiv gesteigerten Trinkens verglichen zu anderen Menschen mit der Diagnose eines Alkoholmissbrauchs mit maximal 2x0,20 l Wein pro Tag vergleichsweise (dies ist zu betonen) moderat, und selbst in diesen Phasen begann die Probandin ihren Alkoholkonsum immer erst gegen Abend. Andererseits kann die im ICD-10 geforderte Gesundheitsschädigung durch den Konsum nicht unmittelbar ersehen werden – »diese kann eine körperliche Störung… sein oder eine psychische Störung, zum Beispiel eine depressive Episode nach massivem Alkoholkonsum… Die Diagnose erfordert eine tatsächliche Schädigung der psychischen oder physischen Gesundheit des Konsumenten… Die Ablehnung des Konsumverhaltens… ist kein Beweis für den schädlichen Gebrauch, ebenso wenig wie etwaige negative soziale Folgen« (vgl. ICD-10). Sowohl in den Akteninformationen wie durch die Angaben der Probandin wurde dargestellt, dass der gesteigerte Alkoholkonsum nicht eine psychische Störung nach sich zog, sondern vielmehr der vermehrte Konsum die Folge einer solchen, nämlich einer manischen Phase (so die Angaben), gewesen war. Unabhängig von diesen Ausführungen, welche nur der Vollständigkeit halber erfolgt waren, würde selbst dann, wenn man wie der Gutachter Dr. Mustermann diese Diagnose annimmt, sie nicht das entsprechende Ausmaß erreichen, um im zweiten Schritt umfassend einer Diskussion unterzogen zu werden, nämlich ob bzw. inwieweit die Willensbildung maßgeblich von der Störung beeinflusst worden war (wie dies Dr. Mustermann daher auch nicht tat.)

Es kann daher auf der ersten Beurteilungsebene eine krankhafte Störung der Geistestätigkeit im Sinne einer bipolar-affektiven Störung festgestellt werden, die ihrer Natur nach nicht nur vorübergehend ist. Gleichwohl besteht eine gewisse Unstimmigkeit darüber, ob eine manische oder depressive Episode als vorübergehende Störung (Habermeyer und Saß 2005) oder als eine dauerhafte Erkrankung (Nedopil 2000) anzusehen ist. Wann genau der exakte Beginn dieser bipolar affektiven Störung bei der Probandin anzunehmen ist, kann retrospektiv nicht sicher festgelegt werden (und ist zur Beantwortung der Fragestellung auch nicht nötig, exakt festzulegen), ist jedoch ab dem jungen Erwachsenenalter zu vermuten.

Im zweiten Schritt ist die Frage zu diskutieren, ob bzw. inwieweit die Willensbildung maßgeblich von der Störung beeinflusst war. »Die Voraussetzungen für die Aufhebung der Willensbildung können aus psychiatrischer Sicht nur angenommen werden, wenn aufgrund einer sicher diagnostizierten Erkrankung das Ausmaß der Symptomatik nachweisbar so ausgeprägt ist, dass die Rechtsgeschäfte wegen der Erkrankung und nicht aufgrund des persönlichen Willens zu Stande gekommen sind« (Nedopil und Müller 2017, S. 65). Im vorliegenden Fall geht es daher wesentlich darum, ob zu den verfahrensgegenständlichen Zeitpunkten eine manische Phase vorlag und ob diese so ausgeprägt war, dass eine Aufhebung der freien Willensbildung durch diese anzunehmen ist.

Subsumption unter den juristischen Krankheitsbegriff

Diskussion der Funktionsbeeinträchtigungen anhand von Arztberichten etc.

Betrachtet man daher zunächst einmal die vorliegenden ärztlichen Zustandsbeschreibungen der Probandin, so wurde vom Hausarzt Dr. Z. Z. im Februar 2016 von hypomanischen bis manischen Symptomen gesprochen (erhöhte Reizbarkeit, unterschwellig aggressives Verhalten, psychomotorische Unruhe). Mehrere in der Akte vorliegende Schreiben der Probandin in der Zeit vom 12.02.2016 bis 08.03.2016 belegen nach eigener Durchsicht aus gutachterlicher Sicht eine deutliche, für eine Manie durchaus typische Dysphorie (vereinfacht gesagt eine erhebliche Gereiztheit) sowie durchaus auch ein übersteigertes Selbstwertgefühl. Das Dokument der Polizei vom 15.03.2016 belegt eindrucksvoll ein weiteres Symptom der Manie, nämlich den gesteigerten Sexualtrieb mit verminderter Distanz. Dass die hinzugerufene Polizei keine Unterbringung aussprach, kann nicht per se als Argument für einen sonst unauffälligen Zustand gewertet werden.

Unter Berücksichtigung dieser Aspekte sowie der eigenen Angaben der Probandin kann dem Gutachten von Herrn Dr. Mustermann vom 08.08.2017 in seiner ersten Schlussfolgerung weitgehend zugestimmt werden, nämlich dass am 10.02.2016 ein Zustand vorlag, in welchem mit hoher Wahrscheinlichkeit von einem Ausschluss der freien Willensbildung auszugehen war.

Verfahrensgegenständlicher Zeitpunkt

> An diesem Beispiel sieht man, wie wichtig es ist, die Geschäfts- oder Testierfähigkeit zum jeweiligen verfahrensgegenständlichen Zeitpunkt zu untersuchen.

Aus dem Unterzeichner nicht nachvollziehbaren Gründen wird dieser Zeitraum dann jedoch ohne entsprechende Belege gleichsam erweitert und letztlich eine manische Phase von Januar 2016 bis mindestens Juni 2017 postuliert. Es erfolgten weder nach Akteninformationen noch nach Angaben der Probandin weitere Schreiben oder Zwischenfälle (z. B. wie der erfolgte Polizeieinsatz im März 2016). Insbesondere auch aus den eigenen Angaben der Probandin, mit denen sie ihren Zustand zu dem zweiten verfahrensgegenständlichen Zeitpunkt im Mai 2017 beschrieb, ergeben sich deutliche Zweifel, ob die dargestellten Symptome so ausgeprägt waren, dass sie eine schwere Störung der alltäglichen Lebensführung (vgl. S3-LL) verursacht hatten: So schilderte die Probandin wiederholt, dass es ihr auch während der von ihr geltend gemachten manischen Phase möglich war, Reparaturen zu überwachen, in die Schweiz und zu anderen Maklern zu fahren, Vergleichswohnungen anzusehen und Wandern zu gehen.

In Anbetracht der Tatsache, dass die Probandin bei der jetzigen Begutachtung angab, auch aktuell leicht depressiv zu sein, aber weder im ersichtlichen psychopathologischen Befund noch im durchgeführten Eigenfragebogen zur Depression (BDI) eine Depression festgestellt werden konnte, ist auch das Phänomen zu berücksichtigen, dass die Eigeneinschätzung des Ausmaßes der jeweils bestehenden Episode der psychischen Störung ggf. anders ist als die diesbezügliche Quantifizierung des Psychiaters (was sich jedoch in der Praxis oftmals so darstellt und nicht verwunderlich ist).

Unabhängig von all den dargestellten Ausführungen ist die von der Probandin angegebene Dauer der geltend gemachten manischen Phase verglichen zur Literatur ungewöhnlich lange, in der die Dauer einer unbehandelten Manie in der Regel mit 2-4 Monaten angegeben wird. Dennoch sind auch längere manische Phasen prinzipiell denkbar, sodass diese Information gleichsam nur der Vollständigkeit halber aufzuführen ist. Gleichzeitig erscheint es aber aus psychiatrischer Sicht nur schwer vorstellbar, dass eine floride Manie über einen so langen (wie den geltend gemachten) Zeitraum keine erheblichen sozialen Interaktionsschwierigkeiten bereitet.

Ähnlich verhält es sich mit der Pharmakotherapie, bezüglich der es erstaunlich erscheint, dass die Probandin trotz der geltend gemachten vielmonatigen manischen Phase eine Medikation mit einem Antidepressivum erhält und nicht (ggf. zusätzlich) mit einem Stimmungsstabilisierer (sog. Moodstabilizer), wie dies eigentlich den gängigen Leitlinien entsprechen würde.

Zusammenfassend ist daher festzustellen, dass bei der Probandin eine bipolar affektive Störung besteht, die phasenweise in ihren Manien so ausgeprägt war, dass mit hoher Wahrscheinlichkeit episodenhaft von einem Ausschluss der freien Willensbildung auszugehen war. Für den verfahrensgegenständlichen Zeitpunkt am 10.02.2016 lässt sich eine manische Phase in einer solchen Ausprägung ersehen, dass eine Aufhebung der freien Willensbildung mit einer für solche Verfahren notwendigen hohen oder auch nur überwiegenden Wahrscheinlichkeit anzunehmen ist. Demgegenüber lassen sich im Zeitraum um den 05.05.2017 keine Dokumente oder Hinweise aus den eigenen Angaben finden, in denen auch zu diesem Zeitpunkt eine Aufhebung der freien Willensbildung ernsthaft anzunehmen ist.

Zusammenfassung des Endergebnisses der Begutachtung

Falls weiterhin fundierte Zweifel des Gerichts an der Geschäftsfähigkeit der Probandin auch am 05.05.2017 bestehen sollten, könnte ein psychiatrisch geschulter Beobachter exakte Fragen z. B. an den Notar stellen.

Unterschrift des Gutachters

3.2.5 Beispielgutachten 5 aus dem Zivilrecht (gekürzt wiedergegeben)

- Fragestellung(en): Freiheitsentziehende Unterbringung gemäß § 1906 BGB, Genehmigung einer ärztlichen Zwangsmaßnahme, unterbringungsähnliche Maßnahmen
    - Diagnose(n) sowie Differenzialdiagnose(n) nach ICD-10: Paranoide Schizophrenie (ICD-10: F20.0)
- Delikt: entfällt

Zur besseren Verständlichkeit in aller Kürze: Frau Schneider leidet seit mehreren Jahren an einer paranoiden Schizophrenie mit stark schwankender bzw. fehlender

Überblick in Kürze

Krankheitseinsicht und Behandlungsbereitschaft. Zuletzt war es wiederholt zu eigengefährdendem Verhalten und im Rahmen der aktuellen Aufnahme zudem auch zu fremdaggressiven Verhaltensweisen gekommen. Ein Gutachten zur Frage einer längerdauernden Unterbringung und einer Zwangsmedikation war in Auftrag gegeben worden. Eine gesetzliche Betreuung bestand bereits vor der aktuellen Aufnahme.
— Verkürzte Wiedergabe des Gutachtens. An allen Kürzungsstellen erscheinen zur besseren Nachvollziehbarkeit drei Punkte [...] —
[...]

Fragestellung

Ersuchen des Amtsgerichts

Auf Ersuchen des Amtsgerichtes Musterhausen, Betreuungsgericht, mit Beschluss vom 10.05.2017 ist ein Gutachten zu den medizinischen Voraussetzungen der Anordnung einer freiheitsentziehenden Unterbringung sowie zu der Genehmigung einer ärztlichen Zwangsmaßnahme zu erstellen.

Die Betroffene wird seit dem 05.05.2017 stationär im Bezirkskrankenhaus Musterhausen auf der geschlossen geführten Station A 2 behandelt. Es wurde die vorläufige Unterbringung bis längstens 13.06.2017 genehmigt.

Benennung der Erkenntnisquellen und Untersuchungszeitpunkte

Das Gutachten stützt sich in der Beurteilung auf die Kenntnis der Krankenakte des Bezirkskrankenhauses Musterhausen sowie auf die aktuelle Untersuchung der Probandin am 17.05.2017 und am 23.05.2017 in den Räumen des Bezirkskrankenhauses Musterhausen (Station A 2).

Der Gutachter war zu keinem früheren Zeitpunkt in die Behandlung der Probandin involviert und ist derzeit ebenfalls nicht in die aktuelle Behandlung der Probandin im Bezirkskrankenhaus Musterhausen eingebunden.

(Zwangs)behandelnder Arzt soll Gutachten nicht erstellen

> In Merkblättern für medizinische Sachverständige wird oftmals darauf hingewiesen, dass der (zwangs)behandelnde Arzt das Gutachten nicht erstellen sollte/darf. Manchmal soll sogar aus Befangenheitsgründen kein Arzt derselben Institution das Gutachten abfassen.

Aufklärung sowie Entbindung von der ärztlichen Schweigepflicht

Frau Schneider wurde im Rahmen der gutachterlichen Untersuchung initial eingehend darauf hingewiesen, dass der Gutachter dem Gericht gegenüber nicht der ärztlichen Schweigepflicht unterliegt. Frau Schneider erklärte sich zur Begutachtung am 17.05.2017 und dem folgenden Termin einverstanden. Eine Schweigepflichtentbindung zur Einsichtnahme in die Krankenakten des Bezirkskrankenhauses Musterhausen im Rahmen der Gutachtenerstellung erfolgte schriftlich durch Frau Schneider am 17.05.2017 und durch den Betreuer der Probandin, Herrn Rechtsanwalt Müller, am 23.05.2017.

A   Aktenlage

Mit *Beschluss des Amtsgerichts Musterhausen, Betreuungsgericht, vom 10.05.2017* wurde die Unterbringung der Probandin in der geschlossenen Ableitung eines psychiatrischen Krankenhauses bis längstens 13.06.2017 einstweilen angeordnet.
Betreuer ist Herr Rechtsanwalt Müller.

> Besteht bereits eine Betreuung, sollten die jeweiligen Aufgabenkreise skizziert werden, um ggf. auf fehlende Bereiche aufmerksam machen zu können.

Betreuung

Die Aufgabenkreise umfassen:

- Aufenthaltsbestimmung
- Entgegennahme, Öffnen und Anhalten der Post im Rahmen der übertragenen Aufgabenkreise
- Entscheidung über Unterbringung und unterbringungsähnliche Maßnahmen
- Gesundheitsfürsorge
- Vermögensvorsorge
- Vertretung gegenüber Behörden, Versicherungen, Renten- und Sozialleistungsträgern
- Wohnungsangelegenheiten

Zusammenfassung der Krankengeschichte zum stationären Aufenthalt im Haus vom 09.09.2015-22.11.2015

> Bereits vor der aktuellen Aufnahme mit Begutachtung war die Probandin mehrfach stationär im selben Haus behandelt worden. Da die Probandin und der Betreuer ihre Einverständnisse zur Einsichtnahme in die Krankenakte gaben, hat der Gutachter im Folgenden die beiden Vorbehandlungen jeweils zusammengefasst.

Zusammenfassung der Vorbehandlungen

Frau Schneider gelangte im Rahmen eines paranoid-halluzinatorischen Syndroms gemäß Artikel 10/2 des Bayerischen Unterbringungsgesetzes zur ersten stationär-psychiatrischen Aufnahme im Bezirkskrankenhaus Musterhausen und zur zweiten insgesamt.
(Anmerkung zu besserer Verständlichkeit für Leser außerhalb des Bundeslandes Bayern: Artikel 10 Absatz 2 des Bayerischen Unterbringungsgesetzes regelt die »Sofortige vorläufige Unterbringung« wie folgt: »In unaufschiebbaren Fällen des Absatzes 1 kann die Polizei den Betroffenen ohne Anordnung der Kreisverwaltungsbehörde in eine Einrichtung im Sinne des Art. 1 Abs. 1 einliefern. Die Polizei hat das… zuständige Gericht und die nach Art. 6 zuständige Kreisverwaltungs-

Bayerisches Unterbringungsgesetz

behörde unverzüglich, spätestens bis zwölf Uhr des auf das Ergreifen folgenden Tages, von der Einlieferung zu verständigen.«)

Frau Schneider war im Vorfeld der Aufnahme vom Rettungsdienst in der Innenstadt orientierungs- und ziellos umherlaufend aufgefunden worden. Auf Nachfrage hatte sie lediglich zusammenhanglose Angaben gemacht: Sie sei ein Opfer von Stalking. Dies gehe von einem dementen Nachbarn aus, der ihr Auto mit Sendern und Sensoren ausgestattet sowie Flyer mit sexuellem Inhalt vor ihrem Haus verteilt habe. Arbeitskollegen hätten sie ebenfalls gemobbt. Es bestünden diffamierende Artikel in verschiedenen Tageszeitungen über sie, welche sie jedoch nie selbst gesehen habe.

> **Hier keine indirekte Rede**
>
> Der Gutachter verzichtete hier auf die indirekte Rede, da er sich auf Krankenunterlagen seiner eigenen Klinik über vorausgehende Behandlungen bezog und er damit gleichsam »objektivierte« Befunde vorliegen hatte.

Psychopathologisch zeigte sich Frau Schneider gereizt mit erschwerter Auffassungsgabe und verminderter Konzentration. Formalgedanklich imponierte sie beschleunigt, sprunghaft sowie assoziativ gelockert. Es bestand ein Verfolgungs- und Beeinträchtigungserleben, Beziehungsideen sowie eine Wahnwahrnehmung mit hoher Dynamik. Affektiv war die Probandin parathym, psychomotorisch und im Antrieb gesteigert.

Diagnostisch handelte es sich um eine paranoid-halluzinatorische Schizophrenie (ICD-10: F20.0). Im Verlauf erfolgten die Einrichtung einer Betreuung sowie die betreuungsrechtliche Unterbringung der Probandin.

Familienbiografie

Aus der Anamneseerhebung geht von Seiten der Biografie hervor, dass Frau Schneider mit ihren beiden Schwestern in einer behüteten, gewaltfreien Umgebung aufgewachsen sei. Schwangerschaft, Geburt und frühkindliche Entwicklung seien regelrecht verlaufen. Ihre Eltern seien beruflich erfolgreich gewesen, es habe eine vertrauensvolle Beziehung zu ihnen bestanden. Nach Besuch des Kindergartens habe sie die Volksschule besucht, danach sei der Übertritt auf das Gymnasium erfolgt. Wegen zunehmender schulischer Schwierigkeiten sei sie dann aber auf die Realschule gewechselt. Diese habe sie 1980 erfolgreich abgeschlossen. Nach einem eineinhalb jährigen Auslandsaufenthalt habe sie ab 1982 eine Ausbildung zur Einzelhandelskauffrau gemacht und abgeschlossen. Aufgrund von häufigen Versetzungen des Ehemannes (Heirat 1984) habe sie öfter die Arbeitsstelle wechseln müssen. Sie habe in verschiedenen Kaufhäusern wie z. B. Karstadt und Kaufhof bis zur ersten stationären Aufnahme 2012 gearbeitet. Weitere Angaben zum geschiedenen Ehemann sowie zu ihren zwei Töchtern habe Frau Schneider nicht machen wollen.

Medikation

Es wurde eine Behandlung mit Risperidon 2 mg, Diazepam 10 mg und Biperiden retard 4 mg begonnen. Risperidon wurde im Verlauf auf 6 mg täglich aufdosiert, Diazepem sukzessive ausgeschlichen. Hierunter zeigte sich eine Stabilisierung des Gesamtzustands. Einige Tage später jedoch erschien die Patientin massiv verschlechtert. Eine Kontrolle des Serumspiegels von Risperidon im Verlauf bestätigte den Verdacht auf eine mangelnde Medikamenten-Compliance, die von Frau Schneider bestätigt wurde. Nach der Medikamenteneinnahme sei ihr unwohl geworden, weshalb sie diese wieder ausgespuckt habe. Im Verlauf erfolgte die Medikamenteneinnahme unter strenger Aufsicht sowie mit nachfolgender Mundkontrolle. Bei daraufhin regelrechten Serumspiegeln zeigte sich eine deutliche Besserung der Wahnsymptomatik. Frau Schneider fühlte sich nicht mehr verfolgt, Gespräche waren geordneter führbar und die gedankliche Einengung war rückläufig. Nach Rücksprache mit dem Betreuer erfolgten schrittweise Belastungserprobungen, welche problemlos verliefen. Bei gegebener Compliance konnte Frau Schneider am 22.11.2015 in ihr häusliches Umfeld entlassen werden.

Zusammenfassung der Krankengeschichte zum stationären Aufenthalt im Haus vom 02.02.2017-17.03.2017

Frau Schneider wurde von der Polizei gemäß Artikel 10/2 des Bayerischen Unterbringungsgesetzes in die Notaufnahme des Bezirkskrankenhauses Musterhausen gebracht. Sie gab an, unter »Stalking« zu leiden. Erneut habe sie ein Nachbar permanent beobachtet, Sender an ihrem Auto installiert, obwohl sie nicht mehr fahre, und Flyer mit sexuellen Anzüglichkeiten verteilt. Sie habe sich im Vorfeld der Aufnahme bereits an verschiedene Polizeidienststellen gewandt, da sie wegen des Stalkings Polizeischutz brauche. Da sich die Probandin am nächsten Tag nicht mit einem Verbleib in der Klinik auf Rechtsgrundlage der Freiwilligkeit einverstanden erklärte, wurde bei (aufgrund der paranoiden Symptomatik weiterhin bestehender) akuter Selbstgefährdung eine Unterbringung gemäß § 1906 BGB angeregt und vom Amtsgericht Musterhausen, Betreuungsgericht, vorläufig bis längstens 17.03.2017 genehmigt.

Psychopathologisch zeigte sich Frau Schneider in Antrieb und Psychomotorik weitgehend unauffällig. Auffassung, Konzentration und Gedächtnis erschienen erheblich reduziert. Im interpersonellen Kontakt imponierte sie stark gereizt. Der Affekt zeigte sich dysphor, gleichzeitig aber nicht schwingungsfähig. Es bestanden paranoide Ängste gegenüber dem nach ihren Angaben stalkenden Nachbarn. Es lagen akustische Halluzinationen in Form von kommentierenden Stimmen vor. Formalgedanklich zeigte sich die Probandin vorbeiredend, perseverierend, ideenflüchtig, assoziativ gelockert und letztlich zerfahren. Inhaltliche Denkstörungen zeigten sich in Form eines systematisierten Wahns mit deutlichen Beeinträchtigungs-, Verfolgungs- und Beziehungsideen. Es bestanden keine Krankheitseinsicht und keine Behandlungswilligkeit.

Diagnostisch handelte es sich um ein paranoid-halluzinatorisches Syndrom als erneute Exazerbation einer bekannten paranoiden Schizophrenie bei fehlender Medikamenten-Compliance.

Frau Schneider verweigerte im Verlauf jede medikamentöse Behandlung mit Neuroleptika, sodass es zu einer Persistenz der Symptomatik kam. Bei unverändertem wahnhaftem Erleben wurde in Einvernehmen mit dem

Betreuer eine Verlängerung der Unterbringung beantragt. Per Beschluss vom 17.03.2017 hob das Amtsgericht Musterhausen, Betreuungsgericht, die vorläufige Unterbringung auf, da eine Selbstgefährdung nach Ansicht des Gerichts nicht vorlag. Da die Probandin weiterhin nicht mit ihrem freiwilligen Verbleib in der psychiatrischen Klinik einverstanden war, erfolgte am 17.03.2017 bei unverändertem Zustandsbild die Entlassung gegen ärztlichen Rat.

B   Eigene Angaben sowie Verlauf der aktuellen Behandlung

Aktueller Behandlungsverlauf

> Da die Begutachtung während der stationären Behandlung erfolgte, Einverständnis mit Akteneinsicht bestand und Kooperationsverhalten ebenso wie Behandlungsverlauf und Aufnahmeumstände wichtige Beurteilungsgrundlagen für die Beantwortung der Fragestellung darstellen, entschied sich der Gutachter in diesem Fall dazu, den aktuellen Behandlungsverlauf nicht unter Punkt A in die Aktenlage aufzunehmen, sondern diesen unter dem Punkt B »Eigenen Angaben sowie Verlauf der aktuellen Behandlung« zu schildern.

Biografische Anamnese

Bei der Anamneseerhebung am 17.05.2017 durch den Referenten machte Frau Schneider nur lückenhafte Angaben zur biografischen Anamnese: […]

Aktuelle soziale Situation

Frau Schneider sei geschieden, habe zwei Töchter und sei gelernte Einzelhandelskauffrau. Derzeit lebe sie von Ersparnissen sowie von Unterhalt, den sie von ihrem geschiedenen Mann beziehe. 2012 habe sie zuletzt gearbeitet. Sie habe eine 50%ige Schwerbehinderung seit 2012, als die Schizophrenie erstmals diagnostiziert worden sei. Die Probandin habe eine Eigentumswohnung, die abbezahlt sei und ihr alleine gehöre. Diese habe 96 Quadratmeter und liege im zweiten Stock in einem denkmalgeschützten Altbau in der Innenstadt. Eine gesetzliche Betreuung bestehe durch Herrn Rechtsanwalt Müller.

Somatische Anamnese

[…]

Psychiatrische Anamnese

Es handle sich um den dritten stationär-psychiatrischen Aufenthalt in unserem Hause und den vierten insgesamt.

Frau Schneider selbst machte zu ihren vorherigen psychiatrischen Aufenthalten kaum Angaben. Sie sei lediglich einmalig in Behandlung und dies zu Unrecht gewesen. Zur Vormedikation gab Frau Schneider lediglich an, »irgendwann einmal Risperidon« bekommen zu haben. Sie habe noch etwas dazubekommen, was ihr einen »Zustand wie eine Leiche« verursacht habe. Medikamente vertrage sie im Allgemeinen schlecht. Daher nehme sie derzeit überhaupt keine ein. Lediglich Globuli vertage sie und wäre sie bereit, einzunehmen.

Suchtanamnese

Frau Schneider rauche nicht und trinke keinen Alkohol. Von ihrem 22. bis zum 25. Lebensjahr habe sie eine Zeitlang jedes Wochenende THC konsumiert, dies jedoch bei ihrer ersten Schwangerschaft eingestellt und seither »nie mehr etwas angerührt«. Andere Substanzen habe sie nie konsumiert.

Psychiatrische Familienanamnese

Eine der beiden Schwestern leide ebenfalls an einer »Mischung aus Schizophrenie und Depression« und habe sich immer wieder mit Alkohol selbst therapiert.

Anlass der Aufnahme am 05.05.2017

Frau Schneider wurde am 05.05.2017 mit einem paranoid-halluzinatorischen Syndrom in unser Haus mittels Artikel 10/2 des Bayerischen Unterbringungsgesetzes aufgenommen. Im Vorfeld der Aufnahme sei Frau Schneider bereits seit mehreren Wochen auf der Suche nach einem sicheren Zufluchtsort unterwegs gewesen, habe in Bahnhöfen übernachtet, teilweise tagelang kaum gegessen und getrunken und sich ständig verfolgt und beeinträchtigt gefühlt. So hätten sich mehrere Nachbarn gegen sie verschworen und sie »Tag und Nacht, Minute für Minute, Sekunde für Sekunde« beobachtet, abgehört, gefilmt und auch immer wieder Flyer mit sexuellen Inhalten über sie verteilt. Vermutlich seien dort auch Fotos von ihr abgelichtet, wie sie sich gerade selbst befriedige. Sie gab an, sofort entlassen und unter anderem Namen geführt werden zu wollen, da sie sonst in ständiger Gefahr sei.

Einer von der Kriminalpolizeiinspektion per Fax an die Klinik übermittelten Mitteilung ist zu entnehmen, dass sich Frau Schneider seit Ende März 2017 wiederholt an mehrere Polizeiinspektionen der Stadt gewandt habe. Sie suche Schutz aufgrund des Stalkings. Einen Grund für eine Unterbringung habe man jedoch wegen fehlender Eigen- und Fremdgefährdung nicht gesehen.

C   Untersuchungsbefunde

Psychischer Befund bei Aufnahme

> **Patientin statt Probandin**: Da bei Aufnahme noch keine Begutachtungssituation vorlag, wurde hier von Patientin statt Probandin geschrieben.

Es imponierte eine deutlich abgemagerte und übermüdet wirkende Patientin. Frau Schneider war bei Aufnahme wach, bewusstseinsklar und abgesehen von der Zeit (sie äußerte, es sei Ende April 2017) voll orientiert. Im interpersonellen Kontakt zeigte sie sich massiv gereizt und fordernd sowie immer wieder verbal bedrohlich. Der Affekt war deutlich dysphor, Halluzinationen bestanden im Sinne von kommentierenden Stimmen, wobei sie angab, die Stimmen der Nachbarn zu hören, die sie stalken würden sowie Körperhalluzinationen. Die Auffassung war deutlich herabgesetzt, Konzentration und Gedächtnis wirkten gestört. Formalgedanklich zeigte sie sich weitschweifig, ideenflüchtig, vorbeiredend und eingeengt auf ihr Verfolgungs- und Beeinträchtigungserleben. An inhaltlichen Denkstörungen zeigte sich ein stark systematisierter Verfolgungs-, Beziehungs- und Beeinträchtigungswahn. Ich-Störungen bestanden im Sinne von Derealisation und Depersonalisation. Der Antrieb und die Psychomotorik waren gesteigert. Es bestand eine ausgeprägte Logorrhoe. Krankheitseinsicht und Behandlungswilligkeit waren nicht vorhanden. Frau Schneider war mit einem Verbleib auf Station nicht einverstanden. Immer wieder war auch eine Fremdgefährdung zu befürchten, die nur durch deeskalierende Maßnahmen eines darin geschulten Personals hatte abgewendet werden können.

Psychischer Befund und Situation im Rahmen der gutachterlichen Untersuchung am 17.05.2017

Es erfolgte eine etwa einstündige Untersuchung der Probandin durch den Referenten. Das Gespräch fand im Patientenzimmer der Probandin statt. Frau Schneider gab an, dass sie nicht wisse, weshalb sie in der Klinik sei. Sie sei psychisch gesund. Im Verlauf des Gespräches zeigten sich dieselben psychopathologischen Auffälligkeiten wie bei Aufnahme, da durch den unbehandelten Zustand keinerlei Verbesserung des psychotischen Erlebens aufgetreten war. Auch weiterhin imponierte die beschriebene Gereiztheit und drohende Fremdgefährdung. Einziger Unterschied zum obigen Befund war die nun vollständige Orientierung zu allen vier Qualitäten.

Situation im Rahmen der gutachterlichen Untersuchung am 23.05.2017

Der Referent traf Frau Schneider auf dem Stationsflur vor dem Patiententelefon stehend. Die Probandin war sehr misstrauisch, dysphorisch und gereizt. Sie habe ein ärztliches Attest, welches ihr psychische Gesundheit bescheinige. Die Probandin wollte nicht für ein weiteres Gespräch mit in das Arztzimmer kommen, da dort Internet sei und sie von den Nachbarn abgehört würde. Nach kurzem weiterem Gespräch eskalierte die Situation und Frau Schneider war trotz deeskalierender Maßnahmen nicht zu beruhigen. So schritt sie an den Gutachter bis auf wenige Zentimeter heran und schrie sehr laut, dass dieser mit den Nachbarn unter einer Decke stecke. Hierauf drehte sie sich um und rannte zur Stationstür und begann mit den Füßen heftig gegen diese zu treten. Währenddessen schrie sie unentwegt weiter. Da das Sicherheitsglas zu springen drohte und die Gefahr einer eigenen wie auch fremden Verletzung bestand, musste Hausalarm ausgelöst und die Patientin fixiert werden. Ihr wurde hierbei 100 mg Zuclopenthixolacetat sowie 10 mg Haloperidol i.m. verabreicht.

Körperlicher und neurologischer Untersuchungsbefund

Sowohl eine internistische wie eine neurologische Untersuchung wurden von der Probandin abgelehnt.

Therapie und Verlauf seit Aufnahme am 05.05.2017

> Letztlich ergibt sich aus dem erfolgten Therapieverlauf auch ein Untersuchungsbefund im weiteren Sinn, da er entscheidende Informationen für die Gesamtbeurteilung liefert, weshalb der Gutachter denselben unter diesen Punkt subsumierte.

Aus Therapieverlauf ergibt sich ein Untersuchungsbefund

Frau Schneider wurde am 05.05.2017 mit einem paranoid-halluzinatorischen Syndrom in unser Haus gemäß Artikel 10/2 des Bayerischen Unterbringungsgesetzes aufgenommen. Im Vordergrund der Symptomatik standen Verfolgungs-, Beziehungs- und Beeinträchtigungsideen, Körperhalluzinationen, Derealisations- und Depersonalisationserleben. Das Denken und Handeln war desorganisiert. Im Gespräch zeigte sich Frau Schneider perseverierend, sprunghaft und zerfahren. Frau Schneider zeigte keine Krankheitseinsicht oder Behandlungsmotivation. Eine medikamentöse Therapie der laborchemisch diagnostizierten Schilddrüsenunterfunktion mit L-Thyroxin 75 µg akzeptierte die Probandin, lehnte jedoch jegliche Behandlung mit Neuroleptika ab, sodass die paranoid-halluzinatorische Symptomatik persistierte. Da die Probandin eine sofortige Entlassung wünschte, aufgrund der paranoiden Symptomatik jedoch eine akute Selbstgefährdung bestand, wurde in Absprache mit dem gesetzlichen Betreuer von Frau

§ 1906 BGB Schneider eine Unterbringung gemäß § 1906 BGB sowie eine Zwangsbehandlung beantragt und vom Amtsgericht bis längstens 13.06.2017 genehmigt. Im Verlauf rief Frau Schneider von Station aus wiederholt bei der Polizei an und blockierte dadurch die Notrufleitung. Auf Station werde ein Film gedreht, sie habe daher Angst, dass ihr etwas passieren könne. Frau Schneider wandte sich ebenfalls wiederholt mit diversen Nachfragen und Wünschen an das Pflegepersonal. Sie gab an, dass Mitpatienten von der Presse seien und sich lediglich als krank ausgäben. Sie lief, sich permanent Notizen machend, über die Station. Des Weiteren seien Wanzen auf Station verteilt, welche gesprengt werden könnten. Immer wieder war auch eine Fremdgefährdung zu befürchten, die nur durch deeskalierende Maßnahmen hatte abgewendet werden können. Nachdem die Probandin am 23.05.2017 im Rahmen der Begutachtung einen Erregungszustand erlitt, musste sie aufgrund einer akuten Selbstgefährdung mechanisch beschränkt werden und erhielt 100 mg Zuclopenthixolacetat sowie 10 mg Haloperidol intramuskulär. Eine Verbringung in das Krisenintervenstionszimmer mit Reizabschirmung erfolgte. Bereits am Tag nach der Verabreichung der neuroleptischen Medikation war es zu einer erheblichen Zustandsverbesserung gekommen mit besserer Zugänglichkeit und Verbesserung der formalen Denkstörungen. Am 25.05.2017, also zwei Tage nach dem Ereignis, war die Probandin sogar bereit, 2x5 mg Haloperidol oral freiwillig einzunehmen, da sie selbst festgestellt habe, dass dies ihr »guttue.« Nach Einnahme für drei Tage zeigte sich eine erhebliche Verbesserung des psychischen Zustandes mit Rückläufigkeit des paranoiden Erlebens und formalgedanklicher Ordnung. Eine weitere Isolierung war nicht mehr erforderlich und eine Gewährung von begleiteten Ausgängen konnte erfolgen. Die Bekannte, mit der die Ausgänge erfolgt waren, begann der Probandin die weitere Einnahme der Medikation auszureden und irritierte diese mit diversen Internetausdrucken, in denen zahlreiche Nebenwirkungen von Psychopharmaka abgedruckt waren. Daher verweigerte Frau Schneider ab dem 31.05.2017 erneut die Medikation und es kam sukzessive zu einer erheblichen Verschlechterung des Zustandsbildes. Zum Zeitpunkt der Abfassung dieses Gutachtens ist Frau Schneider in einem Überwachungszimmer neben dem Stützpunkt untergebracht und es ist immer wieder eine Selbstgefährdung zu befürchten.

D   Zusatzuntersuchungen:

Laboruntersuchungen Labor vom 08.05.2017: TSH geringfügig erhöht, ansonsten alle Werte im Normbereich.
EKG vom 08.05.2017: Sinusrhythmus, Frequenz 78/min, Indifferenztyp, QT-Zeit 0,42 (110 %); keine Herzrhythmusstörungen, keine Erregungsrückbildungsstörungen, kein Anhalt für Ischämie. Unauffälliges EKG.
EEG vom 08.05.2017: In Ruhe gut ausgeprägte, symmetrische, unregelmäßige, ausreichend gegliederte und mäßig modulierte 9-13/s Tätigkeit. Unauffälliges Alpha- EEG.

E   Zusammenfassung und Beurteilung:

Auf Ersuchen des Amtsgerichts Musterhausen, Betreuungsgericht, vom 10.05.2017 ist ein Gutachten zu den medizinischen Voraussetzungen der Anordnung einer freiheitsentziehenden Unterbringung und der Genehmigung einer ärztlichen Zwangsmaßnahme zu erstellen.

Hintergrund ist, dass bei Frau Schneider seit 2012 eine paranoide Schizophrenie zu wiederholten stationären Behandlungen führte, so zuletzt 2015 und 2017 im Bezirkskrankenhaus Musterhausen. Bei allen Aufenthalten hatte Frau Schneider angegeben, unter Stalking zu leiden. Es hatten sich stets ein Verfolgungs-, Beeinträchtigungs- und Beziehungswahn gezeigt. Gleichzeitig wurde durchgehend eine problematische Compliance beschrieben mit entweder raschem Absetzen der Medikamente oder gänzlicher Verweigerung dieser. Unter Medikation war es jedoch stets zu einer raschen Besserung der Symptomatik gekommen, sodass Frau Schneider z. B. am 22.11.2015 frei von psychotischem Erleben aus unserer Klinik hatte entlassen werden können.

Wiederholung der Fragestellung und Skizzierung der Hintergründe

Gerade bei der zweiten stationär-psychiatrischen Aufnahme in unserem Haus, die vom 02.02.2017 bis 17.03.2017 erfolgt war, hatte Frau Schneider eine neuroleptische Medikation bei nicht bestehender Krankheitseinsicht und Behandlungsmotivation abgelehnt. Nach Aufhebung des Unterbringungsbeschlusses durch das Amtsgericht Musterhausen, Betreuungsgericht, verließ Frau Schneider das Bezirkskrankenhaus in unverändertem psychopathologischem Zustand gegen ärztlichen Rat. Nach Polizeiangaben hatte sich Frau Schneider seit Ende März 2017 wiederholt an mehrere Polizeistationen gewandt, da sie Schutz aufgrund des Stalkings suche.

Die aktuelle Aufnahme erfolgte am 05.05.2017 mit einem paranoid-halluzinatorischen Syndrom gemäß Artikel 10/2 des Bayerischen Unterbringungsgesetztes. Im Vorfeld der Aufnahme war Frau Schneider nach eigenen Angaben bereits seit mehreren Wochen auf der Suche nach einem sicheren Zufluchtsort unterwegs, übernachtete in Bahnhöfen, hatte tagelang kaum gegessen und getrunken und fühlte sich ständig verfolgt und beeinträchtigt. Erneut stand das Erleben von Stalking im Vordergrund. Im psychischen Befund imponierten unter anderem Halluzinationen im Sinne von kommentierenden Stimmen, Körperhalluzinationen, ein stark systematisierter Wahn mit Verfolgungs-, Beziehungs- und Beeinträchtigungsideen. Am 23.05.2017 trat die Probandin mit den Füßen heftig gegen die Scheibe der Stationstür. Da das Sicherheitsglas zu springen drohte und die Gefahr einer eigenen wie auch fremden Verletzung bestand, musste Frau Schneider fixiert werden. Ihr wurden hierbei zwei neuroleptische Präparate intramuskulär verabreicht. Bereits am Tag nach der Verabreichung war es zu einer Zustandsverbesserung gekommen mit besserer Zugänglichkeit. Nach kurzer Zeit einer freiwilligen Einnahme eines Neuroleptikums mit deutlicher Verbesserung des psychischen Zustandes, so vor allem mit Rückläufigkeit des paranoiden Erlebens und formalgedanklicher Ordnung, verweigerte Frau Schneider ab dem 31.05.2017 erneut die Medikation und es kam sukzessive zu einer erheblichen Verschlechterung des Zustandsbildes.

Diagnostisch gehen wir aufgrund der beschriebenen Symptomatik mit massivem Beziehungs-, Beeinträchtigungs- und Verfolgungswahn sowie mit akustischen Halluzinationen und inhaltlichen und formalen Denkstörungen von einer erneuten Exazerbation (Ausbrechen, Wiederauftreten) der bekannten paranoiden Schizophrenie (ICD-10: F20.0) aus. Frau Schneider ist in ihrem Denken und Handeln geprägt von einem Wahnerleben mit hoher Dynamik.

Diagnosestellung und Funktionsbeeinträchtigungen

Schritt 1

Stellen einer gesicherten Diagnose

Schritt 2

Darlegung der daraus resultierenden Funktionsbeeinträchtigungen

Es besteht eine Minderung der Kritik- und Urteilsfähigkeit. Bei der Probandin besteht keine Krankheitseinsicht oder Behandlungsmotivation. Ihr Denken und Handeln wird durch die bekannten Wahninhalte bestimmt. Frau Schneider ist daher nicht in der Lage ihren Willen frei zu bestimmen. Im Rahmen des stationären Aufenthalts gelang es bislang nicht, eine Krankheitseinsicht zu erzielen und die Probandin zu einer Behandlung zu bewegen.

Aufgrund der Schwere der Psychose und deren Auswirkungen auf die Alltagsbewältigung der Probandin sowie der fehlenden Krankheitseinsicht sehen wir die Voraussetzungen für eine Unterbringung von Frau Schneider gem. § 1906 BGB gegeben. Frau Schneider leidet an einer paranoiden Schizophrenie. Es besteht weder Behandlungsbereitschaft noch Krankheitseinsicht.

Unterbringung durch Eigengefährdung

Die Unterbringungsform, um die es hier geht, hat als juristische Grundlage eine Eigengefährdung aufgrund psychischer Krankheit. Insofern ist dem Gericht nachvollziehbar zu erklären, warum aus medizinischer Sicht eine Eigengefährdung vorliegt.

Außerhalb der Klinik und unbehandelt besteht eine erhebliche Gefährdung:

Frau Schneider kann ihren Alltag inklusive Aktivitäten des alltäglichen Lebens wie z. B. auch Selbstversorgung mit Nahrungsbeschaffung aufgrund der bestehenden schizophrenen Psychose derzeit nicht bewältigen. So war die Probandin bei Aufnahme deutlich abgemagert und hatte davon berichtet, tagelang kaum gegessen und getrunken zu haben. Frau Schneider befand sich im Vorfeld der stationären Aufnahme auf der Flucht und auf der Suche nach einem sicheren Zufluchtsort. Ihr Handeln und Denken ist durch die genannten Wahninhalte bestimmt. Die Probandin ist der Überzeugung, gestalkt zu werden. Es besteht daher das Risiko, dass sie sich aufgrund ihres wahnhaften Erlebens lebensbedrohlichen Zuständen aussetzt wie z. B. Mangelernährung, fehlender Flüssigkeitszufuhr oder (in kälteren Monaten) auch Unterkühlung. Auch ihre Sicherheit im Straßenverkehr und anderen alltäglichen Situationen ist bei zerfahrenem Denken, wahnhaftem Erleben und desorganisiertem Verhalten nicht gewährleistet.

Eine unbehandelte paranoide Schizophrenie neigt zudem zur Chronifizierung mit Ausbildung eines schizophrenen Residuums (Affektverflachung, Antriebsmangel, Passivität, Initiativemangel, Abnahme der Mimik, Einbuße der ursprünglichen kognitiven Leistungsfähigkeit). Daher gilt die Empfehlung, eine schizophrene Psychose so früh als möglich zu behandeln. Hierdurch sind eine positive Beeinflussung des Langzeitverlaufs und das Verhindern einer Chronifizierung möglich. Abgesehen von diesem Aspekt zeigt der Verlauf eindrücklich, dass es sogar in einem geschützten Rahmen wie dem derzeitigen zu einer Selbstgefährdung kam und kommt. In einem Setting außerhalb einer psychiatrischen Klinik finden sich zumeist kaum Mitmenschen, die in Deeskalation und dem Umgang mit Menschen wie Frau Schneider geschult sind. Insofern besteht neben der eigenen gesundheitlichen Gefährdung auch eine für andere.

Ziel einer Behandlung ist es daher vor allem, eine weitere Gefährdung im häuslichen Umfeld zu verhindern. Bei Frau Schneider besteht keine Behandlungsbereitschaft und Krankheitseinsicht. Eine Heilbehandlung kann daher ohne eine Unterbringung nicht erfolgen. Die Notwendigkeit einer weiteren Unterbringung kann die Probandin aufgrund ihrer Erkrankung nicht erkennen. Ohne Unterbringung wäre insofern auch keine Behandlung möglich.

Zur Therapie der Erkrankung ist eine Behandlung mit einem Antipsychotikum erforderlich. Eine solche neuroleptische Medikation hat sie zuletzt erneut verweigert. Eine Symptomreduktion bezüglich des Verfolgungs-, Beeinträchtigungs- und Beziehungserlebens ist nur unter einer solchen, konsequent eingenommenen antipsychotischen Therapie möglich. Der bisherige Verlauf der Probandin belegt eindeutig und fraglos ein sehr gutes Ansprechen auf eine neuroleptische Therapie.

In Anbetracht des bisherigen Behandlungsverlaufs erscheint somit eine Zwangsmedikation der Probandin unumgänglich. Eine Besserung der Symptomatik ist ohne eine adäquate neuroleptische Behandlung in absehbarer Zeit nicht zu erwarten. Unbehandelt würde die krankheitsbedingte Minderung der Urteils- und Kritikfähigkeit fortbestehen. Die oben genannten Risiken würden bei fortbestehender psychotischer Symptomatik sowie bei wahnhaft beeinflusstem Denken und Handeln weiterhin drohen. Es wird daher die Genehmigung der Unterbringung für weitere sechs Monate wie auch die Genehmigung der Behandlung mit einer antipsychotischen Medikation gegen den Willen der Probandin aus Gutachtersicht befürwortet.

Zwangsmedikation

| Klären, ob Zwangsmedikation vermeidbar ist | Bei Fragestellungen zur Zwangsmedikation geht es wesentlich darum, ob diese durch andere Maßnahmen vermeidbar wäre, ob der zu erwartende Nutzen die möglichen Gefahren übersteigt und ob die Therapie evidenzbasiert bzw. leitliniengerecht erfolgen würde. |

S3-Leitlinien DGPPN

Für die Durchführung einer fachgerechten Behandlung schizophrener Psychosen liegen ausführliche und mit höchstem Evidenzgrad (S3) versehene Behandlungsleitlinien der Deutschen Gesellschaft für Psychiatrie, Psychotherapie und Nervenheilkunde (DGPPN 2006) vor. Die vorgeschlagene Behandlung von Frau Schneider orientiert sich an diesen Leitlinien:

Notwendige Behandlungsschritte bezüglich der Behandlung schizophrener Psychosen, beruhend auf den S3-Leitlinien der Deutschen Gesellschaft für Psychiatrie, Psychotherapie und Nervenheilkunde (DGPPN 2006):

Für die Behandlung schizophrener Psychosen sind verschiedene antipsychotisch wirksame Psychopharmaka verfügbar. Diese werden in sogenannte typische und atypische Neuroleptika unterteilt. Diese Einteilung beruht insbesondere auf dem unterschiedlichen Nebenwirkungsprofil der beiden Gruppen.

Wirkung und Nebenwirkung der verschiedenen Präparate

Typische Neuroleptika wie z. B. Haloperidol, das Frau Schneider auch bei ihrem jetzigen Aufenthalt verabreicht bekam, können zu motorischen Nebenwirkungen führen. Deren Ausprägung ist neben der Wahl des Präparats auch von der jeweiligen individuellen Prädisposition des zu Behandelnden abhängig. Hierbei handelt es sich um sogenannte Frühdyskinesien und Spätdyskinesien. Erstgenannte sind akute Bewegungsstörungen wie unter anderem Zungenschlundkrämpfe. Bei längerem Gebrauch über einige Wochen kann es zum Auftreten von parkinsonähnlichen Symptomen (Parkinsonoid) kommen. Eine weitere unerwünschte Nebenwirkung, die bei langfristiger Behandlung mit typischen Neuroleptika auftreten kann, ist die Akathisie. Hierbei handelt es sich um eine häufig als sehr belastend erlebte innere Unruhe, die die Betroffenen zu einem ständigen Bewegungsdrang veranlasst. Die benannten motorischen Nebenwirkungen können mit Anticholinergika wie Biperiden rasch und zuverlässig behandelt werden.

Im weiteren Verlauf ist das Auftreten von Spätdyskinesien möglich. Hierbei handelt es sich meist um unwillkürliche Bewegungen der Gesichtsbeziehungsweise Zungenmuskulatur. Spätdyskinesien treten vermehrt bei älteren Patienten auf, wobei das Risiko durch die Dauer sowie die Gesamtdosis der im Laufe des Lebens verabreichten typischen Antipsychotika beeinflusst wird.

Das Risiko für das Auftreten der genannten motorischen Nebenwirkungen ist bei einer Behandlung mit *atypischen Neuroleptika* deutlich geringer. Daher werden diese in der modernen Behandlung paranoider Schizophrenien in der Regel bevorzugt. Auch ein solches Präparat hatte Frau Schneider in der Vergangenheit mit Erfolg verabreicht bekommen (Risperidon). Bei der Behandlung mit atypischen Neuroleptika besteht ein erhöhtes Risiko für metabolische Nebenwirkungen wie z. B. eine Gewichtszunahme oder die

Entwicklung eines Diabetes mellitus oder anderer übergewichtbedingter Schädigungen.

Das Auftreten einiger anderer Nebenwirkungen ist bei der Behandlung mit allen Psychopharmaka, wenn auch in unterschiedlicher Häufigkeit, möglich.

Hierzu zählen z. B. die vorübergehende oder dauerhafte Schädigung von Lebergewebe oder blutbildenden Organen. Bei zu Behandelnden mit einer vorbestehenden Prädisposition kann es zudem zu einer Störung der kardialen Reizüberleitung kommen. Dies kann in seltenen Fällen zu einem funktionellen Herzstillstand im Sinne eines Kammerflimmerns führen. Zum Monitoring solcher ggf. auftretender Nebenwirkungen werden jedoch regelmäßige EKG- und Blutkontrollen durchgeführt. Ein Großteil der Antipsychotika übt Einfluss auf den Hormonhaushalt in Form einer Prolaktinerhöhung aus. Dies kann bei jungen Frauen zu Zyklusstörungen führen, ist oftmals jedoch auch asymptomatisch. Eine seltene, jedoch bedrohliche Nebenwirkung ist zudem das Auftreten eines malignen neuroleptischen Syndroms. Dies kann zu lebensbedrohlichen Zuständen mit Entgleisung vegetativer Steuerfunktionen, Tachykardie, Tachypnoe, Laborwertveränderungen im Sinne von Elektrolytentgleisungen, erhöhter Körpertemperatur und Bewusstseinsstörungen bis zum Koma führen. Das Risiko für diese Störungen ist bei einer Behandlung mit typischen Neuroleptika höher als bei den atypischen. Da eine neuroleptische Neueinstellung zumeist jedoch stationär erfolgt (in jedem Fall jedoch bei Frau Schneider so erfolgen sollte), lassen sich nahezu alle der aufgeführten Nebenwirkungen frühzeitig erkennen bzw. kontrollieren, wie z. B. mittels der oben dargestellten EKG- und Laborkontrollen oder auch durch regelmäßige klinische Untersuchungen der Probandin im Rahmen der ärztlichen Visiten.

Wirkungen, Nebenwirkungen, Risiken, Nutzen für Laien erklären

> Letztlich muss das Gericht entscheiden, ob und inwieweit eine solche Zwangsmedikation unter Berücksichtigung der aktuellen Rechtslage verhältnismäßig/zumutbar ist. Insofern sind alle Wirkungen, Nebenwirkungen, Risiken, Nutzen etc. einer solchen Behandlung laienverständlich darzustellen.

Einige sehr seltene Nebenwirkungen sollen hier unerwähnt bleiben.

Im Falle von Frau Schneider würde sich eine Behandlung, basierend auf den eben dargelegten Grundsätzen, wie folgt darstellen:

Frau Schneider ist, wie sich in der Vergangenheit sowie im Rahmen der aktuellen stationären Beobachtung gezeigt hat, nicht bereit, die ihr verordnete neuroleptische Medikation in Tropfen- oder Tablettenform einzunehmen. Daher wird eine adäquate medikamentöse Therapie zunächst nur in Form von intramuskulären Injektionen möglich sein. Da nur eine geringe Anzahl der in Frage kommenden Präparate zu einer solchen Anwendung zur Verfügung steht, wird die Auswahl bezüglich der Behandlungseinleitung deutlich eingeschränkt. Ein zur Verfügung stehendes Präparat ist das bereits erwähnte Haloperidol (Haldol), welches bei Frau Schneider im Rahmen des

Anwendung des Wissens der Leitlinien/ der Literatur auf den individuellen Einzelfall

jetzigen Aufenthaltes eine deutliche Verbesserung erbracht hatte und in der Therapie von akuten Psychosen bewährt ist. Dies ist zur intramuskulären Injektion geeignet. Eine Behandlung würde zunächst mit einer Dosis von z. B. 5 mg/d intramuskulär erfolgen. Je nach Wirksamkeit und Verträglichkeit ist im Verlauf eine langsame Dosissteigerung auf 10-20 mg/d in Erwägung zu ziehen.

Achtung: »Rote-Hand-Brief« zu Haloperidol!

> Dieses Gutachten entstand vor dem Ende Dezember 2017 erschienenen »Rote-Hand-Brief« zu Haloperidol.

Als Alternative steht das ebenfalls bei Frau Schneider im Rahmen des aktuellen Aufenthaltes eingesetzte typische Antipsychotikum Zuclopenthixolacetat zur Verfügung. Hierbei handelt es sich um ein sogenanntes Kurzzeitdepot. Es zeichnet sich durch einen raschen Wirkungseintritt und eine gute Steuerbarkeit aus. Eine Behandlung mit Zuclopenthixolacetat würde zunächst in einer Dosierung von 50-150 mg erfolgen, welche alle zwei bis drei Tage verabreicht würde. Eine erste wahndämpfende Wirkung sollte, wie bei Frau Schneider bereits nach Therapie erfolgt und damit belegt, bei der Behandlung mit den genannten Präparaten innerhalb einiger Tage zu erwarten sein. Sobald Frau Schneider infolge einer Entdynamisierung des wahnhaften Erlebens zu einer ausreichenden Krankheitseinsicht und Therapiemotivation gelangt ist, könnte eine Umstellung auf ein insgesamt besser verträgliches atypisches Präparat erfolgen. Auch dieses kann man längerfristig auf eine Depot-Gabe umstellen, was sicherlich in Anbetracht der Vorgeschichte der Probandin hochsinnvoll wäre. Ein Beispiel hierfür wäre das Depot-Präparat Risperidon (Risperdal Consta). Eine Einstellung wäre voraussichtlich auf Dosen von 37,5-50 mg Risperidon-Depot (Risperdal Consta) erforderlich. Das Injektionsintervall beträgt 14 Tage.

Neben der medikamentösen Behandlung sollte zudem eine soziotherapeutische, ergotherapeutische, bewegungstherapeutische und psychoedukative Behandlung erfolgen, um das Risiko einer Behinderung durch eine Residualsymptomatik zu minimieren. Diese Therapieverfahren können jedoch erst nach Erreichen einer basalen Krankheitseinsicht und Behandlungsmotivation sinnvoll erfolgen. Im gegenwärtigen Zustand ist Frau Schneider krankheitsbedingt für derartige Therapien nicht zugänglich.

Der Umfang der poststationär erforderlichen Versorgung ist gegenwärtig noch nicht abschätzbar.

Sollte auf Antrag des Betreuers eine Behandlung der Probandin gegen deren Willen richterlich genehmigt werden, so ist diese zu Beginn der Behandlung voraussichtlich nur gegen Widerstand der Probandin möglich. Hierzu wird mit großer Wahrscheinlichkeit die Anwendung von Zwang erforderlich. Daher wird die zur wahrscheinlich notwendigen intramuskulären Therapie erforderliche Fixierung, wenn auch nicht langfristig, so jedoch mit einer gewissen Regelmäßigkeit erfolgen müssen.

Für den Fall einer richterlichen Genehmigung einer medikamentösen Behandlung der Probandin gegen ihren Willen (»Zwangsbehandlung«) sind deshalb unterbringungsähnliche Maßnahmen in Form von Fünf-Punkt-Fixierung (Bauchgurt und Fixierung aller Extremitäten) für zunächst sechs Wochen erforderlich.

Aufgrund ihrer psychischen Erkrankung kann Frau Schneider ihren Willen in Bezug auf die notwendigen therapeutischen Schritte sowie die freiheitsentziehenden Maßnahmen nicht frei bestimmen.

> Abschließend klare Beantwortung der Fragestellungen. Da es sich bei Fragen zu Unterbringung und Zwangsmedikation oftmals um standardisierte Fragen handelt, ist es legitim, sich auf den Fragenkatalog zu beziehen ohne jede Frage nochmals einzeln abzutippen. Zur besseren Nachvollziehbarkeit für den Leser wurde der Fragenkatalog hier niedergelegt.

Zur Beantwortung der im Gutachtensauftrag gestellten Fragen 1-12 nehmen wir wie folgt abschließend Stellung (vgl. beigelegtes Merkblatt für medizinische Sachverständige bei Betreuung und Unterbringung, ergänzt durch Merkblatt bei Unterbringung zur ärztlichen Zwangsbehandlung):

Liegt bei d. Betroffenen eine psychische Krankheit, eine geistige oder seelische Behinderung vor? Wenn ja, welche? (Bitte Kurzbezeichnung der Erkrankung mit zugehörigem ICD-10-Schlüssel angeben).
Bei der Betroffenen liegt eine psychische Krankheit vor, nämlich eine paranoide Schizophrenie (ICD-10: F20.0).

Handelt es sich um eine nicht vorübergehende krankhafte Störung der Geistestätigkeit?
Es handelt sich um eine nicht nur vorübergehende krankhafte Störung der Geistestätigkeit.

Liegen aus medizinischer Sicht die Voraussetzungen für freiheitsentziehende Maßnahmen im Sinne von § 1906 Abs. 1 Nr. 1 und 2, Abs. 4 BGB vor? Wie lange werden sie voraussichtlich notwendig sein?
Aus psychiatrischer Sicht liegen die Voraussetzungen für freiheitsentziehende Maßnahmen im Sinne von § 1906 Abs. 1 Nr. 1 und 2 BGB vor. Diese werden voraussichtlich für 6 Monate notwendig sein.

Sind unterbringungsähnliche Maßnahmen (z. B. Brett am Stuhl, Bettgitter, Bauchgurt, Medikamente) – evtl. auch zusätzliche zur Unterbringung – erforderlich?
Unterbringungsähnliche Maßnahmen sind zur Zwangsmedikation regelmäßig vorübergehend erforderlich und zwar für zunächst mindestens 6 Wochen.

Kann d. Betroffene aufgrund der diagnostizierten Krankheit, der geistigen oder seelischen Behinderung seinen/ihren Willen nicht mehr frei bestimmen beziehungsweise entsprechend dieser Einsicht handeln?
Hierbei soll auch dargelegt werden, dass die Notwendigkeit der Maßnahme mit d. Betroffenen besprochen wurde und dass versucht wurde, d. Betroffene(n) von der Notwendigkeit der ärztlichen Maßnahme zu überzeugen.

Abschließend klare Beantwortung der Fragestellungen

Die Betroffene kann aufgrund der paranoiden Schizophrenie ihren Willen derzeit nicht frei bestimmen bzw. nicht entsprechend ihrer Einsicht handeln. Mit der Probandin wurde, wie auch in den Voraufenthalten, mehrfach die Notwendigkeit einer medikamentösen Behandlung besprochen. So wurde mehrfach versucht, die Probandin von der Notwendigkeit der Maßnahme zu überzeugen, um den Krankheitsverlauf günstig zu beeinflussen.

Welche Behandlung ist zum Wohl d. Betroffenen erforderlich?
Hier muss so konkret wie möglich Inhalt, Gegenstand und Ausmaß der Maßnahmen bezeichnet und beschrieben werden (Welcher Heileingriff? Welches Arzneimittel? Welcher Wirkstoff? (Höchst)Dosierung? Verabreichungshäufigkeit? Wie soll die Maßnahme durchgeführt werden?)

> **Umfassend darzulegender Punkt**
>
> Da dies ein sehr umfassend darzulegender Punkt ist, ist es legitim, hier auf obige Ausführungen zu verweisen. Diese waren ja einer der Hauptaspekte dieses Gutachtens

Zum Wohl der Probandin ist aufgrund der vorliegenden paranoiden Schizophrenie die oben beschriebene Behandlung mit Neuroleptika entsprechend der oben aufgeführten DGPPN-Leitlinien erforderlich.

Welcher erhebliche gesundheitliche Schaden droht d. Betroffenen ohne ärztliche Behandlung?
Ohne psychiatrische Behandlung drohen eine weitere Verschlechterung des Zustandes der Probandin sowie eine Persistenz der oben geschilderten gesundheitlichen Gefahren.

Gibt es eine andere Maßnahme, die d. Betroffenen zumutbar ist und durch die der drohende Schaden abgewendet werden kann?
Andere Maßnahmen, die der Probandin zumutbar wären, und durch die der drohende Schaden abgewendet werden könnte, gibt es derzeit nicht, da eine Milderung der psychotischen Symptomatik nur durch eine medikamentöse Behandlung gewährleistet werden kann. Ggf. kann sich Frau Schneider hiernach freiwillig in die weitere Therapie einbinden lassen.

Was ist der zu erwartenden Nutzen der ärztlichen Maßnahmen? Welche Beeinträchtigungen sind durch die ärztliche Maßnahme für d. Betroffene zu erwarten? Überwiegt der Nutzen der Maßnahme die zu erwartenden Beeinträchtigungen und warum?
Unter medikamentöser Behandlung ist mit einer deutlichen Besserung des Befindens der Probandin mit einem Rückgang psychotischer Symptome zu rechnen. Im Rahmen der oben genannten Voraufenthalte zeigte sich unter suffizienter medikamentöser Behandlung eine Besserung des Befindens der Probandin. Bezüglich der zu erwartenden Beeinträchtigungen müssen die oben erläuterten Nebenwirkungen der atypischen und typischen Neuroleptika angeführt werden.

Für welche Dauer ist voraussichtlich eine Zwangsbehandlung erforderlich? (maximal sechs Wochen; danach gegebenenfalls Verlängerung möglich)

Um eine ausreichende medikamentöse Behandlung der vorliegenden Erkrankung durchführen zu können ist eine Zwangsbehandlung voraussichtlich für sechs Wochen erforderlich.

Sind von einer persönlichen Anhörung d. Betroffenen durch das Gericht erhebliche Nachteile für die Gesundheit d. Betroffenen zu besorgen? Wenn ja, welche? Kann diese Besorgnis ggf. durch die Anwesenheit des Sachverständigen, Hausarztes oder andere Personen ausgeräumt werden?

Von einer persönlichen Anhörung der Probandin durch das Gericht sind keine erheblichen Nachteile für die Gesundheit der Betroffenen zu besorgen.

Der Sachverständige wird darauf hingewiesen, dass eine Abschrift des Gutachtens zur Wahrnehmung des rechtlichen Gehörs d. Betroffenen vom Gericht zu übermitteln ist, es sei denn, es ist zur Vermeidung erheblicher Nachteile für die Gesundheit der Betroffenen erforderlich, von der Bekanntgabe des Gutachtens ganz oder teilweise abzusehen. *Liegen solche Umstände vor?*

Bezüglich der Bekanntmachung des Gutachtens und der Entscheidungsgründe an die Probandin sind keine erheblichen Nachteile für die Gesundheit der Betroffenen zu befürchten.

Können bei der Anhörung d. Betroffenen durch das Gericht besondere Schwierigkeiten auftreten, z. B. Schwerhörigkeit, Sehbehinderungen, Fremdsprache, Infektionsgefahr?

Besondere Schwierigkeiten bei der Anhörung der Betroffenen durch das Gericht sind nicht zu erwarten.

Wo wurde d. Betroffene untersucht? Kann d. Betroffene einer Vorladung des Gerichts Folge leisten?

Frau Schneider wird im BKH Musterhausen seit dem 05.05.2017 behandelt. Hier fand auch die Untersuchung statt. Einer Vorladung des Gerichts kann Frau Schneider nicht Folge leisten.

Unterschrift des Gutachters

4 Psychiatrische Gutachten im Strafrecht

4.1 Allgemeine kurze Vorabinformationen – das Wichtigste auf einen Blick

Schuldfähigkeit nach § 20/21 StGB

Eine der häufigsten Fragestellungen für psychiatrische Begutachtungen im Strafrecht ist die Frage nach der Schuldfähigkeit. Hierbei ist zu unterscheiden zwischen der aufgehobenen Schuldfähigkeit im Sinne des § 20 StGB (Strafgesetzbuch) sowie der verminderten Schuldfähigkeit im Sinne des § 21 StGB. Die typische Fragestellung der Gerichte an den Gutachter lautet, »ob aus medizinischer Sicht bei dem Beschuldigten zur Zeit der Begehung der Taten Eingangsmerkmale der §§ 20 und 21 StGB vorlagen und ob diese die Annahme begründen, dass die Fähigkeit, das Unrecht der Tat einzusehen oder nach dieser Einsicht zu handeln, ausgeschlossen oder erheblich vermindert war.« Der Sachverständige hat sich demnach mit der Frage zu befassen, ob die Einsichtsfähigkeit und/oder die Steuerungsfähigkeit erheblich vermindert oder aufgehoben war. Was der Schuldbegriff im juristischen Sinn beinhaltet, was Einsichtsfähigkeit und Steuerungsfähigkeit bedeuten und welche Konsequenz die psychiatrische Beurteilung nach sich zieht, muss der Leser den einschlägigen Lehrbüchern entnehmen, da dies darzustellen den Rahmen dieses Buches sprengen würde.

Untersuchung der Einsichts- und Steuerungsfähigkeit

An die genannte Fragestellung anschließend wird seitens des Auftraggebers oftmals nach dem Vorliegen der medizinischen Voraussetzungen des § 63 StGB (Unterbringung im Maßregelvollzug) und/oder des § 64 StGB (Unterbringung in einer Entziehungsanstalt) gefragt.

Prinzip der Mehrstufigkeit

Wie in den anderen Rechtsbereichen auch gilt bei diesen Begutachtungen das Prinzip der Mehrstufigkeit, wobei zunächst das sichere Vorliegen einer psychiatrischen Diagnose zum Tatzeitpunkt festzustellen (oder gegebenenfalls zu verneinen) ist. Im nächsten Schritt erfolgt die Subsumption dieser Diagnose unter einen entsprechenden juristischen Krankheitsbegriff, falls die Diagnose ausgeprägt genug hierfür ist.

Eingangsmerkmale § 20/21 StGB

Bei der Begutachtung der Schuldfähigkeit beinhaltet der juristische Krankheitsbegriff die vier Eingangsmerkmale des § 20 StGB (bzw. § 21 StGB). Diese lauten: Krankhafte seelische Störung, tiefgreifende Bewusstseinsstörung, Intelligenzminderung (bis vor Kurzem »Schwachsinn«), schwere andere seelische Störung (bis vor Kurzem »schwere andere seelische Abartigkeit«). Welche psychiatrische Erkrankung welchem Eingangsmerkmal zuzuordnen ist, muss ebenso den einschlägigen Lehrbüchern entnommen werden wie nähere Informationen zu den medizinischen Voraussetzungen für Unterbringungen nach § 63 und § 64 StGB (bzw. vgl. dazu auch Kasuistiken; ▶ Kap. 4.2).

Weitere Fragestellungen für eine psychiatrische Begutachtung im Strafrecht sind die Frage nach der Sicherungsverwahrung im Sinne des § 66 StGB, die Frage nach einer Fortdauer der Unterbringung bzw. Aussetzung der Maßregel nach § 67b und § 67d Abs.2 StGB sowie prognostische Fragen bei vorzeitiger Entlassung aus lebenslanger Haft (sogenannte Prognosegutachten), die wohl komplexeste Herausforderung für einen psychiatrischen Gutachter. Allerdings muss man bereits bei der Frage nach dem Vorliegen der medizinischen Voraussetzungen des § 63 StGB Gefährlichkeitsprognosen erstellen. Prognosegutachten sollten anfänglich zwingend unter Supervision eines darin Erfahrenen, und nach entsprechender Schulung, erfolgen. Auch sollte man bei diesen Gutachten zwangsläufig Prognoseinstrumente einsetzen. Manche Instrumente zur Prognosebeurteilung können, sollen bzw. dürfen sogar nur nach besuchter Fortbildung eingesetzt werden. Es gibt eine Vielzahl von Prognoseinstrumenten, bezüglich der auf die einschlägigen themaspezifischen Lehrbücher (z. B. Nedopil 2006, Nedopil et al. 2021, Rettenberger und Franqué 2013) zu verweisen ist. Aus Sicht der Autoren ist bei Einsatz eines Prognoseinstrumentes die genaue Kenntnis von Indikation, Validierungsstichprobe und Durchführung unumgänglich. Man sollte stets nur die Instrumente einsetzen, in denen man entsprechende Expertise und eine gründliche Schulung hat.

Der psychiatrische Sachverständige wird auch zur Frage der Therapiefähigkeit bei Inhaftierten (vgl. z. B. Sozialtherapie bei Gewalt- und/oder Sexualstraftätern in den Justizvollzugsanstalten) herangezogen. Die Beurteilung der Glaubwürdigkeit von Zeugenaussagen ist eine Domäne der Psychologen (forensischer Psychologe/Rechtspsychologe), weshalb bei der Auswahl der Kasuistiken zum Strafrecht auf ein entsprechendes Beispielgutachten verzichtet wurde.

Auch die sogenannte Reifebeurteilung kann Gegenstand eines Gutachtens zum Strafrecht sein (§§ 3 und 105 Jugendgerichtsgesetz [JGG]). Hierbei geht es um die Frage der strafrechtlichen Verantwortung (z. B. auf welcher Gesetzesgrundlage ein junger Erwachsener verurteilt wird).

In diesem Rechtsbereich kann man sich der schwirigen Situation gegenübergestellt finden, dass ein Proband die ihm zur Last gelegten Taten leugnet, bezüglich der man ihn auf die medizinischen Voraussetzungen der §§ 20 und 21 StGB untersuchen soll. Wenn man mit einer solchen Situation noch keine Erfahrung hat, gilt es zuallererst zu beachten, dass es nicht Aufgabe des Sachverständigen als juristischen Laien ist, zu beurteilen, ob der Proband die Tat tatsächlich begangen hat (und sie leugnet), oder aber ob er unschuldig beschuldigt wird. Es kann daher Sinn machen, in seinem Gutachten zwei Alternativüberlegungen darzustellen (z. B.: »Glaubt man den Angaben des Probanden, dann...« versus »Nimmt man die Ermittlungsergebnisse als Beurteilungsgrundlage und geht von einer Täterschaft des Probanden aus, dann...«). Des Weiteren kann »möglicherweise... die psychiatrische Diagnostik ohne Bezug zum Tatvorwurf dargestellt werden.« (Venzlaff et al. 2021, S. 29)

Prognostische Fragestellungen

Prognoseinstrumente

Reifebeurteilung

Sonderstellung des strafrechtlichen Gutachtens

Als Gutachter im Strafrecht sollte man sich dessen bewusst sein, dass die allermeisten Begutachtungen eine mündliche Anhörung bzw. Verhandlung nach sich ziehen und das schriftliche Gutachten nur vorläufigen Charakter hat. Bei Begutachtungen der Schuldfähigkeit ist es daher sinnvoll, am Ende eines Gutachtens einen entsprechenden Vermerk vorzunehmen, so z. B.: »Wie gewohnt, ist abschließend darauf hinzuweisen, dass diese Schlussfolgerungen allesamt vorbehaltlich weiterer Erkenntnisse aus der Hauptverhandlung sind.«

»Während in Zivil-, Sozial- und Verwaltungsgerichtsverfahren ein schriftliches Gutachten als Beweismittel verwendet wird, herrscht im Strafverfahren das Unmittelbarkeitsprinzip, das heißt es dürfen nur Informationen verwertet werden, die in der Hauptverhandlung mündlich vorgetragen werden. Der Sachverständige muss hier also sein Gutachten mündlich vor Gericht erstatten. In den anderen Verfahren wird der Gutachter nur in Ausnahmefällen vor Gericht geladen, um ergänzende Fragen zu beantworten.« (Nedopil und Müller 2017, S. 422) Somit hat das schriftliche Gutachten in diesem Rechtsbereich nur den Charakter des Vorläufigen.

4.2 Beispielgutachten aus dem Strafrecht

4.2.1 Beispielgutachten 1 aus dem Strafrecht (vollständig wiedergegeben)

Hinweis: Als Beispiel für eine mündliche Erstattung eines Gutachtens vor Gericht in ▶ Kap. 10.2

- Fragestellung(en): Schuldfähigkeit nach §§ 20 und 21 StGB sowie Frage nach § 64 StGB
  - Diagnose(n) sowie Differenzialdiagnose(n) nach ICD-10: Polytoxikomanie bzw. Abhängigkeit im Sinne einer Störung durch multiplen Substanzgebrauch (ICD-10: F19.2), Störung des Sozialverhaltens bei vorhandenen sozialen Bindungen (ICD-10: F91.2)
- Delikt: Betäubungsmitteldelikt

Überblick in Kürze

Zur besseren Verständlichkeit in aller Kürze: Der mehrfach vorbestrafte Herr Müller hatte in größeren Mengen Haschisch, Marihuana und Amphetamin verkauft, unter anderem, um damit seinen eigenen Konsum decken zu können. Die Staatsanwaltschaft Musterhausen fragte daher, ob aus medizinischer Sicht zur Zeit der Begehung der verfahrensgegenständlichen Taten Eingangsmerkmale der §§ 20 und 21 StGB vorgelegen hatten und ob die medizinischen Voraussetzungen des § 64 StGB greifen.

Auf Ersuchen der Staatsanwaltschaft Musterhausen vom 02.02.2018 erstatte ich das folgende
wissenschaftlich begründete psychiatrische
Gutachten
über

Herrn Maximilian Müller, geb. am 01.01.1990, aktuelle Anschrift: Gefängnisstraße 111 in 11111 Musterhausen (inhaftiert in der JVA Musterhausen), deutscher Staatsangehöriger.

Auf Vollständigkeit der persönlichen Angaben achten

Das Gutachten stützt sich in seiner Beurteilung auf die Kenntnis der vom Auftraggeber übersandten Aktenunterlagen sowie auf eine ambulante Begutachtungsuntersuchung des Probanden in der Justizvollzugsanstalt Musterhausen am 01. April 2018 von 08.00 bis 11.30 Uhr. Zudem wurden mit Einverständnis des Probanden Unterlagen über medizinisch-psychiatrische Vorbehandlungen angefordert und in die Krankenakte der JVA Einsicht genommen.

Beurteilungsgrundlagen darlegen

> Informationsquellen, die über die vom Auftraggeber verschickten Akten hinausgehen, sind zu vermerken, vgl. z. B. mit Einverständnis des Probanden angeforderte Arztberichte. Hierzu zählt auch der Einblick in die Gefangenenakte.

Informationsquellen vermerken

Fragestellung

Gemäß dem Schreiben der Staatsanwaltschaft Musterhausen vom 02.02.2018 sollte ein psychiatrisches Gutachten erstellt werden zu den Fragen, ob aus medizinischer Sicht bei dem Beschuldigten zur Zeit der Begehung der Taten Eingangsmerkmale der §§ 20 und 21 StGB vorgelegen hätten und ob diese die Annahme begründen würden, dass die Fähigkeit, das Unrecht der Tat einzusehen oder nach dieser Einsicht zu handeln, ausgeschlossen oder erheblich vermindert gewesen sei. Weiter würde gefragt werden, ob bei dem Beschuldigten ein Hang, alkoholische Getränke oder berauschende Mittel im Übermaß zu sich zu nehmen, vorliege, und ob die medizinischen Voraussetzungen des § 64 StGB greifen würden.

> Dies ist die gleichsam »klassische« Fragestellung für ein Gutachten zur Frage nach dem Vorliegen der medizinischen Voraussetzungen der §§ 20, 21 und 64 StGB.
> Cave: Vielfach wird am Ende in einem Gutachten z. B. geschlussfolgert: »Die Voraussetzungen der §§ 21 und 64 StGB sind gegeben.« Das entscheidet das Gericht, nicht der Gutachter. Dieser hat zu beurteilen, ob die medizinischen Voraussetzungen der entsprechenden Paragraphen greifen, nicht die allgemein-juristischen.

Cave: Formulierungen/ Schlussfolgerungen!

Herr Müller war zu Beginn der Untersuchung über Sinn und Zweck sowie Ablauf und Inhalt der Begutachtung aufgeklärt worden. Er wurde auch darauf hingewiesen, dass seine Angaben und die Untersuchungsergebnisse nicht der ärztlichen Schweigepflicht unterliegen und er nicht verpflichtet ist, Angaben zu machen.

Aufklärung

A   Aktenlage

a)   Allgemeine Unterlagen und Zeugenaussagen

Aktenlagen ordnen

> Man sollte sich die Mühe machen, bei größeren Aktenlagen diese zu ordnen, z. B. nach allgemeinen Unterlagen zum Verfahren, Beschuldigtenvernehmungen und medizinischen Unterlagen. Gerade im Strafrecht, wo es gilt, das Gutachten vor Gericht zu vertreten, schafft das eine erhebliche Arbeitserleichterung.

Laut der *Vernehmung des Zeugen und anderweitig beschuldigten Schneider am 17.01.2018* habe er bei dem Probanden (unter einem anderen Namen desselben) bereits fünf bis zehnmal Drogen eingekauft. Hierbei habe er »immer für ca. 50–100 Euro gekauft. Also für 100 Euro 10 g und für 50 Euro 5 g.« Nun habe er eine Zahlungsaufforderung einer Versicherung über knapp 2000 Euro erhalten und vorgehabt, bei dem Probanden eine größere Menge THC zu kaufen, um dieses selbst wiederum Gewinn bringend weiterzuverkaufen. Er habe daher 1 kg bei dem Probanden für 7.000 Euro gekauft. Weiter schilderte Herr Schneider, dass der erste Kauf im Juni 2017 stattgefunden habe. Ende August oder Anfang September habe er erneut bei dem Probanden Marihuana erstanden. Anschließend habe er in 4-5 weiteren Fällen jeweils 100 g Marihuana von Herrn Müller gekauft.

Bezüglich des oben geschilderten Einkaufs von 1 kg THC Anfang Januar 2018 sei zu ergänzen, dass der Proband keine Probleme gehabt habe, dem Käufer gleich 1 kg mitzugeben, obwohl dies erst direkt beim Kauf so besprochen worden sei. Den Beutel mit dem Kilo Marihuana habe der Proband aus einer Reisetasche herausgenommen und es sei gut sichtbar gewesen, dass noch weitere Packungen mit Pressgras in der Tasche gewesen seien.

Schreiben der Kriminalinspektion

Wie dem *Schreiben der Kriminalinspektion Musterhausen vom 18.01.2018* zu entnehmen ist, seien bei der Wohnungsdurchsuchung des Probanden 1808 g Haschisch, 555 g Marihuana und 88 g Amphetamine vorgefunden worden. Zudem seien 26.320 Euro Bargeld beschlagnahmt worden.

Übersichtlichkeit

> Es lohnt, die jeweilige Informationsquelle zu unterstreichen oder kursiv/fett zu drucken. So erreicht man weitere Übersichtlichkeit.

Dem *Auszug aus dem Bundeszentralregister vom 22.02.2018* sind sieben Einträge zu entnehmen:

Juli 2008 Diebstahl, Erbringung von Arbeitsleistungen;

Dezember 2008 fünf sachlich zusammentreffende Vergehen des Diebstahls, Erbringung von Arbeitsleistungen;

April 2009 fahrlässige Trunkenheit im Verkehr mit vorsätzlichem Fahren ohne Fahrerlaubnis in Tatmehrheit mit unerlaubtem Entfernen vom Unfallort in Tatmehrheit mit Widerstand gegen Vollstreckungsbeamte mit

Beleidigung in zwei Fällen und vorsätzlicher Körperverletzung in zwei Fällen und Diebstahl und vorsätzlicher unerlaubter Besitz von Betäubungsmitteln und Sachbeschädigung und Beleidigung in vier Fällen, Erbringung von Arbeitsleistungen;

> Eine Aufnahme des Bundeszentralregisters (durchaus wie hier auf das Wesentliche gekürzt) in ein Strafrechtgutachten sollte unbedingt erfolgen. Dieses enthält wichtige Beurteilungsgrundlagen für eine Prognose (vgl. z. B. Abfrage der Vorstrafen bei verschiedenen Prognoseinstrumenten) und die Diagnose (vgl. z. B. Hinweise auf Dissozialität).

Aufnahme des Bundeszentralregisters

Dezember 2011 vier tatmehrheitliche Vergehen des vorsätzlichen unerlaubten Handeltreibens mit Betäubungsmitteln in Tatmehrheit mit unerlaubtem Besitz von Betäubungsmitteln, Geldauflage;

Juni 2013 unerlaubtes Handeltreiben mit Betäubungsmitteln in vier Fällen in Tatmehrheit mit unerlaubtem Besitz von Betäubungsmitteln, Geldauflage;

März 2014 fahrlässige Gefährdung des Straßenverkehrs in Tateinheit mit fahrlässiger Körperverletzung in Tatmehrheit mit vorsätzlicher Trunkenheit im Verkehr in Tateinheit mit unerlaubtem Entfernen vom Unfallort in Tateinheit mit unterlassener Hilfeleistung, Bewährungszeit vier Jahre, Sperre der Fahrerlaubnis bis April 2018;

November 2014 vorsätzliche unerlaubte Einfuhr von Betäubungsmitteln, Maßnahme nach § 33 BtMG.

b) Beschuldigtenvernehmungen

Aus der *Beschuldigtenvernehmung des Probanden vom 17.01.2018* ist zu ersehen, dass der Proband verdächtigt würde, BtMG-Handel in nicht geringer Menge mit Amphetaminen und »Cannabis einschließlich Zubereitungen« betrieben zu haben. Der Proband hatte sich zu den Vorwürfen nicht näher äußern wollen, aber eingeräumt, dass »alles im Wesentlichen stimmt«. Eine vorläufige Festnahme war am selben Tag erfolgt.

Der Proband hatte sowohl bei einem weiteren Verhör durch die Polizei wie auch bei dem *Protokoll der nicht öffentlichen Sitzung des Amtsgerichts Musterhausen am 18. Januar 2018* keine Angaben gemacht, sondern lediglich wiederholt, dass »alles im Wesentlichen stimmt«.

c) Medizinische Unterlagen

Aus dem *Arztbericht der Kinder- und Jugendpsychiatrie Musterhausen vom 18.09.2007*, der über einen Aufenthalt vom 01.04.-20.05.2007 berichtet, sind die Diagnosen »akute Alkoholintoxikation« (ICD-10: F10.0), »Störung des Sozialverhaltens mit aggressiven Durchbrüchen« (ICD-10: F91.2) und der »Verdacht auf eine Persönlichkeitsentwicklung mit paranoiden Zügen im

Arztberichte

Sinne von starker Kränkbarkeit« beschrieben. Weiter ist zu lesen, dass »keine umschriebene Entwicklungsstörung« und »keine abnormen psychosozialen Umstände« vorliegen würden. Allerdings würden bei Normbegabung deutliche soziale Beeinträchtigungen in der schulischen Anpassung und in den Beziehungen zu den Familienmitgliedern bestehen.

Die Initialaufnahme sei aufgrund von selbst- und fremdgefährdenden Äußerungen erfolgt. Der Proband habe sich im Vorfeld der Aufnahme sehr aggressiv verhalten und sei im gefesselten Zustand gebracht worden.

Bereits 2005 sei der Proband zwei Monate in der Klinik behandelt worden. Die Diagnosen damals seien eine Störung des Sozialverhaltens bei vorhandenen sozialen Bindungen und eine deutliche Beeinträchtigung der sozialen Anpassung im Schulalltag, im Umgang mit Gleichaltrigen und in der Familie gewesen. Im Anschluss sei eine ambulante Weiterbehandlung erfolgt, die aber bei mangelnder Motivation des Probanden ausgesetzt worden sei.

Ein durchgeführtes EEG habe einen unauffälligen Befund erbracht.

Wertvolle Informationen für die spätere diagnostische Gesamteinschätzung

Umgang mit organischen Befunden

Auch solche Informationen über unauffällig verlaufene organische Abklärungen sind für eine umfassende Diagnosestellung relevant, denn bei der Frage der Schuldfähigkeit muss man alle vier Eingangsmerkmale hinsichtlich ihres Vorliegens überprüfen.

Von Seiten des Verlaufs ist zu lesen, dass der Proband ungern und unmotiviert auf die Therapiestation gekommen und nur auf Grundlage eines richterlichen Beschlusses verblieben sei, sich aber dennoch zunächst recht gut an die Stationsregeln gehalten habe. Erst im weiteren Verlauf sei es zu Unstimmigkeiten über die Regeln gekommen. Der Proband habe vehement auf Entlassung gedrängt. Eine zumindest ambulante Jugendhilfemaßnahme würde als dringend indiziert erachtet werden.

Toxikologische Gutachten unbedingt aufnehmen

Aus dem *Gutachten der forensisch-analytischen Laboratorien von Professor Dr. Muster vom 30.03.2018* geht hervor, dass in einer Haarprobe vom 17.01.2018 Cannabis und Amphetamine »etwa in der Größenordnung von jeweils mindestens einer Konsumeinheit täglich im zeitlichen Mittel« und ein regelmäßiger bzw. häufiger Konsum von MDMA sowie Kokain in einem Zeitraum von etwa ein bis zwei Monaten vor der Haarabnahme belegbar gewesen seien. Opiate hingegen seien nicht nachweisbar gewesen.

Sehr wichtige Information, vgl. körperliches Entzugssymptom als eines der Kriterien für eine Suchterkrankung

Aus den *medizinischen Unterlagen der Justizvollzugsanstalt*, die ebenfalls mit Einverständnis des Probanden eingesehen worden waren, ist ersichtlich, dass der Proband am 18.01.2018 einen Puls von 140/min gehabt habe und die medizinische Indikation für eine Behandlung wegen Entzugssymptomen gestellt worden sei. So sei Herr Müller vom 18.01.2018-28.01.2018 mit 1000 mg Keppra (Wirkstoff Levetiracetam) zum Schutz vor einem potentiellen Entzugskrampfanfall behandelt worden. Danach sei die Substanz rasch ausgeschlichen worden. Weiter habe er Doxepin 50 mg und alle 8 Stunden 2,5 mg Lorazepam erhalten. Vom 18.01.2018-30.01.2018 sei eine Behandlung auf der Krankenstation erfolgt. Die Diagnose sei eine Polytoxikomanie gewesen.

B Eigene Angaben

Biografische Anamnese

Herr Müller gab an, am 01.01.1990 als erstes von zwei Kindern in Musterburg zur Welt gekommen zu sein. Er sei ein erwünschtes Kind gewesen und erinnere sich noch daran, dass er zwar als Spontangeburt zum regulären Geburtstermin zur Welt gekommen sei, jedoch mit der Nabelschnur um den Kopf. Er sei gestillt worden. Herr Müller berichtete von Verzögerungen hinsichtlich des Laufen-Lernens und vermehrten Albträumen als Kind, welche immer wieder Bettnässen bedingt hätten. Er habe als Kind regelmäßig Kekse bei der Oma gestohlen, allerdings erst im Alter von 18 Jahren »einen wirklichen Diebstahl« begangen. Dieser sei jedoch unter Alkoholeinfluss erfolgt. Die Eltern hätten ihn großgezogen. Heim- oder Krankenhausaufenthalte als Kind habe es nicht gegeben.

Familienbiografie

> Fragen zu Geburtskomplikationen, Entwicklungsverzögerungen, Schulschwierigkeiten, Heimaufenthalten, Verhaltensauffälligkeiten etc. sind hochwichtige Aspekte bei einem psychiatrischen Gutachten!

Frage nach sog. Primordialsymptomen

Der Vater des Probanden sei am 06.06.1956 (bezüglich des Jahrgangs sei sich der Proband unsicher) geboren. Dieser arbeite als Architekt. Seit seiner Inhaftierung hätten sie keinen Kontakt mehr, da Herr Müller »massive Probleme mit der derzeit vorgeschriebenen Trennscheibe« habe. Gebeten, den Vater zu beschreiben, gab Herr Müller an, dass dieser »unscheinbar, ruhig, absolut sachlich, immer da, unfassbar und skurril« sei.

Herr Müller habe als Kind nie körperliche Gewalt erfahren – nur einmal habe er eine »Schelle« vom Vater bekommen.

> Eigene Angaben in indirekter Rede bzw. ggf. gelegentlich an besonders markanten Stellen auch die direkte Rede verwenden als wörtliche Aussage des Probanden!

Merke

Die »Mama« des Probanden (wie Herr Müller seine Mutter bei der Begutachtung stets nannte) sei am 03.03.1962 geboren (auch hier sei sich der Proband bezüglich des Jahrgangs unsicher). Sie sei Arzthelferin von Beruf. Er habe ihr erst vor Kurzem eine Karte geschrieben. Die Mutter liebe ihn und sei eine besorgte Person. Sie sei »der Familienzusammenhalt, sehr engagiert, überengagiert«, denn oftmals sei es zu viel.

Die Eltern seien nicht geschieden, hätten aber ab und zu Streit. Sie seien sehr enttäuscht und traurig über seine Inhaftierung.

Herr Müller habe eine Schwester, die am 02.02.1992 geboren sei. Sie arbeite in einem Supermarkt als Verkäuferin und sei verheiratet.

Lebenslauf

Zu seinem Lebenslauf befragt schilderte Herr Müller, nach dem Kindergarten die Grundschule und sodann das Gymnasium in Musterberg besucht zu haben, von dem er jedoch in der neunten Klasse »um ein Haar« verwiesen worden sei. Daher sei er während des Schuljahres als »Zeichen des guten Willens« freiwillig von der neunten Klasse in die achte gegangen und habe dennoch später die Neunte wiederholen müssen. Diese habe er dann »gerade so noch geschafft, mit 100 zugedrückten Augen«. Ab der zehnten Klasse habe es ihn jedoch »voll zerlegt«. Das Problem seien nicht die Drogen gewesen, sondern dass er in der damaligen Zeit vermehrt »gemobbt und immer wieder verschlagen« worden sei, warum wisse er nicht. Gewisse Hänseleien habe es schon immer gegeben. Damals jedoch sei es ihm zu viel geworden: So habe ein Mitschüler ihm seine Schultasche aus dem Fenster geworfen, woraufhin er diesen tätlich angegriffen habe und infolgedessen der Schule verwiesen worden sei. Er habe daher zunächst keinen Schulabschluss gehabt, jedoch auf der Volkshochschule im Rahmen von externen Abendkursen den qualifizierenden Hauptschulabschluss mit der Note 1,8 nachgeholt. Danach sei er in Musterhausen auf einen »speziellen Schulzweig für Nachholer, wie der heißt, weiß ich nicht mehr« gegangen und habe dort die mittlere Reife mit dem Notendurchschnitt 2,2 nachgeholt. Im Anschluss habe er zunächst bei einer Zeitarbeitsfirma gearbeitet, da er keine Ausbildungsstelle gefunden habe. Um das Jahr 2011 oder 2012 habe er eine Kochlehre begonnen und diese nach ca. zweieinhalb Jahren abschließen können. So sei er um das Jahr 2014 Koch geworden und habe zunächst in seinem Ausbildungsbetrieb auch gearbeitet. Im Verlauf aber habe er »Ärger mit allen« gehabt, da der Betrieb vollkommen unterbesetzt gewesen sei. Prinzipiell habe ihm die Arbeit dort gut gefallen und er habe in dieser Zeit kaum Drogen genommen. Dann jedoch habe er »Hals über Kopf hingeschmissen« und sei an die Nordsee gefahren. Dort habe er zunächst als selbstständiger Mietkellner gearbeitet für etwa zwei Monate, ehe er zu einem Hotel am Bodensee gewechselt und dort etwa sieben Monate gearbeitet habe. Er habe in dem Hotel am Bodensee aber keinen rechten Anschluss gefunden und sei deshalb wieder nachhause zu den Eltern gezogen. Dort habe er verschiedene Bewerbungen geschrieben und habe wieder in ein Hotel gewollt, sei dann jedoch von Februar bis November 2016 in einer Bäckerei angestellt gewesen. Hier habe er jedoch aufhören müssen, da sich herausgestellt habe, dass er auf Mehlstaub allergisch sei. Im Anschluss habe er immer wieder bei verschiedenen Zeitarbeitsfirmen und vor der Verhaftung zuletzt noch wenige Wochen bis Juli als Barkeeper gearbeitet. Konkret danach befragt, ob Herr Müller auch Jobs aufgrund Alkohol- oder Drogenkonsums verloren habe, äußerte der Proband, dass dies nicht der Fall gewesen sei, er sich jedoch nicht ganz sicher sei. Während all der Zeit sei immer »viel Gras in den letzten Jahren« da gewesen, es sei eine Art »Lifestyle« für ihn gewesen. »Beim Gras glaube ich, dass ich es von mir alleine aus schaffe, aufzuhören, beim Amphetamin aber nicht.«

Beziehungen/ Partnerschaften/ Sexualität

Zu Beziehungen befragt, gab der Proband an, dass er seinen ersten Geschlechtsverkehr im Alter von 17 Jahren gehabt habe. Seine erste Beziehung habe er für ca. 3-4 Jahre vom 18. bis zum 21. Lebensjahr gehabt. Relativ rasch nach dem Ende dieser habe er eine zweite Beziehung für 3-4

Jahre gehabt. Seine dritte und bisher letzte Beziehung habe von Februar 2017 bis zur Inhaftierung angedauert. Insgesamt habe er bisher etwa sechs bis sieben verschiedene Sexualpartnerinnen gehabt. Eigene Kinder habe der Proband bisher keine.

Offiziell habe Herr Müller 25.000 Euro Schulden (»inoffizielle« Verbindlichkeiten vergleiche Angaben des Probanden zum verfahrensgegenständlichen Sachverhalt). *Finanzielle Situation*

Früher habe er als Hobbies Klavier- und Orgelspielen sowie Fußballspielen gehabt. Aufgrund seines Drogenkonsums sei es aber im Verlauf bezüglich dieser Hobbies zu einem starken Interessenverlust gekommen. Verblieben sei ihm nur das Hobby Graffiti.

Die wichtigsten Bezugspersonen seien für ihn Mutter, Vater und Schwester. Zudem habe er etwa drei gute Freunde. *Aktuelle Bezugspersonen*

Da er wisse, dass es bei dem Gutachten um »den 64er« gehe, habe er sich dazu auch schon Gedanken gemacht. So sei natürlich das Ziel, keine Drogen mehr zu nehmen und im Grunde sei er für eine Therapie offen. Er wisse, dass er diese brauche, gerade von den Amphetaminen komme er nicht weg. Andererseits aber wolle er sein Abitur machen, was im Gefängnis seiner Ansicht nach wesentlich leichter gehe. Er brauche eine Perspektive und Optionen, sei aber einer Therapie nicht abgeneigt.

> Therapiemotivation klären als einen von mehreren Bausteinen für die Frage nach der Erfolgsaussicht des § 64 StGB! *Therapiemotivation explorieren*

Familienanamnese

Soweit er wisse, habe der Großvater eine Herzerkrankung mit Bypassoperationen gehabt. Andere psychische oder körperliche Erkrankungen innerhalb der Familie gebe es nicht.

Somatische Anamnese

Herr Müller gab an, unter einer Mehlstauballergie zu leiden und früher während der Bäckereizeit rezidivierende Bronchitiden gehabt zu haben. Einmal sei er wegen eines Bruchs am rechten Knöchel im Krankenhaus gewesen. Andere Erkrankungen seien ihm nicht in Erinnerung.

Angaben des Probanden zum verfahrensgegenständlichen Sachverhalt bzw. den ihm zur Last gelegten Taten

Herr Müller berichtete, dass der Grund für die Begutachtung der »Besitz von Drogen« sei. So habe er neun THC-Platten besessen. Insgesamt habe man etwa 500 g Marihuana, 1800 g Haschisch sowie 80 g Amphetamine bei ihm gefunden. »Die Polizei war aufgrund einer Aussage bei mir. Herr Schneider hatte behauptet, ich hätte es ihm verkauft.« Dies sei auch so gewesen, mehr wolle er aber dazu nicht sagen. Der Polizeieinsatz inklusive der Hausdurchsuchung sei am 17.01.2018 erfolgt, bei der er kooperativ mitgewirkt habe. »Schließlich wollte ich vermeiden, dass die ganze Wohnung auseinandergerissen wird.«

Im Anschluss sei er direkt mit der Polizei zum Erkennungsdienst gebracht worden. Man habe ihn dort zu einer weiteren Kooperation überreden wollen, aber er habe lediglich die Vorwürfe eingeräumt. Auch im Rahmen des Gutachtens wolle er keine weiteren Aussagen zu den näheren Umständen der Ein- und Verkäufe machen. Allerdings könne er einräumen, dass er in etwa schon seit Mitte Dezember Drogen in seiner Wohnung gehabt und auch selbst konsumiert habe. »Natürlich ist mir klar, dass die Menge, die bei mir gefunden wurde, nicht als Eigenkonsum durchgeht. Ich will aber die Fallzahl nicht erhöhen.«

> Verweigerung der Aussage

Generell habe er den Erlös der Verkäufe nicht komplett für den Erwerb von Drogen für den Eigengebrauch aufgewandt, aber doch einen Großteil. Er sei, wie Herr Müller an dieser Stelle einräumte, inzwischen sehr froh, hier zu sein, da er psychische und körperliche Folgen von seinem Drogenkonsum verspürt habe. Auch habe er eine MPU nicht geschafft, wiewohl er schon seit langem versuche, den Führerschein wieder zu bekommen.

»Ich habe beim Verkauf mir nicht gesagt, ich plane dies oder das ein, ich habe mir einfach aus der Tüte rausgenommen.« Allerdings habe er die Amphetamine ausschließlich für den Eigengebrauch verwendet und mit den aufgefundenen THC-Platten seinen Amphetaminkonsum finanziert. Für Bier und Essen sei vermutlich der Rest des Geldes draufgegangen. »Ein minimales Plus nach den Verkäufen wird es definitiv gegeben haben. Ein paar 100 Euro wird es für diese Menge Stoff schon gewesen sein.«

> Vgl. »Symptomcharakter« der Tat

In etwa seit rund einem Jahr habe der Proband immer wieder mal, seit wenigen Wochen jedoch »durchgehend und echt ernst« von Drogen weg wollen. »Ich habe es einfach nicht mehr gepackt, hatte aber Mitte Dezember noch so krass viel Stoff in der Wohnung. Den kann ich doch nicht einfach wegschmeißen. Es ist eine Art Jo-Jo Effekt. Man hofft auf sein Gehirn, seine Disziplin. Ich hatte in letzter Zeit einfach keine Disziplin mehr. Ich bin froh, dass ich hier bin. Ich wollte zuletzt nicht mal mehr einkaufen gehen, aber ich habe es bewusst gemacht. Ich war völlig kaputt.«

> Lebensumstände und Tagesablauf zu Tatzeitpunkten erfragen

Zu den Lebensumständen zum Zeitpunkt der dem Probanden zur Last gelegten Taten befragt, schilderte Herr Müller, dass er im Juli 2017 seinen Job als Barkeeper verloren habe, den er für zwei Monate gehabt habe. Eigentlich habe er hierbei für seine Verhältnisse recht gut gelebt. Allerdings sei er oft die komplette Nacht bis 1.00 oder gar 3.00 Uhr morgens in der Kneipe gewesen. Er hätte durchhalten müssen, dann wäre er festangestellt worden und hätte sich dort einen Namen machen können. Er sei aber vielmehr eines Tages nicht mehr hingegangen. Denn die Stelle sei in Musterhausen gewesen, er selbst wohne aber in Musterberg, es habe ihn jemand dort hinfahren müssen. Er habe bereits nach wenigen Arbeitstagen eine Art Abmahnung wegen Zuspätkommens erhalten. Gleichzeitig habe er damals »noch recht frisch meine neue Freundin mit vier Kindern kennengelernt«. Es sei einfach alles zu stressig, zu schlecht organisiert gewesen. So sei er nach der Schicht über irgendwelche Kollegen nach Musterberg gekommen und habe es insgesamt »komplett übertrieben«. Er habe sehr lange Zeit nur 2-3 Stunden geschlafen. Überhaupt sei die Tatsache, dass er keinen Führerschein habe, schon seit Jahren ein Dauerstress für ihn. Er habe die MPU nicht durchziehen können. Er habe es nicht geschafft, die Abstinenznachweise beizubringen und sei nicht weitergekommen als bis zur körperlichen Untersuchung beim TÜV. »Ich bin auch nicht verblödet oder so, aber die Abstinenz fällt mir sehr schwer. Wobei alles funktioniert hat außer Amphetamine.« Allerdings sei er im Jahr 2016 einmal für fünf Monate komplett »clean« gewesen und habe nicht einmal Alkohol getrunken. Dann habe er aber einmal nach einem abgegebenen Alkohol- und Drogentest »einfach so« wieder konsumiert, warum wisse er gar nicht ganz genau. Allemal habe er darauf spekuliert, dass der nächste Test nicht so rasch komme bzw. negativ sei, was aber so nicht der Fall gewesen sei. An dieser Stelle befragt, ob Herr Müller denn Entzugssymptome entwickelt habe, als er selbstständig »clean« geworden sei, schilderte der Proband ausgeprägte Schweißausbrüche und Zittern. Eine medizinische Behandlung sei aber nicht erfolgt.

> Wichtige Frage: Vgl. körperliche Entzugssymptomatik als eines der 6 Suchtkriterien nach ICD-10

Nach Juli 2017 habe er keine Arbeit mehr gehabt. Anfang Oktober habe zudem auch noch die Freundin überlegt, ihn zu verlassen, es aber dann doch nicht gemacht. »Sie sagte, ich komme mit ihren Kindern nicht klar. Aber ich kam gut mit ihnen aus. Aber ich war streng erziehend, sie hat zu viel durchgehen lassen.« Befragt, ob denn möglicherweise auch der Drogenkonsum ein Streitgegenstand gewesen sei, verneinte Herr Müller dies. Allerdings habe sie ihm schon gesagt, dass er aufpassen solle, weil irgendwann auch körperliche Symptome kommen würden. Phasenweise habe er sich auch »wie bei einem Schlaganfall« gefühlt.

In der Zeit von Juli bis zur Inhaftierung sei es ihm möglich gewesen, die vier Kinder mit zu versorgen und den Tag zu strukturieren. So habe er zu dieser Zeit »nicht rumgeasselt« und habe auch immer wieder mit den Kindern etwas unternommen wie beispielsweise Zoo oder Kino. »Eher war meine Freundin der Bremsklotz, weil sie psychisch selbst Probleme hat. Ich bin damals gerne und viel mit den Kindern raus. Ein Kindergartenkind hat mir den Tagesablauf geregelt.« Auch habe er vor den zwei, drei und fünf Jahre (Zwillinge) alten Kindern nichts eingenommen – immer erst, wenn sie im Bett oder nicht dagewesen seien. Allerdings immer wenn die Freundin mit den Kindern weggewesen sei, sei der große Absturz gekommen. So sei sie z. B. alle 1-2 Wochen zur ihren Eltern nach Berlin gefahren und er sei zwei Tage alleine gewesen. Dann sei er praktisch »dauerwach« und »dauerdicht und dauerdrauf« gewesen und habe riesige Mengen konsumiert (siehe unten).

Bis Oktober 2017 habe er »nicht wirklich Drogen verkauft, wobei das natürlich immer eine Frage ist, wie man es auslegt. Ich habe bei der ganzen Sache ja fast keinen Gewinn gemacht, das kotzt mich ja so an.« Er wolle keine genaueren Angaben dazu machen, bis Oktober 2017 habe es aber »keinen größeren Handel« gegeben.

Nochmals konkret mit den einzelnen Tatvorwürfen aus der Akte konfrontiert äußerte der Proband, dass er zu keinem der Vorwürfe etwas sagen wolle. Er könne nur darstellen, dass er ab Oktober 2017 definitiv verkauft habe, weil alles zu extrem geworden sei. Er habe keinen Job mehr gehabt, die Beziehung sei »wacklig und unsicher gewesen und es fliegt ja schließlich nicht vom Himmel«. Der Konsum sei zu diesem Zeitpunkt gesundheitsgefährdend gewesen. Ihm sei alles egal gewesen: »Freundin vielleicht bald weg, Job weg, Eltern enttäuscht, Führerschein weg.« Sogar in der Logistik habe er Absagen erhalten. Dennoch habe er auch in dieser Zeit nicht vor den Kindern konsumiert.

Exakte Fragen stellen

> Exakte Fragen sind wichtig, um ein Muster des Konsumverhaltens zeichnen zu können. Hier geht es wesentlich um die Frage, wie »kontrolliert« der Konsum noch verlief.
> Daher: intensiv und genau nachfragen inklusive damaliger Lebensumstände, Tagesabläufe, verbliebener Funktionen etc.!

Drogen- und Alkoholkonsum

Zu seinem Drogenkonsum zu dieser Zeit näher befragt, gab Herr Müller an, ca. 2 g THC sowie 3 g Amphetamine täglich konsumiert zu haben, wenn die Freundin mit den Kindern aber in Berlin gewesen sei, seien es etwa 5 g THC und 5 g Amphetamine gewesen. »Das war nicht mehr normal, es hat mich selbst erschreckt.« Auch Alkohol habe er in dieser Zeit konsumiert, jedoch erst ab November »extrem«. So habe er etwa eine Flasche Jägermeister und 7-8 Bier pro Tag getrunken. Bis zu diesem Zeitpunkt habe er den Alkohol eigentlich »gut in den Griff bekommen« gehabt. So habe er keine Körperverletzungen oder Beleidigungen mehr begangen. (Alle anderen Straftaten bis dahin seien nämlich unter Alkoholeinfluss erfolgt.) In der Zeit ab Oktober 2017 habe er auch drei Schachteln Zigaretten täglich geraucht. Das Geld für die große Menge an Drogen, die er sich gekauft habe, habe er sich geliehen. Dies sei das nächste Problem, dass draußen jemand sei, der vermutlich »richtig böse« auf ihn sei. Er selbst habe eigentlich eine Abmachung mit Herrn Schneider gehabt, dass dieser ihm eine große Menge THC abkaufe, sodass er eigentlich einen sicheren Abnehmer dafür gehabt hätte. Eigentlich sei alles gut geplant gewesen, wenn Schneider nicht zur Polizei gegangen wäre oder »denen ins Netz ist. Denn ich weiß gar nicht, wie das alles passiert ist, ob er mich verpfiffen hat, oder ob ihn die Bullen erwischt haben und dann hat er ausgepackt.«

Nochmals befragt, warum Herr Müller eine so große Menge an Drogen gekauft habe, äußerte er, dass Herr Schneider ihn wegen dem Kauf eines Kilos angesprochen habe, »besser geht es natürlich nicht«. Von der großen Menge habe er allerdings auch extra etwas für seinen eigenen Konsum eingeplant. Befragt, warum denn der große Einkauf des Herrn Schneider ausgerechnet über ihn gelaufen sei, äußerte der Proband, dass er dies selbst nicht wisse, er möglicherweise aber der günstigste gewesen sei. Zudem konsumiere er seit seinem 15. Lebensjahr immer wieder und habe daher entsprechende Kontakte.

> Aus mehreren Angaben des Probanden ersieht man eine relativ klare, gut strukturierte Tatplanung. Das ist wichtig für die Beurteilung der voluntativen Fähigkeiten (siehe unten). Insofern sind diese Aspekte genau zu erfragen!

Fragen zur Tatplanung

Zu seinem Tagesablauf zum Zeitpunkt der verfahrensgegenständlichen Taten gefragt, schilderte Herr Müller, dass er zumeist zwischen 10.00 und 12.00 Uhr aufgestanden sei, denn man habe vereinbart, dass sich morgens seine Freundin um die Kinder kümmere und er nachmittags. Er habe »dann einen gebaut und gezogen«. In der Regel habe er trotz des späten Aufstehens nur 1 bis 2 Stunden Schlaf gehabt, da er meistens bis 8.00 Uhr morgens durchgemacht habe. Er sei dann »ein bisschen wach« gewesen und habe nachmittags »die Kinder bespaßt«, sei mit ihnen in den Zoo, auf den Spielplatz »und lauter so Zeug«. Seine Freundin sei dabei nicht mitgekommen. Danach habe er mit seiner Freundin das Abendessen bereitet und eingenommen, die Kinder zu Bett gebracht und sich danach seinem Hobby, Graffiti, gewidmet. Dann sei er los, zu den Bahngleisen und Fabrikhallen. Dort habe er seine Leute getroffen und sie seien die ganze Nacht unterwegs gewesen. Das Ganze sei natürlich nur möglich gewesen unter dem Konsum von Amphetaminen.

Tagesablauf zu Tatzeitpunkten

An dieser Stelle explizit befragt, ob er unter seinem Konsum auch einmal Halluzinationen gehabt habe, äußerte der Proband, dass dies nicht der Fall gewesen sei, er dies aber von früher kenne, nämlich um das 18. Lebensjahr herum nach Konsum von Chrystal. So habe er damals immer wieder seinen Namen rufen gehört.

Wenn er nichts eingenommen habe, habe er starke Schlaflosigkeit und Schweißausbrüche verspürt. Ein unwiderstehliches Verlangen nach Drogen kenne er vor allen Dingen von Amphetaminen, dies sei ein »Riesenproblem«. Eine Dosis-Steigerung aufgrund nachlassenden Effekts kenne er nur teilweise. Körperliche und psychische Schäden durch Drogen seien ihm schon seit Jahren bekannt. So sei der Schlaf sehr schlecht gewesen und die Konzentration vermindert. Im Oktober 2017 seien auch noch Herzrasen und Panikattacken mit hinzugekommen. Dass er die Kontrolle über seinen Konsum verloren habe, kenne er auch bereits seit mehreren Jahren ebenso wie die Vernachlässigung anderer Interessen: So habe er früher kein Orgel- und Klavier- sowie Fußballspiel mehr betrieben wegen des Alkohols bzw. später wegen THC und Amphetaminen. Drogen und Alkohol hätten ihm sein sehr gutes Klavierspiel, das er vom fünften bis zum 16. Lebensjahr betrieben habe, zerstört.

Vgl. 6 ICD-10-Kriterien einer Suchterkrankung

> Bei solchen Fragestellungen gibt es oftmals einen fließenden Übergang zwischen Suchtmittelanamnese und Angaben zu den Sachverhalten. Zur Vermeidung von Redundanzen ist es durchaus legitim, die Anamnese entsprechend zu ergänzen. Bei Konsum mehrerer Substanzen fördert es die Übersichtlichkeit, die jeweilige Substanz, um die es geht, zu markieren bzw. hervorzuheben wie hier erfolgt.

Übergang zwischen Suchtmittelanamnese und Angaben zu den Sachverhalten

Weitere Suchtmittelanamnese soweit nicht bereits oben dargestellt

THC habe er im 15. Lebensjahr zu konsumieren begonnen und bereits ein halbes Jahr später regelmäßig geraucht. Die einzigen Ausnahmen vom regelmäßigen Konsum seien die oben erwähnte fünfmonatige Abstinenz aufgrund der MPU sowie eine kurze Phase von 3-4 Monaten gewesen, in der er wegen einer neuen Freundin nicht konsumiert habe. Er habe allerdings immer wieder versucht, aufzuhören, so zum Beispiel im Rahmen seiner Kochausbildung. Dies habe jedoch nicht funktioniert.

Amphetamine habe er im 17. Lebensjahr erstmals genommen. Der Konsum dieser habe sich »dann rasch eingeschlichen«, aber er habe es anfangs immer kontrolliert genommen, so zum Feiern. Täglich habe er es ab 2015 eingenommen. Amphetamine würden für ihn eine ganz große Suchtgefahr darstellen, vor diesen habe er wirklich Angst.

Bezüglich *anderer Substanzen* habe er »alles eingenommen außer Heroin«, so einmal Chrystal, einmal LSD sowie Ecstasy vom 17. bis zum 19. Lebensjahr. Kokain habe er ab dem 16. Lebensjahr immer mal wieder eingenommen. Opiate oder anderweitige Medikamente habe er nie ausprobiert.

Seit seinem zwölften Lebensjahr rauche er, so auch aktuell in etwa 15-20 Zigaretten täglich.

Bezüglich seines Alkoholkonsums befragt, gab der Proband an, dass er im zwölften Lebensjahr phasenweise damit begonnen habe. Vom 14. bis zum 19. Lebensjahr habe er jeden Tag Bier und Schnaps getrunken mit zwischendurch auch ganz extremen Phasen. In diesen habe er auch Straftaten begangen. Wenn er keinen Alkohol konsumiert habe, habe er körperliche Entzugssymptome gehabt mit starkem Schwitzen und Zittern, was nach Trinken von Alkohol wieder aufgehört habe. Bis Oktober 2017 habe er ca. 3-4 Bier pro Woche getrunken, Schnaps gar keinen. Ab Oktober habe er vermehrt Alkohol getrunken bzw. eigentlich erst ab November »extrem« So habe er etwa eine Flasche Jägermeister und 7-8 Bier pro Tag getrunken. Bis zu diesem Zeitpunkt habe er den Alkohol eigentlich »gut in den Griff bekommen« gehabt. Er habe über den Alkoholkonsum regelhaft die Kontrolle verloren und auch hier körperliche Schäden verspürt.

Befragt, ob Herr Müller denn bei Aufnahme in die Justizvollzugsanstalt körperliche Entzugssymptome verspürt habe, äußerte er, dass dies stark der Fall gewesen sei und er einige Tage in der medizinischen Abteilung der JVA verbracht habe.

Ergänzende psychiatrische Anamnese

Herr Müller berichtete, im Alter von 15 Jahren wegen Aggressionsproblemen in der Kinder- und Jugendpsychiatrie in Musterhausen gewesen zu sein. Auch ein oder zwei Jahre später sei er erneut dort gewesen. Irgendwann habe er bei einem Psychologen drei Gespräche gehabt, dann aber »keinen Bock mehr auf den Mist« gehabt. Nähere Hintergründe zu seiner stationär psychiatrischen Behandlung im Jugendalter kenne er nicht, er sei aber mit der Anforderung der Unterlagen von dort einverstanden. Konkret befragt, ob bei ihm auch einmal ADHS diagnostiziert oder diskutiert worden sei, verneinte der Proband dies.

Irgendwann sei er auch einmal wegen der Aggressionsprobleme beim Heilpraktiker gewesen.

Eine suchtspezifische Therapie habe er bisher noch nie gehabt.

Einen Suizidversuch habe es früher einmal gegeben, hierbei habe er sich »hackedicht auf die Straße gelegt«.

Derzeit leide er unter Schlafstörungen. Da er keine Arbeit habe und auch kaum in den Fitnessraum gehen könne, lese er viele Krimis und mache Sport auf seiner Zelle. Dennoch sei seine Stimmung »passabel«. Herr Müller skalierte diese bei 7 auf einer Skala von 0-10, wobei 0 eine sehr gedrückte und 10 eine sehr gute Stimmung bedeutet. Er sei nämlich froh, hier zu sein, auch wenn er gleichzeitig das Gefühl habe, nicht mehr in ein normales Leben zurückzukommen. Auch habe er vermehrt Ängste, so beispielsweise vor »Schwarzen«.

Derzeitigen psychischen und physischen Zustand beurteilen

> Obwohl es um den Zustand des Probanden zu den Tatzeitpunkten geht, ist auch der derzeitige psychische und physische Zustand zu beurteilen. Nur so können Zusatzinformationen für Prognose und Diagnose gewonnen werden.

Forensische Vorgeschichte und Vorstrafen

Die jetzige Haft sei seine erste Inhaftierung. 2013 sei er lediglich zwei Wochen in Arrest gewesen. Zu seinen früheren Straftaten wolle er keinerlei Angaben machen. Allerdings seien alle unter Alkoholeinfluss erfolgt, außer dem zur Last gelegten »Handeltreiben«. Etwa dreimal sei er in einer Ausnüchterungszelle gewesen.

C   Untersuchungsergebnisse

Körperlicher Untersuchungsbefund

(Da kein eigener Untersuchungsraum mit Liege und anderweitiger medizinischer Ausrüstung zur Verfügung stand, ist die körperliche Untersuchung nur als orientierend zu bezeichnen.)

Auf solche Einschränkungen durchaus hinweisen

Die körperliche Untersuchung des Probanden erbrachte folgende Ergebnisse:

Bei einer angegebenen Körpergröße von 180 cm und einem Körpergewicht von 85 kg war der Proband mit einem BMI von etwa 26,2 in einem guten Allgemein- und formal leicht übergewichtigen Ernährungszustand. Bei der Inspektion der Haut fielen mehrere Nävi und eine Tätowierung am rechten Hals und am linken Oberarm auf. (Beides seien die chinesischen

Zeichen der Namen früherer Freundinnen.) Weiter imponierte am rechten Oberarm ein Feuermahl bzw. ein Blutschwamm. Eine gelegentliche dermatologische Vorstellung war angeraten worden. Geschwollene Lymphknoten waren nicht feststellbar. Die Mundhöhle war unauffällig. Die Schilddrüse war nicht vergrößert tastbar, sie war gut schluckverschieblich. Der Herzschlag war mit 70 Schlägen/Min. rhythmisch, die Herztöne rein. Über den Lungen war ein vesikuläres Atemgeräusch zu auskultieren. Der Klopfschall zeigte sich sonor, die Lungenverschieblichkeit war in etwa zwei bis drei Zentimeter. Die Bauchdecke war weich, es waren keine Resistenzen tastbar und die Darmgeräusche waren in allen vier Quadranten regelrecht vorhanden. Die Milz war nicht tastbar, ebenso war kein Klopfschmerz über den Nierenlagern oder über der Wirbelsäule feststellbar.

Neurologischer Befund

Eine orientierende Untersuchung der Hirnnerven I–XII ergab keine Auffälligkeiten. Bei der Untersuchung der Reflexe imponierte ein sehr lebhaftes Reflexniveau an allen vier Extremitäten. Es hatte sich kein Hinweis auf pathologische Reflexe ergeben. Auch waren keine Faszikulationen feststellbar. Bei Romberg und Unterberger zeigte sich keine Pathologie, der Seiltänzer-Gang und der Einbeinstand waren sicher. Die Überprüfung der Motorik war unauffällig, die Untersuchung der Sensibilität ebenso. Der Finger-Nase-Versuch war ebenso unauffällig wie der Finger-Folge-Versuch. Störungen des autonomen Nervensystems sowie dysplastische Zeichen waren nicht festzustellen.

> Wichtig, vgl. Sensibilitätsstörungen bei langjährigem Alkoholkonsum

Psychischer Befund

Der anfangs zunächst relativ wortkarge, verschlossen wirkende, aber im Verlauf sich zusehends öffnende Proband war bei der ambulant in der Justizvollzugsanstalt durchgeführten Untersuchung zu allen vier Qualitäten voll orientiert, bewusstseinsklar und wach.

Die Konzentrationsfähigkeit und die Aufmerksamkeit waren in orientierender Überprüfung (z. B. Rechenaufgaben und Erinnern von fünf Begriffen) allenfalls leicht herabgesetzt. Hinsichtlich des Abstraktionsvermögens und der Merkfähigkeit ließen sich keine Auffälligkeiten feststellen.

Formalgedanklich zeigte sich der Proband stets geordnet.

Inhaltlich ließen sich im Denken keine Wahninhalte oder überwertige Ideen eruieren. Zwänge wurden verneint. Sinnestäuschungen oder Ich-Störungen ließen sich ebenfalls nicht feststellen, wurden aber von Herrn Müller als bekannte Phänomene unter Substanzeinfluss aus früherer Zeit beschrieben.

Der Affekt zeigte sich euthym. Schwingungsfähigkeit war voll vorhanden.

Im Antrieb bzw. der Psychomotorik imponierte eine motorische Unruhe (siehe dazu auch Verhalten bei der Untersuchung). Es bestanden diffuse und vielfach unbestimmte, aber auch gerichtete Ängste.

Es lagen Durchschlafstörungen vor. Von akuter Suizidalität war der Proband klar und glaubhaft distanziert, es bestanden weder aktive noch passive Todeswünsche. Eine unmittelbare Fremdgefährdung war nicht feststellbar.

Verhalten bei der Untersuchung

Zu Beginn der Exploration zeigte sich Herr Müller relativ verschlossen und wortkarg. Auch bestand ein leichtes Misstrauen gegenüber dem Gutachter. Herr Müller erkundigte sich im Verlauf der Untersuchung mehrfach, inwieweit Angaben ihn belasten könnten und er wünschte zu einigen Bereichen keine Informationen zu geben.

Gleichwohl wurde der Proband im Verlauf der Untersuchung zunehmend offener und auskunftsbereiter und berichtete zum Ende hin sehr ausführlich. Insgesamt war das Verhalten während der Untersuchung freundlich zugewandt und – abgesehen von den entsprechenden Inhalten, zu denen er nichts sagen wollte – kooperativ.

> Hier ersieht man schön, wie sinnvoll es ist, neben dem psychischen Befund auch einen Absatz zur Verhaltensbeobachtung einzufügen.

Verhaltensbeobachtung sinnvoll

Herr Müller hielt zumeist Blickkontakt mit dem Gutachter.

Von Beginn an imponierte eine deutliche motorische Unruhe. Diese äußerte sich z. B. im Zittern eines Knies oder im Wippen mit einem Fuß oder auch im Wippen mit dem ganzen Stuhl. Eine Zunahme dieser Verhaltensmuster oder eine nachlassende Konzentration während der annähernd dreistündigen, pausenfreien Untersuchung war nicht zu bemerken.

Bezüglich des potentiellen Ausgangs des Verfahrens (vgl. Haft/Maßregel bzw. je nach Strafmaß ggf. Haft/Haft und Maßregel) zeigte sich eine erhebliche Ambivalenz bei Herrn Müller, welchen Ausgang er eigentlich für sich selbst wünsche.

D Zusätzliche Untersuchungsergebnisse

Fragebogen MALT

Der sogenannte Münchner Alkoholismus Test (Feuerlein et al. 1999) ist gegliedert in einen Selbstbeurteilungsfragebogen sowie einen Fremdbeurteilungsfragebogen. Der erste besteht aus 24 Fragen, die mit »ja« oder »nein« beantwortet werden können, der zweite enthält sieben Fragen, die nach Anamneseerhebung sowie klinischer Untersuchung vom Arzt zu beantworten sind. Die Ergebnisse des Fremdbeurteilungsteiles erhalten eine vierfache Wertung, die Aussagen der eigenen Beurteilung eine einfache Gewichtung. Bei Testwerten von 6-10 Punkten ergibt sich der Verdacht auf eine Alkoholabhängigkeit, bei Testwerten von 11 oder mehr Punkten wird von einer Alkoholabhängigkeit ausgegangen. Im MALT-Test erreichte der Proband 16 Punkte.

> **Tests laienverständlich erklären**
>
> Wie üblich: Ablauf, Inhalt und Zweck der Tests erklären!
> Hier ergab sich keine Indikation für weitere Testuntersuchungen (auch nicht für Aggravation/Supernormalität). Insofern wurde auf weitere Tests verzichtet.

Fragebogen AUDIT

Dieser Test (Alcohol Use Disorders Identification Test) (Babor et al. 2001) ist ein Selbstfragebogen, der der Einschätzung der eigenen Trinkgewohnheiten dient. Der Test wurde im Auftrag der WHO entwickelt und wird auch von ihr empfohlen. Die Punkte der einzelnen Unterfragen werden addiert zu einer Gesamtpunktzahl. Der minimale Wert ist null, der maximale 40. Eine Punktzahl von acht Punkten oder mehr weist auf einen gefährlichen bzw. schädlichen Alkoholkonsum in. Der Proband erreichte einen Wert von 22 Punkten.

E Zusammenfassung und Beurteilung

Gemäß dem Schreiben der Staatsanwaltschaft Musterhausen vom 02.02.2018 sollte ein psychiatrisches Gutachten erstellt werden zu den Fragen, ob aus medizinischer Sicht bei dem 1990 geborenen Herrn Müller zur Zeit der Begehung der verfahrensgegenständlichen Taten Eingangsmerkmale der §§ 20 und 21 StGB vorgelegen hatten und ob diese die Annahme begründen, dass die Fähigkeit, das Unrecht der Taten einzusehen oder nach dieser Einsicht zu handeln, ausgeschlossen oder erheblich vermindert war. Weiter wurde gefragt, ob bei dem Probanden ein Hang, alkoholische Getränke oder berauschende Mittel im Übermaß zu sich zu nehmen, vorliegt und ob die medizinischen Voraussetzungen des § 64 StGB greifen.

> **Zusammenfassende Darstellung der Hintergründe**
>
> Wiederholung der Fragestellung und der wesentlichen Hintergründe! Auch dieser Teil des Gutachtens sollte übersichtlich gestaltet sein. Hier wurde dies erreicht durch kursiv drucken der jeweiligen Hauptaspekte des Absatzes.

Hintergrund ist, dass bei dem Probanden gemäß Akteninformationen (er selbst machte zu den vorgeworfenen Taten kaum Angaben) bei einer Wohnungsdurchsuchung im Januar 2018 1808 g Haschisch, 555 g Marihuana und 88 g Amphetamine vorgefunden worden waren. Ein Zeuge namens Schneider hatte im Vorfeld angegeben, bei dem Probanden ab Juni 2017 bereits fünf bis zehnmal Drogen jeweils im Wert von 50–100 Euro eingekauft zu haben. Im Januar 2018 hatte Herr Schneider jedoch eine größere Menge THC (der Wirkstoff von Cannabis und Marihuana) kaufen wollen, um dieses selbst wiederum Gewinn bringend weiterzuverkaufen. So hatte er nach seinen Schilderungen 1 kg bei dem Probanden für 7.000 Euro gekauft, welches trotz gleichsam spontanen Entschlusses, eine solch große Menge zu kaufen, sofort durch Herrn Müller hatte übergeben werden können.

Der Proband selbst hatte die Vorwürfe zwar eingeräumt, aber keine weiteren Angaben dazu gemacht. Auch im Rahmen der jetzigen Begutachtung hatte er lediglich geschildert, bis Oktober 2017 »keinen größeren Handel« betrieben zu haben, aber ab Oktober 2017 Drogen gewinnbringend verkauft zu haben, um seinen eigenen Konsum finanzieren zu können. Zu Häufigkeit, Menge, Substanzen etc. wollte Herr Müller keine Angaben machen.

Bereits vor den dem Probanden zur Last gelegten Taten war Herr Müller strafrechtlich verschiedentlich in Erscheinung getreten. So enthält der Auszug aus dem Bundeszentralregister vom 22. Februar 2018 seit Juli 2008 sieben Einträge, so wegen wiederholten Diebstahls, fahrlässiger Trunkenheit im Verkehr mit vorsätzlichem Fahren ohne Fahrerlaubnis in Tatmehrheit mit Widerstand gegen Vollstreckungsbeamte und vorsätzlicher Körperverletzung, unerlaubten Handeltreibens mit Betäubungsmitteln in Tatmehrheit mit unerlaubtem Besitz von Betäubungsmitteln, wegen fahrlässiger Gefährdung des Straßenverkehrs mit vorsätzlicher Trunkenheit sowie zuletzt im November 2014 wegen unerlaubter Einfuhr von Betäubungsmitteln.

Bei der aktuellen Untersuchung zeigte sich ein anfangs zunächst relativ wortkarger, verschlossen wirkender Proband, der sich aber im Verlauf zusehends öffnete und die ihm gestellten Fragen – abgesehen von Befragungen zu früheren und aktuellen Straftaten – umfassend beantwortete. Jedoch ist explizit nochmals zu betonen, dass Herr Müller (wie auch bereits bei den bisherigen Verhören) im Wesentlichen keine Angaben zu den verfahrensgegenständlichen Taten machte. Allerdings räumte er ein, dass er in etwa seit Mitte Dezember 2016 Drogen in seiner Wohnung gehabt und seit Oktober 2017 auch verkauft hatte, um seinen eigenen Konsum so finanzieren zu können. Denn ab diesem Zeitpunkt, so machte Herr Müller geltend, gab es zahlreiche psychosoziale Belastungsfaktoren: So hatte er zunächst im Juli 2017 seinen Job als Barkeeper verloren. Anfang Oktober hatte die vergleichsweise noch neue Freundin überlegt, die Beziehung zu ihm zu beenden. Herr Müller schilderte ab diesem Zeitpunkt ein überwiegend auf kurzfristige Bedürfnisbefriedigung ausgerichtetes, zielloses Leben mit exzessivem Drogen- und Alkoholkonsum und durchgemachten Nächten mit völlig aufgehobenem Tag-Nacht-Rhythmus. Allerdings gelang es ihm nach seinen Angaben auch in dieser Phase noch, den Konsum insoweit zu kontrollieren, als dass er nicht vor den Kindern seiner Freundin Drogen konsumierte. Bezüglich seines Drogen- und Alkoholkonsums zu dieser Zeit gab Herr Müller an, ca. 3 g THC sowie 5 g Amphetamine täglich konsumiert sowie etwa eine Flasche Jägermeister und 7-8 Bier pro Tag getrunken zu haben.

> **Angaben des Probanden mit Akteninformationen abgleichen**
>
> Hier gilt es, die Angaben des Probanden mit den Akteninformationen zu vergleichen und ggf. Widersprüche und Übereinstimmungen darzustellen, falls entsprechende Unterlagen vorliegen (was hier nur bedingt der Fall war). In jedem Fall sind alle Inhalte der Exploration inklusive Biografie, Suchtmittel- und psychiatrische Anamnese fragebezogen zentriert zusammenzufassen.
> Cave: Dies ist keine simple Wiederholung der vorausgehenden Exploration, sondern eine fokussierte Zusammenfassung, bevor die Beurteilung beginnt.

Deckungsgleichheit zu Vorbefunden

Von Seiten seiner Biografie berichtete der Proband von einer zunächst weitgehend unauffälligen Kindheit mit geordneten Familienverhältnissen. Lediglich Verzögerungen beim Erlernen des Laufens und verlängertes Bettnässen aufgrund von Alpträumen wurden von Herrn Müller als Auffälligkeiten angegeben. Ab der 9. Gymnasialklasse war es jedoch vermehrt zu Mobbing-Erlebnissen und zu verschiedenen Verhaltensauffälligkeiten sowie zunächst disziplinarischen, dann leistungsbedingten schulischen Schwierigkeiten gekommen. Weitgehend in Einklang zu den Angaben des Probanden wurde in diesem Alter in einem Arztbericht der Kinder- und Jugendpsychiatrie Musterhausen vom 18.09.2007 von aggressiven Durchbrüchen sowie weiter von oppositionellem Verhalten berichtet, was primäre Aufnahmegründe für eine zu dieser Zeit erfolgte stationär-psychiatrische Behandlung waren. Die Diagnosen des Arztberichtes lauten »akute Alkoholintoxikation« (ICD-10: F10.0), »Störung des Sozialverhaltens mit aggressiven Durchbrüchen« (ICD-10: F91.2) und »Verdacht auf eine Persönlichkeitsentwicklung mit paranoiden Zügen im Sinne von starker Kränkbarkeit«. In Deckung zu dem gutachterlichen Gesamteindruck wurde damals davon geschrieben, dass bei Normbegabung »keine umschriebene Entwicklungsstörung« und »keine abnormen psychosozialen Umstände« vorliegen. Trotz Verlassens der Schule ohne Abschluss konnte der Proband im Rahmen von externen Abendkursen den qualifizierenden Hauptschulabschluss sowie die mittlere Reife nachholen. Im Anschluss waren Arbeiten bei Zeitarbeitsfirmen sowie 2011 oder 2012 eine Kochlehre gefolgt, welche nach ca. zweieinhalb Jahren abgeschlossen wurde. Mehrere kürzere Tätigkeiten waren gefolgt, so u. a. als selbstständiger Mietkellner, Arbeiter in einer Bäckerei sowie erneut Tätigkeiten bei verschiedenen Zeitarbeitsfirmen.

Seit seinem 15. Lebensjahr hatte Herr Müller nahezu durchgängig bis zu seiner Inhaftierung verschiedenen Drogen konsumiert. So berichtete er im Rahmen der Suchtmittelanamnese, dass er THC im 15. Lebensjahr zu konsumieren begonnen und bereits ein halbes Jahr später regelmäßig bis zur Inhaftierung konsumiert hatte – abgesehen von einer fünfmonatigen Abstinenz aufgrund einer MPU sowie einer kurzen Phase von 3-4 Monaten. Amphetamine hatte er im 17. Lebensjahr erstmals und ab 2015 täglich eingenommen. Amphetamine schilderte der Proband als die Substanz, die er für sich selbst als problematischste erlebte, mit höchstem Suchtpotential. Auch andere Drogen hatte Herr Müller immer wieder eingenommen und von Seiten des Alkoholkonsums zahlreiche Phasen mit massiv übersteigertem Konsum beschrieben, wiewohl er nach seinen Schilderungen in etwa von 2014-Oktober 2017 dieses Problem in den Griff bekommen hatte.

> An dieser Stelle endet der erste Teil der Zusammenfassung und Beurteilung, nämlich die *Zusammenfassung*. Nun folgt die *Beurteilung* mit diagnostischer Einordnung, Subsumption unter ein Eingangsmerkmal, falls vorhanden, sowie Diskussion eventuell gegebener Funktionsbeeinträchtigungen. Dabei sollte das Krankheitsbild laienverständlich erklärt werden und auch, warum es aus medizinischer Sicht vorliegt!

Erster Teil der Zusammenfassung

Aufgrund der vorliegenden Akteninformationen und der eigenen Untersuchungsergebnisse besteht zunächst einmal kein Zweifel, dass *von diagnostischer Seite* eine Abhängigkeit im Sinne einer Störung durch multiplen Substanzgebrauch (ICD-10: F19.2, auch sog. Polytoxikomanie) vorliegt. Unter einem solchen Abhängigkeitssyndrom ist eine Gruppe körperlicher, Verhaltens- und kognitiver Phänomene zu verstehen, bei denen der Konsum einer Substanz oder einer Substanzklasse für die betroffene Person Vorrang hat gegenüber anderen Verhaltensweisen, die von ihr früher höher bewertet wurden. Ein entscheidendes Charakteristikum der Abhängigkeit ist der oft starke, gelegentlich übermächtige Wunsch, psychotrope Substanzen oder Medikamente, Alkohol oder Tabak zu konsumieren. Die sichere Diagnose einer Abhängigkeit sollte nur gestellt werden, wenn während des letzten Jahres drei oder mehr der folgenden Kriterien gemäß ICD-10 gleichzeitig vorhanden waren:

Krankheitsbild laienverständlich erklären

- Ein starker Wunsch oder eine Art Zwang, psychotrope Substanzen zu konsumieren.
- Verminderte Kontrollfähigkeit bezüglich des Beginns, der Beendigung und der Menge des Konsums.
- Ein körperliches Entzugssyndrom bei Beendigung oder Reduktion des Konsums.
- Nachweis einer Toleranz. Um die ursprünglich durch niedrigere Dosen erreichten Wirkungen der psychotropen Substanz hervorzurufen, sind zunehmend höhere Dosen erforderlich.
- Fortschreitende Vernachlässigung anderer Vergnügen oder Interessen zugunsten des Substanzkonsums, erhöhter Zeitaufwand, um die Substanz zu beschaffen, zu konsumieren oder sich von den Folgen zu erholen.
- Anhaltender Substanzkonsum trotz Nachweis eindeutig schädlicher Folgen.

Suchtkriterien nach ICD-10

Werden mehrere Abhängigkeit erzeugende Substanzen nebeneinander eingenommen, und ist der Betreffende von mehr als einer Substanz abhängig, ohne dass eine davon eindeutig überwiegt, wird dies als Polytoxikomanie bezeichnet. Hier gilt es, die verschiedenen von Herrn Müller eingenommenen Substanzen nochmals darzustellen:

Auch wenn erst ab Oktober 2017 eine massive Dosissteigerung von Amphetaminen erfolgt war, so ist ein steter, praktisch täglicher Konsum seit mehreren Jahren vorhanden. Herr Müller schilderte bezüglich Amphetaminen ein »unwiderstehliches Verlangen«, körperliche und psychische Schäden, einen Kontrollverlust, die »fortschreitende Vernachlässigung anderer Vergnügen oder Interessen zugunsten des Substanzkonsums« sowie körperliche Entzugssymptome ohne Substanzeinnahme. Diese sind auch eindrucksvoll belegt in der Krankenakte der JVA bei Aufnahme des Probanden dort. Daher sind bezüglich Amphetamine weit mehr als die geforderten drei Sucht-Kriterien während der letzten 12 Monate gegeben.

Bezüglich THC erfolgte ebenfalls ein steter, praktisch täglicher Konsum seit mehreren Jahren. Auch hier gab der Proband an, dass er starke Schlaflosigkeit und Schweißausbrüche verspürt hatte, wenn er kein THC konsumiert hatte. Körperliche und psychische Schäden durch THC wie auch Kontrollverlust und die Vernachlässigung anderer Interessen wurden ebenfalls bejaht. Insofern sind auch hier die ICD-10-Kriterien für eine Suchterkrankung gegeben, auch wenn chronischer Cannabiskonsum in aller Regel keine körperlichen Entzugssymptome verursacht (Mann et al. 2013).

Bezüglich Alkohols wurden ebenfalls körperliche Entzugssymptome, Kontrollverlust, körperliche Schäden und eine Vernachlässigung anderer Interessen zugunsten des Konsums beschrieben, sodass auch hier eine Abhängigkeitserkrankung vorliegt.

Auf jede der konsumierten Substanzen eingehen	Tatsächlich sollte man sich die Arbeit machen, sofern möglich, auf jede der konsumierten Substanzen einzeln einzugehen. Denkbar ist nämlich auch, dass z. B. »nur« eine Abhängigkeit von Amphetaminen vorliegt, bezüglich THC aber nur ein Missbrauch besteht. Eine exakte diagnostische Einordnung ist die Grundlage jeglicher Beurteilung! Die Kenntnis des »Szenenjargons« und der verschiedenen Bezeichnungen der Substanzen ist gerade für die Exploration des Probanden hilfreich.

Somit steht außer Frage, dass die Abhängigkeitserkrankungen nicht einzeln aufzuführen sind, sondern unter dem Begriff der Abhängigkeit im Sinne einer Störung durch multiplen Substanzgebrauch (ICD-10: F19.2) zu subsumieren sind. Der Vollständigkeit halber ist zu ergänzen, dass auch eine Nikotinabhängigkeit vorliegt, die ebenfalls unter dieses Krankheitsbild fällt und daher nicht separat zu diagnostizieren ist. Ähnliches gilt für den immer wieder erfolgten Missbrauch von Ecstasy und Kokain, von denen zwar keine Abhängigkeit bestand, aber ein missbräuchlicher Konsum.

Die bei der Begutachtung gemachten Angaben des Probanden zu seinem Suchtmittelkonsum wurden durch das Gutachten der forensisch-analytischen Laboratorien von Professor Dr. Muster vom 30.03.2018 gleichsam verifiziert.

Die im Jugendalter diagnostizierte Störung des Sozialverhaltens bei vorhandenen sozialen Bindungen (ICD-10: F91.2) ist ein Krankheitsbild, das durch ein »andauerndes Muster von dissozialem, aggressivem oder aufsäs-

4.2 Beispielgutachten aus dem Strafrecht

sigem Verhalten« (ICD-10) gekennzeichnet ist. Oftmals »verwächst« sich dieses Krankheitsbild im Erwachsenenalter oder geht in eine Persönlichkeitsstörung über. Der »Verdacht auf eine Persönlichkeitsentwicklung mit paranoiden Zügen« wurde bereits vor rund zehn Jahren bei Herrn Müller diskutiert (vgl. Arztbericht der Kinder- und Jugendpsychiatrie Musterhausen vom 18.09.2007). Tatsächlich imponierten im aktuellen psychopathologischen Befund diffuse und vielfach unbestimmte, aber auch gerichtete Ängste, die durchaus als starkes Misstrauen eingeordnet werden können, wie es z. B. bei einer paranoiden Persönlichkeitsstörung vorkommen kann. Dennoch finden sich derzeit keine weiteren diagnostischen Kriterien für eine solche sowie auch nicht die konstituierenden Faktoren für Persönlichkeitsstörungen im Allgemeinen gemäß ICD-10. Es ist auch zu berücksichtigen, dass alle Verhaltensweisen des Probanden in den vergangenen Jahren durch einen massiven Drogenkonsum überlagert waren und somit der Blick auf die Primärpersönlichkeit gleichsam verstellt ist.

Diskussion eventuell weiterer Diagnosen

Zusammenfassend findet sich daher keine andere psychiatrische Diagnose als die oben gestellte.

> Dies ist wichtig, weil man als Sachverständiger bezüglich aller vier Eingangsmerkmale der §§ 20/21 StGB ein eventuelles Vorliegen zu überprüfen hat.

Eingangsmerkmale §§ 20/21 StGB

Nach gängiger forensischer Lehrmeinung gehören Alkohol- oder Drogenintoxikationen und körperliche Abhängigkeiten (wie sie bei Herrn Müller vorliegen) zum *Eingangsmerkmal* der »schweren anderen seelischen Störung« (»Abhängigkeitssyndrome sind dem Eingangsmerkmal der schweren anderen seelischen Abartigkeit zuzuordnen.« [Häßler et al. 2016, S. 255, aufgrund der 2016 geltenden Nomenklatur hier noch als »Abartigkeit« bezeichnet]).

Nächster Schritt: Subsumption

Auch wenn der Proband gewissen Alltagsleistungen trotz der Suchterkrankung nachzugehen im Stande war, so belegen Haaranalyse und Behandlung in der JVA eine doch so erhebliche Ausprägung der Diagnose, dass ein Eingangsmerkmal zu bejahen ist.

Diagnose ist nicht gleich Eingangsmerkmal, erst bei entsprechender Ausprägung ist dieses zu bejahen.

Nächster Schritt

> Subsumption der Diagnose unter das entsprechende Eingangsmerkmal

Der weitere Schritt zur Beurteilung der Schuldfähigkeit besteht in einer *normativen Beurteilung einer gegebenen Funktionsbeeinträchtigung*. Nachvollziehbarer Weise geht es im vorliegenden Fall nur um die Frage der Steuerungsfähigkeit und nicht um die der Einsichtsfähigkeit. Eine Beeinträchtigung der Steuerungsfähigkeit ist in der Regel bedingt durch Einbußen der voluntativen Fähigkeiten, die zu Handlungsvorgängen beitragen – der Bundesgerichtshof hat im Laufe der Jahre die Beeinträchtigung der Steue-

Diskussion der Funktionsbeeinträchtigungen

rungsfähigkeit bei Drogenabhängigen im Wesentlichen auf vier Fallkonstellationen begrenzt (Pfister 2010):

1. Wenn ein langjähriger Konsum zu schwerster Persönlichkeitsveränderung geführt hat.
2. Wenn der Betreffende unter starken Entzugserscheinungen leidet und durch sie getrieben wird, sich durch eine Straftat Drogen zu beschaffen.
3. Wenn das Delikt im akuten Rausch verübt und durch diesen bedingt war.
4. Wenn der Betreffende bereits starke Entzugserscheinungen erlebt hat und aus Angst vor ihrem erneuten Auftreten eine Straftat begeht.

Tipp! Pfister (2010) ist eine hochwichtige Literaturstelle bei der Diskussion des Vorliegens der medizinischen Voraussetzungen der §§ 20 und 21 StGB bei »Drogenabhängigkeit«!

Medizinische Fachbegriffe erklären

Hierbei ist vorab festzustellen, dass der Proband zu den verfahrensgegenständlichen Tatzeitpunkten unter anderem durch eine ihn stabilisierende Beziehung durchaus in der Lage war, seinen Alltag zu strukturieren, der Kinderversorgung (der Kinder seiner damaligen Freundin) nachzukommen und seinen Konsum zumindest soweit kontrollieren konnte, dass er nicht vor den Kindern Drogen konsumierte. Hier ist ergänzend anzumerken, dass der langjährige Konsum bis zum Zeitpunkt der aktuellen Untersuchung nicht zu »schwerster Persönlichkeitsveränderung« im Sinne einer sogenannten Depravation (vereinfacht gesagt ein Verfall des ursprünglichen Persönlichkeitsgefüges) geführt hat. Dies wurde insbesondere durch die aktuelle Begutachtung im seit Längerem drogenfreien Zustand belegt. Insofern ist der erste oben aufgeführte Punkt ebenso klar zu verneinen wie die Punkte zwei und drei, was aufgrund der deutlichen Ersichtlichkeit auch keiner weiteren Diskussion unterzogen werden muss.

Wichtige Literaturstelle bei »Drogenabhängigkeit«

Allerdings schilderte der Proband gerade an den Wochenenden (bei Abwesenheit seiner Freundin) einen psychischen Ausnahmezustand mit einem nur auf kurzfristige Bedürfnisbefriedigung ausgerichteten, vollkommen ziellosen Leben mit exzessivem Drogen- und Alkoholkonsum und durchgemachten Nächten mit völlig aufgehobenem Tag-Nacht-Rhythmus. So wie Herr Müller dies beschrieb, befand er sich zu diesem Zeitpunkt im Stadium 4 nach Waldmann (1975), nämlich in der sog. »Drogenkonditionierung«, in der Rauschmittel vorwiegend zur Vermeidung körperlicher Entzugssymptome eingenommen werden. Insofern ist der vierte, bei Pfister (2010) aufgeführte Punkt möglicherweise gegeben. Die große Problematik bei der abschließenden Beurteilung einer ggf. gegebenen Funktionsbeeinträchtigung zeigt sich derzeit darin, dass Herr Müller keine Angaben zu den näheren Tatumständen machte, welche jedoch für die psychiatrische Funktionsbeschreibung relevant wären. Insofern können hier nur folgende Überlegungen aufgeführt werden:

Pro verminderte Steuerungsfähigkeit

Für eine erheblich verminderte Steuerungsfähigkeit spricht, dass »im forensischen Kontext… nur im Stadium drei oder vier [nach Waldmann] von einer erheblich verminderten Steuerungsfähigkeit ausgegangen bzw. diese diskutiert werden [kann]. Dabei kommt auch der Frage eines drohenden Entzuges eine gewisse Bedeutung zu.« (Häßler et al. 2016. S. 268). Herr Müller schilderte einen gleichsam wahllosen Zugriff aus der Tüte mit den entsprechenden Drogen.

Gegen eine erheblich verminderte Steuerungsfähigkeit für die Taten ab Oktober 2017 spricht, dass bei der Frage eines drohenden Entzuges vorausgesetzt wird, »dass der Proband bereits schwere Entzüge erlebt hat (Objektivierung durch ärztliche Befunde!) und entsprechende beginnende Entzugserscheinungen zum Tatzeitpunkt klinisch zu belegen sind.« (Häßler et al. 2016, S. 268) Dies ist nach dem aktuellen Kenntnisstand so nicht der Fall. Weiterhin berichtete Herr Müller, von der großen Menge Drogen extra etwas für den eigenen Konsum eingeplant zu haben, was klar für ein gerichtetes und geplantes Vorgehen spricht. Insofern ist hier zu zitieren aus Schramm und Kröber 1994 (in Venzlaff et al. 2015, S. 208): »Handelt es sich dagegen… um die Erkenntnis des nahenden Entzugs, so kann ein solcher Zustand keiner strafrechtlichen Merkmalskategorie zugeordnet werden und eine rechtliche Folgerung ist nicht zu belegen.«

Contra verminderte Steuerungsfähigkeit

> Wie vermutet, zeigte sich im Zusammenhang mit der Hauptverhandlung einige Monate nach Abfassen dieses Gutachtens, dass die medizinischen Voraussetzungen der §§ 20 und 21 StGB nicht vorlagen.

Info aus Hauptverhandlung

Abschließend ist noch gemäß Dittmann (2010) darüber hinaus im Zusammenhang mit der Frage der Schuldfähigkeit unter dem Einfluss psychotroper Substanzen zu prüfen, ob eine Abhängigkeitserkrankung solchen Schweregrades vorhanden ist, dass das gesetzliche Merkmal der schweren anderen seelischen Störung erfüllt ist. Es sei schließlich nochmals zu prüfen, ob kognitive Funktionen so erheblich beeinträchtigt waren, dass diese Einfluss auf die Einsichtsfähigkeit haben konnten. Gemäß Dittmann sind Kriterien, die für eine Beeinträchtigung der Schuldfähigkeit sprechen, eine gestörte Orientierung, die Einengung des Wahrnehmungsfeldes, Situations- und Personenverkennung, Denkstörungen, schablonenhaftes Handeln, ein Missverhältnis zwischen Anlass und Reaktion, ein abrupter Tatablauf ohne Sicherungstendenzen, eine auffallende Psychomotorik sowie eine fehlende Affektmodulation und deutliche neurologische Ausfälle. Aus den derzeit vorliegenden Informationen gibt es, wie bereits oben im Zusammenhang mit eventuellen Persönlichkeitsauffälligkeiten dargestellt, hierfür keine Anhaltspunkte.

Im nächsten Schritt ist *das Vorliegen der medizinischen Voraussetzungen des § 64 StGB* zu überprüfen.

> Bei der Frage, ob aus medizinischer Sicht die Voraussetzungen des § 64 StGB vorliegen, gilt es folgende vier Aspekte zu überprüfen (Näheres vgl. Lehrbücher):

Voraussetzungen des § 64 StGB

- Hang
- Symptomcharakter der Tat
- Negative Legalprognose
- Positive Therapieaussicht

Hang

Der Hang ist bekanntermaßen die »eingewurzelte, auf psychische Disposition zurückgehende oder durch Übung erworbene intensive Neigung, immer wieder Rauschmittel im Übermaß zu konsumieren« (vgl. z. B. in Nedopil und Müller 2017, S. 47), wobei das Maß des gesundheitlich Verträglichen überschritten sein muss (vgl. z. B. BGH-Bezug in Venzlaff et al. 2015). Bekanntermaßen stellt bereits allein die »Abhängigkeit im medizinischen Sinn regelmäßig einen Hang im Sinne des § 64 StGB dar« (Venzlaff et al. 2021, S. 119). Es bestehen somit keinerlei Zweifel, dass ein Hang im Sinne des § 64 StGB bei Herrn Müller vorliegt. Gerade auch die Überschreitung des gesundheitlich verträglichen Maßes wurde wiederholt vom Probanden beschrieben.

Symptomcharakter der Tat

Auch wenn Herr Müller nur sehr begrenzte Angaben zu den genaueren Tatumständen und Hintergründen machte, kann aus seinen Angaben dennoch auf einen Symptomcharakter der Tat geschlossen werden. So muss bekanntermaßen zwischen der Tat und dem Hang ein ursächlicher Zusammenhang bestehen. Einerseits kann ein ursächlicher Zusammenhang angenommen werden, »wenn die Tat in der Alkohol- und Rauschmittelabhängigkeit ihre Wurzeln hat« (Fischer 2019, § 64 Rn. 13; Sk-Sinn 2016, § 64 Rn. 8 in Venzlaff et al. 2021, S. 119). Andererseits aber muss in der Tat die auf den Hang zurückgehende Gefährlichkeit zum Ausdruck kommen. Beides ist der Fall: Die Taten spätestens ab Oktober 2017 erfolgten zur Deckung des Eigenkonsums und es besteht auch eine auf den Hang zurückgehende Gefährlichkeit, wie leicht ersichtlich ist und keiner weiteren Darstellung bedarf.

Negative Legalprognose/ positive Therapieaussicht

Bezüglich der Punkte negative Legalprognose und positive Therapieaussicht ist aufzuführen, dass Herr Müller bisher noch keine suchtspezifische, längerfristige Therapie erfahren hat. Er kann selbst benennen, dass sein Konsum ein erheblich gesundheitsgefährdendes Maß erreicht hat und wünscht selbst, von den Drogen wegzukommen. Dieses Phänomen ist so ausgeprägt, dass der Proband wiederholt äußerte, froh über seine Inhaftierung zu sein. Gleichwohl besteht eine gewisse Ambivalenz bezüglich einer Therapie im Sinne des § 64 StGB – womöglich nicht zuletzt deshalb, weil Herr Müller der Meinung ist, abgesehen von Amphetaminen auch ohne professionelle Hilfe von den anderen Suchtstoffen wegzukommen. Aus medizinischer Sicht ist dies eine Fehleinschätzung: Ohne eine intensive, längerfristige Suchttherapie besteht die sehr große Gefahr weiteren Suchtmittelkonsums und sodann weiterer Delinquenz.

Insgesamt gibt es somit keine Gründe für die Annahme einer mangelnden Aussicht auf Erfolg einer suchtspezifischen Behandlung, die aufgrund der Schwere der Suchterkrankung vollstationär erfolgen muss. Wie dargestellt, liegen somit auch die beiden weiteren Voraussetzungen des § 64 StGB »negative Legalprognose« und »positive Therapieaussicht« vor.

> In der Hauptverhandlung wird man bei solchen Fragestellungen immer wieder nach den Zurückstellungsregelungen des § 35 BtMG gefragt. Man sollte sich daher im Vorfeld dazu belesen!

Cave: § 35 BtMG

Zusammenfassend ist daher festzustellen, dass sich aus den aktuellen Akteninformationen, den angeforderten Arztberichten und den eigenen Untersuchungsbefunden derzeit die psychiatrische Diagnose einer Abhängigkeit im Sinne einer Störung durch multiplen Substanzgebrauch (ICD-10: F19.2, auch sog. Polytoxikomanie) stellen lässt. Diese zeigte sich zu den Tatzeitpunkten auch so ausgeprägt, dass ein Eingangsmerkmal zu bejahen war. Bezüglich der normativen Beurteilung einer potentiell gegebenen Funktionsbeeinträchtigung zu den Tatzeitpunkten ergibt sich die Schwierigkeit, dass der Proband wesentliche, für eine abschließende Beurteilung relevante Angaben nicht zu machen wünschte. Somit kann eine solche bei fehlenden anderweitigen Informationen (z. B. weiteren Zeugenaussagen) nicht vorgenommen werden. In Gesamtsicht erscheint es aber eher unwahrscheinlich (siehe oben), dass diese Einbußen so ausgeprägt gewesen wären, als dass aus psychiatrischer Sicht die medizinischen Voraussetzungen des § 21 StGB anzunehmen sind. Allerdings sind die medizinischen Voraussetzungen für das Greifen des § 64 StGB fraglos erfüllt.

Konklusion in wenigen Sätzen zusammenfassen

> **Bezug auf die medizinischen Voraussetzungen der jeweiligen Paragraphen!**
>
> Ob diese in Folge greifen/angewendet werden, ist eine juristische Fragestellung.
>   Zur Erinnerung: Der Ausspruch des § 64 StGB ist, anders als § 63 StGB, auch ohne Anwendung der §§ 20/21 StGB möglich.

Cave!

(Wie gewohnt, ist abschließend auf die übliche Einschränkung der schriftlichen Gutachten zur Frage der Schuldfähigkeit im Rahmen eines Verfahrens hinzuweisen, nämlich dass diese Aussagen allesamt vorbehaltlich weiterer Erkenntnisse aus der Hauptverhandlung sind.)

> Dies ist ein Hinweis, der in keinem Gutachten zur Frage der Schuldfähigkeit fehlen sollte. Zur Erinnerung: Im Strafrecht ist das schriftliche Gutachten nur vorläufig. Mündliche Erstattung dieses Gutachtens vor Gericht vgl. ▶ Kap. 10.2

Hinweis darf nicht fehlen

Unterschrift des Gutachters

4.2.2 Beispielgutachten 2 aus dem Strafrecht (gekürzt wiedergegeben)

- Fragestellung(en): Schuldfähigkeit nach §§ 20 und 21 StGB sowie Frage nach § 63 StGB und § 64 StGB
  - Diagnose(n) sowie Differenzialdiagnose(n) nach ICD-10: Paranoide Schizophrenie (ICD-10: F20.0), Abhängigkeit von Cannabinoiden, gegenwärtig abstinent (ICD-10: F12.20), Alkoholintoxikation (ICD-10: F10.0), schädlicher Gebrauch multipler Substanzen (ICD-10: F19.1)
- Delikt: Körperverletzung, Beamtenbeleidigung

Überblick in Kürze

Zur besseren Verständlichkeit in aller Kürze: Herr Müller junior bedrohte am 11.10.2017 seinen Vater mit einem Messer und würgte ihn. Der Vater hatte hiervon eine leichte Rötung am Hals erlitten und rief die Polizei. Als die Beamten auf den Probanden zugingen, hielt der Proband zwei spitze, messerähnliche Gegenstände in den Händen und machte mit diesen Hieb- und Stichbewegungen gegenüber den Beamten. Während der Entwaffnung und der anschließenden mechanischen Beschränkung sowie Verbringung in das Klinikum Musterberg hatte der Proband immer wieder versucht, sich zu wehren und nach den Beamten zu schlagen und diese wiederholt beleidigt. Eine Blutentnahme beim Beschuldigten hatte einen Blutalkoholwert von 0,80 Promille ergeben, eine am 12.10.2017 um 1:06 Uhr durchgeführte Atemalkoholkontrolle einen Wert von 0,53 mg/Liter.

Achtung!

Die Atem- und Blutalkoholkonzentration (BAK) werden in verschiedenen Einheiten angegeben wie z. B. g/l oder Promille. Neben den verschiedenen Einheiten, die man ggf. umrechnen muss, sollte man sich darüber im Klaren sein, dass man z. B. die Atemalkoholkonzentration in die BAK transferieren sollte, wenn es um die Frage der Schuldfähigkeit geht. »Für forensische Zwecke erfolgt der Alkoholnachweis im venösen Blut (BAK in Promille) oder in der Ausatemluft in mg/L.« (Venzlaff et al. 2015, S. 215)

Hat man nur die Trinkmenge des Probanden, so kann man z. B. mit der Widmark-Formel eine theoretische maximale BAK errechnen.

Bei der anschließenden stationär-psychiatrischen Behandlung im Bezirkskrankenhaus Musterberg wurden der Verdacht auf eine paranoide Schizophrenie (ICD-10: F20.0) bzw. differenzialdiagnostisch eine drogeninduzierte Psychose (ICD-10: F19.5) sowie ein schädlicher Gebrauch multipler Substanzen (ICD-10: F19.1) und eine Alkoholintoxikation (ICD-10: F10.0) als Diagnosen beschrieben. Die Staatsanwaltschaft Musterberg fragte daher, ob aus medizinischer Sicht zur Zeit der Begehung der verfahrensgegenständlichen Taten Eingangsmerkmale der §§ 20 und 21 StGB vorgelegen hatten und ob die medizinischen Voraussetzungen der §§ 63/64 StGB greifen.

— Verkürzte Wiedergabe des Gutachtens. An allen Kürzungsstellen erscheinen zur besseren Nachvollziehbarkeit drei Punkte [...] —
[...]

Fragestellung

Gemäß dem Schreiben der Staatsanwaltschaft Musterberg vom 30.03.2018 sollte ein psychiatrisches Gutachten erstellt werden zu der Frage, ob der Beschuldigte aus medizinischer Sicht »bei der begangenen Tat schuldfähig« gewesen sei (Voraussetzungen der §§ 20 und 21 StGB). Weiter würde gefragt werden, ob bei dem Beschuldigten die medizinischen Voraussetzungen der §§ 63 und 64 StGB greifen würden. »Nach hiesiger Einschätzung ist derzeit ein Tatnachweis nur hinsichtlich eines Vergehens der Körperverletzung, nicht aber der gefährlichen Körperverletzung zu führen, da es bei dem Geschädigten nur zu einem Bluterguss kam. Jedoch ist auch eine lediglich einfache Körperverletzung diesseits gleichwohl als ausreichende Anlasstat im Sinne des § 63 StGB zu bewerten.«
[...]

A   Aktenlage

a)   Allgemeine Unterlagen und Zeugenaussagen

Aus der *Schilderung des Sachverhalts der Polizeiinspektion (PI) Musterhausen vom 11.10.2017* ist zu ersehen, dass der Proband seinen Vater am selben Tag (etwa 22.15 Uhr) mit einem Messer bedroht habe. Die hinzugerufenen Polizeibeamten hätten Frau Müller sehr aufgebracht vorgefunden. Diese habe berichtet, dass ihr Sohn ihren Mann, also den Vater des Probanden, gewürgt und mit einem Messer bedroht habe. Herr Müller (junior) habe sich inzwischen in seinem Zimmer verschanzt und sei im Gesicht »total blutverschmiert« gewesen. Frau Müller habe weiter angegeben, dass ihr Sohn bereits mehrfach in einer psychiatrischen Klinik stationär gewesen sei. Nach seiner Entlassung habe ihr Sohn die notwendigen Medikamente abgesetzt und infolge dessen sich sein Zustand wieder verschlimmert.

    Herr Müller (senior) habe eine leichte Rötung am Hals (im Kehlkopfbereich) gehabt und seine Stimme sei etwas heißer erschienen. Herr Müller (junior) habe mit einem stumpfen runden Messer eines Essensbesteckes einen Stichversuch unternommen, eine Berührung mit dem Messer und dem Körper habe nach Angaben der Mutter nicht stattgefunden. Vermutlich durch das Klingeln des Telefons habe der Proband von seinem Vater abgelassen.

    Als die Polizeibeamten Herrn Müller in seinem Zimmer, das er auf Aufforderung nicht geöffnet habe, und das nach Hinzuziehen von Verstärkung habe gestürmt werden müssen, angetroffen hätten, habe dieser massive Verletzungen im Gesichtsbereich gehabt und stark aus der Nase blutet. Als die Beamten auf den Probanden zugegangen seien, hätten sie wahrgenom-

Fokussierung bei Wiedergabe der Aktenlage auf die wichtigsten Informationen

men, dass dieser zwei spitze, messerähnliche Gegenstände in den Händen gehalten habe. Er habe mit diesen Hieb- und Stichbewegungen gegenüber den Beamten angedeutet. Nach Aufforderung, die Gegenstände beiseite zulegen, habe der Proband gerufen: »Kommt nur her, ich steche euch ab!« Im weiteren Verlauf hätten die Beamten Schusswaffengebrauch angedroht. Der Vater des Probanden sei trotz der im Vorfeld erfolgten Bedrohung auf seinen Sohn zugegangen und habe diesem die messerähnlichen Gegenstände abgenommen, welche sich als zwei Teile einer zerbrochenen Schere herausgestellt hätten.

Bei Anlage der Handfesseln habe der Proband immer wieder versucht, sich zu wehren und nach den Beamten zu schlagen und diese sodann wie folgt beleidigt: »Ihr seid behindert, was wollt ihr Behinderten, ich wollte euch schon immer abstechen. Ich wollte die Polizei testen.« Nach Eintreffen des Rettungswagens habe der Proband immer wieder versucht, in diesem aufzustehen und um sich zu schlagen, weshalb er an die Liege habe fixiert werden müssen. Im Klinikum Musterberg sei eine medizinische Versorgung erfolgt, ehe der Proband »aufgrund erheblicher Eigen- und Fremdgefährdung« in das Bezirkskrankenhaus eingewiesen worden sei.

Zustandsschilderungen

> Es ist wichtig, alle in der Akte beschriebenen Zustandsschilderungen um den Tatzeitpunkt herum umfassend in die Aktenlage aufzunehmen. Diese Informationen stellen später wesentliche Grundlage für eine Beurteilung von ggf. vorhandenen Funktionsbeeinträchtigungen dar.

Atem- und Blutalkoholwerte sind wichtige Indizien

Eine Blutentnahme beim Beschuldigten habe einen Wert von 0,80 Promille ergeben. Eine am 12.10.2017 um 1:06 Uhr durchgeführte Atemalkoholkontrolle habe einen Wert von 0,53 mg/Liter erbracht. Der Proband habe gegenüber den Beamten angegeben, dass er außer Alkohol keine berauschenden Mittel zu sich genommen habe.

Insgesamt sei bei dem Vater des Probanden ein nur »winziger Bluterguss« kurze Zeit nach der Tat übrig geblieben. Woher die Verletzungen von Herrn Müller (junior) herrührten (vgl. Gesicht »total blutverschmiert«), habe nicht geklärt werden können. Die Eltern hätten berichtet, dass ihr Sohn so von einer Feier nach Hause gekommen sei.

Laut *Stellungnahme der Polizeiinspektion vom 13.10.2017* sei der Proband »während der gesamten Zeit vollkommen unzurechnungsfähig und wie unter Drogeneinfluss« erschienen. Dies habe sich auch darin geäußert, »dass er ständig wie wild und trotz Fixierung am Krankenbett herumzappelte und die Augen verdrehte.

Zustandsbeschreibungen aufnehmen

> Solche Zustandsbeschreibungen unbedingt umfassend aufnehmen!

Herr Müller wurde, je länger die somatische Behandlung, die vor der Unterbringung in die Psychiatrie erfolgt war, dauerte, immer normaler, sodass es letztlich auch möglich war, sich mit ihm ordentlich zu unterhalten.

Es hatte den Anschein, als würde die Wirkung dessen, was auch immer er eingenommen hatte, nachlassen.« Auf Nachfrage habe der Proband angegeben, dass er außer Alkohol an diesem Abend nichts zu sich genommen habe.

Die angeforderte *Auskunft aus dem Bundeszentralregister (BZR) vom Oktober 2017* enthält drei Einträge:

- Februar 2013: Unerlaubter Besitz von Betäubungsmitteln mit vorsätzlichem unerlaubten Handeltreiben mit Betäubungsmitteln;
- Juli 2014: Widerstand gegen Vollstreckungsbeamte in Tateinheit mit Körperverletzung;
- Januar 2016: Unerlaubter Besitz von Betäubungsmitteln in nicht geringer Menge.

> Ein BZR-Auszug ist für solche Fragestellungen zwingend erforderlich, da die Frage nach § 63 StGB letztlich eine prognostische Einschätzung beinhaltet. Liegt kein BZR-Auszug vor, sollte dieser zur Begutachtung angefordert werden.

BZR-Auszug

b) Medizinische Unterlagen

> Eine solche »Untergliederung« ist sehr sinnvoll.
> Zur Erinnerung:
> Es geht um die Frage der Schuldfähigkeit zu einem bereits vergangenen Zeitpunkt und in diesem Fall gibt es Unterlagen zum Zeitpunkt der Tat sowie frühere.

Sinnvolle Gliederung anlegen

1. Zum Zeitpunkt der verfahrensgegenständlichen Taten

Aus dem *ärztlichen Bericht (welcher Institution ist nicht ersichtlich) vom 12.10.2017*, 2:30 Uhr, ist zu ersehen, dass der Proband eine blutende Nase gehabt und ein grobschlägiger Drehnystagmus bestanden habe. Sprache und Pupillen wurden als unauffällig beschrieben, die Pupillenreaktion als verzögert, das Bewusstsein als benommen. Weiter wurde der Denkablauf als sprunghaft und das Verhalten als redselig bei euphorischer Stimmung beschrieben. Gemäß äußerem Anschein sei ein Einfluss durch Alkohol »deutlich« ersichtlich gewesen.

Hochwichtige Informationen

Gemäß dem *rechtsmedizinischen Gutachten der Universitätsklinik Musterhausen vom 31.10.2017* sei das eingesandte Blut untersucht worden auf Cannabinoide, Opiate, Kokainmetaboliten, Benzodiazepine, Methadon, trizyklische Antidepressiva und Amphetamine. Die aufgeführten Untersuchungen hätten zu negativen bzw. unauffälligen Befunden geführt. Somit würden sich zusammenfassend keine Hinweise darauf ergeben, dass der Proband neben Alkohol akut relevante Mengen der oben aufgeführten berauschenden Mittel konsumiert habe.

Laut dem *Arztbericht des Bezirkskrankenhauses Musterberg vom 14.10.2017*, der über den Aufenthalt des Probanden vom 12.10.2017 bis zum 14.10.2017 berichtet, liege bei dem Probanden der Verdacht auf eine paranoide Schizophrenie (ICD-10: F20.0) bzw. differenzialdiagnostisch eine drogeninduzierte Psychose (ICD-10: F19.5) sowie ein schädlicher Gebrauch multipler Substanzen (ICD-10: F19.1) und eine Alkoholintoxikation (ICD-10: F10.0) vor. Eine Aufnahme nach Art. 10/2 des bayerischen Unterbringungsgesetzes sei erfolgt.

Bayerisches Unterbringungsgesetz

> Das Bayerische Unterbringungsgesetz entspricht, stark vereinfacht gesagt, nach derzeitigem Stand den sog. Psych-KGs (Psychisch-Kranken-Gesetze) der meisten anderen Bundesländer. In diesen werden u. a. Unterbringungen von Patienten mit psychischer Krankheit geregelt.

In der Anamnese, die im Ankreuzverfahren zu erheben war, wurde nur der Punkt Toleranzentwicklung angekreuzt, Kontrollverlust, vegetative Entzugssymptomatik und epileptische Anfälle wurden ebenso mit Nein angekreuzt wie Delirien, Suizidversuche, Besuche von Selbsthilfegruppen oder Suchtambulanzen bzw. Beratungsstellen.

In dem ebenfalls anzukreuzenden psychopathologischen Aufnahmebefund sind Rausch, Erregungszustand, Wesensänderung, süchtiges Verhalten und paranoides Syndrom mit »Ja« angekreuzt, Verwirrtheitszustand, halluzinatorisches Syndrom, depressives Syndrom, Gedächtnisstörungen, Bewusstseinsstörungen und Suizidalität mit »Nein« angekreuzt.

Eine Atemalkoholkonzentration von 0,53 mg/Liter und eine Blutalkoholkonzentration von 0,80 Promille sind vermerkt. Eine durchgeführte Computertomographie des Schädels habe keinen Hinweis auf Blutung, Ischämie oder Fraktur erbracht. Eine empfohlene Medikation sei verweigert worden.

Der Proband habe gegenüber den Aufnahmeärzten angegeben, dass er »die Welt nicht mehr so checke, da ihm gesagt worden sei: Alles ist Gott und alles ist gleich.« Weiter ist zu lesen, dass der Proband angegeben habe, dass er sich etwas antun würde, wenn ihm »Tiere und Menschen auf der Welt« dies sagen würden. In der Suchtanamnese ist zu lesen, dass der Proband mit 15 Jahren Pilze eingenommen und darunter Derealisationserleben verspürt habe. 2010 habe er Amphetamine eingenommen, THC zuletzt 2012 und Kräutermischungen zuletzt im Februar 2015.

Der Proband habe nach nur zwei Tagen in eine andere Klinik verlegt werden müssen, da nach gemeldeter Adresse eine andere Bezirksklinik für ihn zuständig sei.

In der beigelegten gutachterlichen Stellungnahme zur Anregung einer sofortigen Unterbringung ist an zusätzlichen Informationen zu entnehmen, dass der Proband wach und bewusstseinsklar gewesen sei, der Affekt aber verflacht. Der Antrieb sei stark gesteigert gewesen, die Psychomotorik angespannt. Gedankenlautwerden sei bejaht worden. An inhaltlichen Denkstörungen habe sich ein bizarrer Wahn im Sinne eines Beeinflussungserlebens und Beziehungserlebens eruieren lassen. Im formalen Denken sei der Proband assoziativ gelockert gewesen, ideenflüchtig und zerfahren. Die Auffassungsgabe sei erschwert und konkretistisch gewesen. Krankheitseinsicht habe nicht bestanden sowie auch keine Behandlungsbereitschaft.

> Psychiatrische Zustandsbeschreibungen um den Tatzeitpunkt unbedingt umfassend aufnehmen!

Zustandsbeschreibungen um den Tatzeitpunkt

Dem *Arztbericht des BKH Musterhausen (in das der Proband verlegt worden war) vom 16.11.2017*, der über den zweiten stationär psychiatrischen Aufenthalt in diesem Haus des Probanden vom 14.10.2017 bis zum 16.11.2017 berichtet, sind die Diagnosen »Drogeninduzierte Psychose, Alkoholmissbrauch, polyvalenter Substanzkonsum« zu entnehmen.

Im psychopathologischen Befund werden Konzentrationsstörungen beschrieben, »inhaltliche Denkstörungen mit paranoidem Erleben... im Affekt dysphorisch gereizt... Mangel an Krankheits- und Behandlungseinsicht«.

Dem Abschnitt »Therapie und Verlauf« ist zu entnehmen, dass sich der Aufenthalt offensichtlich vorwiegend auf suchttherapeutische Maßnahmen fokussiert hat. Von Seiten der psychotischen Symptomatik ist nur zu lesen: »Die zur Aufnahme geführte Symptomatik bildete sich unter Abstinenz von Drogen und Alkohol deutlich zurück.« Eine Entlassung sei ohne Medikation erfolgt.

2. Ältere Befunde

Dem *Brief des Bezirkskrankenhauses Musterberg vom 11.07.2014* ist an zusätzlichen Informationen zu entnehmen, dass an diesem Tag eine psychische Verhaltensstörung durch Alkohol bei akuter »massiver« Intoxikation bei einer Blutalkoholkonzentration von 2,2 g/Liter diagnostiziert worden sei. Der Proband sei durch die Polizei und den Rettungsdienst zur Aufnahme gekommen. Herr Müller sei aggressiv gewesen und habe möglicherweise halluziniert. Der Proband sei zwischenzeitlich somnolent gewesen und habe auf einer Intensivstation überwacht werden müssen. Es ist weiter zu lesen, dass der Proband nach Entgiftung von Alkohol wieder voll orientiert und freundlich zugewandt gewesen sei, sodass eine Entlassung bereits am nächsten Tag habe erfolgen können. Für den Vortag habe allerdings eine Amnesie bestanden.

Im *Arztbericht, der über den Aufenthalt vom 19.03.2015 bis zum 12.03.2015 des Bezirkskrankenhauses Musterhausen berichtet (datiert auf den 12.05.2015)*, wurde eine schizophrene Psychose wie auch eine drogeninduzierte Psychose bei Cannabisabhängigkeit diskutiert. Die stationäre Aufnahme sei erfolgt »im Rahmen einer ausgeprägten wahnhaften Symptomatik im nüchternen Zustand«. Während des Verlaufs sei die paranoide Symptomatik sodann rückläufig gewesen, obwohl eine neuroleptische Medikation mit Risperidon höchst unregelmäßig eingenommen worden sei. Eine gesetzliche Betreuung sei beantragt worden. Im Rahmen eines Ausgangs habe der Proband nicht mehr auf Station zurückkehren wollen. Eine Entlassung in teilremittiertem Zustand sei erfolgt.

c) Unterlagen der Bewährungshilfe

Aus dem *Bericht der Bewährungshilfe Musterberg vom 24.02.2018* ist zu ersehen, dass der Proband als Gärtnergehilfe in einer kleinen Firma arbeiten würde und dort ein Festgehalt »trotz vieler Abwesenheiten oder lockerer Zeiteinteilung« erhalte. Beruflich könne er sich vorstellen, eine Ausbildung im Garten- und Landschaftsbau zu beginnen.

Seinen Bewährungsauflagen komme er nach. Ein am 10.09.2017 durchgeführtes Drogenscreening habe einen negativen Befund erbracht. Weitere beigelegte Urintests vom 30.12.2017 und vom 05.02.2018 seien negativ gewesen hinsichtlich Kokains und Cannabis.

B   Eigene Angaben

[…]

Angaben des Probanden zum verfahrensgegenständlichen Sachverhalt bzw. den ihm zur Last gelegten Taten

Herr Müller gab an, dass ihm laut Akte vorgeworfen werden würde, dass er seinen Vater an irgendeinem Tag im Oktober des vergangenen Jahres mit einem Messer bedroht habe. Angeblich habe er seinen Vater auch gewürgt. Zum Glück sei nichts Schlimmes passiert. Er selbst könne sich gar nicht vorstellen, dass er so etwas gemacht habe. Aber seine Eltern hätten dies auch bestätigt »und die lügen wirklich nicht«. Angeblich habe er sich danach in seinem Zimmer vor der Polizei verschanzt und als die Polizeibeamten ihn mit der Waffe bedroht hätten, habe er eine kaputte Schere in der Hand gehabt. Das sei zumindest das, was man ihm vorwerfe. Er selbst habe praktisch keine Erinnerung mehr daran. Er könne nicht glauben, »dass ich erstens so etwas mache. Zweitens bin ich absolut friedliebend. Drittens habe ich gar nicht so viel Kraft für so eine Tat.« Er habe daher größte Zweifel, ob er überhaupt der Täter sei.

Er habe an dem besagten Tag »ein bisschen was getrunken« und sei vorher beim Weggehen überfallen worden bzw. sei dies nicht das richtige Wort. Vielmehr hätten ihn Unbekannte von seinem Fahrrad gezogen. Dies sei kurz vor Musterhausen gewesen. Zum Glück habe er keinerlei Wertgegenstände

Eigene Angaben in indirekter Rede oder als Originalzitate

bei sich gehabt, »nicht mal mein Handy, denn das habe ich zwei Tage vorher verloren«, sodass die Unbekannten ihn nicht hätten berauben können. Befragt, ob er denn nicht um Hilfe gerufen habe, als die Unbekannten ihn vom Rad geholt hätten, äußerte der Proband, dass er dies getan habe, aber entweder niemand da gewesen sei oder niemand ihm habe helfen wollen. Möglicherweise sei zu dieser Zeit auch niemand auf der Straße gewesen, denn es sei immerhin schon gegen 21.00 Uhr gewesen, wie er dem Läuten einer Kirchturmuhr entnommen habe. Er habe auch deshalb Zweifel an seiner Täterschaft, da er sich eigentlich an alle Einzelheiten des Tages erinnere außer an die ihm vorgeworfenen Taten.

Dies sei komisch gewesen: So sei er erst im Krankenhaus in Musterberg gewesen, dann in der Psychiatrie in Musterberg und sodann in der Psychiatrie in Musterhausen. Befragt, warum er seiner Ansicht nach in die Psychiatrie gekommen sei, äußerte der Proband: »Ich habe da irgendeine Aussage gemacht, dann kam der Freiheitsentzug. Ehrlich gesagt habe ich mich schon damals falsch behandelt gefühlt.« Er sei für 6-7 Wochen zwangseingewiesen worden, was im Nachhinein aber nicht so schlimm sei. »Ich hatte eine Pause und musste nichts machen. Ich hatte zu essen.« Medikamente habe er keine bekommen bzw. sie gleich verweigert (siehe unten).

Befragt, warum er denn glaube, dass man ihm solche Straftaten unterstelle, äußerte der Proband: »Irgendwie kommt es mir so vor, als ob die Leute wollen, dass ich aus der Gesellschaft ausgeschlossen werde oder nicht da bin.« (Eine nähere Nachfrage, was er damit meine und wer ein Interesse daran habe könnte, verlief im Leeren.)

Befragt, woher denn die in der Akte ersichtlichen Verletzungen am Tattag gekommen seien, gab der Proband an, dass er durch den erwähnten Überfall auf den Boden gedrückt und vermutlich die Nase gebrochen worden sei. »Als ich das Bild von mir gesehen habe, habe ich sofort hinterfragt, ob ich überhaupt zurechnungsfähig war.«

Der Tattag sei »Anfang Oktober oder so« gewesen. An diesem Tag sei »zunächst alles ganz normal gewesen«. Er sei spät aufgestanden, mit dem Hund spazieren gegangen, habe nachmittags einen DVD-Film angesehen und sei zuhause gewesen. Der Vater habe für den Abend eine Überraschungsfeier für einen Nachbarn geplant gehabt. Gegen 17.00 Uhr seien sie daher alle gemeinsam zum Essen in ein Restaurant gegangen. Dort habe er »ein bis zwei Helle« beim Spanier getrunken. Anschließend sei er allein mit einem Kumpel noch in eine Bar gegangen und habe dort etwa 5-6 Bier (Helle) getrunken. Dann hätten sie sich voneinander verabschiedet und er sei mit dem Fahrrad nach Hause gefahren. Auf dem Heimweg habe er »Leute getroffen«, die ihn »komisch angesprochen« und vom Rad gezogen hätten. »Ich weiß nicht, warum ich mich nicht wehren konnte und mir dies gefallen ließ. Normalerweise lasse ich mir das nicht gefallen, ich meine, von der Polizei natürlich schon, aber nicht von wildfremden Leuten.«

Als er letztlich zuhause angekommen sei, hätten ihn die Eltern »komplett komisch angeschaut, weil ich geblutet habe und so. Irgendwie fand ich das damals nicht in Ordnung, denn ich bin überfallen worden und sollte ins

Tagesablauf des Tattages erfragen

Bezirkskrankenhaus. Daraufhin habe ich eine alte Schere, die kaputt war, genommen.«

An späterer Stelle nochmals befragt, wer ihm denn diese Taten unterstellen könne, wenn er seiner Ansicht nach nicht der Täter gewesen sei, äußerte der Proband, dass der Vater – so nett er sei – vielleicht wolle, dass er nun endlich mal »meinen Arsch hoch bekomme und eine Ausbildung mache«. An diesem Tag habe er keine Drogen eingenommen, dies wisse er ganz genau. Er sei nämlich bereits »seit über einem Jahr komplett drogenfrei«. Auch, dass das Ganze vom Alkohol komme, könne er sich nicht vorstellen. Er habe schlicht und einfach überhaupt keine Erklärung, woher der Blackout kommen könne. Allerdings wisse er, dass eine Ärztin in Musterberg ihm eine paranoide Schizophrenie »angehängt« habe, wenn er dies so sagen dürfe, wobei diese das möglicherweise auch gemacht habe, um ihn festhalten zu können, da er ja an dem Tattag »doch sehr komisch rüber gekommen« sei. Befragt, ob er sich am Tattag verfolgt oder beobachtet gefühlt oder beispielsweise Stimmen im Sinne von Halluzinationen gehört habe, äußerte der Proband: »Da war nichts. Ich habe früher einmal Stimmen gehört, das war um das Jahr 2014 oder 2015. Danach war gar nichts mehr. Ich habe damals auf Drogen so reagiert und diese Dinge gehört.«

Überhaupt komme es ihm so vor, dass manche Ärzte immer gleich vom Schlimmsten ausgehen und so zum Beispiel gleich aus den Stimmen eine Schizophrenie machen würden. Er selbst könne sich nur vorstellen, dass der Überfall auf ihn stark destabilisierend gewirkt habe, schließlich sei er das erste Mal überfallen worden.

Weitere Suchtmittelanamnese soweit nicht bereits oben dargestellt

Herr Müller habe in der siebten Klasse angefangen, Zigaretten zu rauchen. Ebenfalls ab der siebten Klasse habe er begonnen, THC zu konsumieren, erst ab und zu auf Partys. Ab der achten Klasse habe er dieses dann täglich konsumiert für viele Jahre bis zum Jahr 2012. Zwischendurch habe es immer wieder kürzere Konsumpausen von wenigen Tagen gegeben bzw. maximal »ein bis zwei Wochen, vielleicht zwei bis drei Mal im Jahr«. 2014 habe er Kräuter geraucht, phasenweise sogar täglich. Das habe er bis in das Jahr 2015 hinein so beibehalten. Auf den Konsum der Kräuter habe er dann nach Nachlassen der Wirkung derselben Entzugssymptome entwickelt, z. B. extrem starkes Schwitzen. So sei beispielsweise sein T-Shirt komplett durchnässt gewesen. Konkret befragt bejahte der Proband auch eine Toleranzentwicklung. Er habe immer mehr gebraucht und zum Beispiel auch öfters »zwei Töpfe nacheinander gewollt«, weil er nach dem ersten »nicht mehr richtig dicht« geworden sei. Er habe in dieser Phase auch andere Hobbys und Interessen vernachlässigt für den Kräuterkonsum, gegebenenfalls jedoch auch aufgrund der Psychose. Diese sei ihm so oft eingeredet worden, dass er glaube, sie zu haben, jedoch nicht als Schizophrenie, sondern als »Kräuterpsychose«. Auch ein unwiderstehliches Verlangen nach Kräutern wurde von dem Probanden bejaht. Seit Ende 2015/Anfang 2016 nehme er

Suchtkriterien des ICD-10

keine Kräuter mehr zu sich und auch keine anderen Drogen mehr, nur noch Alkohol trinke er gelegentlich. Die anderen Drogen, die er ausprobiert habe, seien 2014 LSD gewesen und irgendwann einmal für ca. zwölf Monate Amphetamine. Mit 15 Jahren habe er auch einmal Pilze ausprobiert. Befragt, warum er nun keine Drogen mehr nehme, äußerte der Proband, dass er »auf Kräuter so viel Stress bekommen« habe, so die Psychose und Bewährungsstrafen, sodass er keine Lust mehr darauf gehabt habe. Soweit er wisse, sei er zuletzt im Januar 2016 verurteilt worden wegen einem Betäubungsmittel-Delikt.

> Bei Suchtdiagnosen sollte man gezielt nach den 6 Suchtkriterien des ICD-10, wie hier erfragt, explorieren!

Das erste Mal Alkohol getrunken habe er »als sehr junger Mensch auf einer Geburtstagsfeier«. Um das Jahr 2010 habe er jeden Tag Alkohol konsumiert, dann wieder längere Zeit gar nicht mehr getrunken, ehe er um das Jahr 2011 wieder mehr getrunken habe. Er habe definitiv keine Sucht nach Alkohol, diesbezüglich kenne er keine Entzugssymptome. Konkret befragt, räumte der Proband jedoch auch beim Alkoholkonsum eine Toleranzentwicklung ein, eine Vernachlässigung anderer Vergnügen zu Gunsten des Alkoholkonsums wurde jedoch klar verneint. Allerdings sei er (soweit er sich erinnere) im Sommer 2014 einmal kurz im Krankenhaus gewesen wegen einer Alkoholvergiftung.

Seit 2015 trinke er nur noch alle paar Monate zu besonderen Anlässen. Auch im Jahr 2016 habe er nicht regelmäßig getrunken, nur ab und zu mal ein Bier, zum Beispiel im Sommer, wenn es heiß sei. Befragt, warum er denn dann in der Tatnacht so viel getrunken habe, äußerte der Proband, dass dies ein besonderer Anlass gewesen sei und vor allem der Kumpel so viel getrunken habe, dass er sich irgendwie zum Mittrinken verpflichtet gefühlt habe. Seine eigene Verträglichkeitsgrenze sei sehr unterschiedlich. So habe diese variiert von »zu zweit einen Kasten« bis hin dazu, dass ein einziges Bier für ihn ausreichend gewesen sei.

Ergänzende psychiatrische Anamnese

Herr Müller erinnere sich, dass er »irgendwann im Frühjahr« eine »Kräuterpsychose« gehabt habe und es daher zu einem ersten Aufenthalt in der Psychiatrie gekommen sei. Dies sei alles »richtig übel gewesen, ich habe voll die fette Paranoia geschoben, so mit Mafia, die hinter mir her ist, die Teufelsfratze an der Wand, die ich gesehen habe und dann auch noch Stimmen, die ständig sagten: Mach es, mach das, mach es!« Wesentlich mehr wisse er darüber nicht. Allerdings meine er noch in Erinnerung zu haben, dass er sehr rasch seine Medikation abgesetzt habe. »Wissen Sie, eine Kräuterpsychose vergeht auch so, wenn man einfach kein Zeug mehr konsumiert. Aber die Docs wollten mir immer so Neuroleptika-Gift geben.

Da hatte ich keinen Bock drauf. Man muss ja nur in die Zeitungen schauen, wie giftig das alles ist. Ich finde, mit Ruhe, asiatischem Tee und Shisha wird man viel gesünder als mit Medikamenten.« Dann sei er irgendwann »getürmt«.

Neben diesem Aufenthalt sei er, wie erwähnt, etwa 2014 für eine Nacht auf einer Überwachungsstation gewesen, »halt zu viel gesoffen, wie man das in dem Alter macht.« Dabei habe er auch Polizisten beleidig und »geschlägert«. Andere psychiatrische oder somatische Krankenhausaufenthalte seien ihm ebenso wenig in Erinnerung wie ambulant psychiatrische Behandlungen.

Einen Suizidversuch habe es bisher noch nicht gegeben, er habe allerdings schon öfter daran gedacht, sich jedoch nicht getraut. Befragt, ob er in der entsprechenden Nacht möglicherweise Suizidgedanken gehabt habe, äußerte Herr Müller, dass dies schon sein könne, er wisse es nicht. Eine Drogenentzugstherapie habe er bisher noch nicht gemacht, aber er habe eine Stunde Suchtberatung als Auflage gehabt.

[...]

C   Untersuchungsergebnisse

[...]

Psychischer Befund

Der freundlich zugewandte, auskunftsbereite und phasenweise etwas unreif wirkende Proband war bei der ambulant in der Klinik durchgeführten Untersuchung zu allen vier Qualitäten voll orientiert, bewusstseinsklar und wach.

Die Konzentrationsfähigkeit und die Aufmerksamkeit waren in orientierender Überprüfung (z. B. Rechenaufgaben und Erinnern von fünf Begriffen) leicht herabgesetzt. Bezüglich des Altgedächtnisses ließen sich einige Defizite feststellen. Hinsichtlich des Abstraktionsvermögens waren Auffälligkeiten bemerkbar im Sinne eines erheblichen Konkretismus: So erklärte der Proband zum Beispiel das bekannte Sprichwort »Der Apfel fällt nicht weit vom Stamm« wie folgt: »Das heißt, dass der Apfel nicht weit weg fällt.« Das Sprichwort »Wer im Glashaus sitzt, soll nicht mit Steinen werfen« wurde von Herrn Müller wie folgt erklärt: »Wenn man mit Steinen wirft, wird das Glas beschädigt und geht kaputt.«

Konkretistisches Denken — Auf unmittelbaren Hinweis, ob ihm noch ein übertragener Sinn einfalle, äußerte der Proband: »Glas ist leicht zerbrechlich, wie man an dem Sprichwort erkennt.« Auf das Sprichwort »Not bricht Eisen« antwortete der Proband: »Dass man in der Not auch Eisen brechen kann.« Auch das Erklären von Unterschieden zwischen Worten, die ähnliche, aber eben nicht die gleiche Bedeutung haben, bereitete dem Probanden Schwierigkeiten. So konnte er beispielsweise auf die Bitte, den Unterschied zwischen Treppe und Leiter zu erklären, nur äußern: »Die Treppe sieht ganz anders aus als die Leiter.«

> Dies ist ein eindrucksvolles Beispiel für konkretistisches Denken. Gerade bei der (Verdachts-)Diagnose einer schizophrenen Erkrankung sollte man auf das Erklärenlassen von Sprichwörtern und von Unterschieden zwischen Worten mit ähnlicher, aber nicht gleicher Bedeutung nicht verzichten.

Formalgedanklich zeigte sich der Proband des Weiteren phasenweise vorbeiredend mit reduzierter Spannweite des intentionalen Bogens. Viele seiner Gesprächsinhalte hatten paralogische Gedankenspiele und pseudophilosophische Idiosynkrasien zum Gegenstand.

Inhaltlich ließen sich im Denken keine manifesten Wahninhalte oder überwertige Ideen feststellen. Sinnestäuschungen oder Ich-Störungen ließen sich ebenfalls nicht feststellen, wurden von Herrn Müller aber als bekannte Phänomene aus früherer Zeit beschrieben.

Der Affekt zeigte sich überwiegend euthym, oftmals aber auch parathym und einige wenige Male auch ratlos. Eine leichte und passagere Herabstimmung wurde vom Probanden angegeben. So skalierte er seine eigene Stimmung auf einer Skala von 0–10 (wobei 0 eine sehr gedrückte und 10 eine sehr gute Stimmung bedeutet) bei 5–6. Schwingungsfähigkeit war weitgehend vorhanden.

Der Antrieb zeigte sich vermindert, die Psychomotorik initial unauffällig. Im Verlauf der Begutachtung (in etwa nach eineinhalb bis zwei Stunden) wurde der Proband deutlich unruhig, rutschte auf seinem Stuhl vielfach hin und her und knetete oftmals die Hände.

Es bestanden keine Ängste.

Es lagen keine Ein- oder Durchschlafstörungen vor, sondern tendenziell eher eine lange Schlafdauer mit angegebenen zehn Stunden. Von akuter Suizidalität war der Proband klar und glaubhaft distanziert, es bestanden weder aktive noch passive Todeswünsche. Eine unmittelbare Fremdgefährdung war nicht feststellbar. Krankheitseinsicht bezüglich der bisher diskutierten Diagnosen zeigte sich bei Herrn Müller nur bedingt (vergleiche lediglich Akzeptanz der »Kräuterpsychose«).

Verhalten bei der Untersuchung

Der Proband hatte die erste Einladung zur Begutachtung zunächst nicht bestätigt, wiewohl er darum gebeten worden war und diese auch erhalten hatte (so räumte er selbst ein). Auf die zweite Einladung antwortete der Proband telefonisch und bat um eine Untersuchung zu einem späteren Zeitpunkt. Somit wurde in Absprache mit Herrn Müller ein anderer Termin vereinbart, zu dem er dann jedoch pünktlich erschienen war. Der Proband war schwarz gekleidet mit sehr kurzrasiertem Haar.

Die Herrn Müller gestellten Fragen wurden von ihm offen, auskunftsbereit und oftmals sehr ausführlich beantwortet, wobei der Proband phasenweise vom Thema abkam. Besonders augenscheinlich wurde, dass viele

Gesprächsinhalte einen pseudologischen und pseudophilosophischen Anstrich hatten, der ein spirituell esoterisches Ausmaß überschritt und sich tendenziell nahe an der Grenze zu produktiv psychotischen Symptomen bewegte, wiewohl solche nicht unmittelbar festgestellt werden konnten.

D   Zusätzliche Untersuchungsergebnisse

Testpsychologische Untersuchung

Im Rahmen der durchgeführten Begutachtung fand eine testpsychologische Untersuchung durch Herrn Diplompsychologen Dr. Schneider statt. (Bezüglich ausführlicher Informationen vgl. dessen Gutachten vom 30.05.2018)

Diagnose einer schizophrenen Erkrankung spezifizieren

> In diesem Fall erschien es sinnvoll, die Diagnose einer schizophrenen Erkrankung bzw. dadurch bedingte Beeinträchtigungen näher zu spezifizieren, da vor allem zu klären war, ob eine induzierte psychotische Störung oder eine überdauernde Schizophrenie vorliegt. Daher war beim zuständigen Gericht ein testpsychologisches Zusatzgutachten beantragt und genehmigt worden. Da ein zweites eigenständiges Gutachten vorliegt, ist es im Folgenden nicht nötig, die Tests (wie sonst üblich) in Ablauf und Inhalt näher zu erklären.

Herr Müller zeigte in der *Wechsler Adult Intelligence Scale – Fourth Edition* (WAIS-IV) (Petermann 2012), mit der IQ und die aktuelle kognitive Leistungsfähigkeit überprüft werden können, einen knapp unterdurchschnittlichen Gesamt-IQ von 86, wobei das Leistungsprofil für eine Beeinträchtigung der Gesamtleistung durch die aktuelle kognitive Leistungsfähigkeit sprach. Eine solche Beeinträchtigung kann zu einer Unterschätzung der intellektuellen Fähigkeiten führen. Aufgrund der aktuellen Befunde war die intellektuelle Ausstattung als zumindest im unteren Normbereich liegend zu beurteilen. Demgegenüber war die Verarbeitungsgeschwindigbkeit entsprechend des klinischen Eindrucks unterdurchschnittlich. In den durchgeführten Subtests zu Aufmerksamkeit und Konzentration (*Testbatterie zur Aufmerksamkeitsprüfung, TAP*) (Zimmermann und Fimm 2006) erbrachte der Proband bei einfachen Aufgaben normgerechte Ergebnisse, bei schwierigeren Aufgaben im unteren Normbereich liegende bzw. unterdurchschnittliche Ergebnisse.

Solche neuropsychologischen Defizite – Reduktion der Verarbeitungsgeschwindigkeit und der Aufmerksamkeitskapazität – können zusammenfassend durch Schädigungen des Gehirns, dementielle Abbauprozesse oder eine psychische Störung (z. B. Aufmerksamkeitsdefizit-/Hyperaktivitätsstörung, Erkrankung aus dem schizophrenen Formenkreis) bedingt sein. Vor dem Hintergrund der Anamnese und der Akteninformationen sind die Befunde am ehesten mit einer schizophrenen Residualsymptomatik vereinbar.

E Zusammenfassung und Beurteilung

Gemäß dem Schreiben der Staatsanwaltschaft Musterberg vom 30.03.2018 sollte ein psychiatrisches Gutachten erstellt werden zu der Frage, ob der 1984 geborene Herr Müller aus medizinischer Sicht »bei der begangenen Tat schuldfähig« gewesen war (Voraussetzungen der §§ 20 und 21 StGB). Weiter war gefragt worden, ob bei dem Beschuldigten die medizinischen Voraussetzungen der §§ 63 und 64 StGB greifen würden.

Wiederholung der Fragestellung

Hintergrund ist, dass laut Aktenlage (die eigenen Angaben des Probanden stellen sich diesbezüglich anders dar) der Proband seinen Vater am 11.10.2017 mit einem Messer bedroht und gewürgt hatte. Der Vater hatte hiervon eine leichte Rötung am Hals (im Kehlkopfbereich) erlitten und seine Stimme war etwas heißer erschienen. Der Proband hatte mit einem stumpfen Messer eines Essensbesteckes einen Stichversuch unternommen, eine Berührung mit dem Messer und dem Körper hatte nach Angaben der Mutter nicht stattgefunden.

Zusammenfassung der Hintergründe

Als die Polizeibeamten Herrn Müller in seinem Zimmer, das er auf Aufforderung nicht geöffnet hatte, nach Hinzuziehen von Verstärkung angetroffen hatten, hatte dieser Verletzungen im Gesichtsbereich gehabt und stark aus der Nase geblutet. Als die Beamten auf den Probanden zugegangen waren, hatte der Proband zwei spitze, messerähnliche Gegenstände in den Händen gehalten hätte. Er hatte mit diesen Hieb- und Stichbewegungen gegenüber den Beamten angedeutet. Letztlich hatte der Vater des Probanden trotz der im Vorfeld erfolgten Bedrohung den Sohn entwaffnet. Die messerähnlichen Gegenstände stellten sich als zwei Teile einer zerbrochenen Schere heraus.

Bei der anschließenden mechanischen Beschränkung sowie Verbringung in das Klinikum Musterberg hatte der Proband immer wieder versucht, sich zu wehren und nach den Beamten zu schlagen und diese wiederholt beleidigt. Nach Versorgung im Klinikum Musterberg war der Proband »aufgrund erheblicher Eigen- und Fremdgefährdung« nach Art. 10/2 des bayerischen Unterbringungsgesetzes in das Bezirkskrankenhaus eingewiesen worden. Eine Blutentnahme beim Beschuldigten hatte einen Wert von 0,80 Promille ergeben, eine am 12.10.2017 um 1:06 Uhr durchgeführte Atemalkoholkontrolle einen Wert von 0,53 mg/Liter.

Bei der anschließenden stationär-psychiatrischen Behandlung im Bezirkskrankenhauses Musterberg wurde der Verdacht auf eine paranoide Schizophrenie (ICD-10: F20.0) bzw. differenzialdiagnostisch eine drogeninduzierte Psychose (induzierte psychotische Störung, ICD-10: F19.5) sowie ein schädlicher Gebrauch multipler Substanzen (ICD-10: F19.1) und eine Alkoholintoxikation (ICD-10: F10.0) als Diagnosen beschrieben. Zwei Tage später wurde der Proband in das zuständige psychiatrische Versorgungskrankenhaus, das BKH Musterhausen, verlegt, wo sich eine gut dreiwöchige Behandlung anschloss.

Bereits vor diesen dem Probanden zur Last gelegten Taten war Herr Müller *verschiedentlich strafrechtlich in Erscheinung getreten*: So enthält das Bundeszentralregister vom Oktober 2017 drei Einträge wegen unerlaubten Besitzes von Betäubungsmitteln mit vorsätzlichem unerlaubten Handeltreiben mit Betäubungsmitteln, Widerstand gegen Vollstreckungsbeamte in Tateinheit mit Körperverletzung sowie erneut wegen unerlaubten Besitzes von Betäubungsmitteln in nicht geringer Menge.

Bei der aktuellen Untersuchung zeigte sich zunächst einmal ein freundlich zugewandter, auskunftsbereiter und phasenweise etwas unreif wirkender Proband, bei dem einige psychopathologische Besonderheiten imponierten: So zeigte sich formalgedanklich ein deutlicher Konkretismus, worunter zu verstehen ist, dass es dem Probanden nur eingeschränkt möglich ist, den übertragenen Sinn z. B. von Sprichworten zu erfassen. Formalgedanklich zeigte sich der Proband des Weiteren phasenweise vorbeiredend mit reduzierter Spannweite des intentionalen Bogens, worunter zu verstehen ist, dass es Herrn Müller oftmals nicht möglich war, den roten Faden des Gesprächs beizubehalten. Viele seiner Gesprächsinhalte hatten einen pseudologischen und pseudophilosophischen Anstrich, der ein spirituell esoterisches Ausmaß überschritt und sich tendenziell nahe an der Grenze zu produktiv psychotischen Symptomen (z. B. Wahninhalten) bewegte, wiewohl solche nicht unmittelbar festgestellt werden konnten. Von besonderer Bedeutung war auch eine deutliche Antriebsminderung. Die feststellbaren Konzentrationsdefizite konnten in einer testpsychologischen Untersuchung objektiviert werden: So waren eine Reduktion der Verarbeitungsgeschwindigkeit und der Aufmerksamkeitskapazität feststellbar.

Von biografischer Seite berichtete der Proband von einer weitgehend unauffälligen Kindheit mit jedoch Schulschwierigkeiten ab der fünften Klasse. Der Versuch, von der Haupt- auf die Realschule zu wechseln, scheiterte rasch und letztlich hat Herr Müller nur den Hauptschulabschluss erhalten (nicht im Sinne eines qualifizierenden). Nach drei Jahren Berufsschule war er zunächst keiner Tätigkeit nachgegangen, ehe er um das Jahr 2014 aushilfsweise bei einem Gärtner in der Nachbarschaft gearbeitet hatte. Anfangs hatte er dort noch ganztags gearbeitet, dann jedoch waren nur noch unregelmäßige Einsätze erfolgt und zuletzt war Herr Müller gar nicht mehr dorthin gegangen, wiewohl er noch weiterbezahlt würde. Der Tagesablauf, der vom Probanden geschildert wurde, zeigt sich weitgehend inhaltsleer.

Lediglich eine kurze Partnerschaft in seinem bisherigen Leben wurde vom Probanden geschildert.

Bezüglich der dem Probanden zur Last gelegten Taten beschrieb dieser erhebliche Zweifel an seiner Täterschaft und äußerte zwar, alle Einzelheiten des Tages noch vor Augen zu haben. Letztlich jedoch erinnerte er gerade die wesentlichsten Ereignisse des Tattages nicht bzw. hatte keine Erklärungen für das Zustandekommen der entsprechenden Ereignisse, wiewohl er Eckdaten des Tages gut schildern und teilweise sehr plastisch beschreiben konnte. Neben dem Zustand, in dem sich Herr Müller befand (siehe unten), mag für dieses Phänomen der nur partiellen Erinnerung eine nachträgliche Verdrängung oder Verleugnung ebenfalls eine Rolle spielen, da unangenehme, peinliche oder belastende Situationen gedächtnispsychologisch auch bei ansonsten unauffälligen Menschen ungern erinnert werden.

> Eine solche Diskrepanz zwischen erhaltener Erinnerung und Erinnerungslücke zur Tat sollte psychiatrisch nachvollziehbar erklärt werden, falls es plausible Erklärungen dafür gibt.

Diskrepanz: erhaltene Erinnerung – Erinnerungslücke

Von Seiten der Suchtanamnese berichtete der Proband deckungsgleich zu den Vorinformationen, dass er ab der siebten Klasse angefangen hatte, THC zu konsumieren und dieses ab der achten Klasse dann täglich für mehrere Jahre konsumiert hatte. Sodann hatte er Kräuter kennengelernt und war auf diese gleichsam »umgestiegen«. Diese hatte er nahezu täglich geraucht bis zum Jahr 2015/Anfang 2016. Seither, so die Angaben des Probanden, hatte er keine Kräuter und auch keine anderen Drogen mehr eingenommen, nur noch Alkohol gelegentlich getrunken. Der Grund für das Aufhören des Konsumierens wurde in der Entwicklung der »Kräuterpsychose« (eine substanzinduzierte psychotische Störung) von Herrn Müller angegeben und ist durchaus plausibel. Unabhängig davon wird seine Abstinenz belegt durch die durchgeführten Drogenscreenings bei der Bewährungshilfe.

Aufgrund der vorliegenden Akteninformationen und der eigenen Untersuchungsergebnisse ist *von diagnostischer Seite* derzeit ein schizophrenes Residuum (ICD-10: F20.5) bei paranoider Schizophrenie anzunehmen. Zum Tatzeitpunkt ist mit hoher Wahrscheinlichkeit davon auszugehen, dass eine akute Episode einer paranoiden Schizophrenie (ICD-10: F20.0) vorlag. Für den Unterzeichner besteht, anders als für die früher behandelnden Ärzte, im Zusammenhang mit der diagnostischen Wertung der Vorteil, dass er nun auch den längerfristigen Verlauf der Erkrankung überblicken konnte. Gerade bei der aktuellen Untersuchung zeigten sich stark ausgeprägte Negativsymptome, die sich oftmals nach akut psychotischen Zuständen oder aber im längeren Verlauf schizophrener Erkrankungen entwickeln. Hierunter sind z. B. die bei Herrn Müller vorliegenden Symptome Antriebsschwäche und Strukturlosigkeit sowie Konzentrationsdefizite zu verstehen. Um eine gewisse diagnostische Restunsicherheit minimieren zu können, erfolgte eine psychologische Testung, deren Ergebnisse gut in Einklang zu bringen sind mit einem schizophrenen Residuum (ICD-10: F20.5) bei paranoider Schizophrenie. Auch im Arztbericht des Bezirkskrankenhauses Musterberg vom 14.10.2017 wurde eine solche Diagnose als Verdacht formuliert.

Schritt 1: Stellen einer gesicherten Diagnose und Diskussion eventueller Differenzialdiagnosen

> Diskussion der Differenzialdiagnose bzw. der kurz nach dem Tatzeitpunkt formulierten Diagnose und Begründung, warum diese nicht zutrifft.

Diskussion der Differenzialdiagnose(n)

Die Diagnose des BKH Musterhausen (vergleiche Arztbericht vom 16.11.2017) der drogeninduzierten Psychose ist insofern nicht haltbar, als dass im Zusammenhang mit den verfahrensgegenständlichen Taten eingesandtes Blut unauffällige Befunde für Cannabinoide, Opiate, Kokainmetaboliten, Benzodiazepine, Methadon, trizyklische Antidepressiva und Amphetamine erbracht hatte. Bei den offenen Angaben des Probanden zu seinem Konsum bis 2015, die keinen beschönigenden oder bagatellisierenden Eindruck erweckten, und den Ergebnissen der Drogenscreenings der Bewährungshilfe lassen sich keine Hinweise für falsche Angaben ersehen. Unter Berücksichtigung der bei der jetzigen Untersuchung feststellbaren psychopathologischen Auffälligkeiten ist somit zum Tatzeitpunkt von einer paranoiden Schizophrenie auszugehen.

Zur Erinnerung	Es geht um die Diagnose bei der Untersuchung und um die zum Tatzeitpunkt.

| Krankheitsbild laienverständlich erklären | Die beim Probanden bestehende Schizophrenie ist eine psychische Störung, die im Allgemeinen gekennzeichnet ist durch grundlegende Störungen von Denken und Wahrnehmung sowie inadäquate oder verflachte Affektlagen. Die Bewusstseinsklarheit ist in der Regel zunächst nicht beeinträchtigt, obwohl sich im Laufe der Zeit deutliche kognitive Defizite entwickeln können. Die wichtigsten psychopathologischen Phänomene sind sog. Ich-Störungen (Gedankenlautwerden, Gedankeneingebung oder Gedankenentzug, Gedankenausbreitung), Wahnwahrnehmung, Kontrollwahn, Beeinflussungswahn oder das Gefühl des Gemachten. Häufig hören die Patienten Stimmen, die in der dritten Person ihr Handeln oder Denken kommentieren, ihnen Befehle geben oder über sie sprechen; dazu kommen meist auch Denkstörungen und Negativsymptome (z. B. Affektverflachung und Antriebslosigkeit). Der Verlauf der schizophrenen Störungen kann entweder kontinuierlich, episodisch mit zunehmenden oder stabilen Defiziten sein oder es können Episoden mit vollständiger oder unvollständiger Remission auftreten. |

| Beachten | Nach gesicherter Diagnosestellung (oder während des deskriptiven Prozesses der Diagnosestellung) kommt das Erklären des Krankheitsbildes in einer Art, die für Laien verständlich ist, und so, dass die späteren Funktionsbeeinträchtigungen nachvollziehbar werden. |

Es werden prinzipiell verschiedene Unterformen der Schizophrenie unterschieden – wie dargestellt, liegt bei Herrn Müller derzeit ein schizophrenes Residuum (ICD-10: F20.5) bei paranoider Schizophrenie (ICD-10: F20.0) vor, welche häufig durch Wahnvorstellungen (z. B. Verfolgungswahn, Beziehungswahn) gekennzeichnet ist, meist begleitet von akustischen Halluzinationen und anderen Wahrnehmungsstörungen. Das derzeit bestehende schizophrene Residuum wurde bereits oben zumindest partiell beschrieben.

| Auch die anderen vorliegenden Diagnosen aufführen | Der Vollständigkeit halber ist auszuführen, dass rein formal in Übereinstimmung zu dem Arztbericht vom 12.05.2015 des BKH Musterhausen eine Abhängigkeit von Cannabinoiden, gegenwärtig abstinent (ICD-10: F12.20) vorliegt. Der medizinische Hintergrund hierfür ist, dass vielfach die These |

vertreten wird, dass Abhängigkeitserkrankungen per se nicht ausheilen und somit lebensbegleitend bestehen. Als am meisten verbreitetes und allgemein bekanntes Phänomen ist hier das des »trockenen Alkoholikers« zu nennen, der z. B. auch nach langjähriger Abstinenz im Volksmund noch so bezeichnet wird. Da Herr Müller berichtete, bis 2015 nach Nachlassen der Wirkung gerauchter Kräuter (synthetische Cannabinoide) Entzugssymptome entwickelt zu haben, eine Toleranzentwicklung und eine Vernachlässigung anderer Hobbys und Interessen wie auch ein unwiderstehliches Verlangen nach Kräutern beschrieb, sind formal die Kriterien für eine Suchterkrankung erfüllt, die jedoch im Zusammenhang mit den verfahrensgegenständlichen Taten keine Rolle spielte. Gleiches gilt für den Missbrauch verschiedener anderer Substanzen zu früheren Zeitpunkten, weshalb hierauf nicht näher eingegangen werden muss.

Zu diskutieren bleibt jedoch die Diagnose einer Alkoholintoxikation (ICD-10: F10.0), da sie so auch von den Ärzten formuliert wurde, die Herrn Müller als erste Behandler zu Gesicht bekommen haben. Eine Blutentnahme beim Beschuldigten am Tatabend hatte einen Wert von 0,80 Promille ergeben. Eine am 12.10.2017 um 1:06 Uhr durchgeführte Atemalkoholkontrolle hatte einen Wert von 0,53 mg/Liter erbracht. Für die forensische Wertung ist hier (unter Berücksichtigung des am Tattag dokumentierten psychopathologischen Befundes) festzustellen, dass diese Intoxikation nicht ausreicht, um sie unter das Eingangsmerkmal der krankhaften seelischen Störung des § 20 StGB zu subsumieren. (Unabhängig davon, dass ein schematisches Vorgehen nach der Höhe der Blutalkoholkonzentration wegen ganz unterschiedlicher Auswirkungen auf Personen in verschiedenen Tatsituationen prinzipiell nicht möglich ist, besagt eine Faustregel mit beschränktem Indizwert, dass bei einer Blutalkoholkonzentration ab 2 ‰ eine Dekulpation und ab 3 ‰ eine Exkulpation zu prüfen sei, vgl. dazu z. B. Nedopil und Müller 2017.)

Nach gängiger forensischer Lehrmeinung gehört eine Erkrankung aus dem schizophrenen Formenkreis, wie sie bei Herrn Müller vorliegt und auch zum Tatzeitpunkt klinisch manifest war, zum *Eingangsmerkmal* der krankhaften seelischen Störung. Es besteht diesbezüglich bei mehreren stationär-psychiatrischen Aufnahmen mit teilweise massiv ausgeprägten Krankheitssymptomen auch kein Zweifel, dass die Erkrankung beim Probanden ausgeprägt genug ist, um sie unter dieses Eingangsmerkmal zu subsumieren. Andere psychiatrische Diagnosen, die einem der anderen Eingangsmerkmale zuzuordnen wären, fanden sich nicht.

Schritt 2: Zuordnung der Diagnose zu Eingangsmerkmal

Der weitere Schritt zur Beurteilung der Schuldfähigkeit besteht in einer *normativen Beurteilung einer möglicherweise gegebenen Funktionsbeeinträchtigung*. Wesentlichste Hilfsquelle für die Quantifizierung dieser sind neben den durch die jetzige Untersuchung gewonnenen Erkenntnissen die Informationen aus den Aktenangaben, so insbesondere der Arztbericht vom 14.10.2017.

Schritt 3: Diskussion von ggf. vorliegenden Funktionsbeeinträchtigungen

Wichtigste Quelle für die Beurteilung der Funktionsbeeinträchtigungen stellen ärztliche Befunde und Zeugenaussagen zum Tatzeitpunkt dar!

Ärztliche Befunde und Zeugenaussagen

Eine Aufnahme nach Art. 10/2 des bayerischen Unterbringungsgesetzes war damals erfolgt. In dem anzukreuzenden psychopathologischen Aufnahmebefund waren Rausch, Erregungszustand, Wesensänderung, süchtiges Verhalten und paranoides Syndrom mit »Ja« angekreuzt, Verwirrtheitszustand, halluzinatorisches Syndrom, depressives Syndrom, Gedächtnisstörungen, Bewusstseinsstörungen und Suizidalität mit »Nein« angekreuzt. In der beigelegten gutachterlichen Stellungnahme (welche aufgrund des ausformulierten psychischen Befundes wesentlich aussagekräftiger ist) zur Anregung einer sofortigen Unterbringung ist an zusätzlichen Informationen zu entnehmen, dass Herr Müller im Antrieb stark gesteigert und die Psychomotorik angespannt gewesen war. Gedankenlautwerden war bejaht worden, worunter zu verstehen ist, dass der Proband glaubte, seinen eigenen gedachten Gedanken laut ausgesprochen zu hören und dieser somit auch für andere hörbar sei. An inhaltlichen Denkstörungen wurde ein bizarrer Wahn im Sinne eines Beeinflussungserlebens und Beziehungserlebens beschrieben. Ein Wahn ist, vereinfacht gesagt, eine unkorrigierbare Überzeugung mit oftmals bizarrem Inhalt und typischer Bestandteil einer paranoiden Schizophrenie. Von Seiten des formalen Denkens wurde geschildert, dass Herr Müller assoziativ gelockert, ideenflüchtig und zerfahren gewesen war. Unter diesen Denkstörungen ist zu verstehen, dass der Proband in der Tatnacht Gedanken und Gesprächsinhalte thematisch unpassend und vollkommen ungeordnet von sich gab. Zudem wurde eine stark gestörte Auffassungsgabe beschrieben. Auch zwei Tage später, nach Verlegung in das zuständige Bezirkskrankenhaus, wurden im psychopathologischen Befund Konzentrationsstörungen beschrieben sowie »inhaltliche Denkstörungen mit paranoidem Erleben… im Affekt dysphorisch gereizt.« Der therapeutische Fokus lag bei diesem Aufenthalt vorwiegend auf suchttherapeutischen Inhalten, da von einer anderen Diagnose als der tatsächlich bestehenden ausgegangen wurde (vgl. drogeninduzierte Psychose). Relevant ist jedoch die abschließende Verlaufsbeschreibung: »Die zur Aufnahme geführte Symptomatik bildete sich unter Abstinenz von Drogen und Alkohol deutlich zurück.« Hieraus ist klar ersichtlich, dass es nicht zu einer Remission (vollständiges Verschwinden von Krankheitssymptomen) kam, sondern nur zu einer Teil-Remission (partielles Verschwinden von Krankheitssymptomen). Auch dies ist unter Berücksichtigung einer abgelehnten neuroleptischen Therapie als Hinweis für das Vorliegen einer paranoiden Schizophrenie zu werten.

Die Beschreibungen der Polizeibeamten schildern einen stark auffälligen psychiatrischen Gesamtzustand: So heißt es: Herr Müller war »während der gesamten Zeit vollkommen unzurechnungsfähig und wie unter Drogeneinfluss« erschienen (Stellungnahme der Polizeiinspektion vom 13.10.2017). Dass neben den psychotischen Symptomen auch eine gewisse Alkoholisierung als zusätzliche Komponente hinzukam, ist dem ärztlichen Bericht vom 12.10.2017, 2:30 Uhr ebenso zu entnehmen wie der Stellungnahme der Polizeiinspektion.

»Einsichtsunfähigkeit besteht, wenn die kognitiven Funktionen nicht ausreichen, eine Einsicht in das Unrecht eines Handelns zu ermöglichen«

(Nedopil und Müller 2017, S. 41). Dies ist beispielsweise bei schweren psychotischen Realitätsverkennungen der Fall.«Zu beachten ist freilich, dass Einsicht und Verhaltenssteuerung psychisch häufig derart miteinander verbunden sind, dass eine Trennung praktisch nicht möglich ist.« (Schwarz und Wille 1971, zitiert in Venzlaff et al. 2015, S. 106).

> Bei der Diskussion der Schuldfähigkeit gilt es, sowohl die Einsichtsfähigkeit wie auch die Steuerungsfähigkeit zu überprüfen, auch wenn eine genaue Trennung gerade bei psychotischen Zustandsbildern häufig schwierig ist.

Einsichtsfähigkeit und Steuerungsfähigkeit

Fehlt die Einsichtsfähigkeit, dann ist die Steuerungsfähigkeit zwangsläufig nicht gegeben: »In akut psychotischem Zustand, aber auch bei besonnen wirkenden, jedoch klar wahnhaft motivierten Taten wird man die Aufhebung der Einsichtsfähigkeit regelhaft leicht herleiten können und die Steuerungsfähigkeit oft gar nicht erst zu diskutieren haben.

> Beurteilungen der aufgehobenen oder verminderten Steuerungs-/Einsichtsfähigkeit werden vielfach nicht wissenschaftlich fundiert vorgenommen und die Begriffe unsauber getrennt. Dies ist zu unterlassen. Man sollte im Vorfeld zu dem Krankheitsbild die entsprechende forensische Literatur zu Rate ziehen!

Cave!

Die Schizophrenie ist eine schwere psychische Krankheit, die sowohl durch die Persönlichkeitsveränderungen als auch durch die Wahnsymptomatik… das seelische Gefüge tiefgreifend verändert, die Sinngesetzlichkeit seelischer Vorgänge und Handlungsabläufe zerreißt und die Wirksamkeit normaler rationaler Kontrollmechanismen aufhebt. Selbst wenn in Einzelfällen auch bei akut psychotischen Zuständen von noch vorhandenen Resteinsichten auszugehen ist, wird man doch stets von einer durch Wahndynamik und Denkstörung getriebenen Aufhebung von Hemmungsvermögen und Steuerungsfähigkeit auszugehen haben.« (Venzlaff et al. 2021, S. 260)

Die Gesamtbetrachtung aller Informationen belegt, dass der Proband zum Zeitpunkt der verfahrensgegenständlichen Taten in einem massiv psychotischen Zustand war, der so ausgeprägt war, dass – wie in der zitierten Literaturstelle in ähnlicher Weise beschrieben – eine Aufhebung der Einsichtsfähigkeit und konsekutiv auch der Steuerungsfähigkeit bestanden hatte. Somit liegen aus psychiatrischer Sicht die medizinischen Voraussetzungen des § 20 StGB vor.

Bezüglich des Vorliegens des § 63 StGB aus psychiatrischer Sicht ist zunächst einmal ein Blick in die Literatur zu werfen, um ein Grundgefühl für die forensische Bedeutung des beim Probanden vorliegenden Krankheitsbildes zu erhalten. Gleichzeitig kann damit Herr Müller einer auf ihn zutreffenden Risikogruppe zugeordnet werden. So ist zunächst festzustellen, dass bei einer

Beurteilung § 63 StGB

Schizophrenie das Risiko vor allem für schwere Aggressionstaten im Vergleich zur Allgemeinbevölkerung um das Drei- bis Zehnfache erhöht ist (Haller et al. 2001, Mullen et al. 2000, Soyka et al. 2004). Spezifischer formuliert erhöht diese Diagnose bei Männern das Risiko für die Begehung von Gewaltdelikten um den Faktor vier und von Tötungsdelikten um den Faktor zehn (Hodgins 2006). Gleichzeitig ist auch festzustellen, dass in der Gruppe der schizophrenen Patienten das kriminelle Rückfallrisiko mit der Schwere des Indexdeliktes ansteigt (Rice und Harris 1992). In der Literatur zeigt sich die Subgruppe mit einer paranoiden Schizophrenie, wie sie bei Herrn Müller vorliegt, von den schizophrenen Straftätern am stärksten gefährdet (Bieber et al. 1988, Krakowski et al. 1986).

> **Blick in die Literatur erleichtert Prognose**
>
> Gerade im Rahmen von Schuldfähigkeitsgutachten mit anschließender Frage nach § 63 StGB werden die Prognosen vielfach nach eigenem Eindruck gemacht. Ein Blick in die Literatur und eine saubere Betrachtung protektiver Faktoren wie auch der Risikofaktoren kann einem die Prognose deutlich erleichtern!

Prognoseinstrument

Um individuelle Risikofaktoren und auch protektive Faktoren bei Herrn Müller zu überblicken, erscheint es sinnvoll, dies in Anlehnung an ein Prognoseinstrument zu machen wie zum Beispiel an die sogenannte integrierte Liste der Risikovariablen (ILRV, Nedopil 2006). Diese soll hier keine vollständige Darstellung erfahren, einige der darin aufgeführten Aspekte können jedoch wesentlich dazu beitragen, die individuelle Rückfallgefahr des Probanden besser abzubilden. So ist in Anlehnung an dieses Instrument der »Einfluss einer vorübergehenden Krankheit« prinzipiell zu bejahen, da eine akute Episode einer paranoiden Schizophrenie vorgelegen hatte. (Die Schizophrenie selbst ist jedoch nicht als eine vorübergehende Krankheit anzusehen.) Eine »Persönlichkeitsstörung« liegt ebenso wenig vor wie eine »Erkennbarkeit kriminogener oder sexuell devianter Motivation«. Das vorliegende Bundeszentralregister enthält drei Eintragungen. Eine Stabilität von Partnerbeziehungen im Sinne der ILRV ist ebenso zu verneinen wie eine Stabilität in den Arbeitsverhältnissen. Es finden sich Hinweise auf einen früheren regelmäßigen und durchaus auch schweren Missbrauch von Drogen, der aber inzwischen nachgewiesenermaßen in Griff bekommen wurde. In Anlehnung an das Prognoseinstrument ILRV ist auch ein Blick auf die sogenannte »postdeliktische Entwicklung« des Probanden zu werfen. So konnte er allenfalls eine partielle Krankheitseinsicht etablieren. Zumindest zum Zeitpunkt der Begutachtung bestand keine Therapiebereitschaft. Allerdings wurden ihm die festgestellte Diagnose und die daraus resultierenden Konsequenzen möglicher Weise noch nicht deutlich genug dargelegt. Bezüglich des »sozialen Empfangsraums« ist festzustellen, dass der Proband kaum eine feste oder zumindest regelmäßige Arbeitsanstellung in Aussicht hat und eine geregelte Tagesstruktur nicht ersichtlich ist.

Zusammenfassend ist Herr Müller somit einer Risikogruppe zuzuordnen, in der per se das Risiko für verschiedene Gewaltdelikte im Vergleich zur

Allgemeinbevölkerung um das Drei- bis Zehnfache erhöht ist. Bei Betrachtung der protektiven Faktoren wie auch der Risikofaktoren ist festzustellen, dass der Proband derzeit deutlich mehr negativ wiegende als protektive Faktoren aufweist.

> Man ist als Psychiater kein »Hellseher« und es ist in vielen Fällen nicht möglich, genaue Art und Schwere drohender Straftaten vorauszusagen. Allerdings kann man den Probanden literaturgestützt einer entsprechenden Risikogruppe zuordnen, protektive Faktoren und Risikofaktoren überblicken und daraus seine Prognose erarbeiten. Hierbei sollte man auch Risikoszenarien mit Delikthypothese benennen, also wann/unter welchen Umständen bei dem Probanden erneut Straftaten zu erwarten sind.

Zuordnung Risikogruppe

Insofern ist der Proband aus psychiatrischer Sicht als Person mit einem hohen Rückfallrisiko für weitere Straftaten einzuschätzen, wenn es erneut zu psychotischem Erleben kommen sollte. Ohne Therapie ist das Risiko für ein solches erneutes Exazerbieren (Ausbrechen) einer psychotischen Episode als hoch anzusehen. Die Schwere der daraus folgenden Straftaten lässt sich insofern nur schwer einschätzen, als dass Art und Weise dieser wesentlich vom Inhalt drohenden neu aufgetretenen psychotischen Erlebens abhängen: So kann zum Beispiel ein Verfolgungswahn ganz andere Straftaten bedingen als akustische Halluzinationen mit Hören von Stimmen, die das eigene Handeln kommentieren. Allerdings finden sich bei Herrn Müller primär keine Anhaltspunkte dafür, dass es zu einer Steigerung zukünftiger Straftaten kommen könnte. Ausschließbar sind diese aber nicht.

Fachbegriffe erklären

Ohne psychiatrische Behandlung, so insbesondere ohne psychopharmakologische Therapie und psychoedukative Maßnahmen, sowie ohne äußeres Korrektiv und Unterstützung ist zu befürchten, dass der Proband krankheitsbedingt erneut psychotisch dekompensiert und dann wiederum in Konflikte mit seiner Umwelt gerät und es zu ähnlich gelagerten Straftaten kommt. Die Bewertung der Schwere der Straftaten außen vor lassend liegen somit die medizinischen Voraussetzungen des § 63 StGB aus psychiatrischer Sicht prinzipiell vor. Inwieweit die erfolgten Straftaten jedoch eine »erhebliche Schädigung« (vgl. Novellierung des § 63 StGB) darstellen, ist eine juristische Fragestellung.

> Bei der Frage nach Vorliegen der medizinischen Voraussetzungen des § 64 StGB sind die folgenden vier Aspekte zu überprüfen:
>
> - Hang
> - Symptomcharakter der Tat
> - negative Legalprognose
> - positive Therapieaussicht

Medizinische Voraussetzungen des § 64 StGB

4 Psychiatrische Gutachten im Strafrecht

Hang — Aufgrund der Fragestellung ist im nächsten Schritt das *Vorliegen der medizinischen Voraussetzungen des § 64 StGB* zu überprüfen. Der Hang ist bekanntermaßen die »eingewurzelte, auf psychische Disposition zurückgehende oder durch Übung erworbene intensive Neigung, immer wieder Rauschmittel im Übermaß zu konsumieren« (vgl. z. B. in Nedopil und Müller 2017, S. 47), wobei das Maß des gesundheitlich Verträglichen überschritten sein muss (vgl. z. B. BGH-Bezug in Venzlaff et al. 2021). Bekanntermaßen stellt bereits allein die »Abhängigkeit im medizinischen Sinn regelmäßig einen Hang im Sinne des § 64 StGB dar« (Venzlaff et al. 2021, S. 119). Rein formal liegt somit ein Hang im Sinne des § 64 StGB bei Herrn Müller vor, da eine Abhängigkeitserkrankung besteht (auch wenn bereits seit Längerem im Status der Abstinenz).

Symptomcharakter der Tat — Der Symptomcharakter der Tat kann aber klar verneint werden – Drogen spielten bei den verfahrensgegenständlichen Taten keine Rolle, wie insbesondere das rechtsmedizinische Gutachten fraglos belegt. Der Alkohol kam als additiver, aber nicht wesentlicher Faktor ggf. im Sinne einer leichten Enthemmung hinzu.

Negative Legalprognose/ positive Therapieaussicht — Bezüglich der Punkte negative Legalprognose und positive Therapieaussicht ist aufzuführen, dass Herr Müller gemäß eigenen Angaben keine Drogen mehr konsumierte, was unter Berücksichtigung mehrerer negativer Drogentests auch glaubwürdig erscheint.

Insofern sind die medizinischen Voraussetzungen des § 64 StGB klar zu verneinen.

Zusammenfassend ist daher festzustellen, dass sich aus den aktuellen Akteninformationen, den angeforderten Arztberichten und den eigenen Untersuchungsbefunden zum Zeitpunkt der verfahrensgegenständlichen Taten ein akuter Schub einer paranoiden Schizophrenie (ICD-10: F20.0) ergibt. Diese war auch ausgeprägt genug, um sie unter das entsprechende Eingangsmerkmal zu subsumieren.

Bei hierauf folgender Gesamtbeurteilung der Funktionsbeschreibungen des Probanden zum Zeitpunkt der Taten liegen aus psychiatrischer Sicht die medizinischen Voraussetzungen des § 20 und des § 63 StGB vor. Die medizinischen Voraussetzungen für das Greifen des § 64 StGB hingegen sind klar zu verneinen.

Nicht vergessen — (Wie gewohnt, ist abschließend auf die übliche Einschränkung der schriftlichen Gutachten zur Frage der Schuldfähigkeit im Rahmen eines Verfahrens hinzuweisen, nämlich dass diese Aussagen allesamt vorbehaltlich weiterer Erkenntnisse aus der Hauptverhandlung sind.)

Achtung! — Dies ist ein Hinweis, der in keinem Gutachten zur Frage der Schuldfähigkeit fehlen sollte. Zur Erinnerung: Im Strafrecht ist das schriftliche Gutachten nur vorläufig.

Unterschrift des Gutachters

4.2.3 Beispielgutachten 3 aus dem Strafrecht (vollständig wiedergegeben, abgesehen von persönlichen Daten und Angaben der Informationsquellen zu Beginn)

- Fragestellung(en): Prognose (mit Vorentscheidung zur Sicherungsverwahrung)
  - Diagnose(n) sowie Differenzialdiagnose(n) nach ICD-10: Pädophilie (ICD-10: F65.4), kombinierte Persönlichkeitsstörung (ICD-10: F61)
- Delikt: Sexueller Missbrauch von Kindern

Zur besseren Verständlichkeit in aller Kürze: Der 1959 geborene Herr Mustermann war mit dem Urteil des Landgerichts Musterberg vom 12.12.2010 zu einer Gesamtfreiheitsstrafe von zehn Jahren verurteilt worden aufgrund des sexuellen Missbrauchs von Kindern. So hatte er sich von 2002 bis Juli 2009 vielfach an drei Nachbarskindern sexuell vergangen. Bis zur Aktenkundigkeit dieser Ereignisse hatte der Proband keine Vorstrafen zu verzeichnen. Es sollte ein Gutachten erstellt werden zur Frage der Prognose und Diagnose. Immer wieder im Raum stand auch die Frage der Sicherungsverwahrung.
[…]

Überblick in Kürze

Fragestellung

Gemäß dem Beschluss vom 02.02.2018 des Landgerichts Musterberg sollte ein psychiatrisches Gutachten eingeholt werden zur Beantwortung der Fragen, »ob die Gesamtwürdigung des Verurteilten, seiner Taten und ergänzend seiner Entwicklung während des Vollzugs der Strafe ergibt, dass von ihm erhebliche Straftaten zu erwarten sind, durch welche die Opfer seelisch oder körperlich schwer geschädigt werden und beim Verurteilten eine psychische Störung vorliegt und aus konkreten Umständen in seiner Person oder seinem Verhalten eine hochgradige Gefahr abzuleiten ist, dass er infolge dieser Störung schwerste Gewalt oder Straftaten begehen wird.«

Klassische Frage eines Prognosegutachtens

Herr Mustermann wurde zu Beginn der Untersuchung über Sinn und Zweck sowie Ablauf und Inhalt der Begutachtung aufgeklärt. Er wurde auch darauf hingewiesen, dass seine Angaben und die Untersuchungsergebnisse nicht der ärztlichen Schweigepflicht unterliegen und er nicht verpflichtet ist, Angaben zu machen.

Aufklärung zu Beginn der Untersuchung

A   Aktenlage

a)   Allgemeine Unterlagen (chronologisch geordnet)

Schreiben des Rechtsanwalts

Gemäß dem *Schreiben des den Probanden vertretenden Rechtsanwalts Schneider vom 16.04.2010* (das auf verschiedene Ermittlungsergebnisse zu den Tatvorwürfen, siehe unten, bezugnimmt) habe sich zwischen dem Probanden und der geschädigten Nachbarstochter Ursula Müller eine große gegenseitige Zuneigung entwickelt, das Verhältnis sei äußerst innig und freundschaftlich gewesen und habe sich auch in körperlicher Nähe ausgedrückt, woraus sich das Fehlverhalten des Beschuldigten entwickelt habe, was der Proband zutiefst bedauere. Bezüglich der Handlungen im Herbst 2007 sei auszuführen, dass es dem Probanden wichtig gewesen sei, nicht gegen einen gezeigten oder geäußerten Willen der Geschädigten zu handeln und dass die Betroffenen jeweils den von ihm beabsichtigen Handlungen nach subjektiver Einschätzung des Probanden nachgegeben hätten ohne hierzu genötigt werden zu müssen. Darüber hinaus wies der Anwalt des Probanden daraufhin, dass bei Herrn Mustermann bei einigen Taten ein erheblicher Alkoholkonsum vorhanden gewesen sei.

Ab Frühjahr 2009 habe der Beschuldigte bei Ursula auffällige Verhaltensänderungen festgestellt, worauf ihm seine Verfehlungen bewusst geworden seien. Hierauf habe er sich auch seiner früheren Ehefrau mitgeteilt. Im Rahmen der intensiven Auseinandersetzung mit dem eigenen Fehlverhalten habe sich auch ein großer Selbsthass entwickelt, weshalb schließlich auch eine ambulant-psychiatrische Behandlung erfolgt sei.

Zeugenvernehmung

In der *Zeugenvernehmung von Frau Anja Mustermann (Anmerkung: frühere Ehefrau des Probanden) vom 16.05.2010* ist zu lesen, dass die im Jahre 1983 geschlossene Ehe bis etwa 1988 »ganz normal« verlaufen sei. Dann habe sich dies geändert, es sei dazu gekommen, dass der Proband sie geschlagen habe, weil sie mit ihm keinen Sex habe haben wollen. Am Tag aber sei er weiterhin ein liebevoller und gastfreundlicher Familienvater gewesen. Aufgrund seiner körperlichen Beschaffung habe er sich einfach genommen, was er gewollt habe. Nachdem sie ihm 2002 mitgeteilt habe, dass sie sich von ihm trennen werde, habe er sie immer wieder mit langen Briefen und Telefonaten belästigt und versucht, die Trennung zu verhindern. Trotz der Vorfälle sei sie ihm bis zum heutigen Tag eine Ansprechpartnerin geblieben und sie hätten regelmäßigen telefonischen Kontakt. So habe er ihr »wohl als Allererste« auch seine Taten mitgeteilt.

Anklageschrift

In der *Anklageschrift der Staatsanwaltschaft Musterberg vom 31.07.2010* ist neben den unten dargestellten Taten (siehe Urteil des Landgerichts Musterberg vom 12.12.2010) zu lesen, dass mehrere Briefe des Probanden aus der Untersuchungshaft »wegen zu besorgender Beeinflussung der Zeugen« angehalten worden seien. Neben vielfachen Entschuldigungen würde der Proband der Geschädigten Ursula Müller in einem Brief versteckt massive Vorhaltungen machen. So würde er sie fragen, ob sie Schadenfreude wegen ihrer Anzeige empfinden würde und dass Einiges in ihren Aussagen unfair gewesen sei.

Die geschädigte Anna Müller, eine Schwester von Ursula Müller, habe sich erst einige Monate nach der letzten Tat ihrer Mutter anvertraut, worauf diese den Probanden zur Rede gestellt habe. Hierauf habe sich der Proband bei der Geschädigten entschuldigt, noch am selben Tag aber erklärt, sie müsse doch zugeben, dass es ihr auch gefallen habe. Zur Frequenz der Übergriffe sei zu sagen, dass es ganz bestimmt mehr als zehn Übergriffe gegeben habe, die Obergrenze vielleicht bei 60-70 liegen würde. Der Proband seinerseits habe die Übergriffe auf zehn beziffert, maximal auf 15-20.

Zu der Häufigkeit der Übergriffe habe Ursula Müller angegeben, dass diese in der Anfangszeit 2002 nahezu wöchentlich, in den Jahren 2003 und 2004 etwa alle 14 Tage erfolgt seien, ab dem Jahr 2006 seien alle 3-4 Wochen Übergriffe erfolgt. Der Proband habe die Kinder mehrfach aufgefordert, keine Anzeige zu erstatten, weil sie dabei sein Leben zerstören würden.

Die Steffi Müller (eine andere Schwester) mehrfach gestellte Frage in der Zeugenvernehmung, wie häufig Übergriffe erfolgt seien, konnte von dieser nicht beantwortet werden. In den Anmerkungen zur Kinderbefragung ist zu lesen, dass Steffi Müller während der ganzen Zeugenvernehmung sehr gehemmt, nervös und unruhig gewirkt habe. Nach Einschätzung der Sachbearbeiterin würde sich die Zeugin an die Übergriffe des Probanden sehr wohl erinnern, jedoch nicht über diese reden wollen. Bei Einzelheiten über sexuelle Übergriffe habe sie immer wieder auf den Tisch geschaut, sehr leise und sehr langsam und teilweise zu sich selbst gesprochen.

Aus dem *Urteil des Landgerichts Musterberg vom 12.12.2010* ist zu ersehen, dass der Proband zu einer Gesamtfreiheitsstrafe von zehn Jahren verurteilt worden sei und die Anordnung der Sicherungsverwahrung vorbehalten bleiben würde.

Urteil

> Findet man in der Aktenlage eine Biografie vor, sollte man diese in das Gutachten aufnehmen, um bei der Begutachtung potentielle Widersprüche ersehen zu können (vgl. dazu auch Beispielgutachten 4 aus dem Strafrecht).

Biografie aus Akte aufnehmen

Aus dem Urteil soll die biografische Anamnese kurz zusammengefasst werden, um sie für die jetzige Begutachtung zu vergegenwärtigen: Herr Mustermann sei als jüngstes von fünf ehelichen Kindern eines Schneiderehepaares geboren worden. Nach Kindergarten- und Grundschulbesuch sei er auf das Gymnasium gewechselt, wo er unter Gleichaltrigen auf wenig Akzeptanz gestoßen sei, weil er und seine Familie als »Zugezogene« gegolten hätten. Nach Abschluss der achten Jahrgangsstufe sei der Proband auf die Realschule gewechselt. Hier habe er 1976 die Mittlere Reife mit der Durchschnittsnote 1,9 abgelegt. Er habe sich für eine berufliche Laufbahn im Dienste der Deutschen Bundesbahn entschieden, nachdem er zuvor noch Wehrdienst geleistet habe. 1978 habe der Proband seine Ehefrau kennengelernt; aus der im Jahre 1983 geschlossenen Ehe bzw. der Beziehung seien zwei Töchter, geboren 1982 und 1988, hervorgegangen.

Im Laufe der 1980er Jahre habe der Proband seinen Alkoholkonsum gesteigert und neben dem »obligatorischen Bier bis zu anderthalb Flaschen Schnaps« pro Tag getrunken.

Als Folge des Alkoholkonsums habe der Proband schließlich im Jahre 1990 seine Beschäftigung verloren und hierauf ab 1992 bis zur Inhaftierung bei wechselnden Speditionen als Fernfahrer gearbeitet.

Nachdem im Jahre 2002 die Trennung von seiner Ehefrau erfolgt sei, und er eine neue Partnerin kennengelernt habe, habe er mit dieser zusammengewohnt. In dieser Zeit sei es dem Probanden auch gelungen, seinen Alkoholkonsum deutlich zu reduzieren. Die neue Partnerin habe jedoch unter gravierenden psychischen Problemen gelitten, weshalb sie immer wieder in stationärpsychiatrischer Behandlung gewesen sei. In diesen Phasen habe der Proband immer wieder, wie sonst zu zweit auch, auf die Nachbarskinder aufgepasst und hierbei die ihm vorgeworfenen Taten begangen.

Taten

Folgende Taten hätten im Einzelnen festgestellt werden können: Im Herbst des Jahres 2003 habe der Proband der damals neunjährigen Ursula Müller beim Gute-Nacht-Wünschen das Genital gestreichelt, um sich hierdurch sexuell zu erregen. Zu einem weiteren Zeitpunkt zwischen 2002 und Herbst 2003 habe der Proband mehrere Minuten lang an Ursulas Genital manipuliert und sodann vor ihr onaniert. Zu einem weiteren Zeitpunkt habe der Proband an der maximal 13 Jahre alten Ursula auch den Oralverkehr durchgeführt. Zu einer anderen Gelegenheit habe sich der Proband von dem Kind mit der Hand befriedigen lassen. Dies habe sich mehrfach wiederholt. Im Herbst 2006 habe der Proband erneut an dem Kind den Oralverkehr durchgeführt und dabei auch die Brüste der Geschädigten gestreichelt. Im Anschluss daran habe der Proband auch sein Glied in die Scheide des Kindes eingeführt, bei erheblichem Schmerz desselben aber auf Bitten des Kindes hiervon Abstand genommen. In einem Solarium im Jahre 2004 oder 2007 habe der Proband erneut an dem Kind manipuliert und den Oralverkehr durchgeführt und im Anschluss daran vor dem Kind bis zum Samenerguss onaniert.

Im Herbst des Jahres 2006 habe der Proband der damals neunjährigen Steffi Müller an die Scheide gegriffen und sich hierdurch sexuell erregt. Diese Tat habe sich mehrfach zu verschiedenen Zeitpunkten sowohl im Stadium des Schlafens wie auch im Stadium des Erwachens wiederholt.

Relevante Vorinformationen aufnehmen

> Für die Begutachtung relevante Vorinformationen zu Biografie, Taten, Tatumständen, Vordiagnosen etc. in die Aktenlage aufnehmen!

Der Proband sei zu sämtlichen Tatzeitpunkten »weder in seiner Einsichtsfähigkeit noch in seiner Steuerungsfähigkeit erheblich beeinträchtigt« gewesen. Die rechtliche Würdigung würde ergeben, »dass sich der Angeklagte des sexuellen Missbrauchs von Kindern in mindestens 18 tatmehrheitlichen Fällen, davon in 16 Fällen in Tateinheit mit sexuellem Missbrauch von Schutzbefohlenen und in einem Fall in Tateinheit mit sexuellem Missbrauch widerstandsunfähiger Personen… schuldig gemacht hat«.

Weiterhin ist zu lesen, dass der Proband keine Vorstrafen habe, seine Taten gestanden habe und unter einer »erhöhten Haftempfindlichkeit« leiden würde.

Auch ohne frühere Verurteilung würden die formellen Voraussetzungen für eine Anordnung der Sicherungsverwahrung vorliegen. Der Sachverständige, Professor Dr. Huber, habe in seinem Gutachten dargelegt, dass der Proband an einer sexuellen Präferenzstörung im Sinne einer Pädophilie, aber auch an einer kombinierten Persönlichkeitsstörung mit vorwiegend narzisstischen und unreif-abhängigen Zügen leiden würde.

Auffallen würde, dass der Proband die Serie seiner Taten im Sommer 2009 beendet und sich bis zu seinem Auszug aus der gemeinsamen Wohnung noch mehrere Monate lang im selben Umfeld aufgehalten und auch auf die Kinder aufgepasst habe, ohne dass es in diesem Zeitraum zu weiteren sexuellen Übergriffen gekommen sei. Ferner habe der Proband sich von Anfang an geständig gezeigt und noch vor seiner Inhaftierung eine psychotherapeutische Behandlung aufgenommen. In der Hauptverhandlung sei deutlich geworden, dass der Proband unter dem Eindruck der Untersuchungshaft eine deutliche innere Distanz zu seinem früheren Verhalten entwickelt habe.

Verschiedene *Befragungen der geschädigten Kinder sowie der Eltern der Opfer, Mitarbeiter des Jugendamtes, von Lehrern und entfernter Verwandter* dürfen außen vorgelassen werden, da das Ergebnis dieser Befragungen bereits im Urteil bzw. der Anklageschrift dargestellt wurde.

> Ein solcher Hinweis macht durchaus Sinn: So wird dadurch belegt, dass man sich mit diesen Aktenstellen auseinandergesetzt hat und es ist für den Gutachter auch einige Zeit später noch nachvollziehbar, welche Aktenauszüge ihm vorlagen. An dieser Stelle allerdings der Hinweis: Insbesondere bei Prognosegutachten sollte man sich immer alle Akten zukommen lassen, selbst wenn es sich um eine exzessive Aktenlage und lang zurückliegende Taten handelt.

Achtung!

In der *Stellungnahme vom 30.10.2013 gemäß § 66a StGB aus der Justizvollzugsanstalt Musterhausen* ist zu lesen, dass sich der Proband seit dem 26.04.2011 in der sozialtherapeutischen Abteilung der Justizvollzugsanstalt befinden würde.

Folgende Therapiemaßnahmen seien ihm empfohlen worden: Teilnahme an der kognitiv-behavioralen Gruppenbehandlung mit dem Sex-Offender-Treatment-Programm (SOTP), psychologische Einzelgespräche, Durchführung von Angehörigengesprächen, Teilnahme an einem Sexualkundekurs, Teilnahme am Rehabilitationsprogramm, Schuldnerberatung bei Bedarf.

Der Proband habe vom 08.11.2011 bis zum 13.10.2013 20 Themenblöcke »deliktspezifische Behandlungsprogramme« für Sexualstraftäter absolviert. Zeitgleich würden gruppenbegleitend psychologische Einzelgespräche geführt werden. Ziele seien Aufbau von Problembewusstsein und Selbstkontrolle im Hinblick auf Risikosituationen und Risikoverhalten, die Entwicklung von Konfliktbewältigungsalternativen sowie die Förderung von Ressourcen.

> **Therapeutische Entwicklung**
>
> Solche Informationen sind von eminenter Bedeutung für die Frage nach der therapeutischen Entwicklung, um die es wesentlich geht. Daher sollte man sie umfassend studieren/in die Akte aufnehmen.

Mitarbeit des Probanden in Therapie

Die Mitarbeit des Probanden im Rahmen der bisherigen Behandlung sei als sehr gut einzuschätzen. Er würde sich in den Gruppensitzungen aktiv beteiligen, sich interessiert zeigen, nachfragen und seine Gedanken konstruktiv einbringen. Er habe bei vielen Gelegenheiten hilfreiche und intelligente Rückmeldungen gegeben und sich ausgiebig und unterstützend mit den Themen und Darlegungen seiner Mitgefangenen beschäftigt. Der Proband habe im gesamten Behandlungsverlauf eine Bereitschaft gezeigt, sich mit den von ihm begangenen Straftaten und seiner sexuellen Präferenz auseinanderzusetzen. In seinen verbalen Äußerungen habe sich der Proband allerdings sehr weitschweifig gezeigt und sich nur schwer begrenzen lassen.

Vor dem Hintergrund seiner narzisstischen Persönlichkeitsstruktur mit übersteigertem Selbstwertgefühl sei es dem Probanden oftmals nicht bzw. erst deutlich verspätet gelungen, kritische Rückmeldungen zu internalisieren und sein Verhalten zu modifizieren. Er habe diese meist durch sarkastische oder ironische Bemerkungen abgewehrt. Auch eine differenzierte Betrachtung seiner individuellen Defizite sei erst im weiteren Behandlungsverlauf möglich gewesen. In entsprechend kritischen Situationen würde der Proband noch zeitweise in dieses alte Verhaltensmuster zurückfallen. Zugleich würde der Proband dazu tendieren, andere Klienten abzuwerten und seine eigenen Kompetenzen und Stärken gerne betonen.

Während der Proband zu Beginn der Behandlung seine Handlungen bagatellisiert habe, sei es ihm zunehmend gelungen, die verzerrte Darstellung seiner Taten abzulegen und anzuerkennen, dass die Befriedigung seiner eigenen sexuellen Wünsche im Vordergrund stand. Anfänglich seien beim Probanden Schuldzuschreibungen an die Opfer festzustellen gewesen, im Verlauf sei es ihm zumindest weitgehend gelungen, frühere Verzerrungen als solche anzuerkennen. Gleichwohl sei dies nicht vollständig der Fall.

Er habe sich inzwischen durchaus in der Lage gezeigt, Konsequenzen seiner Handlungen für die Opfer zu benennen und einen durchaus angemessenen fiktiven Opferbrief zu verfassen.

Zudem habe er versucht, in einer Gruppensitzung eine affektive Beteiligung zum Ausdruck zu bringen, welche jedoch eher demonstrierend, Mitleid erzeugend und selbstabwertend gewirkt habe. Zugleich scheine der Proband nach wie vor noch nicht in der Lage, die Bedeutung und Auswirkungen seiner Straftaten für die Opfer vollends zu internalisieren. Zeitweise sei im Therapieverlauf sogar das Gefühl entstanden, dass der Proband sowohl durch die Schilderung seiner eigenen Straftaten, als auch bei den Schilderungen der Straftaten der anderen Gruppenteilnehmer einen persönlichen Lustgewinn erfahren würde. Eine ausgeprägte pädophile Sexualpräferenz würde deutlich werden.

Das Angebot von Angehörigengesprächen war vom Probanden zunächst abgelehnt worden, im Frühjahr 2013 sei es jedoch zu einer Terminierung von Gesprächen mit seinen beiden Schwestern gekommen. Bei Gesprächen im Juni und im September 2013 hätten die Schwestern ihre Bereitschaft zur Unterstützung des Probanden bei einer möglichen Entlassungsvorbereitung geäußert. Eine Einbeziehung in die Rückfallprävention im Sinne eines protektiven Faktors sowie als Begleitpersonen im Falle einer möglichen Gewährung von Vollzugslockerungen sei denkbar.

Der Proband habe an einem verpflichtend angebotenen Sexualkundekurs teilgenommen.

Herr Mustermann würde sich an der Regulierung seiner Verbindlichkeiten in Höhe von etwa 60.000 Euro durch eine Vereinbarung von Ratenzahlungen interessiert zeigen.

Für Lockerungen des Vollzuges sei der Proband zum aktuellen Zeitpunkt nur beschränkt geeignet. Aktuell würde der Proband aufgrund von Missbrauchs- und Fluchtgefahr lediglich für Ausgänge in Begleitung eines Vollzugsbeamten geeignet erachtet werden. *Vollzugslockerungen*

Im Verhalten gegenüber dem Personal habe sich der Proband in der Regel korrekt und freundlich verhalten, Anweisungen sei er stets nachgekommen, im Umgang mit Mitgefangenen würde er sich weitestgehend verträglich verhalten. Er würde sich durch eine hohe Anpassungsfähigkeit auszeichnen. Von einer generellen Einstellungsänderung des Gefangenen sei vermutlich noch nicht auszugehen.

In Anspielung auf seine eigene Vollzugssituation würde er sich teilweise betont selbstmitleidig, depressiv, frustriert und gekränkt zeigen. Bereits im Oktober 2011 habe es Hinweise auf sexuelle Offerten seitens des Probanden an einen jüngeren Mitgefangenen gegeben.

Das Arbeitsverhältnis des Probanden sei bis dato nicht zu beanstanden gewesen, die ihm übertragenen Aufgaben würde er zur vollen Zufriedenheit erfüllen.

Der soziale Empfangsraum des Probanden würde im Hinblick auf die Intensität der Bindungen zur Primärfamilie als durchaus stabil gelten. Der Proband würde regelmäßig von seinen beiden Schwestern besucht werden. Nichtsdestotrotz sei der soziale Empfangsraum insgesamt eher als ungünstig zu bewerten, zumal sich der Partner der einen Schwester gegen einen Kontakt zum Probanden aussprechen würde. *Sozialer Empfangsraum*

Von Seiten der JVA sei darauf zu achten, dass sich der Proband weder telefonisch noch brieflich an seine Opfer wenden würde.

Im Rahmen der Eingangsuntersuchung sei das Rückfallrisiko für Sexualstraftaten (SVR 20) als hoch eingeschätzt worden. Zugleich sei gemäß der Integrierten Liste der Risikovariablen und in Übereinstimmung mit dem Sexual Violence Risk die Prognoseeinschätzung hinsichtlich der Missbrauchsgefahr als ungünstig bewertet worden, sodass das Risiko neuerlicher Sexualstraftaten hier ebenso als hoch bewertet worden sei. *Instrument zur Vorhersage sexueller Gewaltstraftaten: Sexual Violence Risk*

Beim Probanden sei eine Pädophilie (ICD-10: F65.4, bezogen auf Mädchen) sowie eine kombinierte Persönlichkeitsstörung (ICD-10: F61) diagnostiziert worden mit vorwiegend narzisstischen und unreif-abhängigen Zügen. Seine narzisstischen Persönlichkeitsanteile würden eine selbstkritische Auseinandersetzung mit dem eigenen Fehlverhalten erschweren. In der prognostischen Gesamtschau sei zum jetzigen Zeitpunkt weiterhin von einem eher hohen Rückfallrisiko auszugehen. Andererseits würde vor diesem Hintergrund zur Frage des Erfordernisses einer Sicherungsverwahrung eine unabhängige Begutachtung empfohlen werden.

b) Medizinische Unterlagen (chronologisch geordnet)

Aus dem *Bericht des Facharztes für Psychiatrie und Psychotherapie Martin Mayer vom 10.12.2009* (der Haftakte entnommen) ist zu ersehen, dass der Proband im Jahr 2009 wiederholt in ambulanter psychiatrischer Behandlung mit der »Diagnose einer depressiven Anpassungsstörung bei familiärem Konflikt nach aufgedecktem langjährigen sexuellen Missbrauch der Nachbarskinder« (ICD-10: F43.2) sei. Die Vormedikation würde aus 30 mg Mirtazapin bestehen. Im Labor hätten sich keine erhöhten Leberwerte gezeigt sowie auch ein unauffälliges Blutbild. Bei den therapeutischen Einzelgesprächen habe sich überwiegend der Eindruck eines nur oberflächlichen Schulderlebens mit nur geringer affektiver Betroffenheit über den sexuellen Missbrauch seiner Nachbarstochter ergeben. Immer wieder habe sich der Proband in einer Position präsentiert, in der er sich selbst als Opfer äußerer Umstände beschrieben habe, die vorgefallenen Ereignisse relativiert und bagatellisiert habe. Mirtazapin sei auf 45 mg erhöht worden, worunter sich eine sukzessive Besserung ergeben habe.

Es folgt das *psychiatrische Gutachten der Universitätsklinik Musterhausen vom 01.09.2010, unterzeichnet von Herrn Professor Dr. Huber*. Ergänzend zu den biografischen Angaben, die bereits dargestellt wurden, ist zu lesen, dass die Trennung von der Ehefrau des Probanden im Sommer 2002 erfolgt sei, da diese eine andere Beziehung gehabt habe. Dies sei für ihn eine der schlimmsten Enttäuschungen seines Lebens gewesen.

In der Sexualanamnese ist zu lesen, dass seine Frau ihm aktuell Vergewaltigungen in der Ehe vorwerfe, die ab Ende der Achtzigerjahre und in den Neunzigerjahren erfolgt seien. Nach der Trennung sei es für ihn nicht möglich gewesen, beziehungslos zu leben, weshalb er sich an eine Partnervermittlung gewandt habe. Er habe hierüber jedoch nur eine einzige Frau treffen können. Diese sei eben seine letzte Partnerin gewesen.

Hochwichtige Vorinformationen	Hochwichtige Vorinformationen, nicht nur zum Abgleich mit den Aussagen bei der jetzigen Begutachtung. Ergo: unbedingt ausführlich aufnehmen!

Die Sexualität zu dieser sei dadurch unterbrochen gewesen, dass sie zwischendurch depressive Zustände durchlitten und stationär-psychiatrisch habe behandelt werden müssen. Er habe insgesamt mehr Verlangen nach Sex gehabt als seine Frau. Kontakte mit Prostituierten habe es sporadisch in den Jahren seiner Fernfahrerzeit während der Ehe gegeben. Kinderpornographische Darstellungen habe er sich nie angeschaut. (Genauere Angaben, wann zum ersten Mal Fantasien aufgekommen seien, Kinder in die sexuellen Vorstellungen zu integrieren bzw. Sexualpraktiken an diesen auszuüben, finden sich nicht.)

In der psychiatrischen Anamnese ist zu lesen, dass der Proband bis zur Trennung von seiner Ehefrau im Jahr 2002 psychisch stabil gewesen sei. Damals habe er »seelischen Druck auf der Brust« gehabt, die Konzentration sei schlechter gewesen, er habe sich niedergeschlagen gefühlt. Hierauf sei eine Behandlung in einer psychosomatischen Klinik für vier Wochen erfolgt. Im Juli 2009 sei er »sehr depressiv« gewesen und habe sich bei einem niedergelassenen Psychiater vorgestellt.

In der Zusammenfassung und Beurteilung des Gutachtens ist zu lesen, dass die Diskrepanz im Verhalten der Eltern des Probanden, einerseits streng auf eine Regeleinhaltung zu achten, andererseits sich am Wochenende Alkoholexzessen hinzugeben, für die Etablierung eines stabilen Selbstwertsystems beim Probanden als problematisch zu betrachten sei.

Nach Würdigung der Lebensgeschichte des Probanden würden sich verschiedene differenzialdiagnostische Überlegungen anstellen lassen. Typische Zeichen einer Abhängigkeitserkrankung hinsichtlich Alkohols seien nicht feststellbar gewesen, jedoch ein schädlicher Gebrauch von Alkohol (ICD-10: F10.1).

Würde man die schwierige Beziehungskonstellation zwischen dem Probanden und seinen Eltern mit der primär auf Leistung ausgerichteten Erziehung, mit Erschwerung der Etablierung eines stabilen Selbstwerterlebens und einer festen männlichen Identitätsentwicklung betrachten, würde diagnostisch insgesamt am ehesten eine kombinierte Persönlichkeitsstörung (ICD-10: F61) mit vorwiegend narzisstischen und unreif-abhängigen Zügen zu diagnostizieren sein. Darüber hinaus würde eine Pädophilie (ICD-10: F65.4) beim Probanden vorliegen. Der Proband habe eine sexuelle Neigung zu Mädchen im Stadium der Vorpubertät und frühen Pubertät neben dem von ihm mit Erwachsenenpartnerinnen geführten Sexualleben. Der Proband habe das Zusammensein mit dem Kind Ursula als Liebesbeziehung empfunden. Durch seine Ehefrau habe er eine erhebliche Kränkung erfahren, die mit einer Selbstwertdestabilisierung einhergegangen sei.

Insgesamt sei aus forensischer Sicht festzuhalten, dass der Ablauf der Taten darauf schließen lassen würde, dass eine Aufhebung oder eine erhebliche Einschränkung der Steuerungsfähigkeit beim Probanden nicht festgestellt werden könne.

Krankheitseinsicht bezüglich der Persönlichkeitsstörung habe beim Probanden nicht bestanden. Auch würde ihm die Einsicht für die überdauernde Problematik der bei ihm vorliegenden Pädophilie fehlen. Eine tiefergehende Therapiemotivation und Introspektionsfähigkeit sei bei ihm nicht erkennbar gewesen. Problematisch sei seine derzeitige Haltung einzustufen, dass er sich sicher sei, für Kinder keine Gefahr mehr darzustellen. Er betone zwar seine Reue, würde aber gleichzeitig eine freiwillige Kooperation der Kinder bei seinen Übergriffen vorgegeben.

Aus psychiatrischer Sicht müsse davon ausgegangen werden, dass auch in Zukunft eine erhebliche Gefahr bestehen würde, dass der Proband sexuelle Übergriffe an Kindern durchführen würde. Dabei sei insbesondere auch die über annähernd sieben Jahre anhaltende Dauer der Übergriffe auf verschiedene Kinder zu berücksichtigen.

c) Unterlagen aus der Haftakte (chronologisch geordnet)

Gliederung der Aktenlage

> Eine plausible Gliederung der Aktenlage ist Grundlage für ein sorgfältiges Aktenstudium und erhöht die Übersichtlichkeit!

In einer *Behandlungsuntersuchung nach § 6 StVollzG vom 04.08.2010* ist zu lesen, dass zusammenfassend die problembehaftete Beziehung des Probanden zu seiner früheren Frau von ihm nicht hätte wahrgenommen werden können. Auch die zweite problembehaftete Beziehung zur letzten Partnerin sei vom Probanden nicht als solche wahrgenommen worden.

Anhand der Explorationsgespräche und der Briefe an die Familie würde festzustellen bleiben, dass der Proband nur aufgedeckte Straftaten zugeben würde und für eine innere Auseinandersetzung mit diesen bisher nicht fähig erscheine.

Reflexions-/ Introspektionsfähigkeit

Eine Reflexionsfähigkeit im Sinne einer kritischen Betrachtungsweise sei stark eingeschränkt, ebenso scheine der Perspektivenwechsel kaum vorhanden. Eine geringe Introspektionsfähigkeit sei ebenso wie eine verzerrte Wahrnehmung vorhanden. Verantwortungsübernahme, Einsicht, eine mögliche Verhaltensänderung und eine Therapiemotivation würden oberflächlich erscheinen. Eine Schuldverschiebung auf andere würde feststellbar sein.

Aufgrund der parallelen sexuellen Handlungen zu Kindern und der Partnerin sowie der Prostituiertenbesuche würden bei dem Probanden Hinweise auf ein gesteigertes sexuelles Verlangen vorliegen. Offensichtlich sei, dass der Proband seine sexuelle Erregung nicht kontrollieren könne und diese fehlende Selbstkontrolle in Verbindung mit dem gesteigerten sexuellen Verhalten dazu führen würde, dass er in sexuellen Versuchungssituationen nicht widerstehen würde können, obwohl damit negative Konsequenzen verbunden seien. Aufgrund der Übergriffe auf verschiedene Kinder sei prognostisch von einer eher ungünstigen Prognose auszugehen.

Verhalten in JVA

Aus einer *»Aktenauswertung« der JVA vom 26. bzw. 29.04.2011* ist zu lesen, dass der Proband in einem Einzelhaftraum untergebracht sei. Er habe gute Mitarbeitsbereitschaft, hohe Arbeitsmotivation, jedoch ein instabiles Verhalten; sexuelle Annäherungen an jugendlich aussehende Mitgefangene seien zu vermuten. Ein Mitgefangener habe sich beschwert, dass der Proband ihn beim Duschen beobachtet habe. Der Proband würde zu manipulativem

Verhalten neigen, habe insgesamt nur wenig Kontakte zu anderen Mitgefangenen. Mitunter würde er arrogant erscheinen und um eine positive Selbstdarstellung bemüht sein. Ein wirkliches Schulderleben und eine Reue im Kontakt seien nicht erlebbar, ein oberflächliches Schuldeingeständnis würde vorliegen, wobei sich der Proband oftmals demonstrativ leidend geben würde. Er würde seine sexuelle Devianz nicht leugnen, aber den Schweregrad seines devianten Antriebs nicht realistisch wahrnehmen. Es seien Externalisierungstendenzen und Bagatellisierungen feststellbar, die Persönlichkeit sei »eher ungünstig«. Ein hohes Ausmaß an Selbstmitleid sowie ein Mangel an Opferempathie würden deutlich sein.

Aus einer »*Erhebung zur Vollzugsplanfortschreibung*« *der JVA vom 11.11.2012* ist zu ersehen, dass die Einstellung des Gefangenen zu seiner Delinquenz weiterhin als eher ungünstig zu werten sei.

Der Proband würde seine Delinquenz weiterhin positiv verzerrt bewerten. Er könne zwar das formale Unrecht seiner Sexualstraftaten kognitiv fassen, ein emotional getragenes Schuldbewusstsein und authentische Gefühle von Reue würden jedoch ebenso fehlen wie die Fähigkeit, die Konsequenzen seiner Straftaten aus der Perspektive der Opfer nachzuempfinden. Die Therapiebereitschaft würde hauptsächlich extrinsisch motiviert wirken mit dem Ziel einer sozialen Erwünschtheit. Auch die sozialen Kompetenzen des Probanden seien weiterhin als eher ungünstig zu werten. Der Proband würde über eine gut entwickelte Kommunikationsfähigkeit verfügen, jedoch nur über eine mangelhafte soziale Problemlösekompetenz. Der Proband würde unverändert regelmäßig von seinen beiden Schwestern in der Anstalt besucht werden.

> Verlauf des Vollzugs/der Maßregel bei Prognosegutachten unbedingt umfassend und sorgfältig studieren und in die Aktenlage aufnehmen!

Verlauf des Vollzugs/ der Maßregel

Die Fähigkeit zur Alkoholabstinenz scheine beim Probanden vorhanden, so habe er seit 2009 keinen Alkohol mehr getrunken. Die Gefahr eines Rückfalls in alte Trinkgewohnheiten sei jedoch aufgrund der vergangenen Alkoholmissbrauchszeiten und deren Funktionalität deutlich erhöht.

Die Entlassungssituation des Gefangenen sei nach wie vor eher als ungünstig zu werten. Zwar würde der Proband über erste Überlegungen hinsichtlich seiner beruflichen und sozialen Wiedereingliederung verfügen, diese seien jedoch noch recht unkonkret. Zudem sei zum jetzigen Zeitpunkt noch nicht abzuschätzen, inwieweit das dem Gefangenen verbliebene familiäre Nahfeld einen protektiven Faktor in Bezug auf die Verhinderung weiterer Straftaten darstellen könne.

Zu seiner Schuldenregulierung befragt, habe der Proband angegeben, 40.000,00 Euro gemäß Opferentschädigungsgesetz zahlen zu müssen. Seine Gerichtskosten habe der Proband durch eine Auflösung seiner Lebensversicherung beglichen.

Die bisherige Mitarbeit des Probanden bei den Themenblöcken »Behandlungsprogramm für Sexualstraftäter« sei als sehr gut einzuschätzen. Disziplinarisch sei der Proband in der Abteilung bisher noch nicht in Erscheinung getreten.

In der »*Erhebung zur Vollzugsplanfortschreibung*« *vom 02.02.2017* ist zu lesen, dass die Einstellung des Gefangenen zu seiner Delinquenz weiterhin unverändert als eher ungünstig zu werten sei. Es sei dem Probanden zwar gelungen, weitestgehend frühere Rechtfertigungs- und Bagatellisierungstendenzen sowie strafbegünstigende Einstellungen und Bewertungen im Sinne einer Schuldzuschreibung an die Opfer als solche zu erkennen, aufzudecken und abzubauen. Die Motivation, aktiv an der Vermeidung von Rückfällen zu arbeiten, sei bei ihm vorhanden. Es sei jedoch derzeit nicht vollends von einem innerlich getragenen Problembewusstsein auszugehen, erst mit der weiteren Auseinandersetzung sei hier die Entwicklung eines entsprechenden Risikobewusstseins zu erwarten. Es sei ihm gelungen, auf kognitiver Ebene durchaus Konsequenzen seiner Handlungen für die Opfer zu benennen und einen durchaus angemessenen fiktiven Opferbrief zu verfassen. Eine affektive Beteiligung sei jedoch beim Behandlerteam wenig spürbar gewesen, die emotionale Auseinandersetzung mit den Gefühlen des Opfers habe demonstrierend Mitleid erzeugend und selbstabwertend gewirkt. Disziplinarisch sei der Proband weiterhin nicht auffällig geworden.

In seinem Haftbereich sei er weiterhin sehr ruhig und scheine gut akzeptiert zu sein. Vom Einsatzbereich Arbeitstherapie seien auch keine negativen Ereignisse gemeldet worden. Dennoch sei Herr Mustermann weiterhin für die Gewährung von Vollzugslockerungen nur beschränkt geeignet.

Die pädophile Symptomatik würde sich sehr wahrscheinlich nicht zurückbilden, es sei von einer lebenslangen Fixierung auszugehen, die wahrscheinlich ein anderes therapeutisches Konzept (medikamentöse Therapie) erfordern würde. In der prognostischen Gesamtschau sei weiterhin noch von einem eher hohen Rückfallrisiko auszugehen.

B   Eigene Angaben

Biografische Anamnese

Familienbiografie — Herr Mustermann gab an, am 01.01.1959 als jüngstes von fünf Kindern in M. geboren worden zu sein. Befragt, ob er ein erwünschtes Kind gewesen sei, äußerte Her Mustermann: »Ja, ohne Frage, das war ich schon. Damals war die Welt noch in Ordnung«.

Sein Geburtsverlauf sei unauffällig gewesen. Er sei gestillt worden. An besonders frühes oder besonders spätes Laufenlernen oder Sauberwerden erinnere er sich nicht, jedoch habe er frühzeitig Nägel gekaut und mit größeren dazwischenliegenden Abständen immer wieder auch ins Bett genässt. Auch habe es bis zur 4. Klasse Erziehungs- bzw. Lernschwierigkeiten gegeben, da er sich »mehr zur Natur hingezogen gefühlt« habe als zur Schule und daher den Hausaufgaben wenig nachgekommen sei.

Die Eltern hätten ihn großgezogen, jedoch sei bis 1968 die Großmutter mit im Haus gewesen.

Der *Vater des Probanden* sei »am 24. oder 26.08.1928 oder 1929« geboren worden und im Juli 1999 an den Folgen eines Sturzes gestorben. Er sei von Beruf Schneider gewesen. Die Beziehung zu ihm beschrieb der Proband als sehr gut, es hätte zeit seines Lebens einen guten Kontakt gegeben, sowohl telefonisch wie persönlich.

Der Vater wurde als »sehr intelligent und arbeitsam« beschrieben und habe immer klare Einstellungen an den Tag gelegt. Insgesamt habe der Vater gegenüber dem Probanden sehr beschützend gewirkt, habe viel geholfen und ihn soweit möglich ins Familienleben eingebunden, ihm aber trotzdem seine Freiheiten gelassen. Die Beziehung zu seiner Frau (also der Mutter des Probanden) sei Schwankungen unterlegen. Es habe schöne und ruhige Zeiten gegeben, aber auch turbulente. So habe die Mutter eine außereheliche Affäre zu einem Nachbarn gehabt, was er als Kind zumindest dergestalt mitbekommen habe, als dass die Mutter immer wieder lange bis spät abends außer Haus gewesen sei und der Vater an solchen Tagen »gesoffen« habe. Er sei zu diesem Zeitpunkt etwa 8 Jahre alt gewesen und habe damals noch nicht erfassen können, worum es eigentlich genau gegangen sei. Gleichwohl sei dem Probanden durch diese Affäre, trotz der die Eheleute zusammengeblieben seien, gezeigt worden, dass »die Ehe keine Einbahnstraße« sei, Toleranz ausgelebt werden könne und ein Zusammenhalt bis zum Tod möglich sei.

Die *Mutter des Probanden* sei am 29.09.1929 geboren worden und am 01.04.2012 verstorben. Auch sie sei Schneiderin gewesen. Der Tod bei ihr sei »wie aus heiterem Himmel ohne Krankheit oder Ähnliches« erfolgt.

Sie wurde vom Probanden als sehr liebevoll, aber auch als fordernd hinsichtlich Leistung beschrieben. Sie sei sehr auf seine Einbindung in den Haushalt bedacht gewesen in Gestalt von Mithilfe beim Waschen, Putzen, Kochen – sie habe großen Wert auf Selbstständigkeit gelegt. Die Beziehung zu ihr sei herzlich gewesen.

Gewalt habe der Proband nur einmal in seiner Kindheit erfahren. Hier sei seinem Vater »die Hand ausgerutscht«. Hintergrund sei gewesen, dass der Proband sich damals lange Haare mit einem Pferdeschwanz habe wachsen lassen wollen, worauf der Vater ihm Ohrfeigen gegeben und ihn mit einem Riemen geschlagen habe. Der Proband äußerte jedoch, dass dies »in Ordnung« gewesen sei.

Befragt, ob die Eltern ihm Sexualität nahegebracht und ihn aufgeklärt hätten, äußerte der Proband, dass er seine Aufklärung durch den Kontakt zu Gleichaltrigen erfahren habe. »Wenn ich aber Fragen hierzu gestellt hätte, hätte man sie mir beantwortet.« Unabhängig hiervon hätten seine großen Schwestern immer ihre Freunde mit nach Hause bringen dürfen, und auch er habe seine erste Freundin mit ins elterliche Haus bringen dürfen.

Er habe *zwei Schwestern*, die eine von beiden, Klara, sei am 24.01.1950 geboren, habe Medizin studiert und arbeite bei einer Pharmafirma. Sie sei

> Angaben in indirekter Rede oder als wörtliches Zitat

zum zweiten Mal verheiratet, aus der ersten Ehe seien drei Kinder, aus der zweiten Ehe eine nun 13 oder 14 Jahre alte Tochter hervorgegangen. Die erste Ehe sei wegen Fremdgehens des Mannes geschieden worden, die zweite Ehe nun sei stabil.

Die zweite Schwester, Agathe, sei am 16.12.1951 geboren. Sie sei verheiratet und habe zwei erwachsene Kinder. Der Ehemann von ihr sei gegen einen Kontakt zu ihm (dem Probanden). Diese Ablehnung seiner Person habe bereits vor seiner Inhaftierung bestanden und er habe auch gegenüber anderen Verwandten Aversionen. Er würde zum Teil auch telefonischen Kontakt mit Agathe unterbinden, die einzige Möglichkeit einer sicheren Kontaktaufnahme seien in der Regel Briefe. Gleichwohl würde er gelegentliche Gefängnisbesuche seiner Schwester zulassen.

Die beiden anderen Schwestern habe er nie kennengelernt. Sie seien vor seiner Geburt bei einem Verkehrsunfall ums Leben gekommen. Den Eltern sei hierbei nahezu nichts passiert. Die beiden Schwestern aber seien sofort tot gewesen. Nähere Hintergründe kenne er dazu nicht und er wolle auch gar nichts Näheres darüber wissen.

Lebenslauf Hinsichtlich seines Lebenslaufs befragt, gab der Proband an, den Kindergarten nur selten aufgesucht zu haben. Nach dem Kindergarten- und Grundschulbesuch sei er auf das Gymnasium gewechselt, wo er unter Gleichaltrigen auf wenig Akzeptanz gestoßen sei, weil er und seine Familie als »Zugezogene« gegolten hätten. Nach Abschluss der achten Jahrgangsstufe sei er auf die Realschule gewechselt. Hier habe er 1976 die Mittlere Reife mit der Durchschnittsnote 1,9 abgelegt. Er habe sich für eine berufliche Laufbahn im Dienste der Deutschen Bundesbahn entschieden, nachdem er zuvor noch Wehrdienst geleistet habe. 1978 habe er seine Ehefrau kennengelernt; 1983 habe man geheiratet und aus der Verbindung seien zwei Töchter, geboren 1982 und 1988, hervorgegangen. Aufgrund »eines vorübergehenden Alkoholproblems« habe der Proband schließlich im Jahre 1990 seine Beschäftigung verloren und hierauf ab 1992 bis zur Inhaftierung bei wechselnden Speditionen als Fernfahrer gearbeitet. Befragt, was Ursache für das Alkoholproblem gewesen sei, äußerte der Proband, dass er eine außereheliche Affäre seiner Frau vermutet habe, diese aber nie sicher habe beweisen können. Bis heute wisse er nicht genau, »was damals gelaufen ist«. Nachdem im Jahre 2002 die Trennung von seiner Ehefrau erfolgt sei, und er eine neue Partnerin über eine Vermittlung kennengelernt habe, habe er mit dieser zusammengewohnt. In dieser Zeit sei es dem Probanden auch gelungen, seinen Alkoholkonsum deutlich zu reduzieren. Das LKW-Fahren sei im Übrigen trotz Alkohols für ihn »nie ein Problem« gewesen. Die neue Partnerin habe jedoch unter gravierenden psychischen Problemen gelitten, weshalb sie immer wieder in stationär-psychiatrischer Behandlung gewesen sei. In diesen Phasen habe der Proband immer wieder, wie sonst zu zweit auch, auf die Nachbarskinder aufgepasst und hierbei die ihm vorgeworfenen Taten begangen.

Beziehungen/ Partnerschaft/ Sexualität Hinsichtlich Beziehungen bzw. seiner sexuellen Entwicklung befragt, gab der Proband ein homosexuelles Erlebnis im Alter von 12 Jahren an. So habe er versucht, seinen gleichaltrigen »Freund aus dem Sandkasten in den Arsch zu ficken«. Wegen Schmerzen sei dies jedoch abgebrochen worden. Aufgrund dessen, dass er mit den Eltern ganz in der Nähe des Schulgebäudes wohnhaft gewesen sei, sei es ihm leicht möglich gewesen, Kontakt zu Mädchen herzustellen. Seinen ersten Geschlechtsverkehr habe er im Alter von 14 Jahren gehabt mit einem zwei Jahre älteren Mädchen. Die erste richtige Beziehung habe er im 16. Lebensjahr bis »genau zu meinem 18. Geburtstag« gehabt. Die Partnerin sei zwei Jahre jünger gewesen. Bei der Feier seines Geburtstages sei sie dann »mit dem besten Freund ins Bett, das war es dann.«

> Gerade bei Themen wie Sexualität bei einem Sexualstraftäter sind wörtliche Zitate für den Psychiater wertvoll.

Wörtliche Zitate wertvoll

Während der Ausbildung bei der Bahn habe er mehrere Bekanntschaften gehabt und letztendlich seine erste Frau kennengelernt, welche Jura studiert habe. Aus dieser Beziehung seien zwei Töchter, 1982 und 1988 geboren, hervorgegangen. Zu diesen würde kein Kontakt mehr aufgrund der »Haftsache« bestehen. Mit der größeren der beiden habe es bereits vorher gewisse Schwierigkeiten gegeben, da sie ihn beschuldigt habe, dass sie eines Nachts von ihm sexuell berührt worden sei. Herr Mustermann gab an, hieran keine Erinnerung mehr zu haben, es könne jedoch sein, dass »dies womöglich tatsächlich passiert« sei. 1983 hätten er und seine Frau geheiratet, »wegen der ersten Tochter«. Er habe von Anfang an das Gefühl gehabt, dass er seiner Frau nicht genug gewesen sei. »Sie eine Juristin, ich bei der DB. Ich wette viel, dass sie oft fremdgefickt hat.« Schließlich habe sie sich 2002 auch wegen eines anderen Mannes von ihm getrennt.

> Eine umfassende Partnerschafts- und Sexualanamnese ist bei solchen Fragestellungen und Diagnosen absolut unumgänglich! Man kann dies im schriftlichen Gutachten entweder im Rahmen der erweiterten Biografie niederschreiben (wie hier erfolgt) oder aber als eigenen Unterpunkt wie im Beispielgutachten 5 aus dem Strafrecht.

Umfassende Partnerschafts- und Sexualanamnese

Er habe nicht allein sein können und sich zwei Tage nach der Trennung an eine Partnerbörse gewandt und zu der ersten Frau, die er getroffen habe, auch gleich eine Beziehung aufgebaut. Die Sexualität zu dieser sei dadurch unterbrochen gewesen, dass sie zwischendurch depressive Zustände durchlitten und stationär-psychiatrisch habe behandelt werden müssen. Er habe insgesamt mehr Verlangen nach Sex gehabt als seine Frau. Besondere sexuelle Vorlieben beim Verkehr mit erwachsenen Frauen habe er weder in seiner Ehe noch danach gehabt. Allerdings habe er eine Präferenz für Analverkehr und habe »große Lust auf Gruppensex«. Konkret befragt nach Kontakten mit Prostituierten äußerte der Proband, sporadisch in den Jahren seiner Fernfahrerzeit sowie wenn die Partnerin in Therapie gewesen sei »zu den Nutten gegangen« zu sein.

Intensiver danach befragt, wann der Proband seine ersten sexuellen Fantasien in der Hinsicht, dass junge Mädchen für ihn sexuell aufreizend sein könnten, gehabt habe, äußerte der Proband, dass diese erst erfolgt seien, als er die »neuen Nachbarn mit ihren Töchtern unten im Sommer im Garten« gesehen habe. Ein Schlüsselereignis sei das Baden an einem See in etwa im Sommer 2002 gewesen. Dann hätten sich die ersten »pädophilen Fantasien« entwickelt: Zu diesem Zeitpunkt hätten die beiden Kinder Anna und Ursula schon »ein bisschen Brust« gehabt und seien bereits sehr weiblich in ihrer präpubertären bis pubertären Phase erschienen. Neu sei damals auch der Körperkontakt zu den nackten Mädchen beim Spielen und Baden gewesen, was ihn erregt habe.

Er habe früher bis zu diesem Zeitpunkt »keine Empfänglichkeit für Kinder« gezeigt. So sei er beispielsweise im Rahmen seiner LKW-Fahrertätigkeit regelmäßig bei Zigeunern vorbeigekommen, welche viele Kinder gehabt hätten. Kinderpornografische Filme oder kinderpornografische Fotos habe er sich nie angeschaut – bis heute nicht. Er könne keine Anhaltspunkte für frühere Pädophilie finden.

Die weitere Sexualanamnese mit Anamnese zur aktuellen Sexualität findet sich unter »*Angaben des Probanden zu den verfahrensgegenständlichen Taten sowie forensische Vorgeschichte und weitere Sexualanamnese*« (siehe unten).

Tagesablauf und aktuelles Leistungsniveau

Zum aktuellen Tagesablauf befragt, gab der Proband an, dass er um 6.00 Uhr aufstehen, dann sein Frühstück richten und sich zurechtmachen würde, um sodann um 7.00 Uhr mit der Arbeit zu beginnen. Er arbeite aktuell als Schreiner. Um 8.30 Uhr würde es Frühstückspause gegeben. Die Arbeit würde bis 11.45 Uhr fortdauern, dann gäbe es Mittagessen, sodann würde er wieder bis 16.00 Uhr arbeiten. Von 16.30 bis 17.30 Uhr sei dann Hofgang, danach würde »Hygiene betrieben« werden, man würde sich duschen und frisch machen. Im Anschluss daran würde er sich »was Leckeres zum Essen« machen und hiernach würden sie »gemeinschaftlich rumsitzen und reden«. Auch würde er in der Regel täglich die Tageszeitung lesen. Gegen 20.00 Uhr würde dann der Zelleneinschluss erfolgen und er würde noch etwa zwei Stunden fernsehen, ehe er um 22.00 Uhr zu Bett gehen würde.

Finanzielle Situation

Seine finanzielle Situation beschrieb der Proband als »sehr schlecht«. Er habe 40.000 Euro Schulden und auch »null Chancen«, diese zurückzuzahlen. Ursprünglich seien es sogar 60.000 Euro gewesen. Er habe bereits eine Lebensversicherung gekündigt, um zumindest Gerichtskosten und einige Nebenkosten abzuzahlen. Er würde etwa 160,00–190,00 Euro als Schreiner monatlich verdienen und könne hier zwischendurch immer wieder Geld ansparen. Sein aktueller Kontostand würde etwa 400,00 Euro betragen. Das »Überbrückungsgeld«, das er zunächst angespart habe, sei nun abgeschafft, sodass er dies an die Schwester überwiesen habe, das jedoch für verschiedene Ausgaben schon verbraucht worden sei.

Darüber hinaus gab der Proband an, dass er hinsichtlich des zu zahlenden Opferentschädigungsgeldes geteilter Meinung sei und er dies nur für bedingt sinnvoll halten würde. Er äußerte, dass dieses Geld an die Krankenkassen gehen würde, um die medizinischen Aufwendungen für Opferfolgeschäden bezahlen zu können. Er hätte es für sinnvoller erachtet und es wäre ihm lieber gewesen, wenn er das Geld den Opfern direkt hätte geben können.

Befragt, zu welchen Personen aktuell regelmäßiger Kontakt bestehen würde, gab der Proband an, dass er zu seiner früheren Frau überhaupt keinen Kontakt mehr habe. Auch zu seinen ehemaligen Opfern habe er keinen Kontakt mehr. Zu seiner früheren Partnerin würde er versuchen, den Kontakt aufrechtzuhalten. Diese habe nun einen neuen Partner, und es würde eine freundschaftliche Verbindung zu ihr bestehen. Weder von seiner noch von ihrer Seite aus sei eine Wiederaufnahme der Beziehung denkbar. Es würde des Weiteren Kontakt zu beiden Schwestern bestehen. Die eine würde er monatlich einmal persönlich sehen, mit der anderen etwa alle 14 Tage telefonieren. Die Mutter, zu der bis zu ihrem Tod im Jahr 2012 ein regelmäßiger Kontakt bestanden habe, hätte ihn auch in der Haft regelmäßig unterstützt. Andere Kontakte würden nicht bestehen.

Aktuelle Bezugspersonen

Hinsichtlich seines Verhaltens zu Mitgefangenen befragt, gab der Proband an, dass er »viele vorangebracht und sie therapiert« habe. Auf die Frage, ob er sich auf Seiten der Gefangenen oder der Therapeuten fühlen würde, gab der Proband an, dass er sich auf der Seite der Gefangenen fühlen würde, um ihnen zu helfen.

Befragt, wie das Gutachten ausgehen müsse, wenn es in seinem Sinne ausgehen würde, gab der Proband an, dass es feststellen solle, dass die Sicherungsverwahrung nicht notwendig sei. Er habe erkannt, was er bei Ursula getan habe, und sich gewandelt. Er habe gelernt, dass »Sex mit Kindern absolut tabu« sei und dass er eine Erkrankung habe, die ihn lebenslang begleiten würde. Nach seiner Entlassung bzw. für die Entlassung müsse er sicherlich mit Hilfe anderer einen Nothilfeplan erstellen, sodass er verschiedene Anlaufstellen im Falle »eines neuerlichen Aufkommens meiner Fantasien mit Kindern« je nach Gewichtung habe: so beispielsweise zum Psychologen, zu seiner Schwester oder im schlimmsten Fall auch zur Polizei.

Psychiatrische Anamnese

Hinsichtlich der psychiatrischen Anamnese gab der Proband an, im Rahmen der Trennung von seiner Ehefrau im Jahr 2002 in »eine depressive Phase gerutscht« zu sein und sodann eine Kur gemacht zu haben. Im Jahr 2009 sei er im Rahmen von etwa 4-6 Besuchen bei einem niedergelassenen Psychiater gewesen. Dieser habe ihm unter anderem Mirtazapin verschrieben bzw. erhöht, da dieses der Hausarzt schon angesetzt gehabt habe.

Aktuell beschrieb der Proband seine Psyche als stabil, skalierte seinen Affekt auf einer Skala von 0 bis 10 (0 bedeutet dabei sehr gedrückte, 10 sehr gute, ausgeglichene Stimmung) als 7 von 10. Der Schlaf sei gut, manchmal würde er aber etwas verzögert einschlafen. Er habe Angst vor dem Ausgang des Gutachtens und seiner Zukunft.

Somatische Anamnese

Er habe einige der üblichen Kinderkrankheiten durchgemacht, welche genau, sei ihm jedoch nicht erinnerlich. Außer einer Augenoperation wegen

Schielens in den 2000er Jahren seien ihm keine Operation oder Krankenhausaufenthalte bekannt. Medikamente nehme er keine ein.

Suchtmittelanamnese

Hinsichtlich Alkohols befragt, gab der Proband an, mit 14 Jahren ab und an Alkohol getrunken zu haben. Während der Ausbildungszeit habe es einen regelmäßigen Alkoholkonsum gegeben, allerdings nur an den Wochenenden. Wirklich viel sei es geworden, als er vermutet habe, dass seine Frau fremdgehe. An solchen Tagen habe er teilweise bis zu 10 Bier täglich getrunken. Dies sei etwa 3-4 Mal pro Woche gewesen. An den Wochenenden habe es häufig auch Wein gegeben, da habe seine Frau »mitgesoffen«, sie hätten hier zu zweit 2 bis 3 Flaschen Wein geleert. Bei Feierlichkeiten sei auch sehr viel Schnaps geflossen. Den letzten Alkohol habe er im Sommer 2009 konsumiert, dieser würde ihm nicht fehlen.

Befragt, ob ein Teil seiner Taten auch auf Alkoholeinfluss zurückzuführen sei, gab der Proband an, dass dieser seiner Einschätzung nach keine Rolle gespielt habe und die Übergriffe auch ohne Alkoholeinfluss passiert wären.

(Die Angaben hinsichtlich des Alkoholkonsums waren schwer zu erhalten, hier musste mehrfach nachgefragt werden, es entstand der Eindruck, dass sich der Proband der in den Akten beschriebenen phasenweise übersteigerten Alkoholmenge nicht nachhaltig bewusst war bzw. ist.)

Im 15. Lebensjahr habe er zu rauchen begonnen, dieses jedoch »Mitte 20 wieder aufgehört«. Seither würde er nicht mehr rauchen.

Mit Drogen sei er bisher nicht in Berührung gekommen.

Familienanamnese

Es habe in der Familie keine körperlichen Erkrankungen gegeben. Auch hinsichtlich psychischer Erkrankungen sei die Familienanamnese unauffällig.

Angaben des Probanden zu den verfahrensgegenständlichen Taten sowie forensische Vorgeschichte und weitere Sexualanamnese

Herr Mustermann berichtete, dass der Ausgangspunkt der jetzigen Begutachtung seine sexuellen Straftaten an Minderjährigen in den Jahren 2002 bis 2009 sei. Er habe hierbei die Nachbarskinder sexuell missbraucht. Die Altersspanne der Kinder sei etwa 9 bis 17 Jahre gewesen. Es würde um die Frage gehen, wie er mit der Pädophilie umgehen würde, was er gelernt habe, da im Urteil stehen würde, dass »bei entsprechendem Erkenntnisstand die Sicherungsverwahrung drohen« könnte.

Alle Kinder, die er missbraucht habe, habe er fast täglich gesehen, mit diesen gemeinsam Feste gefeiert, Kindergeburtstage, ihnen im Alltag geholfen.

Die erste Tat habe sich, soweit er sich erinnere, im Herbst 2002 ereignet. Damals sei das Kind Anna 12 Jahre alt gewesen und er habe auf sie aufpassen sollen. Da er seine Neigung bei einem gemeinsamen Baden im Sommer wenige Wochen zuvor entdeckt habe, habe er so getan, als ob er sie beim Spielen versehentlich in den Matsch geworfen habe. Dabei sei dies Absicht gewesen, damit sie sich duschen habe müssen. Sie seien deshalb gemeinsam nackt unter der Dusche gewesen. Hier sei insofern der erste Übergriff erfolgt, als dass er das Mädchen am Körper eingeseift und gewaschen habe incl. der Genitalien. Hierbei seien ihm Fantasien gekommen, dass »das Mädchen sexy« sei. Wenige Sekunden später habe er dann seine rechte Hand auf ihr Genital gelegt. Befragt, ob sich das Mädchen denn gewehrt habe, äußerte der Proband: »Ob sie einverstanden war, möchte ich nicht beurteilen, da ich aus heutiger Sicht weiß, dass Kinder da in eine Starre verfallen. Sie hätte aber jederzeit die Möglichkeit gehabt, die Dusche zu verlassen. Sie hat auch nichts dazu gesagt. Sie wusste sicherlich mit 12 Jahren schon, worum es geht.« [*Wörtliche Rede hier wertvoll*]

Bereits vor diesem Übergriff habe es im Rahmen des Badens und des Spielens die bereits erwähnten sexuellen Fantasien mit Minderjährigen gegeben. Bei dem Duschvorgang dann habe er zwar »dank Disziplin« noch kein steifes Glied bekommen, aber seine Fantasie habe hier zu »brodeln« begonnen. Er habe damals dann vermutlich »irgendwo masturbiert«, jedenfalls nicht in der Nähe des Kindes Anna.

Einige Tage später nach dem Übergriff hätte sich Anna mit ihm darüber unterhalten. Sie hätte sinngemäß geäußert: »Du weißt schon, dass du dich strafbar gemacht hast.« Hierauf habe er entgegnet, dass dies kein Problem sei, solange man nicht öffentlich darüber reden würde.

Es sei sicherlich »nicht schön für das Kind« gewesen, seine erste sexuelle Erfahrung mit einem »deutlich älteren Mann« zu machen.

Befragt, ob er sich vor Kindern selbst befriedigt habe, gab der Proband an, dass dies später bei Ursula der Fall gewesen sei.

Danach exploriert, ob es auch jemals bei einem der Kinder eine Penetration gegeben habe, verneinte der Proband dies. Angesprochen auf den Vorfall in der Akte, der eine solche Penetration in einem Fall darstellt, gab Herr Mustermann an, dass er einmal »lediglich meinen Penis an der Scheide eines Kindes gerieben« habe. Auch sei dies »erst im Alter von 13 oder 14 Jahren« bei Ursula erfolgt. Sie sei das zweite Opfer gewesen. Er habe die Übergriffe bei Ursula fast gleichzeitig begonnen wie jene bei Anna. Er habe ihr damals beim Gute-Nacht-Sagen an das Genital gefasst. Dies habe er für 1 bis 2 Jahre, bis sie etwa 11 oder 12 Jahre alt gewesen sei, regelmäßig wiederholt, dann habe er mit seiner Zunge an ihrem Genital zu lecken begonnen. Im Alter von 13 oder 14 Jahren habe er dann auch den Finger in ihr Genital gesteckt. Er habe ihr gegenüber auch geäußert, dass er mit ihr »richtig schlafen« wolle, wie Mann und Frau, was sie jedoch abgelehnt habe. Vermutlich habe er dies akzeptiert, um »das, was ich bisher hatte, nicht zu verlieren. Ich kann ihr Vertrauen ja nicht missbrauchen.« [*Deutliche Diskrepanz zur Aktenlage*]

Generell habe Ursula ein sehr offenes Verhältnis zu ihm gehabt und ihm alles berichtet, auch sexuelle Erfahrungen zu anderen Jugendlichen. Mit 13 oder 14 Jahren habe sie nämlich ihren ersten Freund gehabt. Er sei »in das Mädel verliebt« gewesen. Insgesamt sei es eine Art »gegenseitiges Geben und Nehmen« gewesen, er habe für Ursula viel getan, und sie habe vermutlich [*Taten genau schildern lassen*] deshalb stillgehalten, um sich auf diese Weise bei ihm hierfür zu bedanken. »Die Mutter war einkaufen, Ursula und ich haben unseren Sex gemacht, 5 Minuten später haben wir uns verhalten, als ob nichts gewesen wäre.«

Im Verlauf habe sich Ursula dann jedoch immer mehr seiner Gegenwart entzogen. Es sei dann teilweise für 6 bis 9 Monaten zu keinen Übergriffen gekommen, ehe wieder eine Woche mit 5, 6 oder gar 7 Übergriffen erfolgt sei. Im Jahre 2009 habe er dann jedoch »in ihrer Seele entdeckt, dass sie völlig abgebaut hatte auf vielen verschiedenen Ebenen«. Sie habe sich immer mehr zurückgezogen und einen immer traurigeren Eindruck gemacht. Auch habe sie eine Essstörung entwickelt, sei reizbarer und nervöser gewesen, woraus er geschlossen habe, dass er der Schuldige hierfür sei. Im Herbst 2009 sei er wegen »der Problematik« beim Hausarzt vorstellig geworden, welcher ihm einen Psychiater vermittelt habe.

Die Hauptopfer seien Ursula und Anna gewesen, die Hauptstraftaten hätten sich bei ihnen ereignet. Die allerletzte Tat hätte sich im Sommer 2009 zugetragen. Im Februar, Mai und Juni 2009 seien die letzten Übergriffe, am 15.08.2009 »das vollkommene Geständnis« erfolgt. Steffi habe er »immer nur gestreichelt. Sie war auch nicht mein Typ und kein hübsches Kind.«

Befragt, wie er danach seine sexuellen Bedürfnisse befriedigt habe, gab der Proband an, dass ein Verzichten auf Sex nicht nötig gewesen sei. Er habe nämlich auch gleichzeitig mit seiner Partnerin bis zur Inhaftierung regelmäßig Geschlechtsverkehr gehabt, trotz allem und »obwohl sie Bescheid wusste!«

Genau nachfragen — Danach exploriert, wie die Frequenz und das Sexualleben in den Jahren 2002 bis 2009 zu seiner Partnerin gewesen sei, äußerte Herr Mustermann, dass dies schwer zu sagen sei. Er sei anfangs nur alle 14 Tage zu Hause gewesen aufgrund seiner beruflichen Tätigkeit, dann hätten sie hier jedoch mehrere Stunden »Sex gemacht«. Ihm sei dies teilweise zu viel gewesen. »Irgendwann 2003 dann« habe seine Frau jedoch Depressionen entwickelt und diese seien alle 6-9 Monate wieder ausgebrochen. In dieser Zeit sei teilweise 6-8 Wochen »in sexueller Hinsicht gar nichts passiert«, dann jedoch wieder nach Genesung in einer Woche zwei- bis dreimal.

Damals, im August 2009, habe er sich auch seiner näheren Familie in Gestalt der Mutter und seiner Schwestern gegenüber geöffnet und ihnen seine Taten mitgeteilt.

Befragt, was er zu den Vorwürfen seiner Frau sagen würde, die ihn der Vergewaltigung bezichtigte, gab der Proband an, dass sie »vermutlich schon durchgefickt nach Hause kam und dann keinen Bock mehr auf mich hatte. Um aber nicht aufzufallen, ließ sie mich ran, war dabei aber total passiv. Einmal ist sie sogar eingeschlafen.« Es sei für ihn »erschütternd, nicht nachvollziehbar«, welche Vorwürfe seine Frau gegen ihn erheben würde. Er würde aber seinen Fehler insofern sehen, als dass er hier hätte handeln müssen und diese Passivität beim Geschlechtsverkehr von ihr nicht hätte erdulden sollen.

Hinsichtlich seiner aktuellen Sexualität befragt, gab der Proband an, dass er bis Mitte 2013 nachts regelmäßig Fantasien gehabt habe, die sich auf Ursula bezogen hätten. Er habe sodann auch häufig die Selbstbefriedigung vollzogen und dabei an sie gedacht. Nun habe er jedoch etwa »nur alle vier

Wochen Gedanken an sie«, allerdings als junge Erwachsene. Wenn solche Gedanken auftreten würden, würden diese ihn sexuell durchaus erregen, er würde dann aber einen Gefängnis-Fernsehsender anschalten, auf dem von 22.30 bis 6.00 Uhr morgens nackte Frauen sowie verpixelt auch Geschlechtsverkehrsszenen zu sehen seien. Er würde sozusagen auf diese Weise seine Fantasien umlenken und sich sodann selbst befriedigen.

Seit dem Brief von Ursula im Mai oder Juni 2013 sei ihm erstmals bewusst geworden, was es bedeuten würde, gegen den Willen sexuell berührt bzw. angegangen zu werden. Dies sei unglaublich eklig. »Diese Gedanken verwende ich auch jetzt, wenn es anfängt, interessant zu werden.« Befragt, was es heißen würde, »interessant zu werden«, gab der Proband an, dass er die Bilder in seinem Kopf von Ursula weiterhin erregend finden würde, dies jedoch bremsen könne. Er habe in seinen Gedanken immer nur Ursula und keine anderen Opfer. In den ersten Jahren habe er auch an Anna gedacht, nun würde er jedoch nur noch an Ursula denken.

An solchen Punkten/ bei solchen Aussagen nachfragen

Befragt, wann er zum letzten Mal die Selbstbefriedigung begangen habe, nachdem er vorher Gedanken an Ursula gehabt habe, gab Herr Mustermann an, dass dies vor zwei bis drei Wochen der Fall gewesen sei. In diesem Zusammenhang äußerte der Proband: »Ich denke dann: Das kannst du nicht machen, was bist du für ein Schwein, halt, stopp, das darfst du nicht machen. Ich werde geil durch Gedanken an Ursula, lenke dann aber meine Triebe um durch Fernsehen und masturbiere.«

Auf Nachfrage äußerte Herr Mustermann, dass das Kind Ursula nicht gleichwertig mit den anderen Kindern gewesen sei, sie sei die »Nummer 1« gewesen. Befragt, ob die anderen Kinder eher als Ersatzobjekte gedient hätten, gab der Proband an: »Aus heutiger Sicht ja, damals vermutlich habe ich dies nicht bewusst erkannt.«

Konkret danach befragt, ob er auch eine homoerotische Veranlagung habe, gab der Proband an, dass er diese durchaus habe. Er sei nun seit 6 Jahren in der Haft und habe keine Frau. »Dann wird es einem egal, wer einen befriedigt; wenn mir ein Mithäftling einen blasen würde, würde ich mich nicht wehren, natürlich von einem Erwachsenen.« Dennoch könne er sich keinen Analverkehr vorstellen mit einem Mann.

Wenn er wieder in Freiheit sei, wolle er nicht einen Partner, sondern eine Partnerin haben. Befragt nach speziellen sexuellen Vorlieben gab der Proband an, dass er »gerne einfach wieder ganz normalen Sex haben« wolle, dass er auch Analverkehr mit Frauen schön finden würde und dass er früher Fantasien von Gruppensex gehabt habe.

Der Besuch von Prostituierten reize ihn auch wieder mehr denn je – idealerweise »sollen sie mir einen blasen.«

Befragt, warum er denn überhaupt Kinder für sexuelle Annäherungen und Spiele aufgesucht habe, äußerte Herr Mustermann, dass er die körperliche Schönheit der Jugendlichen, der Heranwachsenden faszinierend gefunden habe und auch »ihre Persönlichkeiten und der Reifezustand, dass sie schon prinzipiell wissen, was Sex ist und ihn auch selbst schon erleben können«, hätten ihn gereizt. Sie seien »jung und knackig«, der kindliche Brustbau und die zarte Behaarung seien »unwiderstehlich«.

> **Wichtige Info für Diagnostizierung einer Pädophilie**
>
> Solche Aspekte (Erregung durch kindlichen Brustbau, erst leichte Schambehaarung, Unschuld, etc.) sind sehr wichtige Informationen für die Diagnostizierung einer Pädophilie. Es macht Sinn, sich dabei zuvor mit den sog. Tanner-Stadien zur Einteilung der physischen Entwicklung eines Menschen während der Pubertät vertraut zu machen.

Er habe nie Nacktfotos gesehen, auch nie Pornos angeguckt mit kinderpornografischem Inhalt.

Rein sexuell habe er eigentlich »prinzipiell die Kinder nicht nötig« gehabt, da auch seine zweite Partnerin »sexuell sehr aufgeschlossen« gewesen sei. Allerdings habe sie, wie erwähnt, immer wieder depressive Phasen gehabt, wo wesentlich weniger oder kein Geschlechtsverkehr stattgefunden habe.

Zukunftsvorstellungen

Um bei der Arbeitssuche eine Chance auf Vermittlung zu haben würde es der Proband günstig finden, möglichst bald und »nicht erst jenseits der 60« entlassen zu werden. Am liebsten würde er wieder als Fernfahrer Geld verdienen. Seinen PKW-Führerschein habe er noch. Natürlich müsste er eine teure Gesundheitsuntersuchung bestehen, bevor er den LKW-Führerschein wieder ausgehändigt bekäme. Da er keine größeren körperlichen Probleme habe, sehe er hierin keine Probleme. Der Proband zählte viele andere Bereiche auf, in denen er aus seiner Sicht Geld verdienen oder sich die Zeit vertreiben könne. Erfahrungen habe er im Buchbinden, im Möbelbau, bei Bausanierungsarbeiten, im Gartenbau oder in der Lagerverwaltung.

Falls er keine Anstellung mehr finden würde, wolle er, um sich den Tag zu strukturieren, ehrenamtlich bei der Tafel helfen oder in der Tierpflege tätig sein. Er sehe seine Zukunft nicht vor dem Fernsehgerät.

Wichtig sei ihm auch, möglichst rasch eine neue Partnerin zu finden. Er habe dabei keine hohen Ansprüche – nur dürfe sie keine pubertierenden Kinder haben oder in der Nähe um sich. Denn er habe aus allem gelernt. Insgesamt sei er diesbezüglich optimistisch – »übers Internet ist das heute null Problem und zu jedem Topf passt ein Deckel.«

C   Befunde

Körperlicher Untersuchungsbefund

Orientierender Allgemeinbefund

Die körperliche Untersuchung des Probanden erbrachte folgende Ergebnisse: Bei einer Körpergröße von 1,68 m und einem Körpergewicht von 99 kg war der Proband mit einem BMI von etwa 35 in einem guten Allgemein- und adipösen Ernährungszustand. Haut und sichtbare Schleimhäute waren ausreichend gut durchblutet. Bei der Inspektion der Haut fielen mehrere kleine Nävi auf, weshalb Herrn Mustermann die gelegentliche Konsultation eines Hautarztes angeraten worden war. Eine beidseitige Gynäkomastie war auffallend. Ödeme oder geschwollene Lymphknoten waren nicht feststellbar. Die Mundhöhle war unauffällig, die Schilddrüse nicht vergrößert tastbar, sie war gut schluckverschieblich. Der Herzschlag war mit 75 Schlägen/min. rhythmisch, die Herztöne rein. Es ließen sich keine pathologischen Herztöne vernehmen. Über den Lungen war ein vesikuläres Atemgeräusch zu auskultieren; der Klopfschall zeigte sich sonor, die Lungenverschieblichkeit war in etwa drei bis fünf Zentimeter. Die Bauchdecke war adipös, weich, es waren keine Resistenzen tastbar, die Darmgeräusche waren in allen vier Quadranten regelrecht vorhanden. Die Milz war nicht tastbar, ebenso war kein Klopfschmerz über den Nierenlagern oder über der Wirbelsäule feststellbar.

Neurologischer Befund

Eine orientierende Untersuchung der Hirnnerven I-XII ergab keine Auffälligkeiten. Bei der Untersuchung der Reflexe imponierte ein mittellebhaftes Reflexniveau. Es hatte sich kein Hinweis auf pathologische Fremdreflexe ergeben. Auch waren keine Faszikulationen feststellbar. Bei Romberg, Unterberger, Seiltänzer-Gang und Treppensteigen zeigte sich ebenso keine Pathologie wie bei Finger-Nase-, Finger-Folge- und Kniehackeversuch. Die Überprüfung der Motorik war unauffällig, die Untersuchung der Sensibilität ebenfalls. Störungen des autonomen Nervensystems sowie dysplastische Zeichen waren nicht festzustellen.

Psychischer Befund

Das äußerliche Erscheinungsbild des Probanden war geprägt von Übergewichtigkeit und vergröberten Gesichtszügen. Die Augenpartien waren dunkel unterlaufen und riefen den Anschein einer erheblichen Erschöpfung hervor.

Insgesamt wirkte der Proband gepflegt und nach Ablegung eines anfänglichen Misstrauens und einer Skepsis gegenüber dem Untersucher freundlich zugewandt und kooperativ.

Herr Mustermann war bei der ambulant durchgeführten Untersuchung zu jeder Zeit zu allen vier Qualitäten voll orientiert, bewusstseinsklar und wach. Er zeigte sich im Kontakt höflich.

Die gestellten Fragen wurden umfassend und adäquat, oftmals jedoch ausnehmend weitschweifig und stark gestikulierend beantwortet.

Das Konzentrationsvermögen war ebenso wie die Merkfähigkeit in orientierender Überprüfung unauffällig – der Proband hatte keine Schwierigkeiten mit längeren Untersuchungsblöcken und konnte diese ohne Pause absolvieren. Hinsichtlich der Auffassungsgabe und des Abstraktionsvermögens ließen sich keine Auffälligkeiten feststellen. Auch gab es keine Hinweise auf weitere formale (vgl. Weitschweifigkeit) oder inhaltliche Denkstörungen.

Es ließen sich keine Sinnestäuschungen oder Ichstörungen eruieren.

Der Affekt war euthym mit nahezu vollständig vorhandener Schwingungsfähigkeit. Gleichwohl gab Herr Mustermann an, sich wegen der Begutachtung etwas niedergestimmt zu fühlen. Es bestanden keine Ängste.

Die Psychomotorik und der Antrieb waren immer wieder unruhig, intermittierend knetete und verformte der Proband seine Hände dergestalt, dass ein lautes Knacken in den Fingergelenken entstand.

Die Schlafdauer war mit etwa acht Stunden angegeben, es lagen keine Ein- oder Durchschlafstörungen vor. Von Suizidalität oder Fremdgefährdung war der Proband klar und glaubhaft distanziert. Es bestanden weder aktive noch passive Todeswünsche.

Verhalten bei der Untersuchung

Nach anfänglichem Misstrauen war es dem Probanden möglich, sich rasch vollends zu öffnen und sich intensiv an der Begutachtung zu beteiligen, dergestalt, dass einige Male sogar der Eindruck eines gewissen Überengagements und einer gewissen Überangepasstheit entstand. Auch die Weitschweifigkeit mit Darstellung aller Gegebenheiten bis ins Detail trug zu diesem Eindruck bei.

Durch seine äußere Erscheinung und das Knacken mit den Fingern bei der Exploration entstand der Eindruck einer gewissen Bedrohlichkeit.

Auffallend häufig knüpfte der Proband an seine Äußerungen den Nachsatz an, dass andere an den vorgefallenen Taten keine Schuld hätten. Oftmals bediente er sich jedoch unmittelbar nach diesem einer einschränkenden Präposition beim Fortfahren in seinen Schilderungen (aber, trotz, ...), sodass es an mehreren Stellen offensichtlich wurde, dass Herr Mustermann zwar theoretisch viel gelernt, jedoch nicht alle Lerninhalte verinnerlicht hat und sich zumindest in einigen Punkten weiterhin eine externale Kausalattribuierung zeigt.

Sprache   Er sprach in einer einfachen, manchmal vulgären Sprache.

Bei den Berichten seiner Taten und Vorstellungen war zumindest hinsichtlich seines Hauptopfers Ursula eine Hypersalivation bemerkbar.

Generell legte der Proband hinsichtlich der Sexualität und deren Ausübung und möglicher Spielarten eine außerordentlich pragmatische Einstellung an den Tag mit wenig bis gar keinem Sinn für deren Romantik und Sinnlichkeit, was sich insbesondere in seinen Formulierungen zeigte. Sein Männerbild wirkte »machohaft« angelegt.

Phasenweise schien es auch, als ob der Proband sich als Opfer in zwischenmenschlichen Interaktionen fühlte: So wirkte die Schilderung des Beziehungsendes seiner Ehe ausnehmend mitleiderhaschend und selbstbemitleidend. An einigen Stellen der Exploration imponierte ein Hang zur Bagatellisierung.

Bei den Darstellungen seiner Haft- und Therapiebedingungen und seinem Verhalten gegenüber Mithäftlingen erweckte Herr Mustermann den Eindruck einer Überheblichkeit und cotherapeutischer Einstellung.

D   Zusätzliche Untersuchungsbefunde

Im Rahmen der Begutachtung waren keine technisch-apparativen Zusatzuntersuchungen vonnöten.
Es erfolgte jedoch eine ausführliche psychologische Testung.

Psychologische Testung

> Ein vollständiges Kopieren des testpsychologischen Gutachtens in das psychiatrische ist zu unterlassen. Die eingesetzten Tests und die wesentlichen Ergebnisse sollten jedoch Darstellung finden. Bei Vorliegen eines eigenen Zusatzgutachtens muss nicht jeder Test laienverständlich erklärt werden, da dies im Zusatzgutachten erfolgt.

Achtung!

Die ausführlichen Ergebnisse dieser sind im testpsychologischen Gutachten vom 05.03.2018 einsehbar.

Dem Untersucher lag die Eingangstestung der JVA Musterhausen vom 04.08.2010 vor. Auf diese Befunde wird – soweit möglich und sinnvoll – im Folgenden vergleichend eingegangen.

Der Proband beschrieb im *Persönlichkeits-Stil- und Störungs-Inventar (PSSI)* (Kuhl und Kazén 2009) bei einem eher unauffälligen Profil v.a. tendenziell eine eher pessimistische Grundhaltung. Zudem schilderte er sich als eher rational denkend, vertrauensvoll und eher weniger leistungsorientiert und durchsetzungsstark.

Die Antworten des Probanden im *Foto-Hand- Test (FHT)* (Belschner et al. 1971) sprachen gegen eine erhöhte Aggressionsbereitschaft.

Im *Rosenzweig Picture-Frustration Test (PFT)* (Hörmann und Moog 1957) zeigte sich zwar keine mangelnde Frustrationstoleranz, jedoch fiel es Herrn Mustermann schwer, sich in Konfliktsituationen durchzusetzen. In den Konfliktsituationen selbst beschrieb der Proband tendenziell eine hohe Anspruchshaltung, welche es ihm gepaart mit einer affektiven Blockierung und einem geringen Realitätsbezug oft schwer machte, sich gelassen über die Konfliktsituation hinwegzusetzen.

Zusammenfassend entsprach das Profil des Probanden im *Multiphasic Sex Inventory (MSI)* (Fehringer et al. 2016) weitgehend dem im Manual beschriebenen Typ des »behandelten Sexualtäters«, der offen gegenüber seiner sexuellen Devianz ist, eine starke Beschäftigung mit sexuellen Dingen zugibt, und dabei die volle Verantwortung für sein Verhalten übernimmt, wenig kognitive Verzerrungen zeigt sowie ein durchschnittliches Wissen über Sexualität besitzt. Der Proband zeigte sich zudem für eine Behandlung seines Sexualverhaltens hoch motiviert.

Die Selbstangaben des Probanden in der *Skala zur Erfassung der kognitiven und emotionalen Identifikation von sexuellen Kindesmissbrauchern mit Kindern – Forschungsversion (EKK-R)* (Wilson 1999) sprachen gegen eine unangemessene Identifikation mit der kindlichen Welt.

Zusammenfassend sprachen die Selbstangaben des Probanden in der *Skala zur Erfassung kognitiver Verzerrungen bei Missbrauchern (KV-M)* (Feelgood et al. 2008) gegen überdurchschnittliche kognitive Verzerrungen in Bezug auf sexuelle Kontakte mit Kindern.

Aus den Reaktionszeiten und Fehleranteilen in dem *Impliziten Assoziationstest zur Erfassung pädosexueller Tendenzen – Forschungsversion (IAT)* (Yundina und Nedopil 2010) ließen sich keine eindeutigen Assoziationen zwischen den Konzepten »Kinder« und »Sexualität« im Vergleich zu den Konzepten »Erwachsene« und »Sexualität« ableiten.

Im *Strukturierten Fragebogen Simulierter Symptome (SFSS)* (Cima et al. 2003a) ergaben sich keine Anhaltspunkte für eine Aggravation bzw. Simulation klinisch relevanter Symptome.

| Supernormalität hier wichtig |

Die Angaben des Probanden in der *Supernormalität-Skala (SN-S)* (Cima et al. 2003b) sprachen für einen Dissimulationsversuch im Sinne einer Beschwerdenminimierung und Übertreibung positiver Eigenschaften.

In der Zusammenschau war die kognitive Leistungsfähigkeit des Probanden normgerecht. Herr Mustermann zeigte positive Antwortverzerrungen, was die mitunter inkonsistenten Ergebnisse der eingesetzten Verfahren erklären kann. Der Umgang mit sozialen Konfliktsituationen mutete unreif an und sprach für eine starke Verleugnungstendenz und geringe Durchsetzungsfähigkeit, die Aggressionsbereitschaft war aber unauffällig. Der Proband berichtete offen über seine sexuelle Devianz und übernahm Verantwortung für seine Taten. Es konnten zudem keine kognitiven Verzerrungen in Bezug auf sexuelle Kontakte mit Kindern und keine Überidentifikation mit der kindlichen Welt festgestellt werden. Pädophile Tendenzen konnten in einem indirekten Verfahren nicht sicher ausgeschlossen werden.

E Zusammenfassung und Beurteilung

Gemäß dem Beschluss vom 02.02.2018 des Landgerichts Musterberg sollte ein psychiatrisches Gutachten eingeholt werden zur Beantwortung der Fragen, ob von dem 1959 geborenen Herrn Mustermann erhebliche Straftaten zu erwarten seien, durch die Opfer seelisch oder körperlich schwer geschädigt werden und ob beim Probanden eine psychische Störung vorliegt. Des Weiteren sollte begutachtet werden, ob »eine hochgradige Gefahr« abzuleiten sei, dass Herr Mustermann infolge einer potentiellen psychischen Störung »schwerste Gewalt oder Straftaten« begehen würde.

Wiederholung der Fragestellung

> Zu Beginn dieses wichtigsten Abschnittes des Gutachtens Wiederholung der Fragestellung und kurze Darstellung der Hintergründe vornehmen.

Hintergrund ist, dass gemäß Aktenlage sowie eigenen Angaben des Probanden sich dieser in der Zeit zwischen 2002 und Juli 2009 vielfach an drei Nachbarskindern sexuell vergangen hatte.

Die begangenen sexuellen Handlungen bestanden zusammengefasst überwiegend im Berühren des Genitals der Kinder mit der Hand, später auch mit der Zunge und dem Mund, dem Eindringen in das weibliche Genital mit den Fingern, dem Onanieren vor den Kindern bzw. in dem Sich-Befriedigen-Lassen durch diese und in einem der Fälle (zumindest laut Akte, der Proband stellte diese Tat anders dar) auch in einem Eindringen in die Vagina mit dem Penis.

Zur Frequenz der Taten ist zu sagen, dass eines der beiden Hauptopfer die Obergrenze der Übergriffe auf 60-70 beziffert hatte (Anna Müller), das andere Hauptopfer (Ursula Müller) anfänglich von wöchentlichen Übergriffen (etwa 2002/2003), dann von 14-tägigen (2003-2004) und zuletzt von etwa monatlichen Übergriffen (2006-2009) berichtete. *Zusammenfassung der Taten*

Neben diesen Taten wird dem Probanden auch vorgeworfen, seine Ehefrau in der inzwischen geschiedenen Ehe mehrfach vergewaltigt zu haben.

Bis zur Aktenkundigkeit dieser Ereignisse hatte der Proband keine Vorstrafen zu verzeichnen.

Im psychiatrischen Gutachten vom 01.09.2010, unterzeichnet von Herrn Professor Dr. Huber, ist zu lesen, dass bei Betrachtung der schwierigen Beziehungskonstellation zwischen dem Probanden und seinen Eltern mit der primär auf Leistung orientiert ausgerichteten Erziehung, mit Erschwerung der Etablierung eines stabilen Selbstwerterlebens und einer festen männlichen Identitätsentwicklung diagnostisch insgesamt am ehesten von einer kombinierten Persönlichkeitsstörung (ICD-10: F61) mit vorwiegend narzisstischen und unreif-abhängigen Zügen auszugehen war. Darüber hinaus war das Vorliegen einer Pädophilie (ICD-10: F65.4) beim Probanden festgestellt worden – der Proband hat laut Gutachten eine sexuelle Neigung zu Mädchen im Stadium der Vorpubertät und frühen Pubertät neben dem von ihm mit erwachsenen Partnerinnen geführten Sexualleben.

Insgesamt war aus forensischer Sicht festgestellt worden, dass eine Aufhebung oder eine erhebliche Einschränkung der Steuerungsfähigkeit beim Probanden nicht vorhanden war.

Mit dem Urteil des Landgerichts Musterberg vom 12.12.2010 war der Proband daher zu einer Gesamtfreiheitsstrafe von zehn Jahren verurteilt und die Anordnung der Sicherungsverwahrung vorbehalten worden.

Betrachtet man den Verlauf in der Haft, so ist festzustellen, dass sich – zumindest gemäß den vorhandenen Aktenunterlagen – zunächst über einen längeren Zeitraum verschiedene Schwierigkeiten bei Herrn Mustermann gezeigt hatten: Es wurde berichtet, dass der Proband nur aufgedeckte Straftaten zugegeben hatte, zu einer inneren Auseinandersetzung mit diesen nicht fähig, kein Perspektivenwechsel möglich und eine verzerrte Wahrnehmung feststellbar gewesen war. Eine Verantwortungsübernahme, Einsicht, eine mögliche Verhaltensänderung und eine Therapiemotivation waren oberflächlich erscheinen und eine Schuldverschiebung auf andere zunächst feststellbar gewesen. *Haftverlauf*

Immer wieder ist zu lesen, dass der Proband ein hohes Maß an Selbstmitleid, einen Mangel an Opferempathie und manipulatives Verhalten bei gleichzeitiger Arroganz an den Tag gelegt hatte. Externalisierungstendenzen und Bagatellisierungen wurden wiederholt und mehrfach beschrieben.

Allerdings lässt sich im Verlauf über die Jahre hinweg eine schrittweise Besserung feststellen, wie in der vorerst letzten Stellungnahme vom 02.02.2014 dergestalt formuliert ist, dass die Einstellung des Gefangenen zu seiner Delinquenz weiterhin unverändert als eher ungünstig zu werten ist, es dem Probanden aber gelungen ist, weitestgehend frühere Rechtfertigungs- und Bagatellisierungstendenzen sowie strafbegünstigende Einstellungen und Bewertungen im Sinne einer Schuldzuschreibung an die Opfer als solche zu erkennen, aufzudecken und abzubauen. Eine Motivation zur Arbeit an aktiver Vermeidung von Rückfällen hatte laut der Stellungnahme entwickelt werden können. Es war Herrn Mustermann gelungen, auf kognitiver Ebene Konsequenzen seiner Handlungen für die Opfer zu benennen. Trotz der aktiven Teilnahme an der Therapie war bei ihm noch nicht vollends davon auszugehen, dass er Risikosituationen künftig frühzeitig erkennen und entsprechend gegensteuern würde. Das Risiko eines Rückfalles wurde vom Probanden eher bagatellisiert.

Gleichwohl wurde die Mitarbeit des Probanden in der Behandlung als sehr gut beschrieben mit aktiver Beteiligung an Gruppensitzungen, intelligenten Rückmeldungen und der Bereitschaft, sich mit den von ihm begangenen Straftaten auseinanderzusetzen. Das Arbeitsverhältnis des Probanden war bisher nicht zu beanstanden gewesen, die ihm übertragenen Aufgaben erfüllte er zur vollen Zufriedenheit.

Diagnosen

Hinsichtlich der Diagnosen ist in den Stellungnahmen in den Akten stets eine Pädophilie (ICD-10: F65.4, bezogen auf Mädchen) sowie eine kombinierte Persönlichkeitsstörung (ICD-10: F61) mit vorwiegend narzisstischen und unreif-abhängigen Zügen genannt.

Glaubt man den Angaben des Probanden, die insofern untermauert werden, als dass bis zur ersten Straffälligkeit keine früheren Straftaten – welcher Art auch immer – dokumentiert sind, so hatte sich sein Interesse an präpubertierenden und pubertierenden Kindern erst im Jahre 2003 entwickelt – abgesehen von natürlichem sexuellem Interesse als selbst pubertierender Junge zu im Wesentlichen Gleichaltrigen, wie es bei nahezu allen Menschen im Rahmen der sexuellen Reifung auftritt.

Überlegungen zur Delikthypothese

Der entscheidende ausschlaggebende Punkt für die Entdeckung dieser sexuellen Orientierung bei sich scheint für Herrn Mustermann der Umstand gewesen zu sein, dass er plötzlich, nämlich durch seine neu kennengelernte Partnerin bzw. deren Nachbarn präpubertierende und pubertierende Mädchen um sich wusste und offensichtlich erstmals im Rahmen von Badengehen für deren sexuelle Reize empfänglich wurde. Der Umstand, wie Herr Mustermann sich zum damaligen Zeitpunkt Zugang zu den Kindern als Opfer sexueller Übergriffe verschaffte und deren vermeintliche Bereitschaft zu interpretieren glaubte bzw. sich leichtfertig einredete, belegt sicherlich das Vorhandensein einer Persönlichkeitsstörung mit nicht nur wie beschrieben narzisstischen und unreif-abhängigen, sondern auch einigen dissozialen Zügen. Bevor dieses Krankheitsbild erklärt und auf die Diagnosen des

Probanden eingegangen wird, ist darauf zu verweisen, dass sich bezüglich der biografischen Angaben keine Abweichungen zu den zahlreichen Vorunterlagen ergaben, sodass diese nicht nochmals dargestellt werden muss.

> **Dies ist durchaus legitim – man sollte allerdings zuvor überprüfen, wer der Auftraggeber ist.** Hier war der Proband diesem bestens bekannt und es wäre redundant gewesen, erneut die Biografie darzustellen. Hätte es sich aber um einen neuen Auftraggeber gehandelt, wäre ein biografischer Abriss geboten gewesen.

Achtung!

Eine Persönlichkeitsstörung im Allgemeinen umfasst nach ICD-10 tief verwurzelte, anhaltende Verhaltensmuster, die sich in starren Reaktionen auf unterschiedliche persönliche und soziale Lebenslagen zeigen. Dabei findet man bei den betroffenen Personen deutliche Abweichungen im Wahrnehmen, Denken, Fühlen und in Beziehungen zu anderen. Solche Verhaltensmuster sind meistens stabil und gehen häufig mit persönlichem Leiden und gestörter sozialer Funktion und Leistungsfähigkeit einher. Bei der kombinierten Persönlichkeitsstörung liegen Merkmale mehrerer verschiedener Persönlichkeitsstörungen vor, es herrschen jedoch keine Symptome so vor, die eine spezifischere Diagnose erlauben würden.

Laienverständliche Erklärung der Diagnose

Die kombinierte Persönlichkeitsstörung mit narzisstischen und unreif-abhängigen und auch einigen dissozialen Zügen bei dem Probanden ist im Wesentlichen gekennzeichnet durch ein bei Herrn Mustermann feststellbares Größengefühl, eine unbegründete Anspruchshaltung, eine Ausnutzung von zwischenmenschlichen Beziehungen, einen Mangel an Empathie, ein phasenweise arrogantes und hochmütiges Verhalten, eine gewisse Rücksichtslosigkeit gegenüber den Gefühlen anderer, eine gewisse Unfähigkeit zum Erleben von Schuldbewusstsein und eine Neigung, andere zu beschuldigen.

Bei der Betrachtung der Taten des Probanden und deren zeitlichen Verlauf ist auffallend, dass einerseits die Opfer von Herrn Mustermann ausschließlich aus dem bekannten Umfeld stammen und andererseits der Proband die Serie seiner Taten im Sommer 2009 beendet hatte, obwohl er sich bis zu seinem Auszug aus der gemeinsamen Wohnung noch mehrere Monate lang im selben Umfeld aufgehalten hatte, ohne dass es in diesem Zeitraum zu weiteren sexuellen Übergriffen gekommen war.

Gemäß den Angaben des Probanden hat er auch aktuell noch regelmäßig Gedanken an sein Hauptopfer Ursula. Dabei sieht er dieses jedoch nicht im Stadium des kleinen bzw. heranwachsenden Kindes, sondern als gereifte, voll entwickelte Frau, was den Beschreibungen in der Aktenlage entspricht, wo dies als eine Art Liebesbeziehung von Seiten des Probanden empfunden wurde. Bei Auftreten der Gedanken an Ursula, deren sexuell erregenden Charakter Herr Mustermann zuzugeben weiß, lenkt er seine Fantasien mittels Ansehens nackter Frauen im Fernsehen auf andere erotische Vorstellungen um. Gedanken an andere Opfer verneint er. Neben den Fantasien mit Ursula, die etwa alle vier Wochen auftreten würden, hegt der

Proband aktuell immer wieder Vorstellungen an vergangene sexuelle Erlebnisse zu erwachsenen Partnern (frühere Freundinnen, Ehefrau, Partnerin).

Krankheitsbild erklären

Die in den Akten beschriebene Pädophilie ist gemäß ICD-10 (F65.4) gekennzeichnet durch »eine sexuelle Präferenz für Kinder, die sich zumeist in der Vorpubertät oder im frühen Stadium der Pubertät befinden, aber auch jünger sein können. Manche Pädophile haben nur an Mädchen, andere nur an Knaben Interesse. Wieder andere sind sowohl an Mädchen als auch an Knaben interessiert.... Ein einzelner Vorfall erfüllt die für die Diagnosestellung geforderte anhaltende oder vorherrschende Veranlagung nicht, insbesondere wenn der Handelnde selbst noch ein Jugendlicher ist.«

Die Pädophilie als Diagnose liegt sicherlich bei Herrn Mustermann weiterhin vor, jedoch nicht im Sinne einer sogenannten Kernpädophilie, sondern im Sinne einer pädophilen Nebenströmung nach Beier (Beier 1995). Dies bedeutet, dass der Proband nur zum Teil sexuelle Erregung durch ein kindliches Körperschema erfährt, zu einem anderen Teil mit altersentsprechenden Partnern bzw. Partnerinnen sexuell erlebnisfähig ist.

Als weitere Diagnose ist bei dem Probanden der Zustand nach einem schädlichen Gebrauch von Alkohol zu erwähnen. Einerseits ist klar dokumentiert, dass der Proband ohne Schwierigkeiten seit mehreren Jahren dem Alkohol fernzubleiben versteht, andererseits zeigt sich bei der Exploration aber auch, dass sich Herr Mustermann dieses ehemals übersteigerten Konsums nicht bewusst ist bzw. ihn nicht als einen solchen und somit als allgemeinen Risikofaktor (zum Beispiel im Sinne einer Auswirkung auf Verhaltensweisen in Gestalt niedrigerer Hemmschwellen für Handlungen verschiedener Art) zu benennen weiß.

Vorliegende abschließende Diagnosen

An psychiatrischen Diagnosen sind daher bei Herrn Mustermann eine kombinierte Persönlichkeitsstörung (ICD-10: F61), eine Pädophilie (ICD-10: F65.4) im Sinne einer pädophilen Nebenströmung nach Beier (Beier 1995) und der Zustand nach einem Missbrauch von Alkohol zu nennen.

Zur möglichst umfänglichen Erfassung relevanter Risikofaktoren für die prognostische Einschätzung hat sich die Verwendung entsprechender Prognoseinstrumente etabliert.

Einsatz eines Prognoseinstrumentes

> Der Einsatz eines Prognoseinstrumentes für ein solches Gutachten ist unerlässlich! Vor Einsatz eines solchen sollte man sich unbedingt belesen/schulen lassen.

Indikation, Art und Weise des Einsatzes laienverständlich erklären

Die integrierte Liste der Risikovariablen (ILRV, Nedopil 2006) umfasst dabei klinisch relevante Kriterien für die Rückfallprognose psychisch kranker Rechtsbrecher ebenso wie die protektiven Faktoren. Sie berücksichtigt hierzu die Anlasstat, prädeliktische anamnestische Daten, die postdeliktische Persönlichkeitsentwicklung und den sozialen Empfangsraum und ermöglicht so neben der Erfassung relevanter Daten zum Ausgangsdelikt die Erfassung statistischer und dynamischer Risikofaktoren sowie protektiver Faktoren. Es können Punktwerte vergeben werden für die wissenschaftliche

Auswertung, jedoch gibt es keine Grenzwerte oder Risikogruppen wie bei aktuarischen Prognoseinstrumenten. Die ILRV dient vielmehr der profunden Erfassung und transparenten Interpretation individueller Risikofaktoren.

Betrachtet man die zur Verurteilung führenden *Ausgangsdelikte* des Probanden hinsichtlich der statistischen Rückfallwahrscheinlichkeit, ist zunächst allgemein gesprochen festzustellen, dass diese sich erniedrigt, wenn ausschließlich situative Faktoren für ein Delikt ausschlaggebend waren und diese situativen Faktoren nur in einem bestimmten Lebenszeitraum oder unter ganz bestimmten Bedingungen auftreten, wie z. B. berufliche oder partnerschaftliche Krisen.

Deutlich unterhalb der statistischen Rückfallwahrscheinlich ist die individuelle Rückfallwahrscheinlichkeit auch, wenn Delikte unter dem Einfluss einer vorübergehenden Krankheit zustande kamen.

Situative Faktoren für die Delikte sind nicht feststellbar.

> Der Punkt »situative Faktoren« ist ein gutes Beispiel dafür, wie wichtig eine Schulung und korrekte Kenntnis des Instrumentes ist. Leicht könnte man meinen, dass das Aufpassen auf die Nachbarskinder und die daraus entstehenden Delikte situative Faktoren sind.

Situative Faktoren

Hinsichtlich des zweiten Punktes ist festzustellen, dass beim Probanden keine vorübergehende Krankheit eine Rolle für seine Taten spielte – der Alkoholmissbrauch ist gemäß Aktenlage und eigenen Angaben des Probanden für keines der Tatgeschehen von ernstlicher Relevanz.

Demgegenüber besteht ein erhöhtes Rückfallrisiko, wenn überdauernde Persönlichkeitszüge wesentlichen Anteil am Zustandekommen der Delikte hatten – die kombinierte Persönlichkeitsstörung des Probanden ist hierunter zu subsumieren, auch wenn diese nicht die primäre Ursache seiner sexuellen Übergriffe war – sie senkte gewissermaßen die Schwelle für dissoziales, rücksichtsloses Verhalten gegenüber den Opfern.

Das deliktspezifische Rückfallrisiko für behandelte Kindsmissbraucher beträgt statistisch etwa 25 % mit einer Streuungsbreite von 12 % für den Beobachtungszeitraum von drei Jahren, bis hin zu 51 % für einen Beobachtungszeitraum von 24 Jahren, wobei es sich bei letzterem um Verdachtsfälle handelte (Nedopil 2006). Bei Herrn Mustermann muss jedoch aus psychiatrischer Sicht festgestellt werden, dass allen empirischen Erfahrungen zufolge von den über 60-jährigen Straftätern weniger als 10 % nach einer Haftentlassung wieder inhaftiert werden, ein kleiner Teil von diesen 10 % auch wegen Sexualdelikten – würde der Proband wie ursprünglich vorgesehen im Jahre 2020 entlassen werden, wäre Herr Mustermann 61 Jahre alt.

Zuordnung des Probanden zu einer Risikogruppe

Hinsichtlich der *anamnestischen Daten* war feststellbar, dass die Delinquenz des Probanden etwa im Alter von 43 Jahren begann und ausschließlich in Gestalt der dargelegten Sexualdelikte bestand – andere Eintragungen in das Bundeszentralregister zuvor finden sich nicht. Ernstliche Auffälligkeiten in der Kindheits- und Jugendentwicklung (frühe Anpassungsstörungen) sind ebenso wenig feststellbar wie Schwierigkeiten im Bereich der sexuellen Entwicklung: Herrn Mustermann war es möglich, mehrfach Partnerschaften zu Frauen einzugehen und längerfristig zu führen und im Rahmen dieser, auch eigene Kinder zu zeugen und zu erziehen.

In beruflicher Hinsicht ist festzustellen, dass der temporär deutlich übersteigerte Alkoholkonsum bei partnerschaftlichen Problemen den Probanden in berufliche Schwierigkeiten brachte, die bis dahin nicht vorhanden waren. Gleichwohl konnte Herr Mustermann rasch als LKW-Fahrer wieder Fuß fassen.

Die Aktenlage und die in dieser Hinsicht bagatellisierenden Angaben des Probanden machen deutlich, dass Herr Mustermann über einen im Nachhinein nicht mehr exakt festlegbaren, aber mehrjährigen Zeitraum Alkohol in einer das sozialverträgliche Maß übersteigenden und die Gesundheit schädigenden Menge zu sich genommen hatte. Gleichwohl belegen die Akten aus der Haft, dass die Abstinenz ohne Schwierigkeiten hergestellt und aufrechterhalten werden konnte und kann.

Von zentraler Bedeutung zeigte sich somit eine Pädophilie (ICD-10: F65.4) im Sinne einer pädophilen Nebenströmung nach Beier (Beier 1995), die sich erst durch verleitende Situationen entwickelt, sich dann aber mit einer unangemessenen erotischen Bindung zur Nachbarstochter fixiert hat, und die bereits dargestellte kombinierte Persönlichkeitsstörung (ICD-10: F61). Einen früheren Verstoß gegen Bewährungsauflagen gab es nicht.

Bezüglich der *postdeliktischen Entwicklung* ist an protektiven Faktoren zu nennen, dass nach offensichtlich anfänglich schwierigem Verlauf nun Herr Mustermann in den Therapieprozess eingetreten zu sein scheint. Dies belegen nicht nur die Einträge in den Haftakten, sondern auch die aktuellen psychiatrischen Untersuchungsergebnisse. Zwischenfälle im Haftverlauf sind nicht notiert.

Hochwichtige prognostische Aspekte

Gleichwohl hat der Proband noch nicht alles theoretisch Gelernte verinnerlicht und zwischendurch ist spürbar, dass der Proband in alte Verhaltensmuster zurückzufallen droht, was er jedoch in der überwiegenden Anzahl der Fälle rasch bemerkt und sich entsprechend zu korrigieren versucht. Nicht zuletzt damit lässt sich der Eindruck einer gewissen Überangepasstheit mit dem Versuch, sich besser darzustellen, erklären.

Es ist feststellbar, dass der Proband inzwischen verschiedene Coping-Mechanismen (Bewältigungsstrategien) entwickelt hat, wie er sexuelle Appetenz, die – wie er offen darlegt – bei Gedanken an sein Hauptopfer noch immer entsteht, so umleiten kann, dass sie gedanklich in nicht deliktischer Weise ausgelebt werden kann – das Erleben einer Sexualität anders als das der Selbstbefriedigung lassen die Haftbedingungen bei Herrn Mustermann aktuell nicht zu. An dieser Stelle ist zu erwähnen, dass der Proband bereits heute eine geringere sexuelle Appetenz zeigt als zum Zeitpunkt der Taten und davon auszugehen ist, dass nach Haftentlassung diese weiter gesunken sein wird – Herr Mustermann wäre sodann in etwa 61 Jahre alt.

Auch wenn sich bei Herrn Mustermann weiterhin intermittierend Probleme bezüglich mangelnder Selbstkritik, Tendenzen zu Anspruchshaltung und Externalisierung zeigen, so ist insgesamt dennoch eine verbesserte Introspektionsfähigkeit und eine kritischere Auseinandersetzung in Verbindung mit einer nachvollziehbaren Authentizität – im Rahmen seiner persönlichen und strukturellen Fähigkeiten – festzustellen. Hier bieten sich jedoch noch weitere Bearbeitungsfelder, denen sich Herr Mustermann auch nicht zu verschließen scheint.

Die Erarbeitung effektiver Rückfallvermeidungsstrategien zeichnet sich in Ansätzen ab, allerdings sind diese noch wenig konkret. Dies mag sicherlich auch daran liegen, dass es dem Probanden aufgrund der aktuellen Haftgegebenheiten nahezu ohne jegliche Lockerung nicht möglich ist, zukünftige private und beruflich-soziale Strukturen abschätzen zu können und er somit keinen Plan zu erstellen versteht, der auf anzunehmenden realistischen Gegebenheiten fußt. Gleichwohl hat er die wesentlichen tragenden und notwendigen Stützen eines solchen erkannt und vermag es, einen Nothilfeplan mit Stufenschema verschiedener Anlaufstellen bei drohendem Rückfall darzustellen.

Hinsichtlich des *sozialen Empfangsraums* ist festzustellen, dass der Proband durch den Tod seiner Mutter sicherlich die wichtigste und loyalste Kontaktperson verloren hat. Dennoch sind in Gestalt der beiden Schwestern zwei wesentliche soziale Stützen für Herrn Mustermann vorhanden, auch wenn sich der Ehemann der einen gegen einen Kontakt zum Probanden stellt.

Von seiner Arbeitseinstellung und seiner Arbeitshaltung wäre der Proband sicherlich ein leistungsstarker Arbeitnehmer – hier ist jedoch kritisch anzumerken, dass der Proband nach seiner voraussichtlichen Entlassung etwa 61 Jahre alt sein und damit seine Attraktivität für den allgemeinen Arbeitsmarkt verloren haben wird.

Die Zugangsmöglichkeiten zu Risikofaktoren sind aus forensisch-psychiatrischer Sicht vor allem dann gegeben, wenn der Proband in eine Verführungssituation kommt (also einen wie auch immer gearteten engen Kontakt zu einer Familie mit pubertierenden oder präpubertierenden Kindern hat). Einer solchen Situation ist aber durch entsprechende Bewährungshilfe ausreichend vorzubeugen, sodass es nach der geplanten Entlassung im Jahr 2020 andere Möglichkeiten der Prävention gibt als eine Unterbringung oder eine Sicherungsverwahrung. *Risikofaktoren und -situationen sind klar zu beschreiben*

Eine weitere Kriterienliste zur Einschätzung eines möglichen Rückfallrisikos wurde in der Schweiz entwickelt (nach dem Autor benannt als sogenannte Dittmann-Liste, Dittmann 1998), wobei auch ein Katalog speziell für die Beurteilung von Sexualstraftätern konzipiert wurde. Dieser umfasst die folgenden Faktoren: *Zusätzlicher Einsatz eines deliktspezifischen Prognoseinstrumentes*

- fixierte sexuelle Devianz
- Tatfrequenz bei Seriendelikten
- progrediente deviante Phantasien und Handlungen
- sadistische Phantasien und Handlungen
- in der Phantasie oder konkret lange vorgeplante Handlungen
- massive Gewaltanwendung
- früher Beginn sexueller Delinquenz

- verschiedene Sexualdelikte
- fremde Opfer
- Bagatellisierung oder Leugnung
- Projektion des Fehlverhaltens auf die Opfer
- geltend gemachte Berechtigung zu sexueller Befriedigung ohne Einwilligung
- deliktfördernde Grundhaltung
- Unfähigkeit, angemessene stabile Partnerschaften einzugehen
- falsche Selbsteinschätzung bezüglich Risikosituationen

Bei Herrn Mustermann ist vom Vorliegen einer Devianz auszugehen, die sich erst in verleitenden Situationen entwickelt, dann jedoch fixiert hat. Eine Progredienz devianter Fantasien und Handlungen war zu erkennen. Es ergaben sich keine Hinweise auf das Vorliegen sadistischer Strömungen oder auf eine lange Vorplanung der Taten. Die Taten waren im Zusammenhang mit der sexuellen Delinquenz aufgetreten. Es ergaben sich keine Hinweise auf einen frühen Beginn sexueller Delinquenz – die sexuellen Kontakte unter Gleichaltrigen im präpubertären oder pubertären Alter können nicht als pädophile Neigungen interpretiert werden. Die Opfer waren Herrn Mustermann alle bekannt. Die Taten wurden vom Probanden anfangs bagatellisiert, eine Berechtigung zu sexueller Befriedigung wurde von Herrn Mustermann nicht geltend gemacht. Angemessene, stabile Partnerschaften hatten bei Herrn Mustermann nachweislich mehrfach bestanden. In der mangelnden Auseinandersetzung und Selbstkritik war eine falsche Selbsteinschätzung bezüglich Risikosituationen vormals zu erkennen – hier zeigt sich jedoch ein deutlicher Wandel, auch wenn der Proband phasenweise und kurzfristig in alte Denkweisen zurückfällt.

Zusätzlicher Einsatz des Static-99, Instrument erklären

Im Static-99 (Hanson und Thornton 1999), der zur Einschätzung des Rückfallrisikos bei Sexualstraftätern dient, werden folgende Punkte berücksichtigt:

- Alter zwischen 18 und 25 Jahren
- nie verheiratet
- gegenwärtiges Delikt (auch) nicht sexuelle Gewalttätigkeit
- frühere nicht sexuelle Gewalttätigkeit
- frühere Sexualdelikte (0-3 Punkte)
- vier oder mehr Vorverurteilungen
- Sexualdelikte ohne Berührung
- Opfer, die nicht verwandt sind
- Fremde als Opfer
- männliche Opfer

Hier zeigt sich, dass Herr Mustermann einen Großteil der dargestellten Items nicht erfüllt: Das Alter bei den Delikten war ca. 45 Jahre, der Proband war verheiratet, vor den Delikten gab es keine andere sexuelle Gewalttätigkeit, ebenso wenig gab es Vorverurteilungen, alle Opfer stammten aus dem unmittelbaren Bekanntenkreis. Somit fällt der Proband in diesem Prognoseinstrument in eine Gruppe mit vergleichsweise niedrigerem Rückfallrisiko.

Zusammenfassend und die Fragen des Gerichts beantwortend ist daher festzustellen, dass bei dem 1959 geborenen Herrn Mustermann eine kombinierte Persönlichkeitsstörung (ICD-10: F61) mit narzisstischen und unreif-abhängigen und auch einigen dissozialen Zügen vorliegt. Diese tritt bei dem Probanden klinisch durch ein feststellbares Größengefühl, eine unbegründete Anspruchshaltung, eine Ausnutzung zwischenmenschlicher Beziehungen, einen Mangel an Empathie, eine gewisse Rücksichtslosigkeit gegenüber den Gefühlen anderer und auch teilweise durch eine gewisse Unfähigkeit zum Erleben von Schuldbewusstsein mit der Neigung, andere zu beschuldigen, in Erscheinung. Darüber hinaus ist die Diagnose einer Pädophilie (ICD-10: F65.4) zu stellen, jedoch nicht im Sinne einer sogenannten Kernpädophilie, sondern im Sinne einer pädophilen Nebenströmung nach Beier (Beier 1995). Auch wenn aktuell bzw. bereits seit mehreren Jahren kein Alkoholmissbrauch mehr vorliegt und gemäß ICD-10 ein schädlicher, derzeit abstinenter Gebrauch nicht klassifizier- und diagnostizierbar ist, sollte die aus der Vergangenheit resultierende Diagnose dennoch erwähnt werden, da sich Menschen mit einer solchen Störung in der Vorgeschichte wesentlich anfälliger für erneuten Konsum und das Trinken größerer Alkoholmengen zeigen, was enthemmenden Einfluss auf Verhalten und auf mögliche Schwellenüberschreitungen haben könnte. Entsprechende Bewährungsauflagen im Falle einer zukünftigen Entlassung wären daher anzuraten.

Insgesamt ist feststellbar, dass Herr Mustermann vieles theoretisch angelernt, aber nicht alles verinnerlicht hat und oftmals cotherapeutisch in Erscheinung tritt. Dennoch ist der Proband fraglos in den Therapieprozess eingestiegen, hat diesen aber noch nicht vollständig durchlaufen, weshalb eine Fortführung desselben aus medizinischer Sicht dringend nötig ist.

Aus diesem Grund und aufgrund der empirischen Erfahrungen, dass von den über 60-jährigen Straftätern weniger als 10 % nach einer Haftentlassung wieder inhaftiert werden (und ein nur sehr geringer Anteil wegen Sexualdelikten), wäre eine vorzeitige Entlassung, wie sie der Proband zumindest gedankenexperimentell darstellte, sicherlich kritisch zu sehen – zumal bisher praktisch keine Vollzugslockerungen erfolgt sind. Darüber hinaus ist davon auszugehen, dass mit dem natürlichen Alterungsprozess des Probanden auch die sexuelle Appetenz weiter abnehmen wird – sie hat es bereits jetzt getan und zeigt sich deutlich geringer als zum Zeitpunkt der Taten und der Verurteilung.

Die Indikation für eine antihormonelle Behandlung im Sinne einer medikamentösen Triebdämpfung oder gar chemischen Kastration scheint aus forensisch-psychiatrischer Sicht nicht gegeben, da weder eine sexuelle Präokkupation noch ein aktuell übermäßiger Sexualdrang (auch wenn ein solcher in einer der Vorbeurteilungen beschrieben wurde), noch ein Mangel an anderweitigen Kontrollmöglichkeiten besteht.

Unter Berücksichtigung der erhobenen Prognoseinstrumente erscheint es aus gutachterlicher Sicht eher unwahrscheinlich, dass sich der Proband an

Abschließend klare und eindeutige Beantwortung der gestellten Fragen

fremden Kindern vergehen würde. Wenn er jedoch in eine familiäre Verführungssituation kommen würde, wäre die Gefahr pädophiler Handlungen nicht gänzlich auszuschließen. Einer solchen Situation ist aber durch Bewährungshilfe mit unter anderem engmaschiger Anbindung an spezialisierte Institutionen ausreichend vorzubeugen, sodass es andere Möglichkeiten der Risikoprophylaxe gibt als einer Unterbringung oder eine Sicherungsverwahrung nach Beendigung der vorgesehenen Haftzeit.

Aufgrund des Delinquenzmusters ist die Rückfallgefahr einerseits von sich aus geringer, andererseits aber auch besser kontrollierbar.

Eine Entlassung sollte jedoch behutsam und langfristig geplant werden. Ein besonderes Augenmerk muss hier sicherlich auf der Schaffung eines akzeptablen sozialen Empfangsraums sowie auf zumindest einigermaßen erträglichen Sozialstrukturen liegen – Herr Mustermann ist verschuldet und die Chancen einer Wiederaufnahme einer Tätigkeit auf dem ersten Arbeitsmarkt erscheinen aufgrund des Alters des Probanden gering.

Aus gutachterlicher Sicht steht einem allmählichen Beginn erster Vollzugslockerungen derzeit nichts entgegen, das Rückfallrisiko während der Lockerungen ist im aktuellen Zustand als gering einzustufen.

Unterschrift des Gutachters

4.2.4 Beispielgutachten 4 aus dem Strafrecht (gekürzt wiedergegeben)

- Fragestellung(en): Schuldfähigkeit bzw. Vorliegen der medizinischen Voraussetzungen der §§ 20 und 21 StGB
    - Diagnose(n) sowie Differenzialdiagnose(n) nach ICD-10: Dissoziale (ICD-10: F60.2), emotional-instabile (ICD-10: F60.3), narzisstische (ICD-10: F60.8), kombinierte Persönlichkeitsstörung (ICD-10: F61), Kleptomanie (ICD-10: F63.2)
- Delikt: Diebstahl und Betrug

Überblick in Kürze *Zur besseren Verständlichkeit in aller Kürze: Frau Martina Huber hat bereits in der Vergangenheit zahlreiche Diebstähle begangen. Nun kamen weitere sowie Betrugsfälle hinzu. Aufgrund einer fraglichen Persönlichkeitsstörung und einer angeblichen Kleptomanie wurde um eine Begutachtung zur Frage des Vorliegens der medizinischen Voraussetzungen der §§ 20 und 21 StGB gebeten.*

— Verkürzte Wiedergabe des Gutachtens. An allen Kürzungsstellen erscheinen zur besseren Nachvollziehbarkeit drei Punkte [...] —

[...]

Das Gutachten stützt sich in seiner Beurteilung auf die Kenntnis der vom Auftraggeber übersandten Aktenunterlagen sowie auf eine ambulante Begutachtungsuntersuchung der Probandin in der Klinik für forensische Psychiatrie und Psychotherapie Musterhausen am 02.02.2018 von 08.30-13.00 Uhr mit zwei Pausen (09.45-10.00 Uhr sowie 11.00-11.15 Uhr). Ein weiterer, eigentlich vereinbarter Termin zur Untersuchung am 05.02.2018 war von der Probandin nicht wahrgenommen worden. Insofern konnten auch einige relevante Arztberichte bzw. Vorunterlagen nicht eingesehen werden, da die Probandin keine Entbindung von der Schweigepflicht unterschrieb, sondern die Befunde in Kopie zum nächsten Termin hatte mitbringen wollen.

> In einem solchen Fall sollte zunächst der Proband nochmals kontaktiert werden. So lassen sich Hinweise bekommen, ob der Proband z. B. krankheitsbedingt verhindert ist oder aber ein willentliches Nichterscheinen, wie in diesem Beispiel, vorliegt. Die erfolgten Kontaktaufnahmen sollte man auch dokumentieren, wie das in diesem Gutachten unter dem Punkt »Verhalten bei der Untersuchung« erfolgt ist.

Erneute Kontaktaufnahme mit Probandin

Fragestellung

Mit Schreiben des Landgerichts Musterhausen vom 04.01.2018 wurde gebeten, ein psychiatrisches Gutachten zur Frage des Vorliegens der medizinischen Voraussetzungen der §§ 20 und 21 StGB zu erstellen.

> Bei dieser Fragestellung wurde von Seiten des Gerichts nicht nach den medizinischen Voraussetzungen des § 63 StGB gefragt, da die Schwere der Taten eine Anwendung des § 63 StGB praktisch ausschlossen.

§ 63 StGB praktisch ausgeschlossen

Frau Huber war zu Beginn der Untersuchung über Sinn und Zweck sowie Ablauf und Inhalt der Begutachtung aufgeklärt worden. Sie wurde auch darauf hingewiesen, dass ihre Angaben und die Untersuchungsergebnisse nicht der ärztlichen Schweigepflicht unterliegen und sie nicht verpflichtet ist, Angaben zu machen.

Aufklärung zu Beginn der Begutachtung

A Aktenlage

a) Allgemeine Unterlagen (chronologisch geordnet)

In der *Anklageschrift des Amtsgerichts Musterberg vom 28.08.2017* ist zu lesen, dass die Probandin wegen Betrugs in 34 Fällen zu einer Gesamtfreiheitsstrafe von einem Jahr und sechs Monaten verurteilt worden sei (ob zur Bewährung oder nicht konnte nicht ersehen werden).

Anklageschrift

An biografischen Informationen ist dem Urteil lediglich zu entnehmen, dass die Probandin mehrere Ausbildungen habe, so als Hotelfachfrau, Bankkauffrau und Köchin. Ihr Vorstrafenverzeichnis enthalte 35 Eintragungen.

Im Mai 2016 habe die »zahlungsunfähige und zahlungsunwillige« Probandin in einem Onlineshop eine Bestellung über verschiedene Waren

Aktenlage mit Darstellung der wichtigsten Informationen

im Wert von rund 770 Euro aufgegeben und diese ohne Wissen und Willen ihres damaligen Freundes auf dessen Namen bestellt. »Entsprechend ihrer vorgefassten Absicht bezahlte die Angeklagte die Ware nicht.«

Im Juni 2016 habe die Probandin Kleider im Wert von ca. 428 Euro über den Vater ihres damaligen Freundes bestellt und diese erneut nicht bezahlt.

Im Zeitraum von September bis Dezember 2016 habe die Probandin in 29 Fällen unter Nutzung einer Tankkarte und unter Vortäuschung ihrer Berechtigung für diese Benzin im Gesamtwert von 618 Euro getankt.

Im September 2016 habe die Probandin im Namen der Mutter ihres damaligen Freundes eine Bestellung aufgegeben, um auf deren Namen diverse Kosmetika und Parfüme im Wert von rund 365 Euro zu bestellen.

Zwei weitere ähnlich geartete Fälle über Beträge von 99 Euro und 96 Euro wurden beschrieben.

Zudem habe die Probandin am 10.11.2016 einen Diebstahl im Wert von 42,65 Euro begangen. Hierbei habe sie Lebensmittel in ihre Jackeninnentasche gesteckt und sei vom Ladendetektiv darauf angesprochen worden. (Der beiliegenden Aufstellung ist zu entnehmen, dass es sich überwiegend um verschiedene Lebensmittel gehandelt hatte. Der teuerste Artikel ist Kaffee für 6,99 Euro.)

Die Probandin habe angegeben, dass eine Medikamentenumstellung erfolgt sei und sie gemerkt habe, dass diese nicht mehr angeschlagen hätten. Es sei möglicherweise von einer verminderten Schuldfähigkeit der Probandin aufgrund ihrer Borderline-Störung auszugehen.

Urteil Aus dem *Protokoll des Amtsgerichts Musterberg vom 24.10.2017 mit Urteil* ist an neuen Informationen zu entnehmen, dass die Probandin laut ihrer Aussage bis 2008 verheiratet gewesen sei und einen Sohn im Alter von 6 Jahren habe, der aber beim Vater wohne. Sie sei seit 2006 »selbstständige Escort-Dame« und ihr monatliches Nettoeinkommen betrage etwa 15.000 Euro. Mitarbeiterinnen habe sie keine. Sie habe Schulden, so Steuerschulden in Höhe von ca. 40.000 Euro. Sie sei gerade dabei, ihre Schulden zu regulieren.

Die Vorfälle der Anklage räume sie ein, sie sei zwischenzeitlich zahlungsunfähig gewesen, nun jedoch wieder zahlungsfähig. Ihr Betrieb laufe »ziemlich gut, immer besser.« Sie bekomme ihren Beruf »super hin«.

Frau Huber könne sich ihre immer wiederkehrende Straffälligkeit selbst nicht erklären. Sie gehe aber davon aus, dass sie eine Borderline-Erkrankung habe. Sie suche derzeit geeignete professionelle Hilfe. Da sie diese Störung habe, habe sie bereits 2008 eine Therapie gemacht, seither aber nicht mehr, wenn man von einer vom Hausarzt im Lauf des Jahres 2017 vorgenommenen medikamentösen Umstellung auf das Antidepressivum Escitalopram absehe.

Der Probandin, so ist abschließend im Protokoll zu lesen, könne trotz ihres strafrechtlichen Vorlebens eine günstige Zukunftsperspektive gestellt werden. »Die bei der Angeklagten bei Begehung der Taten aufgewendete kriminelle Energie kann als relativ gering gewertet werden. Irgendwelche Bemühungen, ihre Taten zu verschleiern, sind nicht erkennbar. Das zum Teil unsinnige Aussageverhalten der Angeklagten ist nach Ansicht des Gerichts auf ihre Borderline-Erkrankung zurückzuführen.« Es würde davon ausgegangen werden, dass nur bei Aufsuchen einer Therapie in Zukunft ein straffreies Leben geführt werden könne. Insofern könne eine Bewährungsstrafe von 18 Monaten verhängt werden.

(Gegen dieses Urteil legte die Staatsanwaltschaft Musterhausen mit Schreiben vom 11.11.2017 Berufung ein und forderte eine Freiheitsstrafe von einem Jahr und zehn Monaten ohne Bewährung. Hierauf fußend wurde die nun erfolgte psychiatrische Begutachtung angeregt.)

Der *Auszug aus dem Bundeszentralregister der Probandin vom 01.12.2017* enthält beginnend ab 1995 35 Eintragungen: So finden sich durchgängig und abgesehen von einer Trunkenheit im Verkehr im Jahr 2002 Diebstahlsdelikte, deren »Schwere« bzw. Sachschaden in der Regel zwischen 10–350 Euro liegt. Hierbei handelte es sich stets um im Alltag gebräuchliche Gegenstände, wie z. B. Kosmetika, CDs, Elektrogeräte und Lebensmittel.

Bundeszentralregister

> Bei der Vielzahl der Diebstähle lag eine sehr umfangreiche Akte vor. Es ist für die Begutachtung nicht zielführend, die Details jedes Diebstahldeliktes darzustellen. Insofern wurde hier eine vierbändige Akte auf das Wesentlichste zentriert (allerdings mit Aufnahme eines vorliegenden Gutachtens, siehe dazu weitere Aktenlage). Relevant sind, sofern ersichtlich, jeweilige Motive, Schwankungsbreite des Wertes der Gegenstände und eine Überprüfung auf Verwendbarkeit bzw. Sinnhaftigkeit der gestohlenen Artikel.

Umfangreiche Akte

Aufgrund der Häufung dieser war die Probandin bisher zweimal ein halbes Jahr inhaftiert, so vom April bis Oktober 2004 und vom Januar bis Juni 2009. (An dieser Stelle ist zu ergänzen, dass den beiden Haftakten über diese Aufenthalte ein »tadelloses Führen« der Probandin während der Inhaftierungen zu entnehmen ist.)

Relevante Information für die Beurteilung; zentrale Aussage zusammengefasst

Aus dem *Schreiben des Inkassounternehmens Schneider vom 02.12.2017* ist zu ersehen, dass die Probandin »aufgrund ihrer Überschuldung im September für mehrere Gläubiger die Vermögensauskunft abgeben« habe müssen. Sie sei zwar noch als selbstständige Escort-Dame tätig, habe aber angeblich bereits seit März keine Aufträge mehr und deshalb auch keine Einnahmen. Ihr Konto sei überzogen und sie sei bereits vom Finanzamt wegen ca. 26.000 Euro Steuerschulden gepfändet. Auto, Lebensversicherung, Außenstände, Grundbesitz usw. seien nicht vorhanden.

b) Medizinische Unterlagen

Aus dem *Arztbericht der A.A. Klinik Musterstadt, der über den Aufenthalt der Probandin vom 10.07.2008-02.10.2008 berichtet*, sind die Diagnosen einer Persönlichkeitsstörung mit emotional instabilen sowie narzisstischen Anteilen zu entnehmen. Des Weiteren bestehe eine mittelgradige depressive Episode. Möglicherweise liege auch ein pathologisches Stehlen vor.

Arztbericht

Es bestand keine Entlassungsmedikation, aber die Empfehlung einer ambulanten Psychotherapie.

Die Probandin habe über Schwierigkeiten im Umgang mit finanziellen Mitteln, von risikobehaftetem Verhalten mit zu schnellem Fahren und häufig wechselnden Sexualpartnern berichtet sowie von »selbstschädigendem Verhalten, welches sich insbesondere in Missachtung von Regeln und Gesetzen und den daraus entstehenden Folgen äußert«.

Im Jahr 2000 sei die Probandin erstmals ambulant begutachtet und als Borderline-Patient eingestuft worden. Bisher habe es keine stationären Therapien gegeben. Die Suchtmittelanamnese sei leer. Von biografischer Seite sei zu erwähnen, dass die Probandin nur einen Tag im Kindergarten geblieben sei aufgrund des Zerlegens der Kindergarteneinrichtung am ersten Tag. Nach Abschluss der Hauptschule habe sie versucht, die Realschule nachzuholen, habe jedoch auf ein Internat wechseln müssen, da sie aufgrund des Diebstahls einer Geldkassette disziplinarisch der Schule verwiesen worden sei. Nach dem Abschluss der Mittleren Reife habe sie das Wirtschaftsgymnasium besucht und dort 1996 das Abitur gemacht.

> **Cave!** Dieser Fall zeigt eindrücklich, wie wichtig es ist, die biografischen Informationen, die man in einer Akte findet, aufzunehmen. Diese Probandin berichtete bei der Untersuchung deutlich divergent zu den Akteninformationen.

Die Probandin leide an typischen Symptomen einer emotional instabilen Persönlichkeitsstörung. So würde eine erhebliche affektive Instabilität mit ausgeprägter innerer Unruhe und plötzlichen Stimmungsschwankungen bestehen. Impulskontrollstörungen würden sich in Form von Risikoverhalten hinsichtlich gefährlichen Fahrens und häufig wechselnder Sexualpartner zeigen.

Es sei der Eindruck entstanden, dass die Therapiemotivation der Probandin eher durch äußere Faktoren bedingt worden sei. Anfang August sei offenbar geworden, dass die Probandin Alkohol während des Aufenthaltes getrunken und damit gegen die Stationsregeln verstoßen habe. Es seien Fortschritte zu verzeichnen gewesen hinsichtlich der Stress- und Spannungstoleranz, zwischenmenschlicher Fertigkeiten und bewusster Emotionsregulation.

Psychiatrisches Vorgutachten

Das *Gutachten von Frau Dr. Mayer (Fachärztin für Psychiatrie und Psychotherapie) vom 10.02.2010* sollte Stellung beziehen zur Frage der Schuldfähigkeit der Probandin bezüglich zahlreicher begangener Diebstähle.

Hierbei habe die Probandin berichtet, inzwischen ein gutes Verhältnis zu ihrer Mutter zu haben, nachdem sie früher einmal den Kontakt zu ihr verloren habe. Ihr leiblicher Vater habe sie geschlagen und auch mehrfach in sexueller Hinsicht missbraucht. Bei den sexuellen Missbräuchen habe der Vater sie vaginal penetriert. Auch habe der Vater mehrfach versucht, sie zu ermorden.

Sie sei sechs oder sieben Jahre alt gewesen, als sich ihre Eltern getrennt hätten. Relativ bald nach der Trennung sei ihr Vater eines Tages mit einer Pistole bewaffnet im Haus gestanden und habe die Pistole auf den Tisch gelegt. Hierauf habe die Probandin diese an sich genommen und dem Vater in das Bein geschossen. Wesentliche Folgeerscheinungen habe der Vater davon nicht erlitten, außer dass er humple und einen Gehstock benötige.

Frau Huber habe noch drei jüngere Geschwister, von denen jedoch nur eine Schwester, die vier Jahre jünger sei, aus der ersten Ehe der Mutter stammen würde. Diese habe eigentlich die gleichen Probleme wie sie selbst. So halte sie sich nicht an Regeln und werde immer wieder straffällig.

Frau Huber habe berichtet, als Kind ruhig und still gewesen zu sein. Den Kindergarten habe sie nur einen Tag lang besucht, da sie Mobiliar im Kindergarten zertrümmert habe. Nach der Grundschule sei sie zunächst in die Realschule gegangen und habe dort die siebte Klasse wiederholen müssen. Hierauf sei sie auf ein Internat nach Hamburg gekommen, welches sie zwei Jahre besucht habe. Danach sei sie des Internats verwiesen worden, da sie zusammen mit zwei anderen die Internatskasse mit Geld gestohlen und versteckt habe. Später habe sie die »Schulfremdenprüfung« gemacht und einen Realschulabschluss mit einem Notendurchschnitt von 1,4 erreicht.

Divergierende Angaben im Vergleich zu Vorinformationen

Anschließend habe sie eine Lehre zur Einzelhandelskauffrau absolviert und diese abgeschlossen. Da ihr der Beruf jedoch keine Freude bereitet habe, habe sie eine Lehre zur Schneiderin begonnen und auch beendet. Da auch diese Tätigkeit ihr nicht gefallen habe, sei sie 2006 über eine Freundin in einen Escort-Service eingestiegen. Trotz dieser Tätigkeit, die sie bis zum heutigen Tage betreibe, habe sie 2007 geheiratet, sich jedoch gleich 2008 wieder scheiden lassen. Sie habe einen Sohn im Alter von 6 Jahren, der aber beim Vater wohne.

> Der Sohn wird auch im Protokoll des Amtsgerichts Musterberg vom 24.10.2017 mit 6 Jahren angegeben!

Cave!

Aufgrund einiger kleiner Diebstähle habe es zwei kurze Inhaftierungen gegeben, so 2004 und 2009. Warum sie diese begangene habe, wisse sie nicht, denn im Verlauf habe sie sich in ihrem Escort-Service selbstständig gemacht. Die Firma sei sehr gut gelaufen und sie habe bis zu 70 Angestellte gehabt. Zehn Mitarbeiterinnen seien fest angestellt gewesen, der Rest habe als »Subunternehmerinnen« gearbeitet. Diese Firma existiere immer noch, wiewohl sie derzeit ruhe. In guten Zeiten habe sie bis zu 650.000 Euro Umsatz gemacht. Dann sei sie jedoch in ein tiefes Loch gefallen und habe sich übernommen. Es sei dann eine Borderline Symptomatik festgestellt worden. Man habe ihr zwar eine Therapie nahegelegt, mehr sei jedoch nicht passiert. Die Therapie in der A.A. Klinik 2008 habe ihr geholfen, so habe sie gemerkt, was sie falsch mache und gelernt, schwierige Situationen zu erkennen und sich in diesen anders zu verhalten. Medikamente habe sie in der Klinik nicht erhalten, sie sei jedoch vor dem Klinikaufenthalt mit Amitriptylin behandelt worden.

Es habe bisher zwei Selbstmordversuche gegeben, so 2007 mit Pulsaderschnitt und während einer der Haftzeiten.

In den Tagen vor den Diebstählen, so habe die Probandin berichtet, sei sie »wieder absolut unruhig« gewesen. In diesem Zusammenhang sei sie von sich aus auf das Aneignen fremder Gegenstände zu sprechen gekommen und habe betont, immer genügend Geld gehabt und sich nie aus Not etwas angeeignet zu haben. Allerdings habe sie fünf Jahre Hartz IV bezogen, welches sie jedoch »nur als Kredit benutzt« und zurückgezahlt habe.

Freiburger Persönlichkeitsinventar

Bei der Begutachtung sei eine Untersuchung gemäß dem Freiburger Persönlichkeitsinventar durchgeführt worden, bei der die Probandin in mehreren Skalen auffällige Werte erzielt habe. So habe sie sich als unzufrieden, gehemmt, unsicher, kontaktscheu, leistungsorientiert, angespannt, überfordert und oft im Stress fühlend beschrieben. Weiter habe sie sich als emotional, als labil und ängstlich beschrieben.

Testpsychologische Untersuchungen

> In früheren Gutachten eingesetzte testpsychologische Untersuchungen sind von Relevanz und daher in die Aktenlage mitaufzunehmen.

In der Zusammenfassung und Beurteilung des Gutachtens ist zu lesen, dass sich bei Frau Huber keine Persönlichkeitsstörung diagnostizieren lasse, da die hierfür geforderten Grundkriterien nicht ausreichend vorhanden seien. So lasse sich nicht feststellen, dass das abnorme Verhaltensmuster andauernd sei. Auch lasse sich kein deutlicher subjektiver Leidensdruck bemerken und auch keine deutlichen Einschränkungen der beruflichen und sozialen Leistungsfähigkeit. Auch sei die Entwicklung der Probandin über lange Strecken unauffällig gewesen. Dennoch könne festgestellt werden, »dass Frau Huber durchaus akzentuierte Persönlichkeitszüge aufweist, die offenbar von den Vorbehandlern als Persönlichkeitsstörung eingeordnet wurden. Bei Frau Huber lassen sich in der Tat nicht unerhebliche narzisstische Persönlichkeitszüge feststellen… Hinsichtlich der Frage des Vorliegens einer emotional instabilen Persönlichkeit kann festgestellt werden, dass hier allenfalls einzelne Symptome ansatzweise belegbar sind.« Ein großer Teil der Kriterien für eine Borderline-Persönlichkeitsstörung ließen sich hingegen nicht belegen wie beispielsweise instabile zwischenmenschliche Beziehungen, ein chronisches Gefühl von Leere, unangemessene und heftige Wut. Feststellen lasse sich allerdings das Vorliegen deutlich dissozialer Persönlichkeitszüge, die sich durch eine wiederholte Verantwortungslosigkeit, Missachtung sozialer Normen, Regeln und Verpflichtungen ausdrücken würden. Auch bestehe eine gewisse Unfähigkeit zum Erleben von Schuldbewusstsein, zum Lernen aus Erfahrung. Weitere Störungen auf psychiatrischem Fachgebiet würden ebenfalls nicht vorliegen. Der bei einer Kleptomanie als isoliertes Symptom zu fordernde emotionale Hintergrund, nämlich Spannungsaufbau, Erregung während der Tat mit rascher Rückbildung nach Tatbegehung, sei bei Frau Huber so nicht feststellbar gewesen. Sie habe zwar von einem Spannungsaufbau berichtet, der ihr allerdings nur in bestimmten Situationen nicht beherrschbar sei.

B Eigene Angaben

Biografische Anamnese

Frau Huber gab an, am 21.02.1977 in Musterhausen als erstes von zwei Kindern geboren worden zu sein. Sie sei kein erwünschtes Kind gewesen, da die Mutter nur schwanger geworden sei, um auf diese Weise an einen Mann »mit fett viel Kohle ranzukommen«. Sie sei eine Frühgeburt und unmittelbar nach der Geburt »im Brutkasten« gewesen. Sie sei gestillt worden. Im Alter von sechs Jahren habe sie einen schweren Sturz mit Bruch beider Oberschenkel erlitten gehabt. Dies sei die Folge von dem körperlichen und sexuellen Missbrauch durch die Mutter (siehe unten). Zudem erinnere sie sich noch daran, dass sie verspätet Laufen gelernt habe. Sauber sei sie jedoch ohne Verzögerungen geworden. Im Alter von vier oder fünf Jahren habe sie ab und zu gestohlen (siehe unten). Schulschwierigkeiten habe es von Anfang an gegeben. So sei in den Zeugnissen immer zu lesen gewesen: »unkonzentriert, kann sich nicht konzentrieren, aufmüpfig, Kontaktschwierigkeiten.« Großgezogen hätten sie die Mutter sowie die Großeltern. Aufgrund der oben erwähnten Oberschenkelbrüche und diverser Kinderkrankheiten (so Masern, Mumps, Röteln, Windpocken) sei sie als Kind etwa ein halbes Jahr in einer stationären Krankenhausbehandlung gewesen.

Familienbiografie

> Man achte auch hier auf die deutlich divergierenden biografischen Angaben der Probandin verglichen zu den Vorinformationen.

Divergierende biografische Angaben

Der *Vater von Frau Huber* sei »irgendwann 1950« geboren und »ein reicher Prokurist« gewesen. Frau Huber habe seit rund 30 Jahren keinen Kontakt mehr zu diesem. »Obwohl er kein Alkoholproblem hatte, war er immer außerordentlich aggressiv und gewalttätig.«

Die *Mutter der Probandin* sei 1954 geboren. Eigentlich sei sie Krankenschwester gewesen, habe sich dann aber »frühzeitig auf das Anbaggern reicher Männer« verlagert. Sie habe zu ihr zuletzt vor ca. zwei Jahren Kontakt gehabt, nun bestehe gar kein Kontakt mehr. »Sobald ich Kontakt zu ihr habe, geht das in die Hose.« Der letzte Versuch sei nicht der erste Versuch gewesen, wieder Kontakt aufzubauen. Sie wolle sie einerseits ganz bei sich haben – »Martina ist ihr ein und alles«; andererseits bereite sie ihr »die Hölle auf Erden«. Gebeten, ihre Mutter zu beschreiben, äußerte Frau Huber, dass sie »unberechenbar und gierig« sei und es ihr nur ums Geld gehe sowie um Repräsentation. Die Mutter habe sich inzwischen »einen Millionär geangelt«, so wie es eben typisch für sie sei.

Die Eltern hätten sich scheiden lassen, als sie sieben Jahre alt gewesen sei.

Frau Huber schilderte, sexuell missbraucht worden zu sein. So habe die Mutter sie etwa bis zu ihrem sechsten oder siebten Lebensjahr oral an der Vagina befriedigt, ihr »den Finger in den Hintern gesteckt« und sich auch oftmals vor ihr nackt gezeigt. Nicht umsonst habe die Schwester eine Borderline-Persönlichkeitsstörung und habe »sich auch geritzt« und sei

Cave: Deutliche Divergenzen zu den Informationen aus der Aktenlage!

zwangseingewiesen worden. Der Vater habe sie zwar vielfach massiv verprügelt, aber keinen sexuellen Übergriff begangen.

Sie habe mehrere *Stiefväter*, da ihre Mutter »ständig einen anderen hatte und auch die zwei anderen Schwestern von mindestens zwei verschiedenen Vätern sind« (an dieser Stelle lachte Frau Huber laut).

Frau Huber habe eine *leibliche Schwester*, welche 1979 geboren sei. Diese habe eine Borderline-Persönlichkeitsstörung »und macht nichts bzw. sie ist Mutter und Hausfrau im Wechsel und ist ständig schwanger.« Sie habe dauernd wechselnde Beziehungen. Sie habe keinen Kontakt mehr zu ihr.

Weiter habe sie, wie erwähnt, zwei Stiefgeschwister, so eine 30 Jahre alte Schwester und einen 28 Jahre alten Bruder. Sie leide nicht darunter, dass sie praktisch überhaupt keinen Kontakt mehr zu ihrer Ursprungsfamilie habe.

Lebenslauf

Nach ihrem Lebenslauf befragt gab Frau Huber an, den Kindergarten genau einen Tag besucht zu haben. Denn am ersten und einzigen Tag habe sie im Kindergarten die Einrichtung »zusammengedroschen«. In der Grundschule habe sie bereits die erste Klasse wiederholen müssen und sei danach auf die Hauptschule und sodann auf die Aufbaurealschule gegangen. Dann sei ein Wechsel aufs Gymnasium erfolgt. Das Abitur habe sie dann irgendwann im Internat in den achtziger Jahren mit der Note 1,2 bestanden. Vorher habe sie nur vierer, fünfer und sechser gehabt. Dann sei jedoch die Zeit gekommen, wo sie »alles hundertprozentig gemacht« habe. Zudem sei dies auch die Zeit gewesen, in der sie bei den Großeltern gewesen sei. Diese hätten sie jedoch zu handwerklichen Tätigkeiten animiert, weshalb sie nach der Schule zunächst eine Ausbildung zur Tischlerin begonnen und auch abgeschlossen habe. »Dabei fehlte aber die Herausforderung.« Im Anschluss habe sie eine Ausbildung zur Köchin gemacht und abgeschlossen und sodann ihr Diplom in Kunst und Grafik. Danach habe sie zunächst wieder als Tischlerin gearbeitet, ehe sie durch ihre beste Freundin 2002 in einen Escort-Service gekommen sei. Dann sei »die Post abgegangen. Kohle und Typen ohne Ende und es hat die geilste Zeit meines Lebens angefangen«. Sie habe sich dann rasch selbstständig gemacht und »gut und gern ein knappe Million Euro im Jahr umgesetzt«. Denn sie habe bis zu 100 Mitarbeiterinnen gehabt und sei bundeslandbekannt gewesen. Irgendwann, sie glaube 2008, habe es dann aber einen Tiefpunkt in ihrem Leben gegeben, an dem man eine Borderline-Störung vermutet habe, die aber später eine Gutachterin wieder verneint habe. Abgesehen davon habe sie immer wieder stehlen müssen – dies sei ein schrecklicher Drang von ihr (Näheres siehe unten).

Zahlreiche Widersprüche in den biografischen Angaben

Beziehungen/ Partnerschaft/ Sexualität

Zu Beziehungen befragt, gab die Probandin an, »mit sechs Jahren das erste Mal Geschlechtsverkehr« gehabt zu haben, welcher sich bei näherer Befragung als die in diesem Alter durchaus üblichen »Doktorspiele« darstellte. Regulären Geschlechtsverkehr habe es im Alter von 13 oder 14 Jahren gegeben. Frau Huber habe bisher drei feste Beziehungen gehabt, deren erste die bereits erwähnte Ehe (2008 bis 2009) gewesen sei. Die Scheidung sei von ihrer Seite aus erfolgt, da ihr Partner »ein Problem mit meinem Beruf« gehabt habe. Aus einer anderen Beziehung sei ein Sohn hervorgegangen, der 2000 geboren sei. Zu diesem habe Frau Huber keinen Kontakt, da der frühere Partner dies so wolle. Allerdings müsse sie ergänzen, dass sie sich gar nicht sicher sei, ob der angebliche Vater auch wirklich der Erzeuger des Kindes sei. Denn für sie habe Treue noch nie eine Rolle gespielt. In allen Beziehungen, welche maximal eineinhalb Jahre angedauert hätten, sei dies ähnlich gewesen. Sie habe »bei 250« verschiedenen Sexualpartnern aufgehört zu zählen. Befragt, warum Frau Huber so viele verschiedene Sexualpartner gehabt habe, äußerte sie: »Weil ich's konnte und ich es liebe.« Auch aktuell lebe sie nur in losen sexuellen Beziehungen.

Sie verdiene aktuell etwa 55.000–65.000 Euro brutto monatlich, überweise sich selbst aber jeden Monat nur ein Gehalt von 2.800 Euro. 10.000–15.000 Euro würde sie jeden Monat auf ein Sparbuch überweisen, das andere ginge für die laufenden Kosten drauf. Dennoch habe sie Schulden in Höhe von 45.000 Euro aus früheren Straftaten. Ab und zu komme diesbezüglich der Gerichtsvollzieher vorbei. »Der kriegt eine Rate und dann ist der wieder ruhig. Ich werde versuchen, das so langsam wie möglich zu zahlen, da ich dafür ja schon im Gefängnis saß.« — Finanzielle Situation

Sie wohne in einem 280 m² großen Haus auf einem 2.700 m² großen Grund. Dies sei ein modernes Haus in einem Dorf, in dem sie zur Miete wohne. — Wohnsituation

Zu ihrem aktuellen Tagesablauf befragt, gab die Probandin an, dass sie dazu keine Angaben machen wolle. Denn ansonsten müsse sie »pikante Details« über ihre Geschäftsidee und die Abläufe kundtun. — Tagesablauf

Suchtmittelanamnese

Frau Huber habe noch nie Drogen ausprobiert. Sie rauche inzwischen auch nicht mehr, bis vor zehn Jahren habe sie ab und zu, aber nicht täglich, geraucht. Bezüglich Alkohols könne sie sagen, dass sie in der Regel unter der Woche gar nichts trinke. Wenn aber gefeiert würde, trinke sie 2-3 Glas Champagner und ab und zu, vielleicht zwei bis dreimal im Jahr, auch mehr als nötig, »dann aber richtig viel«. Auch als Jugendliche habe sie kaum Alkohol getrunken, da sie immer Kontrolle über alles habe haben müssen.

Familienanamnese

Ob ihr Vater eine psychische Erkrankung habe, wisse sie nicht, sie habe aber noch nie einen so aggressiven Menschen gesehen wie ihn. Dieser habe sie täglich verprügelt mit Gürtel und Faust. Die Schwester habe, wie erwähnt, eine Borderline-Persönlichkeitsstörung und ständig wechselnde Beziehungen und sei ständig schwanger.

Psychiatrische Anamnese

Mit 14 Jahren habe Frau Huber Lernschwierigkeiten gehabt und »aus Langeweile als Kind wie ein Rabe geklaut«. Sie habe immer Prügel kassiert, egal ob sie in der Schule eine 2 oder eine 6 gebracht habe, denn es sei ja immer besser gegangen. Gestohlen habe sie »mal zwei DM, mal fünf DM aus einem Geldbeutel, mal ein Spielauto, mal eine Spielfigur«. Egal, was sie gemacht habe, der Vater habe immer schlechte Laune gehabt und sie habe so oder so Schläge kassiert. Mit 14 Jahren sei sie für etwa 20 Sitzungen ambulant bei einem Kinderpsychologen gewesen. Diese Sitzungen habe sie aber oft geschwänzt.

Im Jahr 2000 sei die Probandin wegen Stehlens erstmals ambulant begutachtet und als Borderline-Patientin eingestuft worden. 2010 bei einem anderen Gutachten sei aber festgestellt worden, dass sie »nicht direkt Borderline« habe, aber etwas Ähnliches. 2008 habe sie in Musterstadt für vier Wochen DBT (dialektisch-behaviorale Therapie) gemacht. Dies sei ihre einzige stationär-psychiatrische Behandlung bisher. Die DBT, die sie gemacht habe, habe sie als wenig hilfreich erlebt. Sie habe mit dieser große Probleme.

Medikation — Irgendwann habe sie Amitriptylin erhalten. 2017 sei sie pharmakologisch eingestellt worden auf 20 mg Escitalopram. Wann genau sie was eingenommen habe, wisse sie nicht. Sie bringe aber zum nächsten Untersuchungstag alle Unterlagen mit, denn diese habe sie sorgsam aufbewahrt. Anfangs habe sie gedacht, dass das Escitalopram etwas bewirkt habe, dann habe sich aber die Wirkung verloren. Bis vor vier Wochen habe sie dieses eingenommen. Bisher habe es keine anderen stationären Therapien gegeben.

Suizidversuche — Es habe zwei Selbstmordversuche gegeben, so 2007 mit Pulsaderschnitt und während einer der Haftzeiten. So sei sie damals alleine in einer kleinen Zelle im Gefängnis gewesen, Tag und Nacht. Dennoch könne sie sich eigentlich das Ganze gar nicht erklären, da sie am Leben hinge. So habe sie auch sofort nach dem Schneiden Alarm ausgelöst.

Eine ambulante Psychotherapie sei ihr mehrmals nahegelegt worden, so vor allem im Zusammenhang mit den Gerichtsverfahren, und auch einmal eine Auflage des Gerichts gewesen, sie sei aber zu einem vereinbarten Termin nicht hingegangen. »Ich will eigentlich Therapie machen, aber ich weiß nicht, was und wo, denn keiner kann mir sagen, wo es fehlt und was ich eigentlich wirklich habe.«

Symptome und Syndrome der Verdachtsdiagnosen explorieren — Behandlungen wegen depressiver Verstimmungen oder psychotischer Störungen habe es nie gegeben. Auch habe sie keine anderen Psychopharmaka als die erwähnten eingenommen. Konkret nach selbstverletzenden Verhaltensweisen befragt, gab Frau Huber an, früher häufig viel zu schnell gefahren zu sein, so z. B. »fast 300 auf dem Motorrad«, um »Action zu erleben und um mich zu spüren.« Man habe ihr einmal gesagt, dass auch ihre wechselnden Sexualpartner eine Form der Selbstverletzung seien. »Geritzt jedenfalls habe ich vielleicht 20 oder 30 Mal bisher in meinem Leben«. Zuletzt sei dies Mitte 2017 gewesen. Wenn nichts um sie herum los sei, werde ihr schnell langweilig. Aber aufgrund ihrer »Attraktivität und Ausstrahlung« sei ja ständig etwas geboten (dabei lachte die Probandin).

[…]

Angaben der Probandin zum verfahrensgegenständlichen Sachverhalt bzw. den ihr zur Last gelegten Taten

Frau Huber gab an, dass die Begutachtung auf einem großen Missverständnis beruhen würde. Eigentlich sei bereits alles klar und »in trockenen Tüchern« gewesen und eine Bewährungsstrafe von 18 Monaten sei geplant gewesen. Man habe ihr nämlich auch bei Gericht attestiert, dass sie »auf einem exzellenten Weg« sei und in Zukunft keine Straftaten mehr begehen werde. Auch habe sie alle ihr vorgeworfenen Straftaten bei dem Gerichtstermin Ende Oktober 2017 vollumfänglich eingeräumt. Dann jedoch habe eine junge Staatsanwältin, welche eine »hässliche Furie« gewesen sei, Berufung gegen dieses Urteil eingelegt und eine Haftstrafe gefordert. Dies sei »unter aller Kanone« und indiskutabel. Frau Huber vermute, dass die Staatsanwältin die Berufung nur deshalb eingelegt habe, weil sie neidisch auf ihren großen Erfolg bei Männern und ihr außergewöhnliches Äußeres gewesen sei, wohingegen die Staatsanwältin »ein hässlicher Wicht« gewesen sei. Ihr habe sie all das zu verdanken.

Zu den jeweiligen Taten befragt, gab Frau Huber an, dass sie zunächst ergänzen müsse, dass vieles in der Anklageschrift »viel härter formuliert« sei als es in der Realität zugetroffen habe. Das beste Beispiel sei die Straftat im Mai 2016 gewesen, wo sie für ihren Freund Waren im Wert von 770 Euro bestellt habe. Dies habe sie nach Absprache und in seinem Auftrag gemacht. Da sie ihn jedoch betrogen habe, habe er sich an ihr rächen wollen. Ihre Anwältin habe ihr jedoch geraten, die Dinge nun so einzuräumen, wie sie ihr vorgeworfen würden, denn »die Sache im Juni 2016« würde zum Beispiel stimmen. Damals habe sie eine vorübergehende Geldknappheit gehabt und deshalb Kleider im Wert von rund 400 Euro über den Vater ihres damaligen Freundes bestellt.

Die Straftat mit der Tankkarte sei allerdings ein Missverständnis gewesen. Sie habe über einen Zeitraum von drei oder vier Monaten (soweit sie wisse Ende 2016) sich einige Male das Firmenauto ihres Freundes, mit dem sie damals ganz frisch zusammen gewesen sei, geliehen und gedacht, dass »das mit der Karte eine neue Technik sei, so wie im Fußballstadion, wo man auch seine Karte einmal auflädt und dann so lange damit zahlt bis sie leer ist«.

Das in ihren Augen größte Problem seien die Diebstähle, auch wenn es sich um Bagatellen handeln würde. So habe sie irgendwann im November 2016 einen Diebstahl im Wert von 42,65 Euro begangen. Sie wisse nicht mehr, was sie damals gestohlen habe, aber ihre Jacke sei übervoll gewesen. Dies sei der letzte Diebstahl gewesen. Befragt, wie es zu diesem gekommen sei, äußerte die Probandin: »Ich habe mich Tage vorher schon dumm benommen, bin unruhig gewesen, konnte nicht sitzen bleiben, wissen Sie, ich spüre das irgendwie.«

> Umstände der Taten, Planung, Verhalten dabei, Tagesablauf an den Tattagen etc. genau erfragen!

Ablauf der Tattage genau erfragen

Als sie vor etwa 25 Jahren mit dem Stehlen angefangen habe, habe sie immer nur Einzelstücke gestohlen, zum Ende sei es immer mehr geworden. Im November 2016, das wisse sie noch, habe sie einkaufen gehen wollen. Da ihr damaliger Partner, den sie seit zwei Wochen gekannt habe, einen Termin gehabt habe, sei sie alleine losgegangen. Sie habe sich einen Einkaufswagen geholt und in diesen Ware hineingelegt. Es sei dann »einfach passiert, schlagartig«, sie habe es wirklich nicht nötig, denn »ich schwimme in der Kohle«. Sie wisse nicht mehr genau, was sie alles gestohlen habe, aber es sei Alufolie, Wurst, Butter und als die teuerste Ware Kaffee gewesen. Nachdem sie den ersten Artikel in ihre Jacke gesteckt habe, habe sie andere Waren wieder in den Einkaufswagen gelegt. Sie habe dies nicht abwechselnd gemacht, sondern »mal so und mal so«. Eingekauft habe sie das, was auf dem Einkaufszettel gestanden sei. Befragt, ob gewisse Artikel einen besonderen Reiz auf sie ausgeübt hätten, äußerte sie, dass sie dies nicht sagen könne. Ein normales Denken sei ihr nicht möglich gewesen, es sei pure Anspannung gewesen und nach dem Diebstahl Entspannung. Insgesamt habe sie für etwa 46 Euro Artikel in dem Einkaufswagen gehabt. Nach dem Klauen sei »die Luft raus wie aus einem Luftballon«.

Motive zu Diebstählen erfragen

Sie habe auch noch nie Geld oder Schmuck gestohlen, wie die Probandin an dieser Stelle anfügte. »Ich war kein Engel in meinem Leben, ich habe viel Blödsinn gemacht.« Früher habe ihr zunächst ein Artikel gereicht, den sie gestohlen habe, dann aber zunehmend nicht mehr. So habe sie auch bei der oben geschilderten Tat nach einem Artikel noch keine Erleichterung verspürt. Diese sei immer erst aufgetreten, wenn sie »entweder aus dem Laden raus oder gestellt worden« sei. Selbst hierbei sei sie froh gewesen, so sei wenigstens »die Luft raus« gewesen.

Bei anderen Diebstählen habe sie teilweise Sachen nach Verlassen des Geschäfts in andere Einkaufswägen reingelegt und sie darin liegen lassen. Manchmal habe sie aber auch Sachen mitgenommen.

Sie erinnere sich z. B. an einen Fall aus dem Jahr 2016, wo ihr ein Kumpel aufgetragen habe, »dies und das mitzubringen, was ich alles gewissenhaft erledigt habe und in den Einkaufswagen gelegt habe«. Aber sie habe ein zweites Wurstpaket eingesteckt, nachdem sie ein erstes Wurstpaket in den Wagen gelegt habe. Befragt, warum sie dies damals gemacht habe, äußerte die Probandin »da überlege ich heute noch, warum.« Sie erinnere sich noch, dass sie auch damals bereits in den Morgenstunden eine starke Anspannung verspürt habe, auf und abgelaufen sei und ein Sitzenbleiben ihr nicht möglich gewesen sei. Sie sei getrieben gewesen, dass sie aber etwas stehlen würde, habe sie nicht gewusst. Nun kenne sie jedoch die Mechanismen. Wenn sie jetzt einen solchen »Erregungszustand« habe, gehe sie nicht raus.

Die Konsequenzen des Diebstahls habe sie bisher nicht ersehen können. Die Erkenntnis über das falsche Handeln sei entweder noch an der Kasse oder aber nach dem »Erwischt-werden« gekommen.

Bis vor einiger Zeit, wie Frau Huber an dieser Stelle einfügte, habe sie ihren Wohlstand auch nach außen darstellen müssen, indem sie sich habe präsentieren wollen. Seit etwa eineinhalb Jahren sei ihr Aussehen nicht mehr so wichtig und sie habe ihren Freundeskreis seit ca. einem Jahr drastisch reduziert. »Mittlerweile gehe ich sogar mit ungewaschenen Haaren vor die Tür.«

In ihrer Garage habe sie einen Porsche und einen BMW stehen, die sie nun beide verkaufen wolle. Befragt, wie es denn zu ihrer beschriebenen Veränderung gekommen sei, äußerte die Probandin, dass dies ihrer Freundin zu verdanken sei, die sie »auf den rechten Weg« bringe. Nun sei sie deutlich kontrollierter.

(Aufgrund des fehlenden zweiten Untersuchungstages konnten einige andere Aspekte, die aus forensisch-psychiatrischer Sicht relevant gewesen wären, nicht exploriert werden.)

Fehlender zweiter Untersuchungstag

Befragung zu Verhalten und Alltag

Konkret befragt, ob gegebenenfalls auch Therapien zu der von ihr geltend gemachten Veränderung ihres Verhaltens beigetragen hätten, äußerte die Probandin, dass sie in letzter Zeit keine gehabt habe. »Eine Therapie machen wäre allerdings nicht schlecht. Ich reagiere oft auch ziemlich aggressiv und werde laut und spanne meinen Körper an. Dann haben die Leute Angst vor mir. Das kann von einer Sekunde auf die andere passieren, ein kleiner Funke reicht aus und ich bin auf 180. Ich habe noch nie jemanden in meinem Leben geschlagen, aber wir sind geschlagen worden vom Feinsten und auch sexuell missbraucht worden.« (Siehe oben)

Wenn sie »auf 180« sei, sei sie früher extrem schnell Motorrad und Auto gefahren. So sei sie auf der Autobahn mit bis zu 300 km/h gefahren um diesen Druck abzubauen. Gott sei Dank habe es dabei keine Schäden gegeben. Im Nachhinein könne sie sagen, dass das leichtsinnig gewesen sei, die Geschwindigkeit sei aber ein Reiz gewesen. Riskante Überholmanöver habe sie nicht gemacht und sie habe auch meistens versucht, bis nachts zu warten und dies auszuhalten, was in den allermeisten Fällen geklappt habe. Damals sei auch das Sammeln von Autos ein Hobby gewesen. So habe sie noch immer acht Autos in einer Garage stehen, zum Beispiel einen 911er Porsche mit fast 1000 PS.

Eine neue Möglichkeit sei »extremes Putzen von oben bis unten«. In solchen Situationen stehe sie unter starkem inneren Druck.

Seit ca. 2-3 Jahren sei all dies deutlich besser. Damit konfrontiert, dass es aber auch in dieser Zeit Straftaten gegeben habe, äußerte die Probandin: »In meinen Augen sind es keine Straftaten. Es sind vor allem Missverständnisse und Handeln ohne eigenes Ich.«

Wenn sie darauf hingewiesen werde, könne sie dies jedoch rasch einsehen. Dies habe aber bisher niemand gemacht außer ihrer Freundin. Diese sei die erste, die sie »zurück auf den Teppich« hole.

Frau Huber stehe häufig unter starker Anspannung und sei sofort »auf 180«. Dennoch habe es keine beruflichen Schäden bisher dadurch gegeben. »Bei allem, was beruflich ist, bin ich wie ausgewechselt. Da bin ich ein ganz anderer Mensch. Im Beruf käme ich nie auf die Idee, aggressiv zu sein. Da gibt es auch keine Situation, die ich nicht meistere.« Befragt, warum das hier so

Alltagsauswirkungen

gut klappe und in anderen Lebensbereichen nicht, äußerte die Probandin, dass sie dies nicht wisse. Das schnelle »auf-180-Gehen« sei privat ein großes Problem. So habe sie Leute vor die Türe gesetzt und vor allem Freunde, aber auch Freundinnen auf diese Weise verloren. Sie vermute, dass ca. 12-13 »Beziehungen« aufgrund der Impulsivität zu Bruch gegangen seien. Straftaten habe es dadurch jedoch nicht gegeben, wie Frau Huber lachend ergänzte.

»Borderline«-Symptome erfragen

Impulsivität kenne sie auch dann, wenn sie sich über andere aufrege, so zum Beispiel im Supermarkt, »wenn eine Familie sich erdreistet, mit vier Kindern zum Einkaufen zu gehen«. Sie leide unter dieser Impulsivität. Auch die Anspannung sei immer wieder schwierig. Diese sei jedoch nicht da, wenn sie den ganzen Tag und die ganze Nacht beschäftigt sei, was vielleicht ein Grund sei, warum sie diese im Beruf nicht habe. Zuhause putze sie, bastle, mähe den Rasen, um die Anspannung zu minimieren. Selbstverletzende Verhaltensweisen habe es nur wie oben beschrieben bisher gegeben. Rasche Stimmungsumschwünge würden sie belasten. So habe sie »super Laune und von einer Stunde auf die andere schlägt alles um«.

Gefühle könne sie schon erleben, aber wenn es nicht so wäre, würde es sie auch nicht stören. Befragt, ob sie selbst denn bei sich eine psychische Erkrankung wie zum Beispiel eine Persönlichkeitsstörung sehe, äußerte die Probandin, dass sie gar nicht wisse, was das sei. Eine Verhaltensstörung liege aber definitiv vor. Sie habe die Borderline-Persönlichkeitsstörung mal gegoogelt und festgestellt, dass »ein paar Sachen schon dabei« seien, die auf sie zutreffen würden, so vor allem früher. Sie habe drei verschiedene Aussagen, ob eine solche Störung vorliege oder nicht.

Forensische Vorgeschichte und Vorstrafen

Vermerk zu unvollständiger Exploration

(Aufgrund des fehlenden zweiten Untersuchungstages konnten diese Aspekte, die aus forensisch-psychiatrischer Sicht relevant gewesen wären, nicht exploriert werden.)

C   Untersuchungsergebnisse

Körperlicher Untersuchungsbefund

Eine körperliche Untersuchung der Probandin konnte nicht stattfinden, da Frau Huber trotz vielfacher Versuche der Kontaktaufnahme zu einem vereinbarten Folgetermin nicht erschien.

Psychischer Befund

Die am ersten Untersuchungstag überpünktlich erschienene, freundlich zugewandte und gepflegt wirkende Probandin war bei der ambulant durchgeführten Untersuchung zu allen vier Qualitäten voll orientiert, bewusstseinsklar und wach. Hierbei war Frau Huber mit einem schwarzen Minirock und mit einer tiefausgeschnittenen gelben Bluse mit der Aufschrift »Love« gekleidet. Sie hatte eine durchsichtige Seidenstrumpfhose an und trug Schuhe mit hohen Absätzen. Sie trug nur im linken Ohr einen langen Ohrring und beide Unterarme waren voll mit Tätowierungen.

Kleidung und Aussehen

Die Konzentrationsfähigkeit und die Aufmerksamkeit waren in orientierender Überprüfung (z. B. Rechenaufgaben und Erinnern von fünf Begriffen) herabgesetzt. Gerade bei leichten Rechenaufgaben machte die Probandin mehrere Fehler, die nicht bloß auf eine z. B. temporäre Aufmerksamkeitsstörung bei prinzipiell guter Fähigkeit zum Rechnen zurückzuführen sind. Hinsichtlich des Abstraktionsvermögens ließen sich keine Auffälligkeiten feststellen: Das Erklären von leichten Sprichworten gelang Frau Huber ebenso problemlos (wie z. B. der Apfel fällt nicht weit vom Stamm) wie das Erklären komplizierterer Sprichwörter (wie z. B. Not bricht Eisen). Beim Erklären von Unterschieden zwischen Worten, die ähnliche, aber eben nicht die gleiche Bedeutung haben, hatte die Probandin keine Schwierigkeiten.

Formalgedanklich zeigte sich die Probandin stets geordnet, aber an einigen Stellen auch weitschweifig.

Inhaltlich ließen sich im Denken keine Wahninhalte oder überwertigen Ideen feststellen. Sinnestäuschungen oder Ich-Störungen ließen sich ebenfalls nicht feststellen und wurden von Frau Huber auch nicht als bekannte Phänomene aus früherer Zeit beschrieben.

Der Affekt zeigte sich zwar im Rahmen der Untersuchung weitgehend euthym, von der Probandin wurden aber deutliche Stimmungsschwankungen beschrieben. Phasenweise lachte Frau Huber an Stellen, wo dies nicht passend war, ohne dass hierbei aber das Kriterium einer Parathymie im engeren Sinne gegeben gewesen wäre. Schwingungsfähigkeit war voll vorhanden.

Der Antrieb zeigte sich ebenso wie die Psychomotorik leicht beschleunigt. Es bestanden keine Ängste.

Es lagen prinzipiell keine überdauernden Ein- oder Durchschlafstörungen vor, auch wenn die Probandin angab, die letzten zwei Nächte vor der Begutachtung aufgrund von Aufregung vor dieser schlecht geschlafen zu haben. Von akuter Suizidalität war die Probandin klar und glaubhaft distanziert, es bestanden weder aktive noch passive Todeswünsche. Eine unmittelbare Fremdgefährdung war nicht feststellbar.

Verhalten bei der Untersuchung

Nachdem die Probandin zum ersten Untersuchungstermin überpünktlich erschienen war, hatte sie einen zweiten, für den 05.02.2018 festgesetzten Untersuchungstermin sehr kurzfristig aufgrund geltend gemachter Tätigkeiten im Rahmen ihrer Arbeit abgesagt, hierbei aber mitgeteilt, die nächsten zwei Wochen Urlaub zu haben und dementsprechend Zeit zu finden für einen zweiten Untersuchungstag. So gab sie an, sich am Montag oder Dienstag der darauffolgenden Woche zur Terminabsprache melden zu wollen. Nachdem dies nicht erfolgte, wurde die Probandin am 14.02.2018 telefonisch kontaktiert und ihr hierbei auf die Mailbox gesprochen, mit der Bitte, sich zur Terminabsprache zu melden. Das Gleiche erfolgte am 19.02.2018 sowie am 22.02.2018 (hierbei war das Handy von Anfang an aus und die Mailbox schaltete sich gleich ein). Am 28.02.2018 wurde daher ein weiteres Schreiben an die Probandin verschickt, mit der Bitte, sich bis zum 15.03.2018 zu melden. Auch dieses Schreiben blieb unbeantwortet.

Versuche zur Kontaktaufnahme gut dokumentieren

> In solchen Fällen sollte man seine Versuche zur Kontaktaufnahme gut dokumentieren. Die Erfahrung lehrt, dass immer wieder geltend gemacht wird, ein Proband habe keinen Anruf/kein Schreiben erhalten, wiewohl dies erfolgt ist.

Bei der Untersuchung am 02.02.2018 begann die Probandin nach Aufklärung über die Begutachtung von sich aus und gleichsam ungefragt zu sprechen. An dieser wie auch anderen Stellen fiel auf, dass Frau Huber bemüht war, die Befragungen gleichsam steuern zu wollen.

Im Gespräch hielt die Probandin stets Blickkontakt und berichtete offen und auskunftsbereit, wobei sich hierbei erhebliche Widersprüche zu den Akteninformationen auftaten (vgl. Zusammenfassung und Beurteilung). Auffallend war des Weiteren, dass sie immer wieder ihre Verdienste und Fähigkeiten hervorstellte, wobei es ihr nicht nur um die eigenen Fertigkeiten ging, sondern auch ihre Abschlüsse, ihre finanzielle Situation mit kostspieligen Hobbys und um besondere Weiblichkeit mit zahlreichen Sexualpartnern. So entstand der Eindruck, dass Frau Huber bemüht war, von sich ein möglichst großartiges, ja phantastisches Bild abgeben zu wollen. Bemerkenswert war, dass sie später am Telefon von sich aus anbot, Zeugnisse von ihrer Grundschulzeit vorlegen zu wollen, damit der Gutachter sie einsehe. Sodann aber gebeten, das nach ihren Aussagen deutlich überdurchschnittliche Abiturzeugnis zum nächsten Termin mitzubringen, reagierte die Probandin zunächst ausweichend, versicherte dann aber sogleich, dieses beibringen zu wollen.

Verhalten bei Konfrontationen

Bei Konfrontation mit den begangenen Straftaten hatte die Probandin stets eine primär plausibel wirkende Begründung parat, warum es zu diesem oder jenem Vergehen gekommen sei. Hierbei imponierten Externalisierung, Rationalisierung und Bagatellisierung. All diese Phänomene wirkten insgesamt blenderisch und gleichsam einlullend auf das Gegenüber.

D Zusätzliche Untersuchungsergebnisse

Im Rahmen der durchgeführten Begutachtung wäre für den zweiten Untersuchungstag unter anderem eine testpsychologische Untersuchung geplant gewesen. Hierbei hätten verschiedene Persönlichkeitstests ebenso Einsatz gefunden wie Tests zur Validierung der getätigten Aussagen. Da die

Probandin jedoch zum zweiten Termin nicht mehr erschienen war, konnten diese nicht stattfinden.

E   Zusammenfassung und Beurteilung

Mit Schreiben des Landgerichts Musterhausen vom 04.01.2018 wurde gebeten, ein psychiatrisches Gutachten zur Frage des Vorliegens der medizinischen Voraussetzungen der §§ 20 und 21 StGB zu erstellen.

Hintergrund ist, dass [...] Bereits vor diesen Taten war Frau Huber strafrechtlich verschiedentlich in Erscheinung getreten. So enthält der Auszug aus dem Bundeszentralregister der Probandin [...]

> Kurze fragenbezogene Zusammenfassung der Straftaten und forensisch-psychiatrischen Vorgeschichte, worauf im Folgenden aus Kürzungsgründen verzichtet wurde. Wie dies aussehen kann, ist den vorausgehenden Beispielgutachten zu entnehmen.

Kurze fragenbezogene Zusammenfassung

Aufgrund der erwähnten, geltend gemachten Borderline-Erkrankung war Frau Huber vom 10.07.2008-02.10.2008 erstmals stationär in der A.A. Klinik Musterstadt, wo die Diagnosen einer Persönlichkeitsstörung mit emotional instabilen sowie narzisstischen Anteilen und einer mittelgradigen depressiven Episode gestellt und typische Symptomen einer emotional instabilen Persönlichkeitsstörung beschrieben wurden. So wurde eine erhebliche affektive Instabilität mit ausgeprägter innerer Unruhe und plötzlichen Stimmungsschwankungen ebenso geltend gemacht wie Impulskontrollstörungen in Form von Risikoverhalten hinsichtlich gefährlichen Fahrens. Weiter wurde von einem psychiatrischen Erstkontakt im Jahr 2000 berichtet mit »Einstufung« als Borderline-Patientin. Das psychiatrische Gutachten von Frau Dr. Mayer vom 10.02.2010 sollte Stellung beziehen zur Frage der Schuldfähigkeit bei mehreren Diebstählen und kam zu dem Schluss, dass sich bei Frau Huber keine Persönlichkeitsstörung diagnostizieren lässt, da die hierfür geforderten Grundkriterien nicht ausreichend vorhanden sind. Dennoch wurden »nicht unerhebliche narzisstische Persönlichkeitszüge« und das Vorliegen deutlich dissozialer Persönlichkeitszüge, die sich durch eine wiederholte Verantwortungslosigkeit, Missachtung sozialer Normen, Regeln und Verpflichtungen ausdrückten, beschrieben. Symptome einer emotional instabilen Persönlichkeit hingegen waren laut Gutachterin nur vereinzelt »ansatzweise belegbar.« Das Vorliegen einer Kleptomanie (pathologisches Stehlen) wurde verneint.

Bei der aktuellen Untersuchung zeigte sich zunächst einmal eine primär freundlich zugewandte und gepflegt wirkende Probandin, die einige psychopathologische Besonderheiten aufwies. So imponierte ein ausgeprägtes Verlangen, ein möglichst großartiges, ja phantastisches Bild von sich selbst zeichnen zu wollen. Frau Huber betonte eigene Verdienste und Fähigkeiten, ihre sehr gute finanzielle Situation mit kostspieligen Hobbys,

Darlegung der eigenen Befunde, die für die Beantwortung der Fragestellung(en) wesentlich sind

ihre besondere Weiblichkeit mit zahlreichen Sexualpartnern und besonderem beruflichen Erfolg. Bei Konfrontation mit ihren Straftaten imponierten vor allem Externalisierung und Rationalisierung, worunter zu verstehen ist, dass Frau Huber die Ursache für ihre Straffälligkeit vielfach auf externe Umstände oder andere Mitmenschen zurückführte (Externalisierung) oder aber anderweitige, primär plausibel wirkende Erklärungen parat hatte, wie es zur Straffälligkeit gekommen war (Rationalisierung). Am Auffälligsten war jedoch – unter Berücksichtigung der Aktenangaben – eine Verwicklung in zahlreiche Widersprüche, die hier beispielhaft aufzuführen sind, da sie für die diagnostische Beurteilung nicht unerhebliche Bedeutung haben:

Medizinische Fachbegriffe laienverständlich erklären

Auf detektierte Widersprüche hinweisen und diese benennen

- So hatte Frau Huber gegenüber der Gutachterin Dr. Mayer berichtet, von ihrem leiblichen Vater mehrfach missbraucht worden zu sein. Hierbei habe der Vater sie u. a. auch vaginal penetriert. Missbrauch durch andere Personen wurde von Frau Huber nicht geschildert. Demgegenüber berichtete sie bei der jetzigen Untersuchung, von der Mutter sexuell missbraucht worden zu sein. So habe die Mutter sie etwa bis zu ihrem sechsten oder siebten Lebensjahr oral befriedigt, ihr »den Finger in den Hintern gesteckt« und sich auch oftmals vor ihr nackt gezeigt. Der Vater wurde bei der jetzigen Begutachtung zwar als gewalttätig, nicht jedoch als sexuell übergriffig beschrieben.
- Anders als bei der Begutachtung bei Dr. Mayer wurde von Frau Huber der »Zwischenfall« mit der Pistole, die sie als 6- oder 7-jährige vom Tisch genommen und damit dem Vater ins Bein geschossen habe, mit keinem Wort erwähnt, obwohl ein solches Ereignis in der Entwicklung eines Menschen (und somit erst recht eines Kindes) durchaus als hochdramatisch zu bezeichnen ist. Wiewohl sich diese Geschichte zugetragen haben kann, erscheint sie inhaltlich wenig plausibel. Dass ein solches Ereignis – wenn man dessen Wahrheit annähme – bei einer umfassenden Exploration über die eigene Biografie von Frau Huber nicht zur Sprache gebracht wurde, irritiert daher zusätzlich.

»In-Bezug-Stellen« der Akteninformationen zu den eigenen Explorationsergebnissen mit Darlegung von Widersprüchen/ Übereinstimmungen

- Weitere Widersprüche taten sich auf bezüglich Schulabschluss und Beruf: Beim Aufenthalt in der A.A. Klinik beschrieb Frau Huber nach dem Abschluss der Mittleren Reife das Wirtschaftsgymnasium besucht und dort 1996 den Abschluss gemacht zu haben, wohingegen im Gutachten von Frau Dr. Mayer ein Realschulabschluss mit einem Notendurchschnitt von 1,4 als Schulabschluss angegeben wurde. Bei der jetzigen Untersuchung machte Frau Huber ein Abitur mit Notendurchschnitt 1,2 geltend. In Kontrast dazu zeigten sich erhebliche Rechenfehler bei leichten Rechenaufgaben, die nicht auf eine temporäre Konzentrationsschwäche zurückzuführen sind und die neben den widersprüchlichen Angaben zusätzlich dazu beitragen, dass das Geäußerte zumindest kritisch hinterfragt werden muss. Weiter fiel auf, dass an den verschiedenen Stellen der Akte, wo sich eine Biografie finden lässt, diese insbesondere bezüglich Berufsabschlüssen deutlich voneinander divergierend beschrieben wird. Dies gilt auch für die jetzige Exploration.
- Die von der Probandin geltend gemachte sehr gute finanzielle Situation steht in scharfem Widerspruch zu den Informationen über Gerichtsvoll-

zieherbesuche und Pfändungen bzw. Schreiben von Inkassounternehmen (vgl. vom 02.12.2017, Unternehmen Schneider: Konto überzogen, vom Finanzamt wegen Steuerschulden gepfändet, Auto(s) nicht vorhanden). Es ist hier darauf zu verweisen, dass es sich nicht um alte Schreiben handelt, die frühere Zustände schildern, sondern vergleichsweise aktuelle. Inwieweit es tatsächlich möglich ist, Vermögen und Besitz vor Gerichtsvollzieher und Inkassounternehmen zu verbergen, entzieht sich der Kenntnis des Unterzeichners und ist auch nicht von diesem zu beurteilen. Entscheidend ist somit einzig, dass Frau Huber zahlreiche widersprüchliche Angaben macht(e) und sie somit – wem gegenüber nun auch immer – wiederholt Lügen präsentiert in einer gewandten, durchaus beredten Art, die dazu beiträgt, dass man ihr leicht Glauben schenkt.

> Dies ist ein gutes Beispiel dafür, wie man als Sachverständiger mit solchen Ungereimtheiten umgeht: aufdecken und benennen, Vorsicht aber bei der Interpretation bzw. dabei im Rahmen seines Wissens bleiben!

Ungereimtheiten aufdecken und benennen

Für den zweiten Untersuchungstag wäre daher eine konfrontative Exploration geplant gewesen, bei der die Probandin auch insofern hätte Farbe bekennen müssen, als dass sie von sich aus angeboten hatte, Grundschulzeugnisse vorzulegen, woraus die Bitte des Untersuchers entstand, Zeugnisse zu Schulabschlüssen und ggf. auch Berufsabschlüssen vorzulegen.

Konfrontative Exploration

Trotz dieser Widersprüche gibt es einige biografische Angaben, die sich konsistent zeigen. Hierzu gehören offensichtlich der Abschluss mehrerer Ausbildungen, ein immer wieder erfolgter Wechsel der Tätigkeit und auch des Wohnorts, einige Inhaftierungen und seit einigen Jahren eine Tätigkeit im Escort-Bereich. Auch scheint es einen (fraglich 2000 geborenen) Sohn zu geben aus einer früheren Beziehung. Auch die Angaben über psychiatrische Behandlungen zeigen sich ebenso weitgehend konsistent wie Teile der Kindheitsentwicklung (vgl. z. B. Zwischenfall im Kindergarten).

Das Phänomen, sich immer wieder Verpflichtungen zu entziehen oder aber Vertröstung einzusetzen, findet sich vielfach in der Akte und wurde auch bei der jetzigen Untersuchung deutlich: Nachdem die Probandin zum ersten Untersuchungstermin überpünktlich erschienen war, hatte sie einen zweiten festgesetzten Untersuchungstermin sehr kurzfristig aufgrund geltend gemachter Arbeitstätigkeiten abgesagt, hierbei aber mitgeteilt, die nächsten zwei Wochen Urlaub zu haben und dementsprechend Zeit zu finden für einen zweiten Untersuchungstag. Eine Meldung der Probandin erfolgte sodann nicht mehr und die zahlreichen Bemühungen des Unterzeichners zur Kontaktaufnahme verliefen im Leeren.

Unter Berücksichtigung der Aktenlage und der gewonnenen eigenen Erkenntnisse ist somit von diagnostischer Seite an erster Stelle eine Persönlichkeitsstörung zu diskutieren. Hierbei gibt es zahlreiche verschiedene Formen, wie z. B. die paranoide, die dissoziale, die emotional-instabile, die zwanghafte, die narzisstische etc. Die psychopathologischen Auffällig-

Schritt 1: Diagnostizierung gemäß aktuellen Manualen

Laienverständliche Erklärung der Krankheitsbilder

keiten von Frau Huber lassen sich am besten in das sogenannte Cluster B einordnen, wie dies im DSM-5 erfolgt (Einteilung in Cluster A-C). Unter Cluster B sind die Störungsbilder der emotional-instabilen (bzw. Borderline-), der antisozialen (bzw. dissozialen) und der narzisstischen Störung beschrieben. So ist die narzisstische Persönlichkeit (im Sinne der Störung: ICD-10: F60.80) durch mindestens fünf der folgenden neun Merkmale gekennzeichnet: Größengefühl, Fantasien über unbegrenzten Erfolg, Macht, Schönheit oder ideale Liebe, Gefühl der Einmaligkeit, Bedürfnis nach übermäßiger Bewunderung, unbegründete Anspruchshaltung, Ausnutzung zwischenmenschlicher Beziehungen, Mangel an Empathie, Neidgefühle oder Überzeugung, beneidet zu werden, sowie ein arrogantes und hochmütiges Verhalten. Einige dieser Punkte zeigen sich bei Frau Huber fraglos gegeben, wie Größengefühl, Bedürfnis nach übermäßiger Bewunderung, Ausnutzung zwischenmenschlicher Beziehungen, Mangel an Empathie, und die Überzeugung, beneidet zu werden. Solche Züge wurden auch im Gutachten von Dr. Mayer wie auch im Arztbericht der A.A. Klinik beschrieben.

> Laienverständliche Erklärung der Krankheitsbilder und zwar so, dass daraus resultierende Funktionsbeeinträchtigungen nachvollzogen werden können!

Emotional instabile Persönlichkeit

Die erwähnte emotional instabile Persönlichkeit (wiederum im Sinn der Störung: ICD-10: F60.30 bzw. 60.31) ist dadurch gekennzeichnet, eine deutliche Tendenz, impulsiv zu handeln ohne die Berücksichtigung von Konsequenzen, an den Tag zu legen und dabei eine wechselnde, instabile Stimmung zu haben. Die Fähigkeit, vorauszuplanen, ist gering und Ausbrüche intensiven Ärgers können oftmals zu gewalttätigem und explosiblem Verhalten führen. Gemäß ICD-10 wird dieses Verhalten leicht ausgelöst, wenn von anderen impulsive Handlungen kritisiert oder behindert werden. Zwei Erscheinungsformen dieser Persönlichkeitsstörung können unterschieden werden: Der sogenannte impulsive Typ hat als wesentliche Charakterzüge eine emotionale Instabilität und mangelnde Impulskontrolle. Ausbrüche von gewalttätigem und bedrohlichem Verhalten sind häufig. Der sogenannte Borderline-Typ hat einige Kennzeichen emotionaler Instabilität, zusätzlich sind oftmals das eigene Selbstbild, Ziele und innere Präferenzen unklar und gestört. Meist besteht ein chronisches Gefühl innerer Leere. Die Neigung zu intensiven, aber unbeständigen Beziehungen kann zu wiederholten emotionalen Krisen führen mit übermäßigen Anstrengungen, nicht verlassen zu werden, und kann mit selbstschädigenden Handlungen einhergehen. Auch hiervon finden sich einige Symptome bei Frau Huber, wie dies auch im Bericht der A.A. Klinik beschrieben wurde. Auszuführen sind hier eine deutliche Tendenz, impulsiv zu handeln ohne die Berücksichtigung von Konsequenzen, eine instabile Stimmung sowie teilweise auch ein chronisches Gefühl innerer Leere, das jedoch auch andere Ursachen haben kann (siehe nächsten Absatz).

Die dissoziale Persönlichkeit (vgl. ICD-10: F60.2) ist gekennzeichnet durch »ein kaltes Unbeteiligtsein und eine Rücksichtslosigkeit gegenüber den Gefühlen anderer, eine grobe und andauernde Verantwortungslosigkeit und Missachtung sozialer Normen, Regeln und Pflichten, ein Unvermögen zur Beibehaltung längerfristiger Beziehungen, eine Unfähigkeit zum Erleben von Schuldbewusstsein oder zum Lernen aus Erfahrung, sowie eine ausgeprägte Neigung, andere zu beschuldigen oder einleuchtende Rationalisierungen für das eigene Verhalten anzubieten«. Wie ausgeprägt diese Phänomene bei Frau Huber vorliegen, wurde bereits im Vorgutachten von Frau Dr. Mayer beschrieben und zeigt sich auch bei Anwendung der sogenannten Psychopathie-Checkliste nach Hare (Hare 2003). So sind die Items »trickreich sprachgewandter Blender mit oberflächlichem Charme, erheblich übersteigertes Selbstwertgefühl, betrügerisch manipulatives Verhalten, Mangel an Gewissensbissen oder Schuldbewusstsein, Promiskuität, frühe Verhaltensauffälligkeiten, Verantwortungslosigkeit, mangelnde Bereitschaft und Fähigkeit, Verantwortung für eigenes Handeln zu übernehmen« jeweils mit zwei Punkten zu bewerten. Die Aspekte »Stimulationsbedürfnis mit ständigem Gefühl der Langeweile, pathologisches Lügen, oberflächliche Gefühle, unzureichende Verhaltenskontrolle, Impulsivität, Missachtung von Bewährungsauflagen« sind mit einem Punkt zu werten. Insofern kommt Frau Huber hier auf einen Wert über 20 Punkten, der ihr antisoziales Verhalten im alltäglichen Leben deutlich belegt.

Dennoch kann das Vorhandensein all dieser Symptome aus den verschiedenen Persönlichkeitsstörungen des Clusters B nicht per se gleich gesetzt werden mit einer Persönlichkeitsstörung, wie dies auch Dr. Mayer in ihrem Vorgutachten betonte. Für ein solches Störungsbild müssen sogenannte konstituierende Faktoren einer Persönlichkeitsstörung vorliegen. Diese sind gemäß ICD-10:

- Eine deutliche Unausgeglichenheit in den Einstellungen und im Verhalten in mehreren Funktionsbereichen wie Affektivität, Antrieb, Impulskontrolle, Wahrnehmen und Denken sowie in den Beziehungen zu anderen.
- Das auffällige Verhaltensmuster ist andauernd und gleichförmig und nicht auf Episoden psychischer Krankheiten begrenzt.
- Das auffällige Verhaltensmuster ist tiefgreifend und in vielen persönlichen und sozialen Situationen eindeutig unpassend.
- Die Störungen beginnen immer in der Kindheit oder Jugend und manifestieren sich auf Dauer im Erwachsenenalter.
- Die Störung führt zu deutlichem subjektivem Leiden, manchmal jedoch erst im späteren Verlauf.
- Die Störung ist meistens, aber nicht stets, mit deutlichen Einschränkungen der beruflichen und sozialen Leistungsfähigkeit verbunden.

Dem Gutachter liegen nun andere Informationen vor als Dr. Mayer bei ihrer Bewertung vor einigen Jahren. Gerade die Aspekte der weiteren Entwicklung und der ausgeprägten Unstimmigkeiten in den Angaben waren dieser nicht

Dissoziale Persönlichkeit

PCL-R nach Hare

bekannt. Insofern sind die aufgeführten konstituierenden Faktoren einer Persönlichkeitsstörung mittlerweile anders zu bewerten als noch vor einigen Jahren. So muss die »*deutliche Einschränkung der beruflichen und sozialen Leistungsfähigkeit*« inzwischen klar bejaht werden, wenn man bedenkt, dass sich Frau Huber durch ihr Verhalten immer wieder erheblich in Schwierigkeiten bringt und dadurch ihr alltägliches Leben phasenweise zum Erliegen kommt. Die (narzisstisch überhöhten) eigenen Angaben beschreiben zwar ein problemloses Funktionieren im Beruf, aber die Aktenangaben lassen andere Rückschlüsse zu. Gerade die immer wieder auftretenden finanziellen Schwierigkeiten sind in der Akte deutlich belegt und auch auf persönlichkeitsimmanentes Verhalten kausal zurückzuführen. Auch Beziehungen und Freundschaften litten unter den Symptomen ihrer Persönlichkeit.

Insofern merkt Frau Huber mittlerweile zumindest phasenhaft ein »*subjektives Leiden*«, das sie jedoch aufgrund ihrer narzisstischen Züge ebenfalls immer wieder gut zu überspielen weiß. Dieser Leidensdruck befindet sich an der Grenze dessen, was das ICD-10 hiermit meint, sodass dieses Kriterium durchaus als Streitpunkt hinsichtlich seines Vorliegens angesehen werden kann.

Das gezeigte Verhaltensmuster ist »*tiefgreifend und in vielen persönlichen und sozialen Situationen unpassend*«, jedoch nicht gänzlich »*eindeutig unpassend*«. Insofern ist auch dieses Kriterium hinsichtlich seines Vorliegens durchaus strittig, aber aus gutachterlicher Sicht inzwischen tendenziell ebenfalls eher zu bejahen.

Eine »*deutliche Unausgeglichenheit in den Einstellungen und im Verhalten in mehreren Funktionsbereichen*« ist feststellbar und auch »*nicht auf Episoden psychischer Krankheiten begrenzt*«. Überblickt man die doch deutlichen Verhaltensauffälligkeiten in Kindheit und Jugend (Randalieren im Kindergarten, Diebstahl der Geldkassette, Schuss auf Vater – falls stattgefunden) so muss davon ausgegangen werden, dass die Störung »*in der Kindheit oder Jugend begann und sich auf Dauer im Erwachsenenalter manifestierte*«.

Aus gutachterlicher Sicht ist insofern das Ausmaß einer Persönlichkeitsstörung inzwischen erreicht im Sinne einer kombinierten Persönlichkeitsstörung vom narzisstischen, emotional-instabilen und dissozialen Typus (ICD-10: F61). Auch wenn äußerste Vorsicht geboten ist bei Mehrfachnennungen verschiedener Persönlichkeitstypen, so ist anzufügen, dass diese alle dem Cluster B nach DSM-5 entstammen und somit von der Grundausrichtung ähnliche Züge zeigen. Allerdings ist anzufügen, dass sich die oben aufgeführten konstituierenden Faktoren für die Diagnostizierung einer Persönlichkeitsstörung teilweise im Randbereich ihrer Bejahung bewegen. Insofern ist Frau Huber eine Probandin mit einer vergleichsweise mild ausgeprägten Persönlichkeitsstörung. Gerade für die nähere Zeichnung der Persönlichkeitsstruktur wäre eine erneute testpsychologische Untersuchung von zusätzlichem Interesse gewesen. (Dennoch bleibt eine solche Diagnose klinisch zu stellen.)

> Diagnose laienverständlich erklären

Zu Guter Letzt ist noch die immer wieder aufgeworfene Diagnose der Kleptomanie (pathologisches Stehlen, ICD-10: F63.2) zu diskutieren, bezüglich der im ICD-10 zu lesen ist: »Diese Störung ist charakterisiert durch häufiges Nachgeben gegenüber Impulsen, Dinge zu stehlen, die nicht zum persönlichen Gebrauch oder der Bereicherung dienen. Die Gegenstände werden häufig weggeworfen, weggeben oder gehortet. Die betroffene Person beschreibt gewöhnlich eine steigende Spannung vor der Handlung und ein Gefühl der Befriedigung während und sofort nach der Tat. Zwar versucht sie im Allgemeinen, die Tat zu verbergen, ohne jedoch alle Möglichkeiten hierzu auszunutzen.« Das Vorliegen einer solchen Diagnose war in den vorliegenden Befunden teilweise bejaht, teilweise verneint worden. Da dieses Krankheitsbild in der forensischen Psychiatrie als höchst umstritten gilt, ist ein Blick in die aktuelle Literatur zu werfen:

> »Das Problem dieser Definitionen ist offenkundig: Ohne psychopathologische Kriterien soll ein psychopathologisches Syndrom, eine Störung definiert werden… Abzulehnen ist jedoch die in der ICD-10 und im DSM-5 formulierte Einschätzung als syndromal zu sehende psychische Störung… In Betracht kommen prinzipiell alle psychischen Erkrankungen und Störungen, wobei Diebstähle bei Patienten mit folgenden Symptomen häufiger vorkommen können: Persönlichkeitsstörungen… Dabei ist die Aussage, es bestehe kein Motiv für den Diebstahl, forensisch-psychiatrisch ebenso nichtssagend… Bei der Begutachtung bedarf es einer Verwendung des irreführenden Begriffs Kleptomanie nicht; hierauf sollte endlich verzichtet werden.« (Venzlaff et al. 2015, S. 335)
>
> »Somit galt der Begriff der Kleptomanie psychopathologisch lange Zeit als obsolet. Er wurde jedoch – unbeschadet jeder Diskussion – in der wissenschaftlichen Literatur und in forensisch psychiatrischen Gutachten wie selbstverständlich weiter benutzt… Eine innere Anspannung vor der Tat und ein befriedigendes Gefühl der Erleichterung nach deren Gelingen dürften sich bei jedem Ladendieb wieder finden, der die Diebstähle nicht aus professionellen Gründen und mit der entsprechenden Erfahrung begeht… Insgesamt helfen die in beiden Diagnosemanualen aufgeführten Kriterien bei der Beurteilung der strafrechtlichen Schuldfähigkeit krankhaft anmutender Diebstahlshandlungen kaum weiter…« (Kröber et al. 2010, S. 517, 520, 521)
>
> Auch bei Häßler, Kinze und Nedopil ist zu lesen, dass die Diagnose der Kleptomanie aus forensischer Sicht »sehr kritisch gesehen« wird. Insofern wird auf eine weitere Diskussion dieses Krankheitsbildes verzichtet. »In der Praxis geht es daher zunächst um den Ausschluss einer klar definierten psychischen Erkrankung… Sehr oft finden sich wiederholte Diebstahlshandlungen im Zusammenhang mit Persönlichkeitsstörungen und Suchterkrankungen. In all diesen Fällen richtet sich die Schuldfähigkeitsbegutachtung nach den für die Grunderkrankungen geltenden Aspekten.« (Kröber et al. 2010, S. 521)

Bei seltenen Krankheitsbildern Literatur umfassend zitieren

Insofern sind andere psychiatrische Erkrankungen bei der derzeitigen Befundlage nicht feststellbar. Die vor Jahren bei einem stationär-psychiatrischen Aufenthalt einmalig diagnostizierte depressive Episode ist vermutlich eher Ausdruck der Persönlichkeitsstörung als ein eigenständiges Krankheitsbild. Unabhängig davon spielt dies für die aktuelle Begutachtung keine Rolle. Auch wenn die dokumentierte Trunkenheit während der stationär-psychiatrischen Behandlung irritierend anmutet, fanden sich keine weiteren Hinweise auf eine Suchterkrankung.

Eine Persönlichkeitsstörung kann prinzipiell bei der Begutachtung der Schuldfähigkeit dem Eingangsmerkmal der »schweren anderen seelischen Abartigkeit« (bzw. in neuer Nomenklatur: der »schweren anderen seelischen Störung«) zugeordnet werden.

Wichtig: Vergleiche die vier Eingangsmerkmale der §§ 20/21 StGB

Schritt 2: Subsumption unter ein Eingangsmerkmal

> Schritt 2: Subsumption unter ein Eingangsmerkmal, falls die Diagnose eine entsprechende Schwere erreicht. Da sie dies hier nicht tut, bedarf es keiner weiteren Diskussion. Es ist ein häufiger Fehler, dass trotz Ausschluss einer psychiatrischen Diagnose und/oder Verneinung eines der Eingangsmerkmale weitere Überlegungen zu Einsichts- und Steuerungsfähigkeit vorgenommen werden.

Gegenargumente zur Einstufung als SASA/SAST

Das Vorliegen einer Persönlichkeitsstörung ist jedoch nicht mit der automatischen Subsumierung unter ein solches Eingangsmerkmal vergesellschaftet. Vielmehr muss die Störung auch ein entsprechendes Ausmaß erreichen, wie z. B. auch (bezugnehmend auf Saß 1985) bei Häßler et. al formuliert ist: »Prinzipiell sollten Aussagen zum Schweregrad einer Persönlichkeitsstörung… getroffen werden… Gegen die Einstufung einer Persönlichkeitsstörung als »schwere andere seelische Abartigkeit« (bzw. in neuer Nomenklatur: der »schweren anderen seelischen Störung«) sprechen demnach:

- Auffälligkeiten der affektiven Ansprechbarkeit ohne schwerwiegende Beeinträchtigungen der Beziehungsgestaltung und psychosozialen Leistungsfähigkeit;
- weitgehend erhaltene Verhaltensspielräume…;
- intakte Realitätskontrolle;
- reife Abwehrmechanismen.« (Häßler et al. 2015, S. 332, 333)

Allein die obigen Ausführungen im Zusammenhang mit der Frage, ob und inwieweit die konstituierenden Faktoren für eine Persönlichkeitsstörung erfüllt sind, belegen bereits, dass es sich von Seiten des Schweregrades um eine vergleichsweise »leichte« Störung handelt. Weiter zeigte sich, dass Frau Huber über »weitgehend erhaltene Verhaltensspielräume« verfügt, wenn sie in Gerichtsverhandlungen ihre Schulden begleicht, trotz Dissozialität während zweimaliger Inhaftierung nicht disziplinarisch auffällig wird und es immer wieder zumindest vorübergehend schafft, eine geordnete Existenz zu leben. Gegen die Einstufung einer Persönlichkeitsstörung als »schwere andere seelische Störung« spricht nach obigen Ausführungen auch die weiter oben beschriebene Rationalisierung, die als sogenannter »reifer Abwehrmechanismus« eingeordnet werden muss. Abwehrmechanismen sind innerpsychische Vorgänge, die den Zweck haben, miteinander in Konflikt stehende psychische Tendenzen so zu kompensieren, dass die resultierende psychische Verfassung konfliktfreier ist.

Aus all dem wird zusammenfassend deutlich, dass bei Frau Huber zwar eine kombinierte Persönlichkeitsstörung vom narzisstischen, emotionalinstabilen und dissozialen Typus (ICD-10: F61) vorliegt, diese aber nicht das Ausmaß einer »schweren anderen seelischen Störung« im Sinne eines der Eingangsmerkmale des § 20 StGB erreicht. Insofern erübrigen sich weitere Überlegungen zu den medizinischen Voraussetzungen der § 20 und 21 StGB, da sich auch andere psychische Störungen nicht finden lassen. (Die einmalig bei einem stationär-psychiatrischen Aufenthalt diagnostizierte depressive Episode ist vermutlich eher Ausdruck der Persönlichkeitsstörung als ein eigenständiges Krankheitsbild gewesen.)

Wie gewohnt, ist abschließend auf die übliche Einschränkung der schriftlichen Gutachten zur Frage der Schuldfähigkeit im Rahmen eines Verfahrens hinzuweisen, nämlich dass diese Aussagen allesamt vorbehaltlich weiterer Erkenntnisse aus der Hauptverhandlung sind. Dies gilt insofern umso mehr, als dass sich Frau Huber dem zweiten Untersuchungstag entzog und somit die Begutachtung nicht vollständig abgeschlossen werden konnte.

Unterschrift des Gutachters

Üblicher Hinweis am Ende von Schuldfähigkeitsgutachten

4.2.5 Beispielgutachten 5 aus dem Strafrecht (gekürzt wiedergeben)

- Fragestellung(en): Prognose, Entlassfähigkeit, Behandlungsbedürftigkeit
  - Diagnose(n) sowie Differenzialdiagnose(n) nach ICD-10: keine
- Delikt: Mord

Zur besseren Verständlichkeit in aller Kürze: Der 1955 geborene Herr M tötete seine Frau nach einer mehrjährigen höchstproblematischen Beziehung. Er wurde zu einer lebenslangen Haftstrafe verurteilt. Eine psychiatrische Diagnose konnte und kann nicht festgestellt werden. Da bei vorzeitiger Entlassung aus lebenslanger Haft nach § 454 Abs. 2 StPO Sachverständigengutachten eingeholt werden, galt es ein psychiatrisches Prognosegutachten zu erstellen, wiewohl keine psychiatrische Diagnose vorliegt. Der Proband ist zum Zeitpunkt der Begutachtung bereits Freigänger.

Überblick in Kürze

Dieses Gutachten zeigt eindrücklich die Komplexität von Prognosegutachten auf und belegt, dass alle Prognosekonzepte (idiographisch, nomothetisch sowie hypothesengeleitet, Erklärungen siehe unten) zu berücksichtigen sind.

— Verkürzte Wiedergabe des Gutachtens. An allen Kürzungsstellen erscheinen zur besseren Nachvollziehbarkeit drei Punkte [...] —

[...]

Fragestellung

Das Gutachten soll sich zu der Frage äußern, ob und ggf. unter welchen Bedingungen beim Verurteilten keine Gefahr mehr besteht, dass dessen durch die abgeurteilte Tat zutage getretene Gefährlichkeit fortbesteht (§ 454 Abs. 2 Satz 2 StPO).

Dabei sollen folgende Fragen beantwortet werden:

- Wie groß ist die Wahrscheinlichkeit, dass die zu begutachtende Person erneut Straftaten begehen wird?

- Welcher Art werden die Straftaten sein, welche Häufigkeit und welchen Schweregrad werden sie haben?
- Mit welchen Maßnahmen kann das Risiko zukünftiger Straftaten beherrscht oder zumindest reduziert werden?
- Welche Umstände können das Risiko von Straftaten steigern?

Der vollständige Auftrag sollte wiedergegeben werden

Das Gutachten soll auch eine Aussage über eine weitere Behandlungsbedürftigkeit und die Behandlungsfähigkeit des Verurteilten enthalten. Dies beinhaltet eine Aussage zu den in Betracht kommenden Therapiemöglichkeiten, zu der Notwendigkeit einer ambulanten Nachsorge sowie zu der Ausgestaltung von Auflagen und Weisungen im Rahmen der Bewährung.
[…]

Inhaltsverzeichnis

Ein Inhaltsverzeichnis ist kein Muss, wenn das Gutachten gut in sich gegliedert ist, dient aber der Übersichtlichkeit. Da die anderen Kasuistiken dieses Buches über keines verfügen, soll hier beispielhaft ein Inhaltsverzeichnis dargestellt werden.

Inhaltsverzeichnis

A Aktenlage
 a) Urteil vom XX.XX.XXXX S.
 b) Unterlagen aus den Ermittlungsakten sowie den Gefangenenakten Ermittlungsberichte ab XX.XX.XXXX S.
  – Bericht der Gerichtshilfe sowie sozialpädagogische Stellungnahme S.
  – Psychologische Stellungnahme von Psychologierat Y.Z. S.
  – Zertifikat der Psychotherapeutischen Ambulanz S.
  – Therapiebericht für behandlungsbedürftige Gewaltstraftäter JVA S.
B Eigene Befunde
 - Biografische Anamnese S.
 - Eigenanamnese S.
 - Familienanamnese S.
 - Allgemeine Anamnese incl. Alkohol- und Drogenanamnese S.
 - Sexualanamnese S.
 - Beziehungsanamnese S.
 - Delinquenzanamnese S.
 - Zukunftsperspektiven S.
C Untersuchungsbefunde
 - Körperlicher Untersuchungsbefund S.
 - Psychopathologischer Querschnittsbefund S.
D Testpsychologische Befunde
 - NEO-Persönlichkeitsinventar nach Costa & McCrae, 2004-Rev. Fassung (NEO-PI-R) S.
 - Toronto-Alexithymie-Skala-20 von Bagby et al., 1994 (TAS-20) S.

- Multidimensionale Selbstwertskala nach Schütz & Sellin, 2006 (MSWS) S.
- Kurzfragebogen zur Erfassung von Aggressivitätsfaktoren nach Heubrock & Petermann, 2008 (K-FAF) S.

E Zusammenfassung und Beurteilung S.

Literatur S.

Aufgrund der Tatsachen, dass im vorliegenden Fall ein ausschließlich mündliches Gutachten vorliegt und die Unterlagen aus dem Behandlungsprogramm für Gewaltstraftäter laut telefonischer Auskunft nach fünf Jahren vernichtet wurden, werden das Urteil und Passagen aus dem Abschlussbericht auch auf die Gefahr von Redundanzen in Gänze referiert, wobei sich so gut die Differenzen zwischen Urteil, Behandlung und der Sicht des Probanden zum Tatablauf zeigen lassen. Die Orthographie- und Grammatikfehler in der offiziellen Aktenlage wurden übernommen.

> Da es sich hier um die Begutachtung eines Gefängnisinsassen mit lebenslanger Haft handelt, lohnt die chronologische Wiedergabe des Akteninhaltes, soweit es für das Verständnis erforderlich ist, da in der Regel keine Gutachten vorliegen. Redundanzen sind zu vermeiden.

Chronologische Wiedergabe des Akteninhaltes

A Aktenlage

a) Urteil des Landgerichts XXX vom XX.XX.XXXX

Mit *Urteil des Landgerichts XXX – X. Schwurgerichtskammer* – wurde Herr M am XX.XX.XXXX wegen Mordes zu einer lebenslangen Freiheitsstrafe verurteilt.

Urteil des Landgerichts

I. Gründe

»Der Angeklagte, der bereits in der Vergangenheit vielfach gegen seine Ehefrau gewalttätig geworden war, tötete diese, nachdem sie sich von ihm endgültig getrennt hatte, er jedoch diese Trennung von ihm nicht hinnehmen wollte.

> Neben den oben aufgeführten Gründen wird das gesamte Urteil an dieser Stelle auch deshalb dargestellt, damit einem Anfänger in der Begutachtung Struktur und Aufbau von Gerichtsurteilen ersichtlich werden!

Darstellung Urteil für den Anfänger

II. Zur Person des Angeklagten

Biografie gemäß Urteil

Der Angeklagte wuchs mit vier Geschwistern in geordneten Verhältnissen an seinem Geburtsort XX auf. Sein Vater verstarb, als er ein Kleinkind war.

Nach 7-jährigem Schulbesuch ließ er sich zunächst zum Facharbeiter für Lageristik ausbilden; im Anschluss daran erlernte er den Beruf des Mechatronikers.

Er arbeitete bis 1990 in dem von ihm zunächst erlernten Beruf, bis er in diesem Jahr aus dem Norden der neuen Bundesländer in den Nordwesten der alten Bundesländer übersiedelte. Nach 7-jähriger Tätigkeit auf einem Bauernhof hatte er zunächst nur noch kurzzeitig Arbeit. Ende der 1990er Jahre ließ er sich zum Gas- und Wasserinstallateur umschulen. Seit 2000 arbeitete er in diesem Beruf bei den Stadtwerken der Stadt XX.

Tipp für den Anfänger

> Auch in Urteilen findet man fast immer Informationen zum biografischen Werdegang eines Probanden.

Der Angeklagte hatte die später von ihm getötete Annika 1974 kennengelernt. Aus der Beziehung ging zunächst die im Jahr 1977 geborene Tochter B hervor. Nach seiner Heirat mit Annika im Jahr 1980 wurde 1982 der Sohn G geboren.

Der Angeklagte ist nicht vorbestraft. Er befindet sich in gegenständlicher Sache nach seiner vorläufigen Festnahme in Untersuchungshaft.

III.A. Vorgeschichte der Tat

Beziehung zwischen Opfer und Angeklagtem

Die Beziehung zwischen dem Angeklagten und Annika war nahezu von Beginn an von der Gewalttätigkeit des Angeklagten geprägt. Er schlug seine Partnerin häufig aus nichtigsten Anlässen und aus grundloser Eifersucht, so dass diese bereits Mitte der 1980er Jahre eine Trennung von ihm ins Auge fasste. Der Angeklagte war jedoch bereits zum damaligen Zeitpunkt nicht bereit, eine Trennung seiner Ehefrau von ihm hinzunehmen. Die Zeiten häuslicher Harmonie dauerten allenfalls einige Wochen, ehe der Angeklagte wiederum gewalttätig wurde; weshalb insbesondere die Tochter bei ihrer Mutter Annika immer wieder Hämatome in deren Gesicht bemerkte. In einem Fall schlug der Angeklagte auf seine Frau so ein, dass diese zunächst im Koma lag und stationär in einem Krankenhaus behandelt werden musste.

Direkte Rede, vgl. Zitieren aus Urteil

Annika flüchtete 1990 zunächst alleine aus der ehemaligen DDR, ehe der Angeklagte mit Sohn und Tochter nachzog. Die ehelichen Spannungen setzten sich auch dort fort. Bekannte und Verwandte von Annika beobachteten denn auch immer wieder Hämatome, insbesondere sogenannte blaue Augen an ihr, welche von Schlägen des Angeklagten herrührten.

1993 ging Annika, nicht zuletzt aufgrund ihrer desolaten häuslichen Verhältnisse, eine außereheliche Beziehung mit F ein. Als F an Annika immer wieder Hämatome im Augenbereich und sogar Würgemale feststellte, bot er ihr an, mit ihm zusammenzuziehen. Die zunächst damit Einverstandene teilte ihm jedoch einige Tage später mit, sie könne weder ausziehen noch sich scheiden lassen, da der Angeklagte ihr gegenüber nicht nur tätlich wurde, sondern auch bei diesen Gelegenheiten immer wieder unmissverständlich zum Ausdruck brachte, er werde sie umbringen, falls sie sich von ihm trenne. Annika, die in der Folgezeit bei F in erster Linie Schutz und Zuspruch suchte, teilte diesem denn auch bis zur Beendigung ihrer Beziehung mündlich und in einer Vielzahl von Briefen mit, dass der Angeklagte sie ständig damit bedrohte, sie umzubringen und sie diese Drohungen auch überaus ernst nehme.

Im Jahr XXXX eskalierte die Situation, wobei Annika, welche ein Restaurant betrieb, nunmehr auch zunehmend psychische Probleme bekam und mehr und mehr dem Alkohol zusprach. Es musste nun auch mehrfach die Polizei zu den Streitigkeiten hinzugerufen werden; so etwa stellte der am XX.XX.XXXX herbeigerufene Polizeibeamte Würgemale an deren Hals fest; außerdem wurde ihm mitgeteilt, dass die verängstigte Geschädigte zuvor aus dem Fenster gesprungen sei.

Ggf. Jahreszahlen statt XX zur besseren Nachvollziehbarkeit

Annika, welche sich mit einem Gast angefreundet hatte, äußerte nun auch diesem gegenüber, dass sie aufgrund der nach wie vor anhaltenden Morddrohungen des Angeklagten Angst um ihr Leben habe. Der Gast, der auch entsprechende SMS-Nachrichten von Annika erhielt, suchte sie deshalb auch des Öfteren zu Hause auf, da Annika nunmehr auch nicht mehr alleine zu Hause sein wollte. Er stellte dabei fest, dass sie nun auch überall Messer zu ihrer Selbstverteidigung deponiert hatte; wobei auch er ihr einmal auf ihren Wunsch hin ein Messer überließ, ehe sie sich in ihre Wohnung zurückbegab.

Etwa Anfang des Jahres XXXX äußerte der Angeklagte im Beisein seiner Tochter gegenüber Annika: »Dich darf kein anderer ficken, sonst bringe ich Dich um«. Als Annika im XX.XXXX einmal in der Gaststätte am Stammtisch Platz genommen hatte, zeichnete der Angeklagte auf einer Zeitschrift einen Totenkopf und versah ihn mit den schriftlichen Zusätzen »An Annika« und »Du bist die Nächste«, was sowohl von Annika als auch von einigen Stammtischgästen, wie von ihm gewollt, zur Kenntnis genommen wurde.

Direkte Rede, da das Urteil wortwörtlich in Anführungsstrichen zitiert wird

Ende XX.XXXX kam es erneut zu einer heftigen Auseinandersetzung zwischen dem Angeklagten und Annika, welche nur dadurch beendet werden konnte, dass u. a. die anwesenden Gäste zugunsten von Annika eingriffen. Dies war für Annika Anlass, sich nunmehr endgültig von dem Angeklagten zu trennen. Es wurde bei dieser Gelegenheit eine von dem Angeklagten unterschriebene schriftliche Vereinbarung getroffen, der zufolge er in eine Scheidung einwillige und freiwillig die Wohnung verlasse. Der Angeklagte zog daraufhin zu seinem 50 km entfernt wohnenden Bruder. Tatsächlich war der Angeklagte jedoch nicht bereit, die Entscheidung seiner Ehefrau, sich von ihm endgültig zu trennen, hinzunehmen. Er suchte nach wie vor den Kontakt zu ihr, wobei es auch auf ihre Initiative hin zu Treffen mit ihm kam, da Annika gerade auch im Interesse der gemeinsamen Kinder eine gütliche Lösung verfolgte.

Der Angeklagte tauchte jedoch auch immer wieder, manchmal mehrfach am Tag, unvermittelt auf und verschaffte sich Zutritt zum Haus, obwohl

Annika aus Angst vor dem Angeklagten zwischenzeitlich die Schlösser ausgetauscht hatte.

Direkte Rede, vgl. Zitieren aus Urteil

Der Angeklagte forderte bei diesen Gelegenheiten Geld, da u. a. sein Lohn noch auf das gemeinsame Konto überwiesen worden war, obwohl ihm Annika klarmachte, dass die überwiesenen Beträge von der Bank zum Ausgleich des Minussaldos verwendet worden waren und ihr angesichts ihrer problematischen finanziellen Situation derzeit eine Rückzahlung nicht möglich sei. Soweit der Angeklagte darüber hinaus die Rückgabe schriftlicher Unterlagen, wie etwa Rentenpapiere, verlangte, wurden diese ihm im Laufe der Zeit ausgehändigt. Dem Angeklagten ging es jedoch bei seinem Erscheinen in erster Linie darum, die Wiederaufnahme der ehelichen Beziehung und seinen Wiedereinzug zu erreichen, da er sich nach wie vor mit der Entscheidung seiner Ehefrau, sich von ihm endgültig zu trennen, nicht abfinden wollte. Annika teilte ihm jedoch bei den daraufhin folgenden, meist in einer Auseinandersetzung endenden Gesprächen immer wieder unmissverständlich mit, dass für sie eine Wiederaufnahme der ehelichen Beziehung und ein Wiedereinzug in die gemeinsame frühere Wohnung auf keinen Fall in Betracht kommen würden. Sie wolle sich vielmehr baldmöglichst scheiden lassen. Der dies nicht akzeptierende Angeklagte bedrohte Annika daraufhin wiederholt damit, sie dann umzubringen.

Dem Angeklagten war wenige Wochen nach seinem Einzug bei seinem Bruder von diesem mitgeteilt worden, dass er nur vorübergehend in der Einliegerwohnung bleiben könne. Schließlich wurde ihm am XX.XX.XXXX von seinen Wohnungsgebern unmissverständlich zum Ausdruck gebracht, dass er ausziehen solle.

III.B.   Die Tat

Beschreibung Tathergang

Der Angeklagte war sich spätestens am XX.XX.XXXX bewusst, dass seine Bemühungen, eine Wiederaufnahme der ehelichen Beziehung zu erreichen, höchstwahrscheinlich gescheitert waren, wobei er jedoch nach wie vor nicht bereit war, die Entscheidung seiner Ehefrau, sich endgültig von ihm zu trennen, zu akzeptieren. Der Angeklagte fuhr deshalb am XX.XX.XXXX in die gemeinsame Wohnung. Er traf dort vormittags ein. Als er feststelle, dass Annika nicht anwesend war, verschaffte er sich über den Balkon Zutritt und wartete. Der Angeklagte bereitete sich in der Folgezeit etwas zu Essen und trank auch eine nicht mehr näher feststellbare, jedoch nicht erhebliche Menge Alkohol.

Später betrat Annika das Haus durch die Wohnungstür. Annika war von der Anwesenheit des Angeklagten völlig überrascht. Bei dem sich anschließenden Gespräch forderte der Angeklagte seine Ehefrau noch einmal unmissverständlich auf, ihn wieder bei sich einziehen zu lassen. Der Angeklagte war spätestens zu diesem Zeitpunkt entschlossen, Annika, sollte sie sich weigern, die eheliche Beziehung mit ihm wieder aufzunehmen, zu töten. Annika äußerte daraufhin jedoch lediglich: »Da spielt sich nichts ab«.

Der Angeklagte war sich nunmehr bewusst, dass auch sein letzter Versuch, eine Wiederaufnahme der ehelichen Beziehung zu erreichen, gescheitert war. Er beschloss daraufhin, Annika aufgrund dieser Weigerung zu attackieren, um sie seiner Absicht gemäß deswegen zu töten.

Er stürzte sich deshalb noch in dem im Erdgeschoss des Gebäudes befindlichen Wohnzimmer auf Annika und schlug auf diese ein, so dass sie nicht unerheblich verletzt wurde. Darüber hinaus stach der Angeklagte mit einem unbekannten spitzen Gegenstand auf sie ein, wodurch Annika eine Stichverletzung im Bereich der linken Unterlippe erlitt, welche das Gewebe bis in die Mundhöhle durchdrang. Die blutende Frau versuchte zunächst in Richtung Balkon zu flüchten, was ihr jedoch nicht gelang. Sie setzte ihre Flucht daraufhin über die in das erste Obergeschoss führende Treppe fort. Der Angeklagte folgte ihr jedoch rasch nach, so dass er auch sofort den Versuch von Annika, mit einem im Flurbereich des ersten Stocks stehenden Telefons zu telefonieren, zu unterbinden vermochte. Beide standen sich nun im Flur des ersten Stocks gegenüber, ehe der Angeklagte eine in der Nähe befindliche Lampe ergriff. Er legte nunmehr die Lampenschnur zwei Mal um den Hals seiner vor ihm stehenden Ehefrau, um dann vorgefasster Absicht gemäß zuzuziehen, um sie auf diese Weise zu töten. Annika fügte sich dem völlig wehrlos, wobei es dem Angeklagten so vorkam, dass sie sich in ihr Schicksal – »nun mach doch, dann hab ich´s endlich hinter mir« – ergab. Der Angeklagte zog dann auch so lange zu, bis Annika kein Lebenszeichen mehr von sich gab, da wie von ihm beabsichtigt, ein gewaltsames Ersticken durch Erdrosselung eingetreten war.

Der Angeklagte war sich während der gesamten Tatausführung seiner bereits dargestellten Motivation bewusst und uneingeschränkt in der Lage, diese gedanklich zu beherrschen und zu steuern.

III.C.   Nachtatgeschehen

Der Angeklagte schleppte seine tote Ehefrau vom ersten Obergeschoss über eine steil nach oben verlaufende enge Bühnentreppe auf den Speicher des Hauses und legte dort die Leiche ab. Er beabsichtigte nunmehr, den Tod von Annika als Suizid darzustellen. Er befestigte deshalb mit Hilfe eines Hockers an einem in 2 m Höhe befindlichen Balken einen zu einer doppelten Schlinge ausgeformten Strick, den er an dem Balken mehrfach verknotete. Die Schlingenunterseite befand sich 1,70 m über dem Boden. Anschließend reinigte er das Gesicht der Toten mit einem Lappen, um auf diese Weise die Spuren des vorangegangenen Kampfes zu beseitigen. Der Angeklagte musste jedoch feststellen, dass dies angesichts der von ihm seiner Ehefrau zugefügten Verletzungen nicht möglich und deshalb auch sein Plan, den gewaltsamen Tod als Suizid darzustellen, undurchführbar war.

Der kaum alkoholgewohnte Angeklagte trank daraufhin aus einer Wodka-Flasche mit 0,7 l Inhalt eine nicht mehr feststellbare größere Menge, bis er sich schließlich auf dem Speicher erbrechen musste.

Geschehnisse nach der Tat

Ehe der Angeklagte den Tatort verließ, schrieb er noch auf einen Gaststättenrechnungsblock »ich hatte ja gesagt, das IHR es bereuen werttet.«, den er in Tatortnähe zurückließ.

Rechtschreibfehler wie im Originalschreiben

Der alkoholisierte Angeklagte fuhr anschließend zu einem nicht mehr näher feststellbaren Zeitpunkt am späten Nachmittag zu seiner etwa 50 km entfernten Wohnung zurück. Dort entledigte er sich seiner mit Blutantragungen versehenen Kleidung und versteckte die Kleidungsstücke, da er befürchtete, sie könnten von seinem Bruder beim Betreten des Raumes entdeckt werden.

Der Angeklagte konnte gegen 18.00 Uhr festgenommen werden. Seine Blutalkoholkonzentration betrug um 18.00 Uhr 0,45 ‰. Die Getötete hatte eine Blutalkoholkonzentration von 1,0 ‰.

IV.   Beweiswürdigung

A. Zum Tatvorgeschehen:

Die Feststellungen beruhen zunächst auf der Einlassung des Angeklagten, der unumwunden eingeräumt hat, dass es schon zu Beginn seiner Ehe, wie auch in der Folgezeit, immer wieder zu heftigen Streitigkeiten gekommen sei. Seine Ehefrau habe ihm bei diesen Gelegenheiten auch immer wieder gesagt, dass sie sich von ihm trennen werde. Er habe sich jedoch nicht scheiden lassen wollen, da er bis zuletzt an seiner Frau gehangen habe. Er sei auch nur deshalb aus der ehelichen Wohnung ausgezogen und habe die Vereinbarung unterschrieben, da ihm damit gedroht worden sei, ihn andernfalls fälschlicherweise wegen Kindesmissbrauchs anzuzeigen.

Der Angeklagte räumte im Übrigen auch ein, dass er als körperlich weit Überlegener bei diesen Auseinandersetzungen auch des Öfteren zugeschlagen habe: »Mir rutschte öfters die Hand aus«; er behauptete zunächst jedoch, nie zu seiner Frau gesagt zu haben, er werde sie einmal umbringen. Erst auf weiteres Befragen räumte er ein, so eine Äußerung »könne schon gefallen sein«. Er habe jedoch seine Frau in diesem Zusammenhang nie körperlich so attackiert, dass diese Angst um ihr Leben hätte haben müssen. Seine Ehefrau habe vielmehr zu keinem Zeitpunkt Angst vor ihm gehabt. Eine Erklärung, weshalb er bei seiner polizeilichen Vernehmung am XX.XX.XXXX nicht nur angegeben hatte, bei dem Tötungsvorgang sei es ihm so vorgekommen, wie wenn sie zu ihm gesagt habe: »Nun mach doch, dann habe ich es endlich hinter mir«, sondern auch »tatsächlich hat sie das aber heute nicht zu mir gesagt, aber andere Male vorher schon«, hatte er indes nicht.

Soweit die Einlassung des Angeklagten im Widerspruch zu den unter III. A. getroffenen Feststellungen des Schwurgerichts steht, ist diese, was die Geschehnisse bis zum Jahr XXXX anbelangt, vor allem durch die Bekundungen von Sohn und Tochter widerlegt.

Die beiden Kinder vermochten überaus eindrucksvoll zu schildern, dass es »schon immer« gerade auch in ihrem Beisein häufig zu massiven Auseinandersetzungen zwischen dem Angeklagten und ihrer Mutter gekommen sei. Ihre Mutter sei auch oft von dem Angeklagten geschlagen worden und habe

Direkte Rede, vgl. Zitieren aus Urteil

dabei nicht selten blaue Flecken und sogenannte blaue Augen davongetragen; einmal sogar habe sie stationär im Krankenhaus behandelt werden müssen.

Bei beiden Kindern bestand bei Schilderung der Geschehnisse nie der Eindruck, dass sie den Angeklagten zu Unrecht würden belasten wollen. So etwa habe die Tochter den Angeklagten auch als eine Person geschildert, welche nur bei festlichen Gelegenheiten zurückhaltend dem Alkohol zugesprochen habe und der auch durchaus bemüht gewesen sei, zu einem harmonischen Miteinander beizutragen, wenngleich solche Zeiten nur Wochen gedauert hätten.

Obwohl beide Zeugen auch um eine sachliche Darstellung der weiteren Entwicklung der Beziehung ihrer Eltern sichtlich bemüht waren, was im Übrigen auch darin zum Ausdruck kommt, dass sich ihre Schilderungen in weiten Teilen mit denen des Angeklagten deckten, bekundeten beide, unabhängig voneinander, dass sich die eheliche Situation spätestens gegen Ende des Jahres XXXX massiv zugespitzt habe. Die Zeugin B als Tochter wusste in diesem Zusammenhang überaus eindrucksvoll darzustellen, dass ihre Mutter in den letzten 5 Monaten vor ihrem Tod psychisch am Ende gewesen sei und nur noch eine baldige Scheidung angestrebt habe, wobei sie die Hoffnung, eine endgültige Einigung zu erreichen, bis zuletzt nicht aufgegeben habe. Dies sei jedoch mit dem Angeklagten nicht möglich gewesen, da er die Trennungsentscheidung ihrer Mutter nie akzeptiert und deshalb einen nahezu täglichen »Psychoterror« gegen ihre Mutter betrieben habe. Die Zeugin B vermochte dabei auch durchaus glaubhaft zu schildern, wie sie alle, vor allem aber ihre Mutter, in den letzten Monaten vermehrt Angst um ihr Leben gehabt hätten. So hatte der Angeklagte, gerade auch nach Gesprächen, in denen ihre Mutter ihre Absicht, sich scheiden zu lassen, in unmissverständlicher Weise zum Ausdruck gebracht hatte, nunmehr immer aggressiver werdend, Morddrohungen ausgesprochen, welche er für den Fall einer endgültigen Trennung umzusetzen gedenke.

Die Überzeugung des Schwurgerichts, dass die beiden Kinder die im Vorfeld zur Tat liegenden Geschehnisse, sowohl was die körperlichen Attacken des Angeklagten und dessen Todesdrohungen sowie die damit verbundene desolate psychische Situation von Annika anbelangt, zutreffend geschildert haben, wird durch die Bekundungen des Zeugen F erhärtet und zeigte keinen Belastungseifer.

B. Die Tat:

> Aufbau eines Gerichtsurteils, hier weiterhin in direkter Rede als wortwörtliches Zitieren

Info für den Anfänger

Der Angeklagte hat die Tat selbst, wie vorstehend unter III.B. geschildert, im Wesentlichen eingeräumt.

Abweichend hiervon hat er sich dahin eingelassen, dass er, nach wie vor eifersüchtig an seiner Frau hängend, bis zuletzt davon ausgegangen sei, dass

4 Psychiatrische Gutachten im Strafrecht

sie trotz ihrer immer wieder geäußerten Scheidungsabsicht es tatsächlich nicht zu einer endgültigen Trennung kommen lasse, sondern die gemeinsame Beziehung wieder aufgenommen werde, zumal seine Frau auch das Gespräch mit ihm gesucht habe.

Soweit sein Bruder ihm gesagt habe, er müsse ausziehen, habe er sich auch aus diesem Grund keine eigene Wohnung gesucht. Die gegenüber seiner Schwägerin im Zusammenhang mit seiner von ihm nicht betriebenen Wohnungssuche gemachte Bemerkung »das hat sich eh bald erledigt«, sei dahin zu verstehen, dass er, für den Fall des von ihm nicht erwarteten endgültigen Scheiterns seiner Beziehung, schon konkrete Pläne gehabt habe, in den Norden der neuen Bundesländer zurückzukehren.

Direkte Rede, vgl. Zitieren aus Urteil

Er selbst sei am XX.XX.XXXX deshalb nach Hause gefahren, weil er dort mit seiner Ehefrau ein Treffen vereinbart gehabt habe. Als Annika dann erschienen sei, habe er sofort nach seinen Papieren und seinem Geld gefragt. Es sei dann deshalb auch zu einem Streit zwischen ihnen gekommen. Er habe bei dieser Gelegenheit seiner in der Nähe des Wohnzimmertisches stehenden Frau einen Kaffee ins Gesicht geschüttet, worauf diese nach hinten gegriffen habe und sich verletzt haben müsse.

Im Anschluss daran habe er dann auch noch gefragt, ob er wieder einziehen könne, was seine Ehefrau allerdings unmissverständlich verneint habe.

Daraufhin habe er, obwohl Alkohol ungewohnt, sich eine wohl volle Flasche Wodka gegriffen und die »in einem Schluck« nahezu bis zur Hälfte geleert. Als er dann kurz darauf Zigaretten geholt habe, sei Annika plötzlich nicht mehr da gewesen. Er habe danach beobachtet, dass sie im Flur des ersten Obergeschosses habe telefonieren wollen. Er sei daraufhin rasch nach oben geeilt, habe zunächst auf die Telefongabel gedrückt, um ein Telefonat zu unterbinden und ihr anschließend »eine runtergehauen«, so dass sie geblutet habe. Es sei nun im Flur des ersten Obergeschosses zwischen ihnen beiden zu einer Rangelei gekommen. Bei dieser Gelegenheit habe er eine in der Nähe stehende Lampe gesehen, diese ergriffen und Annika die Lampenschnur um den Hals gelegt und so lange zugezogen, bis sie tot gewesen sei.

Im Übrigen habe er keine Erklärung für die zahlreichen, auf eine größere Verletzung schließen lassenden Blutspuren in der Wohnung. Er könne sich auch nicht erklären, wie es zu der Verletzung im Mundbereich gekommen sein könnte.

Schließlich habe er auch keinerlei Erklärung dafür, weshalb er die Tote in den obersten Stock gebracht habe. Soweit er im dortigen Bereich einen Strick angebracht habe, habe er sich selbst erhängen wollen. Um dieses zu erleichtern, habe er auch einen im Haus vorgefundenen Elektroschocker mitgenommen. Von seinem Vorhaben, sich zu erhängen, habe er jedoch Abstand genommen, da die Höhe des Seils nicht ausreichend für ihn gewesen sei.

Was den angeblich in der Nähe der Toten aufgefundenen Zettel anbelange, so stamme diese Schrift zwar von ihm, er habe diesen Zettel jedoch bereits bei seinem Auszug geschrieben.

Der Einlassung des Angeklagten ist, soweit sie von den unter III.B. getroffenen Feststellungen der Schwurgerichtskammer zum unmittelbaren Tatgeschehen abweicht, insbesondere auch was eine – von ihm behauptete – nur auf einen spontanen, während der körperlichen Auseinandersetzung gefassten Beschluss beruhende Tatverwirklichung anbelangt, durch die Angaben des Angeklagten selbst, vor allem jedoch durch die Beweisaufnahme widerlegt.

Zwischen dem Angeklagten und Annika hatte erst am Vortag ein Gespräch stattgefunden, welches aus Sicht des Angeklagten ergebnislos verlaufen war, nachdem Annika ihm wieder einmal unmissverständlich klargemacht hatte, dass sie endgültig die Scheidung wolle. Der Angeklagte selbst hat überdies eingeräumt, dass seine Ehefrau am XX.XX.XXXX überrascht gewesen sei, als sie ihn in der Wohnung angetroffen habe. Im Übrigen ist die Schwurgerichtskammer des weiteren der Überzeugung, dass Annika gerade im Hinblick auf die sich zuspitzende Situation sich nicht mit dem Angeklagten alleine getroffen hätte. Dies zum einen deshalb, weil sie um seine Gewalttätigkeit wusste und zu diesem Zeitpunkt in einem solchen Maße Angst um ihr Leben hatte, dass sie bereits die Schlösser ausgewechselt und sich auch mit Messern versehen hatte, um sich gegebenenfalls verteidigen zu können. Gegen ein beiderseitig vereinbartes Gespräch spricht zur Überzeugung der Schwurgerichtskammer schließlich auch, dass die erst spät erscheinende Annika zuvor mit F zusammengewesen war, mit dem sie ein vertrautes Verhältnis verband, ohne diesen auf ein unmittelbar mit dem Angeklagten bevorstehendes Gespräch anzusprechen, wobei es sogar überaus nahe gelegen hätte, dass sie sich des Schutzes von F versichert hätte, von dem sie sich bereits in der Vergangenheit des öfteren zu Hause hatte besuchen lassen, um nicht alleine zu sein.

> **Zur Erinnerung:** Weiter direkte Rede, da das Urteil wortwörtlich in Anführungsstrichen zitiert wird.

Direkte Rede

Entgegen der Einlassung des Angeklagten ist es bereits in der Wohnung selbst zu einem heftigen Kampf zwischen ihm und Annika gekommen. Der Polizeibeamte X hat hierzu bekundet, dass er im ganzen Wohnraum verteilt eine Vielzahl von teilweise größeren Blutantragungen festgestellt habe, welche bis zum Balkon gereicht hätten; wobei der Angeklagte in diesem Zusammenhang noch einmal behauptete, er habe keinerlei Erklärung für diese Blutantragungen. Den Bekundungen des Polizeibeamten zufolge befanden sich darüber hinaus zahlreiche Blutspuren, darunter auch sogenannte Blutwischer an den Wänden, so etwa auch im unteren Flurbereich.

Für die Überzeugung der Schwurgerichtskammer, dass bereits in dem Wohnzimmer und im Flur des Erdgeschosses ein heftiger Kampf zwischen Annika und dem Angeklagten stattgefunden hat, sprechen im übrigen auch die Ausführungen des Sachverständigen Prof. Dr. R, der der Kammer in seiner Eigenschaft als Rechtsmediziner seit langem als Gutachter bekannt ist. Dessen Ausführungen zufolge hatte Annika auch eine Stichverletzung an der linken Unterlippe erlitten, welche so massiv war, dass sie das Gewebe bis in die Mundhöhle durchdrang, wobei, wie der Sachverständige weiter ausführte, diese Verletzung zu erheblichen Blutungen geführt haben müsse.

Der Angeklagte, mit den Ausführungen des Sachverständigen Prof. Dr. R konfrontiert, hatte gerade auch für diese Verletzung keine plausible Erklärung, sondern behauptete wiederum lediglich, auch diese Verletzung müsse wohl durch einen Glassplitter herbeigeführt worden sein, was sich jedoch mit seiner sonstigen Einlassung, die später Getötete müsse sich beim Abstützen auf den Tisch verletzt haben, nicht in Einklang bringen lässt.

Die Schwurgerichtskammer ist ferner davon überzeugt, dass der Angeklagte die Leiche allein deshalb auf den Boden verbracht hat, um dort einen Suizid der von ihm Getöteten vorzutäuschen.

Der Angeklagte selbst gab vor, keinerlei Erklärung dafür zu haben, obwohl der Transport der Leiche über die steile Treppe mit einem erheblichen Kraft- und Zeitaufwand verbunden gewesen sein muss. Die Überzeugung der Kammer findet im Übrigen ihre Stütze auch darin, dass der Angeklagte anschließend das Gesicht der Toten reinigte und darüber hinaus eine Schlinge an einem Balken des Speichers anbrachte. Soweit er sich insoweit einließ, er habe sich nach der Tat selbst erhängen wollen, was letztlich allein daran gescheitert sei, dass die Schlinge nicht in einem genügenden Bodenabstand angebracht gewesen sei, stellt sich auch dieses Vorbringen als Schutzbehauptung dar, zumal der Angeklagte auf den Vorhalt, eine Selbsttötung durch Erhängen sei auch bei niedrigeren Abstandsverhältnissen zum Boden möglich, lediglich nachträglich zu entgegnen wusste, er habe dann schließlich auch den Mut verloren.

Für die Überzeugungsbildung der Kammer, dass der Angeklagte Annika primär aus Rache für deren aufrechterhaltene Trennung getötet hat, spricht nicht zuletzt auch, dass die Tochter B gemeinsam mit ihrem Verlobten kurze Zeit nach der Tötung nur wenige Meter von dem Tatort entfernt einen handgeschriebenen Zettel mit folgendem Inhalt »Ich hatte ja gesagt, das IHR es bereuen werttet.« finden konnte.

Für die Richtigkeit ihrer Angaben spricht zudem, dass der Angeklagte selbst eingeräumt hat, der Zettel nebst Inhalt stamme von ihm. Soweit der Angeklagte darüber hinaus behauptet hat, er habe dies bereits bei seinem Auszug im Jahr XXXX geschrieben, ist dies zur Überzeugung der Schwurgerichtskammer schon deshalb widerlegt, weil er selbst, trotz mehrfachen Befragens, weshalb er einen Zettel mit diesem Inhalt damals verfasst habe, lediglich zu äußern vermochte, das habe sich auf die allgemeine Unordnung im Haus bezogen, um dann, auf den weiteren Vorhalt, ein solcher Sinn erschließe sich für Dritte nicht ohne weiteres, selbst zu äußern: »Ich weiß nicht, was es bedeuten sollte«.

Zur Schuldfähigkeit des Angeklagten zum Tatzeitpunkt:
Alkoholisierung:
Soweit der Angeklagte hierzu behauptet hat, er habe zunächst während des Wartens auf seine Ehefrau eventuell einen halben Liter Bier getrunken gehabt, dann jedoch, als sie ihm definitiv erklärt habe, er könne nicht wieder

einziehen, eine Flasche Wodka mit 0,7 l Inhalt ergriffen und »sozusagen in einem Schluck« davon nahezu die Hälfte getrunken, ist seine Einlassung auch insoweit als Schutzbehauptung zu werten.

Der Angeklagte selbst hatte zunächst keine Erklärung dafür, weshalb er bei seiner ersten Vernehmung am XX.XX.XXXX angegeben hatte, eine halbe Flasche Wodka bereits während des Wartens getrunken zu haben. Im Übrigen hat jedoch der Rechtsmediziner Prof. Dr. R als Sachverständiger hierzu überzeugend ausgeführt, dass der Angeklagte, die Richtigkeit seiner Einlassung unterstellt, angesichts der mit der Trinkmenge verbundenen Alkoholaufnahme danach höchstwahrscheinlich innerhalb kürzester Zeit zumindest bewusstlos, wenn nicht sogar tot gewesen wäre.

Der Psychiater Dr. S, der für die Schwurgerichtskammer bereits mehrfach als Sachverständiger gerade auch zu Fragen der Alkoholisierung und einer möglicherweise damit verbundenen erheblich verminderten Steuerungsfähigkeit tätig gewesen ist, hat dies im Rahmen seiner Ausführungen bestätigt, in dem auch er äußerte, die Angaben des kaum alkoholgewohnten Angeklagten zu seinem Alkoholkonsum vor der Tat seien aus medizinischer Sicht überaus zweifelhaft, da eine solche Trinkmenge durchaus einen Zustand der Bewusstlosigkeit hätte herbeiführen können und sich im übrigen auch in keinem Fall mit Tat- und Nachtatverhalten in Einklang bringen lasse.

Die Schwurgerichtskammer ist deshalb der Überzeugung, dass der Angeklagte erst nach der Tat Alkohol in erheblichen Mengen konsumiert hat. Hierfür spricht nicht zuletzt auch, dass die Wodka-Flasche auf dem Speicher vorgefunden werden konnte und dort sich auch der Angeklagte erbrochen hat; wobei beide Sachverständige wiederum überzeugend auszuführen wussten, dass gerade das Erbrechen eine sofortige natürliche körperliche Reaktion auf die rasche Zufuhr einer großen Alkoholmenge sei.

Psychische Befindlichkeit:

Das Schwurgericht konnte bei dem Angeklagten weder eine krankhafte seelische Störung noch eine Persönlichkeitsstörung feststellen.

Es konnte sich hierzu zunächst auf die Ausführungen des Sachverständigen Dr. S stützen, der der Kammer seit Jahren als ein besonders gewissenhafter und uneingeschränkt sachkundiger Psychiater bekannt ist.

Die Tat selbst beruhe aus psychiatrischer Sicht auch nicht auf einem Affekt, da keine typischen Elemente, wie sie sonst bei Affekttätern vorliegen, hier feststellbar seien. Dies gelte insbesondere für sogenannte Schlüsselmomente, welche in der Darstellung des Angeklagten nicht vorzufinden seien. Es habe vielmehr an dem Tattag zunächst eine Auseinandersetzung stattgefunden, wie sie zwischen den beiden Ehepartnern zuvor schon oft vorgekommen sei.

Die Schwurgerichtskammer schließt sich dieser Einschätzung des Sachverständigen nach eigener sorgfältiger Prüfung und eigener Bewertung an. Seine Beurteilung, zum Zeitpunkt der Tat habe sich der Angeklagte nicht in einer affektiven Ausnahmesituation befunden, findet ihre Stütze auch darin, dass der Angeklagte nicht von der Auseinandersetzung selbst, sondern auch

Weiter direkte Rede, da das Urteil wortwörtlich zitiert wird

gerade von der Absicht seiner Frau, sich von ihm endgültig trennen zu wollen, keinesfalls überrascht worden ist.

V. Rechtliche Würdigung

Mord gemäß § 211 StGB

Die Tat ist ein Verbrechen des Mordes gemäß § 211 StGB.

Es liegt beim Angeklagten das Mordmerkmal der niedrigen Beweggründe vor.

Das Motiv des Angeklagten für die Tötung seiner Ehefrau stellt sich nach allgemeiner sittlicher Wertung auf tiefster Stufe stehend und deshalb als besonders verachtenswert dar.

Annika wurde allein deshalb vom Angeklagten getötet, weil sie sich von ihm getrennt hatte und die eheliche Beziehung nicht mehr aufnehmen wollte. Zwischen dem Tatmotiv und der davon motivierten Tat besteht deshalb ein besonders krasses Missverhältnis. Der von einer hemmungslosen Selbstsucht getragene Beweggrund des Angeklagten für die Tötung seiner Ehefrau zeugt darüber hinaus von einer besonders verwerflichen Gesinnung und steht nach allgemeiner sittlicher Wertung auf tiefster Stufe.

Die Schwurgerichtskammer hat dabei nicht verkannt, dass die Tötung eines Partners, der sich vom Täter abgewendet hat, nicht zwangsläufig durch niedrige Beweggründe getragen wird, sondern vielmehr eine Gesamtwürdigung aller äußeren und inneren für die Handlungsantriebe des Täters maßgeblichen Faktoren erforderlich ist.

Der Angeklagte hat seine Ehefrau über Jahre misshandelt und gerade auch in den letzten Monaten im Zusammenhang mit der von ihr beabsichtigten endgültigen Trennung vielfach massiv mit dem Tode bedroht. Die Tat selbst hat sich auch nicht plötzlich aus einer für den Angeklagten überraschenden Situation heraus entwickelt; ihr lag, nach der für ihn durchaus erwartbaren Äußerung seiner Ehefrau, er könne nicht wieder einziehen, zielgerichtetes, überlegtes Handeln zugrunde.

Besondere Schwere der Schuld

Die besondere Schwere der Schuld des Angeklagten mochte die Schwurgerichtskammer nicht feststellen.

Beim Angeklagten war deshalb nach § 211 Absatz 1 StGB auf lebenslange Freiheitsstrafe zu erkennen. Ein Sonderfall, in dem aufgrund außergewöhnlicher Umstände nach den Grundsätzen der Entscheidung (BGHSt. 30, 105) diese Strafe nach § 49 Absatz 1 StGB hätte gemildert werden können, liegt nicht vor.«

b) Unterlagen aus den Ermittlungsakten sowie den Gefangenenakten

Einträge aus den im Urteil erwähnten Ermittlungen wiedergeben

Trotz Redundanzen werden hier einige Einträge aus den im Urteil erwähnten Ermittlungen wiedergegeben, da diese anders als im Urteil das Beziehungsgefüge des Paares beschreiben. Das ist ein entscheidender Parameter bei der Prognosefindung dieses Gutachtens.

Auf *Blatt XXX findet sich im Ermittlungsverfahren* wegen Verdachts des Totschlags zum Nachteil von Annika die Mitteilung, dass es zu einem Streit des Ehepaars am XX.XX.XXXX gegen 2.30 Uhr gekommen sei.

»Gegen 02.00 Uhr kam es nach den Angaben der Annika zu tätlichen Übergriffen des Ehemannes. Nach Angaben der Frau und deren Tochter wurde Annika geschlagen und gewürgt. Außerdem soll M im Verlauf des Streits seiner Ehefrau gegenüber geäußert haben, dass er sie umbringen will. Im Verlauf des Streits gingen in der Wohnung auch einige Möbelstücke zu Bruch. Der Ehemann ging gegen seien Frau brutal vor. Als sie es nicht mehr aushielt, sah sie keine andere Möglichkeit, sprang aus dem Fenster im 1. Stock und begab sich ein paar Häuser weiter zum Anzeigeerstatter Y. Dort wurde sie zusammen mit Y und der Tochter angetroffen.

Annika stand zur Feststellzeit stark unter Alkoholeinwirkung. Sie äußerte, eine größere Menge Schnaps getrunken zu haben.

Es waren deutliche Würgemerkmale am Hals der Geschädigten erkennbar, außerdem waren im Bereich des Gesichts mehrere Blutspuren und Kratzer feststellbar. Nach Angaben der Geschädigten und deren Tochter kam es in der Vergangenheit schon öfter zu ähnlichen Übergriffen.

[…]

Die Anzeige wurde der Staatsanwaltschaft übergeben.«

Auf *Blatt XXX findet sich ein Schreiben zur Ermittlung vom XX.XX.XXXX*:

»Am XX.XX.XXXX gegen 02:05 Uhr teilte ein unbekannter Anzeigenerstatter mit, dass es in der Gaststätte »Bellevue« zu einer Schlägerei gekommen sei.

Vor Ort ergab sich dann, dass der Geschädigte M aus Eifersucht den Stammtisch samt den darauf befindlichen zum Teil noch gefüllten Gläsern umgeworfen hatte.

Aus den Äußerungen der anwesenden Gäste konnte entnommen werden, dass wohl ein Gast die Gastwirtin, Frau M, gestreichelt hatte. Hierauf sei dann ihr Ehemann M derart eifersüchtig geworden, dass er, wie bereits erwähnt, den Stammtisch umwarf.

Merstattete dann jedoch am XX.XX.XXXX gegen die Beteiligten Strafanzeige. Bei der Anzeigenerstattung wurde auch bekannt, dass M am XX.XX.XXXX von seiner Ehefrau geschlagen worden war.«

»Am XX.XX.XXXX gegen 01:30 Uhr teilte Annika telefonisch hier mit, dass ihr Mann wieder um die Gaststätte schleichen würde. Eine sofortige Überprüfung ergab, dass der Pkw von Herrn M oberhalb der Gaststätte »Bellevue« auf einem Feldweg abgestellt war. Herr M selbst konnte kurz darauf in der Nähe seines Pkw in einem Vorgarten festgestellt und kontrolliert werden. Ihm wurde erklärt, dass er aufgrund der vorangegangenen Körperverletzung und um weitere Straftaten seinerseits zu verhindern in Gewahrsam genommen werde.«

Auf den *Seiten XXX der Gefangenenpersonalakten* finden sich der Bericht der Gerichtshilfe sowie eine sozialpädagogische Stellungnahme. Darin wird zum Delinquenzbereich ausgeführt, dass M angab, in der ehemaligen DDR strafrechtlich nicht aufgefallen zu sein. Die Einstellung zur Beschuldigung wird wie folgt beschrieben:

4 Psychiatrische Gutachten im Strafrecht

Hier ist die Selbstbeschreibung des Probanden wichtig

»Hierbei führte M auf Hinterfragen an, dass er nie übermäßig eifersüchtig gewesen sei. Auch sei er nie übertrieben jähzornig gewesen. Ihm seien zwar dann und wann die Hände ausgerutscht. Dies seien aber Reaktionen bzw. Gegenreaktionen auf das Verhalten seiner Frau gewesen.

[…]

Heute könne er mit Bestimmtheit betonen, so M, dass er nie die Absicht gehabt habe, seine Frau zu töten. Dies sei nie in seinem Sinne gewesen. Er sei dorthin gefahren, um die Unterlagen zu holen und die finanzielle Geschichte zu regeln. Damals, so könne er sich noch erinnern, habe er mit dem Gedanken gespielt, falls sein Arbeitsverhältnis nicht verlängert würde, wieder nach Norddeutschland zurückzukehren, um das ganze Umfeld und speziell seine Frau zurückzulassen, um weiteren Streitereien und Auseinandersetzungen aus dem Wege zu gehen.«

Beschreibung des Sozialarbeiters zeigt weitere Facetten

Die sozialpädagogische Stellungnahme in diesem Bericht lautet wie folgt:
»M selbst gab sich während unserer beiden Interaktionen recht gesprächsbereit. Er bemühte sich darum, seine Lebensgeschichte und seine aktuelle Situation meines Erachtens realitätsbezogen und nachvollziehbar darzustellen. Hierbei konnte er sich phasenweise sehr kontrolliert verhalten. Er zeigte aber dann auch emotionale Reaktionen. Er brach auch in Tränen aus. Ich gehe davon aus, dass er sich speziell in der Zeit im Vollzug mit seinem ganzen Leben und mit seiner Situation wohl ernsthaft auseinandergesetzt hat, dass ihm bewusst wird, dass er an einem gewissen Punkt seines Lebens steht. M wirkte hierbei sehr verunsichert und sehr niedergeschlagen. Er drückte dies auch deutlich aus. Er konnte wenige Zukunftsperspektiven aufzeigen.

[…]

Erste Aussagen Dritter zum Beziehungsleben des zu Begutachtenden

Sowohl M als auch seine Frau waren noch recht jung, dies speziell seine Frau, als sie sich begegneten. Relativ bald kam dann die Tochter. Annika schien teilweise damit überfordert. Dies berichtet auf jeden Fall M subjektiv. Es kehrte bei ihr eine gewisse Unzufriedenheit ein. Es trieb sie doch mehr in Richtung Diskotheken und außerfamiliärer Aktivitäten. Wie er und Annika damit zu Rande kamen, konnte ich nur von ihm subjektiv erfahren. So muss dies so im Raume stehen bleiben. XXXX trat dann eine entscheidende Wende ein für ihn. Seine Frau setzte sich von der Familie ab. Dennoch verzieh er ihr. Er reiste ihr zusammen mit einigen seiner Geschwister und mit den Kindern nach. Er suchte noch einmal den Start in ein normales und glückliches und zufriedenes Familienleben. Dies gelang ihm auch anfänglich. Sehr bald tauchten aber dann Probleme und Schwierigkeiten auf.

Diese Schwierigkeiten fokussiert M allein auf die Person seiner Frau und verstärkt auf deren Umgang mit Alkohol. Dazu kamen dann intensive Beziehungen zu anderen Männern, was seiner Darstellung nach die Familie zerstörte. Immer wieder wiederholt M seine Einstellung zu Alkohol. Seine Frau war seiner Meinung nach der typische Mensch, welcher in alkoholisiertem Zustand seinen wahren Charakter zeigte, welcher überreagierte, welcher sich nicht mehr kontrollieren konnte, welcher alles aufs Spiel setzte, was ihm früher vielleicht einmal lieb und teuer war.

Dazu sah M auch noch, dass die beiden Kinder sich immer stärker auf die Seite der Mutter stellten. Er sah eine gewisse verschworene Gemeinschaft gegen seine Person. Dennoch suchte er immer wieder den Kontakt zu den Kindern, speziell auch zu seiner Frau, obwohl ihm eigentlich hätte bewusst werden müssen, dass er sich damit immer weitere Frustrationen schafft, dass er sich selbst sein Nervenkostüm immer weiter destabilisierte, dass er sich zuletzt auch wohl nicht mehr kontrollieren konnte.

Meines Erachtens scheint er sich mit der ganzen Sache schon ernsthaft auseinanderzusetzen, wobei allerdings auffällig wird, dass er doch immer stärker die Frau als seine ehemalige Frau in den Vordergrund schiebt, seine Person, seine Persönlichkeitsstruktur und seine Charaktermerkmale hinterfragt er doch nicht so direkt, wie er sich auf die einzelnen Personen in seinem Umfeld teilweise und manchmal auch verstärkt doch eher negativ konzentriert.«

Auf *Blatt XXX der Gefangenenpersonalakten findet sich die psychologische Stellungnahme vom XX.XX.XXXX von Psychologierat Y.Z.* zum Antrag des Gefangenen auf Übernahme der Kosten für eine Psychotherapie beim Fonds Psychotherapie und Bewährung aus der JVA.

»Herr M verbüßt derzeit eine lebenslange Freiheitsstrafe wegen Mordes. Er hat keine Vorstrafen. Ein ausgesprochen dissoziales Denken und Handeln ist nicht festzustellen.

> Auch das dokumentierte Verhalten in geschlossenen Institutionen (wie JVA oder Maßregelvollzug) ist ein wichtiger Beurteilungsparameter (vgl. z. B. für die Frage nach dissozialen Verhaltensweisen).

Dokumentiertes Verhalten in geschlossenen Institutionen

Herr M hat offensichtlich Schwierigkeiten mit engen Beziehungen angemessen umzugehen. Die Beziehung zu seiner Ehefrau gestaltete er von Anfang an problematisch, indem er sich gewalttätig verhielt. Hintergrund dieses Verhaltens war eine tiefsitzende Furcht vor Trennung, weshalb er eifersüchtig an der Beziehung festhielt. Dies ging so weit, dass er seine Frau immer wieder schlug.

Insbesondere in engen Beziehungen ist es Herrn M unmöglich, adäquat mit negativen Gefühlen umzugehen. Um sich selbst zu schützen, wehrt er die drohenden negativen Gefühle nach außen aggressiv ab.

Ohne psychotherapeutische Aufarbeitung seiner Persönlichkeitsproblematik besteht die Gefahr, dass Herr M eine enge persönliche Beziehung in ähnlicher Weise gestaltet, so dass von einer erheblichen Rückfallgefahr auszugehen ist. Eine Suchtmittelproblematik liegt offensichtlich nicht vor. Herr M ist therapiemotiviert und zeigt Veränderungsbereitschaft.

Für die Gruppentherapie scheint er geeignet zu sein. Aus psychologisch-psychotherapeutischer Sicht wird die Übernahme der Kosten durch den Fonds empfohlen.«

Auf *Blatt XXX der Gefangenenpersonalakten befindet sich das Zertifikat der psychotherapeutischen Ambulanz* über den Abschluss der Deliktgruppe im Rahmen des Behandlungsprogramms für schwere Gewaltstraftäter in der JVA. Die inhaltlichen Schwerpunkte seien auf der Lebensgeschichte gelegen,

Zertifikat der psychotherapeutischen Ambulanz

Diese Aktennotiz gibt Auskunft über durchgeführte Therapien und ist deshalb sehr wichtig

wobei der unspezifische Teil Selbst- und Fremdwahrnehmung, Kommunikation, Einstellungen/Überzeugungen, Gefühle und Stressmanagement beinhaltet habe. Im spezifischen Teil seien das Deliktszenario und die Rückfallprävention behandelt worden. Der Umfang der Gruppentherapie habe 36 Sitzungen à 90 Minuten beinhaltet. Beigelegt findet sich die Auswertung des Gruppentrainings sozialer Kompetenzen, infolgedessen die Rückmeldung lautete:

Verhalten in der Therapie ist wichtig

»Herr M hat trotz anfänglich geäußerter Skepsis sehr aktiv im Kurs mitgearbeitet. Im Umgang mit anderen Teilnehmern zeigte er sich hilfsbereit und motivierend und in den Rollenspielen sehr kreativ. Dabei trat er leicht überschwänglich und bisweilen etwas distanzlos auf, konnte entsprechende Lerninhalte im Rollenspiel jedoch gut umsetzen. Er diskutierte gerne mit guten Beiträgen über die Inhalte des Trainings, war dabei stets umgänglich und ließ sich von Argumenten überzeugen. Gewisse Defizite scheinen noch in der Wahrnehmung innerer Prozesse vorzuliegen. Insgesamt hat Herr M die Lerninhalte gut aufgenommen und somit vom Training profitiert.«

Therapiebericht

Im darauffolgenden *Therapiebericht der Psychotherapie für behandlungsbedürftige Gewaltstraftäter in der JVA* blieb der Behandlungsverlauf folgendermaßen festzuhalten: »Problematiken (psychisch; somatisch; sozial)«

Behandlungsverlauf darlegen

Trotz Wiederholung wichtig, da der zusammenfassende Behandlungsverlauf dargelegt wird.

»Seine erste feste Beziehung hatte Herr M mit 15 Jahren. Sie dauerte zwei Jahre. Seine sieben Jahre ältere Partnerin war geschieden und hatte bereits zwei kleine Kinder. Herr M zog bei ihr ein, man plante gemeinsam. Die Beziehung band Herrn M emotional stark und bedeutete ihm sehr viel. Seine Freundin wurde schwanger, verlor das Kind einige Zeit später aber nach einer streitbaren Auseinandersetzung mit Herrn M. Hierbei spielte bereits seine spätere Ehefrau Annika eine Rolle, welche damals 14 Jahre alt und flüchtig mit ihm bekannt war. Sie mischte sich in die Beziehung ein und behauptete, ebenfalls ein Kind von ihm zu erwarten, nachdem Herr M sie einmal nach einer Tanzveranstaltung nach Hause begleitet hatte.

Beziehungserfahrungen des Probanden

Hier werden erstmals die Beziehungserfahrungen des Probanden erwähnt. Diese sind für die Prognoseentscheidung dieses Gutachtens äußerst wichtig.

Die – im Übrigen aus der Luft gegriffene – Information schockierte Herrn Ms damalige Partnerin so sehr, dass sie sich sofort von ihm abwandte. Es kam zum für beide Partner tragischen Ende der Beziehung, ohne dass die wahren Hintergründe der erfundenen Schwangerschaft gemeinsam geklärt werden konnten. Herr M versuchte in der Folge verzweifelt, wieder Kontakt zu seiner ehemaligen Partnerin zu bekommen, was jedoch misslang. Die Begebenheit verfolgte ihn lange Zeit quälend und ist bis heute für ihn präsent.

Das Geschehen strahlte in die sich nun aufbauende Beziehung zur späteren Ehefrau und lebte gewissermaßen als stummer Vorwurf weiter. Trotz des Vorgefallenen hielt Herr M Kontakt zu Annika, welche die von ihm verursachte Schwangerschaft vorgegeben hatte. Die zu Beginn limitierte Verbindung intensivierte sich zunehmend. Als Annika dann tatsächlich schwanger wurde, distanzierte sich Herr M mehr und mehr. Er wollte mit ihr kein gemeinsames Kind. Die Fehlgeburt seiner ehemaligen Freundin und die ungewollte Trennung rückten ihm in diesem Zusammenhang wieder ins Bewusstsein. Herr M hielt sich bald komplett fern von seiner Freundin (und späteren Frau). Er traf sie erst in hochschwangerem Zustand zufällig wieder. Die Begegnung verursachte bei ihm schwere Gewissensnöte und er stellte sich ab sofort seiner Verantwortung als Vater des Kindes. Die Tochter von Herrn M kam 1977 zur Welt. Das Paar bezog eine gemeinsame Wohnung. Der Sohn wurde 1982 geboren. Zu diesem Zeitpunkt hatte sich Herr M konsequent auf die Partnerschaft eingelassen und fühlte sich auch emotional stärker zu seiner Frau hingezogen.

[...]

Herr M zeigte sich vorerst verhalten, vorsichtig und abwartend, ließ sich aber nach und nach bereitwillig auf die therapeutische Arbeit ein. In erstaunlich kurzer Zeit konnte mit Herrn M eine vertrauensvolle therapeutische Beziehung aufgebaut werden. Er nahm eine zunehmend engagierte Rolle ein und zeichnete sich durch bemühte Mitarbeit und das Einbringen eigener Anliegen aus. Die Zusammenarbeit verlief sehr zufriedenstellend und kooperativ.
Motivation zur Behandlung

[...]

Herr M hat im Rahmen des Behandlungsprogramms für schwere Gewaltstraftäter intensiv an seiner persönlichen Problematik gearbeitet. Im Verlauf steigerten sich Vertrauen und Selbstöffnung zunehmend, so dass auch zunächst verleugnete, unangenehm erlebte, eigene Verhaltensanteile in der gemeinsamen Arbeit thematisiert und analysiert werden konnten. Dabei präsentierte Herr M deutliche innere Beteiligung und emotionale Schwingungsfähigkeit. Schwierigkeiten bereiteten die stellenweise eingeschränkte Reflexionsfähigkeit und die hohe Abwehr unangenehmer Selbstbildanteile. Insbesondere Diskrepanzen zwischen Selbst- und Fremdwahrnehmung der Person fielen hier wiederholt auf.

Veränderungen des Probanden während der Behandlung (psychisch; somatisch; sozial)

Problembereiche des Probanden

Wesentliche Bestimmungsstücke der persönlichen Entwicklung sowie der daraus entstandenen individuellen Vulnerabilität konnten gemeinsam herausgearbeitet werden. Herr M gewann vertiefte Einsicht in die problematische partnerschaftliche Beziehungsgestaltung, Defizite im Konfliktmanagement und die eigene sukzessive Gewaltexpression. Insbesondere die Integration aggressiver Persönlichkeitsanteile in das Selbstbild und das Infragestellen eigener Verhaltensstrategien im Umgang miteinander setzten ihm dabei sehr zu und riefen Widerstand hervor. Herr M sah sich dann eher als lediglich auf Impulse seiner Ehefrau reagierend und weniger in einer selbst durchaus mitgestaltenden Rolle.

Fehlende eigene Verantwortungsübernahme seiner Handlungen

> Bei Herrn M entstand ansatzweise Bewusstsein über das mögliche Fühlen des Opfers, weitreichende Sichtveränderungen in Richtung einer empathischeren Haltung wurden jedoch zum aktuellen Zeitpunkt häufig durch die Fixierung auf das problematisch empfundene Verhalten der ehemaligen Partnerin behindert.«

Fehlende Perspektivübernahme als problematischer Faktor für Prognose

Im Abschlussbericht wurde keine Diagnose nach ICD-10 gestellt.

B   Eigene Befunde

Biografische Anamnese

Biografisch berichtete Herr M, am 05.05.1955 in Musterstadt als viertes von insgesamt vier Kindern geboren worden zu sein. Soweit er wisse, sei er eine Normalgeburt gewesen. Zu seinen Geschwistern bestehe nach wie vor ein guter Kontakt, wobei er mit ihnen nicht über seine Tat sprechen könne. »Wir Kinder haben keine Umarmung bekommen. Ich weiß ja nicht, wie die Mutter die Liebe auf vier Kinder verteilt hat, aber ich habe mich bei ihr eher unwohl gefühlt.«

Emotionale Vernachlässigung

[…]

In seinem 14. Lebensjahr habe es eine besondere Situation gegeben. Er habe in einem Zimmer der Nachbarin mit seinem Bruder aus Spaß die Schiebetür auf-und zugezogen. Plötzlich habe ihm der Vater einen starken Faustschlag ins Gesicht gegeben. Er habe eine stark blutende Platzwunde an der Unterlippe gehabt. Der Vater sei kurz wegen des Blutes erschrocken gewesen und dann zur Arbeit gegangen.

Körperlicher Missbrauch, keine Vorbildfunktion des Vaters

[…]

Herr M sei direkt von zu Hause zu seiner Freundin Mary gezogen und nach der Trennung wieder zurück. Während dieser Zeit seien die Eltern in eine größere Wohnung gezogen, sodass er ein eigenes Zimmer bekommen habe. Dort habe er selbst »Möbel und eine Schlafcouch reingestellt«. 1974 sei er mit Annika in eine gemeinsame Wohnung gezogen. Er habe nie wirklich allein gelebt.

[…]

Schilderung der Flucht/ des Umzugs aus DDR

Zwei Tage vor der Grenzöffnung 1989 sei »die Frau allein rüberspaziert«. Sie habe sich »mit einer Arbeitskollegin auf den Weg gemacht«. Diese sei aus seiner Sicht »der treibende Keil« gewesen. An diesem Tag habe er seine Tochter von der Schule abgeholt. Seine Annika sei immer später nach Hause gekommen. Er habe gewartet und gegen 22.00 Uhr sei ein Telegramm gekommen, in dem seine Frau mitgeteilt habe, dass sie auf dem Weg »in den Westen« sei. Es habe schon im August desselben Jahres eine Fluchtwelle gegeben. Für ihn sei das nicht infrage gekommen, sich selbst und seine Kinder diesem Stress auszusetzen. Er sei mit dem Telegramm sofort zum Ehemann der Arbeitskollegin gegangen, welcher nebenan gewohnt habe. Dieser habe keine Nachricht erhalten. Drei Tage später habe seine Frau bei einer Nachbarin in der gleichen Straße angerufen, da nur diese ein Telefon gehabt habe. In diesem Telefonat habe sie mitgeteilt, dass sie bei der

Tierarztfamilie Dr. Z aufgenommen worden sei und er mit den Kindern sofort nachkommen solle. »Ich war wie vorn Kopf geschlagen. Ich wollte das gar nicht.« Dennoch habe er zwei Wochen später die Wohnung leergeräumt, die Sachen und den Farbfernseher verkauft. In seinem Betrieb habe er mündlich gekündigt und gesagt: »Ich schaffe hier nix mehr.« Sein Sohn sei bis zum letzten Tag in die Schule gegangen. Die Tochter habe er nicht mehr zur Schule geschickt und der Direktorin einen Brief geschrieben. Am Tag der Abreise hätten sich seine Schwester und sein Bruder getroffen. Gemeinsam mit den Kindern, drei Koffern und zwei Kanistern Benzin seien sie in einem Wartburg zur Kleintierpraxis Dr. Z gefahren. Sie hätten gar nicht gewusst, ob »das Auto den dortigen Sprit verträgt«. Das Dorf sei außerhalb und schwer zu finden gewesen. Sie hätten sich so »durchgefragt«, bis jemand in einer Kneipe bereit gewesen sei, ihnen zu helfen. Dieser sei vorweg gefahren. Plötzlich hätte sich hinter einem Wald ein Bauernhof mit einem »Riesenhaus, wo Geld ist« gezeigt. Ein Mann sei aus einer Garage mit einer Ziege und einem Kind gekommen. Dieser habe seine Frau Annika gekannt und gesagt, dass sie bei den Nachbarn sei. Dort angekommen, sei er noch »böse« gewesen. Seine Frau habe ihn spontan umarmt und er habe sie »abgewehrt«. »Wir wussten gar nicht, ob die Grenze sich öffnet. Da wurden doch die Kinder ohne Mutter einfach weggenommen. Ich hatte doch Angst.«

Zunächst hätten alle in einem Zimmer des Hauses geschlafen und seine Frau sei die Haushälterin dort gewesen. Dann sei die Familie in die Einliegerwohnung gezogen, aus der ein Arbeiter »raus musste«. Nach kurzer Zeit hätten sie eine 117 qm große Wohnung bezogen.

Auch der neue Umzug in die Wirtschaft d. h. in die obere Etage sei ohne sein Wissen beschlossen worden. Er habe das wieder mitgemacht, weil »ich blöd bin. Das ging nur drei Monate gut. Zuerst 15 000 Euro Umsatz. Dann ging das bergab.«

Seine Annika habe XXXX zunächst als Haushälterin bei Dr. Z gearbeitet. Danach sei sie an der Kasse im Supermarkt gewesen. Später habe sie außerhalb gearbeitet, wobei er nicht wisse, ob das auch ein Supermarkt gewesen sei. »Irgendwann hatte sie die Schnauze voll vom Verkaufen« und habe in einer Wirtschaft in der Küche angefangen. Das sei »keine Spelunke« gewesen und viele »Promis« habe man dort treffen können. »Dann Flausen, was Eigenes.« Sie habe »von heute auf morgen« die Wohnung ohne sein Wissen ca. im Jahr XXXX gekündigt. Er habe noch gefragt, was er mit einer Gaststätte solle. Die Gaststätte hätten sie so ab XXXX gehabt und von da an »sei alles den Bach runter gegangen«.

Damalige Arbeitssituation des Familie

Seine Tochter sei mittlerweile 38 Jahre alt und lebe in XXX. Er besuche sie jedes Wochenende. *(Anmerkung zu besseren Verständlichkeit: Der Proband war bei der Begutachtung bereits im offenen Vollzug.)* Anfänglich habe sie ihn in Haft besucht und ihm geschrieben. Dann habe sie den Kontakt abgebrochen. Nach fünf Jahren habe er zu ihr Kontakt aufgenommen und gefragt, ob ihr Besuch »eine Eintagsfliege« gewesen sei und ob »die Sendepause« noch lang dauere. Danach habe sie sich gemeldet und berichtet, dass »sie sich alles durch den Kopf gehen hat lassen«. Sie habe ihm gesagt, dass sie an seiner Stelle alles genauso gemacht hätte. »Naja, ich habe ihr von heute auf morgen die Mutter genommen. Ich verstehe sie.« Seit XXXX habe sie ihn ein paar Mal besucht. Mittlerweile sei der Kontakt sehr eng. Die Tochter sei »eine ganz dolle Mutter. Die drückt die Kinder, umarmt sie und macht Hausaufgaben. Das hat Annika nie gemacht.«

[…]

Sein Sohn sei 33 Jahre alt, ungelernt und lebe in einem »komischen Ort« im Thüringer Wald. Mit ihm telefoniere er einmal pro Woche. Er habe zwei Kinder. Beide Kinder seien von verschiedenen Müttern. Der Sohn bekomme Hartz IV. Vor kurzem habe er Arbeit gehabt und sich in der Probezeit krankgemeldet. Er verstehe das nicht. Das sei in seiner Jugend anders gewesen. »Wir wollten sie schon so oft nach X holen. Damit wir ihm unter die Arme greifen können. Wir hatten schon eine Wohnung. Dann war er wieder mit diesem Weib zusammen, mit dem er ein Kind hat. Also bei uns gab es so etwas nicht.« Er gebe seinem Sohn oft etwas von seinem gesparten Geld.

[…]

Sexualanamnese

> **Achtung!** Eine Sexualanamnese ist bei einem Beziehungsdelikt unerlässlich!

Herr M habe nie gesehen, dass seine Eltern Zärtlichkeiten ausgetauscht hätten. Er habe darüber hinaus seine Eltern nie nackt gesehen oder diese beim Sex überrascht. Das Baden der Familienmitglieder sei geschlechtlich getrennt erfolgt. Herr M sei von den Eltern nicht aufgeklärt worden.

Deutliche Diskrepanz zu Informationen aus dem Urteil und den Gefangenenpersonalakten

Seine Identität sei klar männlich und seine sexuelle Orientierung ausschließlich heterosexuell. Sexuelle Funktionsstörungen kenne er nicht. Paraphilien wurden von ihm verneint. Herr M datierte seinen ersten Samenerguss aus dem Schlaf heraus, den ersten Orgasmus und die erste Masturbation auf sein 12. Lebensjahr. Er erinnere sich noch an die Jugendweihebilder, auf denen die Mädchen wesentlich reifer als die Jungen gewesen seien. »Die Jungs waren halbe Kinder.« Im 14. Lebensjahr habe er an Silvester mit einer gleichaltrigen Schulkameradin den ersten Geschlechtsverkehr gehabt. Später seien drei bis sieben »one night stands« hinzugekommen. Darüber hinaus berichtete Herr M über 8 bis 10 Sexualpartnerinnen, mit denen er zwei bis drei Wochen oder auch mal zwei Monate in Beziehung gewesen sei bis er Mary kennengelernt habe. Mit ihr sei er ca. 17 Monate zusammen gewesen. Die Beziehungen habe immer er beendet, da er meistens schon eine neue Partnerin gehabt habe. Manchmal habe er zwei oder drei Frauen zeitgleich gehabt, wobei er nicht mit jeder Sex gehabt habe. Annika habe er mit 16 Jahren kennengelernt und mit 17 Jahren den ersten Sex gehabt. Annika habe zuvor Sex mit einem Schulkameraden gehabt, aber Annika sei unerfahren gewesen. Mit Mary habe er den besten Sex gehabt und sie habe ihm alles beigebracht, weil sie deutlich älter und viel erfahrener gewesen sei.

Zur Masturbationsfrequenz gab er an, dass er in Partnerschaft nicht onanieren würde. In der JVA habe er eine Einzelzelle gehabt und dort zweimal wöchentlich masturbiert. Seit XXXX wohne er in einem Vier-Mann-Zimmer und onaniere deshalb deutlich weniger. Er habe keine speziellen Sexualphantasien und auch keine Lieblingsstellung. Er möge eigentlich alles, »Spielzeug, Leder, Urin, Kinder« usw. lehne er ab. Er möge schöne Frauen. »Wenn ich mir nur eine Stellung ausdenke, funktioniert das doch nicht.« Er würde gern beim Sex von zwei Frauen zuschauen. »Vielleicht würden sie sagen, ich darf mitmachen.«

Herr M sei einmalig in einem Bordell gewesen, wobei es zu keinem Geschlechtsverkehr gekommen sei. »Mir war das unangenehm. Du wirst schon auf der Treppe in Empfang genommen. Allein der Gedanke, dass da gerade vor 10 Minuten einer runter ist…«

Pornos habe er ausschließlich mit seiner Annika geschaut. Die Filme habe Annika geholt. Beide seien zusammen in die Videothek gegangen und Annika habe ausgesucht. Da es Pornos »im Osten« nicht gegeben habe, habe er den ersten Porno mit deutlich über 30 Jahren geschaut. Beide hätten die Szenen in den Pornos »nachgestellt«.

Er sei trotz vieler Gelegenheiten nie fremdgegangen; auch nicht in der Beziehung mit Annika. »Ich bin nicht so einer. Wenn ich mit jemandem zusammen bin, bin ich mit jemanden zusammen.«

Herr M habe mit Annika von 1977 bis XXXX zusammengelebt. Von XXXX bis XXXX hätten sie fünfmal pro Woche Sex gehabt und beide hätten die Initiative wechselseitig ergriffen. Bis zum Jahr XXXX sei es noch dreimal pro Woche gewesen. Zwischendurch habe es »auch mal einen Quickie« gegeben. Bis zu Annikas Tod hätten sie noch einmal pro Woche miteinander geschlafen. Nach XXXX sei es nicht mehr »so intensiv« gewesen und sie habe während des Geschlechtsverkehrs oft »Komm mach hin…« gesagt. Er habe bis zum Samenerguss so 20 bis 30 Minuten benötigt. »Ich kann mich nicht einfach drauflegen. Ich möchte vorher schmusen.« Bereits nach einem halben Jahr nach der Hochzeit habe Annika nicht mehr geküsst werden wollen. »Lass das Geschmiere… Ich kann das nicht mehr leiden!« habe sie ihm entgegnet. »Aber das gehört doch dazu!« Danach habe es nur noch Wangenküsse gegeben. »Sex wollte sie.« *Massives Kränkungserleben*

Sex mit Männern in Haft komme für ihn nicht in Frage.

Beziehungsanamnese

> Diese ist bei einem Beziehungsdelikt unerlässlich und muss alle Beziehungen einschließen. *Achtung!*

Seine Frau Annika habe er bereits im Alter von 16 Jahren beim Tanzen kennengelernt. Diese sei ein oder zwei Jahre jünger gewesen. Zu diesem Zeitpunkt sei er noch mit Mary zusammen gewesen, aber alleine zum Tanzen gegangen. Diese habe er ein halbes Jahr zuvor kennengelernt. Mary sei schon *Immer wieder zeigen sich Widersprüche zu den Informationen aus der Aktenlage* viel älter, frisch geschieden und Mutter von zwei kleinen Kindern gewesen. Ihr Mann sei bereits am Tag der Hochzeit fremdgegangen und habe gesagt »Der Alkohol ist schuld gewesen«. Das habe ihm Mary nicht geglaubt und sich ein halbes Jahr später scheiden lassen. Während eines Besuchs ihrer Eltern in XX sei er allein tanzen gegangen. Kurze Zeit später habe Mary ihm beim Tanz mitgeteilt, dass sie schwanger sei. Annika habe daneben gestanden und auch gesagt, sie sei schwanger, was aber gar nicht gestimmt habe. »Da hat´s für mich zwei Schellen gegeben.« Das Kind von Annika habe gar nicht von ihm sein können, da er mit ihr nur getanzt habe. »Ich denke mal, sie wollte einen Keil zwischen Mary und mir reinschieben. Denn Annika hat das nur so gesagt. Für mich kam ein Kind viel zu früh. Mary hat das Kind dann verloren.« Nach dem Eklat sei Mary mit einer Freundin nach Hause gegangen. »Ich stand völlig alleine da. Ich bin zu Mary nach Hause gegangen. Die haben mich nicht reingelassen und mich fertiggemacht. Da stand ich die ganze Zeit im Treppenhaus.« Die Freundin sei ab und zu nach draußen gekommen und habe gesagt, dass er gehen solle. So sei das zwei bis drei Tage gewesen, bis er zu dieser Freundin gegangen sei. Diese habe ihm gesagt, dass die Eltern Mary mit nach Hause genommen hätten. »Da muss sie das Kind verloren haben.« Kurze Zeit später sei Mary wieder zu Hause gewesen. Herr M habe mehr als sechs Wochen fast jeden Tag und jede Nacht vor der Tür gestanden. Mary habe ihn nicht reingelassen. Er sei vor und nach der Arbeit zu ihr gefahren. »So etwas kann ich nie wieder kriegen.« Dann sei plötzlich das Namensschild nicht mehr da gewesen, was sehr schlimm für ihn gewesen sei. »Mary ist weggelaufen, keine Erklärung, nichts.« Ein paar Mal sei sogar Annika mitgekommen, um sich zu entschuldigen und es wieder »gut zu machen«. »Annika hing an mir wie eine Klette. Zu diesem Zeitpunkt habe ich sie nicht geliebt. Vielleicht sechs Jahre später.« Grundsätzlich sei das für ihn eine »schwierige Frage«, ob er in Annika je verliebt gewesen sei. »Sie hat mich ständig von der Arbeit abgeholt. Das war wie Kontrolle. Wenn sie früher Schluss hatte, sollte ich sie abholen. Ich habe mich so kontrolliert gefühlt. Ich denke mal, ich war nicht verliebt.«

| Stalkingtendenzen | Der Proband hat nie allein gelebt und zeigt Stalkingtendenzen (vgl. auch Informationen aus den Ermittlungskaten)! |

| Cave: Magisches Denken! | Irgendwann sei Annika schwanger gewesen. Herr M habe aber kein Kind gewollt und so hätte er Annika vom 3. Schwangerschaftsmonat bis zum 8. Schwangerschaftsmonat nicht gesehen. Zwischendurch habe er »schon zwei bis drei Mädels gehabt, aber ohne Sex«. Eines Tages sei er mit einem Kumpel Straßenbahn gefahren und plötzlich habe er Annika »mit dem Bauch gesehen«. Er habe nur gedacht: »Mensch, das ist mein Kind. Das war fast ein magischer Moment in der Straßenbahn.« Er sei ihr sofort nachgefahren und habe von der Telefonzelle vor ihrer Tür angerufen. Annika sei »runtergekommen« und er habe gesagt: »Ich bin für das Kind da.« Sie habe geantwortet: »Ich will doch Dich.« Beide hätten beschlossen, es zu probieren und als die Tochter ein halbes Jahr alt gewesen sei, hätten sie sofort eine |

Wohnung bekommen. Er habe sich erst viel später verliebt. »Annika hat mir meine eigentliche Liebe genommen, die Mary. Die hat mir auch das Kind genommen.« Während er bei der Armee gewesen sei, habe sie, ohne ihn zu fragen, die Hochzeit vorbereitet. Er habe ihr geschrieben: »Warum nicht.« Sie habe geschrieben, dass sie einen Termin schicke. Er habe nicht einmal etwas anzuziehen gehabt. »Ich habe gedacht, na wenn die mich liebt.« Sein Schwiegervater habe ihm eine Jacke geborgt. Er könne sagen, dass er »eine Zuneigung für Annika« gehabt habe, aber »zur Liebe für Mary habe immer ein ganzes Stück gefehlt«.

Bei der Hochzeit sei die Tochter drei Jahre alt gewesen. Sein Sohn sei 1982 geboren worden. XXXX sei er mit seiner Familie »in den Osten gefahren«. In einem Kaufhaus habe er mit der Tochter an der Hand und dem Sohn auf den Schultern Mary gesehen. Das habe ihm »ein bisschen wehgetan«.

Die Beziehung zu Annika sei immer schwierig gewesen. »Die ist ja ständig fremdgegangen. Ich wollte mich ja schon zweimal scheiden lassen. Jedes Mal habe ich mich wieder breitschlagen lassen, mit schönen Worten. Wenn man die Frau liebt, sieht man über vieles hinweg. Sie hatte auf jeden Fall jemanden. Ich denke, über einen langen Zeitraum. Manchmal stand ich im Bus. Ich dachte, die gucken mich alle an. Warum gucken die mich so blöde an? Mit wem bescheißt sie mich wieder? Dann war die Gaststätte da. Sie hat gebechert.« Am Geburtstag »von meiner Tochter« habe seine Frau »eine Fahne gehabt. Ich habe mich so geschämt. Sie war dann ja so anhänglich zu jedem.«

Angaben des Probanden zu seiner Ehe

Als Annika 17 Jahre alt gewesen sei, habe sie manchmal Wein getrunken. In der ersten gemeinsamen Wohnung hätten sie alle vierzehn Tage gemeinsam mit dem Cousin und dessen Frau Musik aufgenommen und Karten gespielt. Währenddessen hätten die beiden Frauen eine ganze Flasche Likör ausgetrunken. Das verstehe er überhaupt nicht, weil er noch nie viel getrunken habe. Herr M denke, dass seine Frau von sieben Tagen an fünf Tagen betrunken gewesen sei. Zuletzt habe sie die Gaststätte gar nicht mehr aufgemacht, weil sie zu betrunken gewesen sei. Er sei gar nicht oft dort gewesen. »Ich setze mich nicht in die Wirtschaft und schäme mich für die Frau.« Außerdem habe er dort keine »Kumpels« gehabt. Annika habe nicht mehr laufen können und sei überall eingeschlafen. Manchmal sei ein Arbeitskollege zu Besuch gewesen und er habe sich sagen lassen müssen: »Deine Frau ist ja immer besoffen.« Vor Gericht habe man ihm gesagt, dass seine Frau wegen ihm getrunken habe. Das habe er nicht glauben können, als er das gehört habe.

Trinkgewohnheiten der Ehefrau gemäß Proband

Annikas Leben sei eigentlich »auch eine traurige Geschichte« gewesen. Sie habe als Kind nichts zu essen gehabt und habe Stehlen müssen. Die guten Eigenschaften von Annika seien Kochen und Sex gewesen. »Dann hört´s auf.« Dafür habe sie viele schlechte Eigenschaften gehabt. Annika habe nicht saubermachen können. Hinzu komme die »Trinkerei, lügen und betrügen. Letztendlich kenne ich die Frau nicht. Ich tät sagen, so wie immer, wenn sie getrunken hat, war sie fröhlicher. Eigentlich war sie so wie ich. Sie hat sich alles gefallen lassen. Ich frag mich, was sie an mir gemocht hat. Meine Kohle. Darüber haben wir uns nie unterhalten. Es hat an allen Ecken und Kanten gefehlt.« Die Kindererziehung habe er übernommen. Herr M sei aus Gewohnheit bei seiner Frau geblieben. »Als ich sie liebte, liebte sie mich nicht. Ich wurde nicht ernstgenommen. Wie hält man das aus: gar nicht. Irgendwann ist man abgestumpft. Man will es nicht wahrhaben.« Seine Frau sei schon früh fremdgegangen. Manchmal habe er sie gefragt: »Warum machst Du das?« Ihre Antwort sei gewesen: »Ich weiß es nicht.« Das habe ihn noch wütender gemacht.

> Wörtliche Rede kann die Beziehungsproblematik oft sehr gut illustrieren

Eines Tages seien beide in der Kneipe gewesen. Sie habe gesagt, dass sie auf Toilette gehe und sei nach 10 Minuten noch nicht wieder da gewesen. Da sei es ihm »zu bunt geworden« und er habe nachgeschaut. Da habe sie sich bereits »verdünnisiert zu einem anderen«. Herr M wisse nicht, wie er das alles ausgehalten habe. »Dann ist das der Zeitpunkt, wo man die Frau liebt, wissen Sie? Dann kriegste blöde Antworten. Dann Klatsch. Meistens mit der Rückhand.« Das sei so bis zu fünfmal in sechs Monaten passiert. Herr M wisse von einer Fremdbeziehung. Dieser Mann habe auf den Balkon ihrer Wohnung schauen können und sie mit dem Fernglas beobachtet. »Heute würde ich mein Zeug packen und verschwinden.« Das habe er durch seine Therapie gelernt. Er selbst würde schon von sich sagen, dass er ein eifersüchtiger und misstrauischer Mensch sei. Eine Situation sei ihm besonders in Erinnerung geblieben. Er sei mit einem befreundeten Paar und seiner Frau in einer Gaststätte gewesen. Der Wirt sei an den Tisch gekommen »und hat Annika mit dem Finger auf mich zeigend gefragt: ′Wer ist denn das?′ Annika hat geantwortet: ′Das ist mein Mann.′, worauf der Wirt sagte: ′Wieso, bist Du denn nicht mehr mit dem anderen zusammen?′ Wissen Sie wie peinlich das ist? Ich schäme mich dafür. Aber eigentlich hat es mir nichts gemacht.« Ein anderes Mal sei er mittags zu Hause vom Wirt angerufen worden, dass er seine »sternhagelvolle Frau« abholen solle. Zu zweit hätten sie Annika »ins Auto gehieft«. Vor der Garage angekommen, habe sie nicht aussteigen wollen. Sie habe sich in »die Hose gemacht«. »Ich habe sie da einfach sitzen lassen. Ich mag nicht, wenn Frauen betrunken sind. Wenn man einen Schwips hat, trinkt man doch nicht trotzdem weiter?« Manchmal habe seine Frau auch gesagt, dass sie sich mit Schlaftabletten umbringen wolle. »Ja warum bleibt man? Ich habe sie wohl doch geliebt. Eine Hassliebe. Vielleicht habe ich nur das Gute gesehen. Sie hätte jeden Tag gehen können und ihre Sachen packen. Ich hätte sie nicht gehindert. Warum bin ich immer wieder in die Gaststätte gegangen. Mir hat alles so wehgetan. Eigentlich war ich ja schon zu meinem Bruder gezogen und hatte der Frau Geld für Weihnachten für die Kinder gegeben. Dann bin ich wieder hin. Ich wollte bei der Frau sein.«

Delinquenzanamnese

Herr M habe sich als Kind niemals geschlagen. Einmal habe er leere Flaschen seiner Eltern weggebracht und sich für das Geld ein Eis geholt. Mehr habe er sich als schüchterner Junge nicht getraut.

Seine Tochter habe ihm vor kurzem erzählt, dass er sie geschlagen habe als sie in der 2. Klasse gewesen sei. Er habe ihr einen »blauen Fleck auf den

Rücken mit einem Gürtel geschlagen«. Daran könne er sich nicht mehr erinnern. Aber sie habe das lächelnd erzählt.

»Das Leben mit Annika war nicht einfach.« Außerdem sei er »mit dem Kopf immer bei Mary« gewesen. Er habe Annika nicht wirklich geliebt. Mary sei seine größte Liebe gewesen.

> In mehreren Gesprächssequenzen über drei Tage wurde die Beziehungsproblematik deutlich. Eine Begutachtung zur Prognose kann nicht »nur zwei bis drei Stunden« dauern!

Beziehungsproblematik

Über die Tat könne er mit den Geschwistern nicht sprechen. Seine Tochter sei die einzige Ansprechpartnerin. Er könne sich nicht mehr erinnern, dass er des Öfteren gesagt habe, dass er seine Frau umbringen wolle.

> Befragungen zu den einzelnen Ermittlungsberichten in der Aktenlage einsehen, um seine Sicht auf die Dinge zu erfahren.

Sicht des Probanden

Am XX.XX.XXXX sei seine Frau wieder betrunken gewesen und habe alles »demoliert«. Als er nach Hause gekommen sei, habe Annika betrunken auf der Couch gesessen und schon einen CD-Stapel umgeworfen gehabt. Danach habe sie die »Gardinen heruntergerissen« und eine »schwere Anlage umgeworfen«. Er habe eigentlich Papiere ordnen wollen. Er erinnere sich nicht daran, Annika gewürgt zu haben und sei gar nicht mehr da gewesen, als sie gesprungen sei. Herr M erklärte, dass seine Frau alle Möbel vor die Tür geräumt habe und nicht mehr aus der Tür herausgekommen sei und so aus dem Fenster habe springen müssen. Das habe er von draußen gehört. Er denke, dass »sie das extra gemacht hat«. Die Kinder seien nicht anwesend gewesen. Herr M habe danach alles wieder in Ordnung gebracht. *(Anmerkung des Gutachters: Während er das erzählte, verschränkte Herr M die Hände, war ärgerlich, wurde laut und rot im Gesicht).* Er habe zum ersten Mal in der Gerichtsverhandlung davon gehört, dass seine Frau zu ihrem Schutz ein Messer deponiert habe. Vieles sei wohl richtig, aber Vieles »auch von ihr dazu gesponnen worden, um mich fertig zu machen. Das würde ich nicht nochmal machen. Ich würde mir eher die Hände abhacken. Ich weiß, wie es ist im Gefängnis. Ich brauch das nicht nochmal.«

Am XX.XX.XXXX habe seine Frau ihn schlagen wollen. Da habe er sie von sich fern- und festgehalten. »Die hat ja nicht stillgehalten.« So seien die Blutergüsse am Hals von Annika entstanden. Er habe »absolut nichts gemacht«. Sie habe auch Leute engagiert, um ihn zu verprügeln. Selbst die Kinder hätten davon gewusst. Einer habe ihm den Stuhl weggezogen; ein anderer habe ein Glas zerschlagen und so habe er eine Schnittwunde am linken Ellenbogen erlitten. Ein Dritter habe volle Flaschen und Stühle zerschlagen und ihm sei das »angehängt« worden.

In der Gaststätte sei sie öfter »zu Boden gegangen«. Einmal sei Annika die steile Treppe runtergefallen, an deren Seite Nägel seien. Dabei habe sie sich die Lippe aufgerissen. »Das soll auch ich gewesen sein.«

»Es hat schon mal 'ne Ohrfeige gegeben. Sie hat immer provoziert.« Annika habe z. B. gesagt: »Meinst Du, dass die Kinder von Dir sind?« Nach einer Ohrfeige habe es ihm immer mehr leidgetan, als es nötig gewesen wäre.

Die erste Ohrfeige habe er Annika bestimmt schon vor der Heirat gegeben. Annikas Vater habe gewusst, dass er seine Frau schlage. »Der hat selbst an seiner Tochter nichts Gutes gelassen.« Einmal sei sie nach einer Ohrfeige gegen den Sicherungskasten gefallen, aber sie sei auch betrunken gewesen. »Mehr wie Ohrfeigen habe ich nie gemacht.« Was solle er machen, wenn er Tatsachen sehe, und Annika lügen würde. »Ich habe das Gefühl gehabt, sie wollte eine haben. Die hat mir oft mitten ins Rückenmark reingehauen.« Annika habe ihn belogen und betrogen. »Sachen, die haben sich gestaut und ich habe gedacht: Jetzt klatsch´ ich der eine.« Danach hätten sie immer Sex gehabt, welcher gut gewesen sei. »Das habe ich schon von vielen gehört. Kennen Sie das auch?« Das sei eine gute Versöhnung, so etwas wie Wiedergutmachung. Wenn er sich in seine Frau hineindenke, würde er statt Sex anzubieten sagen: »Du schläfst im Wohnzimmer.« Wegen einer Ohrfeige würde er sich aber nicht trennen.

Er wisse nicht mehr, dass er »Ich bringe Dich um!« gesagt habe. Wenn er das gesagt haben sollte, sei keine Absicht dahinter gewesen. Seine Kinder hätten ausgesagt, dass er diesen Satz des Öfteren gesagt habe. Er habe sich im Nachhinein mit seiner Tochter unterhalten, die das nochmals bestätigt habe.

Detaillierte Befragung zum Tatgeschehen wichtig

Am XX.XX.XXXX sei er zu Annika gefahren, da er seine Unterlagen habe holen wollen. Er habe einen Termin mit ihr um 12.00 Uhr ausgemacht und sei pünktlich dort gewesen. Er habe geklingelt und geklopft. Vorne sei zu gewesen. Deshalb sei er nach hinten zur Balkontür gegangen und habe an die Tür gelehnt hineingeschaut. Plötzlich sei die Tür aufgegangen. Er sei hineingegangen und habe sich Kaffee und etwas zu Essen gemacht. Gegen 14.00 Uhr sei Annika angetrunken nach Hause gekommen. »Klar war sie überrascht; ich war ja drin, weil sie die Tür nicht zugemacht hat.« Er sei nicht wütend gewesen. »Da gab es schon andere Sachen.« Er habe nach seinen Unterlagen gefragt, sei kurz rausgegangen, um aus dem Auto Zigaretten zu holen. Als er wieder reingekommen sei, habe Annika telefoniert. Er habe das Telefon »ausgedrückt« und schon wieder gehen wollen, als Annika ihm das Faxgerät »in den Rücken geschlagen« habe. Er habe das mit einer Gegenbewegung seines Armes abgewehrt. Dabei sei das Faxgerät »Annika ins Gesicht gefallen«. Eigentlich sei er schon die Treppe »runter gewesen« und habe wegfahren wollen, weil Annika betrunken gewesen sei und »alles kein Wert gehabt« habe. Danach habe er seine Frau auf den Boden geworfen und ihr die Lampenschnur um den Hals gelegt und nicht zugezogen. Auf die Frage, warum er denn die Schnur um den Hals gewickelt habe, hob er die Hände in die Luft und sagte achselzuckend »Tja…« Er sei jedenfalls nach unten gegangen, habe eine Wodkaflasche aufgemacht, getrunken und sei erst nach 20 oder 30 Minuten zurückgekehrt. Da habe er gesehen, dass sie bewegungslos dagelegen habe. Er habe sie genommen, unter ihre Arme gegriffen und sie über eine Treppe auf den Boden des Hauses gezogen. Er habe ihre Hände auf dem Bauch zusammengelegt und ihre Augen zugemacht. Danach habe er sich selbst aufhängen wollen. Zuerst habe er getrunken und dann bemerkt, dass das nicht gehe, weil der Boden zu niedrig gewesen sei. Er habe seine Frau gewaschen, »weil sie total verschmiert war«. Irgendwann einmal sei er losgegangen und habe sich zuvor noch erbrochen und im Auto noch einmal. Dann habe er sich wohl hingelegt, Essen gekauft, ins Auto gepackt und sei zu seinem Bruder gefahren. Kurz bevor er dort angekommen sei, sei er von der Polizei festgenommen worden. Zwischen Tat und Festnahme seien ca. vier bis fünf Stunden vergangen. In der Konfrontation mit dem von ihm verfassten Zettel: »Ich hatte ja gesagt, das Ihr es bereuen werttet.« gab Herr M an: »Keine Ahnung. Ach, das stimmt nicht. Das habe ich wohl geschrieben, nachdem ich getrunken hatte, nicht vorher.« Er denke nicht, dass seine Frau vor ihm Angst gehabt habe. Vielleicht im Streit. Eigentlich habe jeder Streit so begonnen: Er: »Wo kommst Du denn jetzt her?« Sie: »Von draußen.« »So war das meistens. Ich habe nächtelang gewartet. Einmal ist sie gar nicht nach Hause gekommen. Sie sagte, dass sie bei einer Arbeitskollegin übernachtet hat.« Das habe er nicht geglaubt. Auch am Tattag habe er keine Angst bei seiner Frau bemerkt.

Zunächst sei er drei Monate in Untersuchungshaft in XXX gewesen und dann für ein Jahr nach XXX gekommen. In XXX habe die Einweisungskommission zu ihm gesagt, dass er bei dieser Tat nicht früher entlassen werden, sich aber die JVA aussuchen könne. Da habe er XXX gewählt. Dort sei er von XXXX bis XXXX inhaftiert gewesen. XXXX sei er das erste Mal über drei Tage »auf Urlaub« bei seiner Tochter gewesen. Seit XXXX sei er im offenen Vollzug. Seine Kinder seien zunächst in eine Pflegefamilie gekommen. Die Tochter sei mit 20 Jahren in eine eigene Wohnung gezogen. Der Sohn sei in ein Betreutes Wohnen gekommen. Dort sei er »mit Medikamenten vollgepumpt« worden. »Meine Tochter hat dann meinen Sohn geklaut. Das war ein Riesentheater« Danach sei der Sohn bei einer anderen Pflegefamilie untergebracht worden.

Zukunftsperspektiven

> Erfragung der Zukunftsperspektiven sind sehr wichtig, um Antizipation, Realitätssinn und Realisierbarkeit der Ziele zu überprüfen!

Antizipation, Realitätssinn, Realisierbarkeit der Ziele überprüfen

Herr M arbeite in XXX in einer Schlosserei von 7.00 Uhr bis 16.00 Uhr. Er habe 24 Tage Urlaub im Jahr und bekomme 9 Euro pro Stunde, d. h. ungefähr 1100 Euro Lohn. Netto mache das 505 Euro, wovon er 20 Euro Miete für einen Fernseher zahlen müsse. Er spare ca. 200 Euro pro Monat und habe davon schon das Bad gefliest, denn seit Kurzem habe er eine kleine Wohnung angemietet. Jetzt müsse er in seiner Wohnung noch Laminat legen, welches schon vor Ort liege. Geld für Möbel habe er. Seine Wohnung sei klein und 35 qm groß, reiche aber für eine Person. Dort wolle er auch die kommenden zwei Jahre leben. Herr M fahre jeden Freitag um 18.05 Uhr von XXX nach XXX und komme gegen 19.30 Uhr wieder zurück. Eigentlich müsse er erst um 21.00 Uhr wieder im Gefängnis sein, aber er kehre eher zurück.

Herr M wolle sich eine neue Partnerin suchen. Seine Tochter »wollte mich schon verkuppeln«. Die Mutter ihres Partners wohne im selben Haus – wie er auf 35 qm – und lebe getrennt, wobei der Exmann dort noch ein- und ausgehe. Die Schwiegermutter sei 58 Jahre alt und sehe aber deutlich älter aus. »Das muss nicht sein.« Außerdem spreche sie oft über ihre Rückenschmerzen. »Stellen sie sich das mal beim Sex vor. Die soll doch nicht wie 'ne Oma sein! Die muss doch mithalten können.« Alte Frauen, »die auf jung machen« möge er nicht. Eine Frau solle modern gekleidet sein, ohne zu übertreiben. Eine Frau solle außerdem mit ihm reden können, was seine Frau Annika nie mit ihm gemacht habe. Die neue Frau dürfe auch trinken. Wenn ihn eine Frau nur »benutzen« würde, hätte das für ihn keinen Wert. Da würde er versuchen, das »raus zu kriegen«. Früher habe er »nachspioniert«. Das habe aber alles kaputt gemacht und das wolle er nicht mehr erleben, sondern dann lieber alleine bleiben.

Jedenfalls habe er den Wunsch nach einer Partnerin. »Der Mensch ist nicht dazu da, allein zu sein. Jeder sollte seine Wohnung haben. Ich ziehe nur mit einer Frau zusammen, wenn es außergewöhnlich sein sollte.« Die richtige müsse so »wie Mary sein«.

> Der Proband hat ein eingeschliffenes Beziehungsmuster – Prognostisch wichtig

Mittlerweile sei er bei den sozialen Netzwerken angemeldet. Das habe er sich selbst eingerichtet, was »gar nicht so einfach« gewesen sei. Vor sechs Monaten habe ihn eine 25-jährige Frau aus Italien angeschrieben. Sie hätten gebrochen in Deutsch, Italienisch und Englisch kommuniziert. Diese Frau habe Forderungen gestellt und z. B. geschrieben, dass sie einen leeren Kühlschrank habe. Seine Tochter habe gleich gesagt, dass die Frau das nicht ernst meinen würde. Wahrscheinlich habe er es wegen des Altersunterschiedes auch nicht ernst genommen.

Hobbies und Freizeitinteressen habe er früher gehabt, seien jedoch durch die lange Inhaftierung »verloren gegangen«.

[…]

Sein Hauptansprechpartner sei seine Tochter. Er würde mit ihr auch über sexuelle Dinge sprechen. Auch den Tathergang habe er mit ihr durchgehen können. Die Tochter sei selbst in psychologischer Behandlung gewesen, aber kurze Zeit später habe sie das beendet. Sie habe gesagt: »Da wirste selber ballaballa.« Der Vater ihrer Tochter habe sie geschlagen. Dieser habe auch Drogen konsumiert. Sie kenne das alles.

> Cave! Der Proband sieht seine Tochter als Ersatzpartnerin. Die Tochter erkennt deliktnahe Szenarien nicht.

Wenn er sich heute beschreiben sollte, würde er sich hilfsbereit, treu und ehrlich nennen. Bislang habe er nur Notlügen benutzt. Er versuche die Wünsche aller zu erfüllen, solange diese machbar seien. Auf die Frage, was denn schlechte Eigenschaften seien, antwortete Herr M: »Schlagen, ist doch eine? Bin mit dem zufrieden, was ich habe… Ich verzichte lieber. Hauptsache die Kinder haben. Ich habe nicht mal ein Portemonnaie besessen.«

Bislang sei er drei- oder viermal am Grab seiner Frau gewesen. Dort gehe es ihm immer schlecht. Es tue ihm weh, dass es so gekommen ist, gerade wegen der Kinder, die er nicht habe aufwachsen sehen. »Ich weiß, was geschehen ist. Ich geh weg. Ich habe keine Lust mehr zu streiten. Dafür ist mein Leben zu kurz.«

Proband zeigt Selbstmitleid, sieht Perspektive seines Opfers nicht

C   Untersuchungsbefunde

[…]

Psychopathologischer Querschnittsbefund sowie Verhalten bei der Untersuchung

> Der Befund muss vollständig und nach aktuellen Kriterien wie z. B. AMDP ausgestellt sein. Oftmals werden psychischer Befund und Verhalten bei der Untersuchung auch als zwei eigene Unterpunkte dargestellt, was aus Sicht der Autoren sehr lohnenswert ist (vgl. dazu auch andere Kasuistiken). In diesem Gutachten wurden sie zusammengefasst.

Befund nach aktuellen Kriterien wie z. B. AMDP erheben

Zur Begutachtung kam ein mittelgroßer, altersentsprechend und höflich auftretender 62-jähriger Mann, welcher zu allen Begutachtungszeitpunkten pünktlich war und zuvor schon wartete und mehrmals an der Pforte nachfragte, ob der Gutachter schon da sei. Herr M erschien an allen drei Tagen in frischer Kleidung und war bereit, zu allen Fragen Stellung zu nehmen.

Er war wach, bewusstseinsklar und zu allen Qualitäten wie Ort, Zeit, Situation und Person voll orientiert. Kognition und Mnestik waren ungestört d. h. Aufmerksamkeit, Konzentration, Merkfähigkeit, Kurz- und Langzeitgedächtnis waren intakt. Lediglich die Auffassung war eingeschränkt. Herr M war bei fast allen Fragen kurz irritiert, schwieg und fragte nochmals nach. Die Stimmung war situationsangemessen; affektiv war Herr M resonanz- und schwingungsfähig, wobei ihm der Zugang zu seinen Gefühlen fehlte und er Emotionen seines Gegenübers nicht beschreiben und nicht zuschreiben konnte.

Das formale Denken war geordnet. Themenbezogen, insbesondere zum Tathergang, wurde er stiller und ärgerlicher. Sein Gesicht färbte sich rot und er begann zu weinen. Eine sprachliche Umsetzung seiner Gefühlsregungen war ihm nicht möglich.

Der Antrieb war stabil, psychomotorisch war er über den gesamten Zeitraum angespannt und aufgeregt.

Im inhaltlichen Denken ergab sich kein Anhalt für Ängste, Befürchtungen, Zwängen und/oder hypochondrische Beschwerden. Der Bereich der

Wahrnehmung war intakt. Das Ich-Erleben hinsichtlich der Meinhaftigkeit des Erlebens war ungestört.

Persönlichkeitsstrukturell war neben seiner Selbstwertproblematik sein Sinn für eine eigene Ordnung und für Gerechtigkeit auffallend. Besonders war seine altruistische Haltung den Wünschen anderer gegenüber zur Aufrechterhaltung seines Selbstwertes. Seine Persönlichkeitszüge wirkten etwas starr und unflexibel, wobei eine Veränderungsmotivation, deren Umsetzung ihn hilflos machte, spürbar war.

Es bestand kein Anhalt für eine akute Eigen- oder Fremdgefährdung.

D   Testpsychologische Befunde

(ausführliche Informationen dazu vgl. auch testpsychologisches Zusatzgutachten vom XX.XX.XXXX)

> **Testpsychologisches Gutachten**
>
> Die Beschreibung, die Auswertung und die Zusammenfassung des jeweiligen Tests sind im psychiatrischen Gutachten dann ausführlich darzustellen, wenn es kein testpsychologisches Zusatzgutachten gibt. Ist ein solches vorhanden, sollte auf dieses verwiesen werden und die darin eingesetzten Tests und Ergebnisse (wie hier erfolgt) kurz dargestellt werden. Ein komplettes Kopieren des testpsychologischen Gutachtens in das psychiatrische ist zu vermeiden.

NEO-Persönlichkeitsinventar nach Costa & McCrae, 2004-Revidierte Fassung (NEO-PI-R)

Zusammenfassend beschrieb sich der Proband im NEO-PI-R als jemanden, der häufig Schuldgefühle und Traurigkeit erlebt, anderen Menschen gegenüber geradlinig ist, sich streng an die eigenen ethischen Überzeugungen hält und sich gut selbst zu (auch langweiligen) Aufgaben motivieren kann.

> **Dimensionale Konstrukte**
>
> Hier werden Testverfahren genutzt, die dimensionale Konstrukte wie Aggression und Selbstwert messen, weil Gefängnisinsassen mit lebenslanger Freiheitsstrafe ja nicht regelhaft eine eigentliche Diagnose laut ICD-10 oder DSM-5 aufweisen und wichtig ist, welche Eigenschaften es möglich gemacht haben, dass der Proband getötet hat.

Toronto-Alexithymie-Skala-20 von Bagby et al., 1994 (TAS-20)

In diesem Fragebogen erreichte M einen Punktwert von 56 und befindet sich damit im oberen Bereich der Norm. Dieses Ergebnis entspricht auch dem klinischen Eindruck d. h. es fällt ihm schwer, affektive Zustände sich und anderen zu zuschreiben und zu erkennen.

Multidimensionale Selbstwertskala nach Schütz & Sellin, 2006 (MSWS)

Zusammenfassend liegen die allgemeine Selbstwertschätzung im Normbereich und die körperbezogene Selbstwertschätzung leicht über der der Norm, sodass sich ein Gesamtselbstwert in der Norm ergibt.

Kurzfragebogen zur Erfassung von Aggressivitätsfaktoren nach Heubrock & Petermann, 2008 (K-FAF)

Zusammenfassend erreichte Herr M einen globalen Summenwert leicht unterhalb des Normbereiches und schätzt sich selbst mit einer verringerten nach außen gerichteten Aggressionsbereitschaft ein.

E   Zusammenfassung und Beurteilung

Vor dem Hintergrund der Aktenlage, der Einlassungen des Probanden während der Begutachtung und der testpsychologischen Befunde handelt es sich bei Herrn M um einen mittlerweile 62-jährigen Facharbeiter für Lageristik mit Umschulung, Vater von einer Tochter und einem Sohn, welcher nach Tötung seiner Ehefrau wegen Mordes am XX.XX.XXXX zu einer lebenslangen Freiheitsstrafe verurteilt wurde.

> Kurze Zusammenfassung der Hintergründe, damit ein Leser, der nur diesen Abschnitt liest, umfänglich informiert ist.

Zusammenfassung der Hintergründe

Das Gutachten soll sich zur der Frage äußern, ob und ggf. unter welchen Bedingungen beim Verurteilten keine Gefahr mehr besteht, dass dessen durch die abgeurteilte Tat zutage getretene Gefährlichkeit fortbesteht (§ 454 Abs. 2 Satz 2 StPO).

> Zu Beginn Zusammenfassung des aus dem Akteninhalt und den eigenen Befunden erstellten Lebenswegs mit den für die Prognoseerstellung wichtigen Fakten.

Gegenüberstellung Akteninhalt und eigene Befunde

Herr M wuchs als viertes von insgesamt vier Kindern eines Malers und einer Wäscherin im Norden der ehemaligen DDR auf und hat nach eigenen Angaben ein ungünstiges familiäres Milieu erlebt, in dem emotionale Vernachlässigung und körperliche Misshandlung durch beide Elternteile den Erziehungsstil prägten (Kinderzimmer ohne Heizung unter Nachteinschluss mit Eimer für die Notdurft, mehrere körperliche Übergriffe pro Monat, plötzlich und unverhofft mit Platzwunden). Nach acht Klassen

Schule begann Herr M ungelernt zu arbeiten und absolvierte an einer Abendschule den Facharbeiterabschluss. Bis zur Tat hatte er mindestens zwei Qualifizierungen bzw. Umschulungen abgeschlossen und mehrere Arbeitsstellen eingenommen. Seine ersten sexuellen Erfahrungen machte er ab dem 14. Lebensjahr und lernte beim Tanz mehrere Partnerinnen kennen, mit denen er wenige Wochen bis Monate in Beziehung lebte. Mit Stolz erzählte Herr M während der Begutachtung, dass seine Schwiegermutter gesagt habe, dass er »alles genommen« habe, was nicht bei drei auf dem Baum gewesen wäre, sodass angenommen werden kann, dass die Beziehungen zu Frauen selbstwertstabilisierend waren und sind.

Zwischen seinem 14. und 18. Lebensjahr (Angaben divergierend) lernte er die um Einiges ältere und aus seiner Sicht sexuell erfahrene Mary kennen, die seine erste längere Beziehung über ca. 17 Monate wurde und die er als erfüllend und allumfassend erlebte. Als diese ihm beim Tanz erzählte, schwanger zu sein, berichtete seine spätere Frau Annika, welche er zu diesem Zeitpunkt nur flüchtig kannte, auch schwanger zu sein. Es begann eine körperliche Auseinandersetzung gegen ihn, in der es zur Trennung zwischen Mary und ihm kam. Über mindestens sechs Wochen stalkte er Mary, weil er die Trennung nicht anerkennen wollte, wobei Annika an seiner Seite blieb und er mit ihr eine Beziehung einging, die er nach kurzer Zeit beendete. Nach mehreren Monaten sah er sie schwanger in der Straßenbahn wieder und erlebte diesen Moment als magisch und überwertig und dachte, dass Annika das verlorene Kind von Mary austrage und begann wieder, ohne Annika zu lieben, eine Beziehung mit ihr, heiratete sie und wurde vor und nach der Hochzeit Vater. Die Beziehung war von Anfang an von häuslicher Gewalt geprägt, wobei Herr M in Diskrepanz zu den Angaben aus dem Urteil das Ausmaß verleugnete und bagatellisierte, denn er hat Gewalt von Anfang an, sowohl als systematisches Kontroll-, als auch als spontanes Konfliktverhalten genutzt. Er hat Gewalt in einzelnen eskalierenden Konflikten angewandt, wobei die Übergriffe einige Monate vor der Tat als eskalierende Gewaltspirale zum Tod der Partnerin führten. Sicherlich war der gewalttätige Vater prägend und hat das männliche Rollenverständnis von Herrn M mitgeformt.

Wertungen basierend auf Aktenlage	In diesem Teil des Gutachtens sind Wertungen basierend auf Aktenlage und eigenen Untersuchungen vorzunehmen, die bei den vorherigen Abschnitten A-D zu unterlassen sind.
Literaturverzeichnis im Prognosegutachten	In einem Prognosegutachten ist ein Literaturverzeichnis sinnvoll, weil ohnehin laut Mindeststandards dargelegt werden muss, welche Literatur beigezogen wurde.

Die Tötung seiner Frau Annika kann nach Marneros (2008) als Intimizid in einer etablierten Partnerschaft angesehen werden, wobei dieser aus der

Selbsterschütterung des Herrn M hervorgegangen sein dürfte. Wenngleich es keine ideale Typologie des Intimizids gibt und jeder Intimizid einzigartig bleibt, kann im vorliegenden Fall davon ausgegangen werden, dass es sich bei Herrn M um einen eher dependenten (abhängigen) Intimpartner und Täter handelt.

> Da es sich hier um die Darlegung eines psychodynamischen Erklärungsmodelles handelt, wechselte der Gutachter bewusst die Zeitform hin zur Gegenwart, um die Nachvollziehbarkeit zu erhöhen. Dies muss allerdings transparent und strukturiert (wie hier) erfolgen, da Zeitwechsel auch im Rahmen der Zusammenfassung und Beurteilung zu unterlassen sind (▶ Kap. 8 »Häufige Fehler bei Begutachtungen und Gutachten«).

Zeitwechsel

Während er vor der Beziehung mit Mary ein junger Mann war, dem es leichtfiel, beim Tanz Mädchen und Frauen kennenzulernen und 8 bis 10 Sexualpartnerinnen hatte, verlässt ihn aus seiner Sicht die »große Liebe« Mary, was ihn nachhaltig kränkt, woraufhin er diese Frau über mehrere Wochen unter Zuhilfenahme von Annika stalkt, aber noch keine Gewalt anwendet. Danach beginnt die Beziehung zu Annika, bei der diese ohne Herrn M die Hochzeit beschließt, wobei er argumentationslos einwilligt. Recht früh entwickelt sich eine asymmetrische Beziehung zwischen zwei sehr unterschiedlichen Menschen zu ungunsten von Herrn M, welcher wie o. g. eine eher dependente Persönlichkeitsstruktur aufweist. So überlässt er seiner Frau Annika die gesamte Kontoführung und das Anmieten von Wohnungen und Autos. Dafür übernimmt er alle Aufgaben im Haushalt, erzieht die Kinder, begleicht die von Annika gemachten Schulden, behält sich aber vor, gegen Fehlentscheidungen von Annika mit verbaler und körperlicher Gewalt vorzugehen. Dennoch dominiert seine Frau Annika, aus der Schilderung persönlichkeitsstrukturell emotional-instabil bis dissozial anmutend, von Anfang an die Beziehung, beginnt einen zunehmenden Alkoholkonsum, macht Schulden, geht Fremdbeziehungen ein, stellt ihn im Freundeskreis bloß und demütigt ihn während des Geschlechtsverkehrs, und die De-Etablierung der Beziehung beginnt. Herr M ordnet sich – weitgehend willentlich – unter, akzeptiert die Rollenverteilung über viele Jahre, was zur schleichenden Labilisierung des Persönlichkeitsgefüges von Herrn M führt und die Affekte Scham und Wut immer mehr an Bedeutung gewinnen und zusammen zu impulsiven Übergriffen führen. Aus seiner Sicht kann Herr M die Beziehung nicht aufgeben, weil diese magisch und schicksalhaft für ihn begann und er aus seiner Sicht die Verantwortung für die Kinder tragen muss. Das Leben mit seiner Frau spielt für ihn aber eine dichotome Rolle. Es ist zum einen für ihn ein Sicherheit gebendes Leben, welches allein wegen der fehlenden Entscheidungsnotwendigkeit auf seiner Seite bequem erscheint. Herr M hat nie allein gelebt und ist von seinen Eltern zu Mary und dann zu Annika gezogen und war so nie für sich allein verantwortlich. Seine Frau Annika erfüllt für ihn alle Rollen in seinem sozial stützenden System, da er keine Freunde und zu diesem Zeitpunkt Hobbies und Interessen zurückgestellt hat. Zum anderen ist das Leben mit Annika aber ein Leid erzeugendes System, was eine andauernd zermürbende Wirkung für ihn gehabt haben dürfte, gerade weil er sich anderen Menschen gegenüber als geradlinig erlebt und sich streng an die eigenen ethischen Überzeugungen hält. So dürfte die Beziehung ein ständiger Test gewesen sein, den es auszuhalten galt.

Der erste große Einschnitt dürfte die nicht abgesprochene Flucht von Annika aus der noch bestehenden DDR gewesen sein, die er klaglos hinnahm und sofort die Arbeit mündlich aufkündigte, die Kinder aus der Schule nahm und in eine unbekannte Zukunft fuhr, ohne die Konsequenzen für sein Handeln zu hinterfragen. Bereits da dürften seine Bewältigungsmechanismen abgeschwächt gewesen sein. Herr M gab an, dass er emotional auf Abstand gegangen sei. Seine Frau wechselt die Arbeitsstellen, plant Umzüge ohne ihn, geht weiter fremd und mietet schlussendlich eine Wirtschaft, wobei er spätestens zu diesem Zeitpunkt kein Verständnis mehr für das Handeln seiner Frau aufbringt. Es kommt zunehmend zu kränkenden und demütigenden Situationen in der Öffentlichkeit, da sich bei Annika ein Abhängigkeitssyndrom von Alkohol zu entwickeln scheint. Mehrere Trennungsversuche auf beiden Seiten scheitern. Es kommt spätestens ab XXXX zu vier aktenkundigen Tätlichkeiten, wobei er am XX.XX.XXXX seiner Frau Würgemale zufügt, die er als Abwehr von Schlägen ihm gegenüber erklärt. Auch seine Frau Annika plant mit Freunden einen körperlichen Übergriff auf Herrn M. Trotz Trennung und Auszug aus der gemeinsamen Wohnung sucht Herr M weiter die Nähe zu seiner Frau und akzeptiert die Trennung wie im Fall von Mary nicht. Diese Zeit kann als ambivalente, prä-intimizidale Periode durch den drohenden Verlust der Sicherheit gebenden und Zuspitzung der Leid erzeugenden Beziehungsaspekte gesehen werden, die sich über ein Jahr und drei Monate hingezogen hat. Währenddessen hat er immer wieder auch unter Zeugen die Tötung angedroht und auf seine Eifersucht und Rachegedanken hingewiesen, worauf der am Tatort gefundene Zettel eindrucksvoll hindeutet.

> **Ende psychodynamisches Erklärungsmodell**
>
> Ende des psychodynamischen Erklärungsmodelles und daher nun wieder Zeitwechsel hin zu Vergangenheit.

Am Tattag erfuhr das Verhalten von Annika eine finale akute Zuspitzung. Während das Gericht zu der Einschätzung gelangte, dass es sich um einen geplanten fremdaggressiven Übergriff gehandelt hat, gab Herr M in der Begutachtung an, die Tötung als erweiterten Suizid vorgenommen zu haben, wobei die Schilderung, dass er die Lampenschnur um den Hals von Annika gelegt habe und er nach späterem Nachschauen festgestellt habe, dass Annika einfach tot gewesen sei, nicht stimmig scheint.

> **»In-Beziehung-Setzen« der einzelnen Aspekte**
>
> In der Zusammenfassung und Beurteilung ist ein »In-Beziehung-Setzen« der einzelnen Aspekte aus Aktenlage und eigenen Befunden wichtig.

Dies thematisierte schon das stattgehabte Behandlungsprogramm für Gewaltstraftäter und deckte seine Defizite im Konfliktmanagement und seine eigene sukzessive Gewaltexplosion auf, in die er während des Behandlungszeitraums eine vertiefte Einsicht erhielt, wenngleich es ihm dort schwerfiel, eigene aggressive Anteile zu sehen. So schilderte Herr M sich in der aktuellen testpsychologischen Untersuchung weiter als einen Menschen, welcher rigide, unflexibel und wenig offen für neue Ideen, Werte- und Normensysteme anderer ist. Er fühlt sich von seinen eigenen Impulsen so bedrängt, dass er diese sofort befriedigen möchte, obwohl er sein Verhalten später bereut. Als Bewältigungsstrategie erinnert er nur noch das »Aus dem Weg gehen«, was in der Resozialisierungsphase deutlich zu wenig ist. Daneben hat er einen überzogenen Leistungswillen, ist unzufrieden mit sich und erlebt selbst oft Ärger, Wut und Zorn, wobei er bewusst zu diesen Gefühlen keinen Zugang besitzt.

Auch wenn er in der Exploration ehrlich und authentisch war, fiel es ihm, wie im Verlaufsbericht des Behandlungsprogramms geschildert, schwer, die Perspektive seiner Frau einzunehmen und sich in sie und ihre vermutete Gefühlswelt hineinzuversetzen. Bei Herrn M ist nur ansatzweise das Bewusstsein darüber verankert, wie seine Frau gefühlt haben mag. Das wird dem Umstand geschuldet sein, dass Herr M sich grundsätzlich nicht in andere Menschen hineinversetzen und deren Perspektive übernehmen kann. Herr M gab in der Exploration zu bedenken, dass nur ausgebildete Menschen wie der Gutachter in der Lage seien, Gefühle anderer zu erkennen. Probleme versucht er sehr konkretistisch nach seinen ganz eigenen Prinzipien zu lösen und verstrickt sich so im nicht möglichen Abgleich von Selbst- und Fremdwahrnehmung, was ihn ärgerlich und wütend werden lässt. Was daraufhin passiert, bemerkt er erst nach stattgehabtem Impulsdurchbruch. Da intime Beziehungen zu Frauen für ihn am meisten selbstwertstabilisierend sind, geschehen Impulsdurchbrüche mit körperlicher Gewalt fast ausschließlich in einer engen Beziehung, in der er ungesagt von der Partnerin Treue und Liebe einfordert.

Vgl. Fragestellung: »Welche Umstände können das Risiko von Straftaten steigern?«

Zur möglichst umfänglichen Erfassung relevanter Risikofaktoren für die prognostische Einschätzung hat sich die Verwendung entsprechender Prognoseinstrumente etabliert. Hierbei ist initial darauf zu verweisen, dass bei dem Probanden keine psychiatrische Diagnose vorliegt. Dies ist insofern relevant, als dass vor allem bei Menschen mit psychischen Störungen durch entsprechende Therapie krankheitsbedingte Risikofaktoren minimiert werden können.

> Prognoseinstrumente dürfen bei einem Prognosegutachten nicht fehlen bzw. wenn sie nicht eingesetzt werden, ist dies zu begründen. Die meisten setzen eine Schulung von ein bis zwei Tagen mit Zertifikat voraus. Prognoseinstrumente gehören zu den Mindeststandards für Prognosegutachten.

Prognoseinstrumente

Um Herrn M unabhängig von dessen beschriebenen Therapieerfolgen in der Gewaltstraftäterbehandlung der JVA initial einer entsprechenden Risikogruppe zuordnen zu können, wurden die folgenden Prognoseinstrumente eingesetzt, auch wenn diese Therapieeffekte weitgehend unberücksichtigt lassen.

Die Psychopathy Checklist-Revised (PCL-R) (Hare 2003) ist ein semistrukturiertes Interview mit 20 Items zur Einschätzung von Psychopathie in klinischen und forensischen Settings. Dabei werden Persönlichkeitseigenschaften und Verhalten auf einer dreistufigen Skala von 0 bis 2 eingeschätzt. Bei einem Wert ≥ 25 spricht man im deutschsprachigen Raum von einer Psychopathy. Herr M erreichte folgende Punktwerte auf den unten aufgeführten Skalen:

Item	Punktwert
Trickreich sprachgewandter Blender mit oberflächlichem Charme	0
Erheblich übersteigertes Selbstwertgefühl	0
Stimulationsbedürfnis, ständiges Gefühl der Langeweile	0
Pathologisches Lügen	0
Betrügerisch-manipulatives Verhalten	0
Mangel an Gewissensbissen oder Schuldbewusstsein	0
Oberflächliche Gefühle	0
Gefühlskälte, Mangel an Empathie	1
Parasitärer Lebensstil	0
Unzureichende Verhaltenskontrolle	1
Promiskuität	0
Frühe Verhaltensauffälligkeiten	0
Fehlen von realistischen, langfristigen Zielen	0
Impulsivität	1
Verantwortungslosigkeit	0
Mangelnde Bereitschaft und Fähigkeit, Verantwortung für eigenes Handeln zu übernehmen	0
Viele kurzzeitige ehe(ähn)liche Beziehungen	0
Jugendkriminalität	0
Missachtung von Weisungen und Auflagen	0
Polytrope Kriminalität	0

Zusammenfassend erreicht Herr M einen Punktwert von 3. Damit liegt der Wert weit unter dem Cut off und somit keine Psychopathy vor.

4.2 Beispielgutachten aus dem Strafrecht

> »Die PCL-R [hat sich] als Prognoseinstrument in vielen Untersuchungen bewährt, weil sie einerseits gut operationalisierte Merkmalsdefinitionen hat..., zum anderen aber auch einige klinisch relevante Charakteristika beschreibt, welche in der Realität... ihre Entsprechung finden.« (Nedopil 2006, S. 100)

Prognoseinstrument PCL-R

Der Violence Risk Appraisal Guide (VRAG) nach Quinsey et al. 2006 (VRAG) ist ein aus Kanada stammendes Prognoseinstrument zur Einschätzung eines Rückfallrisikos von Gewaltstraftätern, das aus statistischen Erhebungen als dimensionales Konstrukt anhand von empirischen Daten entwickelt wurde. Der VRAG wurde 1993 von Harris et al. veröffentlicht. Die Arbeitsgruppe untersuchte eine Stichprobe von 618 männlichen Rechtsbrechern aus einer Hochsicherheitsanstalt auf die Wahrscheinlichkeit hin, mit der ein Proband erneut verhaftet oder für ein neues gewalttätiges Delikt angeklagt wurde. Anhand von 12 Items, die vom Erhebenden bearbeitet werden, ergibt sich eine prozentuale Rückfallwahrscheinlichkeit für erneute Straftaten des Probanden, die prognostisch für 7 und 10 Jahre gelten soll. Aus diesen Werten wiederum wird der Proband einer von 9 Risikokategorien zugeteilt, die anschließend die Bewertung eines niedrigen, eines mittleren oder eines hohen Risikos zulassen. Die deutsche autorisierte Übersetzung liegt von Rossegger und Kollegen vor. Um die Abwägungen zunächst auf eine empirische Basis zu stellen, soll im Folgenden der VRAG Anwendung finden, um orientierend eine Verortung des Probanden in einer Gruppe von Gewalttätern vorzunehmen, deren Rückfallrate bekannt ist.

VRAG: Prognoseinstrument erklären

Folgende Items wurden bei Herrn M bewertet:

Item	Punktwert
Bis zum 16. Lebensjahr mit beiden biologischen Elternteilen gelebt (außer bei Tod eines Elternteils)	−2
Mangelhafte Anpassung in der Grundschule	−1
Alkoholprobleme in der Vorgeschichte	−1
Zivilstand	−2
Punktwert der kriminellen Vorgeschichte für Verurteilungen und Anklagen wegen nichtgewalttätiger Delikte vor dem Anlassdelikt	−2
Versagen bei früherer bedingter Entlassung	0
Alter zum Zeitpunkt des Indexdeliktes	−5
Verletzungsgrad des Opfers	−2
Irgendein weibliches Opfer	−1
Erfüllt die DSM-III-Kriterien für irgendeine Persönlichkeitsstörung	−2

333

Item	Punktwert
Erfüllt die DSM-III-Kriterien für Schizophrenie	1
Anzahl auf der Psychopathy Checklist-Revised	–3
Summenwert:	–20

Bei der Anwendung des VRAG wurde ein Summenwert von -20 erreicht. Dies entspricht der Risikokategorie 2. Unter den Straftätern der Entwicklungsstichprobe des VRAG erzielten 97 % einen höheren Summenwert. Das Rückfallrisiko für erneute Anklagen und Verurteilungen wegen eines Gewaltdeliktes (einschließlich Sexualdelikten) liegt bei Straftätern mit einer vergleichbaren Merkmalskombination innerhalb von 7 Jahren bei 8 % und innerhalb von 10 Jahren bei 10 %.

Nomothetisches Konzept

Bei dem nomothetischen Konzept werden empirische Erkenntnisse aus zahlreichen Untersuchungen auf den Einzelfall angewendet. »Dieses Konzept ist die Grundlage der heute gängigen empirisch begründeten Prognoseinstrumente. Dieses Konzept allein reicht jedoch häufig auch nicht aus und ermöglicht kaum eine Individualprognose.« (Nedopil 2006, S. 60) Weitere Prognosekonzepte sind das idiographische und das hypothesengeleitete Konzept

Nach nomothetischem Prognosekonzept haben Mord und Totschlag eine Basisrate d. h. einen Näherungswert für Rückfälligkeit, die im Bereich von 0 % bis 3 % liegen. Herr M zeigt keine psychopathischen Persönlichkeitszüge und die Rückfallwahrscheinlichkeit liegt laut dem Prognoseinstrument VRAG nach sieben Jahren bei 8 % und nach 10 Jahren bei 10 %. Damit liegt er in der Risikokategorie 2 (von 9) und weist ein niedriges Rückfallrisiko auf. Zudem hat er den Beziehungskonflikt durch Tötung von Annika final beendet, sodass es hier kein Rückfallrisiko gibt.

Klare Rückfallszenarien darstellen

Klare Rückfallszenarien anhand der eigenen Untersuchungen darstellen. Kein »ist noch oder nicht mehr gefährlich«.

Hypothesengeleitet ergibt sich aber ein vollständig anderes Bild. Herr M ist momentan mit dem Ausbau seiner Wohnung sehr beschäftigt und hat seine Tochter als einzige Ansprechpartnerin für alle Belange seines Lebens, was für diese als Mutter von mehreren Kindern dauerhaft nicht zu leisten sein wird. Nicht zuletzt aus diesem Grund bestehen sowohl von ihr als auch von ihm ausgehend Bemühungen, eine neue Partnerin für sich zu finden. Sollte er zur Schwiegermutter seiner Tochter eine Beziehung aufnehmen, ergäbe sich eine idealtypische Risikokonstellation. Nach seinen Erzählungen habe diese ihre Selbstständigkeit durch Überschuldung verloren; sie pflegt zu ihrem Ex-

Partner intensiven Kontakt und es würden sich ganz ähnliche Beziehungsmuster, wie die damals zur Tat führenden, ergeben. Gleiches gilt für Partnerinnen, die er in sozialen Netzwerken kennenlernen könnte. Auch hier hat er bereits Erfahrungen gemacht und ist auf eine junge Frau gestoßen, die in ihren Forderungen ganz ähnlich seiner Ehefrau Annika auftrat. Es ist aufgrund seiner abhängigen Persönlichkeitsanteile nicht davon auszugehen, dass er mit 62 Jahren allein leben wird und kann, zumal seine Familie seinen umfänglichen Versorgungswünschen nicht nachkommen wird. Da sich in seiner Familie aus den o. g. Gründen ein gewaltlegitimierendes Milieu entwickelt hat und die Rollenzuschreibung ganz traditionell auf Geschlecht und Alter und nicht auf Interessen und Kompetenz basiert, wird hypothetisch angenommene häusliche Gewalt durch die Privatsphäre geschützt werden und es kann sich unter Umständen eine von der Beobachtung, Kontrolle und von den Normen der Gemeinschaft abgehobene Entwicklung abzeichnen. Sein Familienverband wirkt fest gesetzt und unauflösbar. Es werden Koalitionen geschlossen, die auch früher Bestand gehabt haben und so bleibt eine Disposition zu erneuter Gewalt bestehen. Das Wissen um Stärken und Schwächen sowie Empfindlichkeiten der anderen innerhalb seiner Familie ist besonders groß und es kann eher dazu dienen, aus falsch verstandener Loyalität Herrn M zu schützen und körperliche Übergriffe nicht zu melden.

Vor diesem Hintergrund ist bei Entlassung eine hochfrequente ambulante kognitiv-behaviorale Psychotherapie notwendig, die ein Therapeut anbietet, welcher eine hohe Expertise mit behandlungsbedürftigen Gewaltstraftätern hat. Herrn M kann mentale Zustände nicht anderen Menschen zuschreiben und sieht deren Gefühlsregungen nicht. Auch für sich selbst besitzt er diese Fähigkeit nur begrenzt. Da auch seine Reflexions- und Introspektionsfähigkeit begrenzt sind, sollte mit ihm klassisch anhand von Arbeitsblättern das Erlernen von Gefühlen geübt werden. Dafür ist eine Einzeltherapie notwendig, da er sich in Gruppen mehr den Problemen der anderen zuwendet, um von sich selbst abzulenken. Zudem ist eine Flexibilisierung seiner rigiden Persönlichkeitseigenschaften notwendig, d. h. Herr M bedarf (mit Hilfe) der ständigen Überprüfung seiner Einstellungen und Meinungen bei auftretenden Problemen und Konflikten, bevor es zur Eskalation kommt. Dafür ist eine Einzeltherapiesitzung pro Woche über 50 Minuten notwendig, die seinen Alltag und die Bewältigung zum Thema hat.

Eine weitere Maßnahme zur Minimierung des Rückfallrisikos könnte die Aufklärung aller Familienmitglieder, einschließlich der Schwiegermutter in einem Angehörigengespräch sein, an dem sowohl der Therapeut als auch der Bewährungshelfer und/oder Sozialarbeiter teilnehmen muss. Dieser Trialog könnte einmal im Quartal durchgeführt werden. Allerdings ist dieser nur auf der Freiwilligkeit der Beteiligten möglich. Weisungen zu Lasten Dritter sind nicht möglich.

Wenngleich das familiäre Milieu in seinem sozialen Empfangsraum sehr willkommen heißend und haltend scheint, übt es keine ausreichende Kontrollfunktion aus. Die Tochter hat die Tat ihres Vaters mit den Worten »Ich hätte es genauso gemacht.« legitimiert und die körperliche Misshand-

Vgl. Fragestellung: »Mit welchen Maßnahmen kann das Risiko zukünftiger Straftaten…minimiert werden?«

lung ihr gegenüber verziehen. Ihre zweite Partnerschaft war ebenfalls von häuslicher Gewalt gekennzeichnet, sodass man von einer transgenerationalen Weitergabe sprechen kann. Es bestehen Bestrebungen, Herrn M in eine neue Beziehung zu ihrer Schwiegermutter zu begleiten, was für die Rückfallprognose ein entscheidender Risikofaktor ist. Um diese Situation von außen zu moderieren, sollte Herr M die Weisung, dass er unangekündigt mindestens zweimal im Monat Besuch von seinem Bewährungshelfer/Sozialarbeiter bekommen muss, tolerieren.

Idiographische Beurteilung	Die Einschätzung des Risikos ergibt sich im vorliegenden Fall aus der idiographischen Beurteilung. Hierbei bedingen eingeschliffene Verhaltensmuster ein Risiko für erneutes Fehlverhalten und ggf. auch erneute Straffälligkeit. Die zur Verfügung stehenden Prognoseinstrumente bilden im vorliegenden Fall das hohe Risiko nicht ab. Daher zeigte dieses Gutachten eindrücklich, wie wichtig es ist, alle Prognosekonzepte (siehe oben) zu berücksichtigen.

Zusammenfassend hat Herr M ein hohes Rückfallrisiko, sobald er eine Partnerin mit emotional-instabilen Persönlichkeitseigenschaften kennenlernt, die Annika ähnlich ist. Dieses Risiko ist nur durch die o. g. Maßnahmen zu minimieren und sollten über fünf Jahre in sukzessiver Reduzierung nach zwei Jahren Bestand haben. Andere kriminelle Handlungen sind von M nicht zu erwarten.

Unterschrift des Gutachters

5 Psychiatrische Gutachten zu speziellen Gutachtensfragen

In diesem Kapitel finden sich Gutachten zu Fragestellungen, die entweder in unterschiedliche Rechtsbereiche fallen oder aber einem ganz eigenen Rechtsbereich zugeordnet werden können. Aufgrund der mannigfachen sonstigen Fragestellungen kann dieses Kapitel nur eine Auswahl der aus Sicht der Autoren wichtigsten Themen beinhalten.

Auswahl aus unterschiedlichen Rechtsbereichen

5.1 Beispielgutachten zu speziellen Gutachtensfragen

5.1.1 Beispielgutachten 1 zu speziellen Gutachtensfragen (gekürzt wiedergegeben)

- Fragestellung(en): Dienstfähigkeit, Diensteignung
  - Diagnose(n) sowie Differenzialdiagnose(n) nach ICD-10: Depressive Störung (ICD-10: F32), Posttraumatische Belastungsstörung (ICD-10: F43.1), Anpassungsstörung (ICD-10: F43.2)
- Delikt: entfällt

Zur besseren Verständlichkeit in aller Kürze: Die 1982 geborene Frau Mayer war bei der Ausbildung im mittleren nicht technischen Zolldienst wiederholt erkrankt, so unter anderem auch psychiatrisch. Daher sollte eine Überprüfung der gesundheitlichen Voraussetzungen für eine voll umfängliche Laufbahn des mittleren Zolldienstes erfolgen.
— Verkürzte Wiedergabe des Gutachtens. An allen Kürzungsstellen erscheinen zur besseren Nachvollziehbarkeit drei Punkte [...] —
[...]

Überblick in Kürze

Fragestellung

Gemäß dem Schreiben des Hauptzollamtes Musterhausen vom 02.01.2018 wurde darum gebeten, ein Gutachten zu erstellen, ob »die voll umfängliche Eignung der Frau Mayer für eine Laufbahn im mittleren nicht technischen

Typische Fragestellungen bei der Begutachtung von (künftigen) Beamten

Zolldienst gegeben« sei. Weitere in diesem Zusammenhang formulierte Fragen finden sich in der Zusammenfassung und Beurteilung dargestellt.

Umgang mit Fragenkatalogen

> Bei einem ganzen Fragenkatalog sollte man das »Seitenschinden« unterlassen und die Fragen nur einmal abdrucken – sinnvollerweise am Ende der Zusammenfassung und Beurteilung.

[…]

A   Aktenlage

a)   Allgemeine Unterlagen (chronologisch geordnet)

Erstes Schreiben des Hauptzollamtes

In einem *Schreiben des Hauptzollamtes Musterhausen vom 28.02.2016* ist zu lesen, dass die amtsärztliche Untersuchung der Probandin angeordnet worden sei. Weiter ist zu sehen, dass die Probandin seit dem Ende einer stationär-psychiatrischen Behandlung (*Anmerkung: Behandlung von 02.11. bis 26.11.2015*) in dem Krankenhaus Musterberg beim Zollamt Musterhausen eingesetzt worden sei, wo sie als Anwärterin in die praktischen Aufgaben dieser Dienststelle eingewiesen worden sei.

Stellenprofil

> Aus der Aktenlage muss man die wesentlichen Informationen über Hintergründe der Begutachtung sowie Anforderungen an das Stellenprofil entnehmen. (Dieses sollte man sorgsam durchsehen.)

In einem persönlichen Gespräch im Februar 2016 sei von der Probandin geäußert worden, dass sie sich durch den Druck im Lehrgang zu sehr hineingesteigert habe und lernen müsse, alles einfacher und gelassener zu sehen. Sie sei gesund und derzeit auch nicht in Behandlung.

Im Regelfall würden die an der Waffe ausgebildeten Beamten auch als Waffenträger verwendet und müssten als Vollzugsbeamte des Bundes zur Wahrnehmung ihrer Dienstaufgaben grundsätzlich in der Lage sein, Zwangsmittel in Form des Schusswaffengebrauchs und der körperlichen Gewalt anzuwenden. In psychischer Hinsicht müsse sie konzentriert, allseits orientiert und unter extremen Stressbelastungen in der Lage sein, Entscheidungen zu treffen. Es müsse daher ein psychisch stabiler Zustand gegeben sein, der eine Eigen- oder Fremdgefährdung mit Sicherheit ausschließen könne.

Zweites Schreiben des Hauptzollamtes

Gemäß dem *Schreiben vom 02.01.2018 des Hauptzollamtes Musterhausen* sei Frau Mayer zum 01. August 2015 in den Vorbereitungsdienst des mittleren nicht technischen Zolldienstes eingestellt und dem Hauptzollamt Musterhausen zur Ausbildung zugeteilt worden.

Da Frau Mayer im Einführungslehrgang mehr als 15 Unterrichtsstunden krankheitsbedingt versäumt habe, sei ihre Vorbereitungszeit um ein Jahr verlängert worden, womit ihr die maximal zulässige Verlängerung gewährt worden sei. Während des Einführungslehrganges sei Frau Mayer verhaltensauffällig geworden. Sie habe angegeben, unter psychischem Druck zu stehen, welcher wachse, unter anderem durch die eigenen Ansprüche und auch im Hinblick auf das Bestehen der Zwischenprüfung. Die Belastungen hätten dazu geführt, dass sie den Kontakt zu Kolleginnen und Kollegen reduziert und über Schlafprobleme geklagt habe. Daraufhin sei sie am 02.11.2015 in das Krankenhaus Musterberg mit dem Verdacht auf eine »Posttraumatische Belastungsstörung« eingewiesen worden. Es habe der Verdacht bestanden, dass ihre Einsätze im Ausland (unter anderem in Afghanistan) aus ihrer aktiven Zeit als Soldatin hierfür ursächlich seien. Frau Mayer habe sich vom 02.11.2015 bis zum 26.11.2015 in Behandlung befunden.

Die Probandin sei in der Zeit vom 02.02.2004 bis zum Tag der Einstellung bei der Bundeszollverwaltung am 01.08.2015 aktiv Zeitsoldatin gewesen und habe an zwei Auslandseinsätzen teilgenommen. Dabei würde es sich um folgende Einsätze handeln:

- Februar 2007 bis Juni 2007 in Kabul, Afghanistan
- März 2008 bis Juli 2008 im Kundus, Afghanistan

In der Folge habe der Arbeitsbereichsleiter ein persönliches Gespräch mit Frau Mayer gesucht, in welchem sich die Probandin im Februar 2016 sehr verschlossen gezeigt, aber angegeben habe, dass sich der Verdacht auf eine Posttraumatische Belastungsstörung nicht bewahrheitet habe.

Im Mai 2016 seien durch das Hauptzollamt Musterhausen eine amtsärztliche Untersuchung angeordnet und im Rahmen dieser keine Gesundheitsstörungen festgestellt worden, welche die Leistungsfähigkeit von Frau Mayer wesentlich beeinträchtigt hätten. Ebenso hätten zum Zeitpunkt dieser Untersuchung keine medizinischen Bedenken gegen einen künftigen Dienst und das Tragen einer Schusswaffe bestanden, wie auch keine Einschränkungen beim Einsatz im Schicht- und Nachtdienst.

Im Folgenden habe Frau Mayer ihre Ausbildung mit dem Einstellungsjahr 2016 fortgesetzt und die Zwischenprüfung erfolgreich abgelegt. Im Abschlusslehrgang ab Anfang 2017 sei Frau Mayer erneut erkrankt gewesen und habe an der Laufbahnprüfung nicht teilnehmen können.

Insgesamt sei sie während des Abschlusslehrganges an 55 Arbeitstagen erkrankt gewesen - die Krankschreibungen seien von einem Facharzt für Allgemeinmedizin und einem Facharzt für Neurologie und Psychiatrie sowie einem Frauenarzt ausgestellt worden.

Daher müsse geprüft werden, ob sie vollumfänglich für die Laufbahn des mittleren Zolldienstes geeignet sei. Aufgrund dessen würde gebeten, die in der Zusammenfassung und Beurteilung abschließend zu zitierenden Fragen zu beantworten.

> Krankheitsverlauf aus Aktenlage aufnehmen

b) Medizinische Unterlagen (chronologisch geordnet)

Ärztliche Befunde

Aus dem *Brief des Krankenhauses Musterberg vom 26.11.2015* (von Probandin mitgebracht) ist zu ersehen, dass die Probandin vom 02.11.2015 bis zum 26.11.2015 in stationärer Behandlung mit der Diagnose einer depressiven Störung mit parasuizidalen Gedanken sowie dem Verdacht auf eine Posttraumatische Belastungsstörung gewesen sei. Die Probandin sei in Begleitung ihrer Lehrer von der Zollschule direkt in die Notaufnahme gekommen.

In dem Brief ist zu lesen, dass unter den schulischen Bedingungen Schlaf- und Konzentrationsstörungen zunehmend schlimmer geworden seien. Außerdem habe sie auch immer mehr Alkohol konsumiert. Seit ca. einer Woche habe sie auch suizidale Impulse. Sie habe sich vor einen Zug werfen wollen, habe dies jedoch nicht getan, sondern sich ihren Lehrern anvertraut. Berichte über intensive Träume seien am ehesten als Flashbacks anzusehen. Im Verlauf ist zu lesen, dass die Probandin in gebessertem psychischem Zustand entlassen worden sei. Im Prozedere ist zu ersehen, dass die Probandin in die hausärztliche Weiterbehandlung entlassen worden und eine ambulante psychiatrische sowie psychotherapeutische Weiterbehandlung dringend indiziert sei.

Informationsquellen benennen

In einem Schreiben von Frau Dr. Schneider (Fachärztin für Neurologie und Psychiatrie) vom 03.03.2016 (von der Probandin mitgebracht) ist zu lesen, dass die Probandin derzeit keine psychiatrische Störung habe. Bei ihr würden keine Hinweise für eine depressive Symptomatik oder für eine Posttraumatische Belastungsstörung vorliegen. Sie habe zwar 2008 bei ihrem letzten Afghanistaneinsatz von Feuergefechten geträumt. Dies sei jedoch eine vorübergehende Phase gewesen, die spontan abgeklungen sei.

In dem der Ärztin vorliegenden Brief der Klinik Musterberg sei von einem suizidalen Impuls die Rede gewesen und die Träume als Flashbacks zugeordnet worden. Mit dieser Interpretation sei die Ärztin »nicht einverstanden«, sie halte die Probandin für derzeit psychisch unauffällig, eine medikamentöse Behandlung würde sie daher nicht für notwendig erachten.

Im *Gesundheitszeugnis der Landeshauptstadt Musterhausen, Referat für Gesundheit und Umwelt vom 04.05.2016* wird festgehalten, dass aufgrund der durchgeführten amtsärztlichen Untersuchung unter Berücksichtigung fachärztlicher Befunde aktuell keine Gesundheitsstörungen festgestellt werden könnten, die die Leistungsfähigkeit der Probandin wesentlich beeinträchtigen würden.

Nach dem aktuellen Untersuchungsbefund würden sich aus medizinischer Sicht keine Hinderungsgründe für eine Teilnahme an einem Einführungslehrgang ab August 2016 ergeben.

B Eigene Angaben

Biografische Anamnese

[...]

Psychiatrische Anamnese

Die Probandin gab an, in den Jahren 2015 und 2017 jeweils Konzentrationsstörungen, Anspannung und eine reduzierte Stimmung bei sich bemerkt zu haben. Diese Stimmung habe auf einer Skala von 0 (sehr schlechte Stimmung) bis 10 (sehr gute Stimmung) in etwa bei 6 von 10 gelegen und sei vermutlich dadurch reduziert gewesen, dass sie sich damals einem großen Lernstress ausgesetzt gefühlt habe. Der Schlaf sei schlechter gewesen wegen vermehrten abendlichen Lernens.

> Um ein etwaiges Gespür für den subjektiven Leidensdruck eines Probanden zu bekommen, kann es sinnvoll sein, die Stimmung skalieren zu lassen.

Ggf. Stimmung des Probanden skalieren lassen

Auslöser der ersten psychischen Probleme 2015 sei vermutlich gewesen, dass die neue Aufgabe beim Zoll zunächst »sehr stupide und langweilig und keine Herausforderung« gewesen sei. Es sei dies immer dasselbe gewesen.

Sie sei dann durch eine »lockere, im Rausch« von sich gegebene Äußerung, dass man sich vor den Zug werfen könne, wenn man die Prüfung nicht bestehen würde, in die Psychiatrie gekommen. Die folgende Aufnahme in Musterberg sei zwar freiwillig erfolgt, jedoch hätte man ihr klar dargestellt, dass sie im Falle einer Ablehnung der Behandlung ihre Ausbildung nicht würde fortführen können. Durch die stationäre Aufnahme in Musterberg habe sie jedoch rund drei Wochen Lernzeit verloren und es sei unmöglich gewesen, diesen Stoff nachzulernen. Obwohl die Aufnahme gut gewesen sei und ihr geholfen habe, habe sie dies wiederum belastet. Sie habe Sorge und Angst vor einem möglichen Jobverlust gehabt.

Auch bei der zweiten psychischen Dekompensation im Jahre 2017 sei eine ähnliche Situation zugrunde gelegen: Aufgrund einer zunächst unklaren Raumforderung in der linken Brust, die sich »dann endlich« als gutartig herausgestellt habe, sei sie längere Zeit ausgefallen und habe Lernstoff versäumt.

Psychopharmaka habe sie bisher noch nie genommen, wenn man von einem in der Klinik mehrmals eingenommenen Schlafmittel absehe. Dieses sei Zopiclon gewesen, welches sie damals 4-6 Mal eingenommen habe. Da ihr dies aber zum Schlafen gutgetan habe, habe sie sich dieses vom Hausarzt als »Minipackung mit 10 oder 12 Stück« verschreiben lassen. Auch heute nehme sie etwa alle 3-4 Wochen eine Tablette davon. Die letzte Packung habe jedenfalls 11 Monaten gehalten. Psychotherapeutische Interventionen seien

Medikation

immer nur sehr kurz gewesen, jedoch würde sie regelmäßig progressive Muskelentspannung machen. Trotz anfänglicher Skepsis würde diese ihr mittlerweile sehr gut tun und häufig würde sie zusammen mit ihrem Partner diese durchführen. (Anmerkung: Insgesamt war auffallend, dass sich die Probandin sehr wenig zugänglich in der psychiatrischen Anamneseerhebung zeigte. Es musste hier vielfach nachgefragt werden, die Probandin legte deutlich dissimulierendes Verhalten an den Tag.)

Verhalten vermerken

> Da dies ein Verhalten ist, das speziell an einer bestimmten Stelle der Exploration auftrat, macht es Sinn, dies gleich hier zu vermerken und nicht erst bei der Verhaltensbeobachtung.

Einen Suizidversuch habe es bisher noch nie gegeben. (Befragungen zu den in der Aktenlage erwähnten Flashbacks vgl. Angaben der Probandin zur aktuellen Begutachtung)

Angaben der Probandin zur aktuellen Begutachtung bzw. deren Hintergründe aus Sicht der Probandin

Bedeutung des Gutachtens für Proband erfragen

Befragt, welchen Sinn und Zweck bzw. welche Bedeutung die jetzige Begutachtung für sie habe, äußerte die Probandin zunächst, dass dies »einer der wichtigsten Termine ihres Lebens« sei. Hierbei würde es um ihre Zukunft gehen. Wenn sie nicht voll dienstfähig sei, würde dies »eine totale Katastrophe« bedeuten.

Frau Mayer gab weiter an, dass der Grund der Begutachtung die Frage der Diensttauglichkeit sei. Aufgrund mehrerer Erkrankungen während ihrer Ausbildung hätten sich »Bedenken hinsichtlich ihres Pensionsalters« ergeben und die Arbeitgeber wollten sich rechtlich absichern. Im Wesentlichen habe dies alles damit zu tun, was sie bis zum Jahre 2015 gemacht habe. Sie habe nämlich damals beim Weggehen geäußert, wenn man die Zwischenprüfung zweimal nicht bestehen würde, könne man sich vor den Zug werfen. Diese Äußerung habe sie in einer gemütlichen Runde beim Weggehen unter Kollegen »flapsig so dahingesagt«. Einer ihrer Kollegen, der womöglich »sauer« auf sie gewesen sei, weil sie seine sexuellen Offerten an diesem Abend abgelehnt habe, habe diese Äußerung an einen Vorgesetzten weitergegeben, der ihr dann eine psychiatrische Behandlung in Musterberg nahegelegt habe. Wenn sie die Behandlung dort verweigert hätte, wäre auch ihr »Ausbildungsplatz weg« gewesen.

Die Behandlung in Musterberg sei »aber ganz in Ordnung« gewesen, krank sei sie aber nicht wirklich gewesen. »Naja, mit 33 Jahren ist man natürlich nicht mehr so fit wie mit 21. Nach den Auslandseinsätzen hatte ich schon kurzzeitig Flashbacks und es gab Konzentrationsschwächen zu behandeln«. Durch die stationär-psychiatrische Aufnahme sei sie ausgeglichener und ruhiger geworden.

2007 sei sie auf eigenen Wunsch vier Monate in Kabul und 2008 vier Monate am Kundus gewesen. Sie habe bei den Afghanistanaufenthalten keine Kampfhandlungen unmittelbar miterlebt, sei aber nachts im Lager beschossen worden. Allerdings habe es zumindest bei den Deutschen nie Verletzte gegeben und sie habe nie Verwundete oder gar Tote gesehen. Jedoch habe sie Angst gehabt, als sie mit ihrem Konvoi mehrmals in Kabul im Stau gestanden habe. Hier seien auch viele Amerikaner dabei gewesen und sie sei in Sorge gewesen, dass jederzeit etwas hätte passieren können.

Näher nach den Flashbacks befragt, gab die Probandin an, 2007 für etwa 14 Tage und 2008 für etwa zwei bis drei Wochen unter diesen gelitten zu haben. Aufgrund der Einsätze, die vorwiegend nachts erfolgt seien, hätten sich natürlich Veränderungen im Schlafrhythmus ergeben und es sei eine gewisse Erholungszeit zur Normalisierung des Schlafrhythmus notwendig gewesen, sodass sie unmittelbar nach dem Zurückkommen unter Schlafstörungen gelitten habe. Die Flashbacks, die sie gehabt habe, seien jedoch insofern »ganz normal«, als dass dies ein nächtliches Aufschrecken gewesen sei und »der intuitive Griff zur Waffe neben sich« erfolgt wäre, welche sie zuhause natürlich nicht neben sich vorgefunden habe. Nach solch einem Aufwachen habe es einige Zeit benötigt, um wieder einzuschlafen. Sie sei aber nie Schweiß gebadet aufgewacht oder habe solche Flashbacks im wachen Zustand erlitten. Das am meisten belastende Ereignis im Auslandseinsatz sei das bereits geschilderte Ereignis mit dem Konvoi, nicht das nächtliche Beschießen gewesen.

Am 01. August 2015 habe sie ihre Ausbildung beim Hauptzollamt Musterhausen im mittleren Dienst begonnen.

Natürlich wisse sie, dass sie als Beamtin jederzeit überall hin versetzt werden könne, jedoch würde an vielen Orten Deutschlands ein Mangel an Zollbeamten bestehen, sodass die Chancen gut stehen würden, dort zu bleiben, wo sie bisher gewesen sei. Darüber hinaus sei sie älter als andere Kollegen in Ausbildung und hätte »in Kürze auch einen Mann« (aktuell sei sie noch nicht verheiratet). Selbst wenn sie versetzt werden würde, wäre »das auch in Ordnung« – auch früher habe sie nur eine Wochenendbeziehung mit ihrem Freund gehabt, dies habe auch funktioniert.

Im Rahmen ihrer Tätigkeit würde sie prinzipiell auch eine Schusswaffe führen können müssen. Sie habe jedoch erfahren, dass die Verwendung der Waffen nur im äußersten Notfall gestattet sei, als allerletztes Mittel, vorher seien Pfefferspray oder andere Methoden anzuwenden. Darüber hinaus habe sie seit vielen Jahren Erfahrung mit Schusswaffen und im Rahmen ihrer Bundeswehrtätigkeit immer mit Waffen zu tun gehabt. Bisher habe sie noch nie die Schusswaffe gebraucht, um konkret auf Menschen zu zielen oder gar zu schießen, Schüsse seien nur im Rahmen von Übungen erfolgt. Sofern ein unmittelbarer Angriff feststellbar sei, sei es jedoch »in Ordnung«, auch von der Schusswaffe Gebrauch zu machen – hiermit habe sie kein Problem.

Bei ihrer Ausbildung sei sie drei Wochen krank gewesen (vgl. stationär-psychiatrische Behandlung in Musterberg), was dazu geführt habe, dass man sie aus dem Lehrgang herausgenommen habe, da man nicht mehr als 15 Tage fehlen dürfe. Sie hätte damals den Lehrgang gerne weitergemacht, müsse im

Angaben zu Flashbacks

Gebrauch der Schusswaffe

Nachhinein aber ihren Vorgesetzten Recht geben, denn allein zehn Tage Fehlzeit würden schon ausreichen, dass man nicht mehr mitkommen würde.

Nach der Krankschreibung sei eine Wiedereingliederung nach dem Hamburger Modell geplant gewesen und sie habe rund ein halbes Jahr als Paketsortiererin beim Zoll gearbeitet. Im August 2016 habe sie den Lehrgang wieder aufnehmen dürfen und ihn »ganz durchgezogen«. Die Zwischenprüfung habe sie »natürlich« bestanden. Im Anschluss sei dann ab dem Jahre 2017 die praktische Ausbildung erfolgt. Von Februar bis Juni 2017 habe sie den Abschlusslehrgang absolviert, sei jedoch im April 2017 wegen einem unklaren Knoten in der Brust drei bis vier Wochen krankgeschrieben gewesen. »Wenn Sie das plötzlich hören: »Vielleicht haben Sie Krebs« wird einem der Abschlusslehrgang sowas von egal.« Sie habe versucht, den Lehrstoff, den sie versäumt habe, bis spät in die Nacht hinein nachzulernen und aufzuholen, was jedoch im Endeffekt ein Ding der Unmöglichkeit gewesen sei. Da jedoch ihre Ausbildungszeit bereits verlängert worden sei, sei es »eng« geworden, denn eine nochmalige Verlängerung dieser würde in der Regel nicht genehmigt werden. Sie habe sich daher erneut krankschreiben lassen, dieses Mal vom Hausarzt und später von einer Fachärztin für Neurologie und Psychiatrie, Frau Dr. Schneider, bei der sie bereits einmal gewesen sei. Schlafstörungen habe die offizielle Diagnose gelautet.

Beim Amtsarzt sei seine gesundheitliche Eignung überprüft und bestätigt worden (die Probandin hatte die entsprechenden Dokumente, die auch in der Akte vorlagen, zur Begutachtung mitgebracht).

C Untersuchungsergebnisse

Körperliche Untersuchung

[…]

Psychischer Befund

Die gepflegte, etwas erschöpft wirkende Probandin war bei der ambulant durchgeführten Untersuchung zu jeder Zeit zu allen vier Qualitäten voll orientiert, bewusstseinsklar und wach. Sie war im Kontakt freundlich zugewandt und kooperativ. Die ihr gestellten Fragen wurden gezielt und prompt, manchmal auch sehr knapp und kurz beantwortet.

Es fanden sich keine Hinweise auf ein herabgesetztes Konzentrationsvermögen, die Auffassung war rasch und sicher.

Das formale Denken war geordnet und klar.

Inhaltlich zeigte das Denken keine Auffälligkeiten; ebenso wenig ergaben sich Hinweise auf Sinnestäuschungen oder Ich-Störungen.

Der Affekt war euthym, wiewohl die Probandin sich etwas belastet zeigte durch den Umstand der Begutachtung. Die Psychomotorik und der Antrieb waren unauffällig. Die Schlafdauer war mit 8 Stunden angegeben, es lagen keine Ein- oder Durchschlafstörungen vor. Von Suizidalität oder Fremdgefährdung war Frau Mayer klar und glaubhaft distanziert. Es bestanden weder aktive noch passive Todeswünsche.

Verhalten bei der Untersuchung

Frau Mayer erschien pünktlich zum vereinbarten Untersuchungstermin und hatte vorhandene ärztliche und anderweitige begutachtungsrelevante Unterlagen geordnet mitgebracht.

Sie beantwortete die gestellten Fragen überwiegend in schneller Sprechweise und oftmals sehr knapp und kurz. Intermittierend, in Sonderheit bei Fragen zu bisherigen psychiatrischen Behandlungen, war eine Neigung zum Bagatellisieren und Dissimulieren feststellbar. Auch wurde die Beantwortung der Fragen zu diesem Themenkomplex oftmals mit ironisch-sarkastischen Bemerkungen unterlegt.

Bei Berichten über vergangene Auslandsaufenthalte imponierte eine betont lockere, oftmals flapsige und jargonartige Ausdrucksweise mit nur geringer emotionaler Beteiligung.

Gleichwohl war sich die Probandin stets der Bedeutung der Untersuchung bewusst – sie betonte sogar mehrfach, dass dies »einer der wichtigsten Termine ihres Lebens« sei – ihr Verhalten war insgesamt überwiegend kooperativ zu bezeichnen.

D   Zusätzliche Untersuchungsbefunde

Im Rahmen der durchgeführten Begutachtung waren keine technisch-apparativen Zusatzuntersuchungen nötig. Es erfolgten jedoch die Durchführung eines MMPI-Tests sowie der Einsatz der SNS.

Testpsychologische Untersuchungen

Fragebogen MMPI

Der Minnesota Multiphasic Personality Inventory (Engel 2000 bzw. Kupfer und Brähler 2002), der zur Erfassung der Persönlichkeitsstruktur dient, besteht aus 567 kurzen Feststellungen, die mit »Trifft zu« oder »Trifft nicht zu« beantwortet werden. Bei der computergestützten Auswertung werden die Antworten für einzelne Bereiche oder »Skalen« zusammengezählt und die Antwortsummen sodann mit den Werten einer Bezugspopulation verglichen.

Eingesetzte Tests kurz erklären

Es lag ein gültiges Profil vor, die Probandin versuchte, die Instruktionen zu befolgen und die Fragen sorgfältig zu lesen, die Antworten dürften wahrheitsgetreu sein.

Dieses Profil liege im Normbereich. Dennoch könnten solche Personen ziemlich misstrauisch sein und dazu neigen, sozial akzeptiertes Verhalten zu zeigen. Sie könnten vorsichtig, eigensinnig und empfindlich wirken, das gleichzeitige Auftreten entgegengesetzter Persönlichkeitszüge sei möglich. Man könne annehmen, dass die Probandin ein ausgeprägtes Interesse an Menschen und an praktischen Angelegenheiten des Alltags habe. Ähnliche

Persönlichkeiten würden häufig nachgiebig, diszipliniert, konkret und nüchtern wirken.

SN-S (Supernormalitätsskala) (Cima et al. 2003 b)

Dies ist ein Test, der den Versuch einer Beschwerdeminimierung und Übertreibung positiver Eigenschaften aufzudecken versucht. Hierin erreichte die Probandin einen Gesamtwert von 43, was insgesamt als Zeichen für ein dissimulierendes Verhalten gesehen werden muss.

E Zusammenfassung und Beurteilung

Wiederholung der Fragestellung mit Verweis auf den Fragenkatalog am Ende

Gemäß dem Schreiben des Hauptzollamtes Musterhausen vom 02.01.2018 wurde darum gebeten, ein Gutachten zu erstellen, ob »die voll umfängliche Eignung der Frau Mayer für eine Laufbahn im mittleren nicht technischen Zolldienst gegeben« sei. Weitere in diesem Zusammenhang formulierte Fragen finden sich zum Ende der Zusammenfassung und Beurteilung dargestellt und beantwortet.

Kurze Zusammenfassung der Hintergründe

Hintergrund ist, dass die 1982 geborene Frau Mayer – wie dem Schreiben vom 02.01.2018 des Hauptzollamtes Musterhausen zu entnehmen – zum 01. August 2015 in den Vorbereitungsdienst des mittleren nicht technischen Zolldienstes eingestellt und dem Hauptzollamt Musterhausen zur Ausbildung zugeteilt worden war.

Ihre Vorbereitungszeit im Einführungslehrgang war um ein Jahr verlängert worden aufgrund krankheitsbedingter Versäumnis von mehr als 15 Unterrichtsstunden. Ursache der Fehlzeiten war eine Behandlung in der psychiatrischen Abteilung des Krankenhauses Musterberg vom 02.11. bis zum 26.11.2015, da der Verdacht auf eine Posttraumatische Belastungsstörung aufgrund früherer Auslandseinsätze aus der Zeit der Probandin als aktive Soldatin (2004 bis 2015) bestanden hatte und für festgestellte Schlafprobleme, Überforderungsgefühl und sozialen Rückzug verantwortlich gemacht wurde.

Wie dem Entlassungsbrief des Krankenhauses Musterberg vom 26.11.2015 zu entnehmen, war die Diagnose einer »depressiven Störung mit parasuizidalen Gedanken« gestellt sowie der Verdacht auf eine Posttraumatische Belastungsstörung geäußert worden. Eine ambulante psychiatrische und psychotherapeutische Weiterbehandlung wurde als »dringend indiziert« befunden.

Im Mai 2016 war durch das Hauptzollamt Musterhausen eine amtsärztliche Untersuchung angeordnet und im Rahmen dieser keine Gesundheitsstörung festgestellt worden, welche die Leistungsfähigkeit von Frau Mayer wesentlich beeinträchtigt hätte. Auch hatten bei dieser Untersuchung keine medizinischen Bedenken gegen einen künftigen Dienst und das Tragen einer Schusswaffe sowie gegen Tätigkeit im Schicht- und Nachtdienst bestanden.

Auch in einem Schreiben von Frau Dr. Schneider (Fachärztin für Neurologie und Psychiatrie) vom 03.03.2016 ist zu ersehen, dass die Probandin »derzeit keine psychiatrische Störung« hatte. Es lagen keine

5.1 Beispielgutachten zu speziellen Gutachtensfragen

Hinweise für eine depressive Symptomatik oder für eine Posttraumatische Belastungsstörung vor. Mit den Festlegungen im Brief der Klinik Musterberg, in dem von einem suizidalen Impuls die Rede gewesen und die Träume als Flashbacks zugeordnet worden waren, zeigte sich die Ärztin »nicht einverstanden«, sie hatte die Probandin zum Zeitpunkt des Schreibens psychisch unauffällig eingeschätzt und eine medikamentöse Behandlung nicht für notwendig erachtet.

Im Folgenden hatte Frau Mayer ihre Ausbildung mit dem Einstellungsjahr 2016 fortgesetzt und die Zwischenprüfung erfolgreich abgelegt. Im Abschlusslehrgang 2017 war Frau Mayer erneut erkrankt gewesen und hatte an der Laufbahnprüfung nicht teilnehmen können.

Insgesamt war sie während des Abschlusslehrganges an 55 Arbeitstagen erkrankt gewesen – die Krankschreibungen waren von einem Facharzt für Allgemeinmedizin, von Frau Dr. Schneider (Fachärztin für Neurologie und Psychiatrie) sowie einem Frauenarzt ausgestellt worden.

Daher sollte eine Überprüfung der gesundheitlichen Voraussetzungen für eine voll umfängliche Laufbahn des mittleren Zolldienstes erfolgen.

Bei der aktuellen Untersuchung berichtete die Probandin zunächst von einer weitgehend unauffälligen Kindheitsentwicklung mit geordneten familiären Verhältnissen. Auch weiterhin besteht nach Aussagen der Probandin ein regelmäßiger Kontakt zu dem Elternhaus wie auch zu den beiden Schwestern. Nach Aussagen der Probandin lebt sie seit dem Jahre 2006 in einer konstantstabilen Partnerschaft, die Hochzeit ist in Kürze anvisiert. Auch hinsichtlich der schulischen und beruflichen Entwicklung der Probandin wurde zunächst eine unauffällige Entwicklung bis zum Ende des Jahres 2015 dargestellt – die weiteren eigenanamnestischen Angaben von Frau Mayer decken sich überwiegend mit den Darstellungen in den ärztlichen Berichten.

Zusammenfassung der eigenen Untersuchungsergebnisse

> Kurze und auf das Wesentlichste fokussierte Zusammenfassung der biografischen Entwicklung – ein »copy-paste« aus den eigenen Angaben ist zu unterlassen!

Zusammenfassung der biografischen Entwicklung

Gleichwohl war feststellbar, dass die Probandin hinsichtlich ihrer in der Vergangenheit aufgetretenen psychischen Probleme stark zum Bagatellisieren und Dissimulieren neigte. Darüber hinaus brachte sie durch ihr Verhalten zum Ausdruck, dass sie psychische Erkrankungen im Allgemeinen nicht als eigenständige, somatischen Erkrankungen gleichzusetzende Krankheitsbilder zu sehen versteht. Insbesondere die Tendenz zur Dissimulation wurde durch Einsatz des Fragebogens SNS bestätigt.

> Man muss psychiatrische Exploration und Testergebnisse (wie auch technisch-apparative Untersuchungen) immer in Gesamtsicht der Befunde sehen. Wenn man, wie hier, einem eindeutigen Testergebnis eine andere Bedeutung als zunächst anzunehmen zumisst, sollte man dies erklären, wie hier wissenschaftlich und klinisch psychiatrisch erfolgt.

Exploration und Testergebnisse gegenüberstellen

Unabhängig hiervon kommt es oftmals in psychiatrischen Gutachtenssituationen sowohl zu simulierendem wie dissimulierendem Verhalten: Gemäß einiger Literaturstellen tendieren etwa 20-30 % der psychiatrischen Patienten dazu, eine schlechtere als die reale Leistung z. B. in kognitiven Tests zu liefern (Dandachi-Fitzgerald et al. 2011, Gorissen et al. 2005, Kemp et al. 2008) und ein ebenso großer Prozentsatz neigt zu einer übertriebenen Beschwerdedarstellung (Dandachi-Fitzgerald et al. 2011, Strong et al. 2000, van Beilen et al. 2009).

Dennoch gibt es von psychiatrischer Seite keinen Hinweis darauf, dass die Probandin tatsächlich vorhandene psychiatrische Symptome zu vertuschen versuchte. Diese klinische Einschätzung setzt sich zusammen aus einem sorgfältigen Aktenstudium, einer genauen Verhaltensbeobachtung und einem wiederholten Explorieren ähnlicher, aber nicht gänzlich gleicher psychiatrischer Symptomkomplexe. Dieser Eindruck wird auch dadurch untermauert, dass z. B. das Profil des MMPIs nicht durch die Abwehrtendenz und den Wunsch, sich besonders positiv darzustellen, ungültig war, sondern gültig und im Normbereich. Zudem ist die Tendenz zur Dissimulation durchaus nachvollziehbar, wenn man bedenkt, welche Bedeutung diese Begutachtung für die Probandin hat (was sie wiederholt und offen darstellte).

> Dissimulation menschlich nachvollziehbar

Nichtsdestotrotz schien die Probandin ihre potentielle Anfälligkeit für Anpassungsstörungen bei besonderen beruflichen oder privaten Belastungen erkannt zu haben und ernst zu nehmen – sie hat Entspannungsübungen (progressive Muskelentspannung) erlernt und wendet diese regelmäßig im Alltag an.

Bei der aktuellen Untersuchung zeigte sich ein nahezu vollständig unauffälliger psychischer Befund bei Frau Mayer.

Die Schilderungen der vergangenen psychischen Probleme legen als mögliche Differenzialdiagnosen, wie in den Arztbriefen erwähnt, eine depressive Erkrankung oder rezidivierende Anpassungsstörungen nahe. Rein quantitativ fand jedoch überwiegend entweder gar keine psychiatrische Diagnose zum jeweiligen Untersuchungszeitpunkt oder die Diagnose der Anpassungsstörung Erwähnung. Die Diagnose einer depressiven Störung wurde nur einmal im Bericht des Krankenhauses Musterberg vom 26.11.2015 gestellt; die weiteren dort vorgenommenen psychiatrischen Einschätzungen wurden von der die Probandin kurze Zeit später untersuchenden Frau Dr. Schneider kritisch hinterfragt.

> Krankheitsbild laienverständlich erklären

Eine solche Anpassungsstörung (ICD-10: F43.2) ist gemäß ICD-10 gekennzeichnet durch einen Zustand von subjektivem Leiden und emotionaler Beeinträchtigung, der soziale Funktionen und Leistungen behindert. Weiter kann dieser Zustand auch mit depressiver Stimmung, Angst, Besorgnis und einem Überforderungsgefühl einhergehen. Oftmals tritt diese während des Anpassungsprozesses nach einer entscheidenden Lebensveränderung, nach einem belastenden Lebensereignis oder bei Vorhandensein oder der Möglichkeit von einer schweren körperlichen Krankheit auf.

> Fachbegriffe erklären

Die individuelle Disposition und Vulnerabilität (Verwundbarkeit, Anfälligkeit) spielen bei dem möglichen Auftreten und der Ausprägung der

Anpassungsstörung eine bedeutende Rolle. Es ist davon auszugehen, dass das Krankheitsbild ohne die entsprechende Belastung nicht entstanden wäre. Die Störung beginnt im Allgemeinen innerhalb eines Monats nach dem belastenden Ereignis oder der Lebensveränderung. Die Symptome halten meist nicht länger als sechs Monate an, außer im Falle einer sich anschließenden längeren depressiven Reaktion.

Auch wenn retrospektiv es dem Gutachter nicht möglich ist, die einzelnen Krankheitsepisoden bei Frau Mayer in ihrer vollständigen Ausprägung und den jeweiligen Begleitumständen vollumfänglich zu erfassen, so erscheinen – nach Sichtung aller vorliegenden Befunde und Erhebung einer sorgfältigen Eigenanamnese – in der Tat rezidivierende Anpassungsstörungen als die plausibelste Ursache der Episoden intermittierender psychischer Beeinträchtigung. So traten einerseits die psychischen Dekompensationen stets im Zusammenhang mit einer unmittelbar bevorstehenden oder stattgehabten nicht alltäglichen Belastung auf (durchaus im Sinne eines sogenannten »Live-Events«), und andererseits waren die psychischen Symptome überwiegend offensichtlich so mild ausgeprägt, dass keine kontinuierliche psychopharmakologische Medikation verordnet wurde – allenfalls eine optionale Medikation bei Bedarf war teilweise angeraten worden. Auch die leere Familienanamnese für psychiatrische Erkrankungen untermauert diese diagnostische Einschätzung.

Sorgfältiges Diagnostizieren

Nach Abklingen dieser Anpassungsstörungen finden sich mehrere ärztliche Dokumente, die davon sprechen, dass zu den jeweiligen Untersuchungszeitpunkten überhaupt keine psychische Störung vorliegt. Bei einer Depression, die abgeklungen ist und bei der sich aktuell keine psychischen Auffälligkeiten finden lassen, spricht der psychiatrisch geschulte Arzt nicht von der Nichtexistenz einer psychischen Erkrankung (wie bei Frau Mayer), sondern diagnostisch von einer depressiven Episode, die gegenwärtig remittiert ist. Eine solche ätiologische Klassifikation findet sich auch im ICD-10. Diese Diagnose wurde jedoch nie gestellt.

Gleichwohl ist sicherlich festzustellen, dass die Probandin eine individuelle Disposition an den Tag legt, die sie prinzipiell vulnerabler für das Erleiden von Anpassungsstörungen macht. Diese sind jedoch zeitlich begrenzt, gut therapierbar und stellen keinen ernstlichen Hinderungsgrund für das Ausüben eines wie auch immer gearteten Berufs dar. Allenfalls in einer akuten Phase einer solchen Störung ist mit einer vorübergehenden Krankheitsepisode (wie es bei der Probandin ja auch der Fall war) zu rechnen. Eine dauerhafte Berufs- oder Erwerbsunfähigkeit wegen einer solchen Erkrankung ist praktisch ausgeschlossen.

Auch fanden sich keine Anhaltspunkte für eine Posttraumatische Belastungsstörung.

Zusammenfassend beantworte ich die gestellten Fragen damit wie folgt:

Fragenkatalog eindeutig, klar, laienverständlich beantworten

1. *Liegen aktuelle Gesundheitsstörungen vor, die aus medizinischer Sicht Krankheitswert besitzen und sich insoweit auf eine Laufbahn im mittleren Zolldienst auswirken?*

Bei der Probandin bestanden zweimal Anpassungsstörungen, die teilweise auch mit kurzen depressiven Reaktionen einhergingen. Diese Störungen sind temporär begrenzt und bei Frau Mayer zum Untersuchungszeitpunkt vollständig abgeklungen. Es zeigt sich aktuell eine psychisch praktisch unauffällige Probandin, bei der sich derzeit keine überdauernde psychiatrische Erkrankung feststellen lässt. Auch die körperliche Untersuchung und die somatische Anamnese ergeben nahezu keinen Hinweis (vgl. Frage 2) auf anderweitige Erkrankungen.

2. *Ist Frau Mayer vollumfänglich für die Laufbahn des mittleren Dienstes geeignet?*

Im Zusammenhang mit dieser Frage wurde darum gebeten, die in der übersandten Anlage 3 aufgeführten Aspekte zu berücksichtigen. Hier ist zu erwähnen, dass die Probandin bei der körperlichen Untersuchung einige Nävi (Leberflecken) zeigte, die noch nie einer dermatologischen Untersuchung unterzogen worden sind. Diese ist sicher anzuraten. Gleichwohl sind die Nävi sicher nicht unter eine »chronische, entstellende, übertragbare, Ekel erregende oder zu starken Rückfällen neigende Hautkrankheit« (vgl. Anlage) zu subsumieren. Eine weitere Auffälligkeit der körperlichen Untersuchung zeigte sich in einer Tachykardie (zu schneller Herzschlag) gepaart mit einer Arrhythmie (unregelmäßiger Herzschlag). Dies kann prinzipiell auf einen wie unter Punkt 19 der Anlage aufgeführt »Herzklappenfehler, Erkrankung des Herzmuskels oder des Herzbeutels« zurückzuführen seien, weshalb das Schreiben eines EKGs zu empfehlen ist. Sollten sich hier Auffälligkeiten zeigen, wäre eine weitere kardiologische Abklärung anzuraten. Unter Berücksichtigung der Anamnese und des rein klinischen Erscheinungsbildes ist es jedoch wesentlich wahrscheinlicher, dass dies eine Normvariante ist.

3. *Kann zum heutigen Zeitpunkt die Möglichkeit häufiger Erkrankungen oder gar des Eintritts dauernder Dienstunfähigkeit schon vor dem Erreichen des 67. Lebensjahres mit großer Wahrscheinlichkeit ausgeschlossen werden?*

Die bisher bei der Probandin aufgetretenen Phasen mit psychischer Beeinträchtigung sind auf Anpassungsstörungen zurückzuführen. Diese sind zeitlich begrenzt und neigen nicht zur Chronifizierung. Zudem traten diese Episoden vor allem in Zeiten besonderen Leistungsdrucks auf. Erforderliche Prüfungen sind erfolgreich absolviert und regelmäßig auftretende private Stressoren (zum Beispiel durch häufig wechselnde Beziehungen, Konflikte mit Eltern oder Geschwistern, Überschuldung) nicht zu erwarten. Darüber hinaus betreibt die Probandin regelmäßig progressive Muskelentspannung, was bereits prophylaktisch dazu beiträgt, möglicherweise auftretende Stressoren gelassener zu sehen und auf diese Weise zu minimieren. Somit ist aus derzeitiger psychiatrischer Sicht die Möglichkeit häufiger Erkrankungen oder gar einer dauernden Dienstunfähigkeit nicht zu erwarten. Sofern so prospektiv beurteilbar, kann zum heutigen Zeitpunkt die Möglichkeit häufiger Erkrankungen oder gar einer dauernden Dienstunfähigkeit mit der gleichen Wahrscheinlichkeit ausgeschlossen werden, wie dies bei den meisten Beamtenanwärtern der Fall ist.

4. *Wäre Frau Mayer uneingeschränkt in der Lage, alle in der Übersicht »Anforderungsprofile« (Anlage 4) genannten Tätigkeiten zu verrichten? Welche Einschränkungen gäbe es eventuell?*

Die Probandin ist aktuell uneingeschränkt in der Lage, alle in der Übersicht geforderten Tätigkeiten zu erfüllen. Die Voraussetzungen, den psychischen

Anforderungen von »Zeitdruck, Stressexposition, Publikumsverkehr mit Konfliktmöglichkeiten, hohen Anforderungen an Vigilanz und Flexibilität sowie Verantwortungsbereitschaft« standzuhalten, sind gegeben.

5. Wenn bei der Beamtin weiterhin Gesundheitsstörungen vorliegen, bitte ich mir folgende Fragen zu beantworten: Ist die Beamtin aktuell dienstfähig? Sind die derzeitigen Therapiemaßnahmen ausreichend? Bestehen Bedenken, dass die Beamtin künftig Dienst mit der Schusswaffe leistet? Kann die Beamtin Schicht- und Nachtdienst verrichten?

Der erste Teil der Frage entfällt. Zum zweiten Teil ist zu sagen, dass aus psychiatrischer Sicht keine Bedenken bestehen, dass Frau Mayer Dienst mit der Schusswaffe leistet. Ebenso ist sie in der Lage, Schicht- und Nachtdienst zu verrichten.

Unterschrift des Gutachters

5.1.2 Beispielgutachten 2 zu speziellen Gutachtensfragen (gekürzt wiedergegeben)

- Fragestellung(en): Freie Willensbildung bei Suizid
  - Diagnose(n) sowie Differenzialdiagnose(n) nach ICD-10: Schwere depressive Episode ohne psychotische Symptome (ICD-10: F32.2), sonstige spezifische Persönlichkeitsstörung (ICD-10: F60.8), Zustand nach Schädel-Hirn-Trauma
- Delikt: entfällt

Zur besseren Verständlichkeit in aller Kürze: Gemäß dem Schreiben der MUSTER-Lebensversicherung vom 02.01.2018 sollte eine psychiatrische Stellungnahme nach Aktenlage erfolgen, ob der Suizid am 10.06.2017 des 1978 geborenen Herrn Schneider in einem die freie Willensbestimmung ausschließenden Zustand krankhafter Störung der Geistestätigkeit begangen wurde. So hatte der Verstorbene im Juni 2015 eine Risikolebensversicherung mit einer vertraglich vereinbarten Versicherungssumme von 465.000,00 Euro abgeschlossen. Der Todeszeitpunkt des Herrn Schneider war noch innerhalb der ersten drei Jahre nach Abschluss gelegen, in denen die Versicherung im Falle einer Selbsttötung ggf. von einer Verpflichtung zur Leistung frei sein könnte.

Überblick in Kürze

Zur Erinnerung: Ohne eine Untersuchung des Probanden sollte aus Sicht der Autoren von einer Stellungnahme und nicht von einem Gutachten gesprochen werden. So macht man deutlich, dass der wichtigste Teil einer Begutachtung, nämlich die eigene Exploration, fehlt.

Stellungnahme versus Gutachten

— Verkürzte Wiedergabe des Gutachtens. An allen Kürzungsstellen erscheinen zur besseren Nachvollziehbarkeit drei Punkte [...] —
  [...]

Fragestellung

Gemäß dem Schreiben der MUSTER-Lebensversicherung vom 02.01.2018 würde es sich im Falle der dargestellten Versicherungsnummer um eine Risikolebensversicherung mit einer vertraglich vereinbarten Versicherungssumme von 465.000,00 Euro handeln. Der Vertrag sei im Jahr 2015 abgeschlossen worden, sodass sich der Todeszeitpunkt des im Juni 2017 verstorbenen Herrn Schneider noch innerhalb der ersten drei Jahre befunden habe, in denen die Versicherung im Falle einer Selbsttötung grundsätzlich von einer Verpflichtung zur Leistung frei sei.

> *Fragestellungen zur freien Willensbildung bei Suizid*
>
> Der Großteil der Fragestellungen zur freien Willensbildung bei Suizid beschäftigt sich mit derartigen Versicherungsfragen. Gehäuft werden in letzter Zeit auch Schadensersatzklagen angestrebt, z. B. zum Erhalt eines Schmerzensgeldes für einen Lokführer, dem ein Suizident vor den Zug sprang.

Es würde daher gebeten werden, die folgenden zwei Fragen zu beantworten:
»1. Kann Ihrer medizinischen Einschätzung nach mit Sicherheit eine Beurteilung dahingehend vorgenommen werden, ob der Selbstmord ggf. in einem die freie Willensbestimmung ausschließenden Zustand krankhafter Störung der Geistestätigkeit begangen wurde? Wir bitten um Abwägung von Für und Wider.

> *Hintergrund der Fragestellung*
>
> Hintergrund der Fragestellung ist, stark vereinfacht gesagt, dass Versicherungsleistungen zu erfolgen haben, wenn der Suizid in einem die freie Willensbildung ausschließenden Zustand geschah.

2. Sofern eine sichere Beurteilung aufgrund der vorliegenden Unterlagen nicht möglich ist, bitten wir um Mitteilung, welche weiteren Unterlagen erforderlich sind, damit eine sichere Beurteilung ermöglicht wird.«
[…]

A   Aktenlage

a)   Allgemeine Unterlagen

Schreiben der Rechtsanwaltskanzlei

Aus einem *Schreiben der Rechtsanwaltskanzlei Müller vom 05.11.2017* ist zu ersehen, dass dieser die Bezugsberechtigten Martina und Hans Schneider anwaltlich vertreten würde. Diese seien von der Versicherung darauf hingewiesen worden, dass die Auszahlung der Versicherungssumme nur erfolgen könne, wenn der Suizid ihres Bruders in einem die freie Willensbestimmung ausschließenden Zustand krankhafter Störung der Geistestätigkeit begangen worden sei.

5.1 Beispielgutachten zu speziellen Gutachtensfragen

> Zur Erinnerung: In solchen Fällen ist die vorerst einzige Informationsquelle für die Beurteilung (nicht Begutachtung!) die Aktenlage. Insofern ist diese mit allen relevanten Informationen umfassend aufzunehmen.

Aktenlage hier wichtigste Quelle

Nach den durchgeführten Recherchen sei dies nachweislich der Fall und zwar aus folgenden Gründen: Der Versicherte habe am 02.02.2009 einen Arbeitsunfall gehabt, bei dem er aus über sieben Meter Höhe in die Tiefe gestürzt sei. Der Versicherte habe unter anderem ein schweres Schädel-Hirn-Trauma erlitten. Festgestellt worden sei eine intracraniell bifrontale, linksbetonte Kontusionsblutung sowie eine linksseitige traumatische SAB, was sich kernspintomographisch habe bestätigen lassen.

Die Weiterbehandlung sei in der neurologischen Klinik Musterhausen bis zum 08.08.2009 erfolgt. Unter anderem habe sich auch eine Posttraumatische Belastungsstörung mit depressiver Störung eingestellt.

Eine weitere MRT-Untersuchung des Schädels am 29.10.2010 habe folgende Befunde ergeben: Zustand nach multiplen intracerebralen Kontusionsblutungen beider Großhirnhemisphären, Substanzdefekte frontopolar links sowie linkstemporal mit Zeichen erlittener Einblutungen sowie Defektzone der capsula externa links.

In der Zeit vom 09.09.2015 bis zum 04.11.2015 habe sich Herr Schneider wegen einer schweren depressiven Episode ohne psychotische Symptome bzw. sonstigen spezifischen Persönlichkeitsstörung in stationärer Behandlung im Bezirksklinikum Musterberg befunden. Wie sich aus dem diesbezüglichen Bericht ergeben würde, habe kein Hinweis für Wahn oder Halluzination vorgelegen und der Proband sei glaubhaft von akuter Suizidalität distanziert gewesen.

Unmittelbar vor dem Suizid-Ereignis habe sich der Versicherte in die Behandlung von Frau Dr. Huber begeben, dies unter anderem wegen einer erneuten depressiven Episode, Panikattacken und einer »Atemneurose«.

Herr Schneider habe zu keinem Zeitpunkt der Behandlung vom 01.02.2017 bis zum 04.06.2017 suizidal geschienen oder suizidgefährdet. Die Ärztin sei diagnostisch von einer mindestens mittelschweren bis schwer ausgeprägten depressiven Störung ausgegangen, begleitet von hypochondrisch geprägten Ängsten, eventuell auch hirnorganisch akzentuiert im Sinne einer organisch-affektiven Störung.

Auf Nachfrage des Rechtsanwaltes vom 04.09.2017 habe Frau Dr. Huber mitgeteilt, den Verstorbenen am 04.06.2017 konsultiert zu haben. Zu diesem Zeitpunkt habe der Verstorbene zwar weiterhin körperbezogene Befürchtungen und Zukunftsängste geäußert, dies allerdings ohne eindeutige Wahnideen und sei von Suizidalität distanziert gewesen. Die Diagnose habe unverändert schwere depressive Störung, vermutlich hirnorganisch bedingt, und organische Wesensänderung gelautet. Frau Dr. Huber habe bestätigt, dass bei dem Versicherten mit an Sicherheit grenzender Wahrscheinlichkeit auch das Risiko von spontanen affektiven Durchbrüchen, Panikattacken, raptusartigen Handlungen, impulsiven und aggressiven sowie auch autoaggressiven Handlungen bestanden habe. Während einer solchen Panikattacke mit impulsiven oder raptusartigen Handlungen würde ein Zustand krankhafter Störung der geistigen Tätigkeit vorliegen, der die freie Willensbildung ausschließen würde. Der Suizid vom 10.06.2017 würde daher, wie sich auch aus der Ermittlungsakte ergeben würde, auf einer Panikattacke des Versicherten beruhen, bei der eine krankhafte Störung der Geistestätigkeit vorgelegen habe und die freie Willensbildung ausgeschlossen gewesen sei.

Ereignismeldung der Verkehrsgesellschaft

Aus einer *Ereignismeldung der Verkehrsgesellschaft Musterberg vom 18.06.2017* ist zu ersehen, dass Herr Schneider ca. 16,1 m nach einem Tunnel vor den einfahrenden Zug gesprungen sei. Der Zugführer des betroffenen Zuges habe trotz sofort eingeleiteter Notbremsung einen Zusammenstoß nicht vermeiden können.

Herr Schneider sei von dem einfahrenden Zug erfasst, überrollt und sofort getötet worden. Ein Video, welches von den am Bahnsteig installierten Kameras aufgezeichnet worden sei, habe den beschriebenen Sachverhalt bestätigt, ein Fremdverschulden sei auszuschließen.

Verhaltensauffälligkeiten

In einer beigelegten Skizze ist zu sehen, dass nach 16,1 m die Sprungstelle mit ersten Leichenteilen im Gleisbett gewesen und die Endlage der Leiche bei 21,8 m festzustellen gewesen sei. Der Lokführer habe angegeben, dass er bei Einfahrt in den wenig frequentierten Bahnhof eine am Bahnsteig stehende Person gesehen habe, welche sich unauffällig verhalten habe. Als er noch etwa 5 m vor der Person gewesen sei, habe diese zum Sprung angesetzt und sei vor den Zug gefallen. Der Lokführer habe eine sofortige Gefahrenbremsung eingeleitet, habe das Überrollen aber nicht verhindern können.

b) Medizinische Unterlagen (chronologisch geordnet)

Bericht Deutsche Rentenversicherung

In einem *Bericht für die Deutsche Rentenversicherung der neurologischen Klinik Musterhausen über eine Behandlung bis zum 08.08.2009* ist zu lesen: »Im Rahmen des am 02.02.2009 erlittenen Schädel-Hirn-Traumas bestehen bei dem Patienten noch Aufmerksamkeitsstörungen, leichte Konzentrationsstörungen, leichtgradige Arbeitsgedächtnisdefizite sowie leichtgradige Beeinträchtigungen der mittel- und langfristigen Speicherung von verbalem Gedächtnismaterial. Bei dem Patienten besteht eine ausreichend gute Selbsteinschätzung, teils ist er in der Lage, seine Defizite, zum Beispiel durch Anlegen von Notizen zur Erinnerung, zu kompensieren. Für den Beruf eines selbstständigen Bauleiters bestehen allerdings noch leichte Einschränkungen…«

Herr Schneider sei Nichtraucher und würde angeben, keinen Alkohol zu trinken.

Unter dem Punkt »funktionelle Einschränkungen im Beruf« finden sich folgende Informationen: »Aufgrund der Defizite im Bereich des Arbeitsgedächtnisses, der Beeinträchtigungen im Bereich der prospektiven Handlungsplanung und der Überblicksgewinnung sowie einer Weitschweifigkeit, teilweise auch einer Inkohärenz und Logorrhoe in der Kommunikation ist Herr Schneider zu Beginn der Anschlussheilbehandlung deutlich eingeschränkt in seinem Beruf, in dem er unter anderem auch Kundenkontakte pflegt.«

Der Proband habe seine Einschränkungen im Verlauf realistisch einsehen können, er sei über seine Krankheit sehr gut informiert. Es würde aktuell noch eine gesetzliche Betreuung durch einen Berufsbetreuer bestehen, welche aber aufgehoben werden solle.

Herr Schneider sei geschieden, würde mit einer Lebensgefährtin zusammenwohnen. Bzgl. des beruflichen Werdegangs sei zu sagen, dass Herr Schneider die Realschule abgeschlossen habe, dann eine Ausbildung zum Schreiner absolviert und er sich dann innerhalb einer Firma emporgearbeitet habe. Dort habe er zunehmend die Aufgabe des stellvertretenden Geschäftsführers eingenommen und sich um das Jahr 2002 als Bauleiter selbstständig gemacht. Die Geschäfte seien bis zu dem Arbeitsunfall sehr gut gelaufen. Gemäß seinen Aussagen habe er bis dahin sehr viel verdient (»Millionen«).

Solche biografischen Informationen unbedingt aufnehmen

Im psychischen Befund ist zu lesen: »Wach, freundlich zugewandt, affektiv ausgeglichen, teilweise leicht gereizt, befolgt einfache und komplexe Aufforderungen.« An späterer Stelle ist zu lesen, dass zu Behandlungsbeginn für einige Auffälligkeiten nur wenig Selbstwahrnehmung bestanden, der Proband aber im Behandlungsverlauf zunehmend Compliance habe entwickeln können wie auch Strategien zur Selbstbeobachtung und zur Selbstkontrolle. Er habe jedoch rasch eine Behandlung im teilstationären Bereich gewünscht.

Zum Entlassungszeitpunkt würden noch leichtgradige Arbeitsgedächtnisdefizite sowie leichtgradige Beeinträchtigungen bei mittel- und langfristiger Speicherung von verbalem Gedächtnismaterial bestehen. Eine Aufhebung der gesetzlichen Betreuung nach BGB sei am 08.08.2009 beantragt worden.

Der *Befund einer Magnetresonanztomographie des Schädels der radiologisch-nuklearmedizinischen Praxis am Krankenhaus Musterberg vom 29.10.2010* ergab den bereits mehrmals dargestellten Zustand nach multiplen intracerebralen Kontusionsblutungen. Es wurde von einem umschriebenen Substanzdefekt im Gyrus rectus links sowie einem ausgedehnten Substanzdefekt frontopolar links sowie links temporal geschrieben.

MRT-Befund des Schädels

Im *Bericht des Bezirksklinikums Musterberg vom 30.11.2015* (Aufenthalt vom 09.09.-04.11.2015) wurden bei den Diagnosen eine schwere depressive Episode ohne psychotische Symptome (F32.2), eine sonstige spezifische Persönlichkeitsstörung (ICD-10: F60.8) sowie der Zustand nach Schädel-Hirn-Trauma 2009 aufgeführt.

Bericht des Bezirksklinikums

Herr Schneider sei mit einem depressiven Syndrom stationär aufgenommen worden, da seit drei Monaten eine zunehmend gedrückte Stimmung, rezidivierende Suizidgedanken, stark verminderter Antrieb, stark reduzierte Belastbarkeit, innere Unruhe sowie Zukunfts- und Existenzängste bestehen würden. Er würde sich lust-, freud- und interessenlos fühlen, weil er für sich einfach keine Zukunftsperspektive mehr sehen würde. Er würde vermehrt grübeln und seine Lage als hoffnungslos empfinden.

Aktuell befinde er sich stundenweise in einer Arbeitserprobung bei einer Bauelementefirma. Dabei habe er in der Arbeit festgestellt, dass er Verantwortung nicht mehr übernehmen könne, er müsse sich sehr auf die Arbeit konzentrieren und sich alles aufschreiben. Es falle ihm schwer, mit Stress in der Arbeit umzugehen und seine Belastbarkeit sei extrem reduziert.

In den letzten drei Monaten seien ihm die Folgen des Schädel-Hirn-Traumas erst richtig bewusst geworden. Er habe keine eigene Wohnung und wohne aktuell bei seinem Vater. Seine Partnerin habe sich vor wenigen Wochen von ihm getrennt.

(Eine biografische Anamnese ist dem Bericht nicht zu entnehmen.)

Seit dem Unfall würde der Proband eine Erwerbsunfähigkeitsrente beziehen. Zusätzlich würde er aktuell von der Grundversorgung leben und beim Vater wohnen. Er habe derzeit keine Schulden.

Im »Verlauf« ist zu lesen, dass es zunächst auf einer allgemeinpsychiatrischen Station zu keiner ausreichenden Besserung gekommen sei, weshalb eine Verlegung auf die Psychotherapiestation erfolgt sei. Der Proband habe sich im Verlauf der Behandlung zunehmend besser auf die Behandlung einlassen können und »zuletzt teilweise mehr von seiner Grandiosität Abstand nehmen und sein vergangenes Leben und seine jetzigen Möglichkeiten differenzierter sehen« können.

Die Pläne für sein zukünftiges Leben seien wechselhaft gewesen, er habe Auslandsaufenthalte geplant, auswandern etc. Er würde sich auf die Zukunft freuen.

Berichte der niedergelassenen Psychiaterin

Aus einem *Schreiben von Frau Dr. Huber vom 14.08.2017* ist zu ersehen, dass sich der Verstorbene erstmals im Februar 2017 in ihrer Praxis vorgestellt habe. Diagnostisch habe eine depressive Episode, Panikattacken und eine »Atemneurose« bestanden.

Wegen der depressiven Stimmungslage sei wiederholt versucht worden, einen ambulanten Psychotherapieplatz zu bekommen. Es seien von Seiten der Unterzeichnerin viele Telefonate mit Therapeuten erfolgt, woraufhin der Proband sich bei einem der Kollegen vorab vorgestellt habe. Bei dem Probanden hätten deutliche Veränderungen der Persönlichkeitsstruktur vorgelegen, er sei jedoch immer sehr zuverlässig zu den vereinbarten Behandlungsterminen gekommen. Er habe zu keinem Zeitpunkt der Behandlung suizidal oder suizidgefährdet gewirkt und diesbezüglich auch keine Gedanken geäußert.

Der Proband habe aber wiederholt von Panikattacken und unkontrollierten Gefühlsdurchbrüchen berichtet sowie ebenfalls von erheblichen Ataxien. In diesem Kontext sei eine nicht bewusst gesteuerte Durchbruchshandlung oder eine Panikreaktion, die zu seinem Unfall am 10.06.2017 mit tödlichem Ausgang geführt hätte, »durchaus wahrscheinlich«. In der letzten »Visite« am 04.06.2017 habe der Verstorbene »keinerlei Suizidgedanken« geäußert, stattdessen von fortbestehenden Atembeschwerden berichtet, nämlich dass er nur 20 % durch die Nase atmen könne. Dennoch habe er auch von Zukunftsplänen gesprochen. Behandlungsdaten in ihrer Praxis seien insgesamt 8 Termine von Februar bis zum Tod am 10.06.2017 gewesen.

Medikamentös sei der Verstorbene zuletzt mit dem Antidepressivum Venlafaxin 225 mg sowie dem Neuroleptikum Risperidon 4 mg behandelt worden. Beide Präparate seien im Verlauf der Behandlung angesetzt und schrittweise erhöht worden.

Bei der letzten Vorstellung am 04.06.2017 habe beim Verstorbenen folgender psychopathologischer Befund vorgelegen: »… zeigte sich Herr S. bewusstseinsklar, in allen Qualitäten orientiert, mit unauffälligem Gedächtnis und ungestörter Auffassung sowie logischem Denken, mit leichten Konzentrationsstörungen, formalgedanklich unverändert etwas perseverierend, teils auch weitschweifig, vor allem aber auch weiter eingeengt auf die gestörte Nasenatmung, mit Grübelneigung, affektiv mäßiggradig herabgestimmt und dysphorisch, mit stark reduzierter Schwingungsfähigkeit, mit Äußerung körperbezogener Befürchtungen und Zukunftsängsten, mit Angaben von Angstzuständen und gelegentlichen unkontrollierten Gefühlsausbrüchen, mit deutlicher Reduktion von Psychomotorik und Antrieb, ohne Hinweis auf Halluzinationen, ohne eindeutige Wahnideen, von Suizidalität distanziert.«

Medikation

> Dieser psychische Befund ist nicht nur der letzte dokumentierte, sondern er liegt auch noch sehr nah an dem Ereignis. Daher ist er eine hochwichtige Informationsquelle.

Hochwichtige Informationsquelle

B Zusammenfassung und Beurteilung

> Die sonst üblichen Teile B (Eigene Angaben), C (Untersuchungsbefunde), D (Zusatzuntersuchungen) fehlen hier, da keine Untersuchung des Probanden stattfand.

Sonst üblichen Gutachtensteile fehlen hier

Gemäß dem Schreiben der MUSTER-Lebensversicherung vom 02.01.2018 sollte eine psychiatrische Stellungnahme nach Aktenlage erfolgen, ob der Suizid am 10.06.2017 des 1978 geborenen Herrn Schneider in einem die freie Willensbestimmung ausschließenden Zustand krankhafter Störung der Geistestätigkeit begangen wurde.

> Wiederholen der Fragestellung und kurze Zusammenfassung der Hintergründe sowie dessen, was man über den Verstorbenen weiß.

Hintergrund ist, dass der Verstorbene im Juni 2015 eine Risikolebensversicherung mit einer vertraglich vereinbarten Versicherungssumme von 465.000,00 Euro abgeschlossen hatte und der Todeszeitpunkt des Herrn Schneider noch innerhalb der ersten drei Jahre nach Abschluss gelegen war, in denen die Versicherung im Falle einer Selbsttötung ggf. von einer Verpflichtung zur Leistung frei sein könnte.

Wiederholung und Zusammenfassung

Wie den Akten zu entnehmen, hatte der Verstorbene nach einem Realschulabschluss und einer Ausbildung zum Schreiner zunächst als Angestellter gearbeitet, ehe er sich als Bauleiter selbstständig gemacht und dabei zumindest gemäß seinen Aussagen sehr viel verdient (»Millionen«) hatte. Durch einen schweren Arbeitsunfall am 02.02.2009 kam es dann jedoch zu verschiedenen gesundheitlichen Einschränkungen, deren Art und Ausmaß noch darzustellen sind, und in der Folge auch zu beruflichen Schwierigkeiten, die offensichtlich so ausgeprägt waren, dass der Verstorbene seit dem Unfall eine Erwerbsunfähigkeitsrente bezogen, zuletzt zusätzlich von der Grundversorgung gelebt und bei seinem Vater gewohnt hatte. Von privater Seite zeigen sich die vorliegenden Informationen sehr spärlich: Nach einer Scheidung hatte der Verstorbene auch nach seinem Unfall noch eine Beziehung gehabt, welche im Lauf des Jahres 2015 von Seiten der Partnerin beendet worden war (vgl. Bericht des Bezirksklinikums Musterberg vom 30.11.2015).

Der die Hinterbliebenen Martina und Hans Schneider vertretende Rechtsanwalt Müller argumentierte in seinem Schreiben vom 05.11.2017, dass bei dem Verstorbenen eine Panikattacke mit impulsiven und raptusartigen Handlungen einen Zustand krankhafter Störung der Geistestätigkeit bedingt habe, der die freie Willensbildung ausgeschlossen habe und dass auch der Suizid vom 10.6.2017 durch eine solche Panikattacke ausgelöst worden sei. Der Rechtsanwalt beruft sich bezüglich seiner Ausführungen auf Schreiben von Frau Dr. Huber (siehe unten).

Vorgehen bei psychiatrischer Beurteilung laienverständlich erklären

Zu den schwierigsten Begutachtungsfällen gehört im Allgemeinen die Beurteilung des mentalen Zustands bei Menschen vor einem erfolgreichen Suizid, welche eine Aussage nach Aktenlage erfordert, da die eigentliche Kompetenz des Psychiaters, seine Untersuchungs- und Explorationstechnik, nicht eingesetzt werden kann (Nedopil 2001). Trotz der spärlichen zur Verfügung stehenden Informationen soll im Folgenden versucht werden, zu prüfen, ob die aus der Suizidforschung bekannten Hypothesen auf diesen zu beurteilenden Einzelfall zutreffen und es soll auch versucht werden, die Belastungen vor dem lebensgeschichtlichen Hintergrund des Verstorbenen zu interpretieren, um daraus eine psychische Zustandsbeschreibung abzuleiten.

Literatur zum Thema

Die Rechtswissenschaft geht im Allgemeinen davon aus, dass eine suizidale Handlung freiverantwortlich, also im Sinne eines autonomen (und nicht via Krankheit unfreien) Entschlusses, möglich ist (Venzlaff et al. 2021; Pohlmeier 1986).

Der deutsche Gesetzgeber folgt der Überzeugung, dass der freie Wille des erwachsenen Menschen und die Freiverantwortlichkeit der Bürger grundsätzlich nicht in Frage gestellt werden, wobei eine Person dann in ihrem Wollen frei gilt, wenn sie die Fähigkeit hat, ihren Willen zu bestimmen, und somit zu bestimmen, welche Motive, Wünsche und Überzeugungen handlungswirksam werden sollen.

Eine zutreffend gestellte psychiatrische Diagnose lässt für sich allein genommen jedoch keinen Rückschluss darauf zu, ob eine durchgeführte oder geplante Handlung auf freier Willensbasis zustande kam oder nicht, zumal nicht alle psychologisch-psychiatrischen Diagnosen Krankheitswert haben und Krankheit oder Störung nicht per se unfrei machen. Selbst affektive Verzweiflungstaten löschen den freien Willen nicht zur Unbeachtlichkeit aus (Pohlmeier 1986).

Bei der Begutachtung geht es nicht um die Frage nach den Ursachen des konkreten Suizids, sondern darum, ob zum Suizidzeitpunkt die psychischen Voraussetzungen für eine diesbezüglich freie Willensbestimmung mit zumindest hoher Wahrscheinlichkeit in Folge einer psychiatrischen Störung nicht (mehr) gegeben waren (Cording und Nedopil 2014). Ist allerdings eine solche psychiatrische Diagnose oder psychopathologische Entwicklung im Vorfeld eines Suizids zu eruieren, muss mit der Möglichkeit gerechnet werden, »dass die personale Verantwortlichkeit durch die psychopathologische Symptomatik« im Rahmen der Erkrankung »erheblich eingeschränkt oder gar aufgehoben wird« (Venzlaff et al. 2015, S. 719). Schritt 1: Diagnose

Letzteres wird vor allem durch die von Ringel (1953) maßgeblich geprägte Krankheitstheorie angenommen, bei der die Suizidhandlung als Abschluss einer krankhaften psychischen Entwicklung, also entweder selbst als Krankheit oder als Symptom einer Krankheit, betrachtet wird. Wobei im Kontext der derzeitigen Diagnosemanuale suizidales Verhalten, sofern es einer psychischen Störung zugeordnet ist, stets als Symptom und nie unmittelbar als Krankheit verstanden wird (Venzlaff et al. 2021).

> Bei einer solchen Fragestellung sollte man auf das präsuizidale Syndrom nach Ringel eingehen. Tipp

Ringel war der Beschreiber des bis heute klinisch gültigen präsuizidalen Syndroms, welches als zentrales Merkmal die »Einengung« der Person beinhaltet, wobei drei Phasen unterschieden werden: Präsuizidales Syndrom nach Ringel

- In der ersten Phase kommt es zur gedanklichen Einengung, negativen Weltsicht, Passivität und Isolierung. Dadurch wird eine Korrektur der Weltsicht verhindert.
- Die zweite Phase ist geprägt von aggressivem und autoaggressivem Verhalten mit vermeintlicher psychopathologischer Besserung nach außen.
- Die dritte Phase beinhaltet dann Realitätsflucht, Fantasien und Tagträume, wobei Todes- und Selbsttötungsfantasien zunehmend eine Rolle spielen. Am Ende der dritten Phase steht der Suizid, auf den sich als vermeintlich einziger Ausweg zunehmend »tunnelartig« alles fokussiert (Bronisch 2007).

Im Verlauf dieses über kürzere oder längere Zeit wellenförmig verlaufenden suizidalen Prozesses kommt es neben den bewussten und unbewussten Todeswünschen auch zu suizidalen Signalen und ggf. Suizidversuchen. Sodann wird die gedankliche Einengung und das Gefangensein in einem Teufelskreis der negativen Einschätzung der eigenen Bewältigungsmöglichkeiten und der daraus resultierenden Unfähigkeit, differenzierte Problemlösungsstrategien zu entwickeln, subjektiv zunehmend als Ausweglosigkeit wahrgenommen und mündet schließlich in den Suizid (Bronisch 2007).

Maßgeblich beeinflusst durch diese Arbeiten von Ringel ist die von der juristischen Haltung abweichende und lange sowie zum Teil bis heute vorherrschende medizinische Haltung entstanden, dass jede Selbstmordhandlung unter Zwang erfolgt und deswegen dabei der freie Wille des Betreffenden eingeschränkt ist. Diese Argumentation ist jedoch umstritten, weil sie sich einerseits in empirischen Untersuchungen so nicht halten ließ und sie andererseits von einem, ebenfalls umstrittenen, absoluten Freiheitsbegriff ausgeht (Pohlmeier 1986).

Literatur zum Suizidrisiko, um individuelle Risikofaktoren zu ersehen

Als allgemeiner, statistisch signifikanter Risikofaktor gilt Trennung/Verlust des Partners. Die Suizidhäufigkeit ist bei Alleinstehenden zusätzlich erhöht und die meisten Suizide unter älteren Alleinstehenden werden von verwitweten Personen begangen (De Leo 2001). Risikoerhöhend für suizidales Verhalten wirken zudem Faktoren wie das gleichzeitige Vorhandensein mehrerer chronischer Konflikte, Entlassung und unmittelbare Zeit nach der Behandlung in einer stationären Einrichtung und gescheiterte Rehabilitationsversuche (Nedopil und Müller 2017). Darüber hinaus gibt es bestimmte Berufsgruppen und soziale Gruppen mit erhöhtem Suizidrisiko, z. B. Ärzte, Studenten und Häftlinge. Weiter ist das Suizidrisiko deutlich erhöht, wenn Blutsverwandte durch Suizid verstorben sind, oder wenn bereits in der Vorgeschichte Suizidversuche stattgefunden haben (Nedopil und Müller 2017).

Ergebnisse aus der Suizidforschung

Ergebnisse aus der Suizidforschung belegen, dass bei durchschnittlich 60 % der Selbstmordhandlungen davon ausgegangen werden kann, dass sie nicht krankhaft sind und gemäß freier Willensbestimmung erfolgt sind, andererseits zeigten 80 % der Lebensmüden Einverständnis mit ihrer Rettung (Pohlmeier 1986).

Schätzungen zu Suiziden in der Allgemeinbevölkerung gehen von bis zu 70 % depressiven Störungen, von bis zu 30 % Suchterkrankungen und bis zu 12 % schizophrenen Störungen aus (Venzlaff und Foerster 2009) – wobei die Kombination aus Depression und Abhängigkeitserkrankungen (in den USA) bei 70 % der Patienten, die sich suizidiert haben, als Diagnose angeführt wurde (Nedopil und Müller 2017).

Suizidrisiko bei psychisch Kranken

Das Suizidrisiko ist bei psychisch Kranken deshalb um ein Vielfaches höher als in der Allgemeinbevölkerung und besonders hoch bei Patienten mit depressiven Störungen, vor allem bei endogenen und wahnhaften Depressionen. Das Lebenszeitrisiko für einen Suizid, gerade bei chronisch verlaufenden Erkrankungsformen ist bei affektiven Erkrankungen nahe bei 10 % (Venzlaff und Foerster 2009).

Neben der klinischen Diagnose gibt es außerdem risikobehaftete Leitsymptome, die bei Patienten mit akuter Suizidgefährdung nahezu regelmäßig und unabhängig von der diagnostischen Zuordnung auftreten, wie die Äußerung von Hoffnungslosigkeit, Sorgen über Leistungseinbußen und finanziellen Ruin sowie Äußerung von Todeswünschen und Suiziddrohungen (Nedopil und Müller 2017).

Als großes Risiko für eine suizidale Entwicklung wird bei vielen Suizidenten (mit der entsprechenden subjektiven Wahrnehmung) der befürchtete oder tatsächliche Statusverlust in dem individuellen sozialen System sowie Überforderung bei Eigenverantwortlichkeit und Selbständigkeit gesehen (Nedopil und Müller 2017).

Letztlich kann die zu begutachtende Suizidhandlung daher nur in dem Zusammenhang eines mehrdimensionalen Geschehens betrachtet werden, bei dem es einzuschätzen gilt, inwieweit Denk-, Erlebens- und Handlungsfähigkeit des Suizidenten soweit vermindert sind/waren, dass eine freie Willensbildung nicht möglich ist/war. Generell kommen die rechtlichen und psychiatrischen Beurteilungsgrundsätze sowie die psychopathologischen Kriterien, die für die (ebenfalls oft posthume) Begutachtung der Geschäfts- und Testier(un)fähigkeit anzuwenden sind, auch bei der Begutachtung gemäß Versicherungsvertragsgesetz zum Einsatz, wobei sich die in diesen Fällen betroffenen Personen und Krankheitsbilder – neben dem Gegenstand des Willensakts – erheblich unterscheiden (Cording und Nedopil 2014).

Freie Willensbildung

Somit gilt es zunächst die von verschiedenen Behandlern gestellten Diagnosen darzustellen und bezüglich ihrer potentiellen Auswirkungen auf die freie Willensbildung zu überprüfen.

> Nun zunächst Bejahen oder Verneinen der psychiatrischen Diagnose(n) vor dem dann folgenden individuellen Abgleichen der Literatur mit den Lebens- und Krankheitsumständen des Verstorbenen

Bejahen oder Verneinen der psychiatrischen Diagnose(n)

Das gedeckte Schädel-Hirn-Trauma Grad III, das durch den Arbeitsunfall hervorgerufen worden war, hinterließ – wie das bei dieser schweren Form des Krankheitsbildes in den meisten Fällen zu erwarten ist – Folgeschäden, wie in der Magnetresonanztomographie des Schädels vom 29.10.2010 beschrieben wird: So ist dort zu lesen, dass ein Zustand nach multiplen intracerebralen Kontusionsblutungen, ein umschriebener Substanzdefekt im Gyrus rectus links sowie ein ausgedehnter Substanzdefekt frontopolar links sowie links temporal bestand. Unter all diesem ist vereinfacht gesagt zu verstehen, dass das schwere Schädelhirntrauma nachweislich eine erhebliche morphologische Hirnschädigung hinterlassen hat, die vor allem im vorderen Gehirnbereich (frontale Hirnfunktionsstörung) lokalisiert ist. Diese Hirnschädigung kann prinzipiell als »zeitlich überdauernde krankhafte Störung der Geistestätigkeit« bezeichnet werden.

Laienverständliche Erklärung der medizinischen Befunde

Gleichwohl kann von dem ausgeprägten organischen Befund nicht auf die Symptomatik geschlossen werden, weshalb es diese im Folgenden näher zu betrachten gilt. Zuvor sind jedoch die weiteren beim Verstorbenen zwischenzeitlich oder überdauernd gestellten Diagnosen aufzuführen und entsprechend zu überprüfen.

> **Cave: Umgang mit Befunden!**
>
> Aus Morphologie/technisch-apparativ festgestellten Defiziten darf nicht per se auf psychopathologische Funktionsstörungen geschlossen werden. Jene können zusätzliche Informationen liefern, wesentlichste Beurteilungsgrundlage bleibt der psychische Befund.

Überdauernd findet sich die Diagnose einer depressiven Störung, so im Arztbericht des Bezirksklinikums Musterberg vom 30.11.2015 wie auch im Schreiben von Frau Dr. Huber vom 14.08.2017. Die Ausprägung dieser Episoden wurde im Rahmen der stationären Behandlung als schwer beschrieben, von der niedergelassenen Ärztin nicht skaliert. Dass die Ausprägung der depressiven Störung zu verschiedenen Zeitpunkten möglicherweise unterschiedlich war, ist prinzipiell nicht überraschend, da eine depressive Störung in ihrer Intensität und Symptomatik variieren kann, sodass es gut möglich ist, dass ein und derselbe Patient beispielsweise bei der Erstmanifestation der Störung eine schwergradige Episode erleidet, einige Jahre später dann jedoch »nur« eine mittelgradige usw.

Für das Weiterbestehen einer geltend gemachten Posttraumatischen Belastungsreaktion finden sich keine Anhaltspunkte.

Persönlichkeit des Verstorbenen

Hinsichtlich einer Persönlichkeitsstörung des Verstorbenen wurden im Bericht des Bezirksklinikums Musterberg vom 30.11.2015 Andeutungen in die Richtung der narzisstischen Achse gemacht (vgl., dass der Verstorbene »zuletzt teilweise mehr von seiner Grandiosität Abstand nehmen« habe können). Frau Dr. Huber schrieb später von »deutlichen Veränderungen der Persönlichkeitsstruktur« (ohne dass den Unterzeichnern Art und Ausmaß ersichtlich würde). Insgesamt zeigt sich das Problem, dass nicht ersichtlich ist, inwieweit die beschriebenen narzisstischen Persönlichkeitszüge bereits prämorbid (also vor dem Verkehrsunfall mit Schädelhirntrauma) bestanden oder ob sie möglicherweise durch hirnorganische Veränderungen bedingt sind.

Darüber hinaus findet sich in dem Schreiben von Frau Dr. Huber vom 14.08.2017 zusätzlich die Diagnose von Panikattacken.

Als gesichert kann daher – neben der bereits oben diskutierten »Hirnschädigung« – die rezidivierend depressive Störung angesehen werden. Diagnostisch äußerst fraglich erscheinen in der Gesamtschau der Befunde die Panikattacken, da sich die klinische Symptomatik dieser aus den Beschreibungen allenfalls vage erschließt. Unabhängig davon können prinzipiell beide sicher zu diagnostizierenden psychischen Erkrankungen unter eine »zeitlich überdauernde krankhafte Störung der Geistestätigkeit« subsumiert werden.

Exaktes Diagnostizieren und Diskutieren

> Auch bei dieser Fragestellung gilt es, exaktes Diagnostizieren und Diskutieren von Differenzialdiagnosen/in der Aktenlage beschriebenen Diagnosen vorzunehmen.

Diskutieren der ggf. vorhandenen Funktionsbeeinträchtigungen

Um ein möglichst genaues Bild vom Zustand des Verstorbenen zum Zeitpunkt seines Suizides am 10.06.2017 zu erhalten, sind unter Berücksichtigung der bisherigen diagnostischen Feststellungen zunächst die beiden letzten dokumentierten Arztbesuche zu betrachten.

Bei dem Besuch bei Frau Dr. Huber am 04.06.2017 wurde von wiederholt beschriebenen Atembeschwerden berichtet. Suizidale Äußerungen waren bei diesem Arztbesuch gemäß Aufzeichnungen der behandelnden Ärztin nicht erfolgt, vielmehr waren offensichtlich Zukunftspläne vorhanden. Bei der letzten Vorstellung am 04.06.2017 wurden an Pathologien im psychischen Befund leichte Konzentrationsstörungen, leichte Perseveration (vereinfacht gesagt bedeutet dies, dass ein Proband immer wieder auf die gleichen Themen zurückkommt, wiewohl sie zu dem aktuellen Gesprächskontext nicht mehr passen), teils auch Weitschweifigkeit, eine Grübelneigung sowie eine affektiv mäßiggradige Herabstimmung mit stark reduzierter Schwingungsfähigkeit beschrieben. Zudem ist die Rede von »körperbezogenen Befürchtungen und Zukunftsängsten, mit Angaben von Angstzuständen und gelegentlichen unkontrollierten Gefühlsausbrüchen, mit deutlicher Reduktion von Psychomotorik und Antrieb, ohne Hinweis auf Halluzinationen, ohne eindeutige Wahnideen« bei Distanzierung von Suizidalität.

Medikamentös war der Verstorbene zuletzt mit dem Antidepressivum Venlafaxin 225 mg sowie dem Neuroleptikum Risperidon 4 mg behandelt worden.

Andere ärztliche Dokumente oder Zeugenaussagen wie auch ein möglicherweise vorhandener Abschiedsbrief liegen dem Gutachter nicht vor, sodass sich insbesondere auf die Zeugenvernehmung des Lokführers fokussiert werden muss, welcher berichtete, bei Einfahrt in den Bahnhof eine am Bahnsteig stehende Person gesehen zu haben, welche sich unauffällig verhalten und zum Sprung angesetzt habe und vor den Zug gefallen sei.

Zentrale Informationsquelle für die psychiatrische Beurteilung: Abschiedsbrief

Betrachtet man die oben aufgeführten Erkenntnisse aus der Suizidforschung, so lässt sich zunächst einmal feststellen, dass der Verstorbene mit dem Merkmal »Trennung/Verlust/Alleinstehend«, dem Vorhandensein mehrerer chronischer Konflikte (vgl. Berufssituation, finanzielle Situation) sowie dem Vorliegen einer affektiven Erkrankung Risikofaktoren aufwies, durch die er rein formal einer Gruppe zuzuordnen ist, die statistisch ein deutlich erhöhtes Suizidrisiko aufweist.

Zuordnung des Verstorbenen zu einer Risikogruppe für Suizidhandlungen

Darüber hinaus kommt ergänzend hinzu, dass für eine suizidale Entwicklung bei vielen Suizidenten der befürchtete oder tatsächliche Statusverlust in dem individuellen sozialen System (wie er bei Herrn Schneider offensichtlich auch vorlag) sowie Überforderung bei Eigenverantwortlichkeit und Selbständigkeit als große Risikofaktoren eingeschätzt werden (Nedopil und Müller 2017). Dabei ist zu berücksichtigen, dass letztlich auch bei extrem negativ ausfallender Lebensbilanz, einem sogenannten »Bilanzsuizid«, ebenfalls ein hohes »Ausmaß an Leid, Verzweiflung und Ambivalenz [vorausgeht], das im Vorfeld auch jedes noch so bilanzierten Suizids durchlebt wird« (Venzlaff et al. 2015, S. 720). Insofern ist nicht die Frage relevant, ob ein Bilanzsuizid vorliegt oder nicht, sondern inwieweit psychopathologisch fassbare Auffälligkeiten einen Bilanzierungsprozess beeinflusst haben könnten (Venzlaff und Foerster 2009).

Allgemeine Informationen für und gegen eine freie Willensbildung bei Suizidhandlungen

Eher für eine freie Willensbildung spricht allgemein ein Arrangement des Suizidmittels und der Umgebung, die Vorbereitung zur Vermeidung frühzeitiger Entdeckung, eine sogenannte weiche Suizidmethode, längere Vorbereitungszeit, ein Abschiedsbrief und der Ausschluss einer psychischen Störung. Gegen eine freie Willensbestimmung im Allgemeinen spricht eine zufällige Mittel- und Ortswahl für einen Suizid, fehlende Vorkehrungen gegen Entdeckung, eine harte Suizidmethode, ein fehlender Abschiedsbrief und eine psychische Störung (Nedopil und Müller 2017).

Hier zeigt sich ein Kernproblem des Falles, nämlich dass insbesondere Aussagen über eine mögliche Vorbereitung des Suizides mit Überlegungen von Auswahl eines geeigneten Ortes und einer geeigneten Methode ebenso fehlen wie die Frage unbeantwortet bleibt, ob ein möglicher Abschiedsbrief vorgelegen hat (welcher oftmals Rückschlüsse auf die Beweggründe für die suizidale Handlung eines Suizidenten, die Auswahl der Methode, die Art und Weise der Vorbereitungen usw. zulässt).

Aspekte für und gegen eine freie Willensbildung im individuellen Einzelfall

Bezüglich der oben aufgeführten allgemeinen Faktoren kann daher nur davon gesprochen werden, dass gegen eine freie Willensbestimmung die fehlenden Vorkehrungen gegen Entdeckung und die harte Suizidmethode (Suizid durch Überrollenlassen durch ein Schienenfahrzeug gehört zu diesen) sprechen. Für einen möglichen Ausschluss der freien Willensbildung zum Zeitpunkt des Suizids könnte des Weiteren eine möglicherweise wahnhafte Depression sprechen. Die körperbezogenen Befürchtungen, insbesondere bzgl. der Nasenatmung, könnten in der Art und Intensität, wie sie in den Arztberichten beschrieben wurden, den Eindruck eines möglicherweise überwertigen bzw. wahnhaften Erlebens erwecken (gleichwohl ist in dem letzten dokumentierten psychopathologischen Befund »ohne eindeutige Wahnideen« zu lesen). Bezüglich der organischen Komponente ist zu sagen, dass die Lokalisation der Folgeschädigung durch den Unfall mit bifrontalen Kontusionsherden prinzipiell geeignet ist, das Hemmungsvermögen des Verstorbenen beeinträchtigt zu haben, auch wenn dessen Aufhebung zeitlich überdauernd nicht nachgewiesen werden konnte. Bezüglich der Überlegungen zu möglichen Hinweisen auf einen Erregungszustand im Sinne einer Panikattacke oder einer raptusartigen Handlung kann nach Sichtung der Aussage des Lokführers bzw. des Berichts der Verkehrsgesellschaft Musterberg gesagt werden, dass aus dem Verhaltens- und Bewegungsmuster des Suizidenten keine Hinweise dafür ersehen werden konnten. Außerdem hätte bei ernsthaften Anhaltspunkten für raptusartige, impulshafte, unkontrollierte Suizidhandlungen, wie sie von Frau Dr. Huber beschrieben wurden, der Versuch entsprechender Therapieoptimierungen mit beispielsweise Umstellung der Medikation oder Einleitung einer stationär-psychiatrischen Behandlung erfolgen müssen. Zudem finden sich zumindest in den vorliegenden Unterlagen keine Beschreibungen über vorherige »Panikattacken mit impulsiven und raptusartigen Handlungen«, die so ausgeprägt gewesen wären, dass sie ein solches Verhalten, wie es im Rahmen des Suizides vom Verstorbenen an den Tag gelegt worden war, ernsthaft als panikattackenbedingt annehmen lassen könnte.

> »Für eine freie Willensbildung spricht« ist nicht synonym mit »gegen den Ausschluss der freien Willensbildung« zu setzen.

Cave!

Gegen den Ausschluss der freien Willensbildung spricht, dass im letzten dokumentierten psychopathologischen Befund ein unauffälliges Gedächtnis mit der Fähigkeit zu logischem Denken, eine nur mäßiggradige Herabstimmung und kein Hinweis auf Halluzinationen oder eindeutige Wahnideen wenige Tage vor der Suizidhandlung dokumentiert sind (gleichwohl ist darauf hinzuweisen, dass auch dieser Befund, wiewohl der dem Ereignis am nächstgelegene, möglicherweise nicht den psychopathologischen Zustand am Tag des Suizides erfasst). »Wenn eine relevante psychische Störung diagnostiziert wurde, ist zu prüfen, ob diese bei der Suizidhandlung eine psychopathologische Auffälligkeit bedingte, die zu einer Aufhebung der persönlichkeitsbedingten Willensbildung führte.« (Nedopil und Müller 2017, S. 336). Cording und Saß (2009) haben dafür bezüglich der Depression die Fallkonstellation beschrieben, dass ein wahnhafter Verlust des Realitätsbezugs besteht, zum Beispiel durch eine affektive Einengung des Bewusstseinsfeldes oder affektive Vereinseitigung, durch Abschottung gegen korrigierende Einflussnahme wohlmeinender Dritter, durch Überzeugung eigenen Versagens, eigene Unfähigkeit oder Schuld und dadurch bedingte Perspektivlosigkeit. Keine der Fallkonstellationen kann im vorliegenden Fall aufgrund der vorhandenen Befunde bewiesen werden.

Auch sprechen die abschließenden Einschätzungen hinsichtlich des kognitiven und allgemeinen Funktionsniveaus aus verschiedenen Behandlungsberichten dafür, dass zumindest eine weitgehende Erholung von der hirnorganischen Schädigung erfolgt ist, auch wenn morphologisch die Pathologien erheblich sind. Es wurde aber initial bereits darauf hingewiesen, dass sich keine unmittelbare Korrelation aus Intensität des morphologischen Schadens und der Symptomatik herstellen lässt.

Möglicherweise kommt auch der Persönlichkeitsakzentuierung eine besondere Bedeutung zu, dergestalt, dass die berufliche und partnerschaftliche Situation noch deutlich belastender und kränkender auf Herrn Schneider wirkte als auf Individuen ohne die entsprechende Persönlichkeitskomponente. Dabei wäre dann, wie bereits oben dargestellt, zu berücksichtigen, dass letztlich auch bei extrem negativ ausfallender Lebensbilanz, einem sogenannten »Bilanzsuizid«, ebenfalls ein hohes Ausmaß an Leid, Verzweiflung und Ambivalenz vorausgeht. Auch hier würden gelten, dass auf die psychopathologisch fassbaren Auffälligkeiten, die einen Bilanzierungsprozess beeinflusst oder gar geprägt haben könnten, zu achten ist (Venzlaff und Foerster 2009). Diesbezüglich lässt aber zumindest das letzte gezeichnete psychopathologische Gesamtbild wenige Tage vor dem Suizid keine Rückschlüsse zu, die den Ausschluss der freien Willensbildung ernsthaft nahelegen würden.

Zusammenfassend kann daher festgestellt werden, dass nach medizinischer Einschätzung der Gutachter nicht »mit Sicherheit eine Beurteilung dahingehend vorgenommen werden [kann], ob der Selbstmord in einem die

Abschließend klare Beantwortung der gestellten Frage(n)

freie Willensbestimmung ausschließenden Zustand krankhafter Störung der Geistestätigkeit begangen wurde«. Unter Berücksichtigung, dass der deutsche Gesetzgeber der Überzeugung folgt, dass der freie Wille des erwachsenen Menschen und die Freiverantwortlichkeit der Bürger primär nicht in Frage gestellt werden, finden sich in den dieser gutachterlichen Stellungnahme zu Grunde liegenden Dokumentationen trotz des Vorliegens von mindestens zwei überdauernden psychiatrischen Erkrankungen keine Befunde, die so ausgeprägt wären, dass der Ausschluss der freien Willensbildung sicher angenommen werden kann. Gleichwohl finden sich auch einige Anhaltspunkte für die gegenteilige Annahme.

Zur Beantwortung der zweiten eingangs gestellten Frage ist zu sagen, dass insbesondere weitere Informationen über die näheren Suizidumstände und mögliche Suizidmotive wie auch ein eventuell vorhandener Abschiedsbrief zur Einsichtnahme herbeigeschafft werden sollten. Gegebenenfalls könnte auch das Verhalten der versicherten Person in den letzten Tagen unmittelbar vor dem Suizid durch Befragung von (idealerweise gleichsam unparteiischen bzw. nicht in das Verfahren involvierten) Zeugen eruiert werden. Allerdings ist dies aus gutachterlicher Sicht in aller Regel mit wenig Erfolgsaussicht verbunden, da hierbei Aussagen von medizinischen Laien zu erwarten sind, welche wenig medizinisch-psychiatrisch fundierte Informationen liefern dürften.

Unterschrift des Gutachters

5.1.3 Beispielgutachten 3 zu speziellen Gutachtensfragen (gekürzt wiedergegeben)

> - Fragestellung(en): Verletzung der ärztlichen Kunst, Behandlungsfehler, Schadensersatz
>   - Diagnose(n) sowie Differenzialdiagnose(n) nach ICD-10: Wahnhafte Störung (ICD-10: F22.0)
> - Delikt: entfällt

Überblick in Kürze *Zur besseren Verständlichkeit in aller Kürze: Herr Mayer wurde im Mai 2013 mit Polizei- und Rettungsdienstbegleitung in die psychiatrische Klinik Musterberg wegen Suizidabsichten sowie fraglich wahnhaften Erlebens eingewiesen. Dort verblieb er freiwillig und nahm eine neuroleptische Medikation ein. Einige Zeit später machte er über seine Anwältin geltend, dort gegen seinen Willen behandelt und festgehalten worden zu sein.*

— Verkürzte Wiedergabe des Gutachtens. An allen Kürzungsstellen erscheinen zur besseren Nachvollziehbarkeit drei Punkte […] —

[…]

Fragestellung

Gemäß dem Beschluss vom 22.12.2017 des Landgerichts Musterberg solle in diesem psychiatrischen Sachverständigengutachten Beweis erhoben werden über die Behauptungen des Klägers, die Beklagten psychiatrisches Klinikum Musterberg GmbH, Dr. B.B. (Klinikum Musterberg) und Dr. C.C. (Klinikum Musterberg) hätten bei der Behandlung des Probanden im Zeitraum vom 24.05.2013 bis zum 16.07.2013 nicht entsprechend der ärztlichen Kunst gearbeitet, da sie fehlerhaft eine psychische Erkrankung des Klägers im Sinne einer wahnhaften Störung erkannt hätten.

Beschluss des Landgerichts

Darüber hinaus sei Beweis zu erheben über die Behauptung des Klägers, dass der beklagten Frau Dr. Huber (niedergelassene Psychiaterin) vorzuwerfen sei, dass sie im Nachgang vom 21.07.2013 bis zum 01.06.2015 den Kläger unter Verletzung der ärztlichen Kunst psychiatrisch nachbehandelt habe.

Zur weiteren Begründung wurde Bezug genommen auf das vom Kläger veranlasste private Sachverständigengutachten des Dr. Mustermann vom 16.08.2015 und Ergänzung vom 20.04.2016.

[…]

A Aktenlage

a) Allgemeine Unterlagen (chronologisch geordnet)

Im *Einsatzprotokoll des Rettungsdienstes vom 24.05.2013* ist zu lesen: »Patient kommt in Polizeidienststelle und erzählt von Suizidabsichten mit einer gefundenen Schusswaffe wegen Erpressung durch seine Mieter. Ansonsten unauffällig, öffnet sich und erzählt. Kommt auf freiwilliger Basis ohne Unterbringung durch Polizei.«

Einsatzprotokoll des Rettungsdienstes

> Bei einer solchen Fragestellung geht es unter anderem um Aspekte wie Umstände und Hintergründe der Aufnahme.

Aufnahmeumstände

Aus einem *Schreiben des Landkreises Musterhausen vom 28.01.2015* ist zu ersehen, dass ein Telefonat mit dem Gesundheitsamt Musterhausen erfolgt sei. Dabei sei mitgeteilt worden, dass Herr Mayer 2013 aufgrund eines Selbstmordversuchs mit einer alten verrosteten Waffe ins Klinikum Musterberg eingeliefert worden sei. Herr Mayer habe aufgrund einer Erpressung seiner Mieter keinen anderen Ausweg gesehen. Ob eine Psychose bei Herrn Mayer vorliegen würde, habe bei einem gemeinsamen Ermittlungstermin von der Betreuungsbehörde Musterhausen nicht geklärt werden können. Klare Anzeichen für eine solche hätten von den Sachbearbeitern nicht festgestellt werden können. Es sei durchaus möglich, dass die von Herrn Mayer geschilderte Problematik mit dem Mieter zutreffend sei. Die Betreuungsbehörde würde daher ein ärztliches Gutachten vorschlagen.

Schreiben des Landkreises

Schreiben der Rechtsanwältin	Aus einem *Schreiben der den Probanden vertretenden Rechtsanwältin, Frau Schneider, vom 14.12.2016* ist zu ersehen, dass der Proband Schadensersatzansprüche geltend machen würde wegen einer fehlerhaften stationären Behandlung in der psychiatrischen Klinik Musterberg vom 24. Mai bis 16. Juli 2013.
Näherer Gegenstand der Klage	In dem vorliegenden Schreiben der Rechtsanwältin konnte gut nachvollzogen werden, was näherer Gegenstand der Klage war. Insofern schien es sinnvoll, die Angaben dieses Schreibens relativ ausführlich darzustellen.
	Seit dem Frühjahr 2013 sei der Proband von einem gewissen Herrn Müller und dessen Lebensgefährtin erpresst worden. Der Gegenstand dieser Erpressung seien Fotoaufnahmen des Klägers beim Ansehen von Pornos, welche Herr Müller angefertigt und ins Internet habe stellen wollen, falls der Proband ihm nicht 100.000 Euro zahlen würde. Herr Mayer habe sehr unter dieser Drohung gelitten und es sei ihm psychisch zusehends immer schlechter ergangen. So habe er sich am 24.05.2013 entschlossen, Herrn Müller polizeilich anzuzeigen und sei deshalb bei der Polizeidienststelle in Musterhausen erschienen. Von dort sei der Proband in die Psychiatrie Musterberg verbracht worden, da die Polizeibeamten »die Erpressungsgeschichte« nicht geglaubt hätten und aufgrund der emotionalen Aufregung von Herrn Mayer davon ausgegangen seien, dass Suizidgefahr bestehe.
Dort sei im Laufe der Aufnahmeuntersuchung die Verdachtsdiagnose einer wahnhaften Störung gestellt worden. In dem dortigen Notfalluntersuchungsbefund sei falsch notiert, dass die Aufnahme des Probanden auf freiwilliger Basis erfolgt sei. Aus dem psychopathologischen Befund würde hervorgehen, dass Herr Mayer nicht suizidgefährdet gewesen sei. Seit der Einlieferung des Probanden am 24.05.2013 bis zum darauffolgenden Tag sei der Proband in einem geschlossenen Raum mit Videokameras untergebracht gewesen. Am 27.05.2013 sei eine Behandlung mit dem Medikament Olanzapin begonnen worden. Am 28.05.2013 sei die Dosis dieses Medikaments verdoppelt worden auf 10 mg täglich. Der Grund hierfür sei eine dokumentierte fehlende Krankheitseinsicht gewesen. Am 16.07.2013 sei der Proband aus der stationären Behandlung entlassen worden.
	Vom 21.07.2013 bis 01.06.2015 habe sich Herr Mayer aufgrund einer eindringlichen Empfehlung in der Behandlung bei Frau Dr. Huber befunden. Diese habe bei Herrn Mayer eine wahnhafte Störung festgestellt und ihn medikamentös umgestellt, sodass er ab dem 20.05.2014 mit dem Depot-Neuroleptikum Fluanxol 2 % 1 ml behandelt worden sei. Über eine Dosiserhöhung sei der Proband absichtlich nicht aufgeklärt worden. Aufgrund von Nebenwirkungen sei eine vorübergehende Medikamentenpause erfolgt, hierauf habe der Proband von einer Zustandsverbesserung berichtet.
Immer noch Wiedergabe des Schreibens der Rechtsanwältin	In dem gesamten Behandlungszeitraum seien weder Selbst- noch Fremdgefährdung dokumentiert, wohl aber fehlende Krankheitseinsicht, Schlaf-

störungen und Unruhe als Nebenwirkungen der Medikamente. Der Versuch, eine Betreuung für Herrn Mayer zu veranlassen, sei von dem Amtsgericht Musterhausen abgelehnt worden.

Auf Ersuchen der Rechtsanwältin des Probanden habe Herr Dr. Mustermann am 16.08.2015 ein fachpsychiatrisches Gutachten erstellt und darin festgestellt, dass der Verdacht auf eine wahnhafte Störung ausschließlich durch die Aussage des Probanden über die Erpressung mit den Fotos begründet sei. Die Behandlung mit Neuroleptika, die zu keinem Erfolg geführt habe, habe ausschließlich auf dem detaillierten Erpressungswahn mit hohem Leidensdruck und möglicher Suizidalität basiert. Aus der Sicht des Gutachters würde bei der Erhebung des psychopathologischen Befundes nicht herauskommen, dass beim Probanden eine eindeutige wahnhafte Störung eruiert worden sei. Die leichtgradigen Distanzprobleme, eine ängstliche Anspannung, ein systematisiertes Konstrukt aus Beziehungs- und Verfolgungsideen sowie fehlende Krankheitseinsicht seien nicht ausreichend, um eine wahnhafte Störung zu diagnostizieren. In seinem Ergänzungsgutachten habe Herr Dr. Mustermann festgestellt, dass die vorgenommene Behandlung nicht indiziert, sondern eine Übertherapie gewesen sei. Der Gutachter habe daher die Situation wie folgt beurteilt: Herr Mayer sei tatsächlich von seinen Mietern beim Ansehen von Pornos fotografiert und erpresst worden. Herr Mayer sei nie suizidal gewesen, eine wahnähnliche Beziehungsreaktion sei ausschließlich aufgrund der tatsächlich bestehenden Drohungen und Erpressungen entwickelt gewesen.

> Hier wird eindrücklich belegt, was man als Gutachter unterlassen sollte: eine Bewertung und Parteiergreifung, die auf keinerlei manifesten Fakten beruht.

Cave: Wertungen!

Im Schreiben der Rechtsanwältin wird geschlossen, dass die Behandlung nicht indiziert gewesen sei, da Herr Mayer keine psychische Erkrankung gehabt habe und habe. Die in der Klinik gestellte Diagnose einer wahnhaften Störung habe das gesellschaftliche Leben sowie den Gesundheitszustand des Klägers ruiniert. Freunde und Bekannte hätten ihn verspottet und verurteilt und die langjährige Behandlung mit Neuroleptika habe beim Probanden erhebliche wirtschaftliche und gesundheitliche Einbußen bedingt. Darüber hinaus wurde aufgeführt, welche wirtschaftlichen Schäden dem Probanden entstanden seien durch Konzentrations- und Schlafstörungen sowie den dargestellten psychiatrischen Aufenthalt.

Aus dem *Schreiben der die Beklagten des Klinikums Musterberg vertretenden Rechtsanwältin Dr. X.X. vom 12.03.2017* ist zu ersehen, dass die Angaben sowohl des Klägers wie auch der Polizei den dringenden Verdacht auf eine psychische Störung plausibel erscheinen hätten lassen. Der Verwertung des Parteigutachtens von Herrn Dr. Mustermann würde widersprochen. Darüber hinaus würde bestritten, dass der Kläger seit dem Frühjahr 2013 von seinem Mieter erpresst worden sei. Hiergegen würde bereits sprechen, dass

Schreiben der Rechtsanwältin des Klinikums

Argumente der Gegenseite darstellen

der Kläger erst am 24.05.2013 die Polizeidienststelle aufgesucht habe. Im Einsatzprotokoll des Rettungsdienstes würde es wörtlich heißen: »Patient kommt in Polizeidienststelle und erzählt von Suizidabsichten mit einer gefundenen Schusswaffe wegen Erpressung durch Mieter... Kommt auf freiwilliger Basis ohne Unterbringung durch Polizei.«

Der Aufnahmeärztin gegenüber habe der Kläger angegeben, dass er das Gefühl gehabt habe, beim Ansehen von Pornos beobachtet zu werden und seitdem immer wieder auch erpresserische Bemerkungen von seinem Mieter und dessen Bekannten gemacht werden würden. Vor Aufnahme hätten sich depressive Symptome ausgebildet wie Schlafstörungen, Grübelneigungen, Stimmungsschwankungen, Nervosität, Zunahme des Nikotinkonsums, Konzentrationsstörungen und suizidale Gedanken.

> **Schreiben wurde zitiert wie vorliegend**
>
> Das Schreiben wurde zitiert wie vorliegend, auch wenn sich gewisse Widersprüche zu dem unten folgenden Arztbericht auftaten.

Die Aufnahme sei freiwillig erfolgt, sonst hätte ihn die Beklagte »keinesfalls auf eine offene Station« aufgenommen. Eine Verlegung auf eine geschützte Station sei jedoch erfolgt, nachdem Herr Mayer gegenüber den behandelnden Ärzten darauf hingewiesen habe, über Waffen zu verfügen und mit diesen Waffen auch im Vorfeld experimentiert zu haben. Durchgeführte testpsychologische Untersuchungen hätten unter adäquater neuroleptischer Medikation eine deutliche Befundverbesserung ergeben.

Schreiben des Rechtsanwalts der niedergelassenen Psychiaterin

Aus einem *Schreiben von Herrn Rechtsanwalt Dr. Huber, der der Ehemann der niedergelassenen Psychiaterin, die den Probanden behandelt hatte, ist, vom März 2017* ist zu ersehen, dass im psychiatrischen Entlassungsbrief vom 16. Juli 2013 folgende Diagnosen codiert worden seien: Verdacht auf wahnhafte Störung (ICD-10: F22.0) sowie regelmäßiger Alkoholkonsum, bei initialer Gamma-GT-Erhöhung schädlicher Gebrauch von Alkohol (ICD-10: F10.1). Bereits beim ersten persönlichen Kontakt habe Frau Dr. Huber Herrn Mayer als einen schwitzenden, ängstlichen und unsicheren Patienten erlebt. Die Stimmung sei gedrückt gewesen, sein Antrieb leicht gesteigert, der formale Gedankengang sprunghaft, teilweise inkohärent. Insgesamt habe sich der Proband misstrauisch gezeigt, geprägt durch paranoides Erleben. Wie im Entlassungsbericht und der Medikamentenliste aus dem Klinikum Musterberg festgesetzt, habe Frau Dr. Huber dem Probanden anfangs weiterhin Olanzapin verordnet. Die Compliance sei von Anfang an nicht positiv gewesen, dennoch sei der Proband regelmäßig bzw. teilweise auch zusätzlich unangemeldet zu Terminen erschienen mit Angst und Unsicherheit sowie der dringenden Bitte um weitere Krankschreibung.

Bei verschiedenen Terminen sei es zu Schilderungen von gelegentlichem Erleben von Erpressungsversuchen durch Mieter gekommen.

Weitere Darstellungen und Gegendarstellungen der jeweiligen Rechtsanwaltsparteien dürfen außen vorgelassen werden, da sie keine für die Begutachtung relevanten neuen Informationen liefern.

> Mit einem solchen Hinweis belegt man, dass man die Aktenlage sorgsam durchgesehen und die aus Sicht des Gutachters relevanten Informationen in die Aktenlage aufgenommen hat.

Aktenlage sorgsam durchsehen

b) Medizinische Unterlagen

Aus dem *Arztbrief des Klinikums Musterberg, Klinik für Psychiatrie und Psychotherapie, vom 16.07.2013* ist zu ersehen, dass Herr Mayer vom 24.05.2013 bis zum 16.07.2013 in stationär psychiatrischer Behandlung gewesen sei. Die Diagnosen lauteten: Verdacht auf wahnhafte Störung, regelmäßiger Alkoholkonsum, bei initialer Gamma-GT-Erhöhung schädlicher Gebrauch von Alkohol, Nikotingebrauch, arterielle Hypertonie.

Arztbrief des Klinikums

Im psychopathologischen Befund bei Aufnahme werden an Pathologien eine sehr detaillierte und logorrhoeische Erlebnisschilderung, eine teils parathyme, teils verzweifelte, teils deprimierte Stimmungslage, eine reduzierte Schwingungsfähigkeit, ausgeprägte Wahnideen und anzunehmendes Beziehungserleben geschildert. Akustische Halluzinationen hätten nicht sicher ausgeschlossen werden können. Das MRT des Schädels sei unauffällig gewesen. Mehrfach durchgeführte EEGs hätten keine Auffälligkeiten ergeben. Im initialen Labor sei eine Erhöhung der Gamma-GT auf 87 U/l aufgefallen.

Im abschließenden Verlauf ist zu lesen, dass Herr Mayer auf polizeiliche Veranlassung in notärztlicher Begleitung zur Behandlung in die Klinik gebracht worden sei. Zunächst sei eine Aufnahme auf eine geschützte Station erfolgt, Herr Mayer habe sich jedoch für ein freiwilliges Verbleiben entscheiden können. Im Vordergrund habe ein ausgesprochen detailliert geschilderter Erpressungswahn mit hohem Leidensdruck und möglicher Suizidalität gestanden. Eine Medikation mit Olanzapin bis 10 mg pro Tag sei erfolgt. Hierunter seien die Wahnschilderungen weitgehend stabil geblieben, jedoch habe sich die affektive Lage des Patienten deutlich entspannter, zugänglicher und entlastet gezeigt. Die Eindrücke des Wahnerlebens hätten bei Herrn Mayer fortbestanden. Wegen der auf dem Hof gelagerten Waffen sei es der Wunsch von Herrn Mayer gewesen, dass diese durch die Polizei abgeholt würden, was sodann auch geschehen sei.

In den *testpsychologischen Befunden des Klinikums Musterberg ist zu ersehen, dass Ende Mai 2013* das Reaktionsvermögen des Probanden auf komplexe Reize zum Testzeitpunkt deutlich eingeschränkt gewesen sei. Eine weitere testpsychologische Untersuchung vom 02.07.2013 habe gezeigt, dass die kognitive Verarbeitungsgeschwindigkeit beim Probanden deutlich eingeschränkt sei. Exekutive Funktionsstörungen könnten jedoch nicht nachgewiesen werden. Eine Wiederholung der Testung am 15.07.2013 hätte zumindest hinsichtlich der Fahrtüchtigkeit keine testpsychologischen Einschränkungen ergeben.

Testpsychologische Befunde

Dokumentationen der Arztkontakte

> Bei einer solchen Fragestellung sind die einzelnen Einträge der Arztkontakte mit in die Aktenlage aufzunehmen. »Der Sachverständige hat bei seiner Beurteilung zunächst die Dokumentation des Arztes oder der Einrichtung… zu berücksichtigen. Ist diese Dokumentation unzureichend oder fehlt sie ganz, so muss der Arzt nachweisen, dass er keinen Fehler gemacht hat.« (Cording und Nedopil 2014, S. 178)

Dokumentation der niedergelassenen Psychiaterin

Es folgen Auszüge aus den »*medizinischen Daten*« von Frau Dr. Huber:

- *Eintrag vom 21.07.2013*: Herr Mayer würde nur ungern, zögerlich und sehr sprunghaft von seinen Problemen berichten. Seine Mieter hätten ihn im Frühjahr 2013 bei dem Ansehen von Pornos gefilmt, seitdem würde er sich bedroht fühlen und er würde erpresst werden. Herr Mayer würde als schwitzender, ängstlich unsicherer Patient erscheinen. Der formale Gedankengang sei sprunghaft, teilweise inkohärent, es würden sich deutliche Ängste feststellen lassen, paranoides Erleben sei nur noch im Hintergrund.
- *Eintrag vom 27.08.2013*: Es würde finanzielle Schwierigkeiten geben. Weiterhin paranoid. Wenig Krankheitseinsicht, fragliche Compliance. Wahnhafte Störung, Alkoholmissbrauch.
- *Eintrag vom 21.10.2013*: verunsichert, kein Anhalt für psychotische Symptomatik.
- *Eintrag vom 02.12.2013*: geordneter wirkender Patient, weniger paranoid, Stimmung ausgeglichen, latente Ängste, innere Unruhe.
- *Eintrag vom 21.12.2013*: paranoides Erleben bezüglich Nachbarn, fühlt sich beobachtet.
- *Eintrag vom 14.01.2014*: Schlafstörungen, da er sich weiterhin von den Nachbarn beobachtet fühlen würde. Weiterhin deutlich paranoid, verunsichert, innere Unruhe, Ambivalenz. Diagnose weiterhin wahnhafte Störung und Alkoholmissbrauch.
- *Eintrag vom 22.04.2014*: Es seien Klagen über sein Schicksal und die Verfolgung durch die Mieter erfolgt. Deutlich paranoides Erleben. Keine Krankheitseinsicht. Wahnhafte Störung.
- *Eintrag vom 20.05.2014*: wieder sehr aufgebracht wegen der Nachbarn, verworrene, sprunghafte Schilderung von erlebten Bedrohungen der Nachbarn. Er fühle sich immer wieder erpresst und bedroht durch den Mieter. Stimmung dysphor, latent gereizt, sprunghafter Gedankengang. Heute erstmals bereit für Neuroleptika-Depotbehandlung.
- *Eintrag vom 22.07.2014*: Der Patient sei gemeinsam mit dem Vater erschienen. Auf Befragung hinsichtlich der Bedrohungen und Ängste habe der Proband diese heftig negiert. Auch der differenziert erscheinende Vater habe geschildert, dass sein Sohn seit dem Aufenthalt in der psychiatrischen Klinik Musterberg »anders geworden« sei. In gemeinsamer Absprache sei der Vorschlag erfolgt, die Medikamente vorübergehend abzusetzen. Bei jeglicher psychischer Auffälligkeit sofortige Kontaktaufnahme.

- *Eintrag vom 03.11.2014*: inzwischen wunschgemäß ohne Medikation seit einem viertel Jahr. Inhaltlich weiterhin paranoides Erleben. Gedankengang sprunghaft, teilweise schwer nachvollziehbare Schilderung von Vorfällen. Diagnose: wahnhafte Störung.
- *Eintrag vom 26. Mai 2015*: aufgeregt, laut wegen Wahnvorstellungen. Herr Mayer habe geäußert, die Ärztin (also die Verfasserin des Eintrags) habe ihm immer die Medikation Haloperidol verordnet, nach Zeigen der Anordnung im PC Behauptung, dass die Ärztin diese Eintragungen gefälscht habe. Diagnose: Verdacht auf wahnhafte Störung.

Es folgt das *psychiatrische Gutachten von Herrn Dr. Mustermann vom 16.08.2015*, das auf Ersuchen der Rechtsanwältin des Probanden in Auftrag gegeben worden war.   — Psychiatrisches Gutachten

Gemäß dem dort dargestellten Sachverhalt habe Herr Mayer im Frühjahr 2013 einen Pornofilm angesehen, währenddessen die Tür zu seinem Zimmer offen gewesen sei. Dann habe er jedoch Geräusche im Treppenhaus vernommen. Dort habe er seinen Mieter, Herrn Müller, nach ihm rufen hören. Nach einem zunächst unauffälligen Gespräch habe der Proband einen Tag später gemerkt, dass sich dieser ihm gegenüber komisch verhalte. Auch bei einer Geburtstagsfeier einige Tage später, wo sein Mieter mitanwesend gewesen sei, hätten sich auch die eingeladenen Gäste ihm gegenüber merkwürdig verhalten. Kurze Zeit später habe ihn die Freundin des Mieters angesprochen und geäußert, dass sie vom Probanden gefertigte Fotos ins Internet stellen könnten, wenn er ihnen nicht 100.000 Euro geben würde.

Im Mai 2013 habe Herr Mayer eine der alten auf dem Dachboden gelagerten Pistolen, die durch Korrosion unbrauchbar geworden seien, hervorgeholt, diese gegen seinen Kopf gerichtet und abgedrückt, wiewohl er schon im Voraus gewusst habe, dass die Waffe nicht funktionieren würde. Er habe nicht vorgehabt, sich zu erschießen, habe aber auch nicht erklären können, warum er dies getan habe. Herr Mayer habe sich von seinen Mietern ständig unter Druck gesetzt gefühlt, da sie ihm immer wieder gedroht und ihn erpresst hätten.

Der Gutachter Dr. Mustermann kommt abschließend zu dem Ergebnis (siehe diesbezüglich auch das obige Schreiben der Rechtsanwältin Schneider), dass es anzunehmen sei, dass der Proband aufgrund der tatsächlich bestehenden Erpressungen und Drohungen und dem vorhandenen Bildmaterial vermutlich eine »wahnähnliche paranoide primitive Beziehungsreaktion« entwickelt habe. Diese wahnähnliche Beziehungsreaktion habe er ausschließlich aufgrund der tatsächlich bestehenden Drohungen und Erpressungen entwickelt, eine anderweitige psychische Erkrankung würde sich nicht feststellen lassen.

B Eigene Angaben

Biografische Anamnese

[...]

Beziehungen/ Sexualität/ Partnerschaften

Zu Beziehungen und Sexualität befragt, gab der Proband an, dass er mit etwa 16 Jahren erste Zärtlichkeiten mit einer Partnerin ausgetauscht habe, der erste Geschlechtsverkehr sei 1986 kurz vor seiner Zeit bei der Bundeswehr erfolgt. Im Alter von ca. 20-22 Jahren habe der Proband kürzere wechselnde Partnerschaften gehabt; die letzte Beziehung sei Mitte 2001 beendet worden, seither sei er ohne Partnerin. Befragt, was der Grund hierfür sei, gab Herr Mayer an, dass er »schon Lust auf eine Partnerschaft« gehabt habe, aber die Arbeit eindeutig vorgegangen sei.

Zu seinem aktuellen Sexualverhalten befragt, äußerte der Proband, »ab und zu Orgasmen durch Selbstbefriedigung nach Pornos« zu haben. Weitere Angaben zur Sexualanamnese wolle er nicht machen.

Sexualanamnese darf nicht fehlen

> Dieses Gutachten ist ein gutes Beispiel dafür, dass die Erhebung einer Sexualanamnese (auch außerhalb von Begutachtungen bei Sexualstraftätern) nicht fehlen darf. Es ist gut nachvollziehbar, dass bei der Thematik, mit der sich das Gutachten zu beschäftigen hat, Sexualität psychodynamisch eine große Rolle spielt.

Derzeit habe er etwa drei gute Freunde, zu denen auch regelmäßiger Kontakt bestehen würde.

Tagesablauf und aktuelles Leistungsniveau

Zum aktuellen Tagesablauf befragt, gab der Proband an, dass er oftmals bereits gegen 3.00 Uhr oder 4.00 Uhr morgens wach werden würde. In der Regel würde er dann fernsehen und rauchen, gelegentlich auch eine Kleinigkeit essen und sich nochmals hinlegen. Zwischen 6.00 Uhr und 8.00 Uhr würde er endgültig das Bett verlassen und sich der Stallarbeit zuwenden. Darüber hinaus würde er »am Holz, Heu oder am Misten arbeiten«, ehe es um 12.00 Uhr Mittagessen geben würde. Nachmittags würde er sich im Wesentlichen auch mit landwirtschaftlicher Tätigkeit beschäftigen, ehe er abends in die Sauna oder in ein Fitnessstudio gehen würde. Nach dem Abendessen schaue er erneut fern und gehe gegen 21.30 Uhr schlafen. Ein- bis zweimal in der Woche würde er mit Freunden abends bis tief in die Nacht Schafkopf spielen. An diesen Abenden würde »viel Alkohol fließen« (siehe unten).

Wohnsituation

Zu seiner aktuellen Wohnsituation befragt, gab der Proband an, dass er weiter mit seinem Vater auf dem Bauernhof wohnen würde. *(Anmerkung: Die Mutter sei bereits vor einigen Jahren verstorben.)* Er würde ein eigenes Zimmer besitzen, das etwa 20 m² groß sei. Er plane jedoch, durch Umbaumaßnahmen sich auf dem Hof eine eigene Wohnung zu schaffen.

Finanzielle Situation

Zur aktuellen finanziellen Situation befragt, gab Herr Mayer an, dass er etwa 1.500 Euro monatlich verdienen würde. Er würde sich mit dem Vater die Einnahmen des Hofes inklusive der Mieteinnahmen teilen. *(Anmerkung:*

Ein Teil des Hofes sei vor einigen Jahren umgebaut worden, um zwei kleine Mietwohnen zu schaffen.) Die finanzielle Situation sei eng. Gleichwohl habe er Ersparnisse, über deren Höhe er nicht sprechen wolle.

Aktuell habe er 14 Schafe und die doppelte Anzahl an Hühnern. Gleichzeitig habe er auf dem Hof eine Käserei, sodass er von der Schafsmilch Käse mache. Er habe zwei alte Traktoren und würde vorwiegend von Mieteinnahmen leben.

Befragt, ob er schon einmal in Konflikt mit dem Gesetz geraten sei, gab Herr Mayer an, dass er zweimal den Führerschein wegen Alkohols am Steuer verloren habe. Das letzte Mal sei dies seines Wissens etwa 2002 der Fall gewesen. Darüber hinaus sei er um diese Zeit auch der Körperverletzung bezichtigt worden. Angeblich habe er »im Suff jemandem die Fresse poliert«. Das Verfahren sei allerdings eingestellt worden.

Suchtmittelanamnese

Der Proband gab an, unter der Woche 1 bis 2 »Feierabendbiere« zu trinken. Zweimal die Woche, beim Schafkopfen, trinke er etwa 5-8 Flaschen Bier sowie ggf. auch Wodka. Konkret befragt nach Symptomen wie Toleranzentwicklung, gesundheitliche Schäden durch Alkoholkonsum, körperliche Entzugssymptome bei fehlender Alkoholzufuhr, starkes Verlangen nach Alkohol sowie Vernachlässigung anderer Interessen aufgrund Alkoholkonsums wurden diese allesamt verneint. Auch trinke er immer erst nach 17.00 Uhr, denn der Alkohol blockiere die körperliche Arbeit. Er rauche etwa 10 Zigaretten pro Tag, Kontakt zu illegalen Drogen habe es bisher nicht gegeben.

Vgl. Suchtkriterien des ICD-10

[…]

Angaben des Probanden zum aktuellen Sachverhalt bzw. zur Begutachtung

Herr Mayer gab an, im Frühjahr 2013 einen Pornofilm in seinem Zimmer im Obergeschoss des väterlichen Hauses an seinem PC angesehen zu haben. Er habe Kopfhörer aufgesetzt, um den Ton hören zu können, denn das Haus sei hellhörig und mehrere Parteien würden darin wohnen. Vor einigen Jahren habe man nämlich nach dem Tod der Mutter den Hof umgebaut und zwei kleine Mietwohnungen geschaffen. Da er in seinem Zimmer nur wenige Elektroanschlüsse und »schlechte Verkabelung« habe, habe er weitere Steckdosen und eine »Verbindung zur Internetbox« gebraucht, weshalb er die Tür zu seinem Zimmer aufstehen gehabt habe. Immer wieder habe er beim Onanieren, das er während dem Ansehen des Filmes betrieben habe, den Eindruck gehabt, ein Knarren der Treppe gehört zu haben, weshalb er mehrmals die Kopfhörer abgesetzt, dann aber keine Geräusche mehr wahrgenommen habe. Nachdem er schließlich zum Orgasmus gekommen sei, habe Herr Müller (einer der Mieter des Hauses) zu ihm gerufen: »Du, komm doch mal runter.« Er habe dem Folge geleistet und sei zu Herrn

Müller hinunter gegangen. Es habe sich um eine Bagatelle, die zu erledigen gewesen sei, gehandelt. Herr Mayer habe bei dem Mieter kein auffälliges Verhalten feststellen können, sei aber dennoch sehr beunruhigt gewesen und habe große Sorge gehabt, ob der Nachbar nicht sein »Pornoschauen mit Onanieren« beobachtet habe.

Am Tag danach habe Herr Müller seinen Gruß nicht erwidert, sondern nur gegrinst. Hieraus habe Herr Mayer geschlossen, dass irgendetwas nicht stimmen würde und er habe den ganzen Tag darüber nachgedacht, ob der Nachbar ihn nicht womöglich doch beobachtet habe. Als er ihn am Abend wiedergesehen habe, habe Herr Müller zu ihm gesagt: »Ich habe gesehen, was du gemacht hast. Ich habe das auf Fotos festgehalten, ich werde dich auflaufen lassen.«

Am nächsten Tag habe dann eine Feier stattgefunden. Auf dieser habe Herr Müller sein Handy herausgeholt, immer wieder auf dieses und dann auf ihn geguckt. Dabei sei er ernst gewesen und habe nicht gelacht.

Einige Tage später habe Herr Mayer seinen Geburtstag nachgefeiert. Hierbei hätten ihn verschiedene Gäste wie folgt angesprochen: »Heute schon gewichst?« Zudem hätten einige Frauen ihn aufgefordert, Lollies aus ihrem Ausschnitt herauszuholen, andere hingegen hätten ihm ihren »Busen ins Gesicht gedrückt«. Insgesamt seien auf dieser Feier rund 30 Leute gewesen, die ihn immer wieder in dieser Art und Weise angeredet hätten. Manche hätten jedoch auch nur geschaut. Einige wenige hätten sich auch normal verhalten, aber alle Freunde von Herrn Müller hätten ihn »blöd angemacht«.

Beschreibung der vermeintlichen Erpressung

Etwa ein bis zwei Wochen danach habe die Freundin des Nachbarn zu ihm gesagt: »Du Arsch, wir können die Fotos auch ins Internet stellen. Du kannst uns ja 100.000 Euro geben, dann kannst du wieder wichsen.« Immer wenn er sie in der Folge alleine angetroffen habe, habe sie Ähnliches zu ihm gesagt. Hierauf habe er sich ein Diktiergerät gekauft, um diese Drohung aufnehmen zu können. Dies sei jedoch in der Folge nie gelungen, weil sie immer sehr leise geredet und sich auch extra umgedreht hätte. Näher danach befragt, gab Herr Mayer an, dass sie sich extra so verhalten habe, damit er dies nicht habe aufnehmen können.

Herr Müller habe nur am ersten Tag nach dem Filmsehen und der erfolgten Selbstbefriedigung etwas zu ihm gesagt, danach nicht mehr. Kurze Zeit später habe aber ein Bekannter, bei dem Herr Müller Schwarzarbeiten erledigen würde, Herrn Mayer gefragt: »Und, fährst du heute wieder zum Wichsen?« Darüber hinaus habe dieser Bekannte geäußert: »Wichsen kann er schon, aber arbeiten nicht.« Andere aus dem Dorf hätten geäußert: »Das Wichsen ist doch ganz normal«. Auch habe jemand aus dem Dorf die Fotos gesehen und Herrn Mayer dies mitgeteilt, sei aber dann nicht bereit gewesen, eine Zeugenaussage hierüber zu machen.

Neben dem Diktiergerät habe der Proband sich auch eine Videokamera gekauft, um »die Erpressungsversuche festzuhalten«. Aufgrund technischer Probleme habe dies jedoch nicht funktioniert.

Nochmals intensiver nach den allgemeinen näheren Umständen in der damaligen Zeit befragt, gab der Proband an, dass er sich etwa zwei bis dreimal pro Woche selbst befriedigt habe. Herr Müller habe ihn dabei vermutlich ganz zufällig erwischt, dies sei nicht vorab geplant gewesen. Die Beziehung zu Herrn Müller sei nämlich bis zu diesem Zeitpunkt sehr gut gewesen. Manchmal, wenn einer seiner Mitspieler des Schafkopfkreises keine Zeit gehabt habe, sei Herr Müller eingesprungen. Befragt, warum denn der plötzliche Wandel bei Herrn Müller erfolgt sein könnte, gab der Proband an, dass dessen Mutter NSDAP-Mitglied gewesen sei und ihm »jedes Mittel recht ist, wenn er seinen Vorteil wittert.«

Einige Zeit später habe die Freundin von Herrn Müller ihre Äußerungen wie folgt geändert: »Du kannst Dich erschießen.« Dies habe womöglich damit zu tun, dass der Proband einige Tage zuvor den Dachboden aufgeräumt und dabei Munition gefunden habe, was Herr Müller auch mitbekommen habe.

Aufgrund dieser zunehmenden Erpressungsversuche habe er immer wieder bei der Polizei angerufen und gefragt, ob eine Anzeige möglich sei. Diese habe ihm dargelegt, dass erst die Schaffung von Beweisen notwendig sei, weshalb er sich das Diktiergerät und die Videokamera gekauft habe.

Am 24.05.2013 habe er gegen 22.00 Uhr endlich die Polizei aufgesucht. Wenige Minuten später habe Herr Müller und seine Freundin bei der Polizei »wegen Bedrohung angerufen«. Sie hätten mitbekommen, dass er zur Polizei gegangen sei und hätten mit ihrem Anruf gewissermaßen seiner Aussage zuvorkommen wollen. Nach einem 15-minütigen Gespräch mit Herrn Müller und seiner Freundin durch die Polizei sei die Einweisung von Herrn Mayer in die Psychiatrie erfolgt.

Herr Mayer gab an, dort freiwillig verblieben zu sein, er sei jedoch längere Zeit »hingehalten« worden, bis er endlich einen Arzt gesehen habe. Auch sei er sich nicht sicher, ob er gegebenenfalls nach Äußerung eines Entlassungswunsches gegen seinen Willen festgehalten worden wäre. Am Tag darauf seien »ein EKG, eine Pulskontrolle und eine fünfminütige Untersuchung« erfolgt, erst zwei weitere Tage später habe er länger einen Arzt gesprochen und im Gespräch mit diesem sei es »nur um die Waffen« gegangen, die Herr Mayer auf seinem Hof habe. Er habe in der Klinik bleiben müssen, »denn sonst hätten die mich doch eingesperrt, festgeschnallt und zamgspritzt!« (»zusammengespritzt«). *Fragerelevante Exploration über Umstände der Aufnahme*

Hierauf habe die Polizei den Hof durchsucht und die entsprechenden Waffen auch gefunden.

Danach befragt, für was der Proband die Waffen verwendet habe bzw. was seine Absicht mit diesen Waffen gewesen sei, äußerte Herr Mayer: »Anfang Mai 2013 hatte ich gedacht: wenn's noch schlimmer wird, erschieße ich mich.« Er habe in diesem Zusammenhang überlegt, welche Möglichkeiten es geben würde und habe eine Pistole, die er auf dem Dachboden gefunden habe, ohne Munition vor die Stirn gehalten, um auszuprobieren, »wie, was, wo sich umbringen. Ich habe ausprobiert, wie man's machen könnte, aber wenn ich mich jetzt erschossen hätte, hätte keiner erfahren, warum ich es gemacht habe. Denn Herr Müller und seine Freundin müssen ins Gefängnis.« *Fragerelevante Exploration zur Suizidalität*

Herr Mayer wiederholte mehrfach, dass er damals den Gedanken gehabt habe, sich, »wenn es schlimmer werden würde«, zu suizidieren. Seine konkrete Planung sei gewesen, sich in die Nase bzw. durch die Nase zuschießen. Es habe ihn lediglich davon abgehalten, dass »dann keiner gewusst hätte, warum ich es getan hätte und die Verantwortlichen nicht ins Gefängnis gekommen« wären. [Dieser Sachverhalt wurde mehrmals mit dem Probanden besprochen, es wurde mehrmals nachgefragt und die dargestellten Angaben wiederholt umfassend bestätigt.]

Solche Aspekte mehrfach erfragen

Er sei damals sehr verzweifelt, belastet, niedergestimmt und »am Ende« gewesen. Sein Schlaf sei schlecht gewesen, er habe kaum einschlafen können. Er habe viel nachdenken müssen, seine Gedanken hätten sich im Kreis gedreht, er sei unruhig und angespannt gewesen, seine Libido sei verringert gewesen. Die Stimmung zum damaligen Zeitpunkt skalierte der Proband als zwei von zehn (hierbei bedeutet 0 sehr schlechte, 10 sehr gute Stimmung). Die Arbeit sei von seinem schlechten Ergehen insgesamt weitgehend unbelastet gewesen, er habe im Wesentlichen wie bisher gearbeitet, sei aber psychisch vollständig »ausgelaugt« gewesen.

Nach seinem Psychiatrieaufenthalt habe er etwa eineinhalb Jahre »das fünffache der Medikation« erhalten, die eigentlich ursprünglich verschrieben worden sei. Warum die niedergelassene Ärztin, Frau Dr. Huber, dies gemacht habe, wisse Herr Mayer auch nicht. Jedenfalls habe er etwa eineinhalb Jahre lang nach dem Psychiatrieaufenthalt Schlafstörungen gehabt, wenig Auftrieb, sei nervös und gereizt gewesen und erst nach Absetzen der Medikation sei es ihm wieder besser ergangen. Auch habe er die ärztlichen Unterlagen von Frau Dr. Huber nicht einsehen dürfen und sie habe »irgendwann einmal etwas am PC gefälscht«, was genau, sei ihm jedoch nicht mehr Erinnerung. Befragt, ob Frau Dr. Huber mit dem Nachbarn unter einer Decke stecken könnte, verneinte Herr Mayer dies.

Der Nachbar mit seiner Freundin habe ihn nach dem Klinikaufenthalt zunächst nicht beobachtet oder verfolgt – erst 2014 seien einige eigenartige Ereignisse geschehen: Einmal habe die Freundin von Herrn Müller ihren Kinderwagen zwei Stunden vor seiner Tür auf und ab geschoben, ein andermal habe er selbst mit dem Auto ihn immer wieder ausgebremst, sei verschiedentlich aggressiv ihm gegenüber gewesen. Schließlich hätte Herrn Mayer all dies so zugesetzt, dass er nur noch mit seinem Vater vor die Tür gegangen sei.

Danach gefragt, wie sich der Konflikt zwischen ihm und seinem Nachbarn denn weiterentwickelt hätte, äußerte der Proband, dass dieser Ende 2015 von sich aus gekündigt habe und weggezogen sei. Sie hätten keinen Kontakt mehr, jedoch habe Herr Müller noch kurz vor seinem Auszug mehrfach versucht, ihm Straftaten anzuhängen.

Aktuell würde es niemanden geben, der ihn auf die früheren Fotos ansprechen würde. Auch würde ihn der ganze Vorfall nicht mehr beschäftigen. Dennoch würde er fordern und verlangen, dass Herr Müller und seine Freundin verurteilt und verhaftet werden würden. Dies äußerte der Proband auch auf die Frage, was er sich von dem jetzigen Gutachten erwarten würde.

Jedenfalls hätten das Klinikum Musterberg und Frau Doktor Huber eine falsche Diagnose bei ihm gestellt.

C Untersuchungsbefunde

[...]

Psychischer Befund

Der deutlich übergewichtige, mäßig gepflegte und etwas grobschlächtig wirkende Proband war bei der ambulant in der Praxis durchgeführten Untersuchung zu jeder Zeit zu allen vier Qualitäten voll orientiert, bewusstseinsklar und wach. Er zeigte sich im Kontakt freundlich zugewandt und kooperativ.

Personenbeschreibung

Die gestellten Fragen wurden gezielt und prompt, nicht immer geordnet und stellenweise auch sehr weitschweifig und vorbeiredend beantwortet. Die Schilderung der Sachverhalte wirkte nicht immer nachvollziehbar. Das Konzentrationsvermögen war in der orientierenden Untersuchung nicht herabgesetzt, die Auffassung rasch und sicher.

Generalisierte inhaltliche Denkstörungen waren nicht feststellbar, jedoch waren diese in Bezug auf die von Herrn Mayer dargestellten Erpressungen nicht auszuschließen; es ergaben sich keine Hinweise auf Sinnestäuschungen oder Ich-Störungen.

Der Affekt war euthym, gleichwohl zeigte sich bei Schilderung der berichteten Erpressungen eine hohe affektive Anteilnahme mit impulsiven Affektdurchbrüchen. Es bestanden keine Ängste oder Zwänge.

Die Psychomotorik und der Antrieb waren unruhig, immer wieder wippte der Proband mit dem rechten Fuß.

Die Schlafdauer war mit etwa 4 bis 6 Stunden angegeben, es wurde von Durchschlafstörungen berichtet.

Von Suizidalität oder Fremdgefährdung war der Proband klar und glaubhaft distanziert. Es bestanden weder aktive noch passive Todeswünsche.

Verhalten bei der Untersuchung

Herr Mayer war verfrüht (etwa 30 Minuten vorher) zu dem vereinbarten Untersuchungstermin erschienen. Er hatte Kopien von Arztbriefen und diversen anderen Schreiben (v.a. Rechtsanwaltspost) mitgebracht und zur Begutachtung zur Verfügung gestellt. Auch gab er offen Auskunft, sodass sein Verhalten durchgehend als kooperativ zu bezeichnen war.

> Dieses Gutachten ist ein gutes Beispiel für die Sinnhaftigkeit der Trennung von psychischem Befund und Verhalten bei der Untersuchung!

Psychischer Befund vs. Verhalten bei Untersuchung

Bei der Terminvereinbarung zur Begutachtung war auffallend, dass Herr Mayer sehr darauf drängte, dass genügend Zeit bei der Untersuchung zur Verfügung stehe, da es sich »um eine außerordentlich wichtige Angelegenheit« handeln würde.

Sprache

Herr Mayer berichtete in einem bayerischen Dialekt und zeigte immer wieder eine hohe affektive Anteilnahme an dem Dargestellten, insbesondere wenn es um die Schilderungen der Erpressungsversuche ging. Dabei war auch eine deutliche Anspannung und Impulsivität spürbar. Er untermauerte sein Gesagtes mit Gebärden und legte immer wieder eine deutliche Unruhe an den Tag. So wippte er beispielsweise mit dem rechten Fuß oder spielte mit einem Kugelschreiber. Insgesamt bediente er sich eines eher umgangssprachlichen Wortschatzes.

Es wurde deutlich spürbar, dass sich Herr Mayer ungerecht behandelt fühlte und eine Genugtuung für die ihm seiner Aussage nach zugefügten Ungerechtigkeiten in Gestalt der »Verurteilung und Inhaftierung der Schädiger« wünschte. Auffallend hierbei war, dass der Proband dies als eigentlichen Begutachtungsgegenstand ansah, also die Frage, ob und in welchem Ausmaß der Nachbar für schuldig zu befinden sei. Auf die Darlegung der eigentlichen Gutachtensfrage und deren Bedeutung reagierte der Proband enttäuscht und irritiert.

Beim Gespräch über psychiatrische Medikation kam zu Tage, dass Herr Mayer nahezu keine Vorstellung über Wirkweise, Einsatzgebiet und Verstoffwechslung von den Substanzen, die er selbst verordnet bekommen wie auch von Psychopharmaka im Allgemeinen hatte. So äußerte er beispielsweise, dass seine Schlafstörungen auf die frühere Medikamenteneinnahme zurückzuführen sei und »die Substanz doch irgendwann mal aus dem Körper ausgewaschen« sein müsste. Auch beim Gespräch über die angegebenen Schlafstörungen und die Möglichkeit einer pharmakologischen Therapie dieser war der Proband aufgrund nahezu infantiler Vorstellungen einer solchen Option gegenüber nicht zugänglich.

D Zusätzliche Untersuchungsbefunde

Im Rahmen der aktuellen Begutachtung waren keine technisch-apparativen Zusatzuntersuchungen vonnöten. Auch auf eine Blutentnahme konnte verzichtet worden. Eine umfassende neuropsychologische Testung war ebenfalls verzichtbar, jedoch erfolgte die Durchführung des sogenannten MMPI-Tests.

Indikationsbezogene Auswahl der Zusatzuntersuchungen

> Bei anderer Fragestellung wäre z. B. auch eine Blutentnahme zur Kontrolle von Blutbild und Leberwerten (vgl. Alkoholkonsum) angebracht gewesen. Im Rahmen der zu beantwortenden Fragen spielte dies jedoch keine Rolle. Ergo: indikationsbezogene Auswahl der Zusatzuntersuchungen!

Fragebogen MMPI

Der Minnesota Multiphasic Personality Inventory (Engel 2000 bzw. Kupfer und Brähler 2002), der zur Erfassung der Persönlichkeitsstruktur dient, besteht aus 567 kurzen Feststellungen, die mit »Trifft zu« oder »Trifft nicht zu« beantwortet werden. Bei der computergestützten Auswertung werden die Antworten für einzelne Bereiche oder »Skalen« zusammengezählt und die Antwortsummen sodann mit den Werten einer Bezugspopulation verglichen.

Es lag ein gültiges Profil vor, welches im Wesentlichen im Normbereich lag. Dennoch sollte der Proband sorgfältig exploriert werden, um auffällige Verhaltensweisen und Erlebnisse auszuschließen. Solche Personen seien im Allgemeinen tüchtig, könnten aber auch ziemlich misstrauisch sein und würden dazu neigen, nur sozial akzeptiertes Verhalten zu zeigen. Das gleichzeitige Auftreten entgegengesetzter Persönlichkeitszüge sei möglich. Solche Personen würden oft als ziemlich ungebildet, wenig beschaulich, praktisch und einfallslos bezeichnet werden.

Tests laienverständlich erklären

E Zusammenfassung und Beurteilung

Gemäß dem Beschluss vom 22.12.2017 des Landgerichts Musterberg soll in diesem psychiatrischen Sachverständigengutachten Beweis erhoben werden über die Behauptungen des 1968 geborenen Herrn Mayer, die Beklagten (psychiatrisches Klinikum Musterberg GmbH, Dr. B.B. [Klinikum Musterberg] und Dr. C.C. [Klinikum Musterberg]) hätten bei der Behandlung des Probanden im Zeitraum vom 24.05.2013 bis zum 16.07.2013 nicht entsprechend der ärztlichen Kunst gearbeitet, da sie fehlerhaft eine psychische Erkrankung im Sinne einer wahnhaften Störung erkannt hätten.

> Wiederholung der Fragestellung und kurze Skizzierung der Hintergründe, worauf im Folgenden aus Kürzungsgründen verzichtet wurde. Wie dies gemacht werden kann, ist den vorausgehenden Kasuistiken zu entnehmen.

Wiederholung der Fragestellung und Skizzierung der Hintergründe

Darüber hinaus soll Beweis erhoben werden über die Behauptung des Klägers, dass Frau Dr. Huber vorzuwerfen sei, dass sie im Nachgang vom 21.07.2013 bis zum 01.06.2015 Herrn Mayer unter Verletzung der ärztlichen Kunst psychiatrisch nachbehandelt habe.

Hintergrund ist [...]

Bei der aktuellen Untersuchung im Rahmen dieser Begutachtung war zunächst einmal feststellbar, dass der freundlich zugewandte und kooperative Herr Mayer von einer anderen Fragestellung der Begutachtung bzw. von anderen Auswirkungen der Beantwortung der Gutachtensfragestellung ausging: So hatte er die Vorstellung, dass das Gutachten darüber entscheiden würde, ob und in welchem Ausmaß der frühere Nachbar, der seinen

Zusammenfassung eigener Untersuchungsergebnisse

Angaben nach ihn ehemals erpresst hatte, für die ihm zugefügten Schäden bestraft werden würde.

Bei seinen Darstellungen imponierten stellenweise Weitschweifigkeit und Vorbeireden mit teilweise auch ungeordnetem Denken. Er zeigte immer wieder eine hohe affektive Anteilnahme an dem Dargestellten, insbesondere wenn es um die Schilderungen der Erpressungsversuche ging. Dabei war auch eine deutliche Anspannung und Impulsivität spürbar.

Medizinische Fachbegriffe laienverständlich erklären

Themenübergreifende, generalisierte inhaltliche Denkstörungen (z. B. Wahninhalte) waren nicht feststellbar, jedoch waren diese in Bezug auf die von Herrn Mayer dargestellten Erpressungen nicht auszuschließen; es ergaben sich jedoch keine Hinweise auf Sinnestäuschungen oder Ich-Störungen wie man sie beispielsweise bei verschiedenen Formen der Schizophrenie findet. Die Stimmungslage des Probanden bei der Untersuchung war überwiegend ausgeglichen. Herr Mayer fühlte sich aktuell von niemandem bedroht oder erpresst. Gleichwohl berichtete der Proband von dem Vorgefallenen mit sehr geringer historischer Distanz – die Inhalte gewannen bei der Thematisierung dieser rasch wieder ihre Aktualität mit all ihren Auswirkungen auf emotionale Beteiligung sowie Denken und Handeln des Probanden.

In einem umfassenden Gespräch über die Stimmungslage unmittelbar vor der psychiatrischen Behandlung ab Mai 2013 beschrieb Herr Mayer ausführlich ein deutlich niedergestimmtes und verzweifeltes Stimmungsbild mit Schlafstörungen, Gedankenkreisen und Unruhe sowie auch suizidalen Gedankengängen.

Cave: Beurteilungszeitpunkte!

> Wie bei vielen anderen Fragestellungen bei psychiatrischen Gutachten geht es auch hier um die Umstände zu einem bereits zurückliegenden Zeitpunkt! Insofern muss man seine Exploration und Ausführungen wesentlich darauf beziehen!

Gerade nach diesen wurde mehrfach gefragt. Wiederholt wurde von Herrn Mayer dargestellt, dass im Mai 2013 Suizidgedanken bestanden hatten, die insofern aus psychiatrischer Sicht auch als konkret klassifiziert werden können, als dass der Proband bereits Überlegungen angestellt hatte, auf welche Weise er sein Leben beenden würde und er in dieser Zeit auch mit einer Waffe hantiert hatte.

Dass diese suizidalen Gedanken, wie die den Probanden vertretende Rechtsanwältin, Frau Schneider, in ihrem Brief vom 14.12.2016 schreibt, nicht im psychopathologischen Befund bei Aufnahme und im Verlauf der Behandlung im Klinikum Musterberg dokumentiert seien (und der Proband deshalb nicht suizidgefährdet gewesen sei), ist aus psychiatrischer Sicht insofern nicht verwunderlich, als dass die klinische Praxis zeigt, dass Patienten mit konkreten Suizidgedanken oftmals allein durch eine Aufnahme in eine psychiatrische Klinik deutlich entlastet und sodann auch rasch von Suizidalität distanziert sind.

> Laienverständliche Argumentationen und in diesem Fall Wiedergabe klinischen Erfahrungswissens. Es bedarf nicht zwangsläufig in einem Gutachten wissenschaftlicher Literatur. Gerade in diesem Fallbeispiel liegt die Problematik so basal verwurzelt, dass die Bezugnahme auf fachärztliches Klinikwissen vollkommen ausreicht.

Laienverständliche Argumentationen

Dies hängt häufig – und vermutlich war dies auch bei Herrn Mayer so der Fall – damit zusammen, dass die Patienten aus belastenden Situationen herausgenommen bzw. von schwierigen Umgebungsfaktoren durch eine stationäre Aufnahme befreit werden und im psychiatrisch-psychotherapeutischen Gespräch vorhandene Ressourcen dem Betroffenen wieder sichtbar gemacht werden können.

Gleichwohl ist es häufig schwierig, die mit solchen Patienten oftmals geschlossenen Vereinbarungen – eben zum Beispiel ein Versprechen, keine suizidalen Handlungen an sich vorzunehmen – in ihrer Güte und Gültigkeit nach kurzem Patientenkontakt zu beurteilen. Deshalb ist es in der Regel ratsam, Patienten, die unter anderem auch wegen geäußerter Suizidalität in die Klinik kommen (wie dem Einsatzprotokoll des Rettungsdienstes zu entnehmen, war dies auch bei Herrn Mayer so der Fall), einem gewissen Beobachtungszeitraum zu unterziehen, bevor eine weitere Therapieplanung bzw. gegebenenfalls eine Entlassung aus dem stationären Rahmen erfolgt.

Zur konkreten Einweisungssituation von Herrn Mayer am 24.05.2013 muss man sich zunächst einmal in die Rolle des aufnehmenden Arztes hineinversetzen:

Der Proband wurde in Polizeibegleitung in die Klinik gebracht – auch wenn die Mitnahme dorthin auf freiwilliger Basis vollzogen wurde. Der »Aufgriff« des Probanden war auf einem Polizeirevier erfolgt, wo Beamten die Notwendigkeit zumindest einer psychiatrischen Konsultation, wenn nicht gar einer stationär-psychiatrischen Behandlung (womöglich auch mit der Notwendigkeit einer Unterbringung) gegeben sahen.

> Die sich ehrlich gestellten Fragen: »Wie hätte ich in dieser Situation entschieden?« und »Ist das Handeln des Arztes wirklich nachvollziehbar?« können einem als Einstieg für die Argumentation dienen. »Bei der Beurteilung hat der Gutachter von der Position und den Erkenntnismöglichkeiten des jeweiligen Arztes auszugehen. Die Frage ist somit: Was hätte ein vergleichbarer Arzt, der kunstgerecht handelt, voraussehen können?« (Cording und Nedopil 2014, S. 178)

Tipp für solche Fragestellungen

Der aufnehmende bzw. im Verlauf behandelnde Arzt kann primär nicht beurteilen, ob die Erzählungen des Patienten wahr oder wahnhaft sind, es sei denn, diese Erzählungen sind so skurril, dass sie jeglicher Realität bzw. Realitätsmöglichkeit entbehren, oder es finden sich weitere Begleitsymptome, die eine Unrichtigkeit der Angaben höchst wahrscheinlich machen (dies wäre beispielsweise der Fall, wenn der Betreffende zusätzlich über Halluzinationen berichtet).

Retrospektive Betrachtung

> »Die Frage, ob man bei retrospektiver Betrachtung das unerwünschte Ergebnis hätte verhindern können, ist weitgehend bedeutungslos, es sei denn, es ergibt sich bei der retrospektiven Betrachtung, dass der unerwünschte Ausgang auch durch ein fehlerfreies Handeln des Arztes nicht hätte verhindert werden können. Dann entfällt die Kausalität... und damit auch die Haftung.« (Cording und Nedopil 2014, S. 178)

Wenn von Seiten der Polizei von einer Falschaussage ausgegangen wird, wie dies offensichtlich bei Herrn Mayer der Fall war, besteht für den Arzt bei ungewöhnlichen Darstellungen eines Patienten kaum eine andere Möglichkeit, als davon auszugehen, dass der Patient die Realität nicht erfassen kann.

Unabhängig davon bestand bei Herrn Mayer zum Aufnahmezeitpunkt der begründete Verdacht auf Suizidalität, die auch bei der jetzigen Gutachtenssituation als tatsächlich vorliegendes Symptom zum damaligen Zeitpunkt bestätigt wurde (siehe obige Ausführungen).

Bezug auf Leitlinien

Unter beiden Aspekten ist eine stationär-psychiatrische Aufnahme mit einer neuroleptischen Therapie und gegebenenfalls auch einer antidepressiven Therapie gemäß den Leitlinien der Fachgesellschaft fraglos indiziert. Eine solche Therapie ist mit dem Einverständnis des Patienten durchzuführen, sofern dieser einwilligungsfähig ist, und darf nicht gegen dessen Willen durchgeführt werden, außer das Gericht bestimmt dies. Im konkreten Fall hat der Proband als Patient dem zugestimmt und es ist kein fehlerhaftes Verhalten des Arztes bzw. der Ärzte ersichtlich, weil aus der ärztlichen Sicht zum damaligen Zeitpunkt die medizinische Indikation für eine solche Behandlung bestand und der Proband über diese aufgeklärt wurde und der Behandlung zustimmte.

Es ist bedauerlich, dass Herr Mayer von der Vorstellung ausgeht, dass er bei Widerspruch möglicherweise zwangseingewiesen und zwangsbehandelt worden wäre. Diese Annahme könnte einer veralteten Vorstellung über stationär-psychiatrische Aufenthalte entspringen, hat aber mit der heutigen Realität wenig zu tun. Diese Vorstellung mag dazu beigetragen haben, dass er nicht widersprochen hat. Dies ist aber nicht den Behandlern anzulasten, sondern beruht auf Fehlkonzepten über die psychiatrische Behandlung, die durchaus noch verbreitet sind.

Schließlich muss zudem berücksichtigt werden, dass auch ambulant eine Medikation mit Neuroleptika durchgeführt wurde und Herr Mayer hierbei die Möglichkeit gehabt hätte, die Medikation abzusetzen – was dann im Verlauf in Absprache mit seiner Ärztin auch geschah, und dennoch keine Zwangsbehandlung oder Zwangseinweisung erfolgte.

Auch hier scheint somit ein eigenes Konzept über psychiatrische Behandlung und Angst vor Zwangseinweisung bestanden zu haben bzw. das Motiv für die Medikamenteneinnahme gewesen zu sein bis Herr Mayer den entsprechenden Kompromiss mit seiner niedergelassenen Psychiaterin erarbeiten konnte. Dass diese die Medikation nach Entlassung aus der psychiatrischen Klinik fortführte, ist ebenfalls in Übereinstimmung mit Empfehlungen entsprechender Fachgesellschaften, bzw. ein sofortiges Absetzen der Medikation wäre sogar als Handeln wider ärztliches Wissen und als fahrlässig einzuschätzen.

Im niedergelassenen Bereich stehen in aller Regel weder die zeitlichen noch die technisch-apparativen und neuropsychologischen diagnostischen Möglichkeiten wie in einem stationären Rahmen zur Verfügung, sodass im so strukturierten ambulanten Bereich Psychiatern, die einen neu übernommenen Patienten noch nicht kennen, zunächst kaum eine andere Möglichkeit bleibt, als sich auf die diagnostische Einschätzung und das pharmakologische Regime der stationären Behandler vorerst zu verlassen. Erst im Verlauf, nach mehrmaligen ambulanten Kontakten, kann der eigene klinische Eindruck zu einer Hinterfragung der Diagnose bzw. deren Änderung beitragen. Eine solche Diagnose, wie sie bei Herrn Mayer von den Ärzten des Klinikums Musterberg festgestellt wurde, in Frage zu stellen, boten die damaligen Gegebenheiten wenig Anlass: Der Proband selbst berichtete (auch bei der jetzigen Untersuchung noch) von gefälschten PC-Eintragungen der Ärztin, Beobachtungserleben und Schlafstörungen.

Zur Diagnose wird aus gutachterlicher Sicht nicht Stellung genommen, weil es nicht Aufgabe des Sachverständigen war, die Fakten, die für oder gegen die Angaben von Herrn Mayer sprachen bzw. sprechen, zu sichten bzw. diesbezügliche Beweiswürdigungen vorzunehmen. Bei kritischer, rückblickender Durchsicht ist aus den vorhandenen Unterlagen auch eine eindeutige Position nicht zu beziehen. *(Hier keine Stellungnahme zu Diagnosen)*

Es muss aber gesagt werden, dass die Berichte von Herrn Mayer nicht dem alltäglichen Erfahrungsschatz von Menschen entsprechen und deswegen einer Überprüfung bedürften, um eine Entscheidung zu treffen, ob diese real sind oder Ängsten bzw. Fehlvorstellungen entspringen.

Zusammenfassend ist daher festzustellen, dass die Behandlung des Probanden durch die Beklagten (psychiatrisches Klinikum Musterberg, Dr. B.B., Dr. C.C.) im Zeitraum vom 24.05.2013 bis zum 16.07.2013 nicht wider der ärztlichen Kunst erfolgt war. Es lassen sich nicht einmal medizinisch kritisch zu hinterfragende diagnostische Einschätzungen oder fragwürdige therapeutische Vorgehensweisen ersehen. Gleiches gilt für die Behandlung vom 21.07.2013 bis zum 01.06.2015 durch Frau Dr. Huber (niedergelassene Psychiaterin). *(Ergebnis dieses Gutachtens)*

Unterschrift des Gutachters

5.1.4 Beispielgutachten 4 zu speziellen Gutachtensfragen (gekürzt wiedergegeben)

> - Fragestellung(en): Frage nach Berufsunfähigkeit
>   - Diagnose(n) sowie Differenzialdiagnose(n) nach ICD-10: Rezidivierende depressive Störung (ICD-10: F33), geltend gemachtes »Burnout«, Alkoholmissbrauch (ICD-10: F10.1), narzisstische Persönlichkeitsstörung (ICD-10: F60.8)
> - Delikt: entfällt

Überblick in Kürze *Zur besseren Verständlichkeit in alle Kürze: Die Versicherung des Probanden bestreitet das Vorliegen der vom Probanden geltend gemachten Berufsunfähigkeit. In diesem Fall sind mehrere Vorgutachten vorhanden, die teilweise zu divergierenden Ergebnissen kommen.*
— *Verkürzte Wiedergabe des Gutachtens. An allen Kürzungsstellen erscheinen zur besseren Nachvollziehbarkeit drei Punkte [...]* —
[...]

Fragestellung

Gemäß dem Beschluss des Landgerichts Musterhausen vom 30.12.2017 sei »Beweis zu erheben über die Behauptung der den Probanden vertretenden Klagepartei, der Kläger sei zu mindestens 50 % berufsunfähig«.
[...]

A Aktenlage

a) Allgemeine Unterlagen

[...]

Beschluss des Oberlandesgericht Im *Beschluss des Oberlandesgerichts Musterberg vom 24.12.2016* ist zu lesen, dass das Amtsgericht zu dem Ergebnis komme, dass der Kläger von März 2014 bis März 2015 gesundheitlich nicht in der Lage gewesen sei, als Geschäftsführer der Firma Muster tätig zu sein.
Der in diesem Beschluss zitierte Sachverständige Dr. Schneider habe nicht sicher feststellen können, ob eine volle Erwerbsminderung vorgelegen habe, mit Sicherheit habe aber Berufsunfähigkeit bestanden.

Achtung: Begriffsverwendung! Zur Vermeidung von Missverständnissen: Voll erwerbsgemindert ist ein Versicherter, der wegen Krankheit/Behinderung auf nicht absehbare Zeit nicht in der Lage ist, unter den üblichen Bedingungen des allgemeinen Arbeitsmarktes mindestens drei Stunden täglich erwerbstätig zu sein. (Dies ist ein Begriff aus der gesetzlichen Rentenversicherung.) Dem

> gegenüber betrifft die Berufsunfähigkeit das Ausüben der Tätigkeit, die aufgrund Ausbildung und Erfahrung ausgeübt werden kann und der bisherigen Lebensstellung entspricht.

Würde man davon ausgehen, dass der Kläger auf dem allgemeinen Arbeitsmarkt hätte tätig sein können, wäre ihm ein Einkommen zuzurechnen, welches er aufgrund seiner Qualifikation erzielen könnte.

Dem *Schreiben der Kanzlei Müller, die den Probanden vertrete, vom 30.12.2016* ist zu entnehmen, dass der Streitwert auf rund 202.000 Euro festgesetzt worden sei. Gegenstand der Klage seien Leistungen aus einer Berufsunfähigkeitsversicherung, die der Proband abgeschlossen habe. Der Proband sei für den Eintritt der Berufsunfähigkeit ab 50 % versichert.

> Da in dieser Akte nur aus dem Schreiben der Anwaltskanzlei der Sachverhalt klar hervorging, wurde dieses Schreiben (wiewohl die Darstellung im Interesse des Probanden erfolgt) ausführlich zitiert.

Schreiben zum Sachverhalt ausführlich zitiert

Der Kläger sei bis zum Eintritt der Berufsunfähigkeit Geschäftsführer eines Großhandels für Getränke gewesen. Es würde sich hierbei um ein Familienunternehmen handeln.

Dem Probanden hätten die Bereiche des europaweiten Verkaufs, der Errichtung und Betreuung von Filialen, die Anzeigengestaltung, die Organisation von Großveranstaltungen, der Einkauf von Getränken sowie die allgemeine Geschäftsführung wie auch das Personalmanagement mit Bank- und Steuerwesen oblegen. Als Markt mit großer Konkurrenz sei es besonders auf die stetige persönliche Präsenz des Geschäftsführers angekommen. Die einzelnen Arbeitstage in dem Unternehmen seien stark saisonabhängig, der Hauptumsatz des Geschäftes würde im Sommer gemacht werden. Neben Arbeit unter der Woche würden auch Wochenendarbeitszeiten hinzukommen.

Die krankheitsbedingte Erschöpfung und Überforderung hätte den Probanden zunehmend gehindert, diese Tätigkeiten zu unternehmen, so Verhandlungen zu führen und Termine rechtzeitig wahrzunehmen. Daher hätten neue Lieferanten nicht gefunden werden können, Verhandlungen seien stark zu Ungunsten des Familienbetriebes ausgegangen, da der erforderliche persönliche Einsatz des Probanden nicht mehr gegeben gewesen sei.

Der Proband sei berufsunfähig krank, da er infolge seiner Krankheit, die ärztlich nachgewiesen sei, voraussichtlich dauernd, zumindest seit über sechs Monaten bis zu einem Grad von mindestens 50 % außerstande sei, seinen Beruf oder einen anderweitigen Beruf, der seiner Ausbildung, Erfahrung und bisherigen Lebensstellung entsprechen würde, auszuüben.

5 Psychiatrische Gutachten zu speziellen Gutachtensfragen

Cave: »Burnout«! | Burnout wird häufig geltend gemacht, wiewohl keine F-Diagnose im ICD-10.

Der Proband würde ein »Burnout-Syndrom, eine ausgeprägte depressive Erschöpfung und eine Depression« aufweisen. Nachdem sich bereits 2012 erste Anzeichen dieser Erkrankung und eine sukzessive Verschlechterung abgezeichnet hätten, hätte ihn der Hausarzt ab dem 23.12.2013 bis auf weiteres »berufsunfähig krankgeschrieben«. Der Proband würde starke Stimmungsschwankungen, Existenzangst, mangelnde Belastbarkeit, Antriebsschwäche, Konzentrationsmangel, Schlaflosigkeit, Unsicherheit, Perspektivlosigkeit und Versagensängste aufweisen. Die ärztlich festgestellte Depression sei gemäß ICD-10 als mittelgradig depressive Episode (F32.1) klassifiziert worden. Das beim Kläger diagnostizierte Burnout-Syndrom würde »gemäß ICD-10 dem Z73.0 entsprechen«. Diese Erkrankungen seien konsistent in sämtlichen Lebensbereichen des Klägers feststellbar.

Es habe eine teilstationäre Behandlung vom 02. Juli bis zum 16. Juli 2014 in der Privatnervenklinik Dr. Huber gegeben sowie ambulant zunächst eine Behandlung bei dem Hausarzt ab Mitte Dezember 2013. Dieser habe neben den bereits dargestellten psychischen Problemen eine Migräne und einen Tinnitus beidseits befundet. Darüber hinaus würden eine essenzielle Hypertonie und eine schmerzhafte Erkrankung im Schulter- und Rückenbereich vorliegen. Ab März 2014 sei der Proband durch Frau Dr. Arzt, Fachärztin für Psychiatrie und Psychotherapie, behandelt worden. Diese habe eine Umstellung auf Citalopram vorgenommen, da Mirtazapin vom Probanden nicht vertragen worden sei. Da der Proband auch dieses nicht vertragen habe, sei in der ärztlichen Behandlung Abstand von weiterer Medikation genommen worden. Zudem habe die Ärztin einen langjährigen Alkoholabusus diagnostiziert.

Nach Abbruch der Behandlung in der Tagesklinik am 16. Juli 2014 habe die behandelnde Psychiaterin festgestellt, dass der Proband deutlich instabiler gewesen sei. Seit 01. August 2015 würde sich der Kläger regelmäßig in psychotherapeutischer Behandlung bei Frau Dr. Mayer befinden. Diese habe ein Burnout-Syndrom, teilweise mit einhergehender Depression und Einschränkung der Leistungsfähigkeit, diagnostiziert, die Möglichkeit einer Berufsausführung habe sie nicht mehr gesehen. Leider könne Frau Dr. Mayer den Probanden nicht weiterbehandeln, da sie krankheitsbedingt ihre Praxis habe aufgeben müssen. Seither sei der Proband auf der Suche nach einer weiteren psychotherapeutischen Behandlung.

Durch eine reine Reduzierung der Arbeitszeiten könne kein sinnvolles Arbeitsergebnis erreicht werden. Dennoch sei versucht worden, Arbeitsumstrukturierungen durchzuführen, dieser Versuch sei jedoch gescheitert. Ein Bewerber habe an die Tätigkeit des Probanden schrittweise herangeführt werden sollen, um zu einem späteren Zeitpunkt neben dem Probanden in die Geschäftsführung einzutreten. Die notwendigen Anforderungen an Eigeninitiative, Auftreten, Übernahme von Verantwortung habe der entsprechende Bewerber nicht aufweisen können.

Es würde bisher mehrere Gutachten über das Krankheitsbild des Probanden geben: Das Gutachten von Herrn Dr. A.A. hätte eine rezidivierende depressive Episode und eine narzisstische Persönlichkeitsstörung festgestellt. Die Einschränkung der Berufsfähigkeit würde bei lediglich 25 % liegen. Dies sei nicht schlüssig und nicht korrekt.

Das Gutachten von Herrn Dr. B.B. sei an sich nicht verwertbar für die Beurteilung der Berufsunfähigkeit, da es die Arbeitsfähigkeit auf dem allgemeinen Arbeitsmarkt bewerten würde.

> Vermeintliche, von einer Seite geltend gemachte Kritikpunkte an früheren Gutachten durchaus in die Aktenlage mitaufnehmen!

Frühere Gutachten berücksichtigen

Herr Dr. Schneider würde in seinem Gutachten feststellen, dass mindestens seit März 2014 eine mittelgradige depressive Störung vorliegen würde. Es würde ein ausreichender Schweregrad der Erkrankung festgestellt werden, sodass von Arbeitsunfähigkeit für die zuletzt ausgeübte Tätigkeit auszugehen sei.

Das Oberlandesgericht Musterberg habe in seiner Entscheidung die medizinischen Feststellungen des Herrn Dr. Schneider bestätigt und im Beschluss vom 24.12.2016 festgestellt, dass der Proband von März 2014 bis März 2015 berufsunfähig gewesen sei.

Im Gutachten von Frau Musterer habe diese als relevante Gesundheitsstörungen Migräneattacken, Schultergelenksschmerzen links, Bluthochdruck und eine psychische Funktionsstörung festgestellt. Das Fazit sei, dass beim Probanden keine Erwerbsfähigkeit auf dem allgemeinen Arbeitsmarkt innerhalb der folgenden sechs Monate zu erreichen sein würde.

Im *Schreiben der die Versicherung vertretenden Anwaltskanzlei vom 15.02.2017* ist zu lesen, dass die Versicherung die Berufsunfähigkeit des Probanden bestreite. Es seien »Beschwerden subjektiv gravierender dargestellt worden, als sie zu objektivieren« gewesen seien. In einigen der vorliegenden Gutachten sei eine negative Antwortverzerrung festgestellt worden.

> Wichtig: Hauptargumente der Gegenseite auch dann kurz zusammenfassend aufnehmen, wenn diese nicht der Realität entsprechen! (Vgl. Vorwurf der Parteilichkeit)

Wichtig: Hauptargumente der Gegenseite aufnehmen

Widersprüchlich sei auch die Behauptung einer schweren psychischen Erkrankung »bei gleichzeitig fehlender fachärztlicher Behandlung«. In Widerspruch hierzu würde auch stehen, dass der Proband bereits seit Längerem anscheinend »keinerlei medikamentöse Behandlung« einnehmen würde. Auch ansonsten würde eine adäquate Therapie vermisst werden. Des Weiteren sei die Streitwertberechnung nicht nachvollziehbar.
[…]

b) Medizinische Arzt- und Befundberichte (chronologisch geordnet)

Arztberichte

In einem *Schreiben der hausärztlichen Gemeinschaftspraxis C.C. vom 23.12.2013* ist zu lesen, dass der Proband eine mittelgradige depressive Episode (F32.1) habe bei zudem bestehendem Burnout-Syndrom.

Eine besprochene Rehamaßnahme würde für ihn zum jetzigen Zeitpunkt nicht in Frage kommen. Wegen der Symptomatik sei besprochen worden, abends zunächst 7,5 mg Mirtazapin einzunehmen. Wie der Proband sodann telefonisch mitgeteilt habe, habe eine Dosierung von 7,5 mg Mirtazapin zu einer deutlichen Schläfrigkeit geführt und seiner Ansicht nach zu Desorientiertheit, sodass er eine weitere medikamentöse Behandlung abgelehnt habe. Der Proband zeige sich bereit für einen weiteren Behandlungsversuch mit Citalopram durch eine Fachärztin für Psychiatrie und Psychotherapie. [...]

Laut einem *nicht datierten Schreiben von Frau Dr. Arzt, Fachärztin für Psychiatrie und Psychotherapie*, sei der Proband seit März 2014 von ihr behandelt worden. Wie vom Hausarzt vorgeschlagen habe sie eine Medikation mit Citalopram vorgenommen. Da der Proband auch dieses nicht vertragen habe, sei in der ärztlichen Behandlung Abstand von weiterer Medikation genommen worden. Zudem habe die Ärztin einen langjährigen Alkoholabusus diagnostiziert.

In einem weiteren *Schreiben der Gemeinschaftspraxis C.C. vom 01.08.2014* ist zu lesen, dass sich der Proband auf eine vollstationäre Behandlung nicht habe einlassen können, jedoch auf eine teilstationäre Behandlung. Alkohol würde seit vielen Jahren zu seinen täglichen Lebensgewohnheiten gehören. Die medikamentöse Therapie mit Mirtazapin habe der Proband nur 3 Tage eingenommen. Der Proband habe die tagklinische Behandlung vorzeitig abbrechen müssen wegen eines Trauerfalles in der näheren Familie. Dies habe dazu geführt, dass sich der Proband deutlich instabiler gefühlt habe. Der Abbruch der Behandlung sei »sehr kontraproduktiv« gewesen, Herr Muster sei schwer krank und hätte dringend eine teilstationäre Behandlung benötigt.

Im *Bericht der Privatnervenklinik Dr. Huber vom 01.09.2014* über eine tagklinische Behandlung vom 02.07. – 16.07.2014 ist eine depressive Dekompensation einer Angststörung (ICD-10: F32.0, F41.9) diagnostiziert worden.

Der Proband habe sehr viel gearbeitet, sei sehr im Stress gewesen, habe wenig Freizeit gehabt. Drei geschiedene Ehen seien zusätzliche Belastungsfaktoren, insbesondere da mehrere Eheprozesse laufen würden.

Der Proband habe den Hauptschulabschluss absolviert, jedoch keine Ausbildung. Er habe sich in der Firma der Eltern hochgearbeitet. Die Firma würde aus verschiedenen Getränkemärkten bestehen. Die finanzielle Situation sei momentan sehr eng.

5.1 Beispielgutachten zu speziellen Gutachtensfragen

Der Proband habe sich anfangs in den Therapien recht verschlossen gezeigt und sei oftmals mit gereizter Stimmung aufgefallen. Auch habe sich der Proband rasch angegriffen und gekränkt gefühlt. Hinsichtlich seines Alkoholmissbrauchs habe der Proband zum Bagatellisieren geneigt. *(Hinweis auf Persönlichkeitsproblematik)*

Die Therapie sei vorzeitig beendet worden, da ein familiärer Trauerfall eingetreten sei. Suizidalität habe zu keinem Zeitpunkt bestanden.

In einem *Schreiben vom 12.12.2014 der Gemeinschaftspraxis C.C.* ist zu lesen, dass der Proband seit mindestens 15 Jahren regelmäßig abends Alkohol trinke, vor allem Wein und Cocktails. Er habe keinen Tag ohne Alkohol angegeben, er benötige diesen, um abzuschalten. Eine Reduktion der Alkoholmenge habe jedoch erreicht werden können. Laut Angaben des Probanden sei der Alkoholkonsum auf 1-2 Gläser Wein abends eingeschränkt worden. Aus einem beigelegten Laborblatt der Gemeinschaftspraxis ist zu ersehen, dass sich die Gamma-GT mit 78 erhöht zeigte. MCV mit 100 und MCH mit 33,1 waren ebenfalls erhöht (keine Referenzbereiche vorhanden).

c) Bisherige Gutachten (chronologisch geordnet)

> Bei einer solchen Anzahl an Vorgutachten sollten diese unter einem eigenen Gliederungsunterpunkt zusammengefasst werden! *(Gliederung anpassen)*

Aus dem *psychiatrisch-neurologischen Gutachten von Herrn Dr. A.A. vom 19. März 2015* ist zu ersehen, dass der Proband am 01.12.2013 einen Antrag auf Leistungen wegen Berufsunfähigkeit gestellt habe.

Nach aktueller Untersuchung und den eingesehenen Unterlagen seien bei dem Probanden zwei wesentliche zusammengehörige Störungsbereiche herauszuarbeiten: Zum einen eine depressive Erkrankung als rezidivierend depressive Störung mit mittelschweren Episoden, zum anderen eine narzisstische Persönlichkeitsstörung.

Der Proband habe einen wesentlichen Gewinn seines Selbstwertes und seiner psychischen Stabilität über seine berufliche Tätigkeit erreicht. Nach schwieriger Schulzeit und anfangs schwieriger beruflicher Entwicklung habe er sich durch den Einstieg in die Firma und den beruflichen Erfolg ein großes Erfolgserleben vermittelt. Er habe jedoch sodann seine Grenzen übersehen. *(Hinweis auf Persönlichkeitsstruktur)*

Es würde auffallen, dass die Depression nicht adäquat behandelt werde. Im Vordergrund seien hier Psychotherapiemaßnahmen zu sehen.

Man könne sich bei Herrn Muster vorstellen, dass er seine letzte Tätigkeit in einem angemessenen zeitlichen Rahmen mit entsprechenden Pausen, Delegation von Aufgaben und Projekten weiterhin durchführen könne, dies in einem Rahmen von üblichen 8-9 Arbeitsstunden am Tag. Voraussetzung hierfür wäre die Durchführung einer adäquaten und zumutbaren ambulanten Psychotherapie, sodass nach dieser Vorgabe die genannte Leistungsfähigkeit in einem Zeitraum der nächsten sechs Monate zu erwarten sei. Aktuell könne man das Leistungsvermögen etwas geringer einschätzen, in der Gesamtheit etwa um 25 % gemindert. Somit sei davon auszugehen, dass die restliche Berufsfähigkeit des Probanden deutlich über 50 % liegen würde, etwa im Bereich um 75 %.

Aus dem *nervenärztlichen Zusatzgutachten vom 18.06.2015 von Herrn B.B., Facharzt für Psychiatrie und Psychotherapie*, geht hervor, dass im Jahr 2013 »ohne Zweifel eine psychische Störung im Sinne einer depressiven Episode mittelschwerer Ausprägung« vorgelegen habe. Wesentliche Erkrankungssymptome hätten zum gegenwärtigen Untersuchungszeitpunkt nicht mehr festgestellt werden können.

Eine generelle Erwerbsunfähigkeit auf dem allgemeinen Arbeitsmarkt sei aus psychiatrischer Sicht zurzeit nicht zu begründen. Aus fachärztlicher Sicht seien zudem die früher geltend gemachten Behandlungsmaßnahmen, die praktisch nicht durchgeführt worden seien, inadäquat.

Zur dauerhaften Stabilisierung der Erwerbsfähigkeit sei dem Betroffenen empfohlen worden, sich erneut zumindest in ambulante Behandlung zu begeben. Darüber hinaus würde aus fachärztlicher Sicht auf jeden Fall der Versuch einer Wiedereingliederung in den allgemeinen Arbeitsmarkt empfohlen werden. Eine generelle Beeinträchtigung der Erwerbsfähigkeit hätte nicht festgestellt werden können.

Im *Gutachten von Herrn Dr. Schneider vom 28.07.2015* ist in der Beurteilung zu lesen, dass es hinreichend sicher sei, dass Herr Muster zumindest seit März 2014 an einer mittelgradigen depressiven Störung leide. Diese habe sich offenbar unter dem überfordernden Einfluss einer schwierigen Situation bei der Geschäftsführung entwickelt. Zugleich sei es zu einer problematischen Steigerung des Alkoholkonsums gekommen.

Aus Sicht des Unterzeichners könne Herr Muster eine Tätigkeit ohne besondere Belastungsfaktoren, insbesondere ohne höheren Grad an Verantwortung, ohne schwierigen Publikumsverkehr, ohne Zeitdruck und ohne Nacht- und Wechselschicht ausüben. In körperlicher Hinsicht könne aufgrund einer leichten Wirbelsäulenfehlstatik und des Reizzustandes der linken Schulter eine schwere körperliche Arbeit und eine längere Überkopfarbeit nicht zugemutet werden. Zu Beginn einer potentiell neuen Tätigkeit könne eine halbschichtige Eingliederungsphase über ein bis zwei Monate sinnvoll erscheinen.

Im *Gutachten des Landkreises Musterberg vom 24. Februar 2016*, unterzeichnet von Frau Musterer, ist zu lesen, dass derzeit kein ausreichendes Leistungsvermögen für den allgemeinen Arbeitsmarkt gesehen würde. Trotz langjähriger therapeutischer Maßnahmen hätte bislang keine ausreichende Stabilisierung erreicht werden können, sodass nicht davon auszugehen sei, dass die Erwerbsfähigkeit innerhalb der nächsten sechs Monate wiederhergestellt sein würde.

B   Eigene Angaben

Biografische Anamnese

[...]

Hinsichtlich seines *Lebenslaufs* befragt, gab Herr Muster an, in Musterberg bei den Eltern aufgewachsen zu sein. Nach dem Kindergartenbesuch sei er in die Grundschule eingeschult worden und habe anschließend auf die Realschule gewechselt. Er habe hier drei bis vier Klassen durchlaufen, ehe er wegen »gesteigerter Faulheit« auf die Hauptschule habe wechseln müssen. Befragt, ob er einen qualifizierten Hauptschulabschluss gemacht habe, äußerte Herr Muster, dass er »die Hauptschule auf jeden Fall abgeschlossen« habe. Bereits neben der Schule habe er schon gejobbt und nach Schulabschluss eine Ausbildung zum Gärtner begonnen. Diese Ausbildung sei von ihm jedoch abgebrochen worden, wann wisse er nicht mehr genau. Er habe mit 18 Jahren einen Antiquitätenladen eröffnet, der jedoch nur mäßigen Gewinn abgeworfen habe. Kurze Zeit später habe er mit zwei Partnern eine Disco eröffnet, die »richtig gut gelaufen« sei, bis einer der beiden Partner die Gewinne durch eine Heroinabhängigkeit durchgebracht habe. Einige Zeit später habe er sich schließlich im elterlichen Getränkegeschäft hochgearbeitet. — *Lebenslauf*

Zu *Partnerschaften* befragt, gab der Proband an, mit 13 oder 14 Jahren seine erste Beziehung gehabt zu haben. Danach habe es einige kürzere Beziehungen gegeben, ehe er mit 20 Jahren seine erste Frau kennengelernt und zügig geheiratet habe. Nach vier Jahren sei jedoch die Scheidung erfolgt. Der Grund sei gewesen, dass sie »zu früh geheiratet« hätten, sie seien nicht im Bösen auseinandergegangen. Hierauf sei eine Zeit eines längeren »Rumgebaggeres« erfolgt, ehe er 1993 seine zweite Frau kennengelernt und im selben Jahr geheiratet habe. Diese Beziehung habe ca. fünf Jahre angedauert, ehe sie die Scheidung eingereicht habe. Der Trennungsgrund sei gewesen, dass sie »eine Schlampe ist, die ständig in anderen Betten« gewesen sei. Er habe die Beziehung von sich aus beendet, die Scheidung habe aber sie eingereicht. Bis vor einigen Jahren habe er mit dieser Exfrau noch juristische Streitigkeiten um »alles Mögliche« auszutragen gehabt. Im Jahre 2008 habe er seine dritte Frau kennengelernt und im Jahre 2009 geheiratet. Auch diese Ehe sei nach drei Jahren geschieden worden. Seit 2013 lebe er in einer losen Beziehung mit einer verheirateten Frau, die sich nicht zwischen ihm und ihrem Mann entscheiden könne. Die Beziehung sei dennoch gut, »bis auf die täglichen Probleme«, worunter er vor allem die finanzielle Misere verstehen würde. Seine Partnerin sei nun 41 Jahre alt. — *Beziehungen/Partnerschaften/Sexualität*

[...]

Hinsichtlich seiner *aktuellen Wohnsituation* befragt, gab der Proband an, in einer 120 qm großen Wohnung zu wohnen. Ein Umzug (in eine kleinere und günstigere Wohnung) könne nicht erfolgen, da er kein »vernünftiges Geld« habe, jede Aufstellung im Sinne einer Vermögensaufstellung würde sofort Probleme machen bei einem potentiellen neuen Vermieter. Das verfügbare Einkommen durch Sozialleistungen (welche dies seien, konnte der Proband nicht benennen – dies interessiere ihn auch nicht) und kleine Nebenver- — *Wohnsituation* / *Finanzielle Situation* dienste (siehe unten) würde bei 1.400 Euro liegen, wovon 600 Euro an Miete »weggehen« würden, 500 Euro an Versicherungen, weitere 150 Euro an zusätzlichen Nebenkosten und andere Beträge noch wegen Kredittilgung. Jedenfalls würde er jeden Monat »weiter in das Minus« kommen und hätte aktuell 80.000–90.000 Euro Schulden.

Wichtig: Zeichnung der Lebensumstände und Gegebenheiten	Gerade bei dieser Fragestellung besonders wichtig: Zeichnung der Lebensumstände und Gegebenheiten.

[...]

Tagesablauf und aktuelles Leistungsniveau	Der *aktuelle Tageablauf* des Probanden würde wie folgt aussehen: Er würde etwa zwischen 4-9 Uhr aufstehen, je nach Schlaf. Er begleite seine Partnerin, wenn sie bei ihm übernachte, zur Arbeit, sie sei Bäckerei-Verkäuferin. Danach würde er »wieder nach Hause dackeln« und sodann das große Fragezeichen kommen. »Wie geht der ganze Tag rum – ich weiß es nicht«. Er würde »etwas Haushaltskram« erledigen, putzen, einkaufen. (Anmerkung: An dieser Stelle fiel auf, dass der Proband längere Zeit still verharrte und offensichtlich nach Tätigkeiten suchte, die er jedoch kaum benennen konnte, eine Tagesleere wurde vermittelt.)

Anmerkung (wiewohl interpretierend) sinnvoll	Nur an einer Stelle der Exploration war dies auffällig, weshalb diese Anmerkung unmittelbar hier Sinn macht (und nicht erst bei der Verhaltensbeobachtung), auch wenn sie streng genommen interpretierend ist. Wenn man bestimmte Verhaltensweisen nur an ganz bestimmten Stellen der Exploration bemerkt, kann man dies dort als Anmerkung notieren.

Wenn es ihm etwas besser gehen würde, würde er manchmal ½ bis 1 Stunde spazieren gehen und ab und zu auch mittagessen. Selten würde er fernsehen, manchmal Zeit am PC verbringen. Gelegentlich würde er sich jedoch auch zum Mittagsschlaf hinlegen. Abends gegen 18 bis 18:30 Uhr würde er seine Partnerin aus der Bäckerei abholen, aber nicht täglich. Ab und an würde er Gelegenheitsjobs nachgehen, so beispielsweise bei einem Antiquitätenhändler oder bei einem Gärtner. Abends, wenn seine Freundin zu ihm komme, würden sie gemeinsam essen, manchmal sich auch mit Freunden treffen und bei schönem Wetter viel draußen sein. Gegen 22.00 Uhr würden sie schlafen gehen. Wenn er alleine sei, gehe er auch um diese Zeit zu Bett. Das große Problem sei, dass sie oftmals aus finanziellen Gründen Treffen mit Freunden absagen müssten. Befragt, ob denn aktuell noch Geschlechtsverkehr zwischen den Partnern stattfinden würde, äußerte Herr Muster, dass dies schon der Fall sei, er könne jedoch nicht sagen, wie häufig, die Libido sei auf jeden Fall schon einmal besser gewesen. Nähere Angaben wünschte Herr Muster hierzu nicht zu machen. Das Wichtigste sei jedoch, dass er »einfach raus aus dieser ständigen Existenzbedrohung« müsse, »wie bezahlt man die Miete und so weiter und so weiter«, dann würde alles besser werden. Auch würden so die Streitigkeiten mit seiner Schwester endlich ein Ende nehmen, die »nichts im Geschäft gemacht hat, aber genau den gleichen Lohn wie ich bekommen hat. Das war eine krasse Sauerei.«

> Mögliche »Motive« hinter den Forderungen/den Rechtsstreitigkeiten im vorliegenden Fall: Oftmals lassen sich diese nicht simpel erfragen, sondern kommen, wie hier, mehr »zwischen den Zeilen« heraus.

»Zwischen den Zeilen«

[…]

Suchtmittelanamnese

Zur Suchtmittelanamnese befragt, gab der Proband an, ca. 20-30 Zigaretten seit etwa 30 Jahren zu rauchen. Abends würde er 1-2 Bier trinken, früher hätte er »mehr zum Ablenken« getrunken. Als Jugendlicher habe er regelmäßig Alkohol konsumiert. Etwa von seinem 16. bis zu seinem 20. Lebensjahr sei ein regelmäßiger THC-Konsum erfolgt.
[…]

Angaben des Probanden zum begutachtungsgegenständlichen Sachverhalt

[…]

Befragt, wann die Problematik denn begonnen habe, äußerte Herr Muster, dass er dies nicht genau definieren könne, »der Mensch ist ein Gewohnheitstier«. Die volle Symptomatik hätte sich jedoch im Jahre 2013 ausgeprägt. Nochmals intensiver danach befragt, wann sich die ersten Symptome ausgebildet hätten, konnte Herr Muster dies erneut nicht benennen – beruflich sei es jedoch schon etwa 2-4 Jahre vor dem Zusammenbruch 2014 zu einer verminderten Leistungsfähigkeit gekommen: von »etwa 200 % Arbeitsleistung« sei er deutlich abgefallen.

Mitte der 1980er Jahre sei er in das Getränkegeschäft eingestiegen und dann relativ zügig federführender Geschäftsführer und Gesellschafter gewesen. In den ersten Jahren sei »alles noch relativ entspannt« verlaufen. Mitte der 1990er Jahre hätte jedoch die Arbeitsbelastung wegen Marktverschiebungen und neuen Gesetzgebungen erheblich zugenommen, sodass er hier »um die 200 %« gearbeitet habe. »Viele, viele Jahre« hätte er dies durchgehalten. Seine Aufgaben seien »Papierkram«, Banken und Finanzen, Steuerberatertätigkeiten, Lohnabrechnungen, Wareneinkauf, die Abwicklung des Imports, die Produktplanung und -entwicklung, die Organisation des Werbebereichs und die Gestaltung von Veranstaltungen, die Verhandlungen mit Logistikfirmen, Betreuung des Personals sowie auch zahlreiche Geschäftsreisen gewesen. Er habe zum damaligen Zeitpunkt etwa 25-30 Mitarbeiter gehabt. Seine Tätigkeit habe ihm eine Zeit lang Spaß gemacht –

er habe den Erfolg auch sehr genossen. Zusehens sei ihm jedoch das »Chefsein« lästig geworden.

Befragt, wie viel er in dieser Zeit verdient habe, gab Herr Muster zunächst nur an, dass das »Ok« gewesen sei. Näher befragt, zeigte sich, dass er 250.000–280.000 Euro brutto jährlich damals verdient habe.

Auf Nachfrage, wie es zu dem damaligen Leistungsabfall gekommen sei, gab der Proband an, dass keine externen Faktoren hierfür ausfindig zu machen seien. Es sei das Resultat ständiger Überforderung gewesen, irgendwann sei »die Batterie alle« gewesen. Ab ca. 2010 habe ein schleichender Prozess begonnen. Probleme seien normal geworden, »mal mehr und mal weniger«. Es habe seine Präsenz im Geschäft abgenommen, seine Sorgfalt und seine Motivation.

[…]

> Zur besseren Nachvollziehbarkeit der Stimmung ist eine solche Skalierung sinnvoll

Im Jahre 2013 sei es dann jedoch zum totalen Zusammenbruch gekommen. Sein Hausarzt habe aufgedeckt, dass etwas nicht stimmen würde. Er habe massive Schlafprobleme gehabt, sei untertags eingeschlafen, habe eine sehr negative Stimmung verspürt (Skala 0 von 10, wobei 0 sehr schlechte Stimmung und 10 sehr gute Stimmung bedeutet), er habe manchmal sehr gereizt reagiert und sei »auf Krawall gebürstet gewesen«. Weiter habe er Konzentrationsstörungen gehabt und sei allgemein sehr empfindlich gewesen.

> Eigene Angaben in indirekter Rede

Befragt, ob es auch Suizidgedanken gegeben habe, äußerte Herr Muster, dass er überlegt habe, mit einem Auto gegen einen Brückenpfeiler zu fahren. Bisher habe es jedoch noch keinen Suizidversuch gegeben. Der Hausarzt habe damals »leichte Medikamente« verschrieben und vorwiegend eine homöopathische Therapie begonnen. Auch habe er ihm angeraten, kürzer zu treten.

[…]

Befragt, welche Psychopharmaka eingesetzt worden seien, konnte Herr Muster keine Angaben hierzu machen. Auch die Frage, wie lange die jeweiligen Einnahmen erfolgt seien, konnte nicht beantwortet werden: »Keine Ahnung, ich kann es nicht sagen.« Befragt, ob er denn einige Präparate länger eingenommen habe, äußerte Herr Muster: »Ich glaube nicht.«

Die später begonnene Psychotherapie sei ein »tierisches Geschwätz« gewesen. Die Psychotherapie sei nicht gut gewesen. Es habe erhebliche Probleme mit dem Gegenüber gegeben, er sei »wie ein dummes Kind behandelt« worden.

2013 oder 2014 habe er für ein bis zwei Wochen eine tagklinische Behandlung erhalten, diese habe er wegen eines Trauerfalles in der Familie abbrechen müssen. Diese Therapie hätte vielleicht etwas gebracht, wenn sie denn fortgeführt worden wäre.

> Hintergründe klären

In solchen Fällen ist es wichtig, die Hintergründe zu klären, warum bisher keine suffiziente Therapie der depressiven Symptomatik erfolgt ist. Im vorliegenden Fall kam hierbei eine deutliche Verweigerungshaltung zu Tage.

Die ambulante Psychotherapie habe er ca. zehnmal wahrgenommen. Eine vollstationär-psychiatrische Behandlung zur damaligen Zeit sei ihm »zeitlich nicht möglich gewesen, da ich dies nicht gewollt habe«. Die Psychiaterin habe »rasch resigniert« und geäußert, dass sich nichts an seiner Psyche ändern würde, wenn sich nichts an seinem Leben ändern würde. In diesem Zusammenhang danach befragt, ob er denn wisse, dass Antidepressiva in der Regel eine Wirklatenz zeigen und oftmals zu Beginn einer solchen Behandlung erst unerwünschte Arzneimittelwirkungen auftreten, ehe sich eine antidepressive Wirkung entwickeln kann, gab Herr Muster an, dass ihm dies wohl bekannt sei. Weiter danach befragt, warum er sich dennoch nicht auf einen Therapieversuch eingelassen, sondern bereits vorzeitig die Therapie abgebrochen habe, äußerte er: »Ich weiß es nicht. Ich kann es nicht sagen.«

Danach gefragt, ob er nun über eine stationär-psychiatrische Aufnahme anders denke als damals, äußerte er, dass diese weiterhin für ihn nicht in Frage komme. Er habe im Lauf der Jahre erkannt, was er könne und was nicht und was ihm guttue und was nicht.
[…]

> Aktuelle Tätigkeiten erfragen, um ein Leistungsprofil erstellen zu können.

Diese Aushilfstätigkeiten habe er überwiegend stundenweise und auf Zuruf erledigt. Wenn es hochgekommen sei, hätte er 15 bis 20 Stunden monatlich gearbeitet und so 200 bis maximal 300 Euro verdient. Wenn er mehr als 350 Euro monatlich verdienen würde, müsste er sich für rund 600 Euro selbst krankenversichern lassen.

Befragt, wann er zuletzt im Rahmen dieser Tätigkeiten gearbeitet habe, äußerte Herr Muster, dass dies erst vor kurzem der Fall gewesen sei, denn er habe aktuell zwei Firmen, bei denen er auf Zuruf arbeiten würde: eine Gärtnerfirma und einen Antiquitätenhändler. Auch derzeit würde er 15 bis 20 Stunden monatlich arbeiten. Er sei fortlaufend krankgeschrieben, Tätigkeiten bis 450 Euro seien jedoch formal erlaubt.

Aktuelle Tätigkeiten erfragen

Die Psychiaterin würde er nächste Woche sehen, der letzte Termin sei im Januar oder Februar gewesen. Eine Psychotherapie mache er aktuell nicht mehr, es sei auch kaum möglich, Plätze zu bekommen.
[…]

Psychiatrische Anamnese

[…]
Erneut befragt, warum er sich keiner stationär-psychiatrischen Behandlung unterziehen wolle, äußerte Herr Muster, dass er seine Grenzen kennen würde und sich dies finanziell nicht erlauben könne (vgl. 200 bis 300 Euro monatlich durch Nebentätigkeit). Darüber hinaus habe er den Glauben an eine Besserung verloren und es sei »in fünf bis sechs Jahren einiges sehr halbherzig« an ihm versucht worden (»Nicht von mir halbherzig, sondern

vom Gegenüber«) - die Psychotherapie habe »nicht gepasst«, die Psychiater würden »nur Smarties verschreiben«.

C Untersuchungsbefunde

[...]

Psychischer Befund

Der müde und etwas verlebt wirkende Proband war bei der ambulant in der Praxis durchgeführten Untersuchung zu jeder Zeit wach, bewusstseinsklar und zu allen vier Qualitäten voll orientiert.

Er war im Kontakt phasenweise etwas mürrisch, überwiegend aber gleichgültig zugewandt und zeigte sich kooperativ.

Die gestellten Fragen wurden oftmals nicht vollständig beantwortet, da nach Aussagen des Probanden die Erinnerung hieran fehlen würde – insbesondere bei Fragen zu den sich entwickelnden psychischen Veränderungen und deren Begleitumstände (vergleiche Medikation) war dies bemerkbar.

Bei der groben Untersuchung der Konzentration und der Aufmerksamkeit zeigten sich leichte Einschränkungen. Auffassung und Merkfähigkeit waren unauffällig.

Formalgedanklich fanden sich Grübeln und Gedankenkreisen.

Das inhaltliche Denken zeigte sich unauffällig; ebenso wenig ergaben sich Hinweise auf Sinnestäuschungen oder Ich-Störungen. Der Affekt war depressiv gefärbt, oftmals gleichgültig, immer wieder aber auch parathym: So lachte der Proband bei der Schilderung eines kurzzeitig angedachten Suizidversuchs sowie anderer Probleme seines Lebens. Die Schwingungsfähigkeit war leichtgradig herabgesetzt. Die Antriebslage war allenfalls gering reduziert, sozialer Rückzug war feststellbar (allerdings nicht im Sinne einer Antriebsstörung, sondern aus finanziellen Gründen). Psychomotorisch zeigten sich keine Auffälligkeiten. Es lagen Ein- und Durchschlafstörungen vor, die Schlafdauer wurde stark variabel beschrieben. Die Libido war anamnestisch reduziert, wiewohl hier keine nähere Verifizierung stattfinden konnte, da der Proband die weitere Anamnese hierzu nicht wünschte.

Es bestanden keine Ängste und auch keine Zwänge.

Es lagen weder aktive noch passive Todeswünsche vor, von akuter Suizidalität oder Fremdgefährdung war der Proband klar und glaubhaft distanziert.

Verhalten bei der Untersuchung

Der Proband erschien pünktlich zum vereinbarten Untersuchungstermin.

Er wirkte etwas mürrisch und phasenweise leicht genervt von den Fragen des Untersuchers. Insbesondere Fragen zu seiner psychiatrischen Krankheitsgeschichte wurden oftmals nicht vollständig beantwortet, da nach Aussagen des Probanden ihm die Erinnerung hieran fehlen würde. Zwischenzeitlich wirkte der Proband versonnen und abwesend.

Bei der Schilderung seiner früheren Tätigkeiten und seiner Bedeutung als Geschäftsführer der elterlichen Firma fiel eine nicht unerhebliche Selbstüberzeugung, phasenweise sogar eine gewisse Arroganz auf.

An mehreren Stellen der Exploration wurde deutlich, dass der Proband seine derzeitige, für ihn unbefriedigende Lebenslage als »glückliche Existenz« nahezu ohne Probleme erachten würde, wenn die von ihm dargestellten finanziellen Schwierigkeiten behoben würden.

Insbesondere beim Bericht über Kontakte zu Psychotherapeuten oder Psychiatern waren Entwertungen feststellbar (vgl. z. B. Psychiater würden »nur Smarties verschreiben«, die Psychotherapie sei ein »tierisches Geschwätz« gewesen).

Auch hinsichtlich der Ursachen seiner Erkrankung und der Therapie derselben waren starke Externalisierungstendenzen erkennbar (vgl. z. B. Äußerung, es sei einiges »sehr halbherzig« an ihm versucht worden – »Nicht von mir halbherzig, sondern vom Gegenüber«).

Im Rahmen der Suchtmittelanamnese fiel eine bagatellisierende Beschreibung des früheren Alkoholkonsums auf, der in den Arztberichten sogar als Alkoholmissbrauch beschrieben worden war.

Seine Angaben zum Schlaf standen zumindest partiell im Kontrast zu der Schilderung im Tagesablauf, dass der Proband zwischen 4.00 und 9.00 Uhr morgens aufstehen würde.

D   Zusätzliche Untersuchungsbefunde

Im Rahmen der Begutachtung erfolgten eine Blutentnahme sowie die Durchführung der Tests MMPI und AUDIT und SFSS.

Blutentnahme

> Eine Blutentnahme ist hier sinnvoll zur Abschätzung der Relevanz der in der Akte beschriebenen Alkoholproblematik. Neben Leberwerten und Blutbild eignen sich hierfür die Parameter CDT und ETG.

Abschätzung der Relevanz der Alkoholproblematik

In Anbetracht eines in der Aktenlage vorbeschriebenen früheren Alkoholmissbrauchs erfolgte eine aktuelle Blutentnahme mit u. a. Bestimmung der Leberwerte, der Parameter CDT und ETG sowie des Blutbildes und des Vitaminstatus.

Im Rahmen der Blutentnahme waren folgende Werte bestimmt worden und hatten sich im Normbereich gezeigt: Kreatinin, Bilirubin, Gamma-GT, GPT, GOT, Leukozyten, Erythrozyten, Hämoglobin, Hämotokrit, MCV, MCHC, Thrombozyten, Folsäure und Vitamin B 12, TSH, CDT und ETG.

Alkohol war nicht nachweisbar. Erhöht war MCH mit 32,4 pg bei Referenzbereich 26-32 pg.

Fragebogen MMPI

Der Minnesota Multiphasic Personality Inventory (Engel 2000 bzw. Kupfer und Brähler 2002), der zur Erfassung der Persönlichkeitsstruktur dient, besteht aus 567 kurzen Feststellungen, die mit »Trifft zu« oder »Trifft nicht zu« beantwortet werden. Bei der Auswertung werden die Antworten für einzelne Bereiche oder »Skalen« zusammengezählt und die Antwortsummen sodann mit den Werten einer Bezugspopulation verglichen.

> Test bezüglich Ablauf und Indikation kurz erklären

»Es liegt ein gültiges Profil vor. Patienten mit solchen Profilen zeigen eine Vielfalt neurotischer Symptome, wie beispielsweise Niedergeschlagenheit, Nervosität, Angst, Schwächegefühl, Müdigkeit, Antriebslosigkeit und einen hervorstechenden Mangel an Selbstwertgefühl und Selbstvertrauen. … Solche Personen werden oft als uneinsichtig, unreif, abhängig, egozentrisch, suggestibel und fordernd beschrieben. Darüber hinaus werden solche Personen oft als äußerst widerspenstig und unnachgiebig charakterisiert. Sie haben oft Konflikte mit Autoritätspersonen, handeln unsozial oder manipulieren unfair im zwischenmenschlichen Bereich. … Psychotherapie und Pharmakotherapie sind zu erwägen.«

Fragebogen AUDIT

Dieser Test (Alcohol Use Disorders Identification Test) (Babor et al. 2001) ist ein Selbstfragebogen, der der Einschätzung der eigenen Trinkgewohnheiten dient. Der Test wurde im Auftrag der WHO entwickelt und wird auch von ihr empfohlen. Die Punkte der einzelnen Unterfragen werden addiert zu einer Gesamtpunktzahl. Die minimale dieser ist null, die maximale 40. Eine Punktzahl von acht Punkten oder mehr weist auf einen gefährlichen bzw. schädlichen Alkoholkonsum hin. Der Proband erreichte einen Wert von sieben Punkten.

»Strukturierter Fragebogen Simulierter Symptome« (SFSS)

Der SFSS ist ein Selbstbeurteilungsfragebogen mit 75 Items, die klinisch häufig vorgetäuschte Störungen erfassen sollen, wie etwa niedrige Intelligenz, affektive Störungen, neurologische Beeinträchtigungen, Psychosen oder mnestische Störungen. Der SFSS wird als kurzes Screening-Verfahren zur Aufdeckung von Simulation empfohlen (Cima et al. 2003a). Ab einem Cut-off-Wert von 16 wird von einer Aggravation bzw. Simulation ausgegangen. In diesem Verfahren erzielte Herr Muster 20 Punkte.

E   Zusammenfassung und Beurteilung

> Wie üblich: Wiederholung der Fragestellung zu Beginn der Zusammenfassung und Beurteilung sowie der Hintergründe der Begutachtung

Wiederholung von Fragestellung und Hintergründen

Gemäß dem Beschluss des Landgerichts Musterhausen vom 30.12.2017 soll ein psychiatrisches Gutachten erstellt werden, um »Beweis zu erheben über die Behauptung der Klagepartei, der Kläger sei zu mindestens 50 % berufsunfähig«.

Hintergrund ist, dass der 1964 geborene Herr Muster seit dem 23.12.2013 aufgrund verschiedener psychiatrischer Diagnosen krankgeschrieben ist. Bereits am 01.12.2013 hatte der Proband Leistungen für Berufsunfähigkeit beantragt.

Zunächst war vom Hausarzt 2013 eine mittelgradige depressive Episode bei gleichzeitigem »Burnout-Syndrom« diagnostiziert worden. So wurden im Bericht der Gemeinschaftspraxis C.C. vom 23.12.2013 starke Stimmungsschwankungen, Existenzangst, mangelnde Belastbarkeit, Antriebsschwäche, Konzentrationsmangel, Schlaflosigkeit, Unsicherheit, Perspektivlosigkeit und Versagensängste beschrieben.

Im März 2014 war Herr Muster erstmals fachpsychiatrisch behandelt worden. Die niedergelassene Psychiaterin hatte einen Behandlungsversuch mit Citalopram begonnen, nachdem das zuvor vom Hausarzt angesetzte Mirtazapin in einer Dosierung von 7,5 mg zu einer deutlichen Schläfrigkeit und nach Ansicht des Probanden auch zu Desorientiertheit geführt hatte. Citalopram und Mirtazapin sind Medikamente aus der Klasse der Antidepressiva. 7,5 mg Mirtazapin ist eine äußerst niedrige Dosierung. In der Regel werden zur Therapie der Depression 30-45 mg eingesetzt. Auch das neu eingesetzte Präparat Citalopram war vom Probanden nicht vertragen worden, weshalb Abstand von weiterer Medikation genommen worden war. Zudem hatte die Ärztin einen langjährigen Alkoholabusus diagnostiziert.

Medikamente laienverständlich erklären, auf unübliche Dosierungen hinweisen

Auf eine angeratene vollstationäre Behandlung hatte sich Herr Muster nicht einlassen können, lediglich auf eine teilstationäre Behandlung, welche vom 02.07. – 16.07.2014 erfolgt war. Hierbei wurde ist eine depressive Dekompensation einer Angststörung (ICD-10: F32.0, F41.9) diagnostiziert. Im Abschlussbericht wurde beschrieben, dass sich Herr Muster anfangs in den Therapien recht verschlossen gezeigt hatte und oftmals mit gereizter Stimmung aufgefallen war. Auch hatte sich der Proband rasch angegriffen und gekränkt gefühlt. Die Therapie war vorzeitig beendet worden, da ein familiärer Trauerfall eingetreten war.

Hinweis auf Persönlichkeitsproblematik

Vor der erfolgten Krankschreibung im Dezember 2013 war der Proband gemäß seinen Aussagen und den Darstellungen der ihn vertretenden Rechtsanwaltskanzlei als Geschäftsführer des elterlichen Getränkehandels mit verschiedensten Aufgaben betraut, so mit der Errichtung und Betreuung von Filialen, der Anzeigengestaltung und Organisation von Messeauftritten und von Großveranstaltungen, der allgemeinen Geschäftsführung wie auch mit dem Personalmanagement, mit Bank- und Steuerwesen. Er hatte saisonal bis zu 30 Mitarbeiter gehabt.

Durch die Erkrankung des Probanden war dieser gemäß den Darstellungen der ihn vertretenden Rechtsanwaltskanzlei zusehends gehindert gewesen, Verhandlungen zu führen und Termine rechtzeitig wahrzunehmen mit der Folge, dass neue Lieferanten nicht gefunden hatten werden können und Verhandlungen stark zu Ungunsten des Familienbetriebes ausgegangen waren. Daher hatte der Proband am 01.12.2013 einen Antrag auf Leistungen wegen Berufsunfähigkeit bei seiner Versicherung gestellt.

> Cave: Objektivierbarkeit der Information
>
> Da hier die direkte Rede gewählt wurde, wurde »gemäß den Darstellungen der Rechtsanwaltskanzlei« ergänzt, um klarzustellen, dass es sich nicht um eine objektivierte Aussage handelt.

Seinen Angaben und den Darstellungen seiner Anwaltskanzlei entgegen bestritt die Versicherung des Probanden die Berufsunfähigkeit von Herrn Muster, da »Beschwerden subjektiv gravierender dargestellt worden [seien], als sie zu objektivieren« gewesen seien. Zudem sei auch die Behauptung einer schweren psychischen Erkrankung ab Mitte Dezember 2013 bei gleichzeitig fehlender fachärztlicher Behandlung widersprüchlich wie auch, dass Herr Muster »anscheinend keinerlei medikamentöse Behandlung« einnehmen würde (vgl. Schreiben der die Versicherung vertretenden Anwaltskanzlei).

Aufgrund eines begonnenen Rechtsstreits waren mehrere psychiatrische Begutachtungen vorgenommen worden, die zu unterschiedlichen Ergebnissen gekommen sind.

Laut dem psychiatrisch-neurologischen Gutachten von Herrn Dr. A.A. vom 19. März 2015 besteht bei Herrn Muster eine depressive Erkrankung in Form einer rezidivierenden depressiven Störung mit mittelschweren Episoden, zum anderen eine narzisstische Persönlichkeitsstörung. Eine ambulante Psychotherapie war angeraten und auch als »zumutbar« beschrieben und abschließend festgestellt worden, sodass das Leistungsvermögen zum Untersuchungszeitpunkt in der Gesamtheit etwa um 25 % gemindert war und somit »die restliche Berufsfähigkeit des Probanden deutlich über 50 %, etwa im Bereich um 75 %« liegt. Demgegenüber ist im Gutachten von Herrn Dr. Schneider vom 28.07.2015 zu lesen, dass Herr Muster zumindest seit März 2014 an einer mittelgradigen depressiven Störung leidet. Herr Muster kann – so das Gutachten – eine Tätigkeit ohne besondere Belastungsfaktoren, insbesondere ohne höheren Grad an Verantwortung, ohne schwierigen Publikumsverkehr, ohne Zeitdruck und ohne Nacht- und Wechselschicht ausüben. Das nervenärztliche Zusatzgutachten vom 18.06.2015 von Herrn B. B. schlussfolgerte, dass im Jahr 2013 »ohne Zweifel eine psychische Störung im Sinne einer depressiven Episode mittelschwerer Ausprägung« vorgelegen hatte. Wesentliche Erkrankungssymptome hatten allerdings zum gegenwärtigen Untersuchungszeitpunkt nicht mehr festgestellt werden können. Eine generelle Erwerbsunfähigkeit auf dem allgemeinen Arbeitsmarkt war aus psychiatrischer Sicht nicht zu begründen. Die Behandlungsmaßnahmen waren als inadäquat beschrieben worden. Demgegenüber war im Gutachten des Landkreises Musterberg vom 24. Februar 2016, unterzeichnet von Frau Musterer, zu lesen, dass derzeit kein ausreichendes Leistungsvermögen für den allgemeinen Arbeitsmarkt besteht. Trotz langjähriger therapeutischer Maßnahmen hatte bislang keine ausreichende Stabilisierung erreicht werden können.

Vor Beginn der Krankheitssymptomatik mit folgender Krankschreibung seit Dezember 2013 war der Proband nicht psychiatrisch erkrankt gewesen.

Bei der aktuellen Begutachtung schilderte Herr Muster zunächst eine weitgehend unauffällige Kindheitsentwicklung mit jedoch frühzeitigen schulischen Schwierigkeiten. Auch eine begonnene Ausbildung war von ihm wieder abgebrochen worden. Rasch schien der Proband den Wunsch nach beruflicher Selbstständigkeit verspürt zu haben, wie die Eröffnung eines Antiquitätenladens sowie sodann das Betreiben einer Diskothek belegen. Nach dem Einstieg in das elterliche Geschäft übernahm der Proband hier rasch eine Führungsposition, wurde Geschäftsführer im elterlichen Betrieb und erlangte dadurch auch eine gewisse Selbstständigkeit.

> Fragebezogene Zusammenfassung (nicht Wiederholung) der eigenen Angaben und Untersuchungsergebnisse

Bei der Schilderung seiner Tätigkeiten hierin war einerseits auffallend, dass der Proband seine Arbeitsleistung bis 2-4 Jahre vor dem »Zusammenbruch« 2013 bzw. 2014 (der Proband machte unterschiedliche Zeitangaben diesbezüglich) als »200 %« bezeichnete und offensichtlich in dem Geschäft seinen Hauptlebensinhalt sah – Hobbys oder Interessen zur damaligen Zeit hatten nach Beschreibungen des Probanden kaum bzw. nicht bestanden. Die berufliche Tätigkeit bedingte Erfolg und Anerkennung und hierdurch eine Selbstbestätigung und Selbstwertstabilisierung – allerdings ließ sich kaum feststellen, was in einer solchen Position eine 100 %-Arbeitsleistung ist.

Andererseits fiel auf, dass Herr Muster sich mit den Strukturen des Unternehmens unzufrieden zeigte – es missfiel ihm, dass seine ältere Schwester formal in der Firma angestellt und ähnlich bzw. gleich bezahlt war, obwohl sie seinen Aussagen nach in dieser kaum mitwirkte. Im weiteren Verlauf hatte sich der Proband zusehends mit seiner Familie zerstritten – weder zur Schwester noch zu den Eltern besteht Kontakt.

Weiter schilderte der Proband aktuell eine gedrückte Stimmung, eine Schlafdauer von etwa 6-7 Stunden (jedoch an anderer Stelle auch ein Aufstehen zwischen 04.00 und 9.00 Uhr morgens), eine Schwankungen unterworfene Antriebslage und vermehrtes Nachdenken über seine derzeitige und zukünftige Situation – inhaltlich geht es hierbei vor allem um finanzielle Belange. Gleichwohl kann Herr Muster Interesse und Freude an seiner Partnerin finden. Ein bestehender sozialer Rückzug ist mehr auf eingeschränkte Möglichkeiten durch die angespannte finanzielle Situation, als auf einen Rückzug aufgrund psychischer Beschwerden zurückzuführen.

Betrachtet man die bisherigen Arztberichte und Gutachten, so ist festzustellen, dass der geschilderte Symptomkomplex, der in seiner Schwere und Ausprägung bei den verschiedenen Arztvorstellungen bzw. Begutachtungen diagnostisch unterschiedlich bewertet wurde, zumeist als leicht- oder mittelgradige depressive Episode (einmal auch in Zusammenhang mit einer Angsterkrankung) eingeordnet worden war. Zwischendurch findet sich

5 Psychiatrische Gutachten zu speziellen Gutachtensfragen

Medizinische Fachbegriffe erklären

auch ein Gutachten, das eine Remission (dauerhaftes oder temporäres Nachlassen von Krankheitssymptomen) der Symptomatik schildert und ein weiteres, welches vom Vorliegen einer narzisstischen Persönlichkeitsstörung spricht. Für einen früher vorhandenen Alkoholmissbrauch findet sich derzeit anamnestisch und laborchemisch kein Hinweis (Leberwerte unauffällig, lediglich jedoch marginal erhöhtes MCV, das bei chronisch gesteigertem Alkoholgenuss oftmals erhöht ist).

Das zwischenzeitlich diagnostizierte Burnout-Syndrom ist aus gutachterlicher Sicht nicht näher zu diskutieren – hierbei handelt es sich nicht um eine psychiatrische Diagnose im engeren Sinn.

Burnout als »Modekrankheit«

> Dieses Krankheitsbild wird als eine Art »Modekrankheit« immer häufiger im sozialmedizinischen Kontext geltend gemacht. Diesbezüglich kann/sollte man z. B. wie dargestellt argumentieren.

Das Syndrom spielt besonders in der psychologischen und psychotherapeutischen Betreuung von Menschen eine Rolle, die regelmäßig und langfristig, beruflich oder privat in einer helfenden oder pflegenden Funktion für andere Menschen sind. Darunter zu verstehen ist eine anhaltende Stressreaktion auf arbeitsbezogene Belastungen und beschreibt einen Zustand, in den ein helfender Mensch geraten kann, der permanent im beruflichen Alltag überfordert wird. Bereits rein aufgrund seines beruflichen Tätigkeitsbildes fällt Herr Muster nicht unter diese Begrifflichkeit, wenngleich Erschöpfungszustände auch bei anderen Berufen vorkommen.

Krankheitsbild für Laien erklären

Bei der in zahlreichen Befunden erwähnten Depression handelt es sich um eine psychische Störung, die vor allem durch die Hauptsymptome der gedrückten Stimmung, des verminderten Antriebs und der Interessen- und Freudlosigkeit gekennzeichnet ist. Neben den genannten Hauptsymptomen können weitere Symptome auftreten. Hierzu zählen unter anderem das Gefühl der Minderwertigkeit, Hilfs- und Hoffnungslosigkeit, Schuldgefühle, verringerte Konzentrations- und Entscheidungsfähigkeit, Gedankenkreisen, Müdigkeit, Ängstlichkeit, vermindertes Gefühlsleben bis hin zur Unfähigkeit des Zeigens einer Gefühlsreaktion und verringertes sexuelles Interesse. Negative Gedanken und Eindrücke werden vielfach überbewertet und positive Aspekte nicht wahrgenommen. Des Weiteren können sich depressive Störungen durch Störungen im sogenannten Vegetativum äußern. Hierzu zählen Appetitlosigkeit, Schlafstörungen, Gewichtsabnahme, -zunahme, Verspannungen, Schmerzempfindungen und Kopfschmerzen. Die Schlafstörungen äußern sich dabei meist in großer Tagesmüdigkeit, Durch- und Einschlafstörungen sowie frühmorgendlichem Erwachen und Wachbleiben mit Kreisdenken. Aber auch ein vermehrtes Schlafbedürfnis lässt sich oftmals bei depressiven Patienten finden. In besonders ausgeprägten Fällen lassen sich häufig auch passive oder gar aktive Todeswünsche feststellen.

Beim Probanden findet sich von den Hauptsymptomen einer depressiven Störung eine gedrückte Stimmung – Interessenlosigkeit und Freudlosigkeit sind insofern nicht festzustellen, als dass der Proband gemäß seinen

Darstellungen bereits früher kaum Hobbys hatte und der übermäßige Einsatz im Beruf den Hauptlebensinhalt darstellte. Dass sich sodann in der Phase der Krankschreibung und damit überwiegend tätigkeitsfreien Zeit nun ein weitgehend leerer, nur schwer zu füllender Tagesablauf zeigt, kann daher nicht primär als Ursache einer Antriebslosigkeit im Rahmen einer psychischen Erkrankung gesehen werden. Gleichwohl zeigt sich in Gesamtsicht (und verglichen zu einem Gesunden) der Antrieb vermindert, was ein weiteres Hauptsymptom der Depression ist. Bezüglich der Partnerin besteht auch weiterhin Interesse und sie bedeutet Freude für Herrn Muster. In schweren depressiven Phasen ist meist selbst das Interesse für nächste Verwandte bzw. die Freude an diesen nicht möglich.

Psychischer Befund sollte sich mit aktueller Diagnose decken

> Es ist darauf zu achten, dass sich der aktuelle psychische Befund mit der aktuell gestellten Diagnose deckt. Das beste Beispiel, wie wichtig dies ist, stellt die klar festgelegte Klassifizierung der Depression in leicht-, mittel- und schwergradig im ICD-10 dar.

An akzessorischen Symptomen einer depressiven Erkrankung (siehe oben) sind Gedankenkreisen und intermittierende Schlafstörungen sowie möglicherweise auch ein verringertes sexuelles Interesse (hierzu wünschte der Proband keine näheren Angaben zu machen) feststellbar, sodass unabhängig von der Ätiologie und der Diagnose in der Gesamtschau zunächst einmal von einem derzeit leichten bis maximal mäßigen depressiven Syndrom zu sprechen ist.

Dass dieses seinen Ursprung – wie in den meisten Arztberichten und Gutachten beschrieben – in einer rezidivierend depressiven Störung mit leicht- und mittelgradigen Episoden hat, ist denkbar. Aus psychodynamischer Sicht wäre aber auch ein Verhalten denkbar, das passiv aggressiv Reaktanz (komplexe Abwehrreaktion, die am ehesten dem Trotz ähnelt) und Renitenz (Widerspenstigkeit) beinhaltet als unbewusste persistierende Reaktion auf eine reale, oder zumindest aus subjektiver Sicht des Probanden stattgehabte, Ungerechtigkeit: Bei Herrn Muster würde diese Fallkonstellation die Ungerechtigkeit beinhalten, dass die Schwester im elterlichen Geschäft kaum mitgearbeitet, aber den gleichen Lohn erhalten hatte wie der Proband selbst, der das Unternehmen als seine Lebensaufgabe ansah und hierfür sogar seine Freizeit und potentiell andere Interessen opferte. Zum initialen Ausbruch des dargestellten Verhaltens könnten sodann die sich entwickelnden wirtschaftlichen Engpässe des Unternehmens geführt haben. Im Sinne von Gekränktheit sowie komplexer Abwehr- und psychogener Reaktionsmechanismen würde dies sodann ein Zustandsbild aufrechterhalten, das Hilfestellungen praktisch von vornherein als impraktikabel ablehnt und – vermutlich mehr auf unbewusster als bewusster Grundlage – mögliche Helfer (Ärzte, Psychotherapeuten) rasch entwertet. Gut in Einklang damit zu bringen sind die feststellbaren, deutlich narzisstischen Persönlichkeitszüge, die vermutlich nicht das Ausmaß einer Persönlichkeitsstörung erreichen. So

Alternativhypothesen zu den Diagnosen diskutieren

sind z. B. die gemäß ICD-10 konstituierenden Faktoren für eine solche Diagnose nicht vorhanden. Diese sind:

Auf allgemeine Kriterien von Persönlichkeitsstörungen eingehen

- Eine deutliche Unausgeglichenheit in den Einstellungen und im Verhalten in mehreren Funktionsbereichen wie Affektivität, Antrieb, Impulskontrolle, Wahrnehmen und Denken sowie in den Beziehungen zu anderen.
- Das auffällige Verhaltensmuster ist andauernd und gleichförmig und nicht auf Episoden psychischer Krankheiten begrenzt.
- Das auffällige Verhaltensmuster ist tiefgreifend und in vielen persönlichen und sozialen Situationen eindeutig unpassend.
- Die Störungen beginnen immer in der Kindheit oder Jugend und manifestieren sich auf Dauer im Erwachsenenalter.
- Die Störung führt zu deutlichem subjektivem Leiden, manchmal jedoch erst im späteren Verlauf.
- Die Störung ist meistens, aber nicht stets, mit deutlichen Einschränkungen der beruflichen und sozialen Leistungsfähigkeit verbunden.

> Bei der Diskussion über das Vorliegen einer Persönlichkeitsstörung sollte im gutachterlichen Kontext unbedingt auf die allgemeinen (und nicht nur die spezifischen) Kriterien von Persönlichkeitsstörungen eingegangen werden!

Grenzen der Beurteilung offenlegen, wenn sie aus Sicht des Untersuchers bestehen

Bis zu dem Einschnitt im Jahr 2013/2014 (vgl. »Zusammenbruch«) waren die »deutlichen Einschränkungen der beruflichen und sozialen Leistungsfähigkeit« nicht feststellbar. Allerdings spricht die Kürze und Vielzahl der Ehen bzw. Partnerschaften durchaus dafür, dass bei Herrn Muster möglicherweise eine »deutliche Unausgeglichenheit in den Einstellungen und im Verhalten in mehreren Funktionsbereichen wie Affektivität, Antrieb, Impulskontrolle, Wahrnehmen und Denken sowie in den Beziehungen zu anderen« besteht. Letztlich kann eine sichere Beurteilung, ob und inwieweit diese deutlich narzisstischen Persönlichkeitszüge Krankheitswert erreichen, erst nach einer adäquaten Therapie des depressiven Syndroms vorgenommen werden. Denn unabhängig von dessen Genese lassen sich die Symptome mit adäquater Pharmakotherapie lindern oder ggf. sogar vollständig heilen.

Herr Muster externalisiert seinen fehlenden Genesungsprozess stark (nach außen verlagern, andere dafür verantwortlich machen, vgl. Äußerung Psychiater und Psychotherapeut hätten einiges »sehr halbherzig« an ihm versucht) und er war bzw. ist weder einer Pharmakotherapie noch einer Psychotherapie zur Heilung oder Linderung seiner Beschwerden aufgeschlossen.

Für die Annahme dieser These spricht auch, dass Herr Muster in dem Jahr, in dem die erste Krankschreibung erfolgte und die Symptomatik gemäß seinen Angaben ihren vorläufigen Höhepunkt erreicht hatte, offensichtlich in den sozialen Interaktionen so wenig eingeschränkt war, dass er seine neue

Partnerin kennenlernen und eine erotische Beziehung eingehen konnte. Erst später hatte sich – nach Aussagen des Probanden – die Beziehung enterotisiert. Bei einem depressiven Syndrom im Zusammenhang mit einer rezidivierenden depressiven Störung sind in aller Regel soziale Fähigkeiten, das Empfinden von Freude an einer neuen Partnerschaft und nicht zuletzt auch oftmals die Libido und das Genießen von Erotik so eingeschränkt, dass das Aufbauen einer neuen Beziehung ausnehmend schwer, in vielen Fällen sogar unmöglich ist.
Auch der durchgeführte MMPI stützt die These der reaktiven Verstimmung durchaus.

> In diesem Fall ließ sich keine konkrete Diagnose nach ICD-10 stellen. Lediglich ein depressives Syndrom war feststellbar, für dessen Kausalität es verschiedene Ursachen gab.

Hier keine konkrete Diagnose nach ICD-10 stellbar

Unabhängig von der Genese des leicht- bis mäßiggradigen depressiven Syndroms bleibt festzustellen, dass dieses nie einer adäquaten Therapie unterzogen worden war. Obwohl der Proband prinzipiell über die sogenannte Wirklatenz von Antidepressiva (Einsetzen des antidepressiven Effekts erst nach einigen Tagen, zuvor oftmals Auftreten unerwünschter Arzneimittelwirkungen) Bescheid weiß und diese auch differenziert darzustellen vermag, war er nie bereit, Psychopharmaka über einen längeren Zeitraum einzunehmen und damit eine potentielle Wirkung zu erfahren. Soweit den Arztberichten und den Angaben des Probanden entnehmbar, wurden die wenigen Psychopharmaka, die bisher bei Herrn Muster Anwendung fanden, weder in ausreichender Dosierung noch in ausreichender Dauer verabreicht.

Wichtiger Hinweis für die Fragestellung

> Gerade bei solchen Fragestellungen ist darauf zu achten, ob aus psychiatrischer Sicht der Zustand des Probanden verbessert werden könnte und wie einschneidend die entsprechenden Maßnahmen wären.

Auch die kurzzeitig wahrgenommene Psychotherapie ist mit etwa zehn durchgeführten Sitzungen schon von der Dauer her als insuffizient zu klassifizieren.

Eine tagklinische psychiatrische Behandlung musste vorzeitig abgebrochen werden, zu einer stationär psychiatrischen Behandlung war der Proband bisher nie bereit. Dass sodann psychische Symptome, wie sie bei Herrn Muster bestehen, ohne wie auch immer geartete Therapie keine oder nur geringe Besserung erfahren und somit zur Chronifizierung neigen, ist plausibel und bedarf keiner weiteren pathophysiologischen Erklärung. Die Ursache hierfür liegt aber nicht in einer progredient verlaufenden bzw. schwer therapierbaren Erkrankung, sondern in der Ablehnung der Therapie eines prinzipiell gut zu behandelnden Krankheitsbildes.

Zusammenfassend und die Fragen des Gerichts beantwortend ist daher festzustellen, dass sich bei dem 1964 geborenen Herrn Muster aktuell

Abschließende klare Beantwortung der Fragestellung

Symptome eines leichten bis maximal mäßigen depressiven Syndroms feststellen lassen – sei es im Rahmen einer rezidivierenden depressiven Störung (ICD-10: F33) oder aber im Zusammenhang mit einem überwiegend unbewussten reaktiv-renitenten Verhaltensmuster (siehe oben). Aus gutachterlicher Sicht ist aufgrund der anamnestisch-biografischen Gesamtkonstellation zur Annahme der letzteren These zu tendieren.

Unabhängig von der Genese ist bzw. war das depressive Syndrom weder aktuell noch in der Vergangenheit einer suffizienten pharmakologischen oder psychotherapeutischen Behandlung zugeführt worden. Auch wenn dem Zustandsbild eine psychodynamische Ursache zu Grunde liegen sollte, lassen sich viele Symptome desselben rasch bereits durch Pharmakotherapie therapieren – der Zugang zu dem möglicherweise eigentlichen Konfliktpunkt (und damit zur eigentlichen Ursache des depressiven Syndroms) freilich kann nur eine länger andauernde Psychotherapie herstellen.

Ein Zustandsbild, wie es aktuell bei Herrn Muster vorliegt, bedingt unabhängig von dessen Ursache mäßiggradige Einschränkungen der Leistungsfähigkeit. Jene aktuell bestehenden Symptome, die sich leicht und zügig unter adäquater Pharmakotherapie zurückbilden würden (z. B. Schlafstörungen), berücksichtigend, liegt die restliche Berufsfähigkeit des Probanden derzeit sicherlich deutlich über 50 %. Eine Krankheit oder eine Reduktion der Ressourcen, die dazu führen würde, dass Herr Muster auf Dauer einem Beruf nicht mehr nachkommen könnte, den er aufgrund seiner Erfahrung ausüben kann und der seiner bisherigen Lebensstellung entspricht, sind nicht feststellbar – weder durch psychische noch durch physische Einschränkungen.

Dass der vorliegende psychodynamische Beschwerdekomplex im Zusammenhang mit Tätigkeiten, die den früheren im elterlichen Getränkegeschäft ähneln, besonders stark in Erscheinung tritt, ist plausibel.

Unterschrift des Gutachters

6 Kultursensible Aspekte der Begutachtung und Begutachtung nicht Deutsch sprechender bzw. ausländischer Probanden

Angesichts globaler Migration ist der Erwerb von transkultureller Kompetenz für alle in der Begutachtung tätigen Kollegen unabdingbar geworden. Im Jahr 2022 hatten in Deutschland 22,3 Mio. Menschen, d. h. 27,2 %, einen Migrationshintergrund, was fast ein Drittel der deutschen Bevölkerung ausmacht. Mehr als 54 % davon haben die deutsche Staatsbügerschaft von Geburt an und sind fester Teil unserer Gesellschaft. Deshalb wird jeder Gutachter, egal auf welchem Rechtsgebiet, mit dieser Thematik konfrontiert werden (Statistisches Bundesamt 2022). Migration stellt einen in der Regel lebenslang verlaufenden Prozess mit idealtypischen Phasenverlauf und verschiedenen phasenspezifischen psychologischen Herausforderungen dar (Knischewitzki et al. 2013). Definitionsgemäß hat eine Person einen Migrationshintergrund, wenn sie selbst oder mindestens ein Elternteil die deutsche Staatsbürgerschaft nicht durch Geburt besitzt (Statistische Bundesamt 2017). Das bedeutet, dass beispielsweise eine Person, die in Deutschland mit deutschem Pass lebt, deren Elternteil österreichischer Nationalität ist, eine Person mit Migrationshintergrund darstellt.

Transkulturelle Kompetenz

Migration = lebenslanger Prozess

Darüber hinaus muss zwischen Ausländern mit oder ohne und Deutschen mit oder ohne eigene Migrationserfahrung unterschieden werden. Unabhängig davon können vier Akkulturationsstile unterschieden werden, die sich in den anschließenden zwei Fragen zeigen:

Akkulturationsstile

1. Wird es als wichtig erachtet, die kulturelle Identität der Herkunftsgesellschaft beizubehalten?
2. Wird es als wichtig erachtet, im Kontakt zur Mehrheitsgesellschaft zu stehen?

Je nachdem, wie die Antworten ausfallen, wird sich der Status der Assimilation (ausschließliche Orientierung an der Gastkultur), der Integration (Orientierung an Heim- und Gastkultur), der Marginalisation (Orientierung weder an die Gast- noch Heimkultur) oder der Segregation (Orientierung ausschließlich an der Heimkultur) erheben lassen (Berry 2008, Callies et al. 2007). Nur der Status der Integration geht mit einem guten psychischen Befinden einher. Alle anderen bedeuten einen erhöhten Level an Akkulturationsstress und gehen mit psychischen Erkarnkungen einher. Bei der Erhebung des Status kann die Frankfurter Akkulturationskala (FRAKK, Bongard et al. 2007) hilfreich sein, die 20 Items erfragt, die zu zwei Faktoren zusammengefasst werden können:

Frankfurter Akkulturationsskala

1. Orientierung an der Herkunftskultur,
2. Orientierung an der Aufnahmekultur.

Darüber hinaus kann man einen Akkulturationsindex ermitteln.

Akkulturationsstil erfragen

> Es ist wichtig, den Akkulturationsstil zu erfragen, bevor die eigentliche Begutachtung beginnt.

Gender-/ Persönlichkeitsaspekte

Daneben sollten Genderaspekte und Persönlichkeitseigenschaften genau analysiert werden, bevor eine psychiatrische Diagnose gestellt wird. Stereotype oder Vorurteile sollten in die Begutachtung nicht mit einfließen. Eines der wesentlichsten Identitätszeichen und wesentlicher Faktor der identifikatorischen Integration im Migrationsprozess ist die Religion. Diese fungiert als Verbindung zur Heimat, unterstützt die Gruppenidentität und kann Traditionen bewahren. Die Religion beeinflusst das psychische Befinden in der Regel positiv und kann in einem neuen Land eine gute und funktionale Bewältigungsstrategie sein (Kizilhan 2015). Allerdings ist die Religionszugehörigkeit auch ein Kennzeichen kultureller Differenz und muss in der Begutachtung Erwähnung finden (Agorastos 2011).

Religion ist identitätsstiftend, hat haltgebende Funktion

Inwieweit und welche psychischen Erkrankungen bei Menschen mit Migrationshintergrund auftreten, wird in der Literatur kontrovers diskutiert. Während türkische Migranten erster Generation für irgendeine psychische Störung eine Lebenszeitprävalenz von 78,8 % aufweisen, haben türkische Migranten der zweiter Generation bei guter somatischer Gesundheit und besserem Sprachverständnis weniger somatoforme und depressive Symptome (Morawa et al. 2017, Dingoyan et al. 2017). Im Vergleich zu deutschen Personen aus der Allgemeinbevölkerung zeigen Personen mit Migrationshintergrund signifikant mehr affektive als auch somatoforme Erkrankungen (Bermejo et al. 2009).

Vor diesem Hintergrund ist das Interesse des Gutachters an kultur- und migrationsspezifischen Thematiken wichtig, damit dieser alle migrationsspezifischen Einflüsse auf die seelische Gesundheit seines Probanden erfragen kann (Knischewitzki et al. 2013). Von besonderer Wichtigkeit sind:

- das aktuelle Stadium im Migrationsprozess,
- der erreichte Anpassungsstatus,
- der Grad der Integration bzw. der Isolierung,
- evtl. bestehende Diskriminierungsgefühle,
- Remigrationsgedanken.

Tipp: Leitfaden kultureller Einflüsse im DSM-5 verwenden

Der Leitfaden zur Beurteilung kultureller Einflussfaktoren im DSM-5 (APA 2013) stellt eine gute Orientierung für den Untersucher dar, eine systematische Analyse des kulturellen Hintergrundes eines Patienten bzw. zu Begutachtenden mit Migrationsbiografie vorzunehmen (Callies und Behrens 2011). Um die psychiatrische Diagnose zu stützen, ist es in der Begutachtung von Migranten ebenso wichtig, eine ergänzende testpsychologische Diagnostik vorzunehmen. Nicht alle Testverfahren sind sprachlich und kulturell adaptiert. Selbst die bildungsunabhängige Ravens´s Progressive Matrices und Vocabulary Scales: Standard Progressive Matrices (SPM) sind hochwahrscheinlich nicht kulturunabhängig einzusetzen, wie die klinische Praxis zeigt (Raven 2009). Um schwerwiegende Ergebnis- und Interpretationsverzerrungen zu vermeiden, müssen Sprach- und Kommunikationsprobleme erkannt werden. Je nach Land sind der Zugang zu Bildung und Gesundheitsversorgung unterschiedlich. Deshalb ist auch hier die Biografie unter den Gesichtspunkten soziodemografischer und -ökonomischer Daten wichtig. Einen sehr guten Überblick liefern die Tabellen von Siefen und Kollegen (2011), die allerdings den Sachstand von 2006 aufweisen. Wesentlich aktueller ist »Berufliche Orientierung für Flüchtlinge und Migranten: psychologische Kompetenzanalyse und Berufsprofiling mit CAIDANCE-R«, die indes nur Aussagekraft für zivil- und sozialrechtliche Fragen besitzt (Frintrup und Spengler 2018).

Je nach Sprachverständnis des zu Begutachtenden ist fast regelhaft der Einsatz eines Dolmetschers notwendig, den man, nachdem der Gutachtenauftrag eingetroffen ist, beim Auftraggeber beantragen sollte. Der Dolmetscher wird direkt vom Auftraggeber bezahlt und muss daher eine eigene Rechnung erstellen. Grundsätzlich gibt es vereidigte und nicht vereidigte Dolmetscher. Insbesondere im Strafrecht sollte unbedingt ein vereidigter Dolmetscher die Übersetzung bei einer Begutachtung vornehmen. Der Sachverständige, der zumeist den Dolmetscher engagiert, sollte diesen Unterschied kennen. Das gilt ebenfalls für das mittlerweile weitverbreitete Videodolmetschen. Folgende Regeln hat Salman 2006 für einen Dolmetschereinsatz festgehalten (Sieberer et al. 2011, S. 184, 185):

Einsatz eines Dolmetschers

Regeln beim Einsatz eines Dolmetschers

- Vor- und Nachgespräch, um dem Dolmetscher Abgrenzung, Wahrung der Neutralität und die Reflexion der Übertragungen vor dem eigenen Migrationshintergrund zu ermöglichen.
- Neutralität gehört neben der Kompetenz, wörtlich und inhaltlich genau, kommentarlos und unparteiisch zu übersetzen, zu den wichtigsten Fähigkeiten eines Dolmetschers. Der Einsatz von Verwandten und Freunden ist aus diesen Gründen abzulehnen.
- Einsatz gleichgeschlechtlicher Dolmetscher ist anzustreben. Der Altersunterschied sollte nicht zu groß sein.
- Die ethnische Herkunft des Dolmetschers darf für den Probanden nicht potentiell bedrohlich sein.
- Dolmetscher, die neben ihren Sprachkenntnissen nicht über ausreichendes kulturelles Hintergrundwissen verfügen, erschweren die Begutachtung.

> Verwandte und Freunde sollten nicht übersetzen.

Cave!

Die Erfahrung lehrt, dass insbesondere bei Gutachten zu Sexualdelikten der Dolmetscher vom Gutachter explizit darauf hingewiesen werden sollte, jede

Empfehlung/Tipp

Äußerung unabhängig von deren Schamgrenzen und Moralvorstellung wortwörtlich wiederzugeben. Das ist gerade bei sexuell derben Inhalten oftmals nicht der Fall, wenn Dolmetscher meinen, diese entsprechend umformulieren zu müssen. Für den Gutachter ist aber die Art und Weise der gewählten Formulierungen eines Probanden relevant.

Zusammenfassend ist bei Menschen mit Migrationshintergrund, die zur Begutachtung kommen, eine kulturspezifische Anamnese vorzunehmen, die wohlwollend und respektvoll durchgeführt wird. Nicht jeder Gutachter hat eine vollumfassende interkulturelle Kompetenz. Daher macht es Sinn, sich vor der Begutachtung mit den landestypischen Gegebenheiten des Probanden bekannt zu machen und auseinanderzusetzen. Die aktuelle Literatur zur transkulturellen Psychiatrie gibt einen guten Überblick über alle wichtigen Themen und gegebenenfalls auch Fallstricke, die auftreten können.

7 Einsatz und Anwendung testpsychologischer Untersuchungen im Rahmen psychiatrischer Begutachtungen

Maximilian Wertz und Susanne Tippelt

7.1 Allgemeine Informationen zu testpsychologischen Untersuchungen

Im Rahmen von psychiatrischen Begutachtungen kann es sinnvoll sein, die Befunde weiterer Untersuchungen hinzuzuziehen (▶ Kap. 1.3.4 »Zusätzliche Untersuchungsbefunde«). Dabei sollte der Einbezug weiterer technischer Verfahren sowie laborchemischer Untersuchungen und anderweitiger zusätzlicher Gutachten auf das Notwendigste beschränkt werden und nur bei entsprechender Indikation zum Einsatz kommen. Das Vorliegen der Indikation einer zusätzlichen (testpsychologischen) Untersuchung ist sorgfältig zu prüfen.

Indikation prüfen

Testpsychologische Gutachten nehmen dabei (insbesondere im Straf-, Sozial- und Zivilrecht) einen großen Raum ein (Schneider et al. 2015) und sollen im Folgenden hinsichtlich des Einsatzes, ihrer Indikation sowie Art und Weise der Durchführung im Rahmen psychiatrischer Begutachtungen erörtert werden. Ziel des folgenden Kapitels (▶ Kap. 7.1.1) ist es nicht, ein Standardwerk zur Testpsychologie zu ersetzen, sondern lediglich die Bedeutung und den Nutzen testpsychologischer Untersuchungen im Rahmen von psychiatrischen Gutachten zu verdeutlichen, den Aufbau und Inhalt testpsychologischer Gutachten näherzubringen und exemplarische Fragestellungen an testpsychologische Untersuchungen aufzuzeigen.

7.1.1 Testpsychologie – Definition und Zielsetzung

Unter Testpsychologie versteht man die Konstruktion und Anwendung psychologischer Testverfahren im Rahmen einer (klinischen) Persönlichkeits- und Störungsdiagnostik bzw. einer Funktions- und Leistungsdiagnostik zur Generierung möglichst quantitativer Aussagen über die entsprechende Ausprägung von Merkmalen und Eigenschaften sowie das kognitive Funktions- und Leistungsniveau unter standardisierten Bedingungen (Schneider und Niebling 2008). Die Bewertung einer Merkmalsausprägung oder eines (kognitiven) Leistungsniveaus erfolgt in der Regel im Vergleich zu einer relevanten Vergleichsgruppe bzw. zur Erfassung interindividueller Unterschiede, wobei nicht nur »gestörte«, abweichende, sondern auch durchschnittlich ausgeprägte psychische Merkmale erfasst werden sollen (Dohrenbusch 2015).

Ausführliche Definitionen vgl. Lehrbücher

Ausführliche, umfassende Definitionen sind entsprechenden Lehrbüchern oder Enzyklopädien der Psychologie (z. B. Hornke 2011) zu entnehmen.

Normstichprobe

Die Bewertung testpsychologischer Ergebnisse erfolgt regelhaft im Vergleich zu einer relevanten Vergleichsgruppe bzw. zur Erfassung interindividueller Unterschiede anhand von Normstichproben.

Ziel testpsychologischer Gutachten

Testpsychologische Gutachten verfolgen das Ziel, im Rahmen einer umfassenden sogenannten »Psychodiagnostik« (Jäger und Petermann 1999) menschliches Empfinden und Verhalten verständlicher zu machen und gezielt – je nach Ausgangspunkt der Fragestellung – Informationen zu generieren, die u. a. der Unterstützung der Diagnosestellung nach ICD-10 bzw. DSM-5 bzw. der Verhaltensbeobachtung und zur Erstellung des psychischen Befundes dienen. Aufgrund der psychometrischen Eigenschaften der Verfahren erlauben sie es, relevante Messwerte aus dem Funktions-, Leistungs-, Persönlichkeits- und klinischen Störungsbereich weitestgehend objektiv zu erfassen (Schneider et al. 2015). Hierbei stehen psychologische Konstrukte wie u. a. die Persönlichkeit, Verhaltensstile, Gewohnheiten, Kompetenzen, Ressourcen, Beeinträchtigungen, Befindlichkeiten, motivationale und bedürfnisorientierte Einstellungen des Probanden, Überzeugungen sowie das Ausmaß und der Schweregrad von Problemen und Störungen im Vordergrund. Standardisierte Testverfahren zur Objektivierung und Quantifizierung der eigenen Angaben des Probanden im Rahmen der psychiatrischen bzw. psychologischen Exploration werden hierbei u. a. zur strukturierten und regelgeleiteten Hypothesenüberprüfung auf Basis der Erkenntnisse aus der Exploration, zum Screening aktueller Beschwerden und Störungen sowie zur Diskrepanzdiagnostik (Steller 1994) herangezogen: »Das Aufdecken von Diskrepanzen zwischen verschiedenen Verhaltensbereichen oder Datenquellen ist in der Psychodiagnostik von zentraler Bedeutung... So ist im Fall diskrepanter Informationen nicht die Frage aufzuwerfen, welcher Befund der eigentlich zutreffende sei. Es geht nicht darum, diskrepante diagnostische Daten zu einem einheitlichen Menschenbild zu glätten. Vielmehr ist die Feststellung einer Diskrepanz zwischen unterschiedlichen Befunden bereits wesentliches Ergebnis einer psychologischen Diagnostik« (Kröber und Steller 2000, S. 5).

Ziel testpsychologischer Untersuchungen ist dabei nicht, einen umfassenden Überblick über möglichst viele der oben genannten Bereiche zu erhalten, sondern die ökonomische Erhebung spezifischer Merkmale, Einstellungen oder Beeinträchtigungen im Rahmen von konkreten Fragestellungen seitens des Auftraggebers.

Objektivität

Objektivität bedeutet im Rahmen psychologischer Testverfahren, dass weder die Anwendung und Durchführung, noch die Auswertung und Interpretation vom Testanwender beeinflusst werden. Mögliche Einschränkungen der Objektivität stellen Verhaltensspielräume bei der Testanwendung, eine nicht standardisierte Auswertung von Testwerten oder alternative Testwertinterpretationen dar (Dohrenbusch 2015).

Ökonomie beachten

Ziel testpsychologischer Untersuchungen ist nicht der umfassende Überblick über sämtliche diagnostische Bereiche, sondern die ökonomische Beantwortung konkreter Fragestellungen. Testpsychologische Verfahren sollten daher vor dem Hintergrund der konkreten Fragestellungen bzw. Untersuchungshypothesen ausgewählt und angewendet sowie in den gesamten psychodiagnostischen Prozess eingebettet werden.

Die Qualität der Anwendung eines testpsychologischen Verfahrens hängt nicht nur von den Güteeigenschaften des Verfahrens selbst, sondern ebenso von der Testanwendung ab. Diese wird bestimmt durch die Durchführungs-, Auswertungs- und Interpretationsobjektivität (siehe Objektivität oben), die Zuverlässigkeit der Messung (Reliabilität), die Konstrukt- und Kriteriumsvalidität (Übereinstimmung der mit dem Verfahren gemessenen Ausprägung mit Ausprägungen des gleichen Merkmals aus anderen Verfahren), die Skalierung (höhere Ausprägungen des Testwerts gehen einher mit einer höheren Ausprägung des gemessenen Merkmals) und nicht zuletzt durch die zugrundeliegenden Normwerte, die nicht veraltet und für die entsprechenden Bevölkerungsgruppen definiert und repräsentativ sein sollten (Normierung) (Dohrenbusch 2015).

Psychologische Testverfahren bieten einige Vorteile, sind aber immer in den gesamten psychodiagnostischen Prozess einzubinden und stellen eine von mehreren Datenquellen dar, die mit anderen Informationen in Verbindung gesetzt und zu einem diagnostischen Urteil integriert werden sollten. Sie sind als eine Erweiterung der Datengrundlage zu sehen, auf deren Basis Aussagen zu Ausprägungen psychischer Merkmale getroffen werden können (Dohrenbusch 2015).

Einbindung in gesamte Psychodiagnostik

7.1.2 Anwendung testpsychologischer Verfahren im Rahmen einer psychologischen Diagnostik

Die psychologische Diagnostik bzw. die entsprechenden psychodiagnostischen Methoden umfassen das testpsychologisch relevante Aktenstudium, den Einsatz von Testverfahren, die Verhaltensbeobachtung samt Personenbeschreibung, die Erstellung eines psychischen Befundes sowie die Exploration des Probanden. Testpsychologische Verfahren sollten niemals allein für sich betrachtet und herangezogen, sondern in den psychodiagnostischen Prozess eingebunden werden. Daher ist es sinnvoll, forensisch erfahrene Psychologen für derartige Untersuchungen heranzuziehen.

> Eine »Psychodiagnostik« (siehe oben) besteht nicht allein aus der Verwendung standardisierter testpsychologischer Instrumente, sondern bezieht sich auf eine zusammenfassende, gegenüberstellende Beurteilung auf Basis der Exploration, der Verhaltensbeobachtung, des psychischen Befundes und der Ergebnisse der Testverfahren.

Psychodiagnostik

7.1.3 Beauftragung testpsychologischer Gutachten

Im Rahmen der interdisziplinären Zusammenarbeit von psychologischen und psychiatrischen Sachverständigen bedienen sich die beiden Berufsgruppen ihrer entsprechenden Kompetenzbereiche bei der Durchführung von Begutachtungen und der Beantwortung der gutachterlichen Fragestellungen. So obliegt es in der Regel dem psychiatrischen Sachverständigen, bei Bedarf eine zusätzliche testpsychologische Untersuchung durch einen in diesem Bereich erfahrenen Psychologen zu veranlassen und in Auftrag zu geben. Auf Basis der Aktenlage, der eigenen psychiatrischen Untersuchung oder bereits durch die konkreten Fragestellungen des Gutachtenauftrags können sich Hinweise für die Nützlichkeit einer zusätzlichen testpsychologischen Erfassung der Persönlichkeit, der Intelligenz oder weiterer relevanter Merkmale des Probanden ergeben. Oft werden die zusätzlichen Gutachten vom Sachverständigen aufgrund klinischer Verdachtsmomente oder auffälliger Defizite des Probanden angeregt (Schneider et al. 2015). Die Beauftragung testpsychologischer Gutachten erfolgt somit im Regelfall durch den psychiatrischen Sachverständigen, wobei die ergänzenden Gutachten stets einer Beantragung und Zustimmung bei dem Auftraggeber bedürfen, wenn diese nicht ohnehin schon im Gutachtenauftrag zu finden ist.

| Zustimmung des Auftraggebers einholen | Vor (!) der Einholung eines ergänzenden (testpsychologischen) Gutachtens Zustimmung des Auftraggebers einholen (wenn nicht schon im Auftrag legitimiert)! |

Fachliche Grenzen Im Rahmen interdisziplinärer Zusammenarbeit ist es ebenso sinnvoll, dass sich auch psychologische Sachverständige im Rahmen zivil-, sozial- und strafrechtlicher Gutachtenerstellung bei Bedarf der psychiatrischen Expertise bedienen, indem Psychiater oder Neurologen ergänzend auch von Psychologen zur unterstützenden Abklärung psychiatrischer bzw. neurologischer Störungen hinzugezogen werden. Wichtig ist dabei, die eigenen (fachlichen) Grenzen zu erkennen und Kompetenzen nicht zu überschreiten.

Es soll daher an dieser Stelle betont werden, dass im Rahmen einer psychiatrischen Begutachtung die Anwendung jeglicher testpsychologischer Verfahren (auch bei augenscheinlicher simpler Anwendung) idealerweise durch den methodisch und theoretisch geschulten, ausgebildeten Psychologen (mit forensischer Erfahrung) erfolgen sollte, da insbesondere hinsichtlich der Auswertung u. a. Kenntnisse im Umgang mit Standard-, Norm- und Prozentwerten von Nöten sind, um die Ergebnisse im Rahmen der herangezogenen Normstichproben zuverlässig interpretieren zu können. Gleichwohl erschweren die Alltagsbedingungen und Umgebungsstrukturen vor allem im Bereich des niedergelassenen Gutachters diesen wünschenswerten Standard. Oftmals lassen sich aber nach intensiver Recherche und

Bemühung entsprechende Kooperationen zu erfahrenen Testpsychologen herstellen.

7.1.4 Problemfelder testpsychologischer Begutachtungen

Problemfelder testpsychologischer Begutachtungen stellen u. a. Sprachbarrieren im Rahmen von kulturellen oder milieubedingten Unterschieden, unzureichende psychometrische Gütekriterien (Objektivität, Reliabilität und Validität) ausgewählter Testverfahren, unzureichende oder unpassende Normstichproben sowie situative Merkmale der Begutachtungssituation dar. So werden insbesondere bei strafrechtlichen und sozial- bzw. zivilrechtlichen Fragestellungen im Rahmen der sozialen Erwünschtheit bei der Beantwortung von Fragen mögliche rechtliche und institutionelle Konsequenzen seitens des Probanden berücksichtigt. Daher sind auch einstellungsbezogene Merkmale des Probanden im Rahmen von Antworttendenzen und -verzerrungen, die möglicherweise eingeschränkte Leistungsbereitschaft sowie die Beschwerdevalidierung zu berücksichtigen und zu diskutieren (Mittenberg et al. 2002, Schmidt et al. 2011). Einen umfassenden Überblick über Antwortverzerrungen bietet das Standardwerk von Rogers (Rogers und Bender 2020). Auch die eigenen gutachterlichen Kompetenzen bzw. Kenntnisse müssen reflektiert und beachtet werden. So variieren die interindividuellen Erfahrungs- und Wissensstände unter Sachverständigen, insbesondere hinsichtlich der Auswahl, Anwendung und Auswertung testpsychologischer Verfahren und der komparativen Gegenüberstellung verschiedener (testpsychologischer) Befunde, der Verhaltensbeobachtung und der Ergebnisse der Testinstrumente. Allgemeine Problembereiche der psychiatrischen Begutachtung und Erstellung von Gutachten sind im Kapitel »Häufige Fehler bei Begutachtungen und Gutachten« (▶ Kap. 8) dargestellt. Weitere explizite Problembereiche testpsychologischer Diagnostik sind den entsprechenden Kompendien und Lehrbüchern zu entnehmen (u. a. Rauchfleisch 2008).

Der Nutzen psychologischer Messverfahren für die Begutachtung kann dabei sowohl über- als auch unterschätzt werden. Unterschätzungen können zu einem unangemessenen Verzicht auf Testverfahren, Überschätzungen hingegen zu einer unzutreffenden Gewichtung der Ergebnisse führen. Testergebnisse liefern keine rein objektiven Informationen, sondern begrenzen die Fehler- und Zufallseinflüsse, in dem sie sich an bestimmten Gütekriterien orientieren, und sind somit nicht als überlegene Methode gegenüber den explorativ gewonnen Befunden anzusehen, sondern ergänzen diese gewinnbringend.

> Testpsychologische Ergebnisse liefern keine »rein« objektiven Daten, grenzen aber Störvariablen durch ein standardisiertes Vorgehen ein. — Cave!

Die Annahme, dass durch eine ausführliche Exploration die gleichen Erkenntnisse gewonnen werden können, spiegelt hingegen eine Unterschätzung wider, da zwar zweifellos Angaben über Symptome und Leistungsmerkmale in einem Interview erhoben werden können, die Angabe der Testgüte dabei jedoch offenbleibt. Auch die Identifikation von Täuschungstendenzen verspricht durch standardisierte Verfahren zuverlässigere Ergebnisse (Dohrenbusch und Merten 2010). Testpsychologische Befunde sollten daher in den gesamten Begutachtungsprozess integriert und den Befunden aus der Verhaltensbeobachtung, den psychischen sowie den psychiatrischen Befunden gegenübergestellt werden.

Testpsychologische Befunde im Kontext betrachten

> Testpsychologische Befunde immer in die gesamte Begutachtung integrieren und in dem entsprechenden Kontext betrachten!

7.2 Anwendungsgebiete testpsychologischer Verfahren im Rahmen psychiatrischer Begutachtungen

Das forensische Anwendungsgebiet für psychologische Testverfahren ist sehr umfangreich und vielfältig (Schneider et al. 2015). Im Folgenden soll zur Orientierung überblicksartig dargestellt werden, welche (diagnostischen) Verfahren für welche häufigen Fragestellungen im Rahmen des Sozial-, Zivil- und Strafrechts u. a. relevant sein können und nach welchen Kriterien eine geeignete Auswahl zu treffen ist.

7.2.1 Hauptfragestellungen im Sozial- und Zivilrecht

Häufige Indikationen für den Einsatz von testpsychologischen Verfahren und Instrumenten im Sozial- bzw. Zivilrecht (siehe auch Dohrenbusch 2015, S. 24–31) sind die ergänzende Erstellung eines Persönlichkeitsbildes samt differenzialdiagnostischer Fragestellung bei diversen psychischen Störungen, die Abklärung und Objektivierung des (allgemeinen und spezifischen) Leistungsniveaus des Probanden sowie die Beschreibung aktueller Befindlichkeiten, Stimmungen und körperlicher bzw. psychischer Beschwerden hinsichtlich Auftrittshäufigkeit, Ausmaß und Intensität. Typische sozial- bzw. zivilrechtliche Auftragsstellungen bzw. Gutachtenaufträge beziehen sich auf die Frage nach Arbeits-, Erwerbs-, Berufs- oder der Abklärung der Dienstunfähigkeit. Im Fokus der testpsychologischen Begutachtung stehen dabei primär die Objektivierung hirnorganischer Schädigungen bzw. das allgemeine kognitive Leistungsniveau und deren Einfluss auf bestimmte Funktionsfähigkeiten sowie Verfahren zur Beschwerdevalidierung und Überprüfung der Anstrengungsbereitschaft sowie Leistungsmotivation. Auch bei familienrechtlichen Fragestellungen werden regelmäßig testpsychologische Begutachtungen von den Auftraggebern angeordnet.

7.2.2 Hauptfragestellungen im Strafrecht

Bei strafrechtlichen Fragestellungen rücken zumeist die Diagnostik von Persönlichkeitsstörungen und -akzentuierungen, die Hervorhebung spezieller affektiver Aspekte sowie Stimmungen, Emotionen und Befindlichkeiten, die Beschreibung von Frustrationstoleranz, Impulskontrolle oder Aggressivität bzw. Gewalt, die Abklärung psychosexueller Merkmale sowie die Objektivierung der Intelligenz und kognitiver Beeinträchtigungen in den Vordergrund.

Aufgrund der Vielzahl an Verfahren geht es im Rahmen der »Psychodiagnostik« (siehe oben) um die Auswahl nach dem ökonomischen Prinzip. Neben zeitlichen und finanziellen Ressourcen sind situative Gegebenheiten wie u. a. die Verfügbarkeit entsprechender Testverfahren, die eigenen Kompetenzen und die des Probanden zu berücksichtigen. — *Auswahl nach ökonomischem Prinzip*

Strafrechtliche Fragestellungen, in deren Rahmen testpsychologische Untersuchungen zum Einsatz kommen, beziehen sich auf die Beurteilung der Schuldfähigkeit (gemäß §§ 20, 21 StGB), der Kriminalprognoseerstellung (auch in Hinblick auf die Unterbringung in der Sicherungsverwahrung gemäß § 66 StGB), die einstweilige Unterbringung (gemäß § 126a StPO) in einem psychiatrischen Krankenhaus oder einer Entziehungsanstalt sowie auf Glaubhaftigkeitsbeurteilungen. — *Strafrechtliche Fragestellungen*

Kriminalprognostischen Einschätzungen zur Beurteilung der zukünftigen Legalprognose kommt im Rahmen strafrechtlicher Fragestellungen und des Einsatzes standardisierter Instrumente eine besondere Rolle zu, da laut den Mindestanforderungen für Prognosegutachten (Boetticher et al. 2019) Wahrscheinlichkeitsaussagen hinsichtlich der Kriminalprognose unter Verwendung methodischer Verfahren zu stellen sind, die dem aktuellen wissenschaftlichen Kenntnisstand entsprechen sollen. Der Einsatz entsprechender Prognoseinstrumente ist jedoch nicht der klassischen testpsychologischen Untersuchung zuzuordnen, sondern wird in der Regel von dem Sachverständigen selbst durchgeführt und direkt in die Beurteilung integriert und diskutiert (vgl. Beispielgutachten 3 und 5 aus dem Strafrecht, ▶ Kap. 4.2.3, ▶ Kap. 4.2.5). Im folgenden Absatz zu Auswahl und Einsatz ausgewählter testpsychologischer Verfahren wird daher thematisch auf die Darstellung von Prognoseinstrumenten verzichtet. Einen Überblick über nationale und internationale Instrumente und deren umfassende Vorstellung bietet das Handbuch kriminalprognostischer Verfahren von Rettenberger und von Franqué (2013), welches fachkundigen Anwendern — *Kriminalprognose* eine Vielzahl von Informationen und Erkenntnissen aus Praxis und Forschung bietet.

7.3 Auswahl und Einsatz ausgewählter testpsychologischer Verfahren

Vor der Auswahl passender Instrumente müssen grundsätzliche methodische Entscheidungen getroffen werden, die auch von den externen Faktoren der Begutachtungssituation abhängen. So sind die Testreihenfolge und der psychische Zustand, in dem sich die Testperson während der Untersuchung befindet, genauso zu berücksichtigen wie mögliche Umgebungseinflüsse (Tageszeit, vorausgehende Belastungen etc.).

Methodische Aspekte

> Vor der Testdurchführung sind methodische Aspekte sowie Umstände der Begutachtung in Betracht zu ziehen.

So kann der Einsatz von Fragebögen in Papierform oder computerbasiert erfolgen (Mitnahme eines Laptops in Justizvollzugsanstalten und forensische Psychiatrien vorher abklären), es können Selbst- oder Fremdbeurteilungsverfahren herangezogen werden und es ist abzuklären, inwieweit eine Status- bzw. Prozessdiagnostik im Rahmen von Verlaufsuntersuchungen sinnvoll erscheinen.

Selbstbeurteilungen ↔ Fremdbeurteilungen

Idealerweise sind Selbstbeurteilungen den Fremdbeurteilungen vorheriger Sachverständiger/Behandler und des aktuellen Untersuchers gegenüberzustellen.

Den Testverfahren liegen zum Teil auch verschiedene Klassifikationssysteme wie das ICD-10 oder das DSM-5 und entsprechende kategoriale und dimensionale Ansätze der Diagnostik zugrunde, was ebenso zu berücksichtigen ist wie der Einsatz differenzialdiagnostischer Verfahren zur zusätzlichen Abklärung psychischer Begleiterscheinungen, Nebenströmungen oder Komorbiditäten.

Dimensionale versus kategoriale Klassifikation

> Man beachte auch die neu erschienene dimensionale versus kategoriale Klassifikation von Persönlichkeitsstörungen laut DSM-5.

Eine überblicksartige Orientierung ausgewählter Testverfahren für verschiedene diagnostische Foki im Rahmen von sozial-, zivil- und strafrechtlichen Fragestellungen liefert die folgende Tabelle (▶ Tab. 5).

Forschungsversionen

Die Forschungsorientierung vieler Testverfahren schließt die Nutzung zu gutachterlichen Zwecken nicht aus. Entscheidend ist vielmehr, ob sich das zu messende Konstrukt zur Beschreibung der individuellen Merkmale einer Person eignet (Dohrenbusch 2015).

7.3 Auswahl und Einsatz ausgewählter testpsychologischer Verfahren

Tab. 5: Überblick ausgewählter Testverfahren im Rahmen sozial-, straf- und zivilrechtlicher Fragestellungen

Diagnostischer Fokus	Ausgewählte Testverfahren	Literatur
Intelligenz		
Breitband-Verfahren	WAIS-IV (Wechsler Adult Intelligence Scale – Fourth Edition)	(Petermann 2012)
	I-S-T 2000 R (Intelligenz-Struktur-Test)	(Liepmann et al. 2007)
Screening-Verfahren	WST (Wortschatztest)	(Schmidt u. Metzler 1992)
	MWT-B (Mehrfachwahl-Wortschatz-Intelligenztest)	(Lehrl 2005)
	Raven's 2 (Progressive Matrices, Clinical Edition)	(NCS Pearson 2019)
Differenzierte Auswahl relevanter kognitiver Funktionsbereiche		
Screening-Verfahren für kognitive Beeinträchtigungen	KAI (Kurztest für allgemeine Basisgrößen der Informationsverarbeitung)	(Lehrl et al. 1992)
	NAB (Neuropsychological Assessment Battery)	(Petermann et al. 2016)
	SKT (Kurztest zur Erfassung von Gedächtnis- und Aufmerksamkeitsstörungen)	(Erzigkeit, 2007)
Aufmerksamkeit/ Konzentration	TAP (Testbatterie zur Aufmerksamkeitsprüfung)	(Zimmermann u. Fimm 2006)
	d2-R (Aufmerksamkeits- und Konzentrationstest – Revision)	(Brickenkamp et al. 2010)
	KLT-R (Konzentrations-Leistungs-Test – Revidierte Fassung)	(Düker u. Lienert 2001)
Gedächtnis	WMS-IV (Wechsler Memory Scale –Fourth Edition)	(Petermann 2012)
	VLMT (Verbaler Lern- und Merkfähigkeitstest)	(Helmstaedter et al. 2001)
	Benton (Benton-Test)	(Benton Sivan u. Spreen 2009)
Exekutive Funktionen	HCT-D (Halstead Category Test – Deutsche Version)	(Fast u. Engel 2007)
	TL-D (Turm von London – Deutsche Version)	(Tucha u. Lange 2004)
	FWIT (Farbe-Wort-Interferenztest)	(Bäumler 1985)

Tab. 5:
Überblick ausgewählter Testverfahren im Rahmen sozial-, straf- und zivilrechtlicher Fragestellungen – Fortsetzung

Diagnostischer Fokus	Ausgewählte Testverfahren	Literatur
Beschwerdenvalidierung/negative und positive Antwortverzerrungen		
	WMT (Word-Memory-Test)	(Brockhaus u. Merten, 2004)
	TBFN (Testbatterie zur Forensischen Neuropsychologie)	(Heubrock u. Petermann 2011)
	SIRS-2 (Structured Interview of Reported Symptoms – 2)	(Schmidt et al. 2019)
	SRSI (Self-Report Symptom Inventory – Deutsche Version)	(Merten et al. 2019)
	SFSS (Strukturierter Fragebogen Simulierter Symptome)	(Cima et al. 2003a)*
	MMPI-2 (Lügen-, Seltenheits-, Kontroll-Skala)	(Engel 2000)
	SN-S (Supernormalitäts-Skala)	(Cima et al. 2003b)*
	FAF (Offenheits-Skala)	(Hampel u. Selg 1975)
	FPI-R (Offenheits-Skala)	(Fahrenberg et al. 2010)
Persönlichkeit		
Breitband-Verfahren	NEO-PI-R (NEO-Persönlichkeits-Inventar nach Costa und McCrae)	(Ostendorf u. Angleitner 2004)
	FPI-R (Freiburger Persönlichkeitsinventar)	(Fahrenberg et al. 2010)
	TIPI (Trierer Integriertes Persönlichkeits-Inventar)	(Becker 2003)
	MMPI-2-RF (Minnesota Multiphasic Personality Inventory 2 Restructured Form)	(Engel 2019)
	GT-II (Gießen-Test II)	(Beckmann et al. 2012)
	PFI (Persönlichkeitsfragebogen für Inhaftierte)	(Seitz u. Rautenberg 2010)
Differenzierte Auswahl relevanter Persönlichkeitsmerkmale		
Emotionen	SEE (Skalen zum Erleben von Emotionen)	(Behr u. Becker 2004)
	FEEL-E (Fragebogen zur Erhebung der Emotionsregulation bei Erwachsenen)	(Grob u. Horowitz 2014)

7.3 Auswahl und Einsatz ausgewählter testpsychologischer Verfahren

Tab. 5: Überblick ausgewählter Testverfahren im Rahmen sozial-, straf- und zivilrechtlicher Fragestellungen – Fortsetzung

Diagnostischer Fokus	Ausgewählte Testverfahren	Literatur
Aggressivität/Gewalt	FAF (Fragebogen zur Erfassung von Aggressivitätsfaktoren)	(Hampel u. Selg 1975)
Ärger/Wut	STAXI-2 (State-Trait-Ärger-Ausdrucks-Inventar-2)	(Rohrmann et al. 2013)
Frustrationstoleranz	PFT (Rosenzweig Picture Frustration Test)	(Hörmann u. Moog 1957)
Impulsivität	BIS (Barratt Impulsiveness Scale)	(Preuß et al. 2003)*
Konfliktbewältigung	FKBS (Fragebogen zu Konfliktbewältigungsstrategien)	(Hentschel et al. 1998)
	KV-S (Konfliktverhalten situativ)	(Klemm 2002)
Lebenszufriedenheit	FLZ (Fragebogen zur Lebenszufriedenheit)	(Fahrenberg et al. 2000)
Kontrollüberzeugungen	FKK (Fragebogen zu Kompetenz- und Kontrollüberzeugungen)	(Krampen 1991)
Stressverarbeitung	SVF (Stressverarbeitungsfragebogen)	(Erdmann u. Janke 2008)
Einzelne Klinische Störungen (ICD-10 / DSM-5)		
Persönlichkeitsstörung	PSSI (Persönlichkeits-Stil- und Störungs-Inventar)	(Kuhl u. Kazén 2009)
	IKP (Inventar Klinischer Persönlichkeitsakzentuierungen)	(Andresen 2006)
	BPI (Borderline-Persönlichkeits-Inventar)	(Leichsenring 1997)
	NI (Narzißmusinventar)	(Denecke u. Hilgenstock 1989)
	PPI-R (Psychopathic Personality Inventory-Revised)	(Alpers u. Eisenbarth 2008)
Befindlichkeiten/Symptome	SCL-90-S (Symptom-Checklist-90-Standard)	(Franke 2013)
Depression	BDI-II (Beck Depressions-Inventar Revision)	(Hautzinger et al. 2009)
Schizophrenie	ESI (Eppendorfer Schizophrenie-Inventar)	(Maß 2001)
ADHS	ADHS-E (ADHS Screening für Erwachsene)	(Schmidt u. Petermann 2013)

Tab. 5:
Überblick ausgewählter Testverfahren im Rahmen sozial-, straf- und zivilrechtlicher Fragestellungen – Fortsetzung

Diagnostischer Fokus	Ausgewählte Testverfahren	Literatur
Demenz	HASE (Homburger ADHS-Skalen für Erwachsene)	(Rösler et al. 2015)
	DemTect (Demenz Detection Test)	(Kessler et al. 2000)
	MMSE-2 (Mini-Mental State Examination, 2nd Edition)	(Folstein et al. 2010)
	MoCA (Montreal Cognitive Assessment)	(Nasreddine et al. 2005)
	CERAD-NAB (Consortium to Establish a Registry on Alzheimer's Disease-Neuropsychological Assessment Battery)	(Thalmann et al. 2000)
	NAI (Nürnberger Alters-Inventar)	(Oswald u. Fleischmann 1997)
Sexualität/Sexuelle Devianz		
Breitband-Verfahren	MSI (Multiphasic Sex Inventory)	(Fehringer et al. 2016)
Kognitive Verzerrungen	EKK-R (Skala zur Erfassung der emotionalen Überidentifikation mit der Kinderwelt – Forschungsversion)	(Wilson 1999)*
	KV-M (Skala zur Erfassung kognitiver Verzerrungen bei Missbrauchern)	(Feelgood et al. 2008)*
	AMMSA (Skala zur Erfassung der Akzeptanz moderner Mythen über sexuelle Aggression)	(Gerger et al. 2013)*
Pädophilie	IAT (Impliziter Assoziationstest zur Erfassung pädosexueller Tendenzen – Forschungsversion)	(Yundina & Nedopil 2010)*
*Forschungsversion		

Es soll ausdrücklich betont werden, dass auf Vollständigkeit aus ökonomischen Gründen verzichtet wird und lediglich exemplarisch ausgewählte Verfahren aufgeführt werden, die regelmäßig im Rahmen von straf-, zivil- und sozialrechtlichen Begutachtungen angewandt werden. Einen umfangreicheren Überblick über verschiedenste testpsychologische Verfahren bieten entsprechende Handbücher, Kompendien und Testkataloge, die von größeren Verlagen herausgegeben und ständig aktualisiert werden. Laut Schätzungen des Leibnitz-Zentrums für Psychologische Information und Dokumentation (ZPID) aus 2015 sind mehr als 6.500 psychologische Tests und Inventare vorhanden, wobei jährlich bis zu 200 neue hinzukommen.

> Umfangreiche Übersichtsdarstellungen und Testzusammenstellungen lassen sich über unterschiedliche Testverläge, Datenbanken samt elektronischen Testarchiven wie u. a. des ZPID sowie über verschiedene psychologische Fachzeitschriften finden. Eine umfassende Testzusammenstellung, ausgerichtet auf den Bedarf für Begutachtungen zu sozial- und zivilrechtlichen Fragestellungen, lässt sich in einem Übersichtswerk zu psychologischen Mess- und Testverfahren für die Begutachtung im Sozial-, Zivil- und Verwaltungsrecht (Dohrenbusch 2015) finden.

Übersicht über Testverfahren

7.3.1 Allgemeines kognitives Leistungsniveau und Intelligenz

Insbesondere bei sozial- und zivilrechtlichen Fragestellungen in Bezug auf die Erwerbs- bzw. Berufsunfähigkeit, aber u. a. auch im Rahmen der strafrechtlichen Schuldfähigkeitsbeurteilung zur Frage einer möglichen Intelligenzminderung (Eingangsmerkmal des früheren »Schwachsinns«, nun aber der »Intelligenzminderung« der §§ 20, 21 StGB) spielt die Untersuchung des allgemeinen kognitiven Leistungsvermögens sowie die Objektivierung spezieller Funktionsbeeinträchtigungen in testpsychologischen Untersuchungen eine bedeutende Rolle. Auch wenn eine Intelligenzminderung im Rahmen angeborener oder früh erworbener Beeinträchtigungen bei vielen Probanden schon im Rahmen der biografischen Anamnese hinsichtlich der Beschulung bzw. den Bildungsabschlüssen aus klinischer Sicht weitestgehend ausgeschlossen werden kann, erscheint insbesondere bei einer Reihe sozial- und zivilrechtlicher Fragestellungen eine Überprüfung verschiedener Facetten der intellektuellen und kognitiven Leistungsfähigkeit des Probanden sinnvoll, vor allem wenn intellektuelle oder kognitive Beeinträchtigungen geltend gemacht werden. Dabei ist zu beachten, dass die Untersuchung des kognitiven Ist-Zustandes von externen Faktoren wie der aktuellen psychischen Belastung, der Motivation und Leistungsbereitschaft, aber auch von der Einnahme von Medikamenten und situativen Merkmalen wie die vorgegebene Zeitstruktur etc. beeinflusst werden kann und der Proband daher diesbezüglich unbedingt exploriert werden muss.

Einflussfaktoren auf das aktuelle Leistungsniveau des Probanden berücksichtigen

Abgleich der testpsychologischen Befunde des Leistungsniveaus mit Angaben aus der Exploration sowie des psychischen Befundes und der Verhaltensbeobachtung.

Abgleich mit Angaben aus Exploration

Auch von Interesse sind hierbei insbesondere die anamnestisch erhobenen, im Alltag erbrachten Leistungen in Abgleich mit den eigenen Untersuchungsergebnissen sowie spezielle Fähigkeiten des Probanden (wie

z. B. die individuelle Präferenz für Spiele, Rätsel oder andere Fertigkeiten). Die Ergebnisse sollten auch hier stets in den gesamten psychodiagnostischen Prozess eingebunden und mit der Verhaltensbeobachtung und der Exploration abgeglichen werden. So sollte die testpsychologische Untersuchung kognitiver Fähigkeiten jeweils auf die Merkmale des Probanden und die entsprechende Fragestellung des Auftraggebers zugeschnitten sein. Dabei sind stets die spezifischen Angaben der entsprechenden Verfahren und Tests zu berücksichtigen. Zusätzlich können auch explorierte Hobbys, die Allgemeinbildung, die Leistungseinstellung, bisherige Leistungen wie Schul- und Studienabschlüsse sowie der berufliche Werdegang in ein umfassendes Leistungsbild des Probanden integriert werden.

Eine Auswahl geeigneter Verfahren für das allgemeine intellektuelle Leistungsniveau sowie verschiedene kognitive Funktionsbereiche lässt sich der Tabelle 3 entnehmen (▶ Tab. 5). (Bei der großen Auswahl an entsprechenden Verfahren können hier nur exemplarisch einige bewährte und gebräuchliche Verfahren aus der Praxis angeführt werden, sodass kein Anspruch auf Vollständigkeit erhoben wird.) Generell ist zwischen globalen Messverfahren zur allgemeinen Intelligenz und spezifischen Tests diverser Funktionsbereiche zu unterscheiden.

7.3.2 Beschwerdevalidierung

Aggravation und Simulation

Im Rahmen von Begutachtungen können Antwortverzerrungen mit Tendenzen zu Aggravation oder Simulation psychiatrischer Symptome bedeutsam sein (Mittenberg et al. 2002, Schmidt et al. 2011). Insbesondere bei sozial- und zivilrechtlichen Fragestellungen zur Feststellung des Grades der Behinderung bzw. der Erwerbs- und Berufsunfähigkeit dienen (teilweise computergestützte) Symptomvalidierungstests und kurze Screening-Verfahren dazu, suboptimales Leistungsverhalten, wie z. B. Simulation oder Aggravation von neuro-kognitiven Leistungsstörungen (Brockhaus und Merten 2004), und häufig vorgetäuschte Störungen und anderweitige Simulationen zu erfassen (Cima et al. 2003).

7.3.3 Persönlichkeit

Bei nahezu allen testpsychologischen Gutachten sind auf Grundlage verschiedenster Fragestellungen auch die Erstellung eines Persönlichkeitsbildes und die damit verbundene Abklärung möglicher Persönlichkeitsakzentuierungen bzw. -störungen relevant, insbesondere wenn Persönlichkeitsauffälligkeiten bzw. -akzentuierungen geltend gemacht werden oder sich aus der Aktenlage ableiten lassen.

Relevante Verfahren auszuwählen

Aus der Vielzahl an Persönlichkeitstest sind die je nach Fragestellung relevanten Verfahren auszuwählen. Nicht immer ist das umfassende Bild der Gesamtpersönlichkeit des Probanden von Interesse.

Mögliche Störvariablen

Zu beachten sind dabei wiederum die spezifischen Rahmenbedingungen (wie z. B. die Unterbringung, Medikamenteneinnahme, aktuelles psychisches Befinden, Testerfahrung und -angst etc.), unter denen die Begutachtung stattfindet, die als Störvariablen Einfluss auf die Testung haben können. Auch hier sind die Testergebnisse (wie Persönlichkeitsmerkmale) mit den Befunden aus der Exploration und der Verhaltensbeobachtung zu vergleichen und mit Verhaltens- und Funktionsweisen des Probanden aus dem Alltag (Freizeit, Beruf, Interessen, Beziehungsgestaltung etc.) ins Verhältnis zu setzen. In Abhängigkeit von der Fragestellung des Auftraggebers bzw. der Hypothesen im Rahmen der Exploration, der Durchsicht der Aktenlage und der Verhaltensbeobachtung lassen sich verschiedene Persönlichkeitsbereiche identifizieren, die u. a. das Sozialverhalten an sich, die Beziehungsgestaltung, die Verarbeitung von Stress, generelle Einstellungen und Haltungen, Konfliktbewältigungsstrategien, Umgang mit Problembereichen, die Belastbarkeit und Kontrollfähigkeit, die Emotionsregulation (und dabei insbesondere den Umgang mit Aggressivität, die Impulskontrolle oder Empathie) umfassen.

Ausgewählte Persönlichkeitsmerkmale im Sozial- bzw. Zivilrecht: Stimmungen, Befindlichkeiten und Emotionen

Nicht nur überdauernde Persönlichkeitsmerkmale, klinische Störungen und kognitive Fähigkeiten sind im Rahmen von psychiatrischen Begutachtungen von Relevanz, auch die (subjektiv empfundenen) aktuellen Belastungen sowie Stimmungen und Emotionen können Fragestellungen testpsychologischer Untersuchungen darstellen. Testverfahren hierzu beziehen sich zumeist auf die aktuellen Befindlichkeiten des Probanden und bilden einen aktuellen Ist-Zustand an Belastungen, Affekten und Gemütslagen ab. Beispielhaft sind einige wenige Testverfahren dieses Bereiches in Tabelle 3 gesondert dargestellt (▶ Tab. 5), wobei sie generell den Persönlichkeitsmerkmalen zuzuordnen sind.

Vorsicht bei Normstichproben – Wie gut kann die Allgemeinbevölkerung den Probanden wirklich abbilden?

Ausgewählte Persönlichkeitsmerkmale im Strafrecht: Aggressivität, Impulskontrolle, Frustrationstoleranz

Insbesondere bei Probanden, denen Gewaltdelikte zur Last gelegt werden, sind Merkmale wie Aggressivität, Impulskontrolle, Frustrationstoleranz und Gewaltbereitschaft relevante Faktoren u. a. für die kriminalprognostische Einschätzung hinsichtlich der zukünftigen Legalbewährung. Entsprechende Verfahren können einen großen Mehrwert liefern. Es ist aber zu bedenken, dass die Normwerte zumeist auf Stichproben aus der Allgemeinbevölkerung beruhen und die speziellen Merkmale der Populationen in Justizvollzugsanstalten oder forensischen Psychiatrien nicht normgerecht abgebildet werden.

Faktoren bei Gewaltdelikten

Eine kleine Auswahl entsprechender Verfahren dieser besonders im Strafrecht relevanten Faktoren ist ebenfalls gesondert in Tabelle 3 dargestellt (▶ Tab. 5).

7.3.4 Klinische Funktionsstörungen

Zusätzliche Validierung der Kinik

Zur unterstützenden Absicherung des klinischen Eindrucks und des psychischen Befundes kann anhand testpsychologischer Verfahren ebenso die Diagnostik klinischer Störungen gemäß ICD-10 und DSM-5 validiert werden. Hierzu können nicht nur Verfahren zu Persönlichkeitsstörungen, sondern auch zur generellen Validierung von klinischen Funktionsstörungen herangezogen werden. Eine Übersicht ist der Tabelle 3 zu entnehmen (▶ Tab. 5).

7.3.5 Sexualität

Erfassung psychosexueller Merkmale

Nicht nur bei Sexualstraftätern, sondern auch bei Probanden, bei denen eine sexuelle Motivation für das Delikt angenommen wird, ist die Erfassung psychosexueller Merkmale sowie von Devianzen, Paraphilien bzw. Präferenzstörungen hinsichtlich der Motivlage kriminellen Verhaltens im Rahmen testpsychologischer Begutachtungen von großer Relevanz. Zur Erfassung psychosexueller Merkmale lassen sich entsprechende Verfahren finden, die jedoch zum größten Teil auf Selbstangaben des Probanden beruhen (vgl. Hintze 2021). Daher können z. B. Verfahren zu kognitiven Verzerrungen bei der Abklärung sexueller Devianz sinnvoll sein, ohne dass dabei explizit paraphile Neigungen abgefragt werden.

»Königsweg« der Diagnostik psychosexueller Merkmale

Der »Königsweg« der Diagnostik psychosexueller Merkmale ist nach wie vor die ausführliche Sexualanamnese, die entsprechender Kenntnisse und Erfahrungen bedarf.

Mittlerweile gibt es Verfahren zur indirekten Diagnostik zur Erfassung psychosexueller Merkmale, die jedoch noch nicht käuflich zu erwerben sind oder weiter im Rahmen einer Normierung und Validierung beforscht werden.

7.4 Aufbau und Struktur des testpsychologischen Gutachtens

Die erste Seite des testpsychologischen Gutachtens ist analog zum psychiatrischen Gutachten (▶ Kap. 1.3). Auch wenn ein separates Inhaltsverzeichnis nicht zwingend notwendig ist, wird eine sinnvolle und gut strukturierte Gliederung des Gutachtens als unabdingbar gesehen. Ein Gliederungsvorschlag ist dem folgenden Kasten »Exemplarischer Aufbau eines testpsychologischen Gutachtens« zu entnehmen.

7.4 Aufbau und Struktur des testpsychologischen Gutachtens

Exemplarischer Aufbau eines testpsychologischen Gutachtens

1. Aus den Akten (kurz halten und auf das für die testpsychologische Untersuchung Wesentliche fokussieren!)
   a. Kurze Zusammenfassung der wesentlichen Akteninhalte samt Begutachtungsfragestellung
   b. Bisherige Diagnosestellungen sowie Krankheits- bzw. Störungsverläufe
   c. (Stationäre) Unterbringungen/Inhaftierungen bzw. Therapien
   d. Vorgutachten samt bisherigen psychischen Befunden, Verhaltensbeobachtungen und Personenbeschreibungen
   e. Bereits eingesetzte testpsychologische Verfahren und Befunde
   f. Ggf. Vordelinquenz (bei strafrechtlichen Fragestellungen)
2. Eigene Angaben des Probanden (kurz halten und auf das für die testpsychologische Untersuchung Wesentliche fokussieren!)
   a. Grund und Anlass der Begutachtung
   b. Bildungshintergrund
   c. Aktuelle Beschwerden
   d. Sonstige, schwere Erkrankungen
   e. Bisherige Behandlungen und (stationäre) Aufenthalte bzw. Inhaftierungen
   f. Einnahme von Medikamenten
   g. Ressourcen
   h. Typischer Tagesablauf
   i. Besondere private Lebensereignisse
   j. Weitere konkrete Fragestellungen laut Gutachtenauftrag
3. Psychischer Befund und Verhaltensbeobachtung
   a. Personenbeschreibung
   b. Verhalten während der Untersuchung
   c. Motivation bzw. Kooperationsbereitschaft
   d. Kognitive Beeinträchtigungen bzw. allgemeines Leistungsvermögen während der Untersuchung
   e. Testverhalten
4. Testpsychologische Befunde
   a. Überblick über Auswahl testpsychologischer Verfahren
   b. Detaillierte Beschreibung der Testverfahren samt getrennt aufgeführten Untersuchungsergebnissen
5. Zusammenfassende Beurteilung und Beantwortung der gutachterlichen Fragestellungen an die testpsychologische Untersuchung
   a. Sinn und Zweck der testpsychologischen Untersuchung
   b. Zusammenfassung des Verhaltens und psychischen Befundes des Probanden
   c. Zusammenfassung testpsychologischer Befunde
   d. Zusammenschau sämtlicher diagnostischer Befunde (auch aus der Aktenlage)
   e. Beantwortung der gutachterlichen Fragestellungen an die testpsychologische Untersuchung

Beispielhafte Gliederung eines Gutachtens

7.4.1 (Testpsychologisch relevante) Aktenlage

Nach dem kurzen einleitenden Überblick über die wesentlichen Eckdaten und Rahmenbedingungen (Untersuchungsort, Untersuchungszeit, herangezogene Informationsquellen, Aufklärung des Probanden bzw. der Probandin etc.) der Untersuchung folgt die für die (test-)psychologische Untersuchung relevante Zusammenfassung der Aktenlage. Hier sind insbesondere der bisherige Einsatz testpsychologischer Verfahren, psychische Befunde sowie Personenbeschreibungen und Verhaltensbeobachtungen von Interesse, um die Befunde mit den eigenen aktuellen Ergebnissen der Begutachtung in der zusammenfassenden Beurteilung vergleichend gegenüberzustellen. Es ist erforderlich, kenntlich zu machen, welche Inhalte welchen Datums und von welcher Institution bzw. Person erstellt worden sind, um u. a. auch (Störungs-)Verläufe und (Persönlichkeits-)Entwicklungen nachvollziehen zu können. Bei Begutachtungen zur Frage der Legalprognose sollte sich der Untersucher sämtliche Gefangenenpersonal- bzw. Behandlungsakten zugänglich machen, um nicht nur einen möglichen Krankheits- und Therapieverlauf, sondern auch das Sozialverhalten von bereits Inhaftierten oder mögliche Einträge wie disziplinarische Verfahren etc. mit Relevanz für die Fragestellung einbeziehen zu können.

7.4.2 (Testpsychologisch relevante) Eigene Angaben des Probanden

Testergebnisse in Gesamtkontext setzen

Wie bereits erwähnt, sollte der Einsatz testpsychologischer Instrumente niemals für sich alleine stehen, sondern mit dem persönlichen Eindruck des Probanden im Rahmen der Personenbeschreibung, des psychischen Befundes und der Verhaltensbeobachtung sowie der eigenen Exploration in Verbindung gesetzt, verglichen und validiert werden.

Die Exploration kann chronologisch im Sinne einer (kurzen!) biografischen Anamnese erfolgen oder thematisch strukturiert werden. Als Einstieg bieten sich die Fragen nach dem aktuellen Befinden des Probanden (möglicherweise in Verbindung mit einer Unterbringungs- oder Inhaftierungssituation) oder den eigenen Angaben zum Grund und Anlass der Begutachtung an, um dem Probanden den Einstieg in die Begutachtungssituation zu erleichtern. Von hoher Relevanz ist die ausführliche Exploration des Bildungshintergrundes des Probanden, da von diesem abhängt, welche Testverfahren herangezogen werden können und sollten, insbesondere wenn entsprechende Beeinträchtigungen geltend gemacht werden (vor allem hinsichtlich des kognitiven Leistungsniveaus im Rahmen sozial- oder zivilrechtlicher Fragestellungen bzw. der Intelligenz im Sinne des Vorliegens der Voraussetzungen für das Eingangsmerkmal »Intelligenzminderung« bei der Schuldfähigkeitsfrage). Auch aktuelle Beschwerden, schwere Erkrankungen und die Einnahme von Medikamenten sind zu explorieren und können einen Einfluss auf die testpsychologische Untersuchung haben und sich auf verschiedene, vor allem kognitive Funktionen wie Aufmerksamkeit,

Bildungshintergrund hochrelevant

Konzentration etc. auswirken. Mehr Informationen bietet hierzu auch die kurze Exploration bisheriger Behandlungen sowie (stationärer) Krankenhausaufenthalte bzw. Inhaftierungen. Neben den dargestellten defizitorientierten Foki der Exploration sollten stets auch Ressourcen wie Hobbys, Interessen, Aktivitäten erfragt werden. Die Schilderung eines typischen Tagesablaufs birgt wertvolle Informationen über den (psychischen) Zustand und das Funktionsniveau des Probanden. Je nach Fragestellung des Gutachtenauftrags sind weitere konkrete Themengebiete wie psychosexuelle Merkmale und deren Entwicklung, bisherige Partnerschaften, die aktuelle finanzielle sowie Wohn- und Lebenssituation sowie z. B. die Beziehungsgestaltung oder der Umgang mit Aggressivität bzw. Gewalt zu explorieren.

7.4.3 Psychischer Befund und Verhalten während der Untersuchung

Neben den (auf die testpsychologische Untersuchung fokussierten, kurz und zielgerichtet erhobenen) eigenen Angaben des Probanden im Rahmen der Exploration und der testpsychologischen Befunde stellen der psychische Befund und die Verhaltensbeobachtung – wie bereits erwähnt – eine wesentliche diagnostische Quelle dar, die unbedingt in jedem testpsychologischen Gutachten Erwähnung finden sollte. Vorgaben zur Erstellung eines psychischen Befundes lassen sich dem AMDP-System zur Dokumentation psychiatrischer und psychischer Befunde entnehmen (AMDP 2016). Um eine möglichst genaue individuelle Beschreibung des Probanden gewährleisten zu können, soll darüber hinaus das Verhalten während der Untersuchung (bzw. Exploration) und das Testverhalten des Probanden erfasst und dokumentiert werden.

Diagnostische Quellen

AMDP-System

Während die einleitende Personenbeschreibung einen ersten Eindruck (auch optische äußere Erscheinung) des Probanden – hinsichtlich der Kontaktbereitschaft, Vitalität und Gepflegtheit, des Verhaltens im Erstkontakt, des Blickkontakts und Erwiderungen bei Augenkontakt – vermitteln soll, stehen im Rahmen des psychischen Befundes u. a. Bewusstseins-, Orientierungs-, Aufmerksamkeits- und Gedächtnisstörungen sowie Zwänge, Befürchtungen, Sinnestäuschungen, Ich-Störungen sowie formale Denk- und Antriebs- und psychomotorische Störungen des Probanden im Vordergrund. Außerdem von Interesse sind hier sprachliche, motorische und mimische Merkmale sowie die Motivation und Belastbarkeit des Probanden. Das Verhalten während der Untersuchung und während der Bearbeitung der testpsychologischen Verfahren gibt weitere relevante Informationen über den Probanden u. a. hinsichtlich (unbegründeter) Nachfragen, des Instruktionsverständnisses bezüglich der herangezogenen Instrumente, der Bearbeitungsgeschwindigkeit der Verfahren, Kommentaren, Ermüdungserscheinungen sowie Konzentrations- oder Aufmerksamkeitsbeeinträchtigungen, sodass Aufschluss darüber gegeben werden kann, ob die Testbefunde zuverlässig interpretiert werden können.

7 Einsatz und Anwendung testpsychologischer Untersuchungen

Testverhalten dokumentieren

> Auch das Testverhalten des Probanden dokumentieren und miteinbeziehen!

Auch eine kurze, fokussierte Exploration des Probanden kann Hinweise auf mögliche Externalisierungstendenzen oder kognitive Verzerrungen geben.

Maßgebende Leitlinie bei der Erstellung eines psychischen Befundes ist die größtmögliche Objektivität in der (subjektiven) Wahrnehmung des Untersuchers durch ausreichende Selbsterfahrung und Reflexionsfähigkeit, um allgemein bekannte Fehlerquellen z. B. im Rahmen von Positions- oder Erwartungseffekten vorzubeugen. Bedeutend sind hierbei nicht nur auffällige, sondern auch normgerechte Ergebnisse. Wichtig ist, Selbstauskünfte des Probanden im Gegensatz zu Wahrnehmungen des Untersuchers kenntlich zu machen und sämtliche psychische Befunde sowie Beobachtungen und Beschreibungen deskriptiv und nicht wertend darzustellen.

Deskriptive Darstellung der Befunde, keine subjektive Wertung

7.4.4 Testpsychologische Befunde

Für die Darstellung der testpsychologischen Befunde bietet es sich an, zunächst einen Überblick über ausgewählte Verfahren und Instrumente – gegliedert nach verschiedenen (Funktions-)Bereichen und Fragestellungen – zu geben, um dem Auftraggeber zu verdeutlichen, welche testpsychologischen Befunde in Anlehnung an die Fragestellung im Folgenden zu erwarten sind. Nachfolgend werden die durchgeführten Verfahren und die vom Probanden erreichten Testergebnisse für jedes eingesetzte Verfahren detailliert dargestellt (vgl. dazu auch die angefügten testpsychologischen Beispielgutachten). Eine Interpretation und Diskussion der Testergebnisse erfolgt erst zu Ende des Gutachtens in der abschließenden zusammenfassenden Beurteilung.

Achtung!

> Getrennte Darstellung und Wiedergabe der testpsychologischen Befunde und der abschließenden Interpretation und Diskussion der Ergebnisse.

Testverfahren einleitend kurz erläutern

Bei der Darstellung der Verfahren und Instrumente sollten diese zunächst einleitend kurz beschrieben und erläutert werden, sodass eindeutig hervorgeht, wie das Verfahren aufgebaut ist, zur Erfassung welcher Merkmale es dient und auf welchen wissenschaftstheoretischen Grundlagen es basiert. Darauf aufbauend sollen die Testergebnisse des Probanden deskriptiv berichtet werden, wobei jeweils vorab kurz erläutert werden sollte, in welcher Form diese präsentiert werden. Die Interpretation von Prozenträngen, T-Werten, Stanine-Werten oder anderen Test- und Standardwerten sollte in Abhängigkeit der herangezogenen Normstichprobe hinsichtlich auffälliger, normabweichender Werte plausibel und transparent sein.

Hintergrund des Auftraggebers

Da das testpsychologische Gutachten für einen Auftraggeber erstellt wird, ist es wichtig, sich klar zu machen, welchen Hintergrund und welche

Profession dieser mitbringt, da es sich meist um einen (in (test-)psychologischer Hinsicht) »Laien« handelt, der keinen regelmäßigen Umgang mit Standardwerten im Rahmen psychologischer Testungen aufweisen kann. Das gleiche gilt auch für Psychiater, die nicht zwangsläufig mit der Auswahl, Auswertung und Interpretation testpsychologischer Verfahren vertraut sind. Eine Testanwendung und auch Auswertung durch einen geschulten Psychologen ist in vielen Fällen unabdingbar, insbesondere wenn es sich um komplexe Testverfahren handelt. Die quantitative Darstellung der Testergebnisse in Form von Standardwerten sollte auch in schriftlicher Form nochmals beschrieben und erläutert werden, um die Schlussfolgerungen im Rahmen der Interpretation der Ergebnisse transparent zu machen. Abschließend bietet es sich erfahrungsgemäß an, in einer kurzen Zusammenfassung (in ein bis zwei Sätzen) die wesentlichen Erkenntnisse des entsprechend herangezogenen Testverfahrens prägnant zu resümieren. Alle Testinstrumente sollten gesondert für sich dargestellt werden.

7.4.5 Zusammenfassende Beurteilung und Beantwortung der gutachterlichen Fragestellungen

Eine Interpretation und Diskussion sämtlicher Testergebnisse erfolgt in der abschließenden zusammenfassenden Beurteilung. Hier sollte zunächst nochmals auf den Sinn und Zweck der testpsychologischen Untersuchung in Abhängigkeit von der Fragestellung des Auftraggebers eingegangen werden, bevor das Verhalten des Probanden in der Untersuchung und während der Bearbeitung der Testverfahren sowie der psychische Befund nochmals kurz zusammengefasst dargestellt werden. Wie im allgemein-psychiatrischen Gutachten sollte auch hier nicht eine simple Wiederholung der vorherigen Teile erfolgen, sondern eine relevanzfokussierte und fragestellungsbezogene Zusammenfassung. Im Folgenden hat sich erfahrungsgemäß eine resümierende Darstellung der wesentlichen testpsychologischen Befunde bewährt, gegliedert nach den verschiedenen relevanten diagnostischen Foki des kognitiven Funktionsniveaus, der Persönlichkeit, der klinischen Störungen, der Befindlichkeiten und weiterer erfasster Bereiche wie z. B. Sexualität oder Aggressivität. Abschließend sollen sämtliche Befunde in einer finalen, kurzen Zusammenschau nochmals überblicksartig und prägnant geschildert werden.

Interpretation und Diskussion

Fragebezogene Zusammenfassung

Wichtig ist bei der zusammenfassenden Beurteilung, nicht nur die aktuellen testpsychologischen Ergebnisse miteinander abzugleichen und in Kontext mit den psychischen Befunden aus der Verhaltensbeobachtung und der Personenbeschreibung zu setzen, sondern diese in das Gesamtbild vorheriger Befunde laut Aktenlage und bereits vorhandener Ergebnisse aus vormals durchgeführten Testverfahren zu integrieren.

> Integration sämtlicher aktueller Befunde sowie bisheriger Untersuchungen in ein Gesamtbild!

Gesamtbild erstellen

Sind von Seiten des Auftraggebers explizite Fragestellungen an das testpsychologische Gutachten formuliert (dies kommt gelegentlich bei sozial- und zivilrechtlichen Fragestellungen z. B. seitens Versicherungen vor), sollten diese abschließend auf Basis der zusammenfassenden Beurteilung und Diskussion sämtlicher Testergebnisse genauso wiedergegeben und einzeln beantwortet werden.

Finale Beantwortung
> Konkrete Fragestellungen seitens des Auftraggebers immer final beantworten

7.5 Testpsychologische Beispielgutachten

Im Folgenden sind drei testpsychologische Beispielgutachten aus dem Sozial- bzw. Zivil- und aus dem Strafrecht auszugsweise angeführt. Die Gutachten sind auf das Wesentliche gekürzt (z. B. wurde auf die Darstellung der ersten Gutachtenseite, der Aktenlage und der eigenen Angaben des Probanden jeweils verzichtet) und sollen exemplarisch den Aufbau und wesentliche Inhalte testpsychologischer Gutachten an drei beispielhaften Fragestellungen verdeutlichen sowie aufzeigen, welche Bedeutung testpsychologische Befunde im Rahmen psychiatrischer Begutachtungen haben können. Der jeweilige Literaturbezug der eingesetzten Tests ist der Tabelle »Überblick ausgewählter Testverfahren im Rahmen sozial-, straf- und zivilrechtlicher Fragestellungen« (▶ Tab. 5) zu entnehmen oder, falls dort nicht aufgeführt, direkt bei den Tests vermerkt.

7.5.1 Auszüge eines testpsychologischen Beispielgutachtens aus dem Sozial-/Zivilrecht

- Fragestellung(en): Frage nach Berufsunfähigkeit
  - Diagnose(n) sowie Differenzialdiagnose(n): u. a. Rezidivierende depressive Störung (ICD-10: F33.1), Posttraumatische Belastungsstörung (ICD-10: F.43.1)
- Delikt: entfällt

— Verkürzte Wiedergabe des Gutachtens. An allen Kürzungsstellen erscheinen zur besseren Nachvollziehbarkeit drei Punkte [...] —
[...]

Fragestellung

Gemäß Beschluss des Landgerichts Musterstadt vom 10.02.2019 soll das psychiatrische Gutachten klären, ob und seit wann eine bedingungsgemäße Berufsunfähigkeit bei Frau Musterfrau vorliegt. Der Begutachtung sei die berufliche Tätigkeit bei der Firma Musterfirma GmbH zugrunde zu legen, da die Probandin behaupte, während dieser Tätigkeit erstmals wegen ihrer gesundheitlichen Beeinträchtigungen in der Berufsausübung beeinträchtigt gewesen zu sein. Neben dem psychiatrischen Gutachten soll ebenso ein testpsychologisches Gutachten zur neuropsychologischen Überprüfung des allgemeinen kognitiven Leistungsniveaus, des Vorhandenseins und Ausmaßes psychischer Beeinträchtigungen, der Persönlichkeit von Frau Musterfrau sowie zur Beschwerdevalidierung angefertigt werden.

Sinn und Zweck kennzeichnen

> Sinn und Zweck der testpsychologischen Untersuchung deutlich kennzeichnen!

Frau Musterfrau wurde am 17.04.2019 von 09:00–14:20 Uhr über insgesamt fünf Stunden und 20 Minuten in den Räumlichkeiten der Abteilung für Forensische Psychiatrie der Psychiatrischen Klinik der Musteruniversität Musterhausen (test-)psychologisch untersucht.

Das testpsychologische Gutachten basiert auf der informatorischen Durchsicht der von dem Auftraggeber überlassenen Unterlagen, der Kurzexploration der Probandin und den Ergebnissen der durchgeführten Testverfahren.

Analog zur Rechnungsstellung sollte die Untersuchungszeit minutengenau dokumentiert und abgerechnet werden.

Minutengenaue Dokumentation der Untersuchungszeit

> Herangezogene Informationsquellen benennen! Man achte auf die Formulierungen »informatorische Durchsicht« und »Kurzexploration«, welche nochmals die Abgrenzung zum Aktenstudium und zur Exploration des psychiatrischen Gutachtens verdeutlichen.

Informationsquellen benennen

Frau Musterfrau wurde über Ablauf und Ziel der (test-)psychologischen Untersuchung unterrichtet. Sie erklärte sich zur Untersuchung bereit und damit einverstanden, dass sämtliche Untersuchungsergebnisse, Befunde und Beobachtungen in dem testpsychologischen Gutachten Erwähnung finden können.

> Auch hier gilt: zu Beginn der Untersuchung Aufklärung nicht vergessen!

Aufklärung

Aus den Akten

Nachfolgend werden die für die aktuelle (test-)psychologische Untersuchung relevanten Akteninhalte dargestellt.
[...]

Anmerkung für den Leser

Auf eine detaillierte Darstellung der Aktenlage wird an dieser Stelle verzichtet. Zusammenfassend fanden sich in der Aktenlage Hinweise, die für eine rezidivierende depressive Störung (ICD-10: F33.1) und eine Posttraumatische Belastungsstörung (ICD-10: F43.1) der Probandin sprachen. Die Diagnosen wurden bereits im Rahmen von Arztbriefen, Entlassbriefen, stationären Unterbringungen und Rehabilitationsmaßnahmen sowie psychotherapeutischen Stellungnahmen gestellt. Laut Schreiben der Musterversicherung habe die Probandin in Selbstauskunft angegeben, zudem insbesondere unter Konzentrations-, Gedächtnis- und Aufmerksamkeitsstörungen zu leiden. Testpsychologische Verfahren seien einmalig im Rahmen eines rehabilitativen Klinikaufenthalts angewendet worden.

Eigene Angaben der Probandin

Ausführliche eigene Angaben der Probandin werden im psychiatrischen Gutachten dargestellt. Aus diesem Grund werden nachfolgend lediglich die für die (test-)psychologische Untersuchung relevanten Angaben wiedergegeben, die in der Exploration im Rahmen der testpsychologischen Untersuchung erhoben wurden.

Abgrenzung zur Exploration

Auch hier: Abgrenzung zur ausführlichen Exploration des psychiatrischen Gutachtens

[...]

Anmerkung für den Leser

Auf eine detaillierte Darstellung der für die testpsychologische Untersuchung relevanten eigenen Angaben der Probandin wurde an dieser Stelle verzichtet. Die Probandin wurde hinsichtlich des Anlasses und Grundes der Begutachtung, ihres Bildungshintergrundes, aktueller Beschwerden, bisheriger Behandlungen und Therapien und stationärer Krankenhausaufenthalte, der Einnahme von Medikamenten, ihrer Ressourcen, eines typischen Tagesablaufs und besonderer privater Lebensereignisse in den letzten Jahren exploriert. Laut Gutachtenauftrag wurden zudem die wirtschaftliche Situation, die Wohnverhältnisse sowie die eigene Einschätzung zur Arbeits- und Berufsunfähigkeit anhand konkreter Defizite erfragt.

Auf die Frage nach dem Grund und Anlass der Begutachtung berichtete die Probandin [...], dass in der Traumatherapie »mehrere traumatisierende Erlebnisse in ihrer Kindheit und Jugend hochgekommen« seien. Aktuelle kognitive Einschränkungen weise sie »nicht mehr« auf. Ihre psychischen Beschwerden seien seit der Beendigung der Traumatherapie »deutlich besser«, sie könne keine Einbußen ihrer Berufsfähigkeit mehr feststellen.

[...]

> Werden in der Zusammenfassung der eigenen Angaben des Probanden bzw. der Probandin wortwörtliche Formulierungen übernommen, sind diese z. B. durch Anführungszeichen kenntlich zu machen.

Wörtliche Angaben kennzeichnen

Psychischer Befund und testpsychologische Ergebnisse

Psychischer Befund und Verhalten der Probandin während der Untersuchung

Die zum Zeitpunkt der (test-)psychologischen Untersuchung 60-jährige Frau Musterfrau wurde im Rahmen der psychiatrischen Begutachtung am 17.04.2019 von 09:00–14:20 Uhr über insgesamt fünf Stunden und 20 Minuten (test-)psychologisch untersucht.

Frau Musterfrau erschien pünktlich zum vereinbarten Untersuchungstermin in der Abteilung für Forensische Psychiatrie. Die mittelschlanke Probandin trug eine Bluse mit einer Jeans und Turnschuhen und hatte zudem eine Winterjacke sowie eine Handtasche bei sich. Sie hatte eine Brille bei sich, welche sie zu Beginn der Untersuchung auf dem Tisch platzierte und äußerte, dass sie diese aufgrund der Weitsichtigkeit evtl. brauche.

Frau Musterfrau machte einen insgesamt gepflegten und vitalen Eindruck. Sie war interpersonell kontaktbereit, wirkte freundlich und trat durchgehend situationsadäquat gegenüber dem Untersucher auf. Frau Musterfrau war affektiv schwingungsfähig. Insgesamt schien die Probandin redebedürftig und die Gutachtensituation nutzen zu wollen, um über ihre Situation und insbesondere ihr Trauma zu sprechen.

Frau Musterfrau schien der Sinn der zusätzlichen testpsychologischen Begutachtung klar zu sein.

Sie hielt bei Erwiderungen Blickkontakt. Sie hatte ein adäquates Auffassungsvermögen und eine klare, gute Ausdrucksweise.

Frau Musterfrau trat von Anfang an auskunftsbereit auf. Sie erschien ausreichend motiviert und beschwerte sich nicht über die übermittelte Untersuchungszeit von ca. fünf bis sechs Stunden. Während des Explorationsgesprächs gab Frau Musterfrau bereitwillig Antworten auf die ihr gestellten Fragen und schien daran interessiert, mit dem Untersucher zu kooperieren.

[...]

Das Testverhalten der Probandin war angemessen sorgfältig und sehr zügig. Sie verstand die entsprechenden Instruktionen sofort und hatte keine Schwierigkeiten, die ihr vorgegebenen Testverfahren zu bearbeiten. Sie stellte keine unbegründeten Nachfragen.

> Stets auch das Testverhalten dokumentieren, das wichtige Informationen liefern kann!

Testverhalten dokumentieren

Aufgrund der kleinen Darstellungen der Symbole im d2-R-Test zur Konzentrationsfähigkeit setzte die Probandin ihre Brille auf. Bei weiteren Testverfahren äußerte sie keine Leseprobleme und setzte die Brille wieder ab.

Während der Durchführung des WMT fiel auf, dass sich die Probandin sichtlich über ihre falschen Antworten ärgerte, was sie auch durch kurze Ausrufe der Verärgerung kommunizierte.

Die Probandin wirkte bei der Testbearbeitung motiviert, was sich u. a. darin zeigte, dass sie sich über eigene Fehler zu ärgern schien und sie sich stets nach ihrer Leistung in den durchgeführten Testverfahren erkundigte. Es schien der Probandin wichtig, ein Feedback über ihre Leistungsfähigkeit zu erhalten.

Während der Untersuchung waren keine bedeutsamen Ermüdungserscheinungen oder Konzentrationsbeeinträchtigungen im Sinne einer verminderten Fähigkeit, die Aufmerksamkeit der Begutachtung zuzuwenden, beobachtbar. Frau Musterfrau bat von sich aus nicht um eine Pause, diese wurden aber vom Untersucher selbst gewährt und eingeleitet.

Testpsychologische Befunde

Überblick über die eingesetzten Verfahren

> An dieser Stelle zunächst einen Überblick über die eingesetzten Verfahren (▶ Kap. 7.4.4) geben!

In der aktuellen testpsychologischen Untersuchung kamen folgende psychodiagnostische Verfahren zur Anwendung:

Aktuelle kognitive Leistungsfähigkeit

1. Basis-System für Demenzmessung (BSfD; das BSfD wurde nicht zur Bestimmung eines kognitiven Leistungsabbaus, sondern zur ressourcenökonomischen Kurzprüfung der intellektuellen und kognitiven Fähigkeiten und deren mögliche Beeinträchtigung eingesetzt)

Aufmerksamkeit

2. Aufmerksamkeits- und Konzentrationstest d2 – Revision (d2-R)

Arbeitsgedächtnis und Verarbeitungsgeschwindigkeit

3. Wechsler Intelligence Scale for Adults – Fourth Edition (WAIS-IV)
   – Untertest »Zahlen nachsprechen« (ZN)
   – Untertest »Rechnerisches Denken« (RD)
   – Untertest »Zahlen-Symbol-Test« (ZST)
   – Untertest »Symbol-Suche« (SYS)

Exekutive Funktionen

   4. Turm von London – Deutsche Version (TL-D)

Screening aktueller körperlicher und psychischer Symptome

   5. Symptomcheckliste von Derogatis (SCL-90-R)

Persönlichkeitsdiagnostik

   6. Freiburger Persönlichkeitsinventar – Revidierte Fassung (FPI-R)

Messung der Schwere der depressiven Symptomatik

   7. Beck-Depressions-Inventar II (BDI II)

Posttraumatische Belastungsstörung

   8. Impact of Event Scale-Revised (IES-R)

Im Rahmen von Begutachtungen können Antwortverzerrungen im Sinne von Aggravation oder Simulation psychiatrischer Symptome bedeutsam sein (Mittenberg et al. 2002, Schmidt et al. 2011). Deshalb wurden vier Verfahren zur Beschwerdevalidierung und Überprüfung der Leistungsbereitschaft angewendet:

Leistungsmotivation und Aggravation/Simulation

   9. Green's Word Memory Test (WMT)
  10. Strukturierter Fragebogen Simulierter Symptome (SFSS)
  11. Self-Report Symptom Inventory – deutsche Version (SRSI)
  12. Structured Interview of Reported Symptoms – deutsche Version (SIRS-2)

Nachfolgend werden die durchgeführten Tests und die von der Probandin erreichten Testergebnisse dargestellt. Eine Interpretation und Diskussion der Testergebnisse erfolgt im Abschnitt »Zusammenfassende Beurteilung«.

> Getrennte Wiedergabe von Testbefunden und der Interpretation und Diskussion der Testergebnisse

1.   *Basis-System für Demenzmessung (BSfD)*

Das BSfD (Lehrl 1999) besteht aus drei neuropsychologischen Screeningverfahren, die speziell aufeinander abgestimmt sind: cerebrale Insuffizienz-Test (c.I.-Test) zur Objektivierung des Demenzverdachts, Test für prämorbides geistiges Leistungsniveau (TPL) zur Erfassung der verbalen, bildungsabhängigen Intelligenz sowie der Kurztest für Allgemeine Intelligenz (KAI) zur

> Testverfahren laienverständlich erklären

Bestimmung des aktuellen Leistungsniveaus. Demenzielle Leistungseinbußen können durch den Vergleich von prämorbidem und aktuellem Leistungsniveau erfasst werden.

Das Verfahren wurde nicht zur Abklärung eines demenziellen Abbaus durchgeführt, sondern weil es eine ökonomische Überprüfung der aktuellen kognitiven Leistungsfähigkeit ermöglicht.

Erläuterung des Verfahrens

> Kurze Beschreibung und Erläuterung des Verfahrens vor Darstellung der Ergebnisse

In den einzelnen Untertests des BSfD erzielte die Probandin die folgenden Ergebnisse:

- Im c.I.-Test sprach die Leistung von Frau Musterfrau mit 16 Sekunden im Subtest »Symbole-Zählen« und mit 17 Sekunden im Interferenz-Test für eine altersgemäße, uneingeschränkte Wahrnehmungsgeschwindigkeit und kognitive Flexibilität.
- Im TPL entsprach das Ergebnis der Probandin einer im Normbereich liegenden prämorbiden Leistungsfähigkeit von 86 bit (Rohwert = 30; IQ = 103).
- Die Ergebnisse im KAI sprachen mit 5,6 Sekunden in dem Subtest »Buchstaben lesen« und mit 6 Punkten in dem Subtest »Buchstaben-Nachsprechen« sowie mit 6.5 Punkten in dem Subtest »Zahlen-Nachsprechen« für eine durchschnittliche Verarbeitungsgeschwindigkeit und Gedächtnisspanne. Die aus beiden Maßen berechnete Kurzspeicherkapazität von 103 bit (Gesamt-IQ = 113) lag demnach im oberen Normbereich.

Der Vergleich der prämorbiden und aktuellen Leistungsfähigkeit zeigte laut Manual auf Basis des im Normbereich ausgeprägten prämorbiden Intelligenzniveaus keine kognitive Leistungsminderung.

Zunächst deskriptive Darstellung der Ergebnisse. Eine Interpretation und Diskussion folgt in der zusammenfassenden Beurteilung.

Zusammenfassend zeigte Frau Musterfrau im BSfD eine uneingeschränkte Wahrnehmungsgeschwindigkeit und kognitive Flexibilität sowie eine durchschnittliche Verarbeitungsgeschwindigkeit und Gedächtnisspanne. Im Vergleich zu ihrem prämorbiden Leistungsniveau sprachen die aktuellen Ergebnisse gegen kognitive Leistungseinbußen.

2. Aufmerksamkeits- und Konzentrationstest d2 – Revidierte Fassung (d2-R)

Der d2-R dient der Untersuchung der Konzentration bei Aufgaben, die Aufmerksamkeit verlangen (konzentrierte Aufmerksamkeit). Er erfasst die Konzentrationsfähigkeit der Testperson sowie die Schnelligkeit und Genauigkeit bei der Unterscheidung ähnlicher visueller Reize (Detail-Diskrimination).

Frau Musterfrau erzielte folgende Ergebnisse (▶ Tab. 6) (SW = Standardwert; der Normbereich liegt zwischen SW = 90 bis SW = 110).

Standardwerte erläutern

	SW
Konzentrationsleistung (KL)	102
Gesamtzahl bearbeiteter Zeichen (BZO)	108
Fehlerprozent (F %)	90

Tab. 6: Ergebnisse von Frau Musterfrau beim d2-R

Die Probandin zeigte eine durchschnittliche Konzentrationsleistung (KL) bei einem im oberen Normbereich liegendem Arbeitstempo (BZO) und (noch) durchschnittlicher Genauigkeit bzw. Sorgfalt bei der Testbearbeitung im Grenzbereich zu einer unterdurchschnittlichen Ausprägung (F %).

Zusammenfassend zeigte die Probandin im d2-R eine im Normbereich liegende Konzentrationsleistung bei ebenfalls (noch) durchschnittlicher Sorgfalt im oberen Normbereich.

3. *Wechsler Intelligence Scale for Adults – Fourth Edition (WAIS-IV)*

Untertests: »Zahlen nachsprechen (ZN)«, »Rechnerisches Denken« (RD), »Zahlen-Symbol-Test« (ZST) und »Symbol-Suche« (SYS)

Die WAIS-IV ist ein umfassendes Einzeltestverfahren zur Beurteilung der kognitiven Fähigkeiten von Jugendlichen und Erwachsenen. Neben dem Gesamt-IQ können zusätzlich verschiedene Indexwerte für das sprachliche Verständnis, die Wahrnehmungsorganisation, das Arbeitsgedächtnis und die Arbeitsgeschwindigkeit bestimmt werden.

Die Untertests »Zahlen nachsprechen« (ZN) und »Rechnerisches Denken« (RD) geben Auskunft über den Funktionsbereich des Arbeitsgedächtnisses. Die Untertests »Zahlen-Symbol-Test« (ZST) und »Symbol-Suche« (SYS) dienen zur Beurteilung der Verarbeitungsgeschwindigkeit, die sich als sensitiv gegenüber verschiedenen klinischen Störungsbildern und Beeinträchtigungen erweist.

In den durchgeführten Untertests der WAIS-IV erreichte die Probandin die folgenden Ergebnisse (▶ Tab. 7) (RW = Rohwerte, WP = Wertpunkte, ein Testwert von 10 Wertpunkten beschreibt ein genau durchschnittliches Ergebnis; Werte von 7 oder 13 Wertpunkten entsprechen einer Standardabweichung unterhalb bzw. oberhalb des Mittelwerts; IQ-Werte von 85 oder 115 entsprechen einer Standardabweichung unterhalb bzw. oberhalb des Mittelwerts von 100; die vom Normbereich abweichenden Werte sind fett hervorgehoben):

Tab. 7:
Ergebnisse von Frau Musterfrau bei der WAIS-IV

	RW	WP	Index-IQ-Wert
Arbeitsgedächtnis			120
Zahlen nachsprechen (ZN)	32	13	
Rechnerisches Denken (RD)	21	14	
Verarbeitungsgeschwindigkeit			114
Zahlen-Symbol-Test (ZST)	72	13	
Symbol-Suche (SYS)	33	12	

Frau Musterfrau zeigte in den durchgeführten Aufgaben eine überdurchschnittliche Leistung des Arbeitsgedächtnisses und eine im oberen Normbereich liegende Verarbeitungsgeschwindigkeit im Grenzbereich zu einer überdurchschnittlichen Ausprägung.

Zusammenfassend sprach die Leistung der Probandin in den durchgeführten Untertests der WAIS-IV für ein überdurchschnittliches Arbeitsgedächtnis und eine im oberen Normbereich liegende Verarbeitungsgeschwindigkeit.

4. *Turm von London – Deutsche Version (TL-D)*

Beim TL-D handelt es sich um eine Transformationsaufgabe zur Erfassung des konvergenten problemlösenden Denkens. So werden anhand verschiedener Aufgabenstellungen komplexe Planungsprozesse erfasst, bei denen eine Vielzahl möglicher Handlungsoptionen erkannt und in der Vorstellung auf ihre Brauchbarkeit hinsichtlich des erwünschten Zielzustandes geprüft werden müssen.

Frau Musterfrau erzielte einen Rohwert von 20 Punkten, der einem überdurchschnittlichen Prozentrang von 99 entsprach (Normbereich: PR = 16 bis PR = 84; Vergleichsstichprobe: gesunde Erwachsene, 54–65 Jahre). Das bedeutet, dass lediglich ein Prozent ihrer Altersgruppe in diesen Aufgaben gleich gut oder besser abschneidet.

Normstichprobe beschreiben

> Wenn vorhanden, soll die Vergleichsstichprobe samt soziodemografischen Daten wie Geschlecht, Alter, Bildungshintergrund etc. so genau wie möglich beschrieben werden.

Zusammenfassend zeigte die Probandin im TL-D eine überdurchschnittliche Fähigkeit zum problemlösenden Denken.

5. Symptomcheckliste von Derogatis (SCL-90-R)

Die SCL-90-R misst die subjektiv empfundene Beeinträchtigung durch körperliche und psychische Symptome einer Person innerhalb eines Zeitraumes von sieben Tagen. Aus den 90 Items können neben neun Skalen drei globale Kennwerte abgeleitet werden, die Auskunft über die Intensität der psychischen Belastung (GSI), die Anzahl der belastenden Beschwerden (PST) und die Intensität der Belastung einzelner Beschwerden (PSDI) geben.

In dem Verfahren wurden folgende Ergebnisse erzielt (▶ Tab. 8) (die vom Normbereich zwischen T-Wert = 40 bis T-Wert = 60 abweichenden Werte sind fett hervorgehoben).

Tab. 8: Ergebnisse von Frau Musterfrau bei der SCL-90-R

	T-Wert
Somatisierung (SOMA)	**32**
Zwanghaftigkeit (ZWAN)	40
Unsicherheit im Sozialkontakt (UNSI)	42
Depressivität (DEPR)	**39**
Ängstlichkeit (ANGS)	40
Aggressivität/Feindseligkeit (AGGR)	42
Phobische Angst (PHOB)	45
Paranoides Denken (PARA)	42
Psychotizismus (PSYC)	44
Global Severity Index (GSI)	**27**
Positive Symptom Distress Index (PSDI)	**27**
Positive Symptom Total (PST)	**27**

Frau Musterfrau bewertete jedes einzelne Item des Fragebogens und somit jedes Beschwerdebild mit »überhaupt nicht zutreffend«. Sie erzielte somit auf den Skalen »Somatisierung« und »Depressivität« einen unterdurchschnittlichen Wert. Auf den Skalen »Zwanghaftigkeit«, »Unsicherheit im Sozialkontakt«, »Ängstlichkeit«, »Aggressivität/Feindseligkeit« und »Paranoides Denken« erzielte sie (noch) durchschnittliche Werte im Grenzbereich zu einer unterdurchschnittlichen Ausprägung. Die Skalen »Phobische Angst« und »Psychotizismus« waren normgerecht ausgeprägt.

Auffälliges Antwortverhalten wie Verneinung sämtlicher Items o. Ä. dokumentieren.	Auffälliges Antwortverhalten beschreiben

Das aktuelle Ausmaß der insgesamt vorhandenen psychischen Belastungen sei unterdurchschnittlich (GSI). Die Probandin berichtete zudem eine unterdurchschnittliche Anzahl an Einzelbeschwerden (PST), für die sie eine unterdurchschnittliche Intensität der Belastung schilderte (PSDI).

Indirekte Rede

> Auch Befunde aus Testverfahren immer (!) in indirekter Rede berichten, wenn diese auf Eigenangaben der Probanden beruhen.

Frau Musterfrau gab an, dass sie nicht unter Kopf-, Herz-, Brust-, Kreuz- oder Muskelschmerzen, Übelkeit oder Magenverstimmung, Ohnmachts- oder Schwindelgefühlen, Schwierigkeiten beim Atmen, Hitzewallungen oder Kälteschauern sowie nicht unter Taubheit oder Kribbeln in einzelnen Körperteilen leide. Ebenso verneinte sie Schwächegefühle in einzelnen Körperteilen, Schweregefühle in den Armen oder Beinen sowie das Gefühl, einen Kloß im Hals zu haben (»Somatisierung«).

[...]

Zusammenfassend berichtete die Probandin in der SCL-90-R eine unterdurchschnittlich ausgeprägte Belastung (GSI) durch eine unterdurchschnittliche Anzahl (PST) an unterdurchschnittlich ausgeprägten Einzelbeschwerden (PSDI). Sie berichtete auf keiner der Skalen eine subjektiv empfundene Beeinträchtigung durch körperliche und psychische Symptome.

6. *Freiburger Persönlichkeitsinventar – Revidierte Fassung (FPI-R)*

Das FPI-R ist ein Persönlichkeitsfragebogen, der eine Beschreibung einer Person in zwölf wesentlichen Eigenschaftsbereichen gestattet. Diese Beschreibung basiert auf Selbstschilderungen und Stellungnahmen, die zu vorgelegten Aussagen abgegeben werden.

Die Probandin erzielte die folgenden Ergebnisse (►Tab. 9) (Herangezogene Stichprobe: Frauen im Alter zwischen 60 und 69 Jahren; die vom Normbereich zwischen Stanine-Wert = 3 bis Stanine-Wert = 7 abweichenden Werte sind fett hervorgehoben):

Tab. 9: Ergebnisse von Frau Musterfrau bei dem FPI-R

	Stanine
Lebenszufriedenheit	6
Soziale Orientierung	6
Leistungsorientierung	6
Gehemmtheit	**2**
Erregbarkeit	**2**
Aggressivität	3

	Stanine
Beanspruchung	4
Körperliche Beschwerden	2
Gesundheitssorgen	3
Offenheit	3
Extraversion	4
Emotionalität	1

Tab. 9:
Ergebnisse von Frau Musterfrau bei dem FPI-R – Fortsetzung

Frau Musterfrau erreichte auf den Skalen »Lebenszufriedenheit«, »Soziale Orientierung«, »Leistungsorientierung«, »Beanspruchung« sowie »Extraversion« durchschnittliche Ausprägungen. Die Skalen »Aggressivität« und »Gesundheitssorgen« lagen im Grenzbereich zu unterdurchschnittlichen Ausprägungen. Auf den Skalen »Gehemmtheit«, »Erregbarkeit« und »Körperliche Beschwerden« sowie »Emotionalität« erzielte Frau Musterfrau unterdurchschnittliche Werte.

Die Probandin beschrieb sich als ungezwungen, selbstsicher und kontaktbereit. Sie gab an, im Grunde kein sehr ängstlicher Mensch zu sein und nicht leicht zu erröten. Sie scheue sich nicht, allein in einen Raum zu gehen, in dem andere Leute bereits zusammensitzen und sich unterhalten würden. Weiterhin sei sie nicht ungern mit Menschen zusammen, die sie noch nicht kenne. Ihr falle es nicht schwer, den richtigen Gesprächsstoff zu finden, wenn sie jemanden kennenlernen wolle, oder vor einer großen Gruppe von Menschen zu sprechen bzw. vorzutragen (»Gehemmtheit«).

[...]

Zusammenfassend beschrieb sich die Probandin als eine selbstsichere und kontaktbereite sowie ruhige, gelassene und selbstbeherrschte Person, die wenige körperlichen Beschwerden aufweise, emotional stabil und tendenziell gesundheitlich unbekümmert sowie wenig aggressiv sei.

7. Beck-Depressions-Inventar II (BDI II)

Das BDI-II ist ein Selbstbeurteilungsinstrument zur Erfassung der Schwere einer depressiven Symptomatik. Der Fragebogen enthält Aussagen, die typische depressive Symptome in aufsteigender Schwere und zunehmender Beeinträchtigung erfassen.

Die Probandin erzielte 0 Punkte. Werte im Bereich von 0–8 Punkten werden von Personen erreicht, bei denen keine depressive Symptomatik besteht. Die Probandin stimmte keiner der Aussagen zu.

Zusammenfassend sprachen die Selbstangaben der Probandin im BDI-II gegen das Vorliegen einer depressiven Symptomatik.

8. Impact of Event Scale-Revised (IES-R)

Extreme Ereignisse erzeugen psychische Reaktionen, die in vielen Fällen die individuelle Adaptationsfähigkeit überfordern und sich in Belastungszuständen auswirken. Drei Formen typischer psychischer Reaktionen haben sich als Folgen dieser Extremereignisse gezeigt: Intrusionen, Vermeidung und Übererregung. [...]

Die drei Subskalen »Intrusionen«, »Vermeidung« und »Übererregung« erfassen typische Formen individueller Reaktionen bzw. Symptome auf extrem belastende Ereignisse. Eine Auswertung erlaubt aus den drei Subskalen das Vorliegen einer Posttraumatischen Belastungsreaktion(PTB)-Diagnose abzuschätzen (Maercker und Schützwohl 1998).

In diesem Verfahren wurden die folgenden Werte erreicht (RW: Rohwert; Berechnung der Formel zur Bestimmung der Verdachtsdiagnose auf PTB: $((-0{,}02 \times \text{Intrusion}) + (0{,}07 \times \text{Vermeidung}) + (0{,}15 \times \text{Übererregung}) - 4{,}36) > 0$) (▶ Tab. 10):

Tab. 10: Ergebnisse von Frau Musterfrau in der IES-R

	RW
Intrusion	2
Vermeidung	0
Hyperarousal	7

Verdachtsdiagnose auf PTB:
$((-0{,}02 \times 2) + (0{,}07 \times 0) + (0{,}15 \times 7) - 4{,}36) = -3{,}35 < 0$

Frau Musterfrau gab an, in geringem Maße Intrusionen sowie Hyperarousal als typische psychische Reaktionen als Folgen eines Extremereignisses zu zeigen. Die Addition der entsprechenden Item- und Skalenwerte (nach Maercker und Schützwohl 1998) sprachen insgesamt jedoch gegen die Verdachtsdiagnose einer Posttraumatischen Belastungsreaktion.

Zusammenfassend schilderte die Probandin im IES-R das seltene bis öftere Vorhandensein der typischen psychischen Reaktion der Intrusionen sowie der Übererregung als Folgen eines Extremereignisses. Das Vorliegen von Vermeidungen wurde von der Probandin verneint. Die Selbstauskunft der Probandin legte laut Manual keine Verdachtsdiagnose einer Posttraumatischen Belastungsreaktion nahe.

9. Green's Word Memory Test (WMT)

Der WMT ist ein computergestützter Symptomvalidierungstest, dessen Ziel es ist, nach dem Prinzip der verdeckten Leichtigkeit suboptimales Leistungsverhalten, z. B. Simulation oder Aggravation, von neurokognitiven Leistungsstörungen zu erfassen (Brockhaus und Merten 2004). Es handelt sich um einen Gedächtnistest mit zwei Lern- und sechs Abrufdurchgängen.

Unter der Voraussetzung einer uneingeschränkten Leistungsmotivation ermöglicht das Verfahren auch die Diagnostik von Gedächtnisfunktionen. In diesem Verfahren erzielte die Probandin die folgenden Ergebnisse (▶ Tab. 11).

	Ergebnis [%]
Unmittelbare Wiedererkennung (IR)	92,5 %
Verzögerte Wiedererkennung (DR)	97,5 %
Mehrfachwahl-Untertest (MC)	90,0 %
Paarassoziationen (PA)	100,0 %
Freier Abruf (FR)	80,0 %

Tab. 11: Ergebnisse von Frau Musterfrau beim WMT

Im Vergleich zur Gruppe gesunder Erwachsener zeigte die Probandin eine unauffällige Leistungsmotivation und Anstrengungsbereitschaft in der Untersuchung. Ihre Leistung sprach außerdem für eine gute Gedächtnisfähigkeit, insbesondere aufgrund der guten Ergebnisse im freien Abruf und der Paarassoziationen.

Zusammenfassend sprach das Ergebnis der Probandin im WMT für eine uneingeschränkte Leistungsmotivation und Anstrengungsbereitschaft in der Untersuchung sowie eine gute Gedächtnisfähigkeit.

10. *Strukturierter Fragebogen Simulierter Symptome (SFSS)*

Der SFSS ist ein Selbstbeurteilungsfragebogen mit 75 Items, die klinisch häufig vorgetäuschte Störungen erfassen sollen wie etwa niedrige Intelligenz, affektive Störungen, neurologische Beeinträchtigungen, Psychosen oder mnestische Störungen. Der SFSS wird als kurzes Screening-Verfahren zur Aufdeckung von Simulation empfohlen (Cima et al. 2003a). In diesem Verfahren erzielte Frau Musterfrau folgende Ergebnisse (▶ Tab. 12).

	Rohwert	**Cut-off**
Neurologische Symptome	1	3
Affektive Symptome	1	5
Psychotische Symptome	0	3
Intelligenzminderung	2	3
Amnesie	0	2
Gesamtwert	4	16

Tab. 12: Ergebnisse von Frau Musterfrau beim SFSS

Oberhalb eines Cut-off-Werts von 16 wird von einer Aggravation bzw. Simulation ausgegangen. Frau Musterfrau erreichte mit vier Punkten ein Ergebnis, das gegen einen Versuch, Symptome einer Störung vorzutäuschen bzw. zu aggravieren, sprach. Auf keiner der Skalen wurde der Cut-Off-Wert überschritten.

Zusammenfassend ergaben sich im SFSS keine Anhaltspunkte für einen Aggravationsversuch klinisch relevanter Symptome.

11. Self-Report Symptom Inventory (SRSI)

Das SRSI ist ein Verfahren, das fünf Beschwerdebereichen fünf Bereichen atypischer, ungewöhnlicher und bizarrer Beschwerden (Pseudobeschwerden) gegenüberstellt. Geprüft wird die Zahl bejahter Pseudobeschwerden, die Aufschluss über den Grad des Vertrauens liefert, das der subjektiven Beschwerdeschilderung einer Person entgegengebracht werden kann. Zusätzlich kann das Verhältnis von Pseudo- gegenüber genuinen Beschwerden (Ratio) in der Selbstschilderung des Probanden ausgewertet werden. Der Standard-Grenzwert für Pseudobeschwerden liegt bei 9 (SW = Skalenwert).

Tab. 13: Ergebnisse von Frau Musterfrau im SRSI

	SW
Genuine Beschwerden	2
Pseudobeschwerden	0
Ratio	0.00

Bei einer durchschnittlichen Belastung durch (potenziell) genuine Beschwerden (Gesamtzahl: 2) wurde ebenso keine erhöhte Zahl an Pseudobeschwerden geltend gemacht (Gesamtzahl: 0) (▶ Tab. 13). Der Wert lag deutlich unterhalb des empirisch ermittelten Grenzwerts für Anhaltspunkte für negative Antwortverzerrungen von neun.

[...]

Der zusätzlich herangezogene Kennwert Ratio, der die von der Probandin angegebenen Pseudobeschwerden zu ihren genuinen Beschwerden ins Verhältnis setzt, lag deutlich unter dem Grenzwert von 0.288.

Die zusätzlich herangezogenen Kennwerte A-Priori-Kooperativität und Konsistenzprüfung zeigten ein unauffälliges Bild.

Zusammenfassend konnten im SRSI, ausgehend vom vorgegebenen Grenzwert unter Berücksichtigung einer durchschnittlichen Belastung durch (potenzielle) genuine Beschwerden, keine Anhaltspunkte für negative Antwortverzerrungen objektiviert werden.

12. Structured Interview of Reported Symptoms – deutsche Version (SIRS-2)

Das SIRS-2 ist ein strukturiertes Interview zur Überprüfung der subjektiven Beschwerdeschilderung auf negative Antwortverzerrungen. Erfasst werden seltene Beschwerden, Symptomkombinationen, unglaubhafte oder absurde Beschwerden, offenkundige Beschwerden, subtile Beschwerden, die Selektivität der Beschwerden sowie deren Schweregrad und eine Gegenüberstellung von geschilderten und beobachteten Beschwerden.

Im Folgenden werden die von der Probandin erreichten Rohwerte sowie die jeweiligen Cut-off-Werte, ab welchen nicht-authentisches Antwortverhalten als wahrscheinlich bzw. definitiv gilt, angegeben (▶ Tab. 14):

Tab. 14: Ergebnisse von Frau Musterfrau beim SIRS-2

	Rohwert	Cut-off (wahrscheinlich)	Cut-off (definitiv)
Primärskalen			
Seltene Beschwerden (RS)	0	5	9
Symptomkombinationen (SC)	0	7	12
Unglaubhafte oder absurde Beschwerden (IA)	0	6	7
Offenkundige Beschwerden (BL)	0	11	24
Teilmenge der Primärskalen (MT-Index)	0		
Subtile Beschwerden (SU)	1	16	26
Selektivität der Beschwerden (SEL)	1	18	32
Schweregrad der Beschwerden (SEV)	0	10	17
Geschilderte vs. beobachtete Beschwerden (RO)	0	7	12
Seltene Beschwerden Gesamt (RS-Total)	0		
Zusatzskalen			
Disengagement (SS-Index)	12		

Frau Musterfrau erzielte auf keiner der acht Primärskalen ein Ergebnis, das über den vorgegebenen Cut-off-Werten für wahrscheinlich oder definitiv nicht-authentisches Antwortverhalten lag. Die Interpretation und der Einbezug weiterer Index-Werte (MT-Index < 13, RS-Total < 4 und SS-Index ≥ 4) sprachen für ein authentisches Antwortverhalten der Probandin und ergaben keine Hinweise auf negative Antwortverzerrungen.

Zusammenfassend ergaben sich im SIRS-2 keine Anhaltspunkte für negative Antwortverzerrungen.

Zusammenfassende Beurteilung

Schlagworte hervorheben

Zur Förderung der Übersichtlichkeit kann man die wichtigsten Schlagworte hervorheben.

Die testpsychologische Untersuchung der 60-jährigen Frau Musterfrau sollte über die *allgemeine kognitive Leistungsfähigkeit* hinsichtlich der Aufmerksamkeit, [...] exekutiver Funktionen, der Verarbeitungsgeschwindigkeit bzw. des Arbeitsgedächtnisses sowie *psychischer und psychosomatischer Funktionseinschränkungen* Aufschluss geben. Weiterhin stand im Rahmen der *Beschwerdevalidierung* die Klärung möglicher Antwortverzerrungen im Sinne einer *Aggravation bzw. Simulation* und der *Leistungsbereitschaft* der Probandin im Vordergrund.

Auftragsstellung zusammenfassend wiedergeben

Auftragsstellung zusammenfassend wiedergeben. Anders als beim psychiatrischen Gutachten sind hier in aller Regel Akteninhalte nicht nochmals fragebezogen komprimiert darzustellen. Vielmehr sollte man sich ausschließlich auf den Auftrag als testpsychologisches Zusatzgutachten begrenzen.

Verhalten der Probandin

Das *Verhalten der Probandin* in der Untersuchung erschien motiviert und kooperativ. Während des Explorationsgesprächs machte sie einen offenen und kontaktbereiten Eindruck. Die Bearbeitung der leistungsdiagnostischen Verfahren bereitete ihr keine erkennbaren Schwierigkeiten – sie zeigte dabei kein eingeschränktes Auffassungsvermögen und war angemessen belastbar, so dass die testpsychologische Untersuchung wie geplant durchgeführt werden konnte. Während der Untersuchung waren keine bedeutsamen Ermüdungserscheinungen oder Konzentrationsbeeinträchtigungen im Sinne einer verminderten Fähigkeit, die Aufmerksamkeit der Begutachtung zuzuwenden, beobachtbar.

Getrennte Wiedergabe

Getrennte Wiedergabe der testpsychologischen Befunde nach diagnostischem Fokus.

Testpsychologische Befunde

Aus den aktuellen *testpsychologischen Befunden* war im Wesentlichen Folgendes abzuleiten:

Die Probandin zeigte eine *uneingeschränkte Anstrengungsbereitschaft und Leistungsmotivation* in der Untersuchung, sodass die Testergebnisse unter diesem Gesichtspunkt zuverlässig interpretiert werden konnten (WMT).

Tipp!

Es ist sinnvoll, mit diesem Aspekt anzufangen, da er darlegt, ob und inwieweit die erhobenen Testergebnisse aussagekräftig und verwertbar sind!

Die *intellektuelle Leistungsfähigkeit* der Probandin im theoretisch-sprachlichen Bereich war normgerecht (BSfD: TPL-IQ = 103). Die neuropsychologische Screening-Diagnostik zur *kognitiven Leistungsfähigkeit* erbrachte keinen Hinweis auf eine Beeinträchtigung kognitiver Funktionen oder einen kognitiven Abbau (BSfD). *Aufmerksamkeit* und *Konzentrationsfähigkeit* (d2-R) waren als normgerecht zu beurteilen. Die *Verarbeitungsgeschwindigkeit* war in den verschiedenen Aufgaben gut durchschnittlich bis überdurchschnittlich (c.I.-Test: Symbole zählen; KAI: Buchstaben-Lesen; WAIS-IV: Verarbeitungsgeschwindigkeit). In den durchgeführten Aufgaben zur Überprüfung des *Arbeitsgedächtnisses* und der *Merkfähigkeit* (KAI: Zeichen-Nachsprechen; WAIS-IV: Arbeitsgedächtnis; WMT) zeigte Frau Musterfrau ebenfalls normgerechte bis überdurchschnittliche Ergebnisse. Auch hinsichtlich der *exekutiven Funktionen* war keine Beeinträchtigung festzustellen, die kognitive Flexibilität (c.I.-Test: Interferenz) lag im Normbereich, die Planungs- und Konzeptbildungsfähigkeit war (TL-D) überdurchschnittlich. Bei der Interpretation der Befunde ist zu berücksichtigen, dass mit den eingesetzten Verfahren das aktuelle Leistungsniveau erfasst wird, sodass Aussagen über zum Untersuchungszeitpunkt bestehende, klinisch relevante Beeinträchtigungen getroffen werden können. Ohne den intraindividuellen Vergleich mit früheren Testbefunden i. S. einer Verlaufsdiagnostik kann nicht beurteilt werden, ob die Leistungsfähigkeit sich im Vergleich zu einem früheren Zeitpunkt verändert hat. Einen Hinweis auf einen kognitiven Abbau kann jedoch der Vergleich mit dem prämorbiden Intelligenzniveau (BSfD) liefern.

Hier werden die Grenzen der Schlussfolgerungen aufgezeigt, die aus den Befunden einer reinen Statusdiagnostik gezogen werden können. Auch wenn aktuell keine klinisch relevanten Beeinträchtigungen bestehen, könnte sich das Leistungsvermögen im Vergleich zu einem überdurchschnittlichen Niveau verschlechtert haben und/oder die Probandin könnte subjektiv eine Verschlechterung kognitiver Funktionen infolge einer psychischen Störung erleben, ohne dass dies zu unterdurchschnittlichen Testergebnissen führt.

In einem Selbstauskunftsverfahren konnten keine Anhaltspunkte für negative Antwortverzerrungen objektiviert werden. Bei durchschnittlicher angegebener Belastung durch (potenziell) genuine Beschwerden wurde ebenso keine erhöhte Zahl an Pseudobeschwerden geltend gemacht. Auch der zusätzlich herangezogene Kennwert Ratio war zugunsten einer authentischen Beschwerdeschilderung zu bewerten (SRSI). In einem strukturierten Interview zur Überprüfung der subjektiven Beschwerdeschilderung ließen sich ebenfalls keine Anhaltspunkte für negative Antwortverzerrungen ableiten. Die Befunde sprachen insgesamt für ein authentisches Antwortverhalten der Probandin (SIRS-2). In einem weiteren Screening-Verfahren zur Überprüfung von Aggravation/Simulation psychiatrisch relevanter Symptome fanden sich laut Manual ebenso keine Anhaltspunkte für einen störungsübergreifenden Aggravationsversuch klinisch relevanter Symptome. Der Grenzwert wurde auf keiner Skala überschritten (SFSS).

Grenzen der Schlussfolgerungen

Anstrengungsbereitschaft bzw. Leistungsmotivation sind von der Beschwerdevalidierung zu trennen	Während Beschwerdevalidierungsverfahren auf die Differenzierung von (un-)authentischen Beschwerdedarstellungen abzielen, erfassen Testverfahren wie der WMT die Erzeugung realitätsfremder Testergebnisse im Rahmen einer suboptimalen Testmotivation bzw. Anstrengungsbereitschaft.

Eine weitere Validitätsskala zur Offenheit des Probanden bei der Beantwortung von Fragebögen (FPI-R) lag (noch) im Normbereich, sodass hier ebenfalls davon ausgegangen werden konnte, dass die Selbstauskunft unter diesem Gesichtspunkt zuverlässig interpretiert werden konnte.

Auch Validitätsskalen von weiteren Persönlichkeitsfragebogen miteinbeziehen	Neben den klassischen Beschwerdevalidierungsverfahren ist es ratsam, auch weitere »versteckte« Validitätsskalen aus z. B. Persönlichkeitsfragebögen miteinzubeziehen und in Kontext mit den Ergebnissen zu setzen.

[...]

Die Probandin schilderte eine unterdurchschnittliche *subjektive Beeinträchtigung* durch psychische Beschwerden (SCL-90). In Diskordanz mit den gestellten Diagnosen – rezidivierende depressive Störung (ICD-10: F33.1) und Posttraumatische Belastungsstörung (ICD-10: F43.1) – sprachen die Selbstangaben der Frau Musterfrau gegen das Vorliegen einer depressiven Symptomatik oder einer posttraumatischen Belastungsreaktion zum Untersuchungszeitpunkt (BDI-II; IES-R). Gemäß ärztlichem Entlassungsbericht der Musterklinik vom 05. April 2016 habe im Beck-Depressions-Inventar (BDI-II) bei Aufnahme ein Summenwert von 14 und bei Entlassung ein Summenwert von 3 vorgelegen. Die Verlaufsdiagnostik spricht unter Einbezug der aktuellen Angaben der Probandin insgesamt für eine vollständige Remission der depressiven Symptomatik.

Einbezug von Vorbefunden	Um Aussagen über die Verlaufsdiagnostik stellen zu können, müssen testpsychologische Vorbefunde dokumentiert und in Bezug zu den aktuellen Ergebnissen gesetzt werden.
Resümierende Zusammenschau aller Befunde	In der *Zusammenschau* ergaben sich im Rahmen der testpsychologischen Überprüfung keine Hinweise für Einschränkungen der kognitiven Leistungsfähigkeit. Anstrengungsbereitschaft und Leistungsmotivation in der Untersuchungssituation waren uneingeschränkt und es ergaben sich im Rahmen der Beschwerdevalidierung keine Anhaltspunkte für negative Antwortverzerrungen. Die Selbstangaben der Probandin sprachen zudem deutlich gegen das Vorliegen subjektiv empfundener Beeinträchtigungen durch körperliche und psychische Symptome, insbesondere einer depressiven Symptomatik. Die Selbstangaben der Probandin legten zudem nicht die Verdachtsdiagnose einer Posttraumatischen Belastungsreaktion nahe.

[...]

7.5.2 Auszüge eines testpsychologischen Beispielgutachtens aus dem Strafrecht (Schuldfähigkeit)

- Fragestellung(en): Frage der Schuldfähigkeit (§§ 20, 21 StGB) sowie Unterbringung in einem psychiatrischen Krankenhaus bzw. in einer Entziehungsanstalt (§§ 63, 64 StGB)
    - Diagnose(n) sowie Differenzialdiagnose(n): Paranoide Schizophrenie (ICD: F20.0)
- Delikt: versuchter Totschlag

— Verkürzte Wiedergabe des Gutachtens. An allen Kürzungsstellen erscheinen zur besseren Nachvollziehbarkeit drei Punkte [...] —
[...]

Fragestellung

Gemäß Schreiben der Staatsanwaltschaft Musterstadt vom 30.03.2019 solle das psychiatrische Gutachten zu der Frage Stellung nehmen, ob aus medizinischer Sicht bei dem Beschuldigten zur Zeit der Begehung der Tat Eingangsmerkmale der §§ 20 oder 21 StGB vorgelegen hätten und sich die Annahme begründen lasse, dass die Fähigkeit, das Unrecht der Tat einzusehen und dann nach dieser Einsicht zu handeln, ausgeschlossen oder erheblich vermindert gewesen sei (§§ 20, 21 StGB). Werde eine Beeinträchtigung der Schuldfähigkeit festgestellt, werde gebeten, auch zu der Frage Stellung zu nehmen, ob aus psychiatrischer Sicht deshalb neue erhebliche rechtswidrige Taten zu erwarten seien, die aus medizinischer Sicht eine Unterbringung in einem psychiatrischen Krankenhaus gem. § 63 StGB oder in einer Entziehungsanstalt gem. § 64 StGB rechtfertigen würden.

> Die genaue Fragestellung an die (psychiatrische) Begutachtung muss exakt wiedergegeben werden. Der konkrete Sinn und Zweck der zusätzlichen testpsychologischen Untersuchung sind im Folgenden zu nennen.

Fragestellung genau darstellen

Herr Mustermann wurde am 27.09.2019 von 10:15–15:00 Uhr über insgesamt vier Stunden und 45 Minuten in der Klinik Musterstadt testpsychologisch untersucht. Die testpsychologische Untersuchung des 42-jährigen Herrn Mustermann sollte über die allgemeine intellektuelle sowie kognitive Leistungsfähigkeit im Rahmen einer möglichen schizophrenen Negativsymptomatik hinsichtlich der Konzentration, der Verarbeitungsgeschwindigkeit, der exekutiven Funktionen sowie der visuellen Merkfähigkeit des Probanden Aufschluss geben.

> Sinn und Zweck der testpsychologischen Untersuchung deutlich kennzeichnen!

Sinn und Zweck kennzeichnen

Das testpsychologische Gutachten basiert auf der informatorischen Durchsicht der von dem Auftraggeber überlassenen Unterlagen, der Kurzexploration des Probanden und den Ergebnissen der durchgeführten Testverfahren.

Herangezogene Informationsquellen benennen

> Herangezogene Informationsquellen benennen! Man achte auf die Formulierungen »informatorische Durchsicht« und »Kurzexploration«, welche nochmals die Abgrenzung zum Aktenstudium und zur Exploration des psychiatrischen Gutachtens verdeutlichen. Auch hier gilt, dass der Proband zu Beginn der Untersuchung aufgeklärt werden muss.

Herr Mustermann wurde über Ablauf und Ziel der (test-)psychologischen Untersuchung sowie über die aufgehobene Schweigepflicht des Untersuchers gegenüber dem Auftraggeber unterrichtet. Er erklärte sich zur Untersuchung bereit und damit einverstanden, dass sämtliche Untersuchungsergebnisse, Befunde und Beobachtungen in dem testpsychologischen Gutachten Erwähnung finden können.

Zu dem Untersuchungstermin wurde als Dolmetscher für die Muttersprache des Probanden Herr Musterdolmetscher bestellt.

▶ *Kap. 6. Kultursensible Aspekte der Begutachtung und Begutachtung nicht Deutsch sprechender bzw. ausländischer Probanden*

Anwesenheiten weiterer Personen bei der Untersuchung dokumentieren!

> Sollten bei Probanden und Probandinnen, die nicht oder nicht ausreichend der deutschen Sprache mächtig sind, Dolmetscher bei der Untersuchung anwesend sein, muss deren Anwesenheit stets dokumentiert werden.

Aus den Akten

Nachfolgend werden die für die aktuelle (test-)psychologische Untersuchung relevanten Akteninhalte dargestellt.

[…]

Anmerkung für den Leser

Auf eine detaillierte Darstellung der Aktenlage wird an dieser Stelle verzichtet. Zusammenfassend fanden sich in den Akten Hinweise auf eine Einengung des Denkens auf das Thema Teufel und Gott bei ausgeprägtem religiösem und paranoidem Wahn mit hoher Wahndynamik. Ich-Störungen hätten in Form von Gedankeneingebung bestanden. Wahrnehmungsstörungen seien nicht auszuschließen gewesen. Der Proband habe nicht unter Alkohol-, Drogen- oder Medikamenteneinfluss gestanden.

Eigene Angaben des Probanden

Ausführliche eigene Angaben des Probanden werden im psychiatrischen Gutachten detailliert dargestellt. Aus diesem Grund werden nachfolgend lediglich die für die (test-)psychologische Untersuchung relevanten Angaben wiedergegeben, die in der Exploration im Rahmen der testpsychologischen

Untersuchung erhoben wurden. Die Fragen wurden vom Unterzeichner direkt an Herrn Mustermann selbst gestellt, es erfolgte stets eine Übersetzung des Dolmetschers für die Mustersprache des Probanden. Der Proband richtete seine Antwort meist an den Dolmetscher, der dem Untersucher daraufhin die Antwort simultan übersetzte.

> Mögliche Formulierung: »Die im Folgenden in Anführungszeichen gesetzten einzelnen Passagen oder Begriffe beziehen sich auf die wörtlichen Übersetzungen des Herrn Musterdolmetscher.

Zitierte wörtliche Übersetzungen des Dolmetschers von den eigenen zusammenfassenden Angaben des Probanden sichtbar trennen und gesondert als solche ausweisen! Anmerkung für den Leser

[...]
Auf eine detaillierte Darstellung der eigenen Angaben des Probanden wird an dieser Stelle verzichtet. Er wurde orientierend zum Grund und Anlass der Begutachtung, zu aktuellen Beschwerden, dem Bildungshintergrund und bisherigen, stationären (psychiatrischen) Behandlungen exploriert.

Psychischer Befund und testpsychologische Ergebnisse

Verhalten des Probanden während der Untersuchung

Der zum Zeitpunkt der Begutachtung 42-jährige Herr Mustermann wurde am 27.09.2019 von 10:15–15:00 Uhr über insgesamt vier Stunden und 45 Minuten in der Klinik Musterstadt testpsychologisch untersucht. Der Proband wurde leicht verspätet vom polizeilichen Vorführdienst in die Räumlichkeiten der Klinik Musterstadt gebracht. Der groß gewachsene, adipöse Proband trug eine blaue Jogginghose, einen löchrigen grau-roten Trainingsanzug über einem ungewaschenen weißen T-Shirt sowie Turnschuhe. Die Fingernägel waren lang und schmutzig. Auch aufgrund seines Körpergeruchs machte er einen nur unzureichend gepflegten, wenig auf sein Äußeres bedachten Eindruck.

> Die Personenbeschreibung so detailliert verfassen, dass sich der Leser des Gutachtens ein adäquates Bild von dem Probanden machen kann! Bezüglich eines vollständigen psychischen Befundes ist auf die meisten anderen Kasuistiken zu verweisen. Hier finden sich aus Kürzungsgründen nur die für die testpsychologische Beurteilung relevanten Informationen niedergelegt.

Personenbeschreibung detailliert verfassen

Herr Mustermann war nach anfänglicher Zurückhaltung weitestgehend interpersonell kontaktbereit, wirkte mitunter gut gelaunt bis hyperthym, nicht weiter angespannt und trat weitestgehend situationsadäquat gegenüber dem Untersucher auf. Er wirkte insgesamt eingeschränkt affektiv schwingungsfähig, lachte mehrfach und schien im Laufe der Untersuchung zunehmend ausgeglichen bis aufgeheitert. Mit dem anwesenden Dolmetscher schien er sich gut zu verstehen, was sich u. a. darin zeigte, dass er mit diesem vermehrt scherzte und in Interaktion trat und zu Ende der Untersuchung angab, sich nur noch in Anwesenheit des Herrn Musterdolmetscher untersuchen zu lassen. Während der Untersuchung hielt der Proband kaum Blickkontakt mit dem Untersucher oder dem Dolmetscher, sondern starrte fast ausschließlich auf den Boden, wo er einen Punkt zu fixieren schien. Im Verlauf der Untersuchung blickte der Proband zunehmend gelegentlich auf und suchte vermehrt den Blickkontakt. Der Proband imponierte zudem teilweise ideenflüchtig, vorbeiredend sowie gedanklich eingeengt. So musste der Proband mehrfach zur Ausgangsfragestellung des Untersuchers zurückgeführt werden.

[...]

Verzicht auf Einsatz von Fragebögen bei nicht ausreichend Deutsch sprechenden Probanden und gesonderte Dokumentation bzw. Begründung

Das Testverhalten des Probanden war leicht verlangsamt, jedoch motiviert. Die Bearbeitung der Testverfahren schien dem Probanden mitunter Spaß zu bereiten, was er auch gegenüber dem Untersucher kommunizierte. Er zeigte sich generell engagiert und u. a. verärgert, wenn er eine Aufgabe nicht lösen konnte. Es fiel auf, dass der Proband bei der Bearbeitung einzelner Verfahren gelegentlich in der Bearbeitungszeile zu verrutschen schien, was vom Untersucher auf seine eingeschränkte Konzentrationsfähigkeit zurückgeführt wurde. Aufgrund möglicher Verzerrungen der Ergebnisse durch die sprachliche Barriere bzw. das Dolmetschen wurde dennoch auf den weiteren Einsatz von Fragebögen verzichtet.

Ermüdungserscheinungen oder Konzentrationsbeeinträchtigungen i. S. einer verminderten Fähigkeit, die Aufmerksamkeit der Begutachtung zuzuwenden, waren beobachtbar. Herr Mustermann wirkte über die gesamte Untersuchungsdauer eingeschränkt belastbar und konzentrativ ebenfalls nur eingeschränkt in der Lage, der Untersuchung und insbesondere der Bearbeitung der Testverfahren vollends zu folgen. Der Proband bat mehrfach um Raucher- bzw. Erholungspausen.

Testpsychologische Befunde

Zur Überprüfung der kognitiven Leistungsfähigkeit bei nicht ausreichend Deutsch sprechenden Probanden sprachunabhängige Testverfahren einsetzen

Überblick über die eingesetzten Verfahren

In der testpsychologischen Untersuchung des Probanden wurde darauf geachtet, zur Überprüfung der intellektuellen und kognitiven Leistungsfähigkeit sprachunabhängige Testverfahren einzusetzen, um Verzerrungen der Ergebnisse durch die sprachliche Barriere bzw. das Dolmetschen möglichst gering zu halten. In der aktuellen testpsychologischen Untersuchung kamen demnach folgende psychodiagnostische Verfahren zur Anwendung:

Bei der aktuellen testpsychologischen Untersuchung kamen folgende psychodiagnostische Verfahren zur Anwendung:

Intellektuelle Leistungsfähigkeit

1. Ravens Standard Progressive Matrices Test (SPM)

Verarbeitungsgeschwindigkeit

2. Wechsler Intelligence Scale for Adults – Fourth Edition (WAIS-IV)
   - Untertest »Zahlen-Symbol-Test« (ZST)
   - Untertest »Symbol-Suche« (SYS)

Aufmerksamkeit

3. Aufmerksamkeits- und Konzentrationstest d2 – Revision (d2-R)

Visuell-räumliche Funktionen

4. Benton Visual Retention Test (BT)

Exekutive Funktionen

5. Turm von London – Deutsche Version (TL-D)

Nachfolgend werden die durchgeführten Tests und die von dem Probanden erreichten Testergebnisse dargestellt. Eine Interpretation und Diskussion der Testergebnisse erfolgen im Abschnitt »Zusammenfassende Beurteilung«.

Nachfolgend werden die durchgeführten Testverfahren und die erreichten Testergebnisse dargestellt. Eine Interpretation und Diskussion der Testbefunde erfolgt im Abschnitt »Zusammenfassende Beurteilung«.

Getrennte Wiedergabe von Testbefunden und der Interpretation und Diskussion der Testergebnisse

1. **Ravens Standard Progressive Matrices Test (SPM)**

Der SPM ist ein sprachfreies Verfahren zur Erfassung der Fähigkeit zu genauer Beobachtung und zu logischem Denken und dient damit der Bestimmung der beiden wichtigsten Teilaspekte von Intelligenz.

Testverfahren laienverständlich erklären

Kurze Beschreibung und Erläuterung des Verfahrens vor Darstellung der Ergebnisse

Erläuterung des Verfahrens

In diesem innerhalb von 45 Minuten bearbeiteten Verfahren erzielte Herr Mustermann folgendes Ergebnis (Rohwert = 38) (▶ Tab. 15):

Standardwerte	
T-Wert	39
IQ	85
PR	16

Tab. 15: Ergebnisse von Herrn Mustermann im SPM

Der Proband zeigte in dem SPM – gemäß den deutschen Normen von Bulheller und Häcker (1999) unter Berücksichtigung der angegebenen Schulbildung des Probanden (Gymnasium) – eine (noch) durchschnittliche Fähigkeit zu logischem Denken im Grenzbereich zu einer unterdurchschnittlichen Ausprägung. Herr Mustermann erzielte einen Rohwert von 38, der einem (noch) durchschnittlichen Prozentrang von 16 im Grenzbereich zu einer unterdurchschnittlichen Ausprägung entsprach. Das bedeutet, dass 84 % in der (deutschen) Vergleichsgruppe mit vergleichbarem gymnasialen Schulabschluss besser abschneiden.

> Um eine entsprechende Vergleichsstichprobe hinsichtlich des Geschlechts, des Alters, aber auch des Bildungshintergrundes heranziehen zu können, ist die Kurzexploration des Bildungshintergrundes vorab unabdingbar!

Zusammenfassend zeigte der Proband in dem sprachfreien SPM eine (noch) durchschnittliche logische Denkfähigkeit, was unter Bezugnahme einer deutschen Vergleichsstichprobe (mit entsprechendem gymnasialen Schulabschluss) auf eine (noch) durchschnittliche Intelligenz hinwies. Der länderspezifische IQ in Musterland, dem Herkunftsland des Probanden, wird bei 83 (bei einer Standardabweichung von 5) eingeschätzt (Lynn und Meisenberg 2010), der aktuell ermittelte IQ von 85 des Probanden lag damit länderspezifisch im (oberen) Normbereich.

Länderspezifische Normwerte heranziehen

> Liegen für das Testverfahren länderspezifische Normwerte vor, sind diese unbedingt ergänzend heranzuziehen. Die Vergleichsstichprobe sollte so adäquat wie möglich sein, was Geschlecht, Alter, Bildungshintergrund und Herkunftsland angeht.

2. *Wechsler Intelligence Scale for Adults – Fourth Edition (WAIS-IV)*

Untertests:» »Zahlen-Symbol-Test« (ZST) und »Symbol-Suche« (SYS)
Die WAIS-IV ist ein umfassendes Einzeltestverfahren zur Beurteilung der kognitiven Fähigkeiten von Jugendlichen und Erwachsenen. Neben dem Gesamt-IQ können zusätzlich verschiedene Indexwerte für das sprachliche Verständnis, die Wahrnehmungsorganisation, das Arbeitsgedächtnis und die Arbeitsgeschwindigkeit bestimmt werden.

Die Untertests »Zahlen-Symbol-Test« (ZST) und »Symbol-Suche« (SYS) dienen zur Beurteilung der Verarbeitungsgeschwindigkeit, die sich als sensitiv gegenüber verschiedenen klinischen Störungsbildern und Beeinträchtigungen erweist. Es wurden lediglich sprachunabhängige Untertests angewendet.

> Hier wird nochmals betonend dokumentiert, dass lediglich sprachunabhängige Verfahren zur Anwendung kamen.

Sprachunabhängigkeit des Testverfahrens betonen

In den durchgeführten Untertests der WAIS-IV erreichte der Proband die folgenden Ergebnisse (▶ Tab. 16) (RW = Rohwerte, WP = Wertpunkte, ein Testwert von 10 Wertpunkten beschreibt ein genau durchschnittliches Ergebnis; Werte von 7 oder 13 Wertpunkten entsprechen einer Standardabweichung unterhalb bzw. oberhalb des Mittelwerts; IQ-Werte von 85 oder 115 entsprechen einer Standardabweichung unterhalb bzw. oberhalb des Mittelwerts von 100; die vom Normbereich abweichenden Werte sind fett hervorgehoben):

	RW	WP	Index-IQ-Wert
Verarbeitungsgeschwindigkeit			**76**
Zahlen-Symbol-Test (ZST)	54	7	
Symbol-Suche (SYS)	**16**	**4**	

Tab. 16: Ergebnisse von Herrn Mustermann bei der WAIS-IV

Herr Mustermann zeigte in den durchgeführten Aufgaben eine unter dem Normbereich liegende Verarbeitungsgeschwindigkeit.

Der Index-Wert für die Verarbeitungsgeschwindigkeit (VG) erfasst die Geschwindigkeit der mentalen und graphomotorischen Verarbeitung. Hier erbrachte der Proband in den Untertests »Symbol-Suche« und »Zahlen-Symbol-Test« unterdurchschnittliche Leistungen bzw. solche im unteren Normbereich an der Grenze zu einer unterdurchschnittlichen Ausprägung. Diese Untertests umfassten sowohl die Beobachtungsgenauigkeit als auch die Konzentration und das Kurzzeitgedächtnis (SYS, ZST). Der VG-Indexwert fiel somit insgesamt unterdurchschnittlich aus (IQ = 76; PR = 5; d. h. 95 % der Bevölkerung erreichen in diesen Aufgaben ein gleich gutes oder besseres Ergebnis).

Es ist jedoch auch hier anzumerken, dass Herr Mustermann aufgrund fehlender Normwerte seines Herkunftslandes mit einer deutschen Bildungsnormstichprobe verglichen wurde, die den angegebenen Schuljahren des Probanden entsprach.

> Hier wird nochmals betonend dokumentiert, dass lediglich Normwerte einer deutschen Bildungsstichprobe herangezogen werden konnten.

Auf fehlende adäquate Normwerte verweisen

Zusammenfassend sprach die Leistung des Probanden in den durchgeführten Untertests der WAIS-IV bei eingeschränkter Vergleichbarkeit zur Normstichprobe für eine unterdurchschnittliche Verarbeitungsgeschwindigkeit.

3. Aufmerksamkeits- und Konzentrationstest d2 – Revidierte Fassung (d2-R)

Der d2-R dient der Untersuchung der Konzentration bei Aufgaben, die Aufmerksamkeit verlangen (konzentrierte Aufmerksamkeit). Er erfasst die Konzentrationsfähigkeit der Testperson sowie die Schnelligkeit und Genauigkeit bei der Unterscheidung ähnlicher visueller Reize (Detail-Diskrimination).

Standardwerte erläutern
Herr Mustermann erzielte folgende Ergebnisse (▶ Tab. 17) (SW = Standardwert; der Normbereich liegt zwischen SW = 90 bis SW = 110).

Tab. 17: Ergebnisse von Herrn Mustermann beim d2-R

	SW
Konzentrationsleistung (KL)	85
Gesamtzahl bearbeiteter Zeichen (BZO)	82
Fehlerprozent (F%)	93

Der Proband zeigte eine unterdurchschnittliche Konzentrationsleistung (KL) bei einem deutlich unterdurchschnittlichen Arbeitstempo (BZO) und einer im unteren Normbereich liegenden Genauigkeit bzw. Sorgfalt bei der Testbearbeitung (F%).

Zusammenfassend zeigte der Proband im d2-R eine unterdurchschnittliche Konzentrationsleistung bei einer im unteren Normbereich liegenden Sorgfalt.

4. Benton Viual Retention Test (BT)

In diesem Verfahren zur visuellen Merkfähigkeit werden der Testperson zehn Sekunden lang Testfiguren vorgelegt, die danach ohne Vorlage maßstabsgetreu nachgezeichnet werden müssen. Die Testergebnisse können Aufschluss über mögliche Störungen des visuell-räumlichen Funktionsbereichs geben.

Herr Mustermann erzielte die folgenden Ergebnisse (EW = Erwartungswert):

- Richtige Lösungen 4 (EW = 7)
- Fehler 9 (EW = 6)

Bezugnehmend auf die Erwartungswerte seiner Altersgruppe (40–44 Jahre) unter Berücksichtigung des Intelligenzniveaus erzielte Herr Mustermann ein Ergebnis, das auf eine Störung der visuell-räumlichen Funktionen hinwies. Die visuelle Merkfähigkeit war als altersinadäquat zu beurteilen.

Zusammenfassend waren im BT Hinweise auf Funktionsbeeinträchtigungen der visuellen Merkfähigkeit zu beobachten.

5. *Turm von London – Deutsche Version (TL-D)*

Beim TL-D handelt es sich um eine Transformationsaufgabe zur Erfassung des konvergenten problemlösenden Denkens. So werden anhand verschiedener Aufgabenstellungen komplexe Planungsprozesse erfasst, bei denen eine Vielzahl möglicher Handlungsoptionen erkannt und in der Vorstellung auf ihre Brauchbarkeit hinsichtlich des erwünschten Zielzustandes geprüft werden müssen.

Herr Mustermann erzielte einen Rohwert von 12 Punkten, der einem unterdurchschnittlichen Prozentrang von 12 entsprach (Normbereich: PR = 16 bis PR = 84; Vergleichsstichprobe: gesunde Erwachsene, 42–53 Jahre). Das bedeutet, dass lediglich 88 % seiner Altersgruppe in diesen Aufgaben gleich gut oder besser abschneiden.

Wenn vorhanden, soll die Vergleichsstichprobe samt soziodemographischen Daten wie Geschlecht, Alter, Bildungshintergrund etc. so genau wie möglich beschrieben werden.	Normstichprobe beschreiben

Zusammenfassend zeigte der Proband im TL-D eine unterdurchschnittliche Fähigkeit zum problemlösenden Denken.

Zusammenfassende Beurteilung

Die (test-)psychologische Untersuchung des 42-jährigen Herrn Mustermann sollte über die allgemeine intellektuelle sowie kognitive Leistungsfähigkeit im Rahmen einer möglichen schizophrenen Negativsymptomatik hinsichtlich der Konzentration, der Verarbeitungsgeschwindigkeit, der exekutiven Funktionen sowie der visuellen Merkfähigkeit des Probanden Aufschluss geben.

Auftragsstellung zusammenfassend wiedergeben. Anders als beim psychiatrischen Gutachten sind hier in aller Regel Akteninhalte nicht nochmals fragebezogen komprimiert darzustellen. Vielmehr sollte man sich ausschließlich auf den Auftrag als Zusatzgutachten begrenzen.	Auftragsstellung zusammenfassend wiedergeben

Zur besseren Übersichtlichkeit bietet es sich an, die jeweiligen Schlagworte, um die es wesentlich geht, hervorzuheben.	Schlagworte hervorheben

Herr Mustermann erschien nach anfänglicher Zurückhaltung interpersonell kontaktbereit. [...]   *Zusammenfassung vom Testverhalten*

In der testpsychologischen Untersuchung des Probanden wurde darauf geachtet, zur Überprüfung der intellektuellen und kognitiven Leistungsfähigkeit sprachunabhängige Testverfahren einzusetzen, um Verzerrungen der

Ergebnisse durch die sprachliche Barriere bzw. das Dolmetschen möglichst gering zu halten. Aufgrund möglicher Verzerrungen der Ergebnisse durch die sprachliche Barriere bzw. das Dolmetschen wurde auf den weiteren Einsatz von Fragebögen verzichtet. Aus den aktuellen testpsychologischen Befunden war im Wesentlichen Folgendes festzuhalten:

> **Sprachunabhängigkeit des Testverfahrens betonen**
>
> Hier wird nochmals betonend dokumentiert, dass lediglich sprachunabhängige Verfahren zur Anwendung kamen.

In dem sprachfreien Verfahren zur allgemeinen intellektuellen Leistungsfähigkeit des Probanden wies die von Herrn Mustermann gezeigte logische Denkfähigkeit im Vergleich zur deutschen Normierungsstichprobe mit entsprechendem gymnasialen Schulabschluss auf ein (noch) durchschnittliches Intelligenzniveau hin (SPM: IQ von 85). Der länderspezifische IQ in Musterland, dem Herkunftsland des Probanden, wird bei 83 (bei einer Standardabweichung von 5) eingeschätzt (Lynn und Meisenberg 2010), der aktuell ermittelte IQ von 85 des Probanden lag damit länderspezifisch im (oberen) Normbereich.

In zwei sprachunabhängigen Untertests des WAIS-IV zur Beurteilung der Verarbeitungsgeschwindigkeit zeigte Herr Mustermann bei eingeschränkter Vergleichbarkeit zur Normstichprobe eine unterdurchschnittliche Verarbeitungsgeschwindigkeit, welche durch die Ergebnisse von zwei Untertests (SYS und ZST) beurteilt werden konnte (WAIS-IV).

Hinsichtlich des Funktionsbereichs der Aufmerksamkeit zeigte Herr Mustermann eine unterdurchschnittliche Konzentrationsleistung bei einem deutlich unterdurchschnittlichen Arbeitstempo und einer im unteren Normbereich liegenden Genauigkeit bzw. Sorgfalt bei der Testbearbeitung (d2-R).

Die Überprüfung der visuellen Merkfähigkeit im Rahmen der visuell-räumlichen Funktionen legte mit einem altersadäquaten Ergebnis keine Störung der visuellen Merkfähigkeit nahe. Damit ergaben sich keine Hinweise auf Funktionsbeeinträchtigungen der visuellen Merkfähigkeit (BT).

Die Überprüfung der exekutiven Funktionen sowie der Planungs- und Konzeptbildungsfähigkeit des Probanden sprach dafür, dass Herr Mustermann keine Schwierigkeiten hatte, Flexibilität in Bezug auf die Erfassung neuer Konzepte zu zeigen. Seine Fähigkeit zum problemlösenden Denken war als durchschnittlich zu beurteilen (TL-D).

Zusammenfassung der wichtigsten Befunde auf einen Blick

In der *Zusammenschau* lieferten die aktuellen Untersuchungsergebnisse im Vergleich zu einer deutschen Normierungsstichprobe Hinweise für eine (noch) durchschnittlich ausgeprägte intellektuelle Leistungsfähigkeit, welche jedoch unter Hinzuziehung eines länderspezifischen IQs [hier Musterland, dem Herkunftslandes des Probanden] in den (oberen) Normbereich einzuordnen war. Somit war das intellektuelle Leistungsniveau des Probanden im Einklang mit seinem angegebenen Bildungshintergrund als durchschnittlich zu bewerten. Dabei ist jedoch zu vermerken, dass hier aufgrund der Sprachbarriere lediglich nonverbale Testverfahren und Untertests zur

Beurteilung der intellektuellen und kognitiven Fähigkeiten herangezogen werden konnten, weshalb lediglich auf die globale Intelligenzeinschätzung geschlossen werden konnte. Es zeigten sich darüber hinaus bei eingeschränkter Vergleichbarkeit zur Normstichprobe Einschränkungen der kognitiven Leistungsfähigkeit im Rahmen von Beeinträchtigungen in den Funktionsbereichen der Konzentration bzw. der Aufmerksamkeit sowie der Verarbeitungsgeschwindigkeit, welche mit einer Negativsymptomatik im Rahmen einer psychotischen Erkrankung in Einklang zu bringen waren. Die Exekutivfunktionen im Rahmen einer Planungs- und Konzeptbildungsfähigkeit und die visuell-räumliche Merkfähigkeit imponierten hingegen ungestört.

> Hier wird nochmals diskutierend betont, dass die Ergebnisse aufgrund der teilweise fehlenden adäquaten Normwerte eingeschränkt zu interpretieren sind.

In der Zusammenfassung der Befunde auch die interpretativen Einschränkungen durch fehlende Normwerte für nicht Deutsch sprechende Probanden und Probandinnen diskutieren

7.5.3 Auszüge eines testpsychologischen Beispielgutachtens aus dem Strafrecht (Kriminalprognose)

- Fragestellung(en): Frage der Gefährlichkeit bzw. der Kriminalprognose (im Rahmen der Überprüfung der Erforderlichkeit der Sicherungsverwahrung)
  - Diagnose(n) sowie Differenzialdiagnose(n): Dissoziale Persönlichkeitsstörung (ICD-10: F60.2), mögliche Störung der Sexualpräferenz (Pädophilie, ICD-10: F65.4)
- Delikt: schwerer sexueller Missbrauch von Kindern in mehreren Fällen

— Verkürzte Wiedergabe des Gutachtens. An allen Kürzungsstellen erscheinen zur besseren Nachvollziehbarkeit drei Punkte [...] —
[...]

Fragestellung

Gemäß Schreiben des Landgerichtes Musterstadt vom 30.03.2017 soll das psychiatrische Gutachten zur Frage der Gefährlichkeit des Herrn Mustermann eingeholt werden.
Die (test-)psychologische Untersuchung fand am 27.09.2017 von 13:00–16:00 Uhr und am 28.09.2017 von 10:45–14:45 Uhr über insgesamt sieben Stunden in der Klinik Musterstadt statt und sollte über fragestellungsrelevante Persönlichkeitseigenschaften sowie psychosexuelle Merkmale des Probanden Aufschluss geben.
Das testpsychologische Gutachten basiert auf der informatorischen Durchsicht der von dem Auftraggeber überlassenen Unterlagen, der kurzen

Exploration des Probanden und den Ergebnissen der durchgeführten Testverfahren.

Herangezogene Informationsquellen benennen

> Herangezogene Informationsquellen benennen! Man achte auf die Formulierungen »informatorische Durchsicht« und »kurze Exploration«, welche nochmals die Abgrenzung zum Aktenstudium und zur Exploration des psychiatrischen Gutachtens verdeutlichen. Auch hier gilt, dass der Proband zu Beginn der Untersuchung aufgeklärt werden muss.

Herr Mustermann wurde über den Ablauf und das Ziel der testpsychologischen Untersuchung unterrichtet und erklärte sich mit deren Durchführung einverstanden. Er wurde darüber aufgeklärt, dass die Untersucherin dem Gericht gegenüber nicht an die Schweigepflicht gebunden ist und dass deshalb sämtliche Untersuchungsergebnisse, Befunde und Beobachtungen in dem Gutachten Erwähnung finden können.

Aus den Akten

Nachfolgend werden die für die aktuelle (test-)psychologische Untersuchung relevanten Akteninhalte dargestellt.
[...]

Anmerkung für den Leser

Auf eine detaillierte Darstellung der Aktenlage wird an dieser Stelle verzichtet. Zusammenfassend fanden sich in den Akten Hinweise auf eine sexuelle Präferenzstörung i. S. einer pädophilen Nebenströmung (Beier 1995). Eine dissoziale Persönlichkeitsstörung war im Anlassgutachten diagnostiziert worden. Gegen den Probanden wurde während der 10-jährigen Haftdauer mehrfach disziplinarisch vorgegangen, eine Therapie wurde von ihm durchgehend verweigert. Außerdem hatte der Proband zuletzt wiederholt über Konzentrations- und Gedächtnisschwierigkeiten geklagt.

Eigene Angaben des Probanden

Ausführliche eigene Angaben des Probanden werden im psychiatrischen Gutachten detailliert dargestellt. Aus diesem Grund werden nachfolgend lediglich die für die (test-)psychologische Untersuchung relevanten Angaben wiedergegeben, die in der Exploration im Rahmen der testpsychologischen Untersuchung erhoben wurden.
[...]

Anmerkung für den Leser

Auf eine detaillierte Darstellung der eigenen Angaben des Probanden wird an dieser Stelle verzichtet. Er wurde orientierend zu seinem biografischen Hintergrund und ausführlicher zu den Anlassdelikten, seiner forensischen Vorgeschichte, der psychosexuellen Entwicklung, dem Unterbringungsverlauf sowie zu aktuellen Beschwerden exploriert.

Psychischer Befund und testpsychologische Ergebnisse

Psychischer Befund und Verhalten des Probanden während der Untersuchung

Der zum Zeitpunkt der Begutachtung 65-jährige Herr Mustermann wurde an zwei Tagen (test-)psychologisch untersucht.

Der Proband trug an beiden Tagen dieselbe Haftkleidung, deren Hemd ein Loch hatte, nicht geputzte Schuhe und eine Brille. Die Fingernägel waren lang und schmutzig. Auch aufgrund seines Körpergeruchs machte er einen nur ausreichend gepflegten, wenig auf sein Äußeres bedachten Eindruck.

> Die Personenbeschreibung so detailliert verfassen, dass sich der Leser des Gutachtens ein adäquates Bild von dem Probanden machen kann! Bezüglich eines vollständigen psychischen Befundes ist auf die meisten anderen Kasuistiken zu verweisen. Hier finden sich aus Kürzungsgründen nur die für die testpsychologische Beurteilung relevanten Informationen niedergelegt.

Personenbeschreibung detailliert verfassen

Er trat zunächst freundlich auf und berichtete in der Exploration angemessen ausführlich. Als er über die Behandlung in der JVA und seine Delikte sprach, redete er erregt und erhob die Stimme. Von der Untersucherin darauf angesprochen, entschuldigte er sich sofort und sprach in angemessener Weise weiter. Seine Angaben bezüglich des Delikts bzw. der damaligen Gerichtsverhandlung waren z. T. schwer nachvollziehbar und/oder nicht in Deckung zu den Akteninformationen zu bringen [Anmerkung für den Leser: Hier wurde im Gutachten auf den Abschnitt »Eigene Angaben des Probanden« verwiesen].

[…]

Herr Mustermann hatte mit Ausnahme der etwas komplexeren Anweisung des Subtests »Interferenz« aus dem c.I.-Test keine Schwierigkeiten, die Instruktionen zu verstehen. Das Testverhalten war etwas langsamer als üblich, nicht immer instruktionsgemäß und einige Male äußerte der Proband seinen Unmut über die Aufgaben. Dies ließ ihn gegenüber der Untersuchung eher ablehnend erscheinen. Aufgrund seiner Nachfragen bei der Bearbeitung des Tests zur Messung des prämorbiden intellektuellen Leistungsniveaus (TPL), bei dem aus einer Reihe von vier Fantasiewörtern und einem echten Wort das richtige herausgefunden werden muss, wurde deutlich, dass er zunächst entgegen der Instruktion versuchte zu raten, wenn er die Lösung nicht kannte. Dies wurde ihm darauf noch einmal untersagt. Nach selbstständiger Bearbeitung der Fragebögen klagte er, dass viele Items gar nicht zu beantworten seien. Er hatte aber keines der Items ausgelassen. Vor Beginn des computergestützten Impliziten Assoziationstests (IAT) sagte er, dass er Computer »hassen« würde, während der Durchführung kommentierte er diese halblaut und sagte am Ende: »Endlich vorbei«.

Ermüdungserscheinungen oder Konzentrationsbeeinträchtigungen i. S. einer verminderten Fähigkeit, die Aufmerksamkeit der Begutachtung zuzuwenden, waren nicht beobachtbar.

Testpsychologische Befunde

Herr Mustermann war im Rahmen der Schuldfähigkeitsbegutachtung des Eingangsgutachtens im Zusammenhang mit der damaligen Hauptverhandlung 2007 durch Herrn Prof. Mayer auch testpsychologisch untersucht worden. Eine kurze Beschreibung der Ergebnisse war dem Urteil zu entnehmen, vgl. testpsychologisch relevante Aktenlage: Damals seien ausgewählte Untertests des Hamburg-Wechsler-Intelligenztests (HAWIE), die Ling-Skala zur Erfassung sozialer Erwünschtheit, die revidierte Form des Freiburger Persönlichkeitsinventars (FPI-R) und der Fragebogen zu Kompetenz- und Kontrollüberzeugungen (FKK) durchgeführt worden. Auf die früheren Befunde wird im Abschnitt »Zusammenfassende Beurteilung« – soweit möglich und sinnvoll – vergleichend eingegangen.

Studium der Aktenlage

> Unter anderem auch hierfür lohnt das orientierende Studium der Aktenlage durch den Testpsychologen!

Überblick über die eingesetzten Verfahren

Bei der aktuellen testpsychologischen Untersuchung kamen folgende psychodiagnostische Verfahren zur Anwendung:

- Intellektuelle und kognitive Leistungsfähigkeit
  - Basis-System für Demenzmessung (BSfD)
  - Trail Making Test (TMT)
- Persönlichkeitsdiagnostik
  - Persönlichkeitsfragebogen für Inhaftierte (PFI+)
  - Psychopathic Personality Inventory – Revised (PPI-R)
- Psychosexuelle Merkmale
  - Multiphasic Sex Inventory (MSI)
  - Skala für kognitive Verzerrungen bei Missbrauchern (KV-M)
  - Impliziter Assoziationstest zur Erfassung pädosexueller Tendenzen – Forschungsversion (IAT)

Hinweis zu Screeningverfahren

Aufgrund des Alters des Probanden sowie von ihm berichteter kognitiver Leistungsstörungen wurden zwei Screeningverfahren zum Ausschluss kognitiver Beeinträchtigungen bzw. dementieller Abbauprozesse durchgeführt.

Bei forensischen Begutachtungen können Antwortverzerrungen im Sinne von Simulation bzw. Aggravation oder Dissimulation beobachtet werden. Aus diesem Grund wurden folgende Verfahren zur Erfassung von Antworttendenzen in der Untersuchung durchgeführt:

- Strukturierter Fragebogen Simulierter Symptome (SFSS)
- Supernormalität-Skala (SN-S)

Nachfolgend werden die durchgeführten Testverfahren und die erreichten Testergebnisse dargestellt. Eine Interpretation und Diskussion der Testbefunde erfolgt im Abschnitt »Zusammenfassende Beurteilung«.

1. Basis-System für Demenzmessung (BSfD) (Lehrl 1999)

Das BSfD besteht aus drei bereits eingeführten Einzeltests, die speziell aufeinander abgestimmt sind: cerebraler Insuffizienz-Test (c.I.-Test) zur Objektivierung des Demenzverdachts, TPL zur Einschätzung des prämorbiden Leistungsniveaus und der Kurztest für Allgemeine Intelligenz (KAI) zur Bestimmung des aktuellen Leistungsniveaus.

Testverfahren laienverständlich erklären

Die dementielle Leistungseinbuße wird durch den Vergleich von prämorbidem und aktuellem Leistungsniveau gemessen.

Das Verfahren wurde nicht zur Abklärung eines dementiellen Abbaus durchgeführt, sondern weil es eine ökonomische Überprüfung der aktuellen kognitiven Leistungsfähigkeit ermöglicht.

In den einzelnen Untertests des BSfD erzielte der Proband die folgenden Ergebnisse:

- Im c.I.-Test zeigte Herr Mustermann im Vergleich zu seiner Altersgruppe eine durchschnittliche Wahrnehmungsgeschwindigkeit (»Symbole-Zählen«: 21 Sekunden) und eine durchschnittliche kognitive Flexibilität (»Interferenz«: 30 Sekunden). Dieses Ergebnis sprach gegen eine Beeinträchtigung der kognitiven Leistungsfähigkeit.
- Im TPL entsprach die Leistung des Probanden einer im unteren Normbereich liegenden prämorbiden Leistungsfähigkeit von 64 bit (Rohwert = 26; IQ = 91).
- Im KAI lag die aktuell verfügbare Kapazität der bewussten Informationsbearbeitung (Buchstaben-Lesen: 8.8 Sekunden; Zeichen-Nachsprechen: 10.5 von 18 Punkten) im unteren Normbereich bei 64 bit (IQ = 91).

> Zunächst deskriptive Darstellung der Ergebnisse. Eine Interpretation und Diskussion folgt in der zusammenfassenden Beurteilung.

Initial deskriptive Ergebnisdarstellung

Die Gegenüberstellung von dem prämorbiden und dem aktuellen Leistungsniveau sprach gegen einen klinisch relevanten Abbau.

Zusammenfassend sprach das Ergebnis des Probanden im BSfD gegen eine klinisch relevante Beeinträchtigung der kognitiven Leistungsfähigkeit.

2. Trail Making Test (TMT) (Rodewald 2012)

Der TMT dient der Diagnostik verschiedener neuropsychologischer Funktionsbereiche und gliedert sich in TMT-A und TMT-B. Es müssen jeweils so schnell wie möglich Kreise mit Ziffern (TMT-A) bzw. abwechselnd Ziffern und Buchstaben (TMT-B) in aufsteigender Reihenfolge miteinander verbunden werden. Teil A erfasst zunächst Visuomotorik und visuelle Verarbeitungsgeschwindigkeit, Teil B vornehmlich Arbeitsgedächtnis, kognitive Flexibilität, exekutive Funktionen und visuell-räumliche Fähigkeiten.

Herr Mustermann benötigte 51 Sekunden für den TMT-A (Prozentrang = 10–20) und lag knapp außerhalb des Normbereichs seiner Altersgruppe (Mittelwert = 39.1, Standardabweichung = 11.8). Dieses Ergebnis bedeutet, dass 80–90 % derselben Altersgruppe in dieser Aufgabe ähnlich oder besser abschneiden als der Proband. Im TMT-B erreichte er mit 107 Sekunden (Prozentrang = 20–30) ein normgerechtes Ergebnis (Mittelwert = 91.3, Standardabweichung = 28.9).

Zusammenfassend zeigte der Proband im TMT eine niedrige visuelle Verarbeitungsgeschwindigkeit, aber eine altersgerechte kognitive Flexibilität.

3. Persönlichkeitsfragebogen für Inhaftierte (PFI+)

Testverfahren laienverständlich erklären

Der PFI ist auf die – durch die Haftumstände beeinflusste und darauf bezogene – Erlebnissituation von inhaftierten Personen abgestimmt. Das Verfahren liefert vor allem Informationen, die für die Behandlung des Inhaftierten von Bedeutung und zur Erstellung bzw. Begründung eines angemessenen Vollzugsplans nützlich sind.

Normbereiche für T-Werte aufführen

In diesem Verfahren erzielte der Proband die folgenden Werte (▶ Tab. 18) (die vom Normbereich von T-Wert = 40 bis T-Wert = 60 abweichenden Werte sind *kursiv* hervorgehoben; Vergleichsgruppe: männliche Erwachsene ≥ 21 Jahre).

Tab. 18: Ergebnisse des Probanden beim PFI+

Primärdimensionen	T-Wert
Insuffizienzerleben	60
Emotionale Labilität	51
Optimistische Sorglosigkeit	54
Soziale Anpassung	49
Sensible Intoleranz für die Behandlung durch die Justiz und die Anstaltsbediensteten	53
Bedürfnis nach Beachtung und Unterstützung durch die Mitgefangenen	54
Bedürfnis nach Isolierung gegenüber Mitgefangenen	*64*

	T-Wert
Selbstüberzeugte Autonomie und Dominanz gegenüber Mitgefangenen	55
Aggressivität	47
Argwohn gegenüber Anstaltsbediensteten	49
Fehlende Offenheit	*63*
Sekundärfaktoren	
Ich-Schwäche	55
Aggressiv-misstrauische soziale Fehlanpassung	52
Optimistisch-selbstüberzeugte Extraversion	43

Tab. 18: Ergebnisse des Probanden beim PFI+ – Fortsetzung

Herr Mustermann erreichte auf zwei Skalen, jedoch auf keinem Faktor vom Normbereich abweichende, überdurchschnittliche Werte.

In diesem Verfahren beschrieb er sich als einen Menschen, der seine Zeit lieber alleine als mit Mitgefangenen verbringe, lieber alleine arbeite und keine engen Kontakte pflege. Noch innerhalb des oberen Normbereichs gab er Gefühle der eigenen Unzulänglichkeit an, z. B. dass er Geringschätzung von seinen Mitgefangenen erwarte, leicht aus der Ruhe zu bringen sei und sich nicht immer traue zu sagen, was er denke. Der überdurchschnittliche Wert auf der Skala »Fehlende Offenheit« wurde erzielt, weil Herr Mustermann angab, dass er Mitgefangenen nicht immer die Wahrheit sage, öfter angebe und es ihm nicht schwerfalle, jemanden anzulügen.

Indirekte Rede, da Selbstangaben des Probanden

Die Werte der Sekundärfaktoren lagen innerhalb des Normbereichs.

Zusammenfassend schilderte der Proband im PFI vor allem eine Isolierung von Mitgefangenen, gewisse Unzulänglichkeitsgefühle und bisweilen Unaufrichtigkeit.

4. *Psychopathic Personality Inventory – Revised (PPI-R)*

Das PPI-R ist ein Selbstbeurteilungsfragebogen zur dimensionalen Erfassung des Persönlichkeitskonstrukts Psychopathie und dessen Teilaspekten. Der Fragebogen besteht aus 154 Aussagen, die vom Probanden auf einer vierstufigen Skala von (eher) falsch bis (eher) richtig zu bewerten sind.

Herr Mustermann erzielte folgende Ergebnisse (▶ Tab. 19) (die vom Normbereich von T-Wert = 40 bis T-Wert = 60 abweichenden Werte sind *kursiv* hervorgehoben).

Die Skala »Unaufrichtige Beantwortung« überprüft Antworttendenzen manipulativer Art. Aufgrund des knapp überdurchschnittlichen Werts waren die Selbstangaben des Probanden nur unter Vorbehalt zu interpretieren.

Tab. 19:
Ergebnisse des Probanden beim PPI-R

	T-Wert
Schuldexternalisierung	66
Rebellische Risikofreude	41
Stressimmunität	29
Sozialer Einfluss	26
Kaltherzigkeit	37
Machiavellistischer Egoismus	31
Sorglose Planlosigkeit	52
Furchtlosigkeit	47
Gesamtwert	23
Unaufrichtige Beantwortung	62

Herr Mustermann berichtete, dass er überdurchschnittlich stark andere Menschen oder äußere Umstände für das eigene Verhalten und dessen Konsequenzen verantwortlich mache (Skala »Schuldexternalisierung«).

Der Gesamtwert fiel weit unterdurchschnittlich aus, weil der Proband auf vier Skalen (weit) unterdurchschnittliche Werte erzielte. Er berichtete hier, wenig stressresistent zu sein (Skala »Stressimmunität«). Ferner empfinde er sich wenig selbstsicher und wenig sozial kompetent, er stehe nicht gern im Zentrum der Aufmerksamkeit (Skala »Sozialer Einfluss«). Anderen Personen gegenüber sei er rücksichtsvoll und mitfühlend (Skalen »Machiavellistischer Egoismus«, »Kaltherzigkeit«).

Zusammenfassend berichtete der Proband im PPI-R eine starke Neigung zur Schuldexternalisierung, eine erhöhte Stressanfälligkeit, wenig soziale Kompetenz, ferner Mitgefühl und Rücksichtnahme gegenüber anderen.

Deskriptive Darstellung der Ergebnisse

Zunächst deskriptive Darstellung der Ergebnisse. Eine Interpretation und Diskussion folgt in der zusammenfassenden Beurteilung.

5. Multiphasic Sex Inventory (MSI)

Das MSI versucht, vielfältige Aspekte psychosexueller Merkmale zu erfassen. Neben den Skalen zu sexuellem und atypischem Sexualverhalten werden sexuelle Dysfunktionen sowie Wissen und Überzeugungen über Sexualität erfasst. Die Validitäts-Skalen untersuchen zusätzlich Lügen- und Rechtfertigungstendenzen, Behandlungsmotivation, soziale Sexual-Erwünschtheit, sexuelle Zwanghaftigkeit sowie kognitive Verzerrung/Unreife. Außerdem enthält der Fragebogen eine Skala zur Sexual-Biografie.

In diesem Verfahren wurden folgende Ergebnisse erzielt (PR: Prozentrang, PR-Werte kleiner 25 und größer 75 werden als ausgeprägt betrachtet und sind *kursiv* hervorgehoben, Vergleichsgruppe: Selbstauskunft von Medizinstudenten bzw. Sexuellen Missbrauchern [SM] oder Vergewaltigern [V]) (▶ Tab. 20).

Tab. 20: Ergebnisse des Probanden beim MSI

	PR
Validitätsskalen:	
Soziale Sexual-Erwünschtheit	SSE = 44
Sexuelle Zwanghaftigkeit	SZ = 23
Lügen-Skala Sexueller Missbrauch	L-SMK = 90 [SM]
Lügen-Skala Vergewaltigung	L-V = 100 [V]
Kognitive Verzerrung und Unreife	KVU = 20 [SM]
Rechtfertigung	RF = 25 [SM]
Behandlungs-Einstellung	BE = 22
Verlaufs- und Verhaltensmuster Sexueller Devianz: Sexueller Missbrauch	
Fantasie	SMK-P = 15 [SM]
Suchverhalten	SMK-S = 40 [SM]
Sexueller Angriff/Übergriff	SMK-A = 20 [SM]
Erschwerter sexueller Angriff	SMK-EA = 35 [SM]
Gesamtwert	SMK = 10 [SM]
Verlaufs- und Verhaltensmuster Sexueller Devianz: Vergewaltigung	
Fantasie	V-P = 47 [V]
Suchverhalten	V-S = 53 [V]
Sexueller Angriff/Übergriff	V-A = 21 [V]
Erschwerter sexueller Angriff	V-EA = 21 [V]
Sado-Masochismus	V-SM = 58 [V]
Gesamtwert	SMK = 16 [V]
Subtest: Paraphilien/Atypisches Sexualverhalten (Rohwert)	
Fetischismus	F = 0
Voyeurismus	VO = 0
Fesselung und Züchtigung	FZ = 0
Sado-Masochismus	SM = 0

7 Einsatz und Anwendung testpsychologischer Untersuchungen

Tab. 20:
Ergebnisse des
Probanden beim
MSI – Fortsetzung

	PR
Paraphilien (Gesamtwert)	P-ASV = 0
Subtest: Sexuelle Dysfunktionen	
Sexuelle Dysfunktionen (Gesamtwert)	DYS = 82
Skala: Wissen und Überzeugungen über Sexualität	
Gesamtwert	WÜS = 64

Skala zur sozialen Erwünschtheit

Auf der Skala zur sozialen Sexual-Erwünschtheit versuchte Herr Mustermann nicht, ein »asexuelles« Image von sich zu zeichnen.

Skala zur sexuellen Zwanghaftigkeit

Mit der Skala zur sexuellen Zwanghaftigkeit soll eine »suchtartige« zwanghafte Beschäftigung mit Sexualität sowie die Tendenz einer Person erfasst werden, ihre Probleme zu übertreiben (»Fake-bad«) oder Interesse an Sex zu leugnen (»Fake-good«). Herr Mustermann bejahte auf dieser Skala keines der Items, was dafür sprach, dass er eine Beschäftigung mit oder Interesse an Sex vollständig verleugnete.

Lügen-Skala sexueller Missbrauch/ Vergewaltigung

Die Lügen-Skalen Sexueller Missbrauch/Vergewaltigung erfassen »Offenheit« vs. »Unehrlichkeit« bezüglich sexuell devianter Fantasien und Verhaltensweisen. Der Proband gab hier lediglich an, bereits wegen eines Sexualdeliktes mit einem Kind beschuldigt worden zu sein. Dies sprach dafür, dass er Schweregrad und Ausmaß seiner sexuellen Devianz verleugnete.

Skala zur kognitiven Verzerrung und Unreife

Die Skala zur kognitiven Verzerrung und Unreife versucht, kognitive Verzerrungen aus der frühen Kindheit zu erfassen, welche zur Entwicklung von Persönlichkeitsstörungen beitragen können und die Gefahr des Ausagierens sexueller Impulse erhöhen. Insbesondere wird die Haltung, sich selbst als Opfer zu sehen und die eigene Verantwortung nicht zu akzeptieren, erfasst. Der Proband erreichte hier einen durchschnittlichen Gesamtwert, er machte aber folgende Angaben:

- »Ich fühle mich als Opfer aufgrund der Beschuldigungen, die gegen mich erhoben wurden.« (richtig)
- »Ich weiß, dass es das Schicksal nicht so gut mit mir gemeint hat.« (richtig)
- »Heutzutage sind die Kinder in ihrem Sexualverhalten aktiver als in der Zeit, in der ich aufwuchs.« (richtig)
- »Als Kind war ich neugierig über sexuelle Dinge.« (falsch)
- »Während meiner Jugend haben mich sexuelle Dinge insgeheim erregt, ich habe mich aber geschämt, mit meinen Freunden darüber zu sprechen.« (richtig)
- »Ich bin von meinen Eltern nicht mit Liebe und Zuneigung aufgezogen worden.« (richtig)

Skala zur Rechtfertigung sexuell devianten Verhaltens

Auf der Skala zur Rechtfertigung sexuell devianten Verhaltens erzielte Herr Mustermann einen Punkt, weil er angab, dass die Person, die ihn angezeigt habe, am sexuellen Kontakt mit ihm interessiert gewesen sei und durch diese Erfahrung nicht körperlich oder seelisch verletzt worden sei. Damit zeigte er zwar insgesamt keine überdurchschnittlichen Rechtfertigungstendenzen, allerdings ist dies bei Tätern, die ihre Delikte leugnen, auch nicht zu erwarten, da eine Zustimmung zu den Items dieser Skala einer indirekten Anerkennung der eigenen Schuld gleichkäme.

Die Angaben auf der Skala Behandlungs-Einstellung zeigten, dass Herr Mustermann keinerlei Interesse an einer Behandlung hat, weil er keinem der Items zustimmte.

Skala Behandlungs-Einstellung

Auf der Skala Verlaufs- und Verhaltensmuster Sexueller Devianz: Sexueller Missbrauch berichtete Herr Mustermann lediglich, nicht-sexuellen Kontakt mit Kindern gehabt zu haben und wegen eines Missbrauchsdelikts beschuldigt worden zu sein. Dies sprach für eine Verleugnung sexuell devianter Fantasien und sexueller Übergriffe auf Kinder.

Skala Verlaufs- und Verhaltensmuster sexueller Devianz

Ebenso gab der Proband auf der Skala Verlaufs- und Verhaltensmuster Sexueller Devianz: Vergewaltigung nur an, wegen (versuchter) Vergewaltigung beschuldigt worden zu sein. Vergewaltigungsfantasien und sexuelle Übergriffe wurden verneint.

Im Subtest Paraphilien wurden keinerlei abweichende sexuelle Vorlieben geschildert.

Subtest Paraphilien

Auf den Skalen zu sexuellen Dysfunktionen erzielte Herr Mustermann einen überdurchschnittlichen Gesamtwert, weil er angab, sexuell nicht attraktiv zu sein und schon einmal an einer Geschlechtskrankheit gelitten zu haben.

Skala zu sexuellen Dysfunktionen

Auf der Skala zu sexuellem Wissen und Überzeugungen über Sexualität zeigte er ein durchschnittliches Wissen über Sexualität.

Skala zu sexuellem Wissen

Zusammenfassend verneinte der Proband im MSI sexuell deviante Fantasien und Handlungen bzw. verleugnete seine Delinquenz und berichtete keinerlei Behandlungsmotivation.

6. Skala zur Erfassung kognitiver Verzerrungen bei Missbrauchern (KV-M)

Das Ziel der KV-M ist die Erfassung von kognitiven Verzerrungen in Bezug auf sexuelle Kontakte mit Kindern. Die Analyse dieser kognitiven Verzerrungen birgt Chancen für die Therapie und Rückfallprävention bei sexuell motivierten Straftaten, da angenommen wird, dass die kognitiven Verzerrungen nicht nur ein Effekt der Tat, sondern als ein Auslöser auch mitverantwortlich sind (Rambow et al. 2008, Mack 2013).

Im Vergleich zu männlichen Personen ohne Sexualdelikte in der Vorgeschichte (N = 132, Mittelwert = 14.63, Standardabweichung = 11.05) erreichte der Proband in der KV-M mit 13 Punkten einen durchschnittlichen Wert. Er stimmte aber folgenden Aussagen eher zu:

- »Manche Kinder können sich sehr verführerisch verhalten.«
- »Um Beachtung zu bekommen, erfinden Kinder oftmals Geschichten darüber, dass sie von jemandem missbraucht wurden.«

- »Kinder, die ins Bad kommen, wenn sich ein Erwachsener auszieht oder auf die Toilette geht, versuchen wahrscheinlich nur, die Genitalien des Erwachsenen zu sehen.«

Letzteres sei ihm selbst schon einmal passiert.

Einige Aussagen lehnte der Proband nicht eindeutig ab (z. B. »Manche ›Opfer‹ leiten sexuelle Aktivitäten selbst ein.«).

Zusammenfassend sprachen die Selbstangaben des Probanden in der KV-M gegen überdurchschnittliche kognitive Verzerrungen in Bezug auf sexuelle Kontakte mit Kindern.

7. *Impliziter Assoziationstest zur Erfassung pädosexueller Tendenzen – Forschungsversion (IAT)*

Der IAT zur Erfassung pädosexueller Tendenzen ist ein computergestütztes Verfahren, das die Stärke von Assoziationen zwischen den Konzepten »Erwachsen« und »Sexualität« im Vergleich zu den Konzepten »Kind« und »Sexualität« erfasst. Der aktuelle Forschungsstand erlaubt, aufgrund der Gütekriterien des IATs, Aussagen zu Gruppenunterschieden zwischen sexuellen Kindesmissbrauchern und Probanden, die keine Sexualstraftaten begangen haben (Yundina und Nedopil 2010). Bei Personen mit pädophilen Neigungen sind stärkere Assoziationen und damit kürzere Latenzzeiten bei der Zuordnung der Konzepte »Kind« und »Sex« im Vergleich zu den Konzepten »Erwachsen« und »Sex« zu erwarten.

Erläuterung des Verfahrens

Der Proband bearbeitete zwei IAT-Versionen. In der ersten Version konnte das Geschlecht der auf den Bildern abgebildeten Personen nicht eindeutig erkannt werden. In der zweiten Version konnte sowohl das Geschlecht als auch die Kategorien »Kind« bzw. »Erwachsen« eindeutig erkannt werden.

Fehlantworten, die auf mangelndes Verständnis des Verfahrens oder manipulative Tendenzen hinweisen können, werden von der Auswertung ausgeschlossen.

In der *ersten IAT-Version* machte er in den Durchgängen, in denen sexualitätsbezogene Worte den Bildern von Kindern zugeordnet werden, mehr Fehler (3 %) als in den Durchgängen, in denen sexualitätsbezogene Worte Bildern von Erwachsenen zugeordnet werden (0 %). Aus den Latenzzeiten in Millisekunden ließ sich ableiten, dass der Proband in dem durchgeführten IAT schneller die Konzepte »Erwachsen« und »Sex« (1073,06 ms) im Vergleich zu den Konzepten »Kind« und »Sex« (1430,26 ms) einander zuordnete.

In der *zweiten IAT-Version* machte der Proband in beiden Durchgängen keine Fehler. Auch in diesem Experiment ordnete der Proband die Konzepte »Erwachsen« und »Sex« (1004,25 ms) im Vergleich zu den Konzepten »Kind« und »Sex« (1103,56 ms) einander schneller zu.

Zusammenfassend ordnete der Proband in den durchgeführten IATs die Konzepte »Erwachsen« und »Sexualität« im Vergleich zu den Konzepten »Kind« und »Sexualität« schneller einander zu.

8. Strukturierter Fragebogen Simulierter Symptome (SFSS)

Der SFSS ist ein Selbstbeurteilungsfragebogen mit 75 Items, die klinisch häufig vorgetäuschte Störungen erfassen sollen, wie etwa niedrige Intelligenz, affektive Störungen, neurologische Beeinträchtigungen, Psychosen oder amnestische Störungen. Der SFSS wird als kurzes Screening-Verfahren zur Aufdeckung von Simulation empfohlen (Cima et al. 2003a).

In diesem Verfahren erzielte Herr Mustermann folgende Ergebnisse (die oberhalb der jeweiligen Cut-offs liegenden Werte sind *kursiv* hervorgehoben) (►Tab. 21).

	Rohwert	Cut-off
Neurologische Symptome	2	3
Affektive Symptome	*7*	*5*
Psychotische Symptome	1	3
Intelligenzminderung	0	3
Amnesie	5	2
Gesamtwert	15	16

Tab. 21: Ergebnisse des Probanden beim SFSS

Ab einem Cut-off-Wert von 16 wird von einer Aggravation oder Simulation ausgegangen. Herr Mustermann erreichte mit 15 Punkten ein noch knapp normgerechtes Ergebnis.

Er schilderte aber übermäßig viele depressive Symptome (insbesondere Schlafstörungen) und Gedächtnisstörungen (z. B. Schwierigkeiten, sich an den Wochentag zu erinnern oder das aktuelle Datum zu behalten).

Zusammenfassend berichtete der Proband im SFSS übermäßig viele depressive Symptome und Gedächtnisstörungen.

9. Supernormalität-Skala (SN-S)

Die deutsche Forschungsversion der SN-S versucht, das »faking good-Verhalten«, also das systematische Leugnen und Abstreiten alltäglicher und weitverbreiteter Symptome, eine Beschwerdenminimierung sowie das absichtliche Generieren und Übertreiben positiver Eigenschaften zu erfassen (Cima et al. 2003b).

Deutsche Forschungsversion SN-S

Mit einem Gesamtwert von 66 Punkten wurde der kritische Wert von 60 Punkten überschritten, was gegen eine Neigung, sich selbst als »supernormal« darzustellen, sprach.

Zusammenfassend sprachen die Angaben in der SN-S gegen einen Dissimulationsversuch im Sinne einer Beschwerdenminimierung und Übertreibung positiver Eigenschaften.

Zusammenfassende Beurteilung

Die (test-)psychologische Untersuchung des 65-jährigen Herrn Mustermann sollte über fragestellungsrelevante Persönlichkeitsaspekte und psychosexuelle Merkmale des Probanden Aufschluss geben.

Auftragsstellung zusammenfassend wiedergeben	Auftragsstellung zusammenfassend wiedergeben. Anders als beim psychiatrischen Gutachten sind hier in aller Regel Akteninhalte nicht nochmals fragebezogen komprimiert darzustellen. Vielmehr sollte man sich ausschließlich auf den Auftrag als Zusatzgutachten begrenzen.

Zusammenfassung vom Testverhalten

Herr Mustermann trat zunächst freundlich auf, wirkte gegenüber den testpsychologischen Verfahren jedoch eher ablehnend. Er zeigte sich aufgebracht, wenn er über die Behandlung in der JVA und seine Delikte sprach, ließ sich aber von der Untersucherin jeweils wieder eingrenzen. Seine Angaben zu dem Gerichtsverfahren und seiner sexuellen Delinquenz, die er vollständig leugnete, waren nicht immer nachvollziehbar und vielfach nicht in Einklang mit den Informationen aus der Aktenlage.

Das Testverhalten war etwas langsam und nicht immer instruktionsgemäß, was aber nicht auf Verständnisschwierigkeiten zurückzuführen war. Der Proband äußerte wiederholt Unmut über die eingesetzten Verfahren.

Schlagworte hervorheben	Zur besseren Übersichtlichkeit bietet es sich an, die jeweiligen Schlagworte, um die es wesentlich geht, hervorzuheben.

Aus den aktuellen testpsychologischen Befunden war im Wesentlichen Folgendes festzuhalten:

Herr Mustermann zeigte ein im unteren Normbereich liegendes verbales *Intelligenzniveau* (TPL: IQ = 91). Zwar war die Arbeitsgeschwindigkeit niedrig (TMT-A), es ergaben sich jedoch keine Hinweise auf klinisch relevante kognitive Leistungsstörungen bzw. einen altersunüblichen dementiellen Abbauprozess (TMT-B, BSfD), obwohl er selbst über Gedächtnisstörungen klagte (SFSS).

Herr Mustermann versuchte nicht, sich »übergesund« darzustellen (SNS) sondern neigte eher zu einer gewissen Aggravation von depressiven Symptomen und Gedächtnisschwierigkeiten (SFSS). Das *Antwortverhalten* war insgesamt eher bedeckt und manipulativ (PPI-R).

Antwortverzerrungen	Wenn sich Hinweise auf Antwortverzerrungen ergeben, sind die Befunde von Selbstauskunftsverfahren nicht zuverlässig zu interpretieren.

Aufgrund der testpsychologischen Ergebnisse kann nicht differenziert werden, ob dieser Antwortstil auf eine bewusste Dissimulation oder eine verzerrte Selbsteinschätzung zurückzuführen ist. Unabhängig davon sind die Selbstauskünfte nicht valide zu interpretieren.

In der Beschreibung seiner *Persönlichkeit* schilderte sich Herr Mustermann – ähnlich wie in der Untersuchung durch Herrn Prof. Mayer – als jemanden, der zwar hilfsbereit und mitfühlend, aber selbstunsicher sei und Kontakte (mit Mitgefangenen) vermeide (PFI+, PPI-R).

> Bei solchen Selbstauskunftsverfahren sollte man auch in diesem Teil des Gutachtens die indirekte Rede verwenden, da sie ausschließlich auf den Eigenangaben des Probanden beruhen!

Indirekte Rede verwenden

Er sei ihnen gegenüber auch nicht immer aufrichtig (PFI+). Ferner schilderte er depressive Beschwerden und eine geringe Stressresistenz (SFSS, PPI-R). Die Befunde wiesen – wie auch in der früheren Untersuchung – auf Externalisierungstendenzen (PPI-R) hin.

Die Untersuchung *psychosexueller Merkmale* zeigte in Übereinstimmung mit den Angaben in der Exploration eine Leugnung sexueller Devianz bzw. sexueller Übergriffe (MSI). Damit entsprach der Proband weitgehend dem im MSI-Manual beschriebenen Typ des »nicht-kooperativen, unverhohlen dissimulierenden Täters«, der zu beweisen versucht, dass er keine sexuellen Übergriffe begangen hat.

> Da die Selbstangaben im MSI vor dem Hintergrund der begangenen Taten interpretiert werden, eignet sich dieses Verfahren nur bedingt für den Einsatz bei Schuldfähigkeitsbegutachtungen.

Einschub MSI

Herr Mustermann schilderte auch keinen Behandlungswunsch. Hinweise auf übermäßige kognitive Verzerrungen in Bezug auf sexuelle Kontakte mit Kindern fanden sich nicht (KV-M). In einem reaktionszeitbasierten Verfahren, das weniger leicht zu durchschauen und zu verfälschen ist als Fragebögen (IAT), sprachen die Ergebnisse gegen – für Pädophile typische – stärkere Assoziationen zwischen den Konzepten »Kind« und »Sexualität« im Vergleich zu den Konzepten »Erwachsen« und »Sexualität«.

In der *Zusammenschau* zeigte der Proband eine niedrige Arbeitsgeschwindigkeit, aber eine insgesamt altersgerechte kognitive Leistungsfähigkeit. Bei eher ablehnender Haltung gegenüber den eingesetzten Verfahren und manipulativem Antwortverhalten verneinte er weitgehend dissoziale Persönlichkeitszüge. Er beschrieb sich als rücksichtsvollen, sozial unsicheren, wenig stressresistenten Einzelgänger, der allerdings nicht immer aufrichtig sei und zu Externalisierung neige. In den eingesetzten psychodiagnostischen Verfahren ergab sich kein Hinweis auf pädophile Neigungen. Als prognostisch ungünstig ist die fehlende Auseinandersetzung mit den begangenen Delikten bzw. die Leugnung sexueller Übergriffe und Devianz zu beurteilen.

Zusammenfassung der wichtigsten Befunde auf einen Blick

8 Häufige Fehler bei Begutachtungen und Gutachten

> **Achtung!** Fehler können an allen Stellen der Untersuchung und des Gutachtens auftreten!

Mögliche Fehlerquellen bei psychiatrischen Gutachten sind mannigfaltig. Sie können in allen Bereichen der Anamneseerhebung bzw. Exploration sowie der Abfassung des schriftlichen Gutachtens, aber auch bei der Vorbereitung oder der Erstattung des mündlichen Gutachtens vor Gericht (z. B. im Strafrecht) auftreten. Daher hält dieses Kapitel Informationen zur Vermeidung der häufigsten Fehler bereit. Allerdings kann es nur eine Auswahl darstellen und keinen Anspruch auf Vollständigkeit erheben.

Mindestanforderungen für Gutachten

Bevor man ein Gutachten zu einer bestimmten Fragestellung annimmt, sollte man sich die Mindestanforderungen für diesen Gutachtenbereich vergegenwärtigen, sofern solche vorliegen. Diese unterliegen einem steten Wandel. Auch wenn es keine explizit formulierten Mindeststandards in einigen Gutachtenbereichen gibt, so liegen vielfach Artikel vor, die sich mit Standards bei der Begutachtung beschäftigen. Ein aktuelles Beispiel hierfür ist die Begutachtung der Geschäfts- und Testierfähigkeit, bezüglich der in einer aktuellen Publikation zu lesen ist: »Eine Erarbeitung von Mindeststandards wurde deshalb auch für den Bereich der zivilrechtlichen Begutachtungen angeregt... Dieses Ziel [liegt] aber noch in der Ferne.« (Cording und Saß 2017, S. 229) Gleichwohl gibt es zur Thematik einen aktuellen Artikel, der über Standards bei der Begutachtung der Geschäfts- und Testierfähigkeit referiert (Cording und Saß 2017). Insofern sollte man sich als Gutachter auch mit aktueller wissenschaftlicher Literatur auf dem Laufenden halten. Ein aktuelles Wissen auf dem neuesten wissenschaftlichen Stand stellt wesentliche Grundlage zur Vermeidung von Fehlern dar.

8.1 Fehler bei Annahme des Gutachtens und der Untersuchung/Exploration

Immer wieder kommt es vor, dass trotz Aufforderung des Auftraggebers (z. B.: »Bitte überprüfen Sie, ob diese gutachterliche Fragestellung in Ihr

8.1 Fehler bei Annahme des Gutachtens und der Untersuchung/Exploration

Sachgebiet fällt.«) vor Annahme und Bestätigung des Gutachtenauftrags nicht sorgfältig überprüft wird, ob der Gutachter die entsprechende Kompetenz für die Fragestellung hat.

> Hinterfragen der eigenen Kompetenz bei Annahme des Auftrags und Überprüfung, ob ggf. Zusatzuntersuchungen/Gutachten anderer Fachbereiche nötig sind!

Hinterfragen der eigenen Kompetenz

Wenn dem Untersucher erst im Rahmen der Begutachtung auffällt, dass er für die Beantwortung der Beweisfragen nicht die entsprechende Kompetenz hat, führt dies entweder zu einer peinlichen Situation oder aber zu einem Überspielen der fehlenden Kenntnisse mit Erstattung eines mangelhaften Gutachtens. Insofern – wie im Kapitel »Die psychiatrische Begutachtung und das daraus resultierende psychiatrische Gutachten« dargestellt (▶ Kap. 1) – ist ein sorgfältiges Studium bei Akteneingang vor Bestätigung und Annahme des Auftrags unumgänglich. Gleichzeitig kann nur so ersehen werden, ob weitere *Zusatzuntersuchungen oder Gutachten in anderen Fachbereichen* notwendig sind.

Zusatzuntersuchungen

Hier schließt sich ein weiterer Fehler an: Es werden Zusatzuntersuchungen ohne Einverständnis des Auftraggebers durchgeführt und der vorgegebene *Kostenrahmen* wird erheblich überschritten (in der Regel bedeutet dies mehr als 20 % der Vorgabe).

Kostenrahmen

Gerade als »Neuling« in der Begutachtung kann es vorkommen, dass die Fragestellung juristische Termini enthält, mit denen man wenig anfangen kann und nicht recht zu erfassen weiß, worum es geht. Es ist anzuraten, in solchen Fällen den Auftraggeber anzurufen und um Spezifizierung zu bitten.

> Grundvoraussetzung jeder Begutachtung ist das *Verstehen* der Fragestellung!

Grundvoraussetzung

Oftmals wird die vom Auftraggeber erbetene *Korrespondenz* missachtet: So wird z. B. gebeten mitzuteilen, bis wann mit der Fertigstellung des Gutachtens zu rechnen ist oder wann der Proband zur Untersuchung eingeladen wird, und dem nicht nachgekommen.

Korrespondenz

Dem Zeitmangel ist das *unterlassene Hinzuziehen früherer Gutachten und Krankenakten* geschuldet, was für viele Fragestellungen jedoch unumgänglich ist (vgl. z. B. Prognosegutachten).

Fehlendes Einbeziehen alter Befunde

> Fehlende *Aufklärung* ist ein häufiger Anfängerfehler!

Fehlende Aufklärung

Bei vielen Begutachtungen wird nach Begrüßung des Probanden vergessen, ihn entsprechend aufzuklären (▶ Kap. 1 »Die psychiatrische Begutachtung

8 Häufige Fehler bei Begutachtungen und Gutachten

und das daraus resultierende psychiatrische Gutachten«). Diese Aufklärung ist im Gutachten zu dokumentieren.

Neutralität und Objektivität
Der Gutachter muss die entsprechende *Neutralität und Objektivität* wahren, mit der er sich sein Urteil unabhängig von Mitgefühl und subjektivem Rechtsempfinden sowie losgelöst von den Wünschen des Auftraggebers bildet. Es gibt bestimmte Themen, die aufgrund der eigenen Biografie und/oder politischer Ansichten womöglich eine neutrale Position erschweren. Beispiele hierfür sind Gutachten über Asylverfahren, Sexualstraftäter oder auch Gutachten zu Schwangerschaftsabbrüchen. Hier sollte sich jeder Gutachter selbstkritisch hinterfragen, bei welchen Fragestellungen er sich befangen fühlt und die Neutralität zu wahren nicht im Stande ist.

Zeitmangel
Vielfach werden bei Gutachten *keine offenen Fragen*, sondern Suggestivfragen oder geschlossene Fragen gestellt. Manche Gutachter geben aus *Zeitmangel* vorgefertigte Fragebögen aus, die der Proband bereits ausgefüllt zur Untersuchung mitbringen soll. Dies entspricht nicht dem Standard und ist zu unterlassen. Hier schließt sich ein weiterer Fehler an: eine aus Zeitmangel *unsorgfältige und unvollständige Exploration mit somit unvollständiger Anamnese.*

Offene Fragen stellen
> Offene Fragen stellen, sich Zeit nehmen und auf Vollständigkeit der Exploration achten!

Körperliche Untersuchung
Bei der *körperlichen Untersuchung wird vielfach zu wenig gründlich untersucht.* Ein eindrucksvolles Beispiel hierfür ist ein Proband, der als Sexualstraftäter über Jahre hinweg begutachtet und behandelt wurde, bis ein externer Prognosegutachter notierte, dass Physiognomie, angegebenes Sexualverhalten, auffallende Größe und übergroße Hände und Füße womöglich Hinweise auf eine Chromosomenaberration sein könnten. Er riet zu einer weiterführenden Untersuchung, die ein XYY-Syndrom bestätigte.

8.2 Fehler im Gutachten

Formfehler
Tatsächlich können die ersten *Fehler bereits bei Anschrift und Aktenzeichen sowie persönlichen Daten des Probanden* beginnen. Solche Fehler sind peinlich und hinterlassen einen schlechten Eindruck. Insofern sollten diese Angaben mehrmals einer Kontrolle unterzogen werden.

Gliederung
Das Gutachten muss *gut gegliedert und übersichtlich* sein. Dies beginnt bereits bei der Aktenlage, in der nicht Dokument an Dokument gereiht, sondern diese idealerweise thematisch und darin chronologisch geordnet sein sollte (▶ Kap. 1 »Die psychiatrische Begutachtung und das daraus resultierende psychiatrische Gutachten«).

Ein häufiger *Anfängerfehler ist die Aufnahme der gesamten Aktenlage mit Darstellung vollkommen unwichtiger Details* wie das erste Beispiel (▶ Beispiel 1) zeigt:

Beispiel 1

»Auf Seite 2 der Akte 1 findet sich ein Schreiben des Rechtsanwaltes Schneider vom 02.02.2018, dass er eine Besuchserlaubnis für seinen Klienten, den Probanden, ebenso beantrage wie die Zulassung des Sohnes des Probanden zum Besuch.

Auf Seite 5 der Akte 1 ist zu lesen, dass bei Inhaftierung des Probanden folgende Gegenstände in die Effekten-Kammer eingelagert worden seien: ein Handy, eine Geldbörse, ein Taschenmesser...«

Verbesserungsvorschlag zu Beispiel 1

Diese Informationen sollten ganz gestrichen werden.

Die Aktenlage muss auf das für die Begutachtung Relevante fokussiert sein und gleichzeitig neutral Bericht erstatten. Vor allem im Zivilrecht kann es als Befangenheit ausgelegt werden, wenn man nur die Argumente einer Seite zur Darstellung bringt. Gleichzeitig müssen die Angaben in der Aktenlage so sein, dass die *Schriftstücke und Personen zweifelsfrei identifizierbar* sind. Das nächste Beispiel (▶ Beispiel 2) belegt, was zu unterlassen ist:

Beispiel 2

»Im Schreiben des Rechtsanwaltes Schneider ist zu lesen, dass kein Zweifel an der bipolaren Störung bestehen würde... Weiter gab ein aus Datenschutzgründen namentlich nicht zu nennender Zeuge an, dass...«

Verbesserungsvorschlag zu Beispiel 2

»Im Schreiben des Rechtsanwaltes Schneider vom 01.02.2018 ist zu lesen, dass kein Zweifel an der bipolaren Störung bestehen würde... Weiter gab der Zeuge Maximilian Mustermann am 02.02.2018 an (Band IV der Akte, Seite 111), dass...«

> Jedes Schreiben ist mit dem Datum der Abfassung und dem Verfasser zu zitieren. Zeugenaussagen sind namentlich zu benennen und auch das Datum der Aussage ist zu vermerken. Teilweise kann es bei großen Akten sinnvoll sein, hinzuzufügen, auf welcher Seite des entsprechenden Aktenbandes sich die Aussage fand.

Datum und Verfasser von Schreiben

Ein häufiger Fehler bei den eigenen Angaben ist ein *Vermischen der Angaben zu verschiedenen Unterpunkten der Anamnese* (z. B. Suchtmittelanamnese und biografische Anamnese). Selbst wenn ein Proband sprunghaft berichtet, ist es

Fehlende Trennung der Angaben

Aufgabe des Gutachters, diese ungeordneten Angaben in entsprechende Sortierung zu bringen. Natürlich kann er bespielhaft per Zitat darstellen, wie der Proband die Dinge unsortiert und ungeordnet beschrieb. Nur in Ausnahmefällen kann es sinnvoll sein, die einzelnen Unterpunkte zusammen aufzuführen, z. B. wenn die Angaben des Probanden zum verfahrensgegenständlichen Sachverhalt und die psychiatrische Anamnese eng miteinander verwoben sind (wie in Beispielgutachten 1 aus dem Sozialrecht). In solchen Fällen sollte man auf das bewusste Zusammenlegen der Anamneseerhebung hinweisen.

(In)direkte Rede/ Zeitwechsel

Vielfach wird vergessen, *die eigenen Angaben in indirekter Rede* niederniederzulegen, wie das dritte Beispiel (▶ Beispiel 3) zeigt. Gleichzeitig weist dieses auf einen weiteren häufigen Fehler hin, nämlich den *Zeitwechsel* des Berichts:

Beispiel 3

»Herr Schneider berichtete, als erstes von drei Kindern geboren worden zu sein. Nach Kindergarten und Grundschule hatte er das Gymnasium besucht und das Abitur mit der Note 2,2 abgelegt. Danach ging er zur Bundeswehr und begann im Anschluss, Medizin zu studieren. Weiter schildert er bei der Begutachtung, dass er seine erste Frau im Alter von 25 Jahren geheiratet hat. Auch gibt er an, dass…«

Verbesserungsvorschlag zu Beispiel 3

»Herr Schneider berichtete, als erstes von drei Kindern geboren worden zu sein. Nach Kindergarten und Grundschule habe er das Gymnasium besucht und das Abitur mit der Note 2,2 abgelegt. Danach sei er zur Bundeswehr gegangen und habe im Anschluss begonnen, Medizin zu studieren. Weiter schilderte er bei der Begutachtung, dass er seine erste Frau im Alter von 25 Jahren geheiratet habe. Auch gab er an, dass…«

Indirekte Rede

> Indirekte Rede bei den eigenen Angaben verwenden und im Imperfekt berichten!

»Der psychische Befund ist das Kernstück des psychiatrischen Gutachtens. Fehlt dieser, so ist das Gutachten unbrauchbar.« (Venzlaff et al. 2015, S. 73). Auch wenn man es sich kaum vorstellen kann, so gibt es *psychiatrische Gutachten ohne psychischen Befund*. Zu beachten ist, dass *Befund und Interpretation bzw. Befund und Beschwerdeschilderung des Probanden sauber voneinander zu trennen* sind und nicht vermischt werden.

Cave: Keine Textbausteine!

> Cave bei Übernahme von Textbausteinen aus anderen Gutachten! Diese sollte es gar nicht geben! Fehler wie in den Beispielen führen nicht selten zu einer Infragestellung des gesamten Gutachtens!

Bei der körperlichen Untersuchung wird oftmals wenig Sorgfalt aufgewendet und auf standardisierte, in anderen Gutachten verwendete Befunde zurückgegriffen, wie zwei Beispiele belegen (▶ Beispiel 4 und ▶ Beispiel 5):

Beispiel 4

»Die Probandin war bei einer Körpergröße von 1,75 Meter 75 kg schwer. Es imponierten zahlreiche Nävi an der Haut sowie eine beidseitige Gynäkomastie.«

Beispiel 5

(bei einem Probanden, dem das rechte Bein auf Höhe des Oberschenkels hatte amputiert werden müssen):
»Die Reflexe waren an allen vier Extremitäten seitengleich lebhaft auslösbar.«

Aus Stilgründen sollte man auf unnötig *häufiges Verwenden derselben Worte und/oder derselben Formulierungen* sowie auf *Wiederholungen* verzichten, wie das nächste Beispiel (▶ Beispiel 6) belegt:

Wiederholungen vermeiden

Beispiel 6

»In dem Polizeibericht vom 02.02.2018 ist zu lesen, dass der Proband stark verwirrt erschienen sei. Weiter ist zu lesen, dass er im Verlauf aggressiv geworden sei, weshalb er mechanisch beschränkt habe werden müssen. Abschließend ist zu lesen, dass er in eine Ausnüchterungszelle verbracht worden sei.«

Verbesserungsvorschlag zu Beispiel 6

»In dem Polizeibericht vom 02.02.2018 ist zu lesen, dass der Proband stark verwirrt erschienen sei. Weiter ist zu entnehmen, dass er im Verlauf aggressiv geworden sei, weshalb er mechanisch beschränkt habe werden müssen. Abschließend ist notiert, dass er in eine Ausnüchterungszelle verbracht worden sei.«

Die Zusammenfassung und Beurteilung ist der komplexeste Teil des Gutachtens und derjenige, in dem die meisten Fehler passieren können. Das beginnt damit, dass vielfach die *vorausgehenden Abschnitte des Gutachtens wortwörtlich wiederholt* und nicht auf das für die Fragestellung Wesentliche fokussiert werden.

Ein typischer Anfängerfehler ist, bereits vor der sicheren Stellung einer Diagnose Funktionsbeeinträchtigungen zu diskutieren bzw. *nicht schrittweise und mehrstufig* (▶ Kap. 1 »Die psychiatrische Begutachtung und das daraus resultierende psychiatrische Gutachten«) vorzugehen. Im Zusammenhang

Mehrstufigkeit

mit der Mehrstufigkeit gilt auch, dass es *keiner weiteren Diskussion eventueller Funktionsbeeinträchtigungen bedarf, wenn sich keine Diagnose* bzw. kein juristischer Krankheitsbegriff stellen lässt. Auch dies wird in einigen Gutachten außer Acht gelassen.

Bei der Diagnose werden »Pseudodiagnosen« (▶ Beispiel 7) außerhalb der diagnostischen Klassifikationssysteme ICD-10 und DSM-5 gestellt:

Diagnosestellung nach ICD-10 bzw. ICD-11 und DSM-5

Beispiel 7

»Der Angeklagte leidet an einer Depression sowie einer rezidivierenden Drogenabhängigkeit.« *(Es gibt verschiedene Formen der Depression und die »Diagnose« »Drogenabhängigkeit« besagt herzlich wenig.)*

Verbesserungsvorschlag zu Beispiel 7

»Der Angeklagte leidet an einer rezidivierenden depressiven Störung, gegenwärtig schwere Episode ohne psychotische Symptome (ICD-10: F33.2) sowie an einer Abhängigkeit von Opioiden (ICD-10: F11.2).«

Zudem sollte sich der psychische Befund mit der gestellten Diagnose decken, wenn man eine Begutachtung über den aktuellen Zustand vornehmen soll; hierbei geht es um den derzeitigen psychischen Befund; es ist zu unterlassen, z. B. eine schwere depressive Episode zu diagnostizieren, wenn nicht die entsprechenden Haupt- und Nebenkriterien nach ICD-10 erfüllt sind. Lieber sollte man sich einmal zu viel als zu wenig die *Kriterien der aktuellen Klassifikationssysteme vergegenwärtigen*.

Fachbegriffe kennen

Insbesondere im Sozialrecht, in dem es viele ähnlich lautende *Fachtermini* (▶ Kap. 2 »Psychiatrische Gutachten im Sozialrecht«) gibt, werden diese *falsch verwendet*. Ähnliches gilt im Strafrecht für *eine fehlerhafte Zuordnung einer Diagnose zu einem der Eingangsmerkmale*.

»Ein grundsätzlicher Fehler ist eine *unzureichende Begründung der gutachterlich gezogenen Schlüsse*, z. B. wenn aus einer Diagnose unmittelbar eine rechtliche Folgerung gezogen wird. Ein solches Vorgehen ist ein Verstoß gegen das Prinzip der mehrstufigen, Transparenz und Objektivität gewährleistenden Beurteilung.« (Venzlaff et al. 2015, S. 74).

Keine juristischen Wertungen

Ein fundamentaler Fehler ist es, *juristische Bewertungen vorzunehmen*, wie im folgenden Beispiel (▶ Beispiel 8) erfolgt:

Beispiel 8

»Zusammenfassend war Herr Mayer zum Tatzeitpunkt ohne Frage schuldunfähig im Sinne des § 20 StGB. Auch ist er nach § 63 StGB unterzubringen.«
(All dies sind juristische Entscheidungen. Der Gutachter kann nur zu den jeweiligen medizinischen Voraussetzungen Stellung beziehen.)

Verbesserungsvorschlag zu Beispiel 8

»Zusammenfassend waren bei Herr Mayer daher zum Tatzeitpunkt die medizinischen Voraussetzungen der §§ 20 und 63 StGB gegebenen.«

Im Übereifer neigt man manchmal dazu, *Dinge zu beantworten, die nicht gefragt wurden.* Damit ist höchst vorsichtig zu verfahren. Allerdings kann es manchmal sinnvoll sein, z. B. Therapieempfehlungen zu formulieren, wiewohl nicht danach gefragt. In solchen Fällen sollte man vorab darauf hinweisen, dass man aus diesem oder jenem Grund trotz fehlender Fragestellung dazu Stellung bezieht. Im schlimmsten Fall kann ein Gutachten wegen Befangenheit bei Beantwortung nicht gestellter Fragen abgelehnt werden, wie das folgende Beispiel (▶ Beispiel 9) belegt. Hierbei sollte der Gutachter dazu Stellung beziehen, ob die gleichzeitige Gabe von Clozapin und Lorazepam kontraindiziert gewesen sei.

Beispiel 9

»Die hohe Gabe von 5 mg Lorazepam als zweimal täglich angeordnete Bedarfsdosis à 2,5 mg (noch dazu ohne zeitliche Vorgabe entsprechender Einnahmepausen) zusammen mit 600 mg Clozapin ist mit hoher Wahrscheinlichkeit wesentlich ursächlich für den eingetretenen Kreislaufstillstand des Verstorbenen. An besagtem Tag nahm er nach Gabe der 600 mg Clozapin innerhalb von nur 45 Minuten 2x2,5 mg Lorazepam ein. Daher liegt hier ein ärztlicher Kunstfehler vor, wie er schlechterdings nicht unterlaufen darf. Zudem ist darauf zu verweisen, dass über die Substanz Clozapin schriftlich aufgeklärt werden muss. Dies ist im vorliegenden Fall nicht erfolgt.«

(Das Gutachten wurde mit Erfolg wegen Befangenheit bzw. fehlender Neutralität abgelehnt. Nach der fehlenden Aufklärung war nicht gefragt worden und es war der Eindruck bzw. Vorwurf einer Parteilichkeit entstanden.)

Gerade wenn man die ersten Gutachten unter Supervision hinter sich gebracht hat, passiert es vielen Verfassern, sich in falscher Sicherheit zu wähnen und *das klar strukturierte Vorgehen außer Acht zu lassen.* Auch findet sich in dieser Phase oftmals eine *Neigung zu besonders gewählter bzw. manierierter Ausdrucksweise,* die wenig zielführend ist, wie das nächste Beispiel (▶ Beispiel 10) belegt:

Beispiel 10

»So kann unter Berücksichtigung aller derzeit vorliegenden Befunde und somit Aktenlage, eigener Untersuchung und durchgeführter Testpsychologie, vorbehaltlich weiterer Erkenntnisse aus der Hauptverhandlung davon ausgegangen werden, dass bei Herrn Mayer seit – wie eingegrenzt werden kann – drei Monaten eine Erkrankung aus dem schizophrenen Formenkreis vorliegt, so anzunehmender Weise eine vom paranoiden

Subtypus, wiewohl immer wieder nach Angaben des Probanden auch Phasen bestünden, in denen er keinerlei Krankheitssymptome an den Tag legte, so Insonderheit keine akustischen Halluzinationen und keinen Verfolgungswahn.« *(Generell sollte man sich bei Gutachten nicht um einen Schreibstil mit mehreren Nebensatzebenen bemühen, sondern um eine gut verständliche und leicht lesbare Ausdrucksweise. Es kann nicht Sinn und Zweck sein, dass ein Satz mehrmals gelesen werden muss, um ihn zu verstehen.)*

Verbesserungsvorschlag zu Beispiel 10

»So kann unter Berücksichtigung aller derzeit vorliegenden Befunde davon ausgegangen werden, dass bei Herrn Mayer seit etwa drei Monaten eine Erkrankung aus dem schizophrenen Formenkreis vorliegt. Die eingesehenen Arztberichte und eigenen Angaben lassen darauf schließen, dass sehr wahrscheinlich der paranoide Subtyp besteht, auch wenn es nach den Angaben des Probanden immer wieder Phasen gab, in denen er keine Krankheitssymptome an den Tag legte. Dies galt insbesondere für akustische Halluzinationen und Verfolgungswahn.

Wie gewohnt ist abschließend darauf hinzuweisen, dass diese Ausführungen vorbehaltlich weiterer Erkenntnisse aus der Hauptverhandlung sind.«

Laienverständlichkeit Vielfach wird in der *Zusammenfassung und Beurteilung* nicht darauf geachtet, dass dieser Teil *laienverständlich formuliert* sein muss. Was soll ein Richter oder Rechtsanwalt mit den Formulierungen aus dem folgenden Beispiel (▶ Beispiel 11) anfangen?

Beispiel 11

»Der Proband legte zahlreiche psychopathologische Auffälligkeiten an den Tag, wie sie typisch sind für Menschen mit einer schizophrenen Erkrankung: Es imponierte ein erheblicher Konkretismus; formalgedanklich zeigte sich der Proband des Weiteren phasenweise vorbeiredend mit reduzierter Spannweite des intentionalen Bogens. Auch hatten viele seiner Gesprächsinhalte paralogische Gedankenspiele und pseudophilosophische Idiosynkrasien zum Gegenstand. Weiter zeigte sich der Affekt parathym.«

Häufig übersehen wird, dass zahlreiche Fragestellungen den *psychischen Zustand zu einem anderen Zeitpunkt als dem Begutachtungszeitpunkt* beinhalten und daher sowohl auf den aktuellen wie den damaligen Zustand einzugehen ist.

Weitere Fehler sind die folgenden (Nedopil und Müller 2017, S. 426):

- »Verzicht auf Untersuchungsmethoden, die eigentlich angebracht wären …;
- keine Erörterung von Befunden und Zeugenaussagen, die nicht zu den Wertungen passen;

- Verdecken von Widersprüchen;
- ungenügendes Wissen über den gesetzlichen Hintergrund der Fragestellung;
- … fehlende Alternativbeurteilung, obwohl sie geboten wäre;
- … keine Trennung von Datenerhebung und Wertung …;
- Überidentifikation mit dem Auftraggeber.«

9 Abrechnung psychiatrischer Gutachten

Vergütung des Sachverständigen

Die Vergütung von Sachverständigen richtet sich sowohl im schriftlichen wie im mündlichen Gutachten vor Gericht nach dem Justizvergütungs- und -entschädigungsgesetz (JVEG). »Zeugen werden entschädigt, Sachverständige vergütet. Gutachten für Berufsgenossenschaften und einige Sozialversicherungsträger werden nach dem Abkommen der Ärztekammern mit den Versicherungsträgern entschädigt.« (Nedopil und Müller 2017, S. 427) Es gibt auch einige Auftraggeber, die den Gutachter nach der Gebührenordnung für Ärzte (GOÄ) vergüten. Oftmals findet sich »im Kleingedruckten« zu einem Auftrag Art und Weise der Vergütung. Dieses sollte man im Vorfeld lesen.

Sachverständiger versus sachverständiger Zeuge

Als Gutachter wird man in den allermeisten Fällen als Sachverständiger vor Gericht geladen. Es kann aber auch vorkommen, dass man in der Funktion eines »sachverständigen Zeugen« oder nur als Zeuge geladen wird. »Demgegenüber bekundet ein sachverständiger Zeuge Wissen von bestimmten vergangenen, eigens beobachteten Tatsachen oder Zuständen, zu deren Wahrnehmung eine besondere Sachkunde erforderlich war und die er nur kraft dieser besonderen Sachkunde ohne Zusammenhang mit einem gerichtlichen Gutachtenauftrag wahrgenommen hat. Kennzeichnend für den sachverständigen Zeugen ist, dass er »unersetzbar« ist, da er als Zeuge nur von ihm selbst wahrgenommene Tatsachen bekundet (§ 85 StPO, § 414 ZPO). Soll also etwa ein Notarzt in einem Gerichtsverfahren Aussagen über Art und Umfang der von ihm bei einem Unfallbeteiligten festgestellten Verletzungen nach einem Unfall machen, so ist er sachverständiger Zeuge, da er die Verletzungen durch eigene Sachkunde feststellen konnte.« (Böhm et al. 2013, S. 57) Der sachverständige Zeuge gibt anders als der Sachverständige keine Schlussfolgerungen wie z. B. im Rahmen eines Gutachtens ab.

»Grundsätzlich wird der sachverständige Zeuge wie ein Zeuge entschädigt. Zunehmend kommt es jedoch vor, dass eine als sachverständiger Zeuge geladene Person während der Verhandlung als Sachverständiger befragt wird. In solchen Fällen hat der Sachverständige einen Anspruch aus § 9 JVEG. Für die Bezahlung ist somit nicht die Bezeichnung in der Ladung ausschlaggebend, sondern die Qualität der verlangten Aussage.« (Böhm et al. 2013, S. 58)

Honorargruppen

Je nach Schwierigkeit der Fragestellung sieht das JVEG für medizinische und psychologische Gutachten die Honorargruppen M1, M2 und M3 vor. Nach Inkrafttreten des Zweiten Kostenrechtsmodernisierungsgesetzes am 01.08.2013 wurde nach § 9 JVEG die Vergütung von Sachverständigen leicht angehoben. Sodann gab es eine weitere Änderung des Justizkosten- und

Rechtsanwaltsvergütungsrechts (Kostenrechtsänderungsgesetz 2021): So werden derzeit für Gutachten der Kategorie M1 (»einfache Beurteilung«) 80 Euro statt wie bisher 65 Euro pro Stunde, für Gutachten der Kategorie M2 (»Begutachtung des Ist-Zustands nach standardisiertem Schema mit durchschnittlichem Schwierigkeitsgrad«) 90 Euro statt wie bisher 75 Euro und für Gutachten der Kategorie M3 (»hoher Schwierigkeitsgrad«) 120 Euro statt wie bisher 100 Euro vergütet (Hübner 2013).

Als Anhaltspunkte, welche Fragestellung in welche Kategorie fällt, kann in Anlehnung an eine ältere Publikation aus dem Deutschen Ärzteblatt (2004) die folgende Tabelle, in der von den Autoren die Änderungen des JVEGs im Jahr 2021 berücksichtigt wurden, dienen (▶ Tab. 22).

Tab. 22: Einordnung verschiedener Fragestellungen in die jeweilige Honorargruppe

Honorargruppe	Thematik/Fragestellung
M1	• Minderung der Erwerbsfähigkeit nach Monoverletzung • Verlängerung einer Betreuung
M2	• Verfahren nach dem Schwerbehindertengesetz • Minderung der Erwerbsfähigkeit (über Monoverletzung hinausgehend) und Fragen zur Invalidität • Einfache Fragen der Schuldfähigkeit (»ohne besondere Schwierigkeiten der Persönlichkeitsdiagnostik«) • Initiale Einrichtung einer Betreuung • Unterhaltsstreitigkeiten aufgrund Erwerbs- oder Arbeitsunfähigkeit • Fragestellungen nach der Fahrerlaubnis-Verordnung (FeV) • Haft-, Verhandlungs-, Vernehmungsfähigkeit
M3	• Kausalzusammenhang bei problematischen Verletzungsfolgen • Ärztliche Behandlungsfehler • Verfahren nach dem Opferentschädigungsgesetz • Schuldfähigkeit (wenn nicht »einfach«, siehe M2) • Verfahren zur Anordnung einer Maßregel der Besserung und Sicherung • Kriminalprognose • Aussagetüchtigkeit • Strafrechtliche Reifebeurteilung bei Jugendlichen und Heranwachsenden • Geschäfts-, Prozess-, Testierfähigkeit • Verfahren zur Sterilisation • Fragen zu Berufskrankheiten und zur Minderung der Erwerbsfähigkeit bei besonderen Schwierigkeiten • Verfahren nach dem Transsexuellengesetz

Lässt sich die Fragestellung keinem der entsprechenden Punkte zuordnen, kann der Sachverständige Rücksprache mit dem Auftraggeber halten. Sinnvoll erscheint ein Abwägen bzw. Vergleichen mit ähnlichen Fragestellungen und nach Ermessen die Einordnung in die Honorargruppe vorzunehmen.

Eine Rechnung zu einem psychiatrischen Gutachten kann z. B. wie folgt aussehen (▶ Abb. 3).

9 Abrechnung psychiatrischer Gutachten

Wiewohl eine schematische Abrechnung nach Zeichen in den verschiedenen Gliederungspunkten des Gutachtens oftmals die Praxis ist, ist dies zu unterlassen. »Nach dem JVEG wird die erforderliche Zeit vergütet, das heißt nicht die tatsächlich aufgewandte, sondern die von einem durchschnittlichen Sachverständigen bei durchschnittlichem Arbeitstempo benötigte Zeit. Der Anfänger, der mehr Zeit benötigt, darf sich somit nicht die von ihm tatsächlich aufgewandte Zeit entschädigen lassen.« (Nedopil und Müller 2017, S. 427)

Abb. 3: Rechnung zu einem psychiatrischen Gutachten

Klinik für Psychiatrie und Psychotherapie – Musterstraße 111 –11111 Musterhausen

An das

Mustergericht Musterhausen
Musterstraße 222
11111 Musterhausen

Klinik für Psychiatrie und Psychotherapie
Akademisches
Krankenhaus für die
Universität Musterhausen

Musterhausen, den 01.01.2022

Rechnung in der Strafsache Maximilian Mustermann, geboren am 01.01.1990
Aktenzeichen: XXYYCC2244 / 18
Rechnungsnummer: 2244-4488

BEARBEITER
Dr. med. Felix Segmiller

	Stunden**	Honorargruppe M3 (JVEG)	Betrag
Aktenstudium	X	120 €	€
Untersuchung des Probanden	X	120 €	€
Ausarbeitung	X	120 €	€
Diktat und Durchsicht	X	120 €	€
Schreibgebühren (XXXXX Zeichen)	-	-	€
Porto	-	-	
Gesamt			
19 % MwSt			
Rechnungsendbetrag			

Telefon XXXX
XXXX
Telefax XXXX

www.XXXX.de

ANSCHRIFT
Musterstraße
11111111 Musterhausen

Zahlbar an: Musterbank Musterhausen
IBAN: DE44 6688 6688 6688 44
Bei Verwendungszweck bitte Angabe der Rechnungsnummer

Dr. Felix Segmiller
Facharzt für Psychiatrie u. Psychotherapie
Forensischer Psychiater (DGPPN und BLAEK)

**Anmerkung: In letzter Zeit kommt es vermehrt vor, dass Gerichte minutengenaue Abrechnungen verlangen. Insofern sind die Bearbeitungszeiten minutengenau zu dokumentieren. Derzeit reicht es in vielen Fällen noch aus, im Rahmen der Rechnung nur die Stunden aufzuführen. Man sollte aber auf Nachfragen vorbereitet sein.

Immer häufiger wurde zuletzt von manchen Gerichten eine »minutengenaue« Abrechnung der einzelnen Arbeitsbereiche des Gutachtens (Untersuchung, Ausarbeitung, Diktat und Korrektur etc.) verlangt. Bei derzeitigem Stand erscheint es nicht sinnvoll, die Rechnung von Anfang an darauf auszulegen. Allerdings sollte man auf eine entsprechende Nachfrage vorbereitet sein und daher dazu übergehen, jede Bearbeitungszeit an einem Gutachten exakt zu dokumentieren (also z. B. Ausarbeitung des Gutachtens am 16.01.2018 von 09.05-12.25 Uhr sowie 13.45-16.05 Uhr und am 18.01.2018 von 08.35-10.05 Uhr).

Fährt man als Gutachter zu einer Begutachtung, so z. B. in eine Justizvollzugsanstalt, wird die erforderliche Reisezeit mit dem gleichen Stundensatz berechnet wie sie der Vergütungsgruppe der Fragestellung entspricht. Gleichzeitig wird bei Anfahrt mit dem eigenen PKW 0,42 Euro pro gefahrenen Kilometer vergütet. »Ab 200 km ist die preisgünstigste öffentliche Beförderungsmöglichkeit zu wählen, wenn sie sich preiswerter erweist als das Auto.« (Nedopil und Müller 2017, S. 428) Gleiches gilt auch für die mündliche Ladung zu Gericht z. B. im Rahmen einer Hauptverhandlung im Strafrecht oder einer ergänzenden Befragung in anderen Rechtsbereichen. Der jeweilige Stundensatz richtet sich nach der Eingruppierung der Fragestellung der oben aufgeführten M-Kategorien. Für mündliche Verhandlungen/Anhörungen kann man zudem eine Vorbereitungszeit geltend machen. Diese richtet sich ebenfalls nach der tatsächlich benötigten Zeit, sollte aber zwei Stunden nur in Ausnahmefällen übersteigen. Auch hier gilt, dass der Anfänger länger benötigt als der Erfahrene und »der Anfänger, der mehr Zeit benötigt, sich somit nicht die von ihm tatsächlich aufgewandte Zeit entschädigen lassen [darf].« (Nedopil und Müller 2017, S. 427)

Reisekosten

Anders als bei den übrigen Abschnitten der Rechnung werden die Schreibgebühren nach der tatsächlichen Gesamtanzahl des Gutachtens inklusive Leerzeichen abgerechnet. Hierbei wird derzeit pro je angefangene 1.000 Anschläge 1,50 Euro vergütet. Werden von einem Gericht mehrere Exemplare eines Gutachtens angefordert, werden derzeit für die ersten 50 Seiten »bis zu einer Größe von DIN A3« ein Euro pro Seite ersetzt, danach 30 Cent pro kopierte Seite.

Schreibgebühren

Da sich diese Abrechnungsmodalitäten immer wieder ändern, sollte man sich hierbei auf dem Laufenden halten.

10 Vertreten eines Gutachtens vor Gericht – eine Kurzeinweisung

10.1 Allgemeine Informationen

»Während im Zivilverfahren die Anhörung eines Gutachters in der Verhandlung eher die Ausnahme ist, wird er bei Strafverfahren in der Regel zur Hauptverhandlung geladen, da… für die Urteilsbildung das Ergebnis der in der Hauptverhandlung durchgeführten Beweisaufnahme maßgeblich ist. Hieraus lässt sich ableiten, dass der… Sachverständige der Beweisaufnahme beiwohnen muss… Die Teilnahme an der Hauptverhandlung ermöglicht es dem Sachverständigen, sein Gutachten zu »aktualisieren«.

Wichtiger Hinweis

> »Während im Zivil-, Sozial- und Verwaltungsgerichtsverfahren ein schriftliches Gutachten als Beweismittel verwendet wird, herrscht im Strafverfahren das Unmittelbarkeitsprinzip, das heißt, es dürfen nur Informationen verwertet werden, die in der Hauptverhandlung mündlich vorgetragen werden.« (Nedopil und Müller 2017, S. 422)

Er braucht sich nicht darauf zu beschränken, was er zu irgendeinem früheren Zeitpunkt… festgestellt hat, sondern kann aktuelle Bezüge zu dem herstellen, was im Verhalten des Angeklagten während der Hauptverhandlung sichtbar wird oder was in den Aussagen von ihm oder von Zeugen mitgeteilt wird… Tatsachen, die sich erst durch die Beweisaufnahme ergeben…, müssen vom Gutachter berücksichtigt werden… Im Einzelfall sollte der Gutachter… den Mut haben, von dem Ergebnis des zuvor eingereichten schriftlichen Gutachtens abzuweichen. Dies wird im Einzelfall von Gericht, Staatsanwaltschaft oder Verteidigung übel genommen.« (Konrad und Rasch 2019, S. 384)

Formalien im Gerichtssaal beachten

Als Anfänger sollte man sich zunächst mit den *Formalien* vertraut machen, die es bei Auftreten vor Gericht zu beachten gilt. Dies beginnt damit, dass man in adäquater Kleidung erscheinen sollte. Handys sind mindestens lautlos zu schalten und bei der Verhandlung nicht zu benutzen. Bei Betreten des Gerichtsgebäudes hat man seine Ladung mit Ausweis bereitzuhalten. In letzter Zeit muss sich vermehrt auch der Sachverständige einer entsprechenden Zugangskontrolle unterziehen. Diese kann man durchaus mit den Sicherheitskontrollen an Flughäfen vergleichen. Im Gerichtssaal herrscht eine vorgegebene Sitzordnung, die von Gericht zu Gericht verschieden sein kann. Insofern ist es vollkommen legitim, sich bei Betreten des Gerichtssaales zu erkundigen, wo der Sachverständige Platz nehmen soll. In den meisten Fällen ist dies im Strafrecht ein Platz neben der Staatsanwaltschaft. Ratsam ist, sich bei den Prozessbeteiligten vorzustellen, die vor Beginn der Verhandlung im Gerichtssaal anwesend sind. Richter und Schöffen betreten im Strafrecht den Gerichtssaal in der Regel erst, wenn alle Beteiligten anwesend sind. Bei Eintritt derselben ist aufzustehen.

Bevor auf die zu beachtenden Aspekte im Strafrecht eingegangen wird, soll kurz skizziert werden, dass *in Zivilprozessen wie auch bei Prozessen zu sozialgerichtlichen Fragestellungen* psychiatrische Sachverständige, wie eingangs erwähnt, vergleichsweise selten geladen werden. Anders als im Strafrecht hat der Gutachter hier nicht sein komplettes Gutachten mündlich vorzutragen (es sei denn, man wird explizit dazu aufgefordert, was eher selten der Fall ist), sondern nur auf die ihm gestellten Fragen zu antworten. Gerade im Zivilrecht sollte man sich aufgrund der Struktur des Prozesses bewusst sein (anders als z. B. im Strafrecht, »wo der einzelne Bürger dem Staat gegenübersteht, begegnen sich im Zivilrecht gleichrangige Personen, um ihre wechselseitigen Rechtsbeziehungen zu gestalten.« (Cording und Nedopil 2014, S. 17)), dass es fast immer einen »Verlierer« gibt und es oftmals um hohe Geldbeträge geht (vgl. z. B. Testierfähigkeit). Insofern können der Ton rau und die Nachfragen unangenehm sein: »Hierbei kann es durchaus zu schwierigen Situationen kommen, wenn etwa seitens derjenigen Partei, die mit dem Ergebnis des Gutachtens nicht einverstanden ist, versucht wird, das gutachterliche Ergebnis zu entkräften und wenn dabei versucht wird, dem psychiatrischen Sachverständigen fehlende persönliche und fachliche Kompetenz nachzuweisen.« (Venzlaff et al. 2015, S. 69) Unter keinen Umständen sollte man sich provozieren lassen und stets auf der sachlichen Ebene bleiben. Bei persönlichen Angriffen ist es jederzeit legitim, dem Vorsitzenden dies zurückzumelden und um eine Lenkung der Befragung zu bitten.

Im Zivilrecht kommt es vor, dass z. B. bei Fragestellungen zur Testierfähigkeit Zeugen in Anwesenheit eines psychiatrischen Sachverständigen befragt werden. Am Ende der Befragung hat der Sachverständige sein Gutachten zu referieren, wobei das entweder direkt im Anschluss mündlich erfolgt oder – sofern eine Wahlmöglichkeit besteht – ein schriftliches (Ergänzungs-)Gutachten abgefasst wird. »Wenn der Sachverständige nicht sicher ist, dass er seine… abschließende gutachterliche Stellungnahme ebenso gut mündlich abgeben kann, ist es oft ratsam, sich (sofern einem eine Wahl gelassen wird) für die schriftliche Variante zu entscheiden. Die mündliche Gutachtenserstattung kann nämlich durch Zeitdruck und/oder auch dadurch kompliziert werden, dass der Sachverständige diese meist nicht selbst in das Protokoll diktieren kann, sondern seine mündlichen Ausführungen vom Richter in dessen Formulierung zu Protokoll genommen werden.« (Cording und Nedopil, 2014, S. 123)

Man sollte die im Rahmen eines Zivilrechtverfahrens geltende Nomenklatur kennen: Hier spricht man von Kläger und Beklagtem bzw. dem Klägervertreter und dem Beklagtenvertreter (also nicht vom »Verteidiger« oder vom »Angeklagten«).

Zivilrecht

Nomenklatur: Zivilrecht ↔ Strafrecht

Strafrecht Im Verlauf der *Verhandlung im Strafrecht* wird man als Sachverständiger (vorgeschriebenermaßen) über seine Rechte und Pflichten belehrt (z. B. keine Falschaussagen, Erstattung des Gutachtens nach bestem Wissen und Gewissen). Das kann gleich am Anfang der Sitzung oder aber erst vor Erstattung des Gutachtens sein. In der Regel erfolgt nach Verlesung der Anklageschrift und den Einlassungen des Probanden die Vernehmung von verschiedenen Zeugen, bei der auch der Sachverständige Gelegenheit hat, *Fragen zu stellen*. Diese müssen für die zu beantwortende Fragestellung relevant sein (z. B. Fragen zu dem Zustand des Probanden bei der Tat, wenn eine Intoxikation oder eine akute psychotische Episode im Raum steht). Nachvollziehbarer Weise stellt der Sachverständige zumeist seine Fragen als letzter, da viele der für ihn interessanten Aspekte durch die Fragen der anderen (Richter, Schöffen, Staatsanwaltschaft, Verteidiger) schon angerissen oder beantwortet wurden. Als Anfänger sollte man sich im Vorfeld im Klaren sein, welche Fragen für das Gutachten relevant sind und was man als Sachverständiger genau wissen will. »Fragen an die Zeugen sind immer dann sinnvoll, wenn aus der Beantwortung Informationen zur Präzisierung der psychischen bzw. psychopathologischen Symptomatik bei Tatbegehung oder im Tatvorfeld zu erwarten sind. Wichtig können auch zusätzliche Informationen über die Persönlichkeit sein, das Konsumverhalten psychotroper Substanzen und u.U. das sexuelle Verhalten. Dabei können die Angaben des Probanden bestätigt oder aber auch widerlegt werden.« (Venzlaff et al. 2021, S. 63) Wichtig ist, dass man die für sein Gutachten relevanten Aspekte notiert, so z. B. Aussagen der Zeugen über den Zustand eines Probanden. Diese Notizen sind weitere wesentliche Grundlage bei der abschließenden Erstattung des Gutachtens. (Im Übrigen sind die Mitschriften aufzuheben, was z. B. im Rahmen einer Revision und Neuverhandlung für den Sachverständigen von Bedeutung ist.)

Mündliches Gutachten Nach Abschluss der Beweisaufnahme (sowie ggf. Verlesung von früheren Urteilen und Strafregisterauszügen) hat der Sachverständige sein *mündliches Gutachten zu erstatten*. Ergeben sich aus den gewonnenen Informationen vom schriftlichen Gutachten deutlich divergierende Einschätzungen und hat der Sachverständige den Eindruck, diese neuen Informationen nicht »ex tempore« beurteilen zu können, ist es legitim, vor der Erstattung um eine kurze Unterbrechung zur Vorbereitung des Gutachtens zu bitten. Dies ist aber nur in Fällen wie dem beschriebenen statthaft, da man sich auf die Verhandlung und Erstattung vorzubereiten hat und das auch dem Gericht in Rechnungen stellen darf.

Beantwortung der Generalfragen Vor Erstattung des Gutachtens muss der Sachverständige die sogenannten Generalfragen beantworten. Dies sind Fragen zu Person, Qualifikation und Anschrift und können zum Beispiel wie folgt beantwortet werden: »Mein Name ist Dr. Maximilian Mustermann. Ich bin Facharzt für Psychiatrie und Psychotherapie. Ich bin 35 Jahre alt, deutscher Staatsangehöriger und verheiratet. Die ladungsfähige Anschrift lautet: Mustermannstraße 111 in 11111 Musterhausen. Ich bin mit dem Angeklagten weder verwandt noch verschwägert.«

»Nach Möglichkeit sollte der [sich anschließende] Gutachtenvortrag frei bzw. anhand einiger Stichworte erfolgen und eine knappe Zusammenfassung der Befunde und der für die Beweisfrage relevanten Untersuchungsergebnisse und Informationen enthalten. Der mündliche Gutachtenvortrag in einer minderschweren Sache vor einem Amtsgericht kann in 10 bis 15 Minuten gehalten werden, in einer schwierigeren vor einer Landgerichtskammer in 20 bis 30 Minuten.« (Konrad und Rasch 2019, S. 385) Wichtig sind eine laienverständliche Sprache und eine Nachvollziehbarkeit der Feststellungen und Schlussfolgerungen für medizinische Laien. Die aus der Hauptverhandlung gewonnenen Ergebnisse sind in die Erstattung miteinzubeziehen (siehe oben). Anfangen sollte man zunächst mit einer kurzen Wiederholung der Fragestellung und einer Darlegung seiner Erkenntnisquellen (z. B.: »Meine Ergebnisse basieren auf einer ambulanten Untersuchung des Probanden in der JVA Musterhausen am 02.02.2018, die Einsicht der übersandten Aktenlage sowie die Teilnahme an der heutigen Hauptverhandlung.«) Da biografische Aspekte in der Regel bereits im Rahmen der vorangegangenen Befragungen des Probanden bzw. Angeklagten durch das Gericht erhoben wurden, ist es legitim (und oft gerne gesehen), eine nochmalige Darstellung der Biografie des Probanden kurzzuhalten (oder ggf. sogar auszulassen, wenn sie sich vollkommen deckungsgleich zu den Informationen aus der Begutachtung zeigt. Darauf sollte man allerdings verweisen und somit das Auslassen begründen.) Ähnliches gilt für die Aussagen, die der Proband im Rahmen des Gutachtens getätigt hat und sich diese deckungsgleich zu seinen eigenen Angaben bei der Hauptverhandlung zeigen. Das weitere Vorgehen bei der mündlichen Erstattung des Gutachtens kann wie folgt aussehen (nach Nedopil und Müller 2017):

Vorgehen bei der mündlichen Erstattung des Gutachtens

- Untersuchungsbefunde (Befundtatsachen)
- körperliche und neurologische Untersuchungsergebnisse (wenn unauffällig, mit einem Satz erwähnen, nicht minutenlanges Referieren unauffälliger Befunde!),
- psychischer Befund (wenn unauffällig, mit einem Satz erwähnen, nicht minutenlanges Referieren unauffälliger Befunde!) sowie Verhalten bei der Begutachtung,
- Darstellung und Erklären der Zusatzbefunde (z. B. technisch-apparative, testpsychologische Befunde),
- »Ableitung der psychopathologisch fundierten Hypothese…,
- Differenzialdiagnostische Überlegungen…,
- Ableitung der hypothetischen Auswirkungen auf das Tatverhalten,
- Integration der Informationen aus Verhandlung und Untersuchung, um Hypothesen zu stützen oder zu verwerfen,
- Anwendung der forensischen Zuordnungsregeln.« (Nedopil und Müller 2017, S. 424)

Nach der Erstattung des Gutachtens werden zumeist Fragen an den Sachverständigen gerichtet, so z. B. vom Richter, von Schöffen, der Staatsanwaltschaft oder dem Verteidiger. Man sollte sich dessen bewusst sein, dass es immer wieder einen Ausgang des Gutachtens geben kann, der auf wenig

Gefallen bei einer der involvierten Personen stößt. Dementsprechend kann es vorkommen, dass unangenehme oder sehr intensive Nachfragen gestellt werden. Hierbei sollte man sich nicht irritieren lassen und stets sachlich bleiben. Man sollte sich vergegenwärtigen, dass es z. B. Aufgabe eines Verteidigers ist, das bestmögliche Ergebnis für einen Probanden zu erzielen und er daher – natürlicherweise – ein Gutachten mit einem »schlechten Ausgang« für seinen Klienten kritisch hinterfragen oder gar versuchen wird, diesem Mängel nachzuweisen. Hieraus wird ersichtlich, wie wichtig die korrekte Einhaltung und Beachtung von Formalien und Mindeststandards ist. Gleichwohl sollte »bei persönlichen Angriffen auf den Sachverständigen… dieser ggf. den Vorsitzenden Richter um Leitung der Befragung bitten.« (Venzlaff et al. 2015, S. 68)

Ein häufiger Fehler mancher Sachverständigen ist die Meinung, in jedem Fall eine Beurteilung in die eine oder andere Richtung vornehmen zu müssen. Dies geht nicht immer und man sollte sich nicht scheuen, die Grenzen der psychiatrischen Begutachtung offen zu legen.

In all den erwähnten Rechtsbereichen besteht prinzipiell immer die Möglichkeit, den Sachverständigen zu vereidigen. Zumeist erfolgt dies jedoch nicht.

Die mündliche Ladung/Anhörung bei Gericht kann abgerechnet werden (▶ Kap. 9 Abrechnung psychiatrischer Gutachten).

10.2 Beispielhafte Darstellung der mündlichen Vertretung eines Gutachtens vor Gericht anhand des Gutachtens 4.2.1

Um die Vertretung eines schriftlichen Gutachtens vor Gericht in mündlicher Form transparenter zu machen, soll im Folgenden das erste Beispielgutachten aus dem Strafrecht (▶ Kap. 4.2.1) verwendet werden, um die mündliche Vertretung eines Strafrechtgutachtens beispielhaft zu präsentieren. Auch hier muss jeder sein eigenes Vorgehen finden, das folgende Beispiel kann nur als eine der möglichen Arbeitsanleitungen dienen.

Beginn mit den Personalien

»Mein Name ist Dr. Felix Segmiller, ich bin Facharzt für Psychiatrie und Psychotherapie und forensischer Psychiater, ich bin 40 Jahre alt, verheiratet, deutscher Staatsangehöriger, ladungsfähige Anschrift ist die Haunstetterstr. 234 in 86179 Augsburg und ich bin mit Herrn Müller weder verwandt noch verschwägert.

Hohes Gericht,
 ich hatte ein Gutachten zu erstatten zur Frage des Vorliegens der medizinischen Voraussetzungen der §§ 20, 21 und 64 StGB.

10.2 Beispielhafte Darstellung der mündlichen Vertretung eines Gutachtens

Meine Erkenntnisse basieren auf den damals übersandten Aktenunterlagen, auf der Teilnahme an der heutigen Hauptverhandlung sowie auf einer ambulanten Begutachtungsuntersuchung des Herrn Maximilian Müller am 01.04.2018 in der JVA Musterhausen. An diesem Tag durfte ich mit Einverständnis des Probanden sowohl in die Gesundheitsakte der JVA Einblick nehmen als auch medizinisch-psychiatrische Vorunterlagen anfordern. Des Weiteren beziehe ich mich auf mein erstelltes schriftliches Gutachten vom XX.XX.20XX.

Darlegung der Fragestellung und der Erkenntnisquellen

Mit einer kurzen Zusammenfassung der angeforderten Unterlagen möchte ich beginnen, weil sie bisher im Rahmen der Hauptverhandlung noch nicht zur Sprache kamen. So findet sich ein Arztbericht der Kinder- und Jugendpsychiatrie Musterhausen vom 18.09.2007, der über einen knapp 2-monatigen stationären Aufenthalt im selben Jahr berichtet.
  Hierbei finden sich die Diagnosen Alkoholintoxikation sowie Störung des Sozialverhaltens und Verdacht auf eine Persönlichkeitsentwicklung mit paranoiden Zügen. Im Rahmen der späteren diagnostischen Wertung gehe ich darauf ein, welche der genannten Krankheitsbilder auch aktuell noch eine Rolle spielen. Aus dem Arztbericht herauszustellen sind jedenfalls deutliche soziale Beeinträchtigungen in der schulischen Anpassung und in den zwischenmenschlichen Beziehungen. Auch war eine mindestens ambulante Jugendhilfemaßnahme dringend angeraten worden.
  Darüber hinaus durfte ich mit Einverständnis des Herrn Müller, wie bereits erwähnt, in die Krankenakte der JVA Einblick nehmen. Für die aktuelle Begutachtung ist hier von großer Relevanz, dass Herr Müller zehn Tage nach seiner Aufnahme im Januar 2018 auf der Krankenstation behandelt worden war. Hintergrund dessen war ein manifestes körperliches Entzugssyndrom, welches auch mit einem speziellen Medikament gegen Entzugskrampfanfälle behandelt worden war sowie auch mit zwei weiteren psychopharmakologischen Substanzen, die im Rahmen von solchen Entzugsbehandlungen eingesetzt werden. Die von Seiten der JVA gestellte Diagnose war eine sogenannte Polytoxikomanie, auch dieses Krankheitsbild werde ich sogleich darstellen.

Medizinische Dokumente werden oftmals nicht verlesen, sodass die kurze, zusammenfassende Einführung über den Gutachter sinnvoll ist

Gesundheitsakte der JVA aushändigen lassen, sofern Einverständnis vorliegend

Damit möchte ich zu der aktuellen Untersuchung in der JVA am 01.04.2018 kommen. Bei dieser zeigte sich ein anfangs relativ wortkarger und verschlossen wirkender Proband, der sich dann allerdings im Verlauf der Exploration zusehends öffnete und die ihm gestellten Fragen umfassend beantwortete, wobei er hier allerdings kaum Aussagen zu früheren und aktuellen Straftaten zu machen wünschte.
  Der unmittelbare psychopathologische Befund zeigte sich weitgehend unauffällig, wenn man von diffusen und vielfach unbestimmten, aber auch gerichteten Ängsten absieht. Die sonstige Unauffälligkeit ist insofern von Relevanz, als dass ein chronisch übersteigerter Suchtmittelkonsum z. B. erhebliche Störungen der Konzentrationsfähigkeit, der Aufmerksamkeit und der Merkfähigkeit nach sich ziehen kann. All dies war nicht ersichtlich. Auch gab es keine anderweitigen psychopathologischen Auffälligkeiten, die

Darstellung des Verhaltens und des psychischen Befundes

in Richtung anderer Krankheitsbilder wie z. B. manisch-depressive Störung, Intelligenzminderung oder Schizophrenie deuten würden. Insoweit begrenzen sich die gleich zu diskutierenden Diagnosen auf eine Suchterkrankung und ggf. eine Persönlichkeitsstörung sowie ein ADHS.

> Wichtig, vgl. vier Eingangsmerkmale der §§ 20/21 StGB

Was der Proband bezüglich seiner Biografie und seiner Suchtmittelanamnese darstellte, soll hier nicht noch einmal erwähnt werden, weil es bereits im Rahmen der eigenen Angaben in der Hauptverhandlung Niederschlag fand und insoweit redundant wäre.

> Verzicht auf neuerliche, deckungsgleiche Angaben

Hier besteht tatsächlich vollständige Deckungsgleichheit sowohl bezüglich der biografischen Angaben wie der Suchtmittelanamnese, sodass auf eine Niederlegung verzichtet wird.

Im nächsten Schritt gilt es nun, die Diagnose bei Herrn Müller zu überprüfen. Ich hatte im schriftlichen Gutachten darauf hingewiesen, dass in Zusammenhang mit einer Abhängigkeit nach ICD-10 sechs Kriterien zu überprüfen sind. Dies ist einmal der starke Wunsch oder Zwang, die jeweilige Substanz zu konsumieren. Des Weiteren gilt es, eine verminderte Kontrollfähigkeit und ein körperliches Entzugssyndrom zu überprüfen. Als nächster Punkt ist eine Toleranzentwicklung zu überprüfen, der Betroffene benötigt also immer mehr von der jeweiligen Substanz, um den gleichen Effekt zu erhalten. Zwei weitere Punkte sind sodann noch der fortgesetzte Konsum trotz eindeutig schädlicher Folgen und die Vernachlässigung anderer Hobbys und Interessen zugunsten des jeweiligen Substanzkonsums. Ich hatte in meinem schriftlichen Gutachten auch darauf hingewiesen, dass bei Herrn Müller bereits im Vorfeld die Diagnose einer Polytoxikomanie gestellt worden war, nach ICD-10: F 19.2. Ich schließe mich der diagnostischen Einschätzung der JVA diesbezüglich vollumfänglich an.

> Bei Amtsgericht hingegen zumeist Einführung der Biografie und Suchtmittelanamnese über den Gutachter

Dieses Krankheitsbild soll dann diagnostiziert werden, wenn mehrere abhängigkeitserzeugende Substanzen nebeneinander eingenommen werden, und zwar in einer solchen Intensität, dass Abhängigkeiten von mehreren Substanzen vorliegen. Hier darf ich insbesondere noch einmal auf die eigenen Angaben des Herrn Müller im Rahmen der Hauptverhandlung hinweisen, die sich deckungsgleich zu den bei mir gemachten zeigten: Es gab ab Oktober 2017 eine massive Dosissteigerung von Amphetamin und bereits zuvor einen steten, täglichen Konsum seit mehreren Jahren. Herr Müller schilderte ein Suchtverlangen, körperliche und psychische Schädigungen, einen Kontrollverlust, er vernachlässigte Hobbys und Interessen zugunsten dieses Substanzkonsums, und auch in der JVA findet sich bei Aufnahme ein körperliches Entzugssyndrom dokumentiert. Auch bezüglich THCs erfolgte ein praktisch täglicher Konsum seit mehreren Jahren. Hier berichtete Herr Müller, starke Schlaflosigkeit und Schweißausbrüche verspürt zu haben, wenn er kein THC konsumiert hatte. Körperliche und psychische Schäden durch THC wie auch der Kontrollverlust und die Vernachlässigung anderer Interessen wurden ebenfalls bejaht. Insofern ist bezüglich THCs ebenfalls eine Suchtdiagnose zu stellen und zu guter Letzt auch bezüglich Alkohols: Auch hier berichtete Herr Müller von körperlichen Entzugssymptomen, von Kontrollverlust, von Gesundheitsschädigungen

> Auf von anderen Ärzten in Kliniken/JVAs gestellten Diagnosen eingehen

10.2 Beispielhafte Darstellung der mündlichen Vertretung eines Gutachtens

und einer Vernachlässigung anderer Interessen zugunsten dieses Konsums. Insofern besteht kein Zweifel, dass das Krankheitsbild einer Polytoxikomanie erfüllt ist.

Im nächsten Schritt möchte ich nun auf die im Kindesalter diagnostizierte Störung des Sozialverhaltens bei vorhandenen sozialen Bindungen, so ist der Fachbegriff, eingehen. Letztlich gehört dieses Krankheitsbild in die Untergruppe der ADHS-ähnlichen Krankheitsbilder. Häufig verwächst sich dieses Krankheitsbild im Erwachsenenalter oder aber geht überdurchschnittlich häufig in eine Persönlichkeitsstörung über. So wurde ja auch, wie ich eingangs darstellte, in dem Arztbericht der Kinder- und Jugendpsychiatrie der Verdacht auf eine Persönlichkeitsentwicklung mit paranoiden Zügen beschrieben, dies bereits vor rund zehn Jahren. Auch bei der aktuellen Untersuchung imponierten immer wieder diffuse und vielfach unbestimmte, aber auch gerichtete Ängste, die durchaus als starkes Misstrauen eingeordnet werden können, wie es z. B. bei paranoiden Persönlichkeitsstörungen vorkommen kann. Dennoch finden sich derzeit keine weiteren diagnostischen Kriterien für eine solche Persönlichkeitsstörung und auch nicht die sogenannten konstituierenden Faktoren, welche ich daher an dieser Stelle auch nicht weiter ausführe.

Im nächsten Schritt gilt es sodann zu überprüfen, inwieweit das diagnostizierte Krankheitsbild schwer genug war, um ein Eingangsmerkmal zu erfüllen.

Hier ist wesentlich auf zwei Aspekte hinzuweisen. Einerseits waren in der Haaranalyse Substanzen in erheblicher Höhe nachweisbar. Zum anderen wurde Herr Müller zu Beginn seiner Aufnahme in die JVA mit einem körperlichen Entzugssyndrom aufgenommen, sodass aus meiner Sicht ein Eingangsmerkmal zu bejahen ist, auch wenn das Funktionsniveau unter dem Substanzkonsum vergleichsweise gut war. Dennoch sehe ich hier die entsprechende Schwere erfüllt, um das Eingangsmerkmal der schweren anderen seelischen Störung zu bejahen.

> Auch hier die Dreistufigkeit beachten: 1. Diagnose, 2. Eingangsmerkmal, 3. Funktionsbeeinträchtigungen

Nach Bejahung eines Eingangsmerkmals gilt es dann im nächsten Schritt zu überprüfen, inwieweit Funktionsbeeinträchtigungen vorhanden waren. Ich hatte hier in meinem schriftlichen Gutachten darauf hingewiesen, dass der Bundesgerichtshof im Laufe der Jahre die Beeinträchtigung der Steuerungsfähigkeit bei Drogenabhängigen im Wesentlichen auf vier Fallkonstellationen begrenzt hat. Es ist hierbei zunächst noch einmal darauf hinzuweisen, dass es im vorliegenden Fall praktisch immer um die Steuerungsfähigkeit geht und nicht um die Einsichtsfähigkeit. Erst bei massiven Intoxikationen oder schwersten hirnorganischen Schädigungen ist im Rahmen von Suchterkrankungen auch eine Einsichtsfähigkeitsstörung zu diskutieren. Insoweit begrenzt sich bei Herrn Müller die Frage der Funktionsbeeinträchtigung eindeutig auf die Steuerungsfähigkeit.

> Keine pauschalisierenden Aussagen zu §§ 20/21 StGB, sondern Bezug auf Einsichts- und Steuerungsfähigkeit

Nun zu den vier Fallkonstellationen: Es kann nicht ersehen werden, dass ein langjähriger Konsum schwerste Persönlichkeitsveränderungen bedingt hat, dies hatte ich bereits oben dargestellt. Der zweite Punkt ist der, dass ein Betroffener unter starken Entzugserscheinungen handelt und durch sie getrieben wird, eine Straftat zu begehen. Das klassische Beispiel hierfür wäre z. B. ein Einbruch in eine Apotheke, um sofort und unmittelbar Suchtmittel zu erhalten. Auch dies lässt sich bei Herrn Müller so nicht feststellen. Der dritte Punkt ist ein Begehen des Deliktes im akuten Rausch, wobei hierbei auch entsprechende psychopathologische Auffälligkeiten bestehen müssen, die z. B. durch Zeugen beschrieben werden können. Auch dies ist so nicht der Fall. Der letzte Punkt ist, dass der Betroffene bereits starke Entzugserscheinungen erlebt hat und aus Angst vor diesen erneut eine Straftat begeht. Hier sind entsprechende beginnende Entzugserscheinungen zum Tatzeitpunkt klinisch nicht zu belegen, was, wie ich im schriftlichen Gutachten dargestellt habe, zwingende Voraussetzung für eine solche Annahme wäre. Eine Erkenntnis eines nahenden Entzugs kann, wie ich ebenfalls im schriftlichen Gutachten dargestellt habe, nicht für eine entsprechende strafrechtliche Merkmalskategorie verwendet werden. Insoweit ist festzustellen, dass die medizinischen Voraussetzungen der §§ 20 und 21 StGB nicht vorliegen.

Wie im schriftlichen Gutachten auch Diskussion der vier relevanten Aspekte des § 64 StGB

Im letzten Schritt gilt es sodann noch die medizinischen Voraussetzungen des § 64 StGB darzustellen.

Die Rechtsprechung wie die forensische Literatur ist sich mittlerweile einig, dass bei Bestehen einer Abhängigkeit ein Hang grundsätzlich zu bejahen ist. Hier ist darauf hinzuweisen, dass Herr Müller zudem bei Aufnahme in die JVA ein entsprechendes Entzugssyndrom hatte.

Der Symptomcharakter der Tat kann nun durch die im Rahmen der Hauptverhandlung gemachten Angaben sehr plastisch nachvollzogen werden: Herr Müller räumte ein, Verkaufshandlungen betrieben zu haben, um seine Suchtmittelabhängigkeit zu finanzieren. Insofern ist der Symptomcharakter der Tat beinahe lehrbuchmäßig gegeben: Es ist eine auf den Hang zurückgehende Gefährlichkeit ebenso vorhanden wie ein ursächlicher Zusammenhang zu der Polytoxikomanie.

Bezüglich der negativen Legalprognose ist aufzuführen, dass der Proband dringend einer suchttherapeutischen Behandlung bedarf und ohne eine solche ähnliche Straftaten wie die bisherigen zu erwarten sind. Die Schwere dieser Straftaten zu bewerten, ist eine normativ-juristische Aufgabe.

Vielfach nehmen Probanden, bei denen eine Therapie nach § 64 StGB in Frage kommt, die Suchtberatungsangebote in den JVAs wahr

Hier darf auch auf die verlesene Stellungnahme der Suchtberatung der JVA hingewiesen werden, welche mit den Worten schließt, dass auch weiterhin eine unbehandelte Suchtproblematik besteht und auch von Seiten der Suchtberatung in der JVA eine entsprechende Therapie nach § 64 StGB befürwortet wird.

Die positive Therapieaussicht hatte ich im schriftlichen Gutachten ausführlich diskutiert. Hier darf allerdings darauf hingewiesen werden, dass sich die Einschätzung des Probanden, verglichen zu seiner Haltung bei der Begutachtung damals in der JVA, deutlich gewandelt hat. Herr Müller wünscht inzwischen eine solche Therapie und kann auch erkennen, dass er ohne diese Therapie nicht in der Lage sein wird, suchtmittelfrei zu leben.

10.2 Beispielhafte Darstellung der mündlichen Vertretung eines Gutachtens

Auch im Beratungsschreiben der JVA wurde die Therapiebereitschaft nochmals beschrieben. Weiterhin ist positiv aufzuführen, dass Herr Müller bisher noch keine suchtspezifische längerfristige Therapie erfahren hat und er keine dissoziale Persönlichkeitsstörung zeigt. Dissoziale Persönlichkeitszüge oder gar eine Störung sind nämlich ein negativ prädiktiver Faktor in Zusammenhang mit der positiven Therapieaussicht. Insoweit kann geschlussfolgert werden, dass die medizinischen Voraussetzungen des § 64 StGB vorliegen.

Damit möchte ich abschließend noch auf die letzte relevante Fragestellung eingehen, nämlich die Therapiedauer. In Anbetracht der Tatsache, dass Herr Müller zwar noch nie eine längerfristige suchttherapeutische Behandlung hatte, er aber andererseits doch eine Polytoxikomanie hat, also eine Abhängigkeit von mehreren Substanzen, nämlich von Amphetamin, THC und auch Alkohol, halte ich eine Therapiedauer von 1,5 bis 2 Jahren für notwendig. Damit bin ich mit meinen Ausführungen am Ende und stehe für entsprechende Nachfragen zur Verfügung.«

Klassische Frage, die im Rahmen der Hauptverhandlung aufkommt

Nach diesem mündlichen Vortrag wird allen Prozessbeteiligten die Möglichkeit von Nachfragen an den Gutachter eingeräumt, so durch die Kammer, die Staatsanwaltschaft, die Verteidigung, die ggf. anwesende Nebenklagevertretung und auch durch den Probanden selbst. In aller Regel erfolgt danach die Entlassung des Sachverständigen, sodass er bei den Plädoyers und der anschließenden Urteilsverkündigung nicht mehr anwesend ist. Er kann aber im Zuhörerbereich Platz nehmen und – ab nun unbezahlt – dem weiteren Verlauf der Verhandlung folgen. (Dies kann für einen Neuling z. B. bei den ersten Gutachten alleine von Interesse sein.)

11 Ein kurzer Ausblick auf ICD-11 im Rahmen von Begutachtungen

Bei der psychiatrischen Begutachtung in nahezu allen Bereichen steht man derzeit sowie in Kürze nochmals vermehrt vor dem Problem, dass die Neuerscheinung des ICD-11 in der deutschsprachigen Version eine Auseinandersetzung mit den darin beschriebenen, neuen diagnostischen Vorgaben verlangt. Da grundsätzlich zum Erscheinungszeitpunkt dieser 2. Auflage des vorliegenden Buches das ICD-11 noch nicht im alltäglichen Gebrauch eingesetzt wird, beziehen sich sämtliche diagnostische Ausführungen auf das vorhergehende Manual ICD-10.

Dass sich ein Gutachter mit diesem neuen diagnostischen Manual auseinandersetzen und seine Kenntnisse aktualisieren muss, steht außer Frage. Des Weiteren kann eine solche Neufassung eines diagnostischen Manuals auch eine Auswirkung auf weitere Bereiche der Begutachtung haben. Als Beispiel soll das Strafrecht aufgeführt werden, in dem ja nach der sicheren Diagnostizierung eines Krankheitsbildes im zweiten Schritt zu diskutieren ist, ob und inwieweit ein entsprechendes Eingangsmerkmal zu bejahen ist. Insoweit steht man hier vor der Herausforderung, dass man überprüfen muss, inwieweit das diagnostizierte Krankheitsbild nach ICD-11 noch immer unter dasselbe Eingangsmerkmal fällt oder aber aufgrund diagnostischer Neuordnung ggf. ein anderes Eingangsmerkmal zu wählen ist. Als plastisches Beispiel soll die schizotype Störung genannt werden, die im DSM den Persönlichkeitsstörungen zugeordnet wird (was sodann eine Subsumtion unter die schwere andere seelische Störung bedingen würde), im ICD-10 hingegen den schizophreniformen Störungen. »So gesehen ist bei dieser Symptomatik sogar zu diskutieren, ob man eine Zuordnung zu der rechtlichen Kategorie der krankhaften seelischen Störung der §§ 20, 21 StGB vornehmen muss« (Venzlaff et al. 2021, S. 329).

Eine gute Hilfestellung hierfür liefert das Kapitel »Die psychiatrischen Diagnosen nach ICD-10 und DSM-5 in ihrer Zuordnung zu den psychischen Merkmalen der §§ 20, 21 StGB« in dem Lehrbuch von Konrad, Huchzermeier und Rasch (2019). Hier findet sich eine Gegenüberstellung von Eingangsmerkmal und Krankheitsbild nach ICD-10/ICD-11 sowie DSM-5. Allerdings darf an dieser Stelle darauf hingewiesen werden, dass andere forensische Autoren eine solche tabellarische Zuordnung für höchst problematisch ansehen. So schreiben Venzlaff et al. in ihrer neuesten Auflage wie folgt: »Inkonsequent erscheint der Versuch von Konrad und Rasch, ICD-10 Diagnosen unter Zuordnung zu den Merkmalen der §§ 20, 21 StGB in ihrem Buch abzudrucken. Das könnte wie ein Katalog für die Schuldfähigkeitsbegutachtung verwendet werden. Vielleicht kann der Diagnosen-Schlüssel, wenn man sich zunächst an ihm orientiert, zur Ordnung der für die Schuldfähigkeitsbeurteilung in ihrer ersten Stufe erforderlichen Feststellung psychischer Störung beitragen und als Grundlage für die Verständigung mit dem Psychiater dienen, über welche Krankheiten und Störungsbilder man spricht.« (Venzlaff et al. 2021, S. 94)

An dieser Stelle darf abschließend nochmals darauf hingewiesen werden, dass nach der neuen juristischen Nomenklatur zwei Eingangsmerkmale umbenannt wurden: So wird nicht mehr vom »Schwachsinn« gesprochen, sondern von der »Intelligenzminderung«. Auch der Begriff der »schweren anderen seelischen Abartigkeit« ist ersetzt worden durch die »schwere andere seelische Störung«. Hintergrund dessen ist, dass die neuen Begrifflichkeiten weitaus weniger stigmatisierend wirken als die alten Bezeichnungen.

> Die Musterschreiben »Einladung Gutachten«, »Erste Seite Gutachten« und »Rechnung Gutachten« sind als Online-Zusatzmaterialien unter folgendem Link für Sie verfügbar[1]:
> Link: https://dl.kohlhammer.de/978-3-17-041404-4.

---

[1] Wichtiger urheberrechtlicher Hinweis: Alle zusätzlichen Materialien, die im Download-Bereich zur Verfügung gestellt werden, sind urheberrechtlich geschützt. Ihre Verwendung ist nur zum persönlichen und nichtgewerblichen Gebrauch erlaubt. Jede Verwendung außerhalb der engen Grenzen des Urheberrechts ist ohne Zustimmung des Verlags unzulässig und strafbar. Das gilt insbesondere für Vervielfältigungen, Übersetzungen, Mikroverfilmungen und für die Einspeicherung und Verarbeitung in elektronischen Systemen.

Literatur

Agorastos A (2011) Religion und Migration. In: Machleidt W & Heinz A (Hrsg.) Praxis der interkulturellen Psychiatrie und Psychotherapie. Migration und psychische Gesundheit. München: Urban & Fischer. S. 87
Alpers GW, Eisenbarth H (2008) PPI-R. Psychopathic Personality Inventory-Revised. Deutsche Version. Göttingen: Hogrefe.
Das AMDP-System (2016) Manual zur Dokumentation psychiatrischer Befunde. 9., überarbeitete und erweiterte Auflage. Herausgeber: Arbeitsgemeinschaft für Methodik und Dokumentation. Hogrefe-Verlag.
American Psychiatric Association (2013) Diagnostic and statistical manual of mental disorders -5 (DSM-5) Washington DC: American Psychiatric Publishing
Andresen B (2006) IKP. Inventar Klinischer Persönlichkeitsakzentuierungen. Dimensionale Diagnostik nach DSM-IV und ICD-10. Göttingen: Hogrefe
Auer-Grumbach M (2008) Hereditary sensory neuropathy type I, Orphanet Journal of Rare Diseases, 18; 3:7.
AWMF-Leitlinie (2013) 094/001 - S2k-Leitlinie: Allgemeine Grundlagen der medizinischen Begutachtung aktueller Stand.
Babor TF, Higgins-Biddle JC, Saunders JB and Monteiro M (2001) AUDIT. The Alcohol Use Disorders Identification Test: Guidelines for Use in Primary Care. Geneva: World Health Organization, Second Edition.
Bagby RM, Parker JDA, Taylor GJ (1994) The twenty-item Toronto Alexithymia Scale: I.Item selection and cross-validation of the factor structure. J Psychosom Res 38, 23-32.
Bair MJ el al. (2003) Depression and pain comorbidity. A literature review. Arch Inter Med 163: 2433-2445.
Bäumler G (1985) Farbe-Wort-Interferenztest (FWIT). Göttingen: Hogrefe.
Becker P (2003) TIPI. Trierer Integriertes Persönlichkeitsinventar. Göttingen. Hogrefe.
Beckmann D, Brähler E, Richter HE (2012) GT-II. Der Gießen-Test – II. Bern: Huber.
Behr M, Becker M (2004) SEE - Skalen zum Erleben von Emotionen. Göttingen: Hogrefe.
Beier KM (1995) Dissexualität im Lebenslängsschmitt. Berlin, Heidelberg, New Berlin, Heildberg, New York: Springer.
Beier KM, Bosinski H, Loewitt L (2005) Sexualmedizin. 2.Auflage. Urban & Fischer Verlag, München, S. 315.
Belschner W, Lischke G, Selg H (1971) Foto-Hand-Test (FHT) zur Erfassung der Aggressivität. Handanweisung. Freiburg/München: Alber.
Benton Sivan A, Spreen O (2009) Der Benton-Test. Bern: Huber.
Bermejo I, Mayninger E, Kriston L, Härter M (2010) Psychische Störungen bei Menschen mit Migrationshintergrund im Vergleich zur deutschen Allgemeinbevölkerung. Psychiatrische Praxis 37: 225-232.
Berry JW (2006) Contexts of acculturation. In: Sam DL, Berry JW (eds.) The Cambirgde Handbook of acculturation psychology. Cambridge: Cambirdge University Press 27-42
Bieber SL, Pasewark RA, Boston K et al. (1998) Predicting criminal recidivism of insanity acquittees. Int J Law Psychiatry 11: 105-112.
Bleuler E, Angst J, Ernst K, Hess R, Mende W (2011) Lehrbuch der Psychiatrie, 15. Aufl. 1983. Softcover reprint of the original 15th ed. 1983. Springer.

Böhm M, Diers V, Lessig R, Lilie H, Müller S (2013) Der Arzt als Zeuge, sachverständiger Zeuge oder Sachverständiger. Ärzteblatt Sachen-Anhalt 24 11, S. 57-60.

Boetticher A, Koller M, Böhm KM, Brettel H, Dölling D et al. (2019) Empfehlungen für Prognosegutachten. Rechtliche Rahmenbedingungen für Prognose im Strafverfahren. Forensische Psychiatrie, Psychologie, Kriminologie, 13(4), 305–333.

Bongard S, Kelava A, Sabic M (2007) Akkulturation und gesundheitliche Beschwerden bei drei Migrationsstichproben in Deutschland (S. 53). In: H. Eschenbeck, U. Heim-Dreger, C. W. Kohlmann (Hrsg.) Beiträge zur Gesundheitspsychologie. Gmünder Hochschulreihe, Schwäbisch Gmünd, Band 29.

Brickenkamp R, Schmidt-Atzert L, Liepmann D (2010) d2-R. Test d2 – Revision. Aufmerksamkeits- und Konzentrationstest. Göttingen: Hogrefe.

Brockhaus R, Merten T (2004) Neuropsychologische Diagnostik suboptimalen Leistungsverhaltens mit dem Word Memory Test. Nervenarzt 75:882-887.

Bronisch T (2007) Der Suizid. Ursachen, Warnsignale, Prävention. Verlag C. H. Beck, München, 5. Auflage.

Callies IT, Machleidt W, Behrens K (2007) Akkulturationsstile und migrationsspezifische Konfliktlagen bei suizidalen Krisen von Migranten: Ein Fallbericht zur Entwicklung von Behandlungsstrategien zwischen Autonomie und Bezogenheit. Suizidprophylaxe 34: 12-17.

Callies IT, Behrens K (2011) Kultursensible Diagnostik und migrationsspezifische Anamnese. In: Machleidt W & Heinz A (Hrsg.) Praxis der interkulturellen Psychiatrie und Psychotherapie. Migration und psychische Gesundheit. München: Urban & Fischer. S. 194

Cima M, Hollnack S, Kremer K, Knauer E, Schellbach-Matties R, Klein B, Merckelbach H (2003a) Strukturierter Fragebogen Simulierter Symptome. Die Deutsche Version des »Structured Inventory of Malingered Symptomatology: SIMS«. Nervenarzt, 74, 977-986.

Cima M, Merckelbach H, Hollnack S, Butt C, Kremer K, Schellbach-Matties R, Muris P (2003b) The other side of malingering: supernormality. The Clinical Neuropsychologist 17:235-243.

Cording C (2009) Die posthume Begutachtung der Testierfähigkeit. Forensische Psychiatrie, Psychologie und Kriminologie,3, S. 171-178.

Cording C, Saß H (2009) Begutachtung der freien Willensbestimmung bei Suizid in der Lebensversicherung. Der Nervenarzt; 80 (9): 1070-1077.

Cording C, Nedopil N (2014) Psychiatrische Begutachtungen im Zivilrecht. Ein Handbuch für die Praxis. Pabst Science Publishers, Lengerich, Deutschland.

Cording C (2015) Die Begutachtung der freien Willensbestimmung im deutschen Zivilrecht: Geschäftsfähigkeit, Testierfähigkeit, Prozessfähigkeit, Suizid bei Lebensversicherung. In: Müller J, Hajak G, Hrsg. Schriftenreihe Medizinrecht. Heidelberg, Berlin, New York: Springer; 37-50

Cording C, Saß H (2017) Standards und Fehler bei der Begutachtung der Geschäfts- und Testierfähigkeit. Forens Psychiatr Psychol Kriminol 11: 228-233.

Dandachi-Fitzgerald B, Ponds RW, Peters MJ, Merckelbach H (2011) Cognitive underperformance and symptom over-reporting in a mixed psychiatric sample. Clin Neuropsychol 25(5): 812-828.

De Leo D, Padoani W, Scocco P, Lie D, Bille-Brahe U et al. (2001) Attempted and completed suicide in older subjects: results from the WHO/EURO Multicentre Study of Suicidal Behaviour. Int J Geriatr Psychiatry.16(3):300-10.

Deneke FW, Hilgenstock B (1989) NI. Das Narzißmusinventar. Manual. Bern: Huber.

DGPPN – S3-Leitlinie (2012) zur Diagnostik und Therapie Bipolarer Störungen, Langversion 1.0.

Dietrich H. (1973) Querulanten. Enke, Stuttgart.

Dilling H, Mombour W, Schmidt MH (Hrsg) (2009) Weltgesundheitsorganisation: Internationale Klassifikation psychischer Störungen. ICD-10 Kapitel V (F). Klinisch-diagnostische Leitlinien. Huber, Bern, 7. Auflage.

Dingoyan D, Schulz H, Kluge U, Penka S, Vardar A et al. (2017) Lifetime prevalence of mental disorders among first and second generation individuals with Turkish migration backgrounds in Germany. BMC Psychiatry 17(1): 177.

Dittmann V (1998) Die schweizerische Fachkommission zur Beurteilung »gemeingefährlicher« Straftäter. In R. Müller-Isberner und S. Gonzalez-Cabeza (Hrsg..) Forensische Psychiatrie - Schuldfähigkeit - Kriminaltherapie - Kriminalprognose (pp.173 – 183). Mönchengladbach: Forum-Verlag.

Dittmann V (2010) Schuldfähigkeit unter dem Einfluss psychotroper Substanzen. Rechtsmedizin; 19 (4): 213-218.

Dohrenbusch R (2015) Psychologische Mess- und Testverfahren für die Begutachtung im Sozial-, Zivil- und Verwaltungsrecht. Frankfurt: Referenz-Verlag.

Dohrenbusch R, Merten T (2010) Psychologische Mess- und Testverfahren. Aussagekraft in der sozialmedizinischen Begutachtung. Psychotherapeut 55:389-393.

Dudeck M (2009) Störungen der Sexualität. In Eckert J, Barnow S, Richter R (Hrsg.): Das Erstgespräch in der klinischen Psychologie. Huber-Verlag, Bern.

Düker H, Lienert GA (2001) KLT-R. Konzentrations-Leistungs-Test. Revidierte Fassung. Neubearbeitung von H. Lukesch und S. Mayrhofer. Göttingen: Hogrefe.

Engel R (2019) MMPI-2-RF. Minnesota Multiphasic Personality Inventory - 2 Restructured Form. Deutschsprachige Adaptation des Minnesota Multiphasic Personality Inventory - 2 - Restructured Form von Yossef Ben-Porath und Auke Tellegen. Göttingen: Hogrefe.

Erdmann G, Janke W (2008) SVF – Stressverarbeitungsfragebogen – Stress, Stressverarbeitung und ihre Erfassung durch ein mehrdimensionales Testsystem. 4., überarbeitete und erweiterte Auflage. Göttingen: Hogrefe.

Erzigkeit H (2007) Manual zum SKT, Formen A–E. Göttingen: Hogrefe.

Fahrenberg J, Hampel R, Selg H (2010) FPI-R. Freiburger Persönlichkeitsinventar. 8., erweiterte Auflage. Göttingen: Hogrefe.

Fahrenberg J, Myrtek M, Schumacher J, Brähler E(2000) Fragebogen zur Lebenszufriedenheit (FLZ). Handanweisung. Göttingen: Hogrefe.

Fast K, Engel RR (2007) Halstead Category Test – deutsche Version (HCT-D Computerversion). Göttingen: Hogrefe.

Feelgood S, Schaefer GA, Hoyer J (2008) KV-M – Skala zur Erfassung kognitiver Verzerrungen bei Missbrauchern [Skala]. In: Leibniz-Zentrum für Psychologische Information und Dokumentation (ZPID) (Hrsg.) Elektronisches Testarchiv.

Fehringer B, Habermann N, Becker N, Deegener G (2016) MSI. Multiphasic Sex Inventoy. Fragebogen zur Erfassung psychosexueller Merkmale bei Sexualtätern. 2., vollständig überarbeitete und neu normierte Auflage. Göttingen: Hogrefe.

Feuerlein W, Küfner H, Ringer K (1999) Münchner Alkoholismus-Test. 2., ergänzte Auflage. Antons-Volmerg

Firestone P, Bradford JM, Greenberg DM, McCoy M, Larose MR, Curry S (1999) Prediction of recidivism in incest offenders. Journal of Interpersonal Violence, 14 (5), 511-531.

Foerster K, Dreßing H (2014) Begutachtung bei sozialrechtlichen Fragen. Forens Psych und Psychol Kriminol 8: 17-25.

Foerster K, Dreßing H (2014) Forensische Psychiatrie und Psychotherapie. In: Venzlaff, Foerster, Dreßing, Habermeyer. Psychiatrische Begutachtung: Ein praktisches Handbuch für Ärzte und Juristen. 6. Auflage, München, Urban und Fischer.

Folstein MF, Folstein SE, White T, Messer MA (2010) MMSE-2. Mini-Mental State Examination, 2nd Edition. Deutsch. Lutz: PAR.

Franke G (2013) SCL-90-S. Symptom-Checklist-90. Standard-Manual. Göttingen: Hogrefe.

Frintrup A, Spengler M (2017) Berufliche Orientierung für Flüchtlinge und Migranten: psychologische Kompetenzanalyse und Berufsprofiling mit CAIDANCE-R. In Frintrup A (Hrsg.) Berufliche Integration von Flüchtlingen und Migranten. Psychologische Kompetenzanalyse, rechtliche Rahmenbedingungen, Prozessgestaltung & Praxisbeispiele. Heidelberg: Springer Verlag. S. 55-79.

Gerger H, Kley H, Bohner G, Siebler F (2007) The Acceptance of Modern Myths About Sexual Aggression Scale: Development and validation in German and English. Aggressive Behavior 33:422-440.

Gerger H, Kley H, Bohner G, Siebler F (2013) Skala zur Messung der Akzeptanz moderner Mythen über sexuelle Aggression (AMMSA). Bielefeld University.

Gesetz über die Unterbringung psychisch Kranker und deren Betreuung (Unterbringungsgesetz - UnterbrG) in der Fassung der Bekanntmachung vom 5. April 1992, Art. 10 Sofortige vorläufige Unterbringung, Absatz 2: https://www.justiz.bayern.de/media/images/behoerden-und-gerichte/bayerisches_unterbringungsgesetz.pdf

Gloor D, Meier H (2004) Frauen, Gesundheit und Gewalt im sozialen Nahraum. Repräsentativbefragung bei Patientinnen der Maternité Inselhof Triemli, Klinik für Geburtshilfe und Gynäkologie. Hg.: Büro für die Gleichstellung von Frau und Mann der Stadt Zürich und Maternité Inselhof Triemli, Zürich, Edition Soziothek, Bern.

Gorissen, M, Sanz JC, Schmand B (2005) Effort and cognition in schizophrenia patients. Schizophr Res 78(2-3): 199-208.

Grob A, Horowitz D (2014) FEEL-E. Fragebogen zur Erhebung der Emotionsregulation bei Erwachsenen. Göttingen: Hogrefe.

Habermeyer E, Saß H (2002) Ein am Willensbegriff ausgerichteter, symptomorientierter Ansatz zur Prüfung der Geschäftsunfähigkeit. Fortschritte der Neurologie und Psychiatrie; 70: 5-10.

Härting C, Markowitsch HJ, Neufeld H, Calabrese P, Deisinger K, Kessler J (2000) Wechsler Gedächtnis Test – Revidierte Fassung (WMS-R). Göttingen: Hogrefe.

Häßler F, Kinze W, Nedopil N (2016) Praxishandbuch Forensische Psychiatrie. 2. Auflage, Medizinisch Wissenschaftliche Verlagsgesellschaft Berlin.

Haller R, Kemmler G, Kocsis E, Maetzler W, Prunlechner R, Hinterhuber H (2001) Schizophrenie und Gewalttätigkeit. Der Nervenarzt; 72 (11): 859-866.

Hampel R, Selg H (1975) FAF Fragebogen zur Erfassung von Aggressivitätsfaktoren. Göttingen: Hogrefe.

Hanson RK, Thornton D (1999) Static 99: Improving actuarial risk assessments for sex offenders. Ottawa: Department of the Solicitor General of Canada.

Hare RD (2003) Hare Psychopathy Checklist-Revised (PCL-R): 2nd Edition. Multi-Health-System (MHS), New York.

Hautzinger M, Keller F, Kühner C (2009) BDI-II. Beck Depressions-Inventar. Revision. 2. Auflage. Frankfurt am Main: Pearson Assessment.

Helmstaedter C, Lendt M, Lux S (2001) Verbaler Lern- und Merkfähigkeitstest (VLMT). Göttingen: Hogrefe.

Hess R (Bundesärztekammer) (2004) Entschädigungen neu geregelt. Dtsch Ärztebl Jg. 101, Heft 24.

Hentschel U, Kießling M, Wiemers M (1998) FKBS. Fragebogen zu Konfliktbewältigungsstrategien. Manual. Göttingen: Beltz-Test.

Heubrock D, Petermann F (2011) TBFN. Testbatterie zur Forensischen Neuropsychologie. Manual. 3. Auflage. Frankfurt am Main: Pearson Assessment.

Hintze P (2021) Testpsychologische Verfahren in der Diagnostik von Sexualstraftätern. In: Saimeh N, Briken P und Müller J. L. (Hrsg.) Sexualstraftäter. Diagnostik, Begutachtung, Risk Assessment, Therapie. Berlin: MWV.

Hodgins S (2006) Gewalt und Kriminalität bei psychisch Kranken. Neue Erkenntnisse erfordern neue Lösungen. Neuropsychiatrie 20: 7-14.

Hörmann H, Moog W (1957) Der Rosenzweig P-F Test. Deutsche Bearbeitung der Rosenzweig »Picture Frustration Study«. Form für Erwachsene. Göttingen: Hogrefe.

Horn HJ (1995) Die Begutachtung von fremdsprachigen Ausländern – Probleme und Fehlerquellen. Mschr Krim 77:382–386.

Hornke LF, Amelang M, Kersting M (2011) Enzyklopädie der Psychologie. Göttingen: Hogrefe.

Hübner M (2013) Neue Regelungen im Justizvergütungs- und -entschädigungsgesetz. Dtsch Ärztebl; 110(35 – 36): A-1646 / B-1454 / C-1434

Jäger RS, Petermann F (1999) Psychologische Diagnostik – ein Lehrbuch. 4. Auflage. Weinheim: Beltz.

Janzarik W (1959) Dynamische Grundkonstellationen in Endogenen Psychosen Ein Beitrag zur Differentialtypologie der Wahnphänomene. In: MONOGRAPHIEN AUS DEM GESAMTGEBIETE DER NEUROLOGIE UND PSYCHIATRIE. Herausgegeben von M. Müller, Bern, H. Spatz, Giessen, P. Vogel – Heft 86, Springer Verlag: Berlin, Heidelberg.

Jaspers K (2016) Allgemeine Psychopathologie. Standortbestimmungen.1. Auflage. Herausgegeben von Matthias Lammel, Steffen Lau, Stephan Sutarski. Berlin: MWV Medizinisch Wiss. Ver.

Kemp, S, Coughlan AK, Rowbottom C, Wilkinson K, Teggart V, Baker G (2008) The base rate of effort test failure in patients with medically unexplained symptoms. J Psychosom Res 65(4): 319-325.

Kessler J, Calabrese P, Kalbe E, Berger F (2000) DemTect. Ein neues Screening-Verfahren zur Unterstützung der Demenzdiagnostik. Psycho 6:343-347.

Kizilhan JI (2015) Religion, Kultur und Psychotherapie bei muslimischen Migranten. Psychotherapeut DOI 10.1007/s00278-015-0039-2.

Klemm T (2002) Konfliktverhalten situativ. Verfahren zur Erfassung von Persönlichkeitsauffälligkeiten in Konfliktsituationen. Leipzig: LLV.

Knischewitzki V, Machleidt W, Callies IT (2013) Überblick: Transkulturelle Psychiatrie. Fortschritte Neurologie Psychiatrie 81: 285-296.

Konrad N, Rasch W (2014) Forensische Psychiatrie. Rechtsgrundlagen, Begutachtung und Praxis. 4. vollständig überarbeitete und erweiterte Auflage. W. Kohlhammer GmbH: Stuttgart.

Konrad N, Rasch W (2019) Forensische Psychiatrie. Rechtsgrundlagen, Begutachtung und Praxis. 5. vollständig überarbeitete und erweiterte Auflage. W. Kohlhammer GmbH: Stuttgart.

Krakowski M, Volavka J, Brizer D (1986) Psychopathology and violence: a review of literature. Compr Psychiatry 27: 131 – 148.

Krampen G (1991) FKK – Fragebogen zu Kompetenz- und Kontrollüberzeugungen. Göttingen: Hogrefe.

Kröber HL, Steller M (2000) Psychologische Begutachtung im Strafverfahren. Steinkopff Verlag, Darmstadt.

Kröber HL, Dölling D, Leygraf N, Saß H (2010) Handbuch der Forensischen Psychiatrie. Band 2: Psychopathologische Grundlagen und Praxis der Forensischen Psychiatrie im Strafrecht. Springer Verlag, Berlin, Heidelberg.

Kuhl M, Kazén J (2009) PSSI. Persönlichkeits-Stil- und Störungs-Inventar. 2., überarbeitete und neu normierte Auflage. Göttingen: Hogrefe.

Kupfer J, Brähler E (2002) Das Minnesota Multiphasic Personality Inventory. Revidierte Fassung (MMPI-2) von R. Hathaway und J. McKinley. Herausgeber der deutschen Adaption R. Engel (2000). Diagnostica 48(1):52-55.

Lehrl S (2005) Mehrfachwahl-Wortschatz-Intelligenztest B (MWT-B). Göttingen: Hogrefe.

Lehrl S, Gallwitz A, Blaha L (1992) KAI Kurztest für Allgemeine Intelligenz. Göttingen: Hogrefe.

Lehrl S (1999) Basis-System für Demenzmessung. Vless Verlag Ebersberg.

Leichsenring F (1997) Borderline-Persönlichkeitsinventar (BPI). Hogrefe: Göttingen.

Lesting W (1992) Die Belehrungspflicht des psychiatrischen Sachverständigen über das Schweigerecht des beschuldigten Probanden. Recht und Psychiatrie 10: 11-16.

Liepmann D, Beauducel A, Brocke B, Amthauer R (2007) Intelligenz-Struktur-Test 2000 R (I-S-T 2000 R). Göttingen: Hogrefe.

Mack C (2013) Überidentifikation mit der Kinderwelt und kognitive Verzerrung bei Kindesmissbrauchern als (mögliches) Diagnosemerkmal von Pädophilie? Diplomarbeit, Friedrich-Alexander-Universität Erlangen-Nürnberg.

Mader E (2012) Überprüfung von Antwortverzerrungen in Schilderungen von Symptomen bei psychiatrischen Patienten. Dissertation, Ludwig-Maximilians-Universität München.

Marneros A (2008). Intimizid. Die Tötung des Intimpartners. Ursachen, Tatsituationen und forensische Beurteilung. Schattauer-Verlag: Stuttgart.

Mann K, Berner MM, Günthner A (2013) Suchterkrankungen. In: Berger M (Hrsg.). Psychische Erkrankungen.4. Auflage, München: Elsevier Urban & Fischer. S. 291-346.

Marshall WL, Barbaree HE (1988) The long term evaluation of behavioural treatment program for child molesters. Behav Res Ther, 26(6), 499-511.

Maß R (2001) Eppendorfer Schizophrenie-Inventar (ESI). Göttingen: Hogrefe.

Merten, T, Giger P, Merckelbach H, Stevens A (2019) SRSI. Self-Report Symptom Inventory – Deutsche Version. Göttingen: Hogrefe.

Mirzamani SM, Sadidi A, Sahrai J, Besharat MA (2005) Anxiety and depression in patients with lower back pain. Psychol Rep 96: 553-558.

Mittenberg W, Patton C, Canyock EM, Condit DC (2002) Base rates of malingering and symptom exaggeration. Journal of Clinical and Experimental Neuropsychology 24:1094-102.

Morawa E, Dragano N, Jöckel KH, Moebus S, Brand T, Erim Y (2017) Somatization among persons with Turkish origin: results of the pretest of the German National Cohort Study 96: 1-9

Mullen P, Pathe M, Purcell R (2000) Stalkers and their victims. Cambridge, London, New York, Melbourne: Cambridge University Press.

Murray HA (1943) Thematic Apperception Test manual. Cambridge: Harvard University Press.

Nasreddine ZS, Phillips NA, Bedirian V, Charbonneau S, Whitehead V et al. (2005) The montreal cognitive assessment, MoCA: A brief screening tool for mild cognitive impairment. J Am Geriatr Society 53:695-699.

NCS Pearson (2019) Raven`s 2 Progressive Matrices, Clinical Edition. Frankfurt: Pearson.

Nedopil N (2001) Probleme der ärztlichen Begutachtung aus der Psychiatrie. In: Fritze E, May B und Mehrhoff F (Hrsg.) Die ärztliche Begutachtung. Rechtsfragen, Funktionsprüfungen, Beurteilungen, Beispiele. Kapitel 17, S. 141. 6. Auflage, Steinkopff-Verlag: Darmstadt.

Nedopil N, Krupinski M (2001) Beispiel-Gutachten aus der Forensischen Psychiatrie. Georg Thieme Verlag, Stuttgart, New York.

Nedopil N (2006) Prognosen in der Forensischen Psychiatrie – Ein Handbuch für die Praxis. Pabst Science Publisher, Lengerich.

Nedopil N, Müller JL (2012) Forensische Psychiatrie: Klinik, Begutachtung und Behandlung zwischen Psychiatrie und Recht (4. Ausg.). Stuttgart: Georg Thieme.

Nedopil N, Endrass J, Rossegger A, Wolf T (2021) Risikoeinschätzung in forensischer Psychiatrie und Psychologie. Ein Handbuch für die Praxis. Pabst Science Publishers: Lengerich.

Ostendorf F, Angleitner A (2004) NEO-PI-R. NEO-Persönlichkeitsinventar nach Costa und McCrae – Revidierte Fassung. Göttingen: Hogrefe.

Oswald WD, Fleischmann UM (1997) Das Nürnberger-Alters-Inventar (NAI). 4. Auflage. Göttingen: Hogrefe.

Petermann F (2012) Wechsler Adult Intelligence Scale – Fourth Edition: WAIS-IV. Frankfurt am Main: Pearson Assessment.

Petermann F, Jäncke L, Waldmann H-C (2016) Neuropsychological Assessment Battery. Göttingen: Hogrefe

Pfister W (2010) Drogenkonsum und Strafrecht. Forensische Psychiatrie, Psychologie, Kriminologie; 3 (4): 253-263.

Pohlmeier H (1986) Selbstmord und Selbstmordversuch - forensisch-psychiatrischer Stellenwert (S. 211-226) in Forensische Psychiatrie heute. Prof. Dr. med. Ulrich Venzlaff zum 65. Geburtstag gewidmet (Hrsg.: Pohlmeier H, Deutsch E, Schreiber H-L). Springer Verlag, Berlin.

Preuß UW, Rujescu D, Giegling I, Koller G, Bottlender M et al. (2003) Evaluation der deutschen Version der Barratt Impulsiveness Scale (BIS). Fortschritte der Neurologie, Psychiatrie 71:527-534.

Rambow J, Elsner K, Feelgood S, Hoyer J (2008) Einstellungen zum Kindesmissbrauch: Untersuchung mit der Bumby Child Molest Scale bei Missbrauchs- und Gewalttätern. Zeitschrift für Sexualforschung, 21, 1-15.

Rauchfleisch U (2008) Testpsychologie – Eine Einführung in die Psychodiagnostik. Stuttgart: UTB für Wissenschaft.

Raven JC, Court JH Horn R (2009) Stamdard Progressive Matrices (SPM), 2 Aufl. Göttingen: Hogrefe.

Rettenberger M, Franqué F (2013) Handbuch kriminalprognostischer Verfahren. Hogrefe Verlag GmbH + Co.

Rice ME, Harris GT (1992) A comparison of criminal recidivism among schizophrenic and nonschizophrenic offenders. Int J Law Psychiatry 15: 397-408.

Ringel E (1953) Der Selbstmord. Abschluß einer krankhaften psychischen Entwicklung. Maudrich, Wien/ Düsseldorf

Rodewald K, Bartolovic M, Debelak R, Aschenbrenner S, Weisbrod M, Roesch-Ely D (2012) Eine Normierungsstudie eines Modifizierten Trail Making Tests im deutsprachigen Raum. Zeitschrift für Neuropsychologie, 23(1), 37-48.

Rogers R, Bender SD (2020) Clinical Assessment of Malingering and Deception. 4th ed. New York: Guilford.

Rohrmann S, Hodapp V, Schnell K, Tibubos AN, Schwenkmezger P, Spielberger CD (2013) STAXI-2. Das State-Trait-Ärgerausdrucks-Inventar – 2. Bern: Huber.

Rösler M, Retz-Junginger P, Retz W, Stieglitz RD (2015) HASE – Homburger ADHS Skalen für Erwachsene. Göttingen: Hogrefe.

Rossegger A, Urbaniok F, Danielsson C, Endrass J (2009) Der Violence Risk Appraisal Guide (VRAG) – ein Instrument zur Kriminalprognose bei Gewaltstraftätern. Übersichtsarbeit und autorisierte deutsche Übersetzung. Fortschr Neurol Psychiat 77, 577-584.

Russ MO (2003) Normierung und Validierung des Frankfurter Neuropsychologischen Testprofils (FNTP). Dissertation, J. W. Goethe-Universität Frankfurt am Main.

Schmidt KH, Metzler P (1992) WST. Wortschatztest. Göttingen: Beltz Test.

Schmidt S, Petermann F (2013) ADHS-E. ADHS-Screening für Erwachsene. Ein Verfahren zur Erfassung von Symptomen einer ADHS im Erwachsenenalter. Manual. Frankfurt am Main: Pearson Assessment.

Schmidt T, Lanquillon S, Ullmann U (2011) Kontroverse zu Beschwerdenvalidierungsverfahren bei der Begutachtung psychischer Störungen. Forensische Psychiatrie, Psychologie und Kriminologie 5:177-183.

Schmidt T, Watzke, S. Lanquillon, S., Stieglitz R-D (2019) SIRS-2. Structured Interview of Reported Symptoms – 2. Göttingen: Hogrefe

Schneider F, Frister H, Olzen D (2010) Begutachtung psychischer Störungen. [mit Beispielgutachten]. Wiesbaden: Springer.

Schneider F, Niebling W (2008) Psychologische Erkrankungen in der Hausarztpraxis. Heidelberg: Springer Medizin Verlag.

Schneider K (1950) Die psychopathischen Persönlichkeiten. Franz Deuticke Verlag, Wien, 9. Auflage.

Schütz A, Sellin I (2006) Multidimensionale Selbstwertskala (MSWS). Hogrefe-Verlag, Göttingen.

Schwenkmezger P, Hodapp V, Spielberger CD (1992) Das State-Trait-Ärgerausdrucks-Inventar STAXI: Handbuch (1. Aufl.). Bern; Göttingen; Toronto: Huber.

Seitz W, Rautenberg M (2010) PFI. Persönlichkeitsfragebogen für Inhaftierte. Göttingen: Hogrefe.

Sieberer M, Callies IT, Machleidt W, Ziegenbein M (2011) Begutachtung von Migranten, Flüchtlingen und Asylsuchenden. In: Machleidt W & Heinz A (Hrsg.) Praxis der interkulturellen Psychiatrie und Psychotherapie. Migration und psychische Gesundheit. München: Urban & Fischer. S. 184-185.

Siefen G, Glaesmer H, Brähler E (2011) Interkulturelle psychologische Diagnostik In: Machleidt W & Heinz A (Hrsg.) Praxis der interkulturellen Psychiatrie und Psychotherapie. Migration und psychische Gesundheit. München: Urban & Fischer. S. 207-208.

Soyka M, Morhart-Klute V, Heinz S (2004) Delinquenz und Gewalttätigkeit bei Schizophrenen. Nervenheilkunde; 23: 165-170.

Statistisches Bundesamt (2022) Gut jede vierte Person hatte in Deutschland 2021 einen Migrationshintergrund. https://www.destatis.de/DE/Presse/Pressemitteilungen/2022/04/PD22_162_125.html

Steller M (1994) Diagnostischer Prozeß. In: Stieglitz R-D, Baumann U (Hrsg.) Psychodiagnostik psychischer Störungen. Enke, Stuttgart, S 37-46.

Stemmler M, Lehfeld H, Horn R (2015) SKT nach Erzigkeit. Kurztest zur Erfassung von Gedächtnis- und Aufmerksamkeitsstörungen. Göttingen: Hogrefe.

Strong DR, Greene RL, Schinka JA (2000) A taxometric analysis of MMPI-2 Infrequency scales [F and F(p)] in clinical settings. Psychol Assess 12(2): 166-173.

Süssenbach P, Bohner G (2011) Accepatnce of sexual aggression myths in a representative sample of German residents. Aggressive Behavior 37:374-385.

Thalmann B, Monsch AU, Schneitter M, Bernasconi F, Aebi C et al. (2000) The CERAD neuropsychological assessment battery (CERAD-NAB) – A minimal dataset as a common tool for German-speaking Europe. Neurobiology of Aging 21: 30.

Tucha O, Lange KW (2004) Turm von London – Deutsche Version (TL-D). Göttingen: Hogrefe.

van Beilen M, Griffioen BT, Gross A, Leenders KL (2009) Psychological assessment of malingering in psychogenic neurological disorders and non-psychogenic neurological disorders: relationship to psychopathology levels. Eur J Neurol 16(10): 1118-1123.

Venzlaff U, Foerster K (2009) (Hrsg: Foerster K, Dreßing H): Psychiatrische Begutachtung. Ein praktisches Handbuch für Ärzte und Juristen. Urban und Fischer, München, 5. Auflage.

Venzlaff U, Foerster K, Dreßing H, Habermeyer E (2015) Psychiatrische Begutachtung. Ein praktisches Handbuch für Ärzte und Juristen. Urban & Fischer, München, 6. Auflage.

Versorgungsmedizinverordnung (*VersMedV*), Versorgungsmedizinische Grundsätze (2020) Bundesministerium für Arbeit und Soziales Referat Information, Publikation, Redaktion. Bonn.

Waldmann H (1975) Stadieneinteilung und Typologie jugendlicher Drogenkonsumenten. In: Waldmann H, Zander W (Hrsg.) Zur Therapie der Drogenabhängigkeit. Verlag für Medizinische Psychologie in Vandenhoeck und Ruprecht Göttingen, 9-29.

Widder B (2017) Begutachtung psychischer Störungen nach minderschweren Traumen. Fortschr Neurol Psychiatr; 85: 216-222.

Wilson RJ (1999) Emotional congruence in sexual offenders against children. Sexual Abuse: A Journal of Research and Treatment 11:33-47.

Yundina E, Nedopil N (2010) Indirekte Diagnostik pädosexueller Neigungen. In: Müller J (Hrsg.) Neurobiologie forensisch-relevanter Störungen. Stuttgart: Kohlhammer. S. 453-460.

Zimmermann P, Fimm B (2017) Testbatterie zur Aufmerksamkeitsprüfung (TAP). Version 2.3.1 Herzogenrath: Psytest.

Sachregister

A

Abhängigkeit 186
Abhängigkeit im Sinne einer Störung durch multiplen Substanzgebrauch 205
Abhängigkeit von Cannabinoiden 212
Abhängigkeitserkrankungen 229
Abrechnung psychiatrischer Gutachten 488
Abschiedsbrief 364
Aggravation 15, 36, 82, 85
Aggressivität 427
Akathisie 178
Aktenlage 23, 25, 134, 430
Alcohol Use Disorders Identification Test 202, 400
Alkoholintoxikation 229
Alkoholmissbrauch 386
Alternativbeurteilungen 185
Alzheimer-Demenz 126
AMDP-System 30
Anforderungen an Gutachter 15
Angst und Depression gemischt 61
Angststörung 38
Anpassungsstörung 348
Anstrengungsbereitschaft 419
Arzthaftungsrecht 366, 384
Ärztliche Schweigepflicht 19
Assimilation 409
Atemalkoholkonzentration 212
Atypische Neuroleptika 178
AUDIT 159, 400
Aufgehobene Schuldfähigkeit 184
Aufklärung 18
Aufmerksamkeits- und Konzentrationstest d2 440, 460
Auftraggeber 16
AWMF-Leitlinien 19

B

Basis-System für Demenzmessung (BSfD) 439, 457, 467
Bayerisches Unterbringungsgesetz 167, 175
BDI 159
Beamtenbeleidigung 212
Beck-Depressions-Inventar 72
Befangenheit 17
Begutachtung 15, 19
Begutachtungen nicht Deutsch sprechender Probanden 16
Begutachtungsleitlinien zur Kraftfahreignung 98
Behandlungsbedürftigkeit 295
Behandlungsfehler 366
Beklagtenvertreter 102, 493
Beklagter 102, 493
Belehrung des Sachverständigen 494
Beratungsfunktion des Sachverständigen 32
Berufsunfähigkeit 386
Beschwerdevalidierung 417, 426
Betäubungsmittel 186
Betreuung 103, 167
Betreuungsgesetz 176
Betrug 270
Beurteilung nach Aktenlage 19, 112
Beweisaufnahme 492
Beziehungsanamnese 317
Bildgebung 31
Biografische Anamnese 26
Bipolar-affektive Störung 151, 161, 162
Bleuler, Eugen 30
Blutalkoholkonzentration 212, 229
Blutentnahme 31
Blutspiegelbestimmung Medikamente 31
Borderline-Erkrankung 287
BSfD 467
BTM 189
Burnout 386, 404

C

CDT 399
CFS 399
chronic fatigue syndrome 88

D

d2-R 440, 460
Demenz vom Alzheimer-Typ 127
DemTect 72, 76
Depravation 208
Depression 59, 96, 162
Depressive Störung 38, 59, 88, 96, 386, 404
Deutscher Schmerzfragebogen 75
Diebstahl 270
Diensteigung 337
Dienstfähigkeit 337
Direkte Rede 48
Diskrepanzdiagnostik 414
Dissimulation 348
Dissoziale Persönlichkeit 291
Dissoziale Persönlichkeitsstörung 270, 463
Dittmann-Liste 267
Dolmetscher 411
Drogeninduzierte Psychose 227
Drogenkonditionierung 208
DSM-5 20, 33, 414, 428

E

EEG 31
Eigene Angaben 482
Eigengefährdung 176
Eingangsmerkmale 21, 33
Eingangsmerkmale des § 20 StGB 184
Einladungsschreiben 17
Einsichtsfähigkeit 184, 230
Einwilligungsfähigkeit 101
Einwilligungsvorbehalt 111
Emotional instabile Persönlichkeit 290
Emotionen 427
Entlassfähigkeit 295
Entschädigung von Sachverständigen und Zeugen 488
Erwerbsfähigkeit 73
Erwerbsminderung 36, 89
Erwerbsminderung, teilweise 88
Erwerbsminderung, volle 88
ETG 399
Exploration 20, 26

F

Familienanamnese 27
Fehler bei Gutachten 486

Fehlerquellen bei psychiatrischen Gutachten 478
Fernbleiben von Untersuchung 17
Finales Gutachten 37
Formfehler 20
Foto-Hand-Test 259
Frankfurter Akkulturationskala 409
Freie Willensbildung 351, 361, 364
Freier Wille 358
Freiheitsentziehende Maßnahmen 111, 165
Fremdanamnese 29
Frühdyskinesien 178
Funktionsniveau, psychosoziales 27

G

GdB 37, 38
Gebührenordnung für Ärzte 488
Generalfragen 494
Generalisierte Angststörung 60
Gerichtssaal 492
Gerichtsurteil, Aufbau 297
Geschäfts- und Testierunfähigkeit 126
Geschäfts(un)fähigkeit 112
Geschäftsfähigkeit 101, 112, 151, 161
Geschäftsunfähigkeit, partielle 101, 128
Glaubwürdigkeit von Zeugenaussagen 185
Gliederung eines Gutachtens 22, 480
GOÄ 488
google scholar 35
Grad der Behinderung 38
Graphomanie 148
Green's Word Memory Test 446
Grenzen der Kompetenz 15
Gutachtenauftrag 16
Gütekriterien 417

H

Hang 210, 234
Hare, Robert D. 291, 332
Hauptverhandlung 492
Hypomanie 162

I

IAT 474
ICD-10 20, 33, 414, 428, 484
ICD-11 20, 33, 414

ICF 38
Ich-synton 84
Idiographische Beurteilung 336
ILRV 232
Impliziter Assoziationstest zur Erfassung pädosexueller Tendenzen – Forschungsversion 260, 474
Indirekte Rede 25, 29, 32
Inhaltsverzeichnis in Gutachten 296
Integration 409
Integrierte Liste der Risikovariablen 232, 264
Intelligenz 416
Intelligenzminderung 184, 425
Interdisziplinäre Zusammenarbeit 416
International Classification of Functioning 38

J

Janzarik, Werner 30
Jaspers, Karl 30
Jugendgerichtsgesetz 185
Justizvergütungs- und -entschädigungsgesetz 488
JVEG 488

K

Kausales Gutachten 37
Kernpädophilie 264
Kläger 102, 493
Klägervertreter 102, 493
Kleptomanie 270, 292, 293
Klinische Störungen 428
Kognitives Leistungsniveau 425
Kombinierte Persönlichkeitsstörung 72, 263, 270, 292
Kompetenz, gutachterliche 479
Konkretistisches Denken 222
Köperverletzung 212
Körperliche Untersuchung 54, 284
Kosten 16
Kostenrahmen, überschrittener 479
Kraftfahreignung 98
Krankenversicherung 36
Krankhafte seelische Störung 184, 229
Krankhafte Störung der Geistestätigkeit 21, 33, 126, 163, 361
Kriminalprognose 463
Kriminalprognoseerstellung 419

Kurzfragebogen zur Erfassung von Aggressivitätsfaktoren nach Heubrock & Petermann 327
KV-M 473

L

Laborchemische Untersuchung 80
Ladung 492
Leistungsbereitschaft 417
Leistungsbild, positives und negatives 38
Leistungsmotivation 419
Leistungsvermögen 87
Leitfaden zur Beurteilung kultureller Einflussfaktoren 410
Leugnen der Tat 185
Literaturverzeichnis eines Gutachtens 34

M

MALT 159
Manie 162
Manisch-depressive Erkrankung 161
Marginalisation 409
MdE 37
Medikamentenspiegel 94
Mehrstufigkeit der Begutachtung 20, 184, 484
Migration 409
Minderung der Erwerbsfähigkeit 36, 65
Mindestanforderungen für Gutachten 21, 478
Mindestanforderungen für Prognosegutachten 419
Minnesota Multiphasic Personality Inventory-2 81
MMPI 158, 400
MMST 76
Mord 334
MSI 470
Multidimensionale Selbstwertskala nach Schütz & Sellin 327
Multiphasic Sex Inventory 259, 470
Münchener Alkoholismus Test 201
Mündliches Gutachten 494

N

Narzisstische Persönlichkeit 290

Sachregister

Narzisstische
  Persönlichkeitsstörung   270
Negative Legalprognose   210, 234
NEO-Persönlichkeitsinventar nach Costa
  & McCrae, 2004-Revidierte
  Fassung   326
Neutralität   15, 480
Nichterscheinen bei Untersuchung   17
Nichterscheinen zur
  Begutachtung   271, 286
Nomothetisches Konzept   334
Normstichproben   416

O

OEG   36
Opferentschädigungsrecht   36

P

Pädophile Nebenströmung   264
Pädophilie   235, 264, 463
Paragraph 1896 BGB   110
Paragraph 1906 BGB   169, 176
Paragraph 20 StGB   184, 186, 212, 270
Paragraph 21 StGB   184, 212, 270
Paragraph 454 Abs. 2 StPO   295
Paragraph 63 StGB   184, 212, 231
Paragraph 64 StGB   184, 186, 209, 212, 234
Paragraph 66 StGB   185
Paragraph 67 StGB   185, 295
Paranoide Persönlichkeitsstörung   148
Paranoide Schizophrenie   212, 227, 453
Parkinsonoid   178
PCL-R   332
Persönlichkeit   332
Persönlichkeitsakzentuierungen   426
Persönlichkeitsfragebogen für
  Inhaftierte   468
Persönlichkeitsinventar FPI-R   72
Persönlichkeits-Stil- und Störungs-
  Inventar   259
Persönlichkeitsstörung   84, 405
Persönlichkeitsstörung,
  narzisstische   405
PFI+   468
Pflegeversicherung   36
Polytoxikomanie   186, 205
Positive Therapieaussicht   210, 234
Positives Leistungsvermögen   65
Positronenemissionstomographie   127
Posttraumatische Belastungsstörung   65
PPI-R   469

Präsuizidales Syndrom   359
Primärpersönlichkeit   82
Primordialsymptome   26
Privatgutachten   16, 17
Proband   15
Problemfelder   417
Prognose   295
Prognosegutachten   235
Prognoseinstrument   185, 232
Prognosekonzept   334
Prozessfähigkeit   101, 133
Pseudologie   25
Psychiatrische Anamnese   27
Psychiatrische Begutachtung   15, 19
Psychischer Befund   30, 431, 482
Psych-KG   216
Psychodiagnostik   414
Psychopathic Personality Inventory -
  Revised   469
Psychopathie-Checkliste   291
Psychopathy Checklist-Revised   332
pubmed   35

Q

Querulant   148

R

Reifebeurteilung   185
Reisekosten   491
Rentenversicherung   36
Rezidivierende depressive Störung   38, 72, 96, 103, 109
Risikolebensversicherung   352
Rosenzweig Picture-Frustration
  Test   259
Rückgabe von Gutachten   17

S

S3-Leitlinien der Deutschen Gesellschaft
  für Psychiatrie, Psychotherapie und
  Nervenheilkunde   178
Sachverständiger   178
Sachverständiger Zeuge   488
Schädel-Hirn-Trauma   351
Schadensersatz   366
Schädlicher Gebrauch multipler
  Substanzen   212
Schizophrenes Residuum   227
Schneider, Kurt   30

Schöffen 493
Schuldbegriff 184
Schuldfähigkeit 184, 186, 207, 212, 270, 419
Schwachsinn 184
Schweigerecht 19
Schwere andere seelische Abartigkeit 184, 207, 209, 293
Schwere andere seelische Störung 184, 207, 209, 293
Schwere depressive Episode 351
SCL-90-R 443
Segregation 409
Selbstmord 360
Sexual Violence Risk 241
Sexualanamnese 28, 316
Sexualität 428
Sexueller Missbrauch von Kindern 428
SFSS 57, 159, 400, 447, 475
SGB 36
Sicherungsverwahrung 185, 235, 270, 453, 463
Simulation 15, 36, 82, 85
Skala zur Erfassung der kognitiven und emotionalen Identifikation von sexuellen Kindesmissbrauchern mit Kindern 259
Skala zur Erfassung kognitiver Verzerrungen bei Missbrauchern 260, 473
SN-S 475
Sonstige spezifische Persönlichkeitsstörung 351
Soziale Phobien 434
Sozialgesetzbuch 36
Sozialrecht 36, 101
Spätdyskinesien 178
Sprichwörter, Erklärenlassen 222
Stadien nach Waldmann 208
Static-99 268
Stellungnahme nach Aktenlage 19
Steuerungsfähigkeit 184, 207, 208, 231
Stimmungen 184, 207, 208, 231
Störung des Sozialverhaltens 206
StPO 32
Strafprozessordnung 32
Strafrecht 184
Strukturierter Fragebogen Simulierter Symptome 57, 81, 260, 400, 447, 475
Suchterkrankung 186
Suizid 351
Suizidmethoden 364
Supernormalität-Skala 260, 475
SVR 20 241
Symptomcharakter der Tat 210, 234
Symptomcheckliste von Derogatis 443

T

Tagesablauf 78
Tätigkeiten des allgemeinen Arbeitsmarktes 67
Teilremission 109
Tendenzverhalten 76, 84
Testbatterie zur Aufmerksamkeitsprüfung 224
Testierfähigkeit 101, 112, 161
Testpsychologische Befunde 432
Testpsychologische Gutachten 413
– Allgemeine Informationen 413, 415, 417
– Anwendungsgebiete 418
– Aufbau und Struktur 428
– Beispielgutachten 434
Testpsychologische Untersuchungen, Einsatz und Anwendung 413
Tiefgreifende Bewusstseinsstörung 184
TL-D 442, 460, 461
TMT 468
Toronto-Alexithymie-Skala-20 326
Totschlag 334
Toxikologische Untersuchungen 31
Trail Making Test 468
Turm von London 442, 461
Typische Neuroleptika 178

U

Überwertige Idee 145
Überwiegende Wahrscheinlichkeit 37
Uhrentest 76
Unfallversicherung 36
Unmittelbarkeitsprinzip 34, 186
Unterbringung 165
Unterbringung nach § 81 StPO 17
Untersuchung, körperliche 30
Untersuchung, neurologische 30
Untersuchungsdauer 20

V

Vaskuläre Demenz 127
Vereidigter Dolmetscher 411
Vergütung von Sachverständigen 488
Verhalten bei der Untersuchung 30
Verhaltensbeobachtung 30, 417, 418
Verkehrsmedizinische Gutachten 17
Verletzung der ärztlichen Kunst 17
Verminderte Schuldfähigkeit 184
VersMedV 37

Versorgungsmedizinverordnung 37
Vertrauenswürdigkeit 15
Violence Risk Appraisal Guide 333
Vollbeweis 37
Vorübergehende krankhafte Störung der Geistestätigkeit 110
VRAG 333

W

Wahnhafte Störung 133, 148
WAIS-IV 441, 458
Wechsler Intelligence Scale for Adults 441, 458
Weitergabe Gutachten 19
Widmark-Formel 212
Willensbildung 163
WMT 446

Zeit der Untersuchung 20
Zeitmangel 480
Zeuge 488
Zeugenaussagen 25, 119
Zeugenbefragung 118, 119
Zitieren, korrektes 34
Zivilprozessordnung 17
Zivilrecht 103
Zugangskontrolle 492
Zusammenfassende Beurteilung 433
Zusammenfassung und Beurteilung 32
Zusammenhangsgutachten 26
Zusatzgutachten 16
Zusatzuntersuchungen 31, 479
Zustandsgutachten 25
Zwangsbehandlung 101
Zwangsmaßnahme 165
Zwangsmedikation 177
Zweistufiges Beurteilungsverfahren 161

Z

Zahlenverbindungstest 72, 76
Zeichentest 72

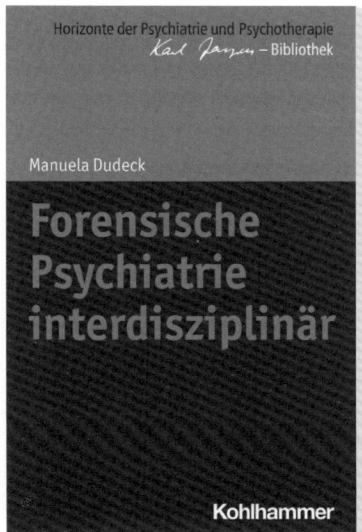

Manuela Dudeck

Forensische Psychiatrie interdisziplinär

2021. 143 Seiten mit 5 Abb. und 2 Tab. Kart.
€ 36,–
ISBN 978-3-17-033732-9
Horizonte der Psychiatrie und Psychotherapie – Karl Jaspers-Bibliothek

Die Forensische Psychiatrie befindet sich sowohl als klinisches Fach wie auch als Wissenschaft in der Schnittmenge zahlreicher Disziplinen. In der öffentlichen Wahrnehmung spielen zudem Emotionen bis hin zur „Faszination für das Böse" eine zentrale Rolle – eine Perspektive, die nicht selten in der Öffentlichkeit auch von Experten des Faches vertreten wird. Für ein umfassendes Verständnis sind aber neben fundiertem psychologischem und psychiatrischem Wissen auch Kenntnisse aus Soziologie, Kriminologie und Philosophie sowie deren Einordung in den jeweiligen historischen Kontext erforderlich. Die Begutachtung und die Behandlung von Straftätern mit zum Teil schweren psychiatrisch relevanten Erkrankungen erfordern einen klugen und sensiblen Umgang mit dem Thema – das Buch hilft dabei, diesen zu ermöglichen.

Auch als E-Book erhältlich.
Leseproben und weitere Informationen: **shop.kohlhammer.de**

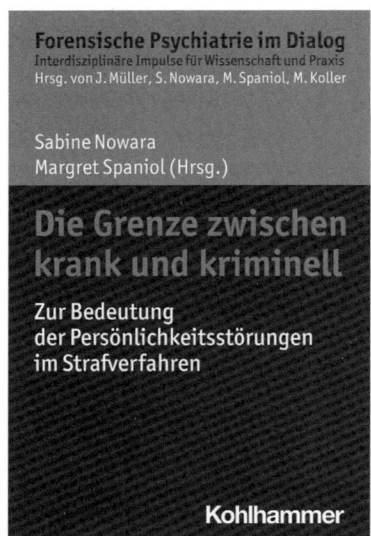

Sabine Nowara/Margret Spaniol (Hrsg.)

Die Grenze zwischen krank und kriminell

Zur Bedeutung der
Persönlichkeitsstörungen
im Strafverfahren

*2023. 133 Seiten mit 2 Abb.
und 4 Tab. Kart.
€ 36,–
ISBN 978-3-17-039178-9
Forensische Psychiatrie im Dialog*

Eine hohe Zahl von Straftätern weist eine Persönlichkeitsstörung auf. Gerichte und forensische Sachverständige sehen sich daher häufig mit der Schwierigkeit konfrontiert, die Grenze zwischen einem „normalen" und einem krankhaften, durch die Persönlichkeitsstörung beeinflussten deliktischen Verhalten zu bestimmen.
Dieser Band beleuchtet aus psychiatrischer, psychologischer und strafvollstreckungsgerichtlicher Sicht die Diagnose und Behandlung von Persönlichkeitsstörungen im forensischen Bereich sowie ihren Einfluss auf die Schuldfähigkeit und die Gefährlichkeitsprognose.

Auch als E-Book erhältlich.
Leseproben und weitere Informationen: shop.kohlhammer.de